看護介入分類(NIC)

Nursing Interventions Classification (NIC) Eighth Edition

原著第8版

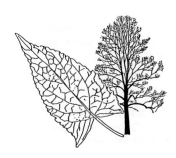

監訳

黒田裕子
福田和明
古川秀敏
榊　由里

原著者

Cheryl M. Wagner
Howard K. Butcher
Mary F. Clarke

ELSEVIER

ELSEVIER

Higashi-Azabu 1-chome Bldg.
1-9-15, Higashi-Azabu,
Minato-ku, Tokyo 106-0044, Japan

NURSING INTERVENTIONS CLASSIFICATION (NIC)
Copyright © 2024 by Elsevier Inc. All rights reserved, including those for text and data mining, AI training, and similar technologies.
Publisher's note: Elsevier takes a neutral position with respect to territorial disputes or jurisdictional claims in its published content, including in maps and institutional affiliations.

Previous editions copyrighted © 2018, 2013, 2008, 2004, 2000, 1996, 1992

ISBN: 978-0-323-88251-4

This translation of *Nursing Interventions Classification (NIC), Eighth Edition* by **Cheryl M. Wagner, Howard K. Butcher and Mary F. Clarke**, was undertaken by Elsevier Japan KK and is published by arrangement with Elsevier Inc.

本書，**Cheryl M. Wagner, Howard K. Butcher and Mary F. Clarke** 編：*Nursing Interventions Classification (NIC), Eighth Edition* は，Elsevier Inc. との契約によって出版されている。

看護介入分類（NIC）原著第8版，by **Cheryl M. Wagner, Howard K. Butcher and Mary F. Clarke**.
Copyright © 2025, Elsevier Japan KK.
ISBN：978-4-8665-5007-7

All rights reserved. No part of this publication may be reproduced or transmitted in any form or by any means, electronic or mechanical, including photocopying, recording, or any information storage and retrieval system, without permission in writing from the publisher. Details on how to seek permission, further information about the Publisher's permissions policies and our arrangements with organizations such as the Copyright Clearance Center and the Copyright Licensing Agency, can be found at our website: www.elsevier.com/permissions.

This book and the individual contributions contained in it are protected under copyright by the Publisher (other than as may be noted herein).

注意

　本翻訳は，エルゼビア・ジャパン株式会社がその責任において請け負ったものである。ここで述べられている情報，方法，化合物，実験の評価や使用においては，医療従事者と研究者は，常に自身の経験や知識を基盤とする必要がある。特に，医学は急速に進歩しているため，診断関係および薬物投与量については独自に検証を行うべきである。Elsevier，出版社，著者，編集者，監訳者，翻訳者は，製造物責任，または過失の有無に関係なく，本資料に含まれる方法，製品，説明，意見の使用または操作による人または財産に対する被害および／または損害に関する責任について，法律の及ぶ最大限の範囲において，一切の責任を負わない。

Nursing Interventions Classification (NIC)

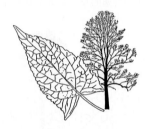

Eighth Edition

EDITORS

Cheryl M. Wagner, PhD, MBA/MSN, RN
Adjunct Assistant Professor
The University of Iowa
College of Nursing
Iowa City, Iowa
Adjunct Associate Professor, DNP Program
Chatham University
Pittsburgh, Pennsylvania

Howard K. Butcher, PhD, RN, FAAN
Professor and Director of PhD Program
Christine E. Lynn College of Nursing
Florida Atlantic University
Boca Raton, Florida
Associate Professor Emeritus
The University of Iowa
College of Nursing
Iowa City, Iowa

Mary F. Clarke, PhD, RN-BC, NE-BC
Adjunct Assistant Professor
The University of Iowa
College of Nursing
Iowa City, Iowa
Vice President of Nursing Excellence
HealthLinx
Columbus, Ohio

ELSEVIER

NIC のロゴ

　葉と木による NIC のロゴは，このページの下部と本書の表紙に示されている。この葉はスウェーデンのウプサラにあるリンネ植物園の木の葉の正確なレプリカである。この葉は，植物園の隣に住んでいた 1 人のアーティストが，彼女がつくっていた花瓶に彫り込もうとして採集されたものであった。NIC の研究チームが，1990 年にちょうどロゴを探していたとき，この花瓶がチームメンバーにプレゼントされた。リンネ植物園に由来する葉ということから，この葉は意味深いロゴになるとチームは考えた。Carl Linnaeus（1707 ～ 1778）は，植物界と動物界に秩序をもたらした偉大な分類家であった。ロゴの葉は，分類法の普遍的なシンボルである木とつながっている。

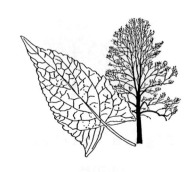

本書の利用について

① 本書の内容を一部分でも，印刷された出版物や資料等において複製・翻案その他利用する場合（②の形態による利用は除く）は，発行者から事前に書面による利用許諾を得る必要があります。利用許諾の申請をされる方は以下にご連絡ください。

　　Licensing Department, Elsevier,
　　1600 JFK Blvd., Suite 1600, Philadelphia, PA 19103
　　E-mail: H.Licensing@elsevier.com

② ①にかかわらず，本書の内容を一部分でも，電子カルテや LAN，ソフトウェアやシステム等の電磁的媒体において複製・翻案・公衆送信その他利用する場合（①の形態による利用は除く）は，本書の著作権者および本書の原著作物の著作者による利用許諾を得たうえで，本書の著作権者および本書の原著作物の著作者に対して利用料を支払う必要があります。利用許諾の申請をされる方は以下にご連絡ください。

　　エルゼビア・ジャパン株式会社
　　エデュケーション ソリューションズ 書籍ビジネス
　　E-mail: nicnoc-elsjp@elsevier.com

序文

　2022年に，われわれはNICの30周年記念とNOCの25周年記念を祝った。1987年に最初に概念化されて以来，NICは成長し発展し続けてきた。本書は，『看護介入分類（NIC）』の第8版であり，1992年，1996年，2000年，2004年，2008年，2013年，2018年に出版された。Joanne M. Dochtermanは第4版までを手掛けた第一編集者で，Gloria M. Bulechekは第5版と第6版の第一編集者である。Howard K. Butcherは，第5版からNICチームに正式に加わり，第7版で第一編集者を務めた。Cheryl M. Wagnerは，2004年以来，過去の版において作業に従事し，第6版からNICチームに正式に加わったが，最新の本版では第一編集者を務めた。われわれは，Mary F. Clarkeを本版の編集者として歓迎する。Clarke博士は，最初のNICチーム（1992年）のメンバーであり，創始以来，アイオワ大学看護学部の看護分類・臨床的有用性センター（Center for Nursing Classification & Clinical Effectiveness：CNC）に貢献してきた。Dochterman博士とBulechek博士は，NICチームから正式には引退したが，相談役として必要なときには尽力し続けていただく。

　NICは，看護師が実施する処置を体系的に整理した包括的な分類である。分類システムは，知識を整理し，知識の構築，有用な知識関係の識別，複雑性の管理，意思決定の促進のために，知識を管理し，取得できるようにするために必要である。分類作業は，事象，意見，時間，または場所の配列や順番付けである分類法の作成につながる。科学的分類法の創始者として広く知られているCarl Linnaeusは，植物，動物，鉱物の分類法を創りだした。驚いたことに，Linnaeusは1745年にスウェーデンのウプサラ大学にも植物園を創設し，彼の植物分類法に従って1,300種の植物を栽培した。リンネ植物園は，系統的な分類システムのメタファーとされている。NICのロゴの一部分である葉は，リンネ植物園にある木の葉のレプリカである。

　第8版において，われわれは継続的な研究努力と専門家コミュニティから得られた情報をもとに，分類を拡大・改訂した。本版の特徴は以下のとおりである。

- 本書には計614の介入がある。60介入が新たに追加され，以前から含められていた231介入は本版で改訂された（新たに追加された介入，改訂された介入，削除された介入については**付録A**を参照）。新しい介入の多くは，パンデミックにおいて独自の看護ケアのパターンが必要とされた際に作成されている。改訂された介入には，ケアの標準，看護分類法，行動，および更新された背景の文献の更新が盛り込まれており，これらは現在"背景証拠"として識別されている。証拠は，さまざまな理由から，あらゆる介入に対して完全な文献リストを含んではいない。背景証拠は，介入の定義や行動を最新のものにするために使われた情報源，および介入の実践における使用を支持する研究証拠を示している。われわれは，新しい，または改訂された介入の背景証拠において，特にメタ・アナリシスや系統的レビューを含む研究を重点的に取り入れるよう努力してきた。各介入には，独自のコード番号があり，NICのコンピュータ化を

援助し，看護師に対する償還を促進している。前付には介入を見つけるためのアプローチに関する情報の項がある。

- 本版でわれわれは，アイオワ州アイオワ市，CNC と連携して，ライセンス料を払うことなく研究プロジェクトに NIC を使用することができるようになった。研究における使用の承認は，まず CNC を通して取得する必要がある。

- 本版では，必要に応じて行動の独自性と類似性を確実にするためのアプローチを使用して介入を検討し，最新のものとした。例えば，NIC の与薬（Medication Administration）のセクション全体（2300 〜 2395）は，看護師による服薬管理と同じ初期行動を含むように改訂された。

- 薬剤管理の類（H）は，旧第 7 版の原著では "Drug Management" と表記されていたが，"薬（drug）" という用語に関連する否定的な意味合いを避けるために，"Medication Management" と英語での名称が変更された。

- 本版の重要な特徴は，『*Future of Nursing 2020-2030: Charting a Path to Achieve Health Equity*』の報告からのインスピレーションを得て，新しい NIC の作成および現在の改訂において，社会的正義を達成する必要性を反映させていることである。新型コロナウイルス感染症 2019（COVID-19）パンデミックは，健康の不公平性の広がりと深さ，そしてそれが人口の健康と福祉に与える影響を明らかにした。健康の社会的決定要因（SDOH）は，有色人種，低収入の人々，高齢者，子ども，田舎に住んでいるような人々に不均衡に影響を与えていることを強く示唆する兆候があった。パンデミックは，病院システムの脆弱性だけでなく，常に存在してきた深刻な健康の不公平性と格差を明らかにした。パンデミックによって生じた危機やそれが社会全体に与えたトラウマに加えて，何十年にもわたる人種の不公平は，有色人種に対して悲劇的な出来事をもたらした。George Floyd と Breonna Taylor，そして数え切れないほどの人びとの死により，米国や世界中の不平等な状態に対して，長らく不満と怒りをため込んでいた人びとはそれらを一気に放出させた。すべての NIC 介入は，健康の公平性を促進する観点のもとで実施されなければならないとわれわれは主張する。さらにわれわれは，健康の不平等性と社会的懸念に対処するために，**社会正義促進**やその他の社会的責務のある介入を追加した（例：**ヘルスケア提供者協働**，**人身売買の検知**，**電子記録入手援助**，**再入院予防**，**再発予防**，**レジリエンス（回復力）促進：コミュニティ**，**トランスジェンダーのホルモン療法**）。われわれはまた，改訂にもこのことを反映させており，**文化の仲介**（Culture Brokerage）を**文化ケアの交渉**（Culture Care Negotiation）に変え，**レジリエンス（回復力）促進**については「社会的ストレッサーに対する対処戦略を強化する行動」を含むように更新し，さらに**コミュニティの健康開発**は家族とコミュニティのより大きなニーズに焦点を合わせるように再設計した。

- 導入部分の前付で，過去の編集者の近況を示す短い項を含んでいる（**創設者**についてを参照）。

- 前付の**用語の定義**は，現在のヘルスケア環境に役立つ重要な定義を含めるために更新されている。われわれは，定義や新しく改訂された NIC においては，「患者」という言

序文 **vii**

葉の使用を，「人」という言葉に置き換え始めている。看護ケアが，必要な領域にいる誰にでも適用されるようにするためである。さらに，われわれは「医師」という言葉の使用を，「医療従事者，ヘルスケア提供者」という言葉に置き換え，現在の実践をより正確に反映させている。

- 本書の前付の**第 8 版への貢献者**は，介入でも更新に協力してくれた個人が記載されている。われわれは，数か国の個人から新しい介入に関する提案を受け，うれしく思った。**付録 B** には，新しいまたは改訂された介入の提出に関するガイドラインが含まれている。

- 本版において，**Part 1：実践・教育・研究における NIC の外観と適用**は，新しい情報や出版物を反映するように更新された。一方で，**よくあるお問い合わせ（FAQ）**は，前付の別の項に残している。このような項の各々は，NIC の初心者と経験のある利用者の両方にとって興味深いものであろう。

- NIC 分類法は第 2 版で初めて含められ，60 の新しい介入をすべて含むように更新された。本版の分類法には，過去の 5 版と同様に，7 つの領域と 30 の類が含まれている。この分類法は **Part 2** に掲載されており，看護師が介入を探して選択するのに役立ち，カリキュラム設計を助ける構造を提供している（詳細は，46 頁の NIC 分類法の概観を参照）。

- 各介入の形式は以前の版と同じである。各介入には，ラベルの名称，定義，看護師が介入を実践する際に行う行動のリストが，論理的な順序で列記されている。さらに，出版情報と背景証拠の短いリストも含まれている。標準化された用語は，ラベルの名称とそれに伴う定義である。行動は，特定の集団や個人のニーズに応じて選定，または修正することができる。このようにして，NIC は設定を超えて共通の意味を伝達するために使用でき，同時に看護師がケアを個別化する方法も提供している。

- 専門分野の中核介入である **Part 4** は，専門分野の性質を定義するのに役立つものであり，災害看護，情報学看護，法的看護，旅行健康看護の 4 つの専門分野を追加して更新し拡大された。中核介入には，現在計 57 の専門分野がある。さらに，専門分野の組織名称の変更を反映するために，われわれはいくつかの専門分野の領域の名称を変更した。外来看護は**外来ケア看護**とよばれるようになり，麻酔看護は**看護麻酔学／麻酔後ケア看護**と名付けられ，熱傷ケア看護は**熱傷看護**とよばれるようになった。更生施設看護は**更生ケア看護**と現在は名称変更されている，小児腫瘍看護は，**小児がん看護**へと変更された。放射線科看護（Radiological Nursing）は**放射線科看護**（Radiology Nursing）となり，そして創傷・ストーマ看護は，**創傷，オストミー，失禁看護**へと改名された（詳細については，754 頁の中核介入の序論を参照）。

- 本版の **Part 5** には，介入を実施するために必要な推定時間と，介入を安全に適切に実施するために必要な最低限の教育水準が含まれている。教育水準は，現在の教育と実践パターンにより近づけるように再定義した。本版には，614 すべての介入について，時間と教育水準が含まれている（詳細については，796 頁の時間および教育に関する序論を参照）。

- 本版には，新しい特徴として Part 6 が加わっており，NIC と NOC のリンケージが 6 つの臨床状態関連付けられている。これらの状態は，高額の費用や共通の健康関心事を含めている。具体的には，冠動脈疾患，COVID-19，高脂血症，肺がん，薬物使用障害，そして潰瘍性大腸炎／クローン病が挙げられる。われわれは，臨床状態のリンケージは，今後の NIC において継続的な部となることを期待しており，将来のリンケージに関する提案を歓迎する。
- 過去の版には NIC に関する多くの出版物の参考文献が含まれていた。しかし，複数の国々からの出版物が増加したことにより，包括的な参考文献を編纂することが難しくなってきた。NIC に焦点を当てた出版物は，"Cumulative Index to Nursing and Allied Health Literature"（CINAHL），MedlinePlus，もしくは PubMed のデータベース検索を使って容易にアクセスできる。

要約すると，NIC はすべての看護師が実践する介入を捉えている。これまでと同様に，NIC に含まれるすべての介入は臨床的に有用であることを目的としているが，なかには他よりも一般なものもある。介入は幅広い看護実践を網羅しているため，ここに列記されているすべての介入を実践できる看護師はおらず，主要な介入でさえもそのすべてを実践することは期待できない。介入の多くは専門的な訓練や適切なライセンスを必要とし，適切な認定なしでは実施できないものもある。他の介入は，基本的な衛生管理や快適さに関する措置を説明しており，場合によっては実践を助手に任せることもあるが，それでも看護師によって計画され，評価される必要がある。NIC の使用は以下のとおりである：

- 看護師がヘルスケア提供システムに与える影響を実証するのに役立つ
- 看護カリキュラムと看護実践のための知識基盤を標準化し定義する
- 看護介入の適切な選択を容易にする
- 看護治療を他の看護師やヘルスケア提供者に伝えることを容易にする
- 研究者が看護ケアの有効性と費用を検討することを可能にする
- 教育者が臨床実践により適合したカリキュラムを開発するのを支援する
- 新人看護師に対する臨床的意思決定の指導を容易にする
- 管理者が職員や設備のニーズをより効果的に計画するのを支援する
- 看護サービスの償還システムの開発を促進する
- 看護情報システムの開発と利用を促進する
- 看護の本質を公衆に伝える

標準化された用語を使用して実践を記録することで，異なるケア提供者によって複数の設定で提供されるケアの有効性を比較評価することができる。標準化された用語の使用は，われわれの実践を制限するものではなく，むしろ看護ケアの本質を他者に伝え，研究を通じてわれわれの実践を向上させるのに役立つ。この分類法の開発と活用は，看護介入の臨床的な検証を促進することによって看護知識の進展に役立つと考えている。われわれは，この分類の継続的な開発と使用が看護知識の進展や，健康政策の分野における看護師の発言力の強化

に役立つと考えている。

われわれはユーザーからのご意見に感謝するとともに引き続きの情報提供をお待ちしている。

Cheryl M. Wagner

Howard K. Butcher

Mary F. Clarke

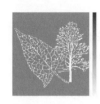

創設者について

Gloria M. Bulechek

　Bulechek 博士は，2022 年に 81 歳の誕生日と 58 回目の結婚記念日を迎え，長年連れ添った夫とともに引退後の生活を楽しんでいる。2 人は旅行が好きで，アイオワ州の湖畔の家とアリゾナ州の冬の家を行き来している。子どもたちや孫たちもたびたび訪れ，さまざまな土地での仕事を手伝ってくれている。Gloria は，近くに親戚や生涯の友人が住んでいるので，社交行事に忙しいという。Gloria は，健康状態は良好であるが，自分たち夫婦に加齢による変化が出てきていることを実感しているという。時には移動が難しいこともあるが，定期的な運動で体調を維持している。NIC の継続的な発展のために，Gloria は必要に応じて意見を出し続けている。

Joanne M. Dochterman

　Dochterman 博士は夫の Bruce とコッカースパニエルの Wesson と静かな引退生活を送っている。夫婦は 2 人とも 2021 年 10 月に COVID-19 を発症し，活動が少し鈍くなったが，順調に回復したといっている。加齢による変化も追い打ちをかけているが，Joanne は水中エアロビクスを推奨し，体を動かすために週 3 回通っている。夫婦は，2 つの場所の世話をするのが大変になったため，昨年は別荘を売却した。かつて Joanne は少額訴訟のボランティア調停人を務めていて，それが大好きだったが，COVID-19 と歩行困難のためにその活動を続けられなくなった。夫婦は，週に一度，ミール・オン・ウィール（米国の，高齢者や障碍者等，食事の準備や外出が難しい人々への温かい食事の提供サービス）の配達を手伝い，Netflix に加えて，テレビでスポーツ観戦を楽しんでいる。Joanne はスクエアダンス，編み物，クロスステッチ，ジグソーパズルを楽しんでいる。夫婦は，4 人の子どもたちや孫たちとはできるだけ頻繁に会っている。2021 年には友人たちと小型船のクルーズに参加し，毎年北へ 1 週間の釣りに出かけている。Joanne は毎日を楽しく過ごせることに感謝しているという。NIC の継続的な発展のために，Joanne は必要に応じて意見を出し続けている。

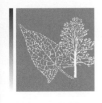
監訳者

黒田　裕子（湘南鎌倉医療大学大学院 看護学研究科 特任教授）
福田　和明（四天王寺大学 看護学部 教授）
古川　秀敏（関西看護医療大学 看護学部 教授）
榊　　由里（京都大学大学院 医学研究科 准教授）

歴代訳者一覧
社会福祉法人 聖隷福祉事業団
総合病院　聖隷浜松病院 看護部

　　中野　由美子

　　柳田　千春

　　松下　美緒

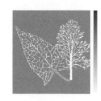

監訳者序文

　本書は，C. Wagner，H. K. Butcher および M. F. Clarke を監修者として 2024 年に刊行された『*Nursing Interventions Classification, Eighth Edition*（NIC 第 8 版）』の邦訳，日本語版原著第 8 版である。

　初版は 1992 年に，第 2 版が 1996 年に，第 3 版が 2000 年に，第 4 版が 2004 年に，第 5 版が 2008 年に，第 6 版が 2013 年に，第 7 版が 2018 年に刊行されている。したがって第 8 版は，アイオワ大学看護学部の看護分類・臨床的有用性センター（CNC）の NIC チームによって，個人，家族，コミュニティに対して看護師が行う治療に焦点をあてた看護分類法の開発のための 30 年を超えた取り組みを表している。

　本版の分類法は 7 領域，30 類，614 介入，そして約 15,000 の行動から構成されている。

　本版より新たに追加された介入は 60 介入である。改訂された介入は，ラベルの名称変更が 32 介入，また，定義の変更や行動の追加や改訂等，大幅に改訂された介入は 30 介入である。そして，行動の追加や改訂の若干の改訂があった介入は 61 介入である。一方，今版から削除された介入は 11 介入である。

　本書は Part 1 ～ 7 からなり，構成は以下のとおりである。

　Part 1：実践，教育，研究における NIC の概観と適用
　Part 2：看護介入の分類法
　Part 3：看護介入分類
　Part 4：看護専門分野の中核介入
　Part 5：NIC 介入を達成するために必要と推定される時間と教育水準
　Part 6：臨床状況につながる看護介入と看護成果
　Part 7：付録

　Part 1 は，実践，教育，研究における NIC の概観と適用として，NIC に関する詳細な説明，CNC の説明，NIC 分類の開発プロセス，NIC の有用性の指標，実践における NIC の使用として，1) 介入のための研究基盤，2) 介入を実践するための実行可能性，3) ケアの受け手の容認可能性，4) 看護師の許容能力を取り上げている。次いで，ヘルスケア機関における NIC の導入，標準化された用語モデルの使用，教育における NIC の使用，研究における NIC の使用を取り上げている。

　Part 2 は，NIC 分類法である。614 介入のすべては分類法として構造化されている。したがって，NOC と同様に，1 つ 1 つの介入を理解するのではなく，構造的に理解することがまず必要である。分類法を根本的に理解することこそが重要といえる。

　Part 3 は，本書の非常に多くの部分を占める介入についてとその分類である。介入名は 50 音順に構成されており（原著はアルファベット順），1 つ 1 つの介入名と定義と行動，関連文献が収録されている。原著全体で 562 頁中 413 頁（73％）のボリュームである。

監訳者序文　**xiii**

　Part 4 は, 前第 7 版に引き続き 57 の臨床看護専門分野の中核介入が取り上げられている。

　Part 5 も, 前第 7 版に引き続き NIC 介入の実践に必要な時間と教育水準が取り上げられている。

　本版では, Part 6 として, 臨床状況につながる看護介入と看護成果が新しく加わっている。6 つの臨床状況（冠動脈疾患, 新型コロナウイルス感染症（COVID-19）, 高脂血症, 肺がん, 薬物等使用障害, 潰瘍性大腸炎／クローン病）が取り上げられている。たとえば, 冠動脈疾患に対する成果と介入のリンケージについて, 複数の各成果に対して主な介入と提案される介入のリンケージが示されている。このようなリンケージが 6 つの臨床状況に対して 12 頁にわたって表として掲載されている。

　Part 7 は付録であり, 以下の A ～ E が含まれている。

　　付録 A：新たに追加された介入, 改訂された介入, 削除された介入
　　付録 B：新しい介入, または改訂された介入の提出指針
　　付録 C：NIC の年表と主要な出来事
　　付録 D：略語
　　付録 E：これまでの版と翻訳版

　本版は第 7 版以上に原著に忠実な邦訳と臨床で使いやすい邦訳をこころ掛けた。監訳者は全員が臨床経験を豊富に有しており, かつ学術的視点をもつ卓越した看護学研究者である。さらに, エルゼビア・ジャパン株式会社の編集者チームは新しく組織化され, 全員が一丸となって質の高い編集作業に従事されたことは, 本版の邦訳の質の保証に密接につながっていることはいうまでもない。編集者チームの飯塚真一氏, 森美那子氏, 川場直美氏には, この場を借りて深くお礼申し上げる。

監訳者を代表して
黒田　裕子
2024 年 11 月吉日

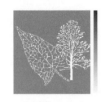

看護介入分類（NIC）の強み

- **包括的である**　NICは一般的な実践と同様，専門領域に向けた看護の全範囲の介入を含んでいる。介入には以下の領域が含まれる。生理学的および心理社会的，病気の治療，予防，健康増進に対する介入，個人，家族，地域社会に使われる介入，間接的なケア介入もある。これらは哲学的な志向性にかかわらず，社会的関心の領域を含めて，どんな実践の場でも活用できる。
- **研究に基づいている**　NICを開発するための研究には，内容分析，熟練者への質問紙，フォーカスグループの検討，類似性分析，階層的クラスタリング，多次元的評価，臨床の場における検証を含むマルチメソッドアプローチを活用した。初期の研究では，部分的に国立衛生研究所と国立看護研究所からの資金提供を受けた。分類を更新する継続的な取り組みは，看護におけるエビデンスに基づいた開発，熟練者の意見，研究に基づいた出版物のうえに築かれている。
- **演繹的かつ帰納的な開発**　最新の教科書，ケアプラン指針，臨床実践からの看護情報システムを含む情報源が臨床実践の専門職チーム員と実践の専門領域の熟練者によって強化されている。最新の看護およびヘルスケア文献，ユーザーからの提案，ピアレビューの結果として，新たな介入の追加と改良がある。
- **最新の実践と研究を反映している**　すべての介入には介入の開発および研究の立証を支持する根拠となる背景証拠のリストが添付されている。すべての介入は臨床実践の熟練者および関連する臨床実践専門機関によって評価されている。ユーザーからの提案を実際に組み込むため，フィードバックを依頼している。
- **使いやすい構造（領域，類，介入，行動）**　すべての領域，類，介入に定義がある。分類における一貫性とまとまりを維持する原則が策定されている。介入は数値でコード化される。
- **明確で臨床的に意義がある用語を使用している**　全体を通して，臨床実践において最も有用な用語が選定されている。用語は直観で理解できるものであり，診断や成果はなく介入だけを含む等，概念上の問題の明確さを反映している。
- **継続的な洗練のためのプロセスと構造の確立**　改良については，世界中のユーザーからの提案が受け入れられている。NICの継続的な改良は，アイオワ州評議員会によって1995年にアイオワ大学看護学部に設立された看護分類・臨床的有用性センター（CNC）によって促進されている。
- **臨床の場における検証の実施**　導入のためのプロセスは，看護ケアが行われるさまざまな場を表す5つの分野で最初に調査された。他の何百もの臨床機関や教育機関も分類を導入している。変更の過程を援助する導入のためのステップが開発された。
- **多くの出版物とメディアから入手が可能**　分類自体に加えて，1990年以降，多数の論文や書籍が出版されている。NICの使用と価値をレビューした書籍と論文の出版は，その取

看護介入分類（NIC）の強み　**xv**

り組みの重要性を証明している。

- **他の看護分類とのリンケージ**　臨床意思決定を援助するために，第 6 版では NANDA International（NANDA-I）診断とリンケージされていた。『看護成果分類（NOC）』の成果と NIC の介入が NANDA-I 看護診断と他の臨床状況にリンケージされた書籍があり，その第 3 版は，Elsevier 社から入手できる。NIC の初期の版は，オマハシステム問題，NOC の成果，在宅介護で使われている居住者アセスメント・プロトコル（RAP），在宅看護ケアのための成果とアセスメントの情報セット（OASIS）と結びついている。

- **米国全土での認知**　NIC は米国看護師協会によって認められ，米国国立医学図書館の統一医学用語のためのシソーラスに含まれている。CINAHL の索引，SNOMED CT（系統医学命名集）にも含められ，HL7（Health Level Seven International）に登録されている。

- **成果分類と同じ場所での開発**　看護実践に対する看護感受的患者成果の NOC もまたアイオワ大学看護学部で開発された。NIC と NOC の両方が，看護分類・臨床的有用性センターに収められている（https://nursing.uiowa.edu/center-for-nursing-classification-and-clinical-effectiveness）。

- **ベンダー・ソフトウェア臨床情報システムへの使用の増大**　SNOMED CT（系統医学命名集）は，NIC をその学際的な情報システムに組み込んでいる。一般，または専門的な実践のプラクティショナーだけではなく，NIC のライセンスを取得し，病院やコミュニティの場を対象として，自社のソフトウェアに NIC を組み込むベンダーもある。NIC は，多様な状態の治療計画を定義する多くの看護教科書，電子辞書，臨床検索エンジンで使用されている。

- **世界中での使用**　NIC は，多くの国で 20 年間使用されている確立された看護介入分類である。中国語，オランダ語，フランス語，ドイツ語，インドネシア語，イタリア語，日本語，韓国語，ノルウェー語，ポルトガル語，スペイン語，トルコ語の翻訳が完了，または進行中である。

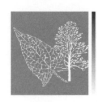

謝辞

　分類は，多くの人々の関与により臨床実践と最善の実践をより反映させるように継続的に改善されている。過去の版と同様に，世界中の個人や団体が新たな介入を提案してきている。さらに，本版の介入をレビューして改訂した人々もいる。本版に貢献いただいた方々のお名前は，本書の前付にある第8版への貢献者で紹介している。

　『看護介入分類（NIC）』と『看護成果分類（NOC）』の継続的な開発を促進するために，1995年に設立された看護分類・臨床的有用性センター（CNC）からの支援に対して，アイオワ大学看護学部に感謝する。この分類の継続的な進歩と維持のために恒久的な支援を提供するアイオワ大学の基金に寄付してくださった方々に深く感謝する。

　われわれの編集者であるElsevier社のSandra Clark氏は，過去の3版と同様に本版を通じてこの分類を導いてくれている。われわれは，分類を最終形式に整えるのに協力してくれたElsevier社のシニアコンテンツ開発部門のスペシャリストKathleen Nahm氏，およびシニアプロジェクトマネージャーであるAnne Collett氏に感謝する。また，NICを電子的に導入するためにベンダーや機関との連携に尽力してくれたライセンス担当者のBonita Allen氏に感謝する。マーケティング戦略を設計し，看護知識と看護ケアの質の向上のために，専門職のコミュニティにコンテンツとこの取り組みの価値を広めようと努力してくれているElsevier社の多くの方々にも感謝したい。

　アイオワ大学看護学部のCNCコーディネーターであり，MSNのNoriko Abeは，NICチームの会議，詳細な議事録の作成，すべての改訂の追跡，電子記録の管理，入稿のための原稿の準備等，非常に貴重な援助をしてくださった。これは時間がかかる，複雑な作業であるが，彼女はこれを完璧に管理している。

　標準化された看護用語を看護の教育や実践に組み込むことを目的とした，NANDA-Iの診断，NOCの成果，そしてNICの介入のリンケージ促進のために貢献してくださったNANDA-Iの人々と看護成果分類の研究者の継続的な支援は，われわれにとって計り知れない価値がある。NICを複数のヘルスケアの教科書に組み込んでくださった他の著者にも感謝したい。

　何よりも，実践におけるケアの記録，ケアプランや看護ケアの実践を学ぶ学生を手助けすること，看護介入の有効性を実証するための研究に取り組むこと，ケアを計画し，実践し，記録し，そして評価するためにNICを電子カルテシステムに統合するように努めること等，さまざまな方法において分類を受け入れてくれる世界中の看護師には心から感謝している。

第8版への貢献者

以下は，NICの本版にさまざまな方法で貢献してくださった方々である。検討すべき新たな介入の提案や既存の介入に対する改訂の提案をしてくださった方，分類への追加や改訂のレビューを援助してくれた方，実践や教育にNICを導入した方法の例を提出してくださった方もいる。そのすべてがNICユーザーへの貴重な貢献である。

Miriam de Abreu Almeida, PhD, RN, Professor, School of Nursing, Graduate Program in Nursing, Universidade Federal do Rio Grande do Sul (UFRGS), Porto Alegre, Brazil.

Fernanda de Souza Freitas Abbud, RN, Obstetrics and Gynecology Nurse Practitioner, Member of Research Group on Women's and Newborn Health, School of Nursing, University of Campinas (UNICAMP), São Paulo, Brazil.

Nahid Aghebati, PhD, MSc, BSc, Assistant Professor, Department of Medical Surgical Nursing, School of Nursing and Midwifery, Mashhad University of Medical Sciences, Mashhad, Iran.

Priscilla Alfradique de Souza, PhD, RN, Assistant Professor, Universidade Federal do Rio de Janeiro (UFRJ), Rio de Janeiro, Brazil.

Regina Allande-Cusso, PhD, RN, Associate Professor, Nursing Department, Universidad de Sevilla, Research Group PAIDI-CTS, Seville, Spain.

Maria Milagros Amundarain-Lejarza, RN, Mental Health Nurse, Osakidetza Basque Health Service, Bizkaia Mental Health Network, Durango Mental health Center, Basque Country, Spain.

Leslie Arends, DNP, ARNP, CPNP, Assistant Professor (Clinical), College of Nursing, University of Iowa, Iowa City, Iowa.

Amaia Arzubia-Aroma, RN, Nursing Supervisor of Barrualde, Osakidetza Basque Health Service, Bizkaia Mental Health Network, Basque Country, Spain.

Graziele R. Bitencourt, PhD, RN, Adjunct Professor, Universidade Federal do Rio de Janeiro (UFRJ), Rio de Janeiro, Brazil.

Maria Teresa Del Campo-Gonzalo, RN, Mental Health Nurse, Osakidetza Basque Health Service, Bizkaia Mental Health Network, Santurtzi Mental health Center, Basque Country, Spain.

Gregory M. Clancy, DNP, MSN, BSN, RN, Iowa City, Iowa.

Erin Cullen, DNP, FNP-C, University of Iowa Hospital and Clinics, Department of Family Medicine, Muscatine Family Care center, Muscatine, Iowa.

Alyssa Davis, BSN, RN, Staff Nurse, University of Iowa Health Care, Iowa City, Iowa.

Maria Teresa Del Campo-Gonzalo, RN, Mental Health Nurse, Osakidetza Basque Health Service, Bizkaia Mental Health Network, Santurtzi Mental health Center, Basque Country, Spain.

Patrizia Di Giacomo, PhD, MSN, RN, Nursing Tutor, University of Bologna, Bologna, Italy.

Suellen Cristina Dias Emidio, PhD, Assistant Professor at Federal University of Tocantins, Nursing Department, Master in Science, Nurse Specialist in Pediatrics and Neonatology, Tocantins, Brazil.

Karen Dunn Lopez, PhD, MPH, RN, FAAN, Associate Professor, Director for the Center for Nursing Classification & Clinical Effectiveness, College of Nursing, University of Iowa, Iowa City, Iowa.

Maria Izaskun Eraña-Aranaga, RN, Deputy Head of Nursing of Community, Osakidetza Basque Health Service, Bizkaia Mental Health Network, Basque Country, Spain.

Özüm Erkin Geyiktepe, PhD, RN, Associate Professor, İzmir Demokrasi University, Faculty of Health Sciences, Department of Nursing, Turkey.

Zahra Fekri, MSc of Elderly Nursing, Department of Medical Surgical Nursing, School of Nursing and Midwifery, Mashhad University of Medical Sciences, Mashhad, Iran.

Leire Fentanes-Hernandez, RN, Nursing Supervisor of Acute Psychiatric Unit, Osakidetza Basque Health Service Ezkerraldea-Enkarterri-Cruces Integrated Health Organization, Basque Country, Spain.

Fritz Frauenfelder, PhD, RN Deputy Director of Nursing, Therapy, and Social Work Psychiatric University Hospital Zürich, Switzerland.

Clara Fróes de Oliveira Sanfelice, PhD, RN, Obstetrics and Gynecology Nurse Practitioner, Assistant Professor and Vice Leader of Research Group on Women's and Newborn Health, School of Nursing, University of Campinas (UNICAMP), São Paulo, Brazil.

Amalia Gedney-Lose, DNP, ARNP, FNP-C, Assistant Professor (Clinical), Assistant Director, DNP-FNP Program, College of Nursing, University of Iowa, Iowa City, Iowa.

Farneti Giulia, RN, Clinical Nurse, Hospital of Rimini, Rimini, Italy.

Ana Manzanas Gutiérrez, Asociación Española de Enfermería en Cuidados Paliativos (AECPAL), Madrid, Spain.

Sonia Herrera-Anaya, Nursing Supervisor of Bilbao, Osakidetza Basque Health Service, Bizkaia Mental Health Network, Basque Country, Spain.

Brenda Krogh Duree, PhD, RN, Associate Professor (Instructional), University of Iowa, College of Nursing, Iowa City, Iowa.

Mary Jahrsdoerfer, PhD, RN, Chief Nursing Information Officer, Bernoulli Health, Milford, Connecticut, and Director of Graduate Studies Healthcare Informatics, Assist.

Clinical Professor of Healthcare Informatics, College of Nursing and Public Health, Adelphi University, Garden City, New York.

M. Lindell Joseph, PhD, RN, FAAN, FAONL, Professor (Clinical), Director, Health Systems/Administration Program, College of Nursing, University of Iowa, Iowa City, Iowa.

Elem Kocacal, PhD, RN, Associate Professor, İzmir Demokrasi University, Faculty of Health Sciences, Department of Nursing, Turkey.

Maria del Puy Lopez-Zabarte, RN, Mental Health Nurse of Osasun Eskola, Osakidetza Basque Health Service, Subdirectorate of Coordination of Primary Care, Directorate General, Basque Country, Spain.

Pilar Lozano, PhD, RN, Therapeutic Community of Mental Health, Cádiz, School of Nursing and Physiotherapy, University Hospital of Puerto Real University of Cádiz, Cádiz, Spain.

Juana Macias-Seda, PhD, RN, Associate Professor, Nursing Department, Universidad de Sevilla/ University of Seville, Research Group PAIDI-CTS, Seville, Spain.

María del Pilar Vallés Martínez, Asociación Española de Enfermería en Cuidados Paliativos (AECPAL), Madrid, Spain.

Özlem Metreş, PhD, RN, The Turkısh Republıc of Demiroglu Bilim University, Faculty of Health Sciences, İstanbul, Turkey.

Janice Miller, MSN, RN, Lecturer (Instructional), University of Iowa, College of Nursing, Iowa City, Iowa.

Vanessa Monteiro Mantovani, PhD, MSc. RN, Social Projects Nurse, Hospital Moinhos de Vento, Port Alegre, Rio Grande do Sul, Brazil.

Vítor Monteiro Moraes, RN, Critical Care Nursing Specialist, Master's degree student in Nursing, School of Nursing, Universidade Federal do Rio Grande do Sul (UFRGS), Brazil.

Elizabeth Moore, BSN, RN, MBA, Associate Director, Heart and Vascular Center, University of Iowa Health Care, Iowa City, Iowa.

Sue Moorhead, PhD, FAAN, RN, Associate Professor Emerita, University of Iowa, College of Nursing, Iowa City, Iowa.

Begoña Morales-Domaica, Deputy Head of Nursing of Zamudio Hospital, Osakidetza Basque Health Service, Bizkaia Mental Health Network, Basque Country, Spain.

Maria Concepcion Moreno-Calvete, RN, Deputy Director of Research and Innovation, Biocruces Bizkaia Health Research Institute, Osakidetza Basque Health Service, Bizkaia Mental Health Network, Basque Country, Spain.

Megyn L. Moser, RN, BSN, Labor and Delivery Nurse, Davenport, IA

Maritza Barroso Niño, Docente, Escuela de Enfermería, Fundación Universitaria Juan N Copras, Bogota, Columbia.

Maria Antonina Roman Ochoa, Dean, Escuela de Enfermería, Fundacion Unviersitaria Juan N Corpas, Bogota, Columbia.

Aurora Oña-Garcia, RN, Nursing Supervisor of Uribe, Osakidetza Basque Health Service, Bizkaia Mental Health Network, Basque Country, Spain.

Nilüfer Özgürbüz, PhD, RN, Assistant Professor, İzmir Tınaztepe University, Faculty of Health Sciences, Department of Nursing, Turkey.

Ana María Porcel- Gálvez, PhD, RN, Associate Professor, Nursing Department, Universidad de Sevilla/ University of Seville, Research Group PAIDI-CTS, Seville, Spain.

Luisa Anna Rigon, MSN, RN, President and CEO of Formazione in Agorà - Scuola di Formazione alla Salute-Padua, Padua, Italy.

Luciane Cristina Rodrigues Fernandes, Obstetrics and Gynecology Nurse Practitioner, Doctoral Student and Member of Research Group on Women's and Newborn Health, School of Nursing, University of Campinas-UNICAMP, São Paulo, Brazil.

Ana Isabel Rodriguez-Iturrizar, RN, Director of Nursing, Osakidetza Basque Health Service, Bizkaia Mental Health Network, Basque Country, Spain.

Isidro Garcia Salvador, Asociación Española de Enfermería en Cuidados Paliativos (AECPAL), Madrid, Spain.

Cristina Santin, Doctoral student, MSN, RN, Nursing Tutor, University of Padua, Padua, Italy.

Clarissa Shaw, PhD, RN, Assistant Professor, University of Iowa College of Nursing, Iowa City, Iowa.

Monalisa Sosnoski, MSN, RN, Doctoral Student in Nursing, Universidade Federal do Rio Grande do Sul (UFRGS), Porto Alegre, Rio Grande do Sul, Brazil; Blood Bank, Hospital de Clínicas de Porto Alegre, Porto Alegre, Rio Grande do Sul, Brazil.

Syeda Thomas, PhD, RN, CCRN, Associate Professor (Instructional), University of Iowa College of Nursing, Iowa City, Iowa.

VaShawna Thomas, MSN/Ed, RN, Nurse Educator, Memorial Hospital- Jacksonville/ Jersey College, Jacksonville, Florida.

Elenice Valentim Carmona, PhD, RN, Neonatal Clinical Nurse, Obstetrics and Gynecology Nurse Practitioner, Assistant Professor and Leader of Research Group on Women's and Newborn Health, School of Nursing, University of Campinas (UNICAMP), São Paulo, Brazil.

John J. Wagner, MA, RN, Director of Psychiatric Nursing, University of Iowa Health Care, Iowa City, Iowa.

Suzan Yıldız, PhD, RN, Istanbul University-Cerrahpasa, Florence Nightingale Faculty of Nursing, Department of Child Health and Diseases Nursing, İstanbul, Turkey.

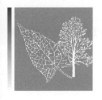

用語の定義

▉||| 分類用語

▉| 看護介入

　看護師が健康成果を高めるために行う臨床判断と知識に基づいたあらゆる治療。看護介入は直接ケアと間接ケアの両方を含んでいる。その対象は，個々人，家族，そしてコミュニティである。看護師主導型，医師主導型，そして他の提供者主導型のすべての治療が含まれる。

　直接ケア介入は，人，または人々の集団との相互作用を通して行われる治療である。直接ケア介入は，生理学的および心理社会的な看護行動の両方を含み，"手を使う"ことを含む行動とカウンセリングを含め，本質的により支持的な行動の両方を含んでいる。

　間接ケア介入は，人，または人々の集団から離れていながら，人，または人々の集団のために行われる治療である。間接ケア介入は，ケア環境の管理や学際的な協働に向けられた看護行動を含んでいる。これらの行動は直接ケア介入の有効性を裏付けている。

　コミュニティ（もしくは公衆衛生）の介入は，母集団の健康を促進し，維持することに向けられている。コミュニティの介入は，母集団の健康増進，健康維持，そして疾患予防を強化し，そして母集団が居住する社会的および政治的な環境を取り扱う方略を含んでいる。

　看護師主導型治療は，看護診断に応じて看護師によって主導される介入である。これは，看護診断と予測される結果に関連して，予測される方法で人に利益をもたらすために実行される科学的な根拠に基づく自律的な行動である。このような行動は，上級看護師によって主導される治療を含んでいる。

　ヘルスケア提供者主導型治療は，医学診断に反応してヘルスケア提供者に主導されるが，"提供者の処方"に応じて看護師が実行する介入である。看護師は，高度実践看護師，薬剤師，呼吸療法士，または医師助手のような，他の提供者が主導する治療を実行することもある。

▉| 看護行動

　介入を実践するために看護師が行う特定の行動，または行為であり，人が望ましい成果に向かうように援助するものである。看護行動は，具体的な行動の水準である。一連の行動は，介入を実践するために必要である。

▉| 看護介入の分類

　看護行動は，その関係性に基づいてグループまたはセットのなかで順序や配列を決め，行動群を介入ラベルに割り当てることである。

xxii 用語の定義

■| 看護介入の分類法

類似性に基づいた介入を概念枠組みに系統的に整理したもの。NIC 分類法は 3 つの水準で構成され，領域，類，介入がある。

■|||| その他の用語

■| 介護者

他の誰かに代わってケアをする，もしくは行動する家族，重要他者，友人，あるいは他の人。

■| コミュニティ

一般に身体環境を共有する複数の機関や施設を共有する共通の物理的環境にある人の群とそこで発達する関係性（例：学校，消防署，投票所）。

■| 家族

生物学的，法的，もしくは選択的に関係がある 2 人，またはそれ以上の個人であり，社会的に構成員どうしが交流し，文化を受け継ぎ，相互的に世話をすることが期待される関係性。

■| 医療従事者，ヘルスケア提供者

医療およびヘルスケアサービスを提供することで報酬を受ける専門職および支援職の人々。

■| 親

母親，父親，または保護者役割の責任をもつ個人。

■| 人，または患者

人とは，看護介入の対象となる個人，集団，家族，コミュニティのことである。本書では**患者**，**個人**，**ヘルスケアカスタマー**，**ケアを受ける人**，**人**という用語が使用されているが，一部の場においては，**クライエント**や別の言葉が優先される場合もある。われわれは**人**という用語を優先する。ユーザーはケアの場に最も関連する用語を自由に使用するべきである。

介入の探し方

本版の看護介入分類には，614介入が収載されている。望ましい介入を探すための有効な方法として以下を参照されたい：

五十音順で探す：介入の名称を知っていて，行動全体のリストや背景となる文献を確認したい場合（Part 3 を参照）。

NIC 分類法を使用して探す：特定の話題領域に関連する介入を見つけたい場合（Part 2 を参照）。

各専門領域での NIC の中核介入から探す：特定の専門群についての講座や情報システムを設計する場合（Part 4 を参照）。

臨床状況のリンケージから探す：リストにある状態に関心がある場合（Part 6 を参照）。

NIC は，すべての専門性や分野に対して包括的であることを目指しているため，個人が分類規模に圧倒される必要はない。分類に精通し，自分自身の実践に最も関連する介入を見つけるためにそれほど多くの時間はかからない。特定の患者に対する看護介入の選定は，看護師の臨床意思決定の一部である。

介入を選定する際に考慮すべき六つの要因は，①望まれる成果，②看護診断の特徴，③介入に対する研究基盤，④介入を実施するための実行可能性，⑤その人の受け入れ可能性，⑥看護師の能力である。これらの要素は **Part 1** で説明されている。

よくあるお問い合わせ（FAQ）

　物事が特定の方法で行われた理由を理解することは，介護介入分類（NIC）をよりよく使用するために役立つだろう．ここでは，個々人が疑問に思うかもしれない NIC に関連する点について，①介入の種類，②介入の選定，③行動，④ NIC を実践すること，またはコンピュータ化すること，⑤その他の5つのグループに分けて紹介する．

▰▰▰ 介入の種類

Q1. NIC は専門分野や高度な実践を行っている看護師による使用に対応していますか？

　ほぼ間違いなく対応しています．Part 4 には57の看護領域のリストがあり，各々の領域において，専門領域で実践する看護師によって使われている中核的な（もしくは最も共通した）NIC の介入が列記されています．さらに，麻酔科看護師／麻酔後ケア看護，助産看護，腫瘍看護等のような，多くの専門領域では，上級実践の資格，認定，または豊富な経験が必要とされており，看護実践の修士，または博士号（DNP）の取得が求められます．例えば，以下の介入は産科で勤務している認定看護師の実践を反映する可能性がある："羊水補充灌流（6700）"，"出産（6720）"，"電気的胎児モニタリング：妊娠期（6771）"，"ハイリスク妊娠ケア（6800）"，"陣痛誘発（6850）"，"陣痛抑制（6860）"，"生殖技術の管理（7886）"，"超音波検査：婦人科と産科（6982）"．ほとんどの専門領域で類似のリストを識別することができます．"処方：検査（8080）"，"薬剤処方（2390）"，"薬剤処方中止（2370）"，"麻酔剤投与（2840）"，等の処方に関する上級実践資格が必要な介入もあります．

Q2. NIC には看護師にとって重要なモニタリング機能を含んでいますか？

　確実に含まれています．NIC は多くのモニタリング介入を含んでいます（例："酸塩基モニタリング（1920）"，"電気的胎児モニタリング：妊娠期（6771）"，"健康政策モニタリング（7970）"，"頭蓋内圧（ICP）モニタリング（2590）"，"観血的血行動態モニタリング（4210）"，"神経学的モニタリング（2620）"，"サーベイランス（6650）"，"サーベイランス：妊娠後期（6656）"，"サーベイランス：遠隔監視（6658）"，"バイタルサイン・モニタリング（6680）"）．このような介入は，ほとんどはモニタリング行動から成り立っていますが，臨床判断プロセスを反映する行動，または，看護師がモニターする際に考えていることや予測することも含んでいます．これらの介入は，予測される出来事が起こったときに，観察するべきことや実施すべきことを定義しています．さらに，NIC のすべての介入は，介入の一部として行われる場合のモニタリング行動を含んでいます．われわれは "monitor（観察する／モニタリングする）" や "identify（確認する／明らかにする）" を，介入の一部としてのアセスメント行動を指す言葉として用いています．"assessment（アセスメント）" という用語は，看護過程において，診断前，つまり介入の前に起こる行動を指しているために，NIC の介入分類に

おいては"assess（アセスメントする）"よりも"monitor（観察する／モニタリングする）"や"identify（確認する／明らかにする）"という言葉を使うようにしています。

Q3. NIC にはプライマリケアのプラクティショナーが使う介入，とりわけ健康増進のために設計された介入はありますか？

はい，あります。"健康教育（S）"の類は全体的に健康増進に焦点をあてており，"健康教育（5510）"，"教育：個人（5606）"，"教育：疾患経過（5602）"等のような介入を含んでいます。健康増進の他の多くの介入は，類全体に含まれています。例えば，"青年期ケア（8272）"，"予期ガイダンス（5210）"，"子どもケア（8274）"，"意思決定支援（5250）"，"運動促進（0200）"，"健康コーチング（5305）"，"健康スクリーニング（6520）"，"学習促進（5520）"，"栄養管理（1100）"，"口腔衛生促進（1720）"，"親教育：青年期（5562）"，"親教育：育児家族（5566）"，"親教育：乳児（5568）"，"リスク確認（6610）"，"禁煙支援（4490）"，"薬物等の乱用・依存予防（4500）"，"自己責任促進（4480）"，"ワクチン接種の管理（6530）"，"体重管理（1260）"が含まれます。"薬剤処方（2390）"，"薬剤処方中止（2370）"，"処方：検査（8080）"は，プライマリケアで働いている多くの上級実践看護師に使われる介入です。

Q4. NIC は代替療法を含んでいますか？

この質問は，米国で主流のヘルスケアの一部ではない治療を指していますが，他の国においてはより一般的と考えて回答します。代替療法としてリストされる NIC の介入は，"指圧療法（1320）"，"アロマセラピー（1330）"，"自律訓練（5840）"，"バイオフィードバック（5860）"，"ダンス療法（4367）"，"ガーデニング療法（4368）"，"誘導イメージ法（6000）"，"ヒーリングタッチ（1390）"，"催眠（5920）"，"笑いヨガ（5930）"，"マッサージ法（1480）"，"瞑想促進（5960）"，"フィトセラピー（植物療法）（2420）"，"レイキ（霊気・靈氣）（1520）"，"リラクセーション法（6040）"，"治療的タッチング（6465）""ヨガ（6050）"が含まれます。このような介入の多くは**心理的安楽促進（T）**の類に位置づけられています。他の代替療法も，看護実践の一部として受け入れられるようになれば，NIC に追加されます。

Q5. 分類には，管理的な介入は含まれていますか？

分類には，最前線の現場にいる職員，または上級実践看護師が実践する間接的ケアの介入を含んでいますが，そのほとんどの部分で本質的に管理的な行動は含まれていません。間接的ケアの介入は，直接的なケア提供者がその人から離れて，ある人あるいはある集団の代理として実施する治療であり，一方，管理的な介入は，よりよい成果を促進するために職員の実践を高めるために，看護師管理者（看護師師長やその他の管理者）によって行われる行動です。NIC の介入のなかには，管理者が職員の実践を高めるために使用する場合，管理的な介入になるものもある。これらのほとんどは"ヘルスシステム（6）"の領域に配置されています。例えば，"コンピテンシー管理（7850）"，"委託（7650）"，"ピアレビュー（同僚評価）（7700）"，"質モニタリング（7800）"，"安全な集会（7810）"，"スタッフの監督（7830）"，"サプライチェーンマネジメント（物流プロセス管理）（7840）"が挙げられます。直接的ケアと

間接的ケア，管理的な介入の境界は明確ではなく，多様な状況で使われる NIC の介入があることに注意すべきです。例えば，病院で看護師が提供する"介護者支援（7040）"は，ケアされている人の親族に対して施される間接的な介入ですが，家族全体を治療している在宅の看護師は，直接ケアとしてこの介入を提供しているかもしれません。NIC には，"地域社会の健康開発（8500）"，"プログラム開発（8700）"，"ソーシャルマーケティング（8750）"等のような，コミュニティに対する介入も含まれています。しかし，コミュニティの介入はプライマリケアの看護師やケースマネージャーによって提供されることが多いです。

▮▮▮ 介入を選定する

Q6. NIC の多くの介入から使う介入をどのように発見すればよいのでしょうか？

一見して，NIC の 614 もの介入に圧倒されてしまうかもしれません。しかし，NIC はすべての看護師の実践領域に対応していることを忘れないでください。個々の看護師は，NIC の介入の一部を定期的に使っています。このような介入は，個々人の実践領域とかなり関連している分類法の類を検討することによって，あるいは，個々人の専門性に応じた中心的な介入のリストを検討することで識別することができます（Part 4 参照）。看護情報システムがある機関では，介入は分類法の類，看護診断，母集団の多様な種類（例：熱傷，心臓，出産），看護専門領域によってグループ化されるか，または取りまとめることができます。多くのコンピュータシステムは，個々の看護師が最も使用する介入の資料集をつくり，管理できるようにもします。われわれは，分類を使用する看護師から，実践領域の中核を反映する比較的少数の介入をすばやく特定できると聞いています。

Q7. ある介入が別の介入を引き合いにだす行動を含んでいる場合，どの介入を使用するのかを，どのように決めるのでしょうか？

NIC の一部の介入には，別の介入の行動リストの参照が必要なものがあります。例えば，"気道確保（3140）"の介入には，「適切な方法で分泌物を除去する（例：咳嗽，口腔・鼻腔・気管吸引」という行動を含んでいます。NIC には"気道吸引（3160）"という別の介入があり，この介入は「人の口腔内，鼻咽頭，または気管内に吸引用カテーテルを挿入することによって分泌物を除去する」と定義され，その下位に 20 以上の行動が列記されています。他の例として，"疼痛管理：慢性（1415）"があり，この介入は，「非薬理学的技術の適切な利用と薬理学的な疼痛管理法の利用を奨励する（例：バイオフィードバック法，経皮的神経電気刺激法，催眠法，リラクセーション法，イメージ誘導法，音楽療法，気晴らし法，遊戯療法，活動療法，指圧，温罨法と冷罨法，マッサージ）」という行動を含んでいます。この行動の()内にリストされている技能のほとんどすべては，各々の定義と明らかな一連の行動とともに，介入として NIC にリストされています。より抽象的でより包括的な介入には，他の介入を参照する場合がよくあるということがこの 2 つの例からわかります。より包括的な介入が必要な場合もあれば，より具体的な介入が必要な場合も，そして両方が必要な場合もあります。個人に使用する看護介入の選定は，看護師の臨床意思決定プロセスの一部です。NIC はすべての可能性を示しています。看護師は，本書の Part 1 の「実践における NIC の活用：

よくあるお問い合わせ（FAQ）　**xxvii**

介入を選定する」において検討されている6つの要因を考慮のうえ，特定の人に対して使用する介入（複数の介入）を選定する必要があります。

Q8.　新しい介入はいつ開発されるのでしょうか？

　NICの介入のそれぞれは，分類の他の介入とは異なるものだと考えています。行動の50％以上が他の関連する介入と異なる場合に，新しい介入が追加されるという基本理念をわれわれは開発しました。したがって，新しい介入が提案されるたびに，他の既存の介入と比較されます。50％以上の行動が異なる場合，著しく異なるとみなされて分類に追加されます。

　より一般的な種類の介入（例：“性カウンセリング（5248）”は，“カウンセリング（5240）”の一種，“チューブケア：消化管（1874）”は，“チューブケア（1870）”の一種）では，最も適切な行動はより具体的な介入に含められるので，この介入は単独になります。より具体的な介入は，より一般的な介入からのすべての行動をリストしておらず，むしろ介入を実践するために基本的な行動だけになります。さらに，新しい介入には少なくとも50％の新しい行動を含まなければなりません。

　本版では，独自性をさらに確保するために，新しい介入が承認される際に，密接に関連する介入の類を検討するための導入過程を含めています。例えば，新しいNICの“サーベイランス：ビデオ監視（6660）”を考慮する際に，われわれは既存のNICのサーベイランスのすべてを検討し，新しい内容が既存のどのNICにも含まれていなかったことを確認した。このプロセスは，NICのサーベイランスのすべてを更新させた。

Q9.　ケア計画に取りかかるとき，NICとNOCのための構造はどのようなものですか？
　　　最初に何を選び，何を考えるのでしょうか？

　この質問の回答は，ケアを計画，提供している提供者の臨床意思決定を反映させます。ケアを計画するアプローチは人それぞれ異なっており，学校で学んだことや自分たちと典型的な母集団にとって最良だと考えたことを反映して改良されています。一般的なアプローチとしては，①診断を行う，②成果および指標を選定し，成果および指標に対して人を評価する，③介入および適切な行動を選定し，これらを実践する，④再度成果を評価すること，を推奨します。目標を設定したい場合は，NOCの成果から導くことができます（例：患者がXの成果で2の状態にあり，退院までに4の水準にする）。場合によっては，このプロセスができない，または望ましくないことさえあり，その場合は順序を変えて使用します。例えば，危機的状況においては，診断や成果を後回しにして介入の実践がすぐに必要な場合があります。標準化された分類の利点は，看護の知識基盤に向けた用語を提供することです。教育者やその他の方々は，臨床意思決定の能力に対する教育と実践に集中することができます。研究者は，実際の実践状況における成果に対する介入の影響を調べることに集中できます。Part 1のモデルでは，個人の水準，病棟や組織の水準，ネットワーク／州／国の水準における標準化された分類の使用方法を示しています。

▮▮▮ 行動

Q10. いくつかの介入の行動リストに含まれている特定の基本的な行動が，なぜその他の行動に含まれていないのでしょうか？

　例えば，記録に関連する行動は，すべての介入にあるわけではなく"退院調整計画（7370）"と"紹介（8100）"に含まれているのはなぜでしょうか？　または，成果の評価に関連する行動はすべての介入にあるわけではなく，"退院調整計画（7370）"に含まれているのはなぜでしょうか？　もしくは，信念を確立する行動は，他の介入にあるわけではなく，"回想療法（4860）"や"サポートグループ（5430）"にあるのはなぜでしょうか？

　基本的な行動は，その介入の実践に不可欠な場合に含まれます（例：介入の本質を伝えるために絶対に必要な場合）。看護師の日常的な業務の一部でありながらも，介入にとって重要でない場合は含まれていません。例えば，手洗いは多くの身体的な介入の日常的な部分ですが，"保清（1610）"や"皮膚ケア：局所処置（3584）"のような介入は重要ではありません（これらの介入に対して手洗いが実施されないといっているのではなく，単に重要な行動ではないということです）。しかし，"感染コントロール（6540）"や"コンタクトレンズのケア（1620）"では手洗いは重要です。NICの介入にもなるほど重要な行動もあります。例えば，"患者識別（6574）"は，多くの介入に重要な行動ですが，現在の安全優先のための人識別の重要性や多くの新しい技術と電子機器の使用は，この行動を介入状態までに引き上げました。

Q11. 実践に行動を使う場合，介入のなかで行動を変えることができますか？

　はい，変更できます。標準化された用語は，ラベルの名称と定義であり，これらはすべての人々とすべての状況に対して同じでなければなりません。ケアの個別化は，看護の中心的な価値です。NICの行動は，特定状況の必要性を反映させるための行動を選定することによって，ケアを個別化する看護師を助けます。このことはNICの利点です。NICは，看護師があらゆる場所で介入についての共有に役立つ標準化された用語と，個別化されたケアの両方を可能とします。NICの行動は，個々人が独自であり，多様なアプローチを必要としている事実を反映させるために，"as appropriate（適切な場合）"，"as needed（必要な場合）"，"as indicated（適用に応じて）"等の修飾語を使用しています。NICの行動にはあらゆる年齢の人々が含まれていますが，成人に使用する場合，子どもに向けられた行動の一部は適切でないかもしれません（逆もまた然り）。このような場合は，機関の行動リストから除外することができます。さらに，NICの介入は特定的な水準の処置ではなく，機関によっては，それらの機関の母集団の特異性を反映した，より特定的なプロトコルの開発を望むかもしれません。行動はこれを反映させるために容易に修正できます。同時に，行動は個人のニーズを満たすために修正でき，またされるべきと考えていますが，もとのNICのリストが認められないほどの変更がなされないよう注意しています。このようなことが起こった場合は，介入は同じ介入ではなくなってしまう可能性があります。すべての修正や新しい行動は，介入の定義と一致するべきです。さらに，ほとんどの人や母集団に一貫した行動が追加された場合，それは行動の一般的なNICリストに必要とされるでしょう。このような場合，われわれは臨床家に追加や変更の提案の提出を促します。この方法で，行動のリストは現在の実践

の最善を反映し続け，新人プラクティショナーに対する介入の教育に最も役立っています。

Q12. 行動が標準化されないのはなぜでしょうか？

NICがコンピュータシステムに導入されるにつれて，この質問を受けるようになっています。コンピュータシステムの設計者は，データベースの作成と使用が容易になるように，さまざまな介入下にリストされている同様の行動が同じ言葉でいい表されることを望んでいます。われわれは，第4版を使って，行動を標準化する実現可能性を系統的に評価するプロジェクトを立ち上げました（2004年）。これには，2つのアプローチが使われました。最初のアプローチは，NICの約13,000の行動のすべてについて，行動の最初の言葉（動詞）の頭文字をアルファベット順に並べて印刷しました。チームメンバーの1人がそれらを見直して，NICチームに検討のための例を持ち込みました。このアプローチは，少数の編集上の問題（例："as appropriate（適切な場合）"，"as needed（必要な場合）"の前の"（カンマ）"の欠損）と，意味を変えることなく，同様の行動と同じ表現にできる行動の数が非常に限られていることを明確にしました。

二つ目のアプローチは，紹介，薬剤の副作用，環境，処置または治療，摂取量と排出量，プライバシー，アプローチ，信頼，傾聴，相互関係，支援，バイタルサインのような，頻繁に取り扱われる話題（名詞）を識別することでした。コンピュータの検索機能を用いて，識別される話題（例：紹介）を含んでいる行動を印刷しました。このような話題検索の結果として，100から数百の行動のリストが抽出されました。チームメンバーの1人が話題リストを検討し，そのうちの二つがNICチームの議論に挙げられました。標準化のためにさまざまなアプローチが提案されましたが，チームメンバーは行動の書き替えは意味と内容を失うという結論で一致しました。このシステマティックレビューと討議の後，行動の標準化についてこれ以上の追究はしないことが決定されました。

NICの行動が標準化されていない理由は，以下に示すとおりです。

a. すでに強調したように，NICの焦点と標準化は介入ラベルの水準にあります。行動は状況に応じて，追加，削除，修正が可能です。行動の標準化がさらになされると，個別化されたケアの看護価値を損なわせてしまいます。

b. 各行動は，特定の介入に対して書かれており，特定の介入の文脈に対して意味をもっています。

c. 行動にはすでに標準フォーマットがあり，ルールに従って開発されています（例：動詞で始める，実施順に列記する，介入の定義と一致する，行動が新しい介入にも合う行動であれば，関連する介入の既存の行動を使用する）。実際，同様の介入では，多くの行動はすでに同じ言葉で使用されています。

xxx　　よくあるお問い合わせ（FAQ）

▉▏▏NICを導入する，またはコンピュータ化する

Q13.　自分が所属する機関でNICを使うためにコンピュータ化が必要ですか？

　そうとは限りません。NICは手書きのケア計画や記録システムに使用できます。システムが手動であれば，NICに慣れていない看護師は，NICの書籍をすぐに入手すべきです。本書は，コンピュータ化されたNICをもつ機関で勤務する看護師にも利用可能です（すべての病棟に書籍があり，個々の看護師が自分の書籍をもつことを推奨します）が，コンピュータでは，NICは電子的にデータを保管して利用できます。スマートフォンやタブレットのようなポータブルデバイスからも，ケア計画や記録の作成に電子版のNICを利用できます。理想的には，ポータブルやコンピュータ版のNICは，その施設の電子ケアシステムへと統合されるべきです。コンピュータは，さまざまな方法でNICの介入を利用しやすくします（これまでのところ，分類法の類と看護診断が利用できますが，母集団の種類，病棟の種類，成果，クリニカルパス等も可能です）。コンピュータは，看護師のためのさまざまな臨床決定支援画面に簡単に対応できます。コンピュータ上で標準化された用語を使って，人へ何をするかを記録することで，看護は有効性研究を実施するために，機関，州，地域，国内のデータベースを構築することを可能とします。機関がコンピュータ化していない場合は，コンピュータ化がなされるように手助けしてください。しかし，NICの使用前に機関のコンピュータ化を待つ必要はありません。コンピュータの有無にかかわらず，看護ケアを伝えるためにNICは役立ちます。

Q14.　コンピュータシステムに，NICはどのように含まれるべきなのでしょうか？

　われわれは，標準化された介入ラベルを使用し，介入ラベルの下に各特定の介入に対する看護行動のリストがあるコンピュータシステムを構築することを勧めます。行動は介入ラベルとつながっているプルダウンメニューとして最も頻繁に利用されます。看護師は介入の水準で，ケアを計画し，記録し，伝えるべきです。行動を記録したい場合も，もちろん，実践された行動を示す，あるいは，実践されていない行動を例外として記録することができます。法的な目的に不可欠な行動，または看護助手への"指示"として後の追跡に必要な行動の短いリストを望んでいるような機関もあります。しかし全体としては，特定介入の提供に対するケア基準は，看護師が特定の人や状況に対して適切であるとリストされた行動を実践していることを，われわれは認識し始めなければなりません。

Q15.　機関にNICを導入するために最善の方法は，どのようなことでしょうか？

　他の関連する質問としては以下があります：NICとNOCを一緒に導入すべきでしょうか？　看護師に新しいコンピュータシステムの説明をするのと同時にNICを導入するべきでしょうか？　まずはパイロット病棟だけで導入するべきでしょうか，それとも全員同時に"ライブ"で導入を公開するべきでしょうか？　Part 1には，実践機関に役立つ段階が列記されています（Part 1のBox 2参照）。同様に，教育施設に対する導入段階の列記もあります（Part 1のBox 6参照）。

　一度にどれだけの量の導入を行うのかに関連する質問について正解はありません。状況，

変化の量と性質，利用できる資源や支援，時間的な制約によって異なります。仲間である NOC には，NOC の導入について多くの役に立つ提案があります。対応可能な範囲を超えてしまわないよう，われわれは一度にあまり多くの変更を行わないよう注意しています。一方で，あまりにも時間をかけることにより，導入が遅れてしまうこともよいことではないかもしれません。記録の重複（同じことを複数の場所で記録する）は奨励されません。試験的に導入することは，欠陥をみつけて解消する機会であり（例えば，看護師管理者と職員にとって支持的な一つの病棟から始める），常によいアイデアです。最初に変更がなされるときに，訓練する時間を提供することや入手できる支援を得ることは重要です。導入当初のケア計画や記録の目的だけではなく，将来のデータの使用について考え始めることも重要です。Part 1 は，将来的な有用性研究のための包括的なデータベース構築のアイデアを取り扱っています。

Q16. ライセンス契約はいつ結ぶべきでしょうか？

これに関連する質問には以下があります：なぜライセンス契約が必要なのでしょうか？ パブリックドメインに NIC がないのはなぜでしょうか？ NIC の著作権が出版社にあるのはなぜでしょうか？ NIC を看護情報システムに入れる場合，商業的な目的や利益のために NIC の分類法を大幅に利用する場合はライセンス契約が必要です。NIC は Elsevier 社から出版され，著作権も同社がもっています。また同社は分類の使用に関する許諾申請に対応しています。使用の許諾またはライセンス契約を得るための連絡先については，本書の表紙裏をご参照ください。

NIC の分類の最初の取り組みが始まったとき，われわれは，その作業規模，NIC の現在の広い使用の普及率，さらには NOC がこれに続くことを，ほとんど考えていませんでした。われわれは，この取り組みを印刷し，早急に広める方法を探していました。われわれは学者として，書籍の出版業界には精通しており，他の出版社との交渉や代替機構の慎重な検討のうえ，出版社として Mosby 社（現在は Elsevier 社）を選びました。Elsevier 社での出版にはいくつかの利点があります。まず，同社は書籍を制作し，マーケティング戦略を立て，販売することの資源と人脈をもっています。さらに，使用許諾やライセンス申請に対処し，著作権を保護するための法務担当職員がいます。用語の変更は，専門性やケア提供の場を超えた看護師同士の情報共有という目標が妨げられるため，標準化された用語にとっては特に重要です。われわれは Elsevier 社との関係をパートナーシップとみなしています。

著作権は公正使用を制限しません。米国図書館協会の指針によると，公正使用は，以下の場合に資料の複写が許可されます。①複写された部分は，全体作業と比較して選択され分けられたものであること，②資料は繰り返して使われないこと，③１名につき一部のみの複製であること，④各複写には出典と著作権表示が含まれること，⑤複写にかかる費用以上の金額が請求されないこと，とされています。公正使用の方針の下で複写できる枚数は，原本の価格に対して複写が及ぼす影響と関係しています。米国図書館協会は，10 % 以上は複写すべきでないと述べています。

複数のユーザーが使用する情報システムに NIC を組み込む場合，著作権侵害となるため

に（現在，書籍は何百人もの看護師が使用するために複写されています），ライセンス契約が必要です。NIC の書籍やソフトウェア製品を大幅に使用し販売して利益を得た場合は，許諾料の支払いが必要になります。看護学校やヘルスケア機関がその組織内で使用し，製品として販売するつもりがなければ使用は自由です。ただし，公正使用の方針が存在します。例えば，NIC と NOC を学期後に複写し，シラバスに掲載するべきではありません。代わりに図書分類を使用し，教科書として採用すべきです。同様に，ヘルスケア機関は，介入を複写して処置マニュアルとして配布するのではなく，妥当な冊数（例：病棟に 1 冊）の書籍を購入すべきです。

　本版でわれわれは，アイオワ州アイオワ大学看護学部の看護分類・臨床的有用性センター（CNC）と連携して，ライセンス料を支払わずに研究プロジェクトに NIC 使用を提供することができるようになりました。研究に NIC を使用することの認可は，CNC を通じて最初に得なければなりません。

　NIC と NOC の使用申請は，Elsevier 社の permission（許可）部門に送付しないといけません。使用のための多くの許諾申請は著作権侵害にあたらないとされ，許諾は無償で与えられています。書籍の使用料は使われている資料の量によります。情報システムの使用料は，ユーザー数によります。NIC をベンダーのデータベースに組み込むための定額料金があり，さらにユーザー数に基づいたサブライセンスごとに支払い金額が決まります。その料金は妥当であり，そこで得た資金の大部分は NIC の継続的な開発と使用を支援するために CNC に送付されます。NIC は，現在の実践を反映する場合にのみ有用です。NIC を維持するためには時間と費用が必要であり，得られる使用料はこの作業を支持しています。

Q17. ライセンス契約が必要であることを施設の管理者に対して，どのように説明すればよいでしょうか？

　まず，情報システムにおける使用のみ，ライセンス契約と料金が必要であることを繰り返して強調します。NIC を手動で使用したい場合や著作権を侵害しない特定のプロジェクトのために使用したい場合は，どうぞ進めてください。経験上，看護師であってヘルスケア機関の管理者でない人はライセンス契約や料金に慣れていません。ほとんどの他のヘルスケア分類は著作権で保護されており，使用には支払いが求められます。例えば，米国医師会による CPT（*Current Procedural Terminology*），米国精神医学会による DSM-5（*Diagnostic and Statistical Manual of Mental Disorders*）は著作権で保護されています。ヘルスケア施設は現在定期的にこれらの分類のライセンス料を支払っていますが，ほとんどの看護師はこのような使用料の認識がありません。

　ライセンス料はソフトウェア費用の一部として含まれる場合がほとんどです。NIC は，既存の情報システムに組み込むために（用語の使用），またはベンダーからのソフトウェアを購入するために（ベンダーが Elsevier 社からライセンスを購入しており，ソフトウェア製品の価格にライセンス料が含まれる），Elsevier 社からライセンスが得られます。より多くの看護師が標準化された用語を使用することの利点を理解し，新しい情報システムの購入にそれを求めるようになれば，より多くのベンダーが NIC を製品に組み込むことになるでしょ

う。

　看護においては，どの専門職組織も NIC を維持するための資源をもっていないために，別の手段が必要でした。ヘルスケアの場では，分類を大学の場で行うことは，政治（何を入れて何を入れないのか）が関与する専門職組織のモデルよりも利点があるといわれています。しかし，開発と維持の継続は資源が必要とされます。パブリックドメインにおける分類や他の著作物は，多くの場合，維持管理されないため，そこにあるものを使用できますが，そこに最新の情報は期待できません。NIC はできるかぎり入手可能であるよう努力しましたが，継続しなければならない保守管理のための収入源として，料金を徴収することにしました。

Q18. 参照用語法モデルとは何ですか？　これらはなぜ開発されたのでしょうか？　参照用語法モデルは，NIC のような分類を廃止するのでしょうか？

　参照用語法（RT）モデルは，コンピュータシステム画面の裏側で，このようなシステムが互いに通信し合うのを援助するために使用できる概念の部分（例：あらゆる診断やあらゆる介入の部分）を識別します。例えば，介入は行為，受け手，経路から成り立ちます。理論的には，RT モデルは異なる語彙（例：NIC とオマハ）を RT モデルに位置づけ，互いの比較を可能にします。理論的には，このアプローチはまだ実践で検証されていないものです。1990 年代後半から 2000 年代前半にかけて，用語法モデルの急増がありました。例えば，HL7（米国でのすべてのヘルスケアに対する），CEN（欧州のすべてのヘルスケアに対する），SNOMED CT（米国および欧州での使用のための），看護の ISO（国際的な看護に対する）が含まれます。看護実践国際分類（ICNP）を軸として，看護実践のためよりも初期段階の用語として画面の背後で役立つ RT モデルをわれわれは考察します。

　この質問の 2 つ目は，RT モデルの作成が NIC のような分類を廃止するのかどうかですが，この回答は「いいえ」です。NIC は，看護師間および看護師と他のケア提供者と間のコミュニケーションのために設計された初期段階の用語です。われわれは看護師が NIC について書いたり話したりできるようにしたいと思います。一方，RT モデルは画面の背後で使用されるものです。RT モデルが成功した場合，さまざまな初期段階の用語を使用して比較できるコンピュータシステムをベンダーが構築するのを助けるでしょう。RT モデルは理解するのが難しい場合が多く，臨床的に有用ではありません。ユーザーが自分の言葉（標準化された用語に対抗して）でケアを記録することができたとしても，実施することについて，自分自身と他者の間のコミュニケーション欠如の問題があるために，専門職として望ましいものではありません（標準化された用語の補足としての自由な記述式の部分を除いて）。看護の取り組みを伝えるために，標準化された用語は常に必要です。NIC はまさにそのためのものです。

xxxiv　よくあるお問い合わせ（FAQ）

Q19. NIC が使える組み込まれた市販のソフトウェアはありますか？　NIC を備えた臨床看護ソフトウェアを所有しているベンダーはありますか？

　はい，あります。これは増えている領域です。Elsevier 社と NIC のライセンス契約が締結されると，コンピュータシステムに用語の移行がしやすいようにユーザーには CD が送付されます。NIC を情報システムに組み込むベンダーはますます増えており，そのウェブサイト情報は Part 1 の Box 1.1 に列記されています。

　個々人が施設に導入するために特定のベンダーの選択を考慮する場合は，システムのなかに看護用語をすでに組み込んでいるベンダーを選ぶことを勧めます。ベンダーがその電子健康システムに NIC を組み込んでいない場合，看護師はケア計画と記録に NIC の看護分類を使うことができるようにシステムを構築するよう依頼することになります。ベンダーはユーザーの要請に応じて製品を構築します。看護師は臨床情報システムに標準化された用語を組み込めるように，声を上げ依頼する必要があります。

▉‖‖ その他

Q20. 他の分類と NIC をどのように比べるのでしょうか？

　米国看護師協会は，看護実践情報基盤のための 12 の分類法を承認しています。その一部はデータ要素セットであり，一部はインターフェイス分類法であり，一部は学際的な分類法です。他の分類と比較して，NIC は介入に対して最も包括的です。すべての分類法のうち，NANDA-I，NIC，NOC だけが包括的であり，最新に保つための継続的な努力がなされています。3 つの分類システムの使用と関係を記載している出版物は数多くあります。

Q21. ヘルスケアのほとんどが，学際的なチームによって提供されている場合，看護分類を使うべきでしょうか？

　ときどき，「**看護**とラベル付けされたものや看護由来のものは使用できない，なぜならすべてが今や**学際的**になるからだ」というような話を聞くことがあります。ところで，われわれがこのような話を聞くのは，学際的な領域の医師や他の有力者からよりも看護師からです。同時に，医学用語の使用はこの人為的な学際的原理を侵害しないとみなされます。コンピュータ化され統合されたケア記録の開発と導入に取り組む学際的なチームのメンバーとしての看護師は，NIC と NOC の使用のための広報担当者であるべきだとわれわれは確信しています。これらは看護師の取り組みに基づいた研究を通して帰納的に開発されたため，看護用語がタイトルに使われています。全体として，看護の分野を反映していますが，個々の介入はさまざまなタイプの提供者から実践され，成果は他の提供者からの治療によって，または他の多くの要因によって影響を受ける可能性があります。ほとんどの場合で，これは他の提供者にない価値を看護師がもつという状況です。NIC と NOC は看護師の貢献を記録し，必要に応じて他の提供者に使用されるか，適応されて使用されます。看護師は，このような看護の取り組みについての議論から逃れるべきではありません。むしろ，あらゆる場や専門分野を超えて活用できるコンピュータ化されたヘルスケア記録という，学際的な目標に対する看護師の貢献として，積極的に提供すべきです。

よくあるお問い合わせ（FAQ）　**xxxv**

　すべての健康の学問分野に共有されるのは，１つの用語だけであるべきだという人がいることを聞くことがあります。これが可能であれば，現存する最新の用語を共有したり追加したりすることによって，１つの用語が帰納的に発展するはずだと思います。おそらく，時間が経つにつれ，多くのケア提供者が一部の介入と成果の用語を共有するような，１つの大規模な共通用語をわれわれは構築するでしょう。しかし，たとえ１つの大規模な共通用語を構築できたとしても，常に部分的に使われるでしょう。なぜなら，学び，伝達し，研究するには全体があまりにも大きすぎるからであり，すべての介入と成果はすべての学問分野にあてはまるわけではありません。１つのきわめて大規模な用語は，学問分野が存在するのと同じ理由で，分解され部分的に使用されます。全体が大きすぎて複雑であるため，１人だけで習得することができません。したがって，異なる学問分野はさまざまな専門的な視点を表しているのです。

Q22. 看護における理論の開発に NIC はどのように貢献していますか？

　介入ラベルは，看護師が提供する治療の概念，または名称です。ラベルに付随している定義と行動は，介入の定義と説明に対して提供されます。介入分類の概念は，学問分野内において看護知識の発展に貢献し，コミュニケーションを促進します。診断，介入，成果を結びつける看護能力が高まるにつれて，看護実践に対する規定理論が進化するでしょう。NICは，診断，介入，成果を結びつけている看護の中範囲理論に語彙的な要素を提供するものであり，きわめて重要な開発です。介入は看護における重要な要素です。看護実践の他のすべての側面は，われわれの学問分野を特定し輪郭を描く治療に依存し，二次的に行われます。介入を中心としたこのアプローチは，人の重要性を低下させません。しかし，学問的観点から，人は看護行動から影響を受ける可能性があるために重要です。看護診断，介入，成果に標準化された用語を使用することは，看護理論の発展に新たな時代をもたらすと信じています。NIC は，看護の概念的モデルや理論から導き出されたほとんどすべての実践モデルに組み込むことができます。さらに，NIC は哲学的方向性にかかわらず，あらゆる施設，看護の専門分野，またはケア提供モデルで使用することができます。

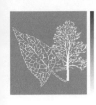

目　次

PART 1	実践・教育・研究におけるNICの概観と適用	1
PART 2	NIC分類法	45
PART 3	介入	67
PART 4	看護専門分野の中核介入	753
PART 5	NIC介入を達成するために必要と推定される時間と教育水準	795
PART 6	臨床状況につながる看護介入と看護成果	813
PART 7	付録	829
	付録A　新たに追加された介入，改訂された介入，削除された介入	830
	付録B　新しい介入または改訂された介入の提出指針	835
	付録C　NICの年表と主要な出来事	840
	付録D　略語	848
	付録E　これまでの版と翻訳版	852

PART 3　介入　目次

アートセラピー（芸術療法）........................68

愛着促進..69

悪性高熱症対策..................................70

アドバンスト・ケア・プランニング...............72

アナフィラキシー管理............................72

アニマルセラピー（動物介在療法）...............73

アレルギー管理..................................74

アロマセラピー..................................75

安全なハドルミーティング

　（短時間の会議）..............................76

安楽管理..77

怒りのコントロール援助..........................79

胃管挿入..80

意思決定支援....................................80

移乗..81

移送：施設間....................................82

移送：施設内....................................83

委託..84

遺伝カウンセリング..............................85

移転ストレス軽減................................86

医療用製品評価..................................87

インシデント報告................................88

ウィーニング（人工呼吸器離脱）.................90

運動促進..91

運動促進：筋力トレーニング......................92

運動促進：ストレッチング........................93

運動療法：関節可動性............................94

運動療法：筋肉コントロール......................95

運動療法：バランス..............................96

運動療法：歩行..................................97

栄養カウンセリング..............................99

栄養管理.......................................100

栄養モニタリング...............................101

栄養療法.......................................102

会陰ケア.......................................103

エネルギー管理.................................104

遠隔通信相談...................................106

嚥下療法.......................................107

応急処置（ファーストエイド）...................110

嘔吐管理.......................................110

オーダー転記...................................112

悪心管理.......................................112

オストミーケア.................................114

親教育：育児家族...............................115

親教育：青年期.................................116

親教育：乳児...................................118

温罨法／冷罨法.................................119

音楽療法.......................................120

介護者支援.....................................122

外出／外泊援助.................................122

咳嗽強化.......................................123

回想療法.......................................124

カウンセリング.................................125

化学的身体抑制.................................126

化学療法管理...................................127

学習促進.......................................129

隔離...130

隔離促進.......................................131

家事家政援助...................................132

下肢モニタリング...............................133

家族関与促進...................................134

家族機能維持...................................135

家族共在促進...................................135

家族計画：非計画的妊娠.........................137

家族計画：避妊.................................137

家族計画：不妊.................................138

家族結集.......................................139

家族支援.......................................139

家族統合性促進.................................141

家族統合性促進：子育て家族.....................142

家族療法.......................................143

価値明確化.....................................144

活動療法.......................................145

カップ授乳：新生児.............................146

割礼ケア（包皮切除術ケア）......147	虐待からの保護支援：高齢者......188
ガーデニング療法......148	虐待からの保護支援：子ども......190
カンガルーケア......149	虐待からの保護支援：信仰......192
換気援助......150	救急カートチェック......193
環境管理......151	救急ケア......194
環境管理：安全......153	教育：安全な性行為......195
環境管理：コミュニティ......153	教育：学童期の安全（6 〜 12 歳）......196
環境管理：暴力予防......154	教育：学童期の栄養（6 〜 12 歳）......197
環境管理：労働者の安全性......155	教育：学童期の発達（6 〜 12 歳）......198
環境リスク保護......156	教育：感染制御......198
環境療法......157	教育：個人......200
観血的血行動態モニタリング......158	教育：疾患経過......201
幹細胞移植......159	教育：集団......202
患者権利擁護......160	教育：術前......203
患者識別......161	教育：処置または治療......204
感染コントロール......162	教育：処方された運動......205
感染コントロール：術中......164	教育：処方された食事......206
完全静脈栄養（TPN）管理......165	教育：処方された薬剤......207
感染防御......166	教育：スポーツ傷害予防......209
浣腸投与......167	教育：精神運動技能......210
気圧式ターニケット管理......169	教育：青年期の安全（12 〜 21 歳）......211
記憶訓練......170	教育：青年期の栄養（12 〜 21 歳）......212
気管内挿管チューブ抜管......171	教育：青年期の発達（12 〜 21 歳）......212
気管内挿管と固定......172	教育：セクシャリティ......213
気管内抜管：緩和的......174	教育：トイレ訓練......214
危機介入......175	教育：乳児の安全（0 〜 3 か月）......215
技術管理......176	教育：乳児の安全（4 〜 6 か月）......216
規制医薬品の確認......177	教育：乳児の安全（7 〜 9 か月）......217
気道確保......178	教育：乳児の安全（10 〜 12 か月）......217
気道吸引......179	教育：乳児の栄養（0 〜 3 か月）......218
気晴らし......180	教育：乳児の栄養（4 〜 6 か月）......218
ギプスケア：維持......181	教育：乳児の栄養（7 〜 9 か月）......219
ギプスケア：湿潤......182	教育：乳児の栄養（10 〜 12 か月）......220
気分管理......182	教育：乳児の発達（0 〜 3 か月）......220
希望鼓舞......184	教育：乳児の発達（4 〜 6 か月）......221
虐待からの保護支援......185	教育：乳児の発達（7 〜 9 か月）......222
虐待からの保護支援：	教育：乳児の発達（10 〜 12 か月）......223
家庭内パートナー......187	教育：幼児期の安全（1 〜 5 歳）......223

教育：幼児期の栄養（1 〜 5 歳）	224	血栓溶解療法の管理	260
教育：幼児期の発達（1 〜 5 歳）	225	下痢管理	261
教育：幼児の安全（13 〜 18 か月）	226	牽引／固定ケア	262
教育：幼児の安全（19 〜 24 か月）	226	幻覚管理	263
教育：幼児の安全（25 〜 36 か月）	227	研究プロトコル管理	264
教育：幼児の栄養（13 〜 18 か月）	228	健康教育	264
教育：幼児の栄養（19 〜 24 か月）	228	健康コーチング	266
教育：幼児の栄養（25 〜 36 か月）	229	健康スクリーニング	267
共在	229	健康政策モニタリング	268
きょうだい支援	230	健康リテラシー強化	269
共同目標設定	231	検査データ解釈	270
ギルトワーク（罪悪感緩和作業）の 促進	233	検査補助	271
記録	233	検体管理	272
記録：ミーティング	234	更衣	273
禁煙支援	235	口腔衛生維持	274
緊張緩和管理	237	口腔衛生修復	275
区域の制限	239	口腔衛生促進	276
クモ膜下出血対策	240	高血圧管理	277
グリーフワーク促進 （悲嘆緩和作業促進）	241	高血糖管理	279
		光線療法：気分調節	280
グリーフワーク促進 （悲嘆緩和作業促進）：周産期死亡	242	光線療法：新生児	281
		光線療法：皮膚	282
クリティカルパスの開発	243	高体温管理	282
グループセラピー	243	好中球減少症対策	283
ケアリング相互作用促進	246	行動管理	286
経静脈（IV）療法	247	行動管理：自傷行為	287
経腸栄養	248	行動管理：性的	288
傾聴訪問	250	行動管理：不注意と多動	289
経皮的電気神経刺激（TENS）	251	行動契約	291
けいれん発作管理	252	行動変容	292
けいれん発作対策	253	行動変容：社交的な能力	293
ケースマネジメント	254	誤嚥の予防	294
血液製剤投与	255	コードブルー（救命救急コード）管理	295
血液透析療法	256	コーピング強化	297
血液濾過療法	257	呼吸モニタリング	298
月経前症候群（PMS）管理	258	呼吸理学療法	299
血行動態調節	259	鼓腸緩和	300
		骨盤底筋運動	301

子どもケア 302	酸素療法 340
コミュニケーション強化：言語障害 303	指圧療法 342
コミュニケーション強化：視覚障害 304	死後ケア 343
コミュニケーション強化：聴覚障害 305	自己血輸血 343
コミュニティの健康開発 307	自己効力感強化 344
コミュニティの健康擁護 308	自己催眠促進 345
コミュニティの災害準備 308	自己主張訓練
コンサルテーション 310	（アサーション・トレーニング）...........346
コンタクトレンズのケア 311	自己責任促進 347
コンピテンシー管理 312	自己尊重強化 348
サーベイランス 313	自己調節鎮痛法（PCA）の援助 349
サーベイランス：遠隔監視 314	自己変容補助 350
サーベイランス：コミュニティ 315	自殺予防 351
サーベイランス：妊娠後期 316	脂質異常症管理 353
サーベイランス：ビデオ監視 317	質モニタリング 354
採血：献血 318	死別ケア 355
採血：静脈血 319	社会化強化 356
採血：動脈血 320	社会正義促進 357
財源管理 321	宗教依存の治療 358
財源補助 321	宗教儀式強化 359
再入院予防 322	手術器材管理 360
再発予防 324	手術準備 361
催眠 326	手術対策 362
サプライチェーンマネジメント	手術補助 363
（物流プロセス管理）....................327	出血軽減 364
サポートグループ 328	出血軽減：消化管 365
サポートシステム強化 329	出血軽減：創傷 366
酸塩基平衡管理 330	出血軽減：妊娠中の子宮 367
酸塩基平衡管理：	出血軽減：鼻 368
呼吸性アシドーシス 331	出血軽減：分娩後の子宮 369
酸塩基平衡管理：	出血予防 370
呼吸性アルカローシス 333	出産 371
酸塩基平衡管理：	出産準備 372
代謝性アシドーシス 334	出生前ケア 373
酸塩基平衡管理：	術前調整 375
代謝性アルカローシス 336	循環ケア：機械的援助器具 376
酸塩基モニタリング 337	循環ケア：静脈機能不全 377
産褥期ケア 339	循環ケア：動脈機能不全 378

循環対策	379	心臓ペースメーカー管理：永久	421
準備的感覚情報提供	380	迅速導入気管内挿管	423
紹介	381	身体検査	424
称賛	382	身体的機能強化	425
床上安静ケア	383	身体抑制	426
衝動コントロールの訓練	384	陣痛管理	427
情動支援	384	陣痛誘発	428
静脈（IV）穿刺	385	陣痛抑制	429
食事療法の段階	387	睡眠強化	431
食事療法の段階：体重減少手術	387	頭蓋内圧（ICP）モニタリング	432
褥瘡ケア	388	スタッフの監督	433
褥瘡予防	389	スピリチュアルサポート	434
除細動器管理：体外	391	スピリチュアル的な成長促進	436
除細動器管理：体内	391	性カウンセリング	438
処置支援：乳幼児	393	生活維持支援	439
ショック管理	394	制限設定	440
ショック管理：血管性	395	生殖技術の管理	440
ショック管理：循環血液量減少性	397	生殖能力維持	442
ショック管理：心臓性	397	性的暴行トラウマケア	443
ショック管理：敗血症	398	青年期ケア	444
ショック予防	400	切開部ケア	445
処方：検査	401	積極的傾聴	446
処方：非薬物治療	402	摂食	447
自律訓練	403	摂食障害の管理	448
自律神経反射異常亢進管理	403	切断ケア	450
視力検査	404	セデーション管理	451
神経学的モニタリング	405	セルフ・アウェアネス強化	452
人工呼吸器管理：侵襲的	406	セルフケア援助	453
人工呼吸器管理：肺炎予防	408	セルフケア援助：移乗	454
人工呼吸器管理：非侵襲的	409	セルフケア援助：排泄	455
人工的気道管理	411	漸進的筋肉リラクセーション法	456
真実告知	412	宣誓供述	457
人身売買の検知	413	喘息の管理	458
心臓ケア	415	せん妄の管理	459
心臓ケア：急性期	416	専門職開発促進	460
心臓ケア：リハビリテーション期	418	臓器獲得	462
心臓のリスク管理	418	創傷ケア	463
心臓ペースメーカー管理：一時的	420	創傷ケア：熱傷	464

目　次　**xliii**

創傷ケア：非治癒性................................465
創傷ケア：閉鎖式ドレナージ............466
創傷ケア：保護..467
創傷洗浄..468
<U7619/> 痒管理....................................469
ソーシャルマーケティング................470
塞栓ケア：肺動脈....................................471
塞栓ケア：末梢血管................................472
塞栓予防..474
蘇生..476
蘇生：新生児..477
蘇生：胎児..478
ダイイングケア..480
退院調整計画..481
退院調整計画：家庭準備........................482
退院フォローアップ................................483
体液／電解質管理....................................484
体液量管理..486
体液量減少管理..487
体液量増多管理..488
体液量補正..490
体液量モニタリング................................490
体温調節..492
体温調節：周術期....................................493
体温調節：新生児....................................494
体温調節管理..495
体外式膜型人工肺（ECMO）療法........496
体重管理..497
体重減少への支援....................................498
体重増加への支援....................................499
対立の仲介..501
多専門職ケアカンファレンス............501
タッチング..502
ダンス療法..503
中心静脈アクセス管理：中心挿入........505
中心静脈アクセス管理：末梢挿入........506
チューブケア..507
チューブケア：胸腔................................508

チューブケア：臍静脈ライン................509
チューブケア：消化管............................510
チューブケア：尿路................................511
チューブケア：
　脳室瘻／脊髄液ドレナージ................512
超音波検査：婦人科と産科....................513
超音波検査：膀胱....................................514
直腸脱管理..515
治療的タッチング....................................516
治療的遊戯..517
鎮静法..518
鎮痛剤投与..518
鎮痛剤投与：髄腔内................................520
付き添い..522
爪のケア（ネイルケア）........................522
帝王切開出産ケア....................................524
低血圧管理..524
低血糖管理..526
低体温処置..527
低体温療法..528
電解質管理..529
電解質管理：高カリウム血症................530
電解質管理：高カルシウム血症............531
電解質管理：高ナトリウム血症............532
電解質管理：高マグネシウム血症........534
電解質管理：高リン血症........................534
電解質管理：低カリウム血症................535
電解質管理：低カルシウム血症............537
電解質管理：低ナトリウム血症............538
電解質管理：低マグネシウム血症........540
電解質管理：低リン血症........................541
電解質モニタリング................................542
電気けいれん療法（ECT）管理............543
電気的胎児モニタリング：妊娠期........545
電気的胎児モニタリング：分娩期........546
電子健康記録入手援助............................547
伝染性疾患管理..548
転倒・転落予防..550

動機づけ面接法	552	乗物の安全性向上	594
透析アクセスの維持	553	バイオテロリズムへの対応準備	597
疼痛管理：急性	553	バイオフィードバック	598
疼痛管理：慢性	554	バイタルサイン・モニタリング	599
導尿	555	排尿管理	600
導尿：外的	556	排尿習慣訓練	601
導尿：間欠的	558	排尿誘導	602
逃亡予防	559	排便管理	603
読書療法	560	ハイリスク妊娠ケア	604
ドライアイの予防	561	発達促進：乳児	605
トラウマセラピー		バリデーション療法	606
（身体的心的外傷療法）：子ども	562	犯罪捜査データ収集	607
トランスジェンダーのホルモン療法	563	パンデミック対策	609
トリアージ：遠隔通信	564	ハンドオフ（申し送り）	610
トリアージ：救急センター	565	ピアレビュー（同僚評価）	611
トリアージ：		ヒーリングタッチ	611
コミュニティにおける災害	566	非栄養的吸啜	612
内省指導	568	鼻腔洗浄	613
日記記述法	570	人との関係距離促進	614
入院時ケア	571	皮膚ケア：移植部位	616
乳児ケア	572	皮膚ケア：吸収性製品	616
乳児ケア：視力検査支援	573	皮膚ケア：局所処置	618
乳児ケア：新生児	574	皮膚ケア：採皮部位	619
乳児ケア：早産児	576	皮膚サーベイランス	620
乳房検査	577	皮膚刺激	621
尿失禁ケア	578	費用の抑制	621
尿失禁ケア：遺尿症	579	ヒル療法	622
尿閉ケア	580	瓶哺乳	623
妊娠中絶時ケア	581	不安軽減	625
妊娠前カウンセリング	582	フィトセラピー（植物療法）	626
認知再構築	584	副子法	626
認知刺激	585	腹部マッサージ	627
認知症の管理	586	腹膜透析療法	628
認知症の管理：入浴	587	不整脈の管理	629
認知症の管理：徘徊	589	フットケア	630
脳循環促進	591	プリセプター：学生	632
脳浮腫管理	592	プリセプター：職員	633
ノーマライゼーション促進	593	プログラム開発	634

目 次　**xlv**

文化ケアの交渉................................635
分娩期ケア....................................636
分娩期ケア：ハイリスク出産............637
ペアレンティング促進.....................639
ペッサリー管理..............................640
ベッドサイド検査
　（POCT：Point of Care Testing）.....641
ヘルスケア情報のやりとり................642
ヘルスケア提供者協働.....................643
ヘルスシステム案内.........................644
便失禁ケア....................................645
便失禁ケア：遺糞症........................646
片側無視管理.................................647
便秘の管理....................................648
放火対策.......................................650
縫合...650
膀胱訓練.......................................651
膀胱洗浄.......................................652
放射線療法管理..............................653
保険の認定支援..............................655
ポジショニング..............................656
ポジショニング：車椅子..................657
ポジショニング：術中.....................658
ポジショニング：神経学的................660
ポジショニング：腹臥位..................661
保清...662
ボディイメージ強化........................663
ボディメカニクスの促進..................665
母乳栄養カウンセリング..................666
母乳分泌抑制.................................668
ホルモン補充療法...........................668
麻酔後ケア....................................670
麻酔剤投与....................................671
マッサージ法.................................672
末梢感覚管理.................................673
耳のケア.......................................675
耳の洗浄.......................................676
瞑想促進.......................................677

眼のケア.......................................677
眼の洗浄.......................................678
面会・見舞いの促進........................679
毛細管採血....................................681
妄想の管理....................................682
毛髪頭皮ケア.................................683
薬剤管理.......................................684
薬剤管理：医療用大麻.....................685
薬剤管理：ウエアラブル
　（身に着けられる）注入装置............686
薬剤処方.......................................687
薬剤処方中止.................................689
薬剤突合.......................................689
薬物等の乱用・依存に対する治療......690
薬物等の乱用・依存に対する治療：
　過剰服薬....................................692
薬物等の乱用・依存に対する治療：
　禁酒...693
薬物等の乱用・依存に対する治療：
　薬物からの離脱...........................694
薬物等の乱用・依存予防..................695
役割強化.......................................696
誘導イメージ法..............................697
ユーモア.......................................698
許し促進.......................................699
羊水補充灌流.................................700
ヨガ...700
予期ガイダンス..............................702
与薬...703
与薬：眼内ディスク........................704
与薬：吸入....................................705
与薬：胸膜間.................................707
与薬：筋肉内.................................708
与薬：経口....................................709
与薬：経腔....................................711
与薬：経腸....................................712
与薬：経直腸.................................714
与薬：経皮....................................715

xlvi 目 次

与薬：骨髄内 716
与薬：持続皮下注入 718
与薬：静脈内 719
与薬：脊髄内 721
与薬：点眼 723
与薬：点耳 725
与薬：点鼻 726
与薬：脳室リザーバー 727
与薬：皮下 728
与薬：皮内 729
ライフスキル強化 731
ラテックスの安全対策 732
リアリティオリエンテーション
　（現実性オリエンテーション，
　現実性見当識づけ）................734

リスク確認 735
リスク確認：遺伝 736
リスク確認：感染症 737
リスク確認：乳児の家族 738
リラクセーション法 739
レイキ（霊気，靈氣）................741
レーザー対策 742
レクリエーション療法 743
レジリエンス（回復力）促進 744
レジリエンス（回復力）促進：
　コミュニティ 745
レスパイトケア（息抜きケア）....746
連携強化 747
ワクチン接種の管理 749
笑いヨガ 751

目次　**xlvii**

PART 4　看護専門分野の中核介入　目次

HIV/AIDS 看護 756	小児と青年の精神科看護 775
移植看護 756	情報科学看護 775
依存症看護 757	助産看護 776
遺伝看護 758	女性の健康看護 777
外来看護 758	神経科学看護 777
学校看護 759	新生児看護 778
眼科看護 760	腎臓看護 779
がん看護 760	整形外科看護 780
看護師麻酔学／麻酔後ケア看護 761	精神科看護／精神衛生看護 780
感染制御と疫学の看護 762	脊髄損傷看護 781
キャンプ看護 762	全体論的看護 782
救急看護 763	創傷，オストミー，失禁看護 783
クリティカルケア看護 764	大学保健看護 783
形成外科看護 764	疼痛管理看護 784
血管系看護 765	糖尿病看護 784
航空看護 765	ドメスティックバイオレンス
公衆衛生看護 766	（家庭内暴力）看護 785
更生看護 767	内科・外科看護 786
コミュニティの信仰看護 767	熱傷看護 787
災害看護 768	発達障害看護 787
在宅看護 768	泌尿器系看護 788
産科看護 769	皮膚科看護 788
産業保健看護 770	放射線科看護 789
耳鼻咽喉／頭頸看護 771	法的看護 790
司法看護 771	ホスピス・緩和ケア看護 790
周術期看護 772	輸液看護 791
消化器系看護 772	リハビリテーション看護 792
小児がん看護 773	旅行健康看護 792
小児看護 774	老年看護 793

PART 1

実践・教育・研究におけるNICの概観と適用

Overview and Application of NIC in
Practice, Education, and Research

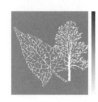

実践・教育・研究における NIC の概観と適用

▐▐▐ NIC の記述

　介入は看護の本質であり，専門職の存在理由である．看護専門職としての責務は，安全で質の高い，エビデンスに基礎を置いた介入を提供することに焦点をあてており，健康，安寧，肯定的な健康成果を高める目的のために重要な看護状況を取り扱う．介入の治療を選択することによって，また介入に対する反応を監視することによって，医療従事者は自分たちのケアに関係する健康意思決定を行う人々にかかわり合う．**介入は，ヘルスケアの中心的な要素であり，質の高いケアの基礎からの注意深い選択と適切な供給である**[104]．正確で安全で有効な意思決定には，医療従事者が，健康問題を取り扱うために設計されたエビデンスに基礎を置いた介入と行動を意識して知識をもつことを必要としている．看護介入分類（NIC）は，看護師が行う包括的で標準化された介入分類である．NIC は，あらゆる場におけるケアプラン，臨床記録，ケアの伝達，あらゆるシステムと場におけるデータの統合，研究の有効性，生産的な測定，能力評価，償還，教育，カリキュラム設計に有用である．

　看護分類システムの開発と使用は，看護科学と実践の進化における成功の証である[35]．あらゆる科学は分類システムを通じて蓄積された知識を配置する[88]．このような分類および分類法は，その学問の関心事に対する中心的な現象を明らかにし，共通言語をつくり出す現象に対して名前を提供し，名前の意味を付与している分類における語句の定義または記述を用いる．分類は，確定された基準に従って群またはカテゴリーの系統的な配置を指す広義の用語である．分類法は，カテゴリーの階層的な構造のなかに知識の概念を規則正しく分類，配置，および命名することである．Lambe[69] は，分類システムは知識を可視化し，われわれが情報を管理して検索することができるように，知識を系統立てることに役立つと指摘している．分類法は，その用語体系または類と類の分類法への配置によって識別される．社会は情報がより増大し，より科学技術化するにつれて，知識を系統立てることの必要性がますます必須である[14, 44, 54, 69]．**知識の組織化は，知識を効果的に管理するための基本的な必須条件である**[69]．看護診断と看護成果に対する分類システムとともに，NIC は専門職の看護実践を支持する知識基盤を構成する．看護分類システムが看護の実質を構成する一方で，学問特定的な概念枠組みと理論は，診断，介入，そして成果をつなげるための概念的，科学的土台を提供する．

　NIC は，看護師が行う治療を明らかにし，首尾一貫した構造のなかに NIC の情報を組み立て，また個人，家族，コミュニティ，他学問の成員，国民に伝達するための言葉を提供する．実践で看護師の仕事を記録するために NIC が使われるとき，それを受けて，私たちは健康成果に対する看護ケアの影響を決定するための能力をもつ．看護言語と分類の重要性に対する Clark と Lang の声明に基づいて[25]，私たちがそれに名前をつけられなかったなら，私た

ちはそれを計画し管理することも，それに資金を提供することも，それを教えることも，それを研究することも，それを総合的に扱うことも，またはそれを公的政策に導入することもできないと主張する。

あらゆる分類と同じように，NIC は，まず看護師が行っている仕事を反映させることによって，次にその仕事を注意深く組織化し分類することによって，その目標を達成する。言い換えると，NIC は介入が看護実践の現実世界を反映し，つながっているときに有用である。分類は人々に代わって看護師が行う介入，独立した介入と協働的な介入の両方，そして直接ケアと間接ケアの両方を含んでいる。**介入は，看護師が健康成果を高めるために行う臨床判断と知識に基づいたあらゆる治療である**と定義されている。個々の看護師は専門分野を反映する限られた数の介入にしか専門的知識をもっていないが，分類全体は，**すべての看護師の**専門的知識をとらえている。NIC は，**すべての場**において（急性ケアから集中治療室，プライマリケア，在宅ケア，ホスピスケアまで），そして**すべての専門分野**において（救急ケアからクリティカルケア看護，小児看護，老年看護まで）使うことができる。分類全体は，看護の領域を描いている。しかしながら，分類のなかには看護師以外の提供者および学際的な専門職チーム成員にも有用な介入もあるだろう。すべての医療従事者は彼らの治療を説明するために NIC を自由に使うことができる。

NIC は，生理学的な介入（例：**気道確保**）と心理社会的な介入（例：**不安軽減**）の両方を含んでいる。介入は病気の治療（例：**高血糖管理**），予防（例：**転倒・転落予防**），健康増進（例：**運動促進**）に含まれている。ほとんどの介入は個人に対して使われるが，多くの介入は家族に対しても使われ（例：**家族支援**），コミュニティ全体に対して使われる介入もある（例：**伝染性疾患管理**）。間接的なケア介入（例：**コンピテンシー管理**）も含まれている。

分類に示されている各介入は，介入を実践するためのラベルの名称，定義，一連の行動と背景にある文献が列記されている。各介入に表示されている注釈（背景となるエビデンスのリストの直前）は，介入が最初に開発された版，または介入が改訂された版を列挙している。

どのような科学的知識体系においても，情報のカテゴリーを分類し，構造化するための手段をもつことが中心である。看護介入の NIC 分類の作成は，看護師が行っている治療または介入を指定する，標準化された明確な言語ラベルを命名または提供することから始まる。看護介入の識別化は，系統的な方法で，看護実践に埋め込まれたものを調査すること，記述すること，そして命名によって帰納的に導き出されている。Lunney は，「**命名は分類することであり，現象に名前が与えられるごとに分類が生じている**」[73]と指摘している。Ohl は彼の著書『*The Art of Naming*』[86]のなかで，科学的命名は，私たちの認知の一部となり，名前は私たちを取り巻く世界に意味と理解を与える言葉のタグである，と説明している。各看護介入に対するラベルのような，科学的命名は，Ohl の言葉でいえば[86]，**言語の美しさ**であり，すべての科学的な NIC のラベルの背後には，看護実践を反映している物語と知識がある。介入のラベルや名称は，それ自体は理解や意味の深層を含んでいないが，すべての介入ラベルは，そのラベル名と関連するすべての信念，物語（ナラティブ），実践を呼び起こし，その人に結びつける。いい換えれば，すべての看護介入は，看護師と患者のケアリング体験に埋め込まれた意味，認知，技能，感情，行動の宇宙全体と関連している。NIC は，看護

4 Part 1 実践・教育・研究における NIC の概観と適用

実践に埋め込まれた知識を明らかにすることによって，看護師の隠れた仕事を可視化している。

本版には 614 介入と約 15,000 行動がある。介入ラベルと定義は標準化されており，したがって，使う際にラベルの名称と定義は**変えるべきではない**。このことはあらゆる場のコミュニケーションと成果の比較を可能にする[114]。しかしながら，ケアは各看護状況に関連する行動を選ぶことによって個別化される。1 介入につき約 20 〜 30 の行動リストのなかから提供者は，特定の個人，家族，コミュニティにふさわしい行動を選定し，その後必要に応じて新たに行動を追加することができる。しかし，行動に対するすべての修正，または追加は，その介入の定義と一致すべきである。

各介入に対して，看護師が最初に実践する行動から，最後に実践する行動まで，論理的な順序で行動が列記されている。多くの行動では，その行動の配置は重要ではないが，時間の順序が重要な行動もある。この分類は，経験豊富な看護師よりも，看護師の行動について特定の知識や指導をより必要とすることの多い学生や新人看護師を含む多様なユーザーのニーズを満たすように設計されているため，行動のリストは包括的である。行動は標準化されていない。それぞれの行動は，それぞれの介入の文脈のなかで特別な意味合いをもっている。加えて，行動を標準化するということは，ケアを個別的に取り扱うために行動を使用するという目的が無効となる。行動のリストの最後には，望まれる健康成果を達成する際に介入使用を支持する研究エビデンスなど，介入開発に有用と思われる背景エビデンス文献の簡潔なリストを掲載した。参考文献は，介入に馴染みがない場合に背景として役立つが，完全な参考文献リストを意図しているものでもなく，介入についてのすべての研究を網羅しているわけでもない。

行動のリストは，介入の教育や介入実践の導入にきわめて有用であるが，それらは分類の本質ではない。介入ラベルの名称と定義が分類の鍵である。介入ラベルの名称は複数の行動を要約したものであり，看護師が自分の仕事の本質を識別し，伝達することを可能とする。NIC が登場する前は，看護師は体系的に整理されていない，個別の行動が並ぶ長いリストをもっていたにすぎなかった。NIC を用いることで，看護師は形式的な定義と一連の実践行動リストの両方について定義されたラベルの名称によって，介入を容易に伝達することができる。

介入は，使用を容易にするために，7 領域と 30 類に分類されている。7 領域とは，①生理学的：基礎，②生理学的：複雑，③行動的，④安全性，⑤家族，⑥ヘルスシステム，⑦コミュニティである（48 頁の分類法の冒頭を参照）。いくつかの介入は複数の類に分類され，各介入には主たる類を識別する独自の数値（コード）があり，他のどの介入に対しても使われていない。NIC 分類法は以下のような理由からコード化されている：①コンピュータの使用を促進するため，②データ管理を容易にするため，③ NIC 介入と他のコード化されたシステム（例：系統化された医学臨床用語分類法［SNOMED］）との連携を促進するため，④看護ケアの償還における使用を可能とするため[113]。7 領域に対するコードは 1 〜 7 であり，30 類に対するコードは，A 〜 Z，a 〜 d である。各介入は独自の 4 桁のコードが割り当てられている。

本版の行動はコード化されていないが，行動は4桁のコード後の2桁を使用して，順番にコード化することができる（読者を混乱させないよう，本書では数字を示していない）。例えば，**転倒・転落予防**の2番目の行動の完全なコードの例証は，4V649002であり，これは安全の領域の4である危険管理の類のV転倒転落予防介入の6490，2つ目の行動の02，"転倒・転落のリスクに影響する行動や要因を特定する"である。

分類に使われている言葉は，実践で使われている言葉を反映して，明確で，正確で，一貫性があり，慎重に表現されるように設計されている。臨床家への調査および30年にわたる分類の使用により，あらゆる介入が実践で使われていることが実証されている。全部で614もの介入が掲載されているため，当初は圧倒されてしまうかもしれないが，看護師は自分の看護師の専門性，または看護師母集団で最も頻繁に使われている介入を速やかに発見することができるだろう。たいていの場合，専門的な実践分野は，それらの環境でケアを提供するために使われている特定の診断や成果と結びついている最も頻繁に使用される介入を容易に検索できるリスト，または**バンドル**をつくるだろう。望ましい介入を探り出す別の方法としては，分類法，コンピュータプログラム，および看護診断と成果，または臨床条件とのリンケージを含むツール（**Part 6**参照），そして専門分野の中核となる介入（**Part 4**参照）を含んでいる。

分類は継続的に更新され，フィードバックとレビューは進行中の過程にある。**付録B**には，ユーザーが既存の介入を修正したり，新たな介入を提案したりするための指示書が掲載されている。本書第8版における変更点の多くは，実際の使用や研究に基づいて，医療従事者や研究者が修正提案をしたことによる。提出された論文は，必要に応じて臨床熟練者を含むNICの編集者によって厳格な検討プロセスを経て，追加の改訂および最終認可が行われる。改訂版が刊行された際には，その改訂を行ったすべての査読者が，貢献者リストに掲載される。分類の新しい版は，約5年ごとに計画されている。さらに，*International Journal of Nursing Knowledge*誌 や *International Journal of Nursing Terminologies and Classifications*誌など，実践，研究，教育におけるNICの使用の多様な応用例を解説した論文誌も多数出版されている。

NICの介入はNANDA-インターナショナル（NANDA-I）看護診断（NIC第6版 Part 6に含まれている），オマハシステム問題[52]，在宅看護で使われている居住者アセスメント・プロトコル（RAP）[21]，在宅看護ケアを受けるメディケア／メディケイド対象者の人々に対する収集を委託されているOASIS（成果とアセスメントの情報セット）[22]と関連している。看護成果分類（NOC）の新版第7版もNICの最新第8版と同時期にElsevier社から出版されており，NICと併用して看護ケアを計画することができる。

分類導入を支援するいくつかのツールがある。本書には，ユーザーが選択した介入を見つけやすくする分類法の構造（**Part 2**），専門分野の実践領域の中核となる介入のリスト（**Part 4**），各介入を行うために必要な時間と教育水準（**Part 5**），6つの共通した臨床状況とのリンケージ（**Part 6**）が含まれている。出版物，情報システム，ウェブコースにおけるNIC使用の許諾は，Elsevier社から取得することができる（**本書の利用について**参照）。ライセンス購入代金の一部は，看護分類・臨床的有用性センター（CNC）に還元されて，分類の継続

6　Part 1　実践・教育・研究における NIC の概観と適用

的な開発と維持に役立てられる。

■|||| 看護分類・臨床的有用性センター（CNC）

　NIC は，アイオワ大学看護学部にある CNC に本拠地がある。CNC はアイオワ州立大学評議員会 Iowa Board of Regents（州の 3 つの公共の大学を監督する統治組織）によって 1995 年に認可された。CNC には設立当初から 3 名の取締役がいる（Joanne Dochterman（1995 ～ 2004），Sue Moorhead（2004 ～ 2020），Karen Dunn Lopez（2020 ～ 現在））。CNC は，分類の継続的な維持と，教育や医療機関でこの用語をカリキュラムや記録システムに使っている多くの看護師やその他の人々とのコミュニケーションのための体制を提供している。CNC の最も重要な目標は以下のとおりである：**看護介入分類と看護成果分類の採用を拡大し，看護科学，看護実践，パーソンセンタードケアを促進すること**。CNC は，適切で使いやすい製品を開発・強化すること，研究，教育，実践との相乗効果の機会をつくり出すこと，分類の使用背景を拡大すること，政策立案者や規制機関に影響を与えて専門用語（terminology）の使用を推進することを目指している。さらに CNC は研究を行い，分類に関係する資料を普及させ，国内外の学生，教員，フェロー，客員教授に対して教育の機会を提供し，臨床実践および教育現場における分類の導入と使用に対する相談を行い，分類を用いるプロジェクトや研究で教員や学生を支援している。

　CNC への財政的な支援は，総合大学や短期大学の資金，ライセンス，許諾，NIC と NOC，またその関連出版物からの印税，助成金，センター独自の収入など，さまざまな財源から成り立っている。CNC を支援する多額の基金は，過去何十年にもわたる寄付によって集められている。基金は，CNC の業績に永続的な長期間の保証を提供する。CNC の出来事に対する情報は次のウェブサイト（https://nursing.uiowa.edu/center-for-nursing-classification-and-clinical-effectiveness）でみることができる。

■|||| NIC 分類の開発

　NIC を開発する研究は 1987 年に開始され，重複する期間のある以下の 4 段階を経て進行してきている。

　　段階Ⅰ：分類の構築（1987 ～ 1992）
　　段階Ⅱ：分類法の構築（1990 ～ 1995）
　　段階Ⅲ：臨床的な検証と洗練（1993 ～ 1997）
　　段階Ⅳ：使用と維持（1996 ～現在進行中）

　これらの各段階で行ってきた研究は，本書の過去の版および多くの他の出版物に記述されている[16, 26, 50, 51, 79]。研究は米国国立衛生研究所（National Institutes of Health）の国立看護研究所（National Institute of Nursing）からの 7 年にわたる資金提供によって開始された。NIC は，臨床的および方法論的な専門知識を有する，多様な領域からの代表者で構成された大規模な研究チームによって開発された。

　初期の NIC の開発には，複数の研究手法が用いられた。既存の実践に基づいて分類を組

み立てるために段階Ⅰでは帰納的なアプローチが使われた。その情報源には，教科書，ケアプランの指針，看護情報システムを含んでおり，介入と関連する看護行動を明らかにしている。介入を識別し検証するために，実践の専門分野の熟練者が登用され，内容分析，フォーカスグループレビュー，アンケートに参加するチームメンバーの臨床実践専門知識を強化した。段階Ⅱの特徴は，演繹的な方法である。分類法を構築するために，類似性分析，階層的クラスタリング，多次元的尺度化などの方法が用いられた。臨床現場での検証を経て，導入手順が開発・検証され，NANDA-I診断，NIC，NOC間のリンケージの必要性が確認された。1,000名以上の看護師がアンケートに回答し，約50に及ぶ専門職関係者が分類の作成について意見を提供している詳細な内容は，NICの旧版，特に第4版始めの章やNICを記述している多数の記事，書籍などの出版物に見いだすことができる。

▣▥ NICの有用性を表示するもの

　NICの有用性を表示するものは，NICの国内および国際的な認識の高まりを含む。2006年に米国看護師協会（ANA）の看護実践情報基盤委員会は，ANAの看護情報とデータセット評価センター（NIDSEC）において，NICを，情報システムのベンダーに対する統一指針を満たす標準化された看護用語，または専門用語であると認めた。NICが満たしたANAの基準は，分類が定期的に更新されていること，開発の合理的根拠があること，臨床的に有用な専門用語を提供することによって分類が看護過程を支持することが含まれていた。Keenanが述べているように，標準化された看護用語は，**ケアを記述するために看護師すべてに容易に理解される共通用語**[59]である。加えて，分類概念は明確かつ明白でなければならず，また，妥当性と信頼性に加えて，実践において統一性のある記録でなければならない。最後に，システムの保守と改訂に責任を負う指名されたグループが存在しなければならない[99]。

　NICは，体系化された医学命名法臨床用語（SNOMEDCT）に含めることが認可されている。NICの介入は，国立医学図書館の統一医療用語システム（UMLS）のためのメタシソーラスに含まれており，インデックス内のホストであるElton B. Stephens会社（EBSCO）経由で入手できる看護および健康関連文献（CINAHL）データベースに含まれている。NICは，ヘルスケアのための米国の標準化機構の健康水準7（HL7）に登録されている。NICの国際的な使用が増加しており，現在は，中国語，オランダ語，フランス語，イタリア語，ドイツ語，インドネシア語，日本語，韓国語，ノルウェー語，スペイン語，ポルトガル語，トルコ語へと翻訳されている（付録E参照）。

　しかしながら，最も有用性が高いのは，NICを使用する個々人および医療機関の印象的な列記である。多くの医療機関は，政策基準，ケアプランニング，能力評価，看護情報システムにNICを採用している。NICは，カリキュラムを構築し，看護学生の能力を識別し，看護過程を用いて臨床推論を教授し，臨床症状の治療に対する看護ケアを教授するために，看護教育プログラムに世界的に使用されている。主要な教科書の著者らは，看護治療を記述するためにNICを使用し，研究者は看護ケアの有用性を研究するためにNICを使用している。情報システムのベンダーは，看護ケアの計画と記録のためのソフトウェアのなかに

NICを組み込んでいる。多くは2016年以降であるが，**看護介入分類**という用語のCINAHL検索は，1,000以上の雑誌出版物，PubMedでは700近い雑誌出版物を示した。2012年以降，Google ScholarによればNICの教科書は，英語，スペイン語，ポルトガル語だけで5,000回以上参照されている。

実践におけるNICの活用

介入を選定する

看護は多数の知識の方法を反映する学問的専門職である。「健康および人間機能の保持，増進，最適化，疾病と傷害の予防，治癒の促進，思いやりのある存在を通して，苦痛の軽減に焦点をあて，ケアリングの技術と科学を統合したものである。看護とは，個人，家族，集団，コミュニティのケアにおいて，すべての人間性のつながりを認識しながら，人間の反応を診断し，治療し，擁護することである」[4]。

登録看護師はアセスメントからの知識と客観的なデータを統合する。アセスメントは，エビデンスに基礎を置いた知識に基づいた健康意思決定をするために，主観的な経験を含んでいる。このような意思決定は，ケアリング，文化，支持的な環境の文脈において提供されている肯定的な健康成果を促進するために設計されている。看護師は患者，家族，重要関係者，および学際的チームと連携して，個別化された，全体論的な，エビデンスに基づいたケアプランを開発する。看護師は，健康を促進し，病気，障害，疾患および合併症を予防し，生活の質を高め，苦痛を軽減し，全体性，快適性，成長を促進し，環境と職業上の危険性を軽減し，不平等を緩和して，社会的正義を促進する，変革的で行動志向の政策と取り組みを提唱するために設計された革新的な看護介入や実践を選択することによって，これを成し遂げる。エビデンスに基づいた看護介入を選ぶことは，看護師の臨床推論と意思決定の一部である。介入を選ぶときには6つの要因が考慮されるべきである：①望まれる成果，②看護診断の特徴，③介入に向けられた研究の基礎，④介入を成し遂げるための実行可能性，⑤その人の受け入れ可能性，⑥看護師の能力[15]。

望まれる成果　介入が選択される前に，人の成果が特定されるべきである。人の成果は，看護介入の成功を判断することに対する基準となる。成果は，提供されるケアに反応する人の行動，反応，感情を示している。臨床問題を含めて多くの変数が成果に影響する。それらの変数としては，医療従事者に処方される介入，医療従事者自身，ケアが得られる環境，医療消費者自身の動機づけ，遺伝子構造，病態生理学，人々の重要他者が挙げられる。各状況には数多くの介入変数，または媒介変数があり，看護介入と成果の間の因果的な関係を確立することを困難にしている場合もある。看護師は，看護ケアの結果として適度に期待でき，到達できる成果を明らかにしなければならない。

成果を特定するための最も有効な方法はNOCの使用による。NOCは，あらゆる場とあらゆる臨床専門分野で代表的な対象である個人，家族，コミュニティに対する成果を含んでいる[83]。各NOCの成果は，看護介入に反応して期待される指標をもった概念的な水準の人

の状態である。各成果の指標は，最も否定的から最も肯定的までの5段階リカート尺度への
どれかの段階で成果の測定を可能とする。時間をかけて繰り返して評価することで人の状態
における変化を明らかにする。したがって，NOCの成果は，ケア場面の間ずっと，進展の
程度，または進展の不足を監視するために使用される。NOCの成果は，あらゆる場とあら
ゆる専門分野，そして一連のケアすべてにわたって活用されるように開発されてきている。

看護診断の特徴　成果と介入は特定の看護診断との関係で選定される。標準化された
看護用語の使用は，NANDA看護診断分類の開発によって1970年代初頭に開始された。
NANDA-Iによる看護診断とは，「健康状態／生活過程に対する人間の反応，または，個人，
ケア提供者，家族，集団，コミュニティによるその反応の脆弱性に関する臨床判断」であ
る[46]。看護診断は，看護師が説明責任を負うべき成果を達成するための看護介入を選択する
根拠を提供する。NANDA-I診断書の要素は，ラベル，関連因子（原因あるいは関連要因），
診断指標（徴候と症状）である。介入は原因となっている要因（関連因子），または診断の原
因を変える方向に向けられている。もし介入が原因を変えることに成功すれば，ケアの受け
手の状態は改善へと期待できる。原因を変えることは常に可能ではなく，そのような場合は，
診断指標（徴候と症状）を治療する必要がある。

　特定の看護診断または臨床状況，成果，介入の間にリンケージをつくることは，適切な看
護介入の選択を援助する方略である。『*NOC and NIC Linkages to NANDA-I and Clinical
Conditions: Supporting Critical Reasoning and Quality Care*』[55]は，価値ある資源であり，
喘息，慢性閉塞性肺疾患，結腸がんおよび直腸がん，抑うつ，糖尿病，心不全，高血圧，肺炎，
脳卒中，全関節置換：股関節／膝関節からなる10の共通した臨床条件に対するのと同様に，
NANDA-I看護診断に対する成果および介入を識別するためのテンプレートとして機能して
いる。本教科書（**Part 6**参照）において，私たちは6つの付加的な臨床条件に対するリンケー
ジを追加した。NICを特定条件のNOC成果にどのようにリンケージできるのかの例証とし
て，心臓血管疾患，2019年新型コロナウイルス感染症（COVID-19），高脂血症，肺がん，
物質使用障害，潰瘍性大腸炎／クローン病などが挙げられる。

　Rosらのスペイン語の教科書『*NIC para el Aprendizaje Teorico-Practico en Enfermeria*（看
護における理論的な実践学習のためのNIC）』[98]は，看護状況にNIC介入をつなげている価
値のある資源であり，安楽，安全，活動性を促進する基本的なケア，創傷ケアなどの健康状
態，人工呼吸器や心臓モニタリングを受けている人などの急性およびクリティカルケアなど
を含んでいる。さまざまな看護状況に対して最も共通するNIC介入を明らかにしている多
くの出版物がある。例えば，CNCEの看護師チームは，地域社会水準[82]，個々人水準[109]，
家族水準[117]における2019年のコロナウイルス感染症の流行に関連する共通のNANDA-I診
断，NIC，NOCリンケージを明らかにする一連の記事を出版した。さらに，ブラジル全土
から集まった26名の研究者のチームであるブラジル看護過程研究ネットワークは，地域社
会で2019年新型コロナウイルス感染症の人々，すなわち2019年新型コロナウイルス感染
症の疑いのある人々または軽度，中度，重度の2019年新型コロナウイルス感染症の感染者
や介護施設の入居者に対して治療するためにNANDA-I診断，NIC，NOC行動を明らかに

10　Part 1　実践・教育・研究における NIC の概観と適用

した[10]。結果は，ブラジル看護過程研究ネットワークのウェブサイトから英語，スペイン語，ポルトガル語でダウンロードすることもできる（https://repperede.org/）。NANDA-I 診断，NIC，NOC 間のリンケージをつくる際に看護師を援助することができるいくつかの電子ツールもある。例えば，**NNN Consult**（https://www.nnnconsult.com）は，NANDA-I 診断，NIC，NOC をリンケージする臨床実践の教育と相談を目的としたスペインの Elsevier 社のコンテンツである。

　介入のための研究基盤　Butcher は，「**看護師はエビデンスに基づいた実践（EBP）の時代に常に生きている**」[17] と主張した。EBP は，以下を統合するケアを提供するための問題解決アプローチである。①適切にデザインされた研究結果およびエビデンスに基づいた理論からの最高のエビデンス，②ヘルスケア資源だけでなく，人々の既往や状態に対するアセスメントからの臨床家の専門知識とエビデンス，③人々，家族，集団および母集団の好みと資源[4,81]。『*Nursing: Scope and Standards of Practice*』[4] では，すべての登録看護師に対する導入に向けられた能力として明確な目標と成果を互いに達成するために，エビデンスに基づいた介入と方略の使用が列記されている。"新しい本質：専門職看護教育のための中核となる能力"は，"領域 2：パーソンセンタードケアにおける中核となる能力"として，"成果と安全を促進するためのエビデンスに基づいた介入"を含んでいる[3]。米国看護大学協会（AACN）のパーソンセンタードケアの記述物には[3]，時間，ケア範囲，発達水準を超えた計画と提供における最善のエビデンスと臨床判断に基づいた多様性，公平性，包括性が重視されている。

　米国医療研究品質局（AHRQ），国立医学アカデミー（NAM，以前は医学研究所［IOM］とよばれていた），米国看護師協会（ANA），米国看護大学協会（AACN）は，すべてのヘルスケア提供の基盤として EBP の使用を長年支持してきた機関および専門職協会の一部である。これらの組織は，研究エビデンスに支持された介入が人々の成果と臨床実践を改善すると強調している。看護師が臨床的調査スキルを身につけることは今や不可欠であり，そのためには，看護師は提供しているケアが最良の実践であるかどうかを継続的に問いかける必要がある。

　最良の実践を決定するためには，研究に基づいたエビデンスは介入を選ぶ際に活用され，使用される必要がある。したがって，介入を用いる看護師は，その介入の研究基盤に馴染んでおく必要がある。この研究は，ある種の状況に対する介入の有効性を示すだろう。特有な母集団に対して大規模に検証されてきた介入や介入に対応する看護行動がある一方で，検証が必要とされている介入や熟練者の臨床知識に基づいている介入がある。

　EBP を首尾よく導入するために，看護師リーダーは，臨床家と一緒に働くことができるメンターを配置することが必要であり，技能の学習や一貫した EBP の導入を手助けする[17]。EBP を促進する 1 つの方法は，エビデンスに基づいた指針，臨床パスウェイ，エビデンスに基づいたプロトコル，最良の実践記述の使用である。エビデンスに基づいた指針は，特定の臨床環境の情報を提供しているシステマティック・レビューである。指針は正確なアセスメント，診断，有効な状況管理を促進するために開発される。コクラン図書館とジョアンナ・ブリッグス研究所（JBI）は，エビデンスに基づいた指針を開発するための明確な基準を確

立し，指針を入手できるウェブサイトをもっている。しかし，エビデンスに基づいた指針は，NANDA-I，NIC，NOC のような標準化された看護用語を典型的に組み込んでいない。NIC の統合は，看護実践を導くエビデンスの基礎を強化するために機能するだろう。

　エビデンスに基づいた看護ケアを実践の場で推進するために設計された幅広いモデルがある。例えば，**行動におけるエビデンスに基づいた実践：アイオワ大学病院とクリニックからの包括的方略，ツール，ヒント**[30] は，特有な臨床問題を取り扱ったり，実践プロトコルを決定したりするためのエビデンスを集めるプロセスを含め，EBP の採用や導入を推進するにあたって，看護師とヘルスケアリーダーに詳細な計画を提供している。

　Makic と Martinez-Karatz[77] などのような看護診断ハンドブックは，NIC の介入と行動に関係する付加的なエビデンスを提供しているケース・スタディからシステマティック・レビューまでの研究文献を提供している。看護師は教育プログラムを通して特定の介入に関係する研究について学習し，特定の研究を見いだすことによって，また特定の研究を評価することによって，最新知識の保持の仕方を学習する。もし介入を選ぶ際に看護師を援助するための研究の基盤がなかったならば，看護師は科学的原理を使うだろうし（例：感染伝播），または，介入を実践するための特有な母集団について専門家に相談するだろう。

　介入を成し遂げるための実行可能性　実行可能性の懸念事項は，その介入が，看護師の介入と，看護師および医療従事者の両方を含む他の介入と，どのように相互作用するのかが含まれる。看護師が人々に対するケアプラン全体にかかわることが重要である。他の実行可能性の懸念事項は，今日のヘルスケアを取り巻く環境が重要であり，その介入の費用とその介入を実行するために必要とされる時間量である。看護師は，一連の行動を選んだときに，他の提供者の介入，介入の費用，環境，介入を適切に実行するために必要とされる時間を考慮することが必要である。

　ケアの受け手の受け入れ可能性　介入は医療消費者と家族に受け入れられなければならない。看護師は特定の成果の達成を手助けするような介入の選択をしばしば推奨することができる。情報に基づいた選択を促進するために，ケアの受け手には各介入についての情報およびケアの受け手がどのようにその介入に参加することが期待されるのかが提供されるべきである。最も重要なことは，人々の価値，信念，文化のすべてが，介入の選択において考慮されなければならない。

　看護師の能力　看護師は介入を実行する能力を有し，以下の条件を満たさなければならない：①介入に対する科学的な合理的根拠をもつ知識をもっていること，②必要な精神運動技能と人間関係技能をもっていること，③特定の場において機能し，効果的にヘルスケア資源を使用できること[15]。すべての介入を実行する能力をもっている看護師はいない。それは総計614介入のリストを一見しただけで明白である。他のヘルスケア関連分野と同じように，看護は専門分科されており，個々の看護師は彼らの専門分野を超えないで実践し，他の技能が必要とされるときには委託する，または協働する。

特定のケアの受け手に対してこのような各要因を考慮した後で，看護師は介入を選定するだろう。この選定には，文章で詳しく説明するほどには時間はかからない。経験によって，看護師は情報を総合的に取り扱い，パターンを即座に認識することができる。分類の長所の1つは，新人看護師に対する意思決定の教育や学習を促進することにある。われわれの介入の本質を伝達するために標準化された用語を用いるからといって，われわれが個別化されたケアを提供していないというわけではない。介入は，行動を限定的な選択によって，そして医療消費者の年齢や彼らの家族の身体的，社会的，感情的，精神的状態にふさわしい行動の修正によって個々人に対して調整される。このような行動の修正は，看護師がしっかりとした臨床判断を用いて行う。

■ 医療機関における NIC の導入

コンピュータ化された臨床情報システム（CIS）を開発するいくつかのベンダーと電子健康記録（HER）は，病院やヘルスケアの場に，標準化された看護用語を含めている。ベルギー，ブラジル，カナダ，中国，デンマーク，英国，フランス，ドイツ，アイスランド，インドネシア，イタリア，日本，韓国，ノルウェー，ポルトガル，スペイン，スイス，オランダ，トルコと同じように，米国における大規模なコンピュータ情報システムに NIC を導入することは驚くことではない。Box 1.1 には，NIC のライセンスを取得してソフトウェア製品に組み込んでいる臨床情報システムコンピュータベンダーのリストを掲載している。NIC とNOC を含むコンピュータ記録システムは，最近，多くのさまざまなヘルスケアの場で使われている。このようなシステムは，医療従事者の人が看護ケアを計画し記録するのを援助するだけでなく，臨床的意思決定を高め，情報を共有し，成果の達成を導く手段を提供することができる[37]。ベンダーは多様な臨床機関に EHR をカスタマイズするためにさまざまな手段で NIC を取り入れている。NIC ラベルの名称および関係する行動の両方が電子情報システムのなかの選択肢として出現するとき，臨床的な意思決定とケアの個別性が促進されることに注目することが重要である。

EHR システムから厳格に開発され，標準化された看護用語を省くことは，ヘルスケアに対する看護師の知的な貢献を明らかにすることへの障壁をつくり出す憂慮すべき傾向である。標準化された看護分類が EHR のなかに含まれていない場合，看護ケアは記録システムのなかに不正確に一貫性がなく描写されるだろう。重要なことは，標準化された看護分類の欠如は，提供されたケアを正確に示し，他の場で提供されている看護ケアを容易に入手し，どのような場でも看護ケアの継続性を提供するための看護師の能力を限定してしまうことである。ベンダーによって開発された用語とフレーズは，ベンダー・クライエント間で相互運用できる可能性があるが，何十年もかけた研究を経て開発されたものではなく，看護学者や実践看護師によって検証されているわけではない[110]。

看護ケアを記録するために EHR に含まれている医療従事者の処方を提供するための電子チェックリスト，フローチャート，尺度やチェックリストは，パーソンセンタードケアに対する看護師の知的な貢献の適切な代替ではない。NIC や他の看護用語が EHR に含まれていない場合，看護ケアはみえることはない。ケア場面の間に明らかにされたことを不正確に描

Box 1.1	NIC に承諾されているベンダー

ベンダー	説　明
Clinical Architecture Carmel, IN https://clinicalarchitecture.com/ symedical-healthcare-terminology- management-software	NIC と NOC は，医療コンテンツ管理ソフトウェアである Symedical に統合されている
Computer Program and System Inc.（CPSI） Mobile, AL www.cpsi.com	NIC と NOC は，ケアプランニングのための電子健康記録システムに統合されている。このシステムは，中小規模の病院で使用されている
DIPS ASA Bodø, Norway www.dips.com	ケアプランのために NIC を同社の電子健康記録システム内に統合している。ノルウェーの Bodø に本社がある
Robin Technologies, Inc Worthington, OH www.careplans.com	NIC と NOC は，長期ケア施設において，学生と看護師によって，ケアプランのなかで使用されている

ベンダーのリストは，Bonita Allen, Elsevier, 3251 Riverport LaneMaryland Heights, MO 63043 USANOTE によって，2022 年 3 月に提供されている。承諾のための NIC の翻訳された電子版は，エルゼビア・ジャパン，Elsevier Spain, Elsevier Netherlands，および Hogefe Verlagsgruppe（スイス・ベルン）からも入手できる。その他のベンダー・プラットフォームは，地域の施設の要請で NIC に組み込まれている。ベンダーは，製品へ NIC を組み込むために消費者の要請に応えるだろう。

く看護内容の欠如ばかりではなく，収集され分析されるための健康記録に意義深い看護データが欠如している場合，看護師の行動を適切に研究したり，看護師の EBP を強化したりするための看護師の能力は取り去られることとなる。用語法は実践を決定するために必須となるデータを推進させるがゆえに，EHR システムに意義深い看護用語の包含を看護師は先を見越しながら主張する必要がある。

　IOM（医学研究所，現・国立医学アカデミー［NAM]）の声明書である『*The Future of Nursing: Leading Change, Advancing Health*』によれば，「**テクノロジーを経ること以上に実践を変える機会はもはやない**」[49]。Gleick[39] が指摘するように，数理的な，電子形態を備えることは，情報をコンピュータですばやく加工処理し，蓄積，検索が可能になる。自動化された CIS は，間違いの削減，診断検証と治療結果へのアクセス増加，ケアの伝達と調整の促進に貢献する[48]。さらに情報システムは，臨床的な意思決定，ケアの記録，ケア費用の決定を促進する。電子記録の看護要素は，看護診断，治療，看護に関する成果に関係するあらゆる情報を照会する。EHR が看護に利益をもたらすのは，看護師が自分たちの仕事をより適切に説明できるようになってからであり，それが情報システム設計の指針となる[19]。さらに，EHR における看護の内容は標準化されていなければならず，また EBP に基づいていなければならない。ANA の実践規準[4] は，看護実践の“**どのように**”を記述する際の中核実践として，EBP に沿った情報システムの使用を含んでいる。『*The Essentials: Core Competencies for Professional Nursing Education*』[3] は，ケアの計画，提供，記録における電子情報およびコミュニケーション・ツールの使用にかかわる中核となる能力を有しており，専門職看護師の初級水準の能力として，**看護実践の独自な貢献を反映するための標準化され**

14　Part 1　実践・教育・研究における NIC の概観と適用

た看護データの重要性を記述するための能力を列記している。

　NIC は標準化され，電子形態で入手可能であり，健康情報システムへの統合が容易である。多くの機関は，NIC を病院ベースの EHR[62, 89] に統合しているが，ハンドオン自動看護データシステム（HANDS）のような他のプログラムは，独自に立ち上がって機能する[60]。NIC の使用は臨床的な意思決定支援のための言葉を提供し，記録，蓄積，看護治療についての臨床情報の検索を可能とする。標準化された看護用語の電子的な導入は，①他の看護師および医療従事者への看護ケアの伝達を促進する，②看護ケアに対する請求と払い戻しのための手段を実行可能とする，③看護成果の達成および看護ケアの質の評価を可能とする。

　臨床実践機関で看護情報システムに NIC を導入するための時間と費用は，その施設の EHR の選定と使用，看護情報システム，看護師のコンピュータを使う能力，標準化された看護用語の看護師の過去の利用と理解に依拠している。コンピュータに標準化された看護用語を取り入れることによる変化は，看護師が伝統的にケアを記録してきた方法に多大な変化が起こることを意味し，例えば，システム開発ライフサイクル（SDLC）のような，効果的な変化方略を続けていくことが必要となる[80]。機関全体を通した NIC の完全な導入は数か月から数年かかるだろう。機関はコンピュータのプログラミング，教育，訓練のためにリソースをつぎ込むべきである。主要なベンダーの設計や最新の CIS が NIC を含んでいる場合は，導入は容易だろう。

　われわれは実践の場への NIC の導入を援助するいくつかの指針を所有している。**Box 1.2** は，臨床実践機関に NIC を導入する際の段階を示している。すべての機関で段階全体をたどっていかなければならないのではないが，段階のリストは導入計画には有用である。われわれは，この段階の導入を成功裡に完了させるためには変化と看護情報システムについての知識を必要とすることを見いだしてきている。加えて，確立された評価プロセスをもつことはよい考えである。大規模で多様な実践の場に NIC を導入するプロセスを記述している非常に多くの出版物がある。これらは看護文献のコンピュータ検索によって確認することができる。管理者，コンピュータ情報システムの設計者，実践看護師と同じように，導入努力を指揮しているリーダーは，導入プロセスを記述している文献を読むことで利益を得るだろう。**Box 1.3** は，情報システムに NIC を使用するための“経験則”を示している。これをたどっていくと，データが一貫した方法で取り込まれることが保証されるだろう。入力可能な文字数の限界から，NIC の行動のいくつかを短くしなければならないコンピュータシステムがある。看護のためのコンピュータ容量が拡大するにつれて必要性はなくなっているが，**Box 1.4** はコンピュータシステムに適合させるために NIC の行動の文字数を短縮する際の指針を提供している。

　多くの医療組織は EHR を導入してきている。しかしながら，看護ケアプランのマニュアルは多くの場でいまだに使用されている。コンピュータシステムではなくても，マニュアル／紙媒体に標準化された用語を使うことは十分にできる。事実，もし看護スタッフが電子システム導入前に標準化された用語の使用を学習することができれば導入はより簡単である。

Box 1.2	**医療機関に NIC を導入するための段階**

A. NIC への組織的なコミットメントを確立する
- 導入に責任がある中心的な人物を明らかにする（例：看護情報を担当している人物）
- 導入作業集団を中心的な領域からの代表者によって結成する
- 作業集団のすべてのメンバーに NIC データを提供する
- NIC 著書の複写を購入し，NIC についての読み物を病棟に配布する
- 作業集団のメンバーに，毎日のディスカッションで NIC 用語を使用し始めてもらう
- アイオワ大学にある看護分類・臨床的有用性センター（CNC）のウェブサイトにアクセスする

B. 導入計画を準備する
- 到達される特定の目標を成文化する
- 場の分析力を実施し，運転力と拘束力を決める
- 施設内評価が実施されるかどうか，そして評価努力の性質を決定する
- どの NIC 介入が，機関／病棟にとって最もふさわしいのかを明らかにする
- NIC が導入されることとなる範囲を決定する（例：基準として，ケアプラン，記録，退院サマリー，評価の実施）
- 導入努力の優先順位をつける
- 1 ～ 3 のパイロット病棟を選ぶ。これらの病棟から計画に含むメンバーを得る
- 導入に向けてのスケジュールを書面で開発する
- NIC を統合するために現在のシステムを検討し，論理的な行動の順番を決定する
- NIC の介入と行動を検討するために熟練した臨床ユーザーの作業集団を結成し，機関でこれらをどのように使うのかを決定し，必要とされる形態を開発する
- 導入前に，評価とフィードバックのために他のユーザーに対して熟練した臨床家の業務内容を振り分ける
- 各病棟に対して NIC 推進者の展開を奨励する
- 情報が伝えられた機関において，他の重要な意思決定者を保持する
- 看護データセット全体の性質を決定する。今後研究が実施できるように，すべての病棟は統一した方法ですべての変数に対するデータを収集することを確実にするために作業する
- すべての看護データが回復できることを確実にする計画を立てる
- 職員の学習ニーズを明らかにし，このようなニーズを取り扱う方法を計画する

C. 導入計画の実行
- 導入に向けた画面／フォームを開発する。各 NIC の介入を吟味し，すべての部分（例：ラベル，定義，行動，文献）を使用するのかどうかを決定する。記録するために重要な行動があるのかどうか，そして，さらに詳細が必要かどうかを決定する
- 職員が訓練する時間を提供する
- パイロット病棟に NIC を導入し，定期的なフィードバックを得る
- 必要な場合，内容を更新する，または新しいコンピュータ機能を構築する
- 課題を分類するためにフォーカスグループを使用し，懸念／疑問を処理する
- 全施設内プレゼンテーションにおける導入の肯定的な側面に対してデータを使う
- NIC を施設全体に導入する
- 導入後の評価データを収集し，必要な場合は変更を行う
- 進行中の評価に使う重要点を明らかにし，システムを監視，維持し続ける
- アイオワ介入プロジェクトにフィードバックを提供する

16　Part 1　実践・教育・研究における NIC の概観と適用

Box 1.3	看護情報システムに NIC を使うための経験則の導入

①情報システムに NIC が使用されていることを明確に示すべきである
②NIC の介入ラベルと定義は全体として明白であるべきであり，介入および定義として明確に名前がつけられるべきである
③行動は介入ではなく，画面上にもそのような名前がつけられるべきではない
④介入が計画または提供された記録は，介入ラベルの水準で記録されるべきである。加えて，機関は，患者ケア計画と記録に対する介入の範囲内で，看護師に特定の行動を識別させるように選択する場合がある
⑤情報システムに必要とされる行動の数は，提供者に負担をかけないように，各介入に対してできるかぎり少なくするべきである
⑥行動が情報システムに含まれている場合，行動はできるかぎり NIC の表現のとおりに書かれるべきである（データ構造の制限を考慮して）。小さいフィールドの制約に合わせて書き直すべき行動は，意図されている意味合いを反映するべきである
⑦追加される，または修正される行動のすべては，介入の定義と一貫されるべきである
⑧NIC の行動の修正は控えめにすべきであり，実践状況に必要とされる場合に限ってなされるべきである
⑨NIC の介入は，NIC の情報を回復する能力を備えた患者記録の永久的な部分であるべきである

Box 1.4	コンピュータシステムに適合させるために NIC の行動を短縮する指針

はじめに：電子データベースシステムは変化している一方で，いまだに空間を制限しているコンピュータシステムがある。したがって，NIC の行動全体の長さを含む必要な文字数を割り当てられない。このような場合，われわれはもっと多くの空間を要求することを提案する。しかし，理由次第ではこれができない場合もあり，以下の指針は行動の長さを短くするために使用されるべきである。このような指針に従えば，すべての行動は 125 文字以下になるはずである。

指針

①行動の末尾のカンマの後に，［適切な場合］や［必要な場合］等の記載があれば，すべて削除する
②括弧内に例示がある場合は，それをすべて取り除く
③行動の他の部分を説明している言葉，または従属節を削除する
④患者には "pt" を，看護師には "nse" の略語を使用する
⑤新しい用語をつくり出してはいけない。また，言葉を取り替えてはいけない
注意：ほとんどの機関で使う必要がある略語の同意リストと同様に，NIC がすでにもっている以上の付加される略字を，われわれは提案しないと決めてきた。このようなリストはすべての機関で統一されたものではない。別のリストを作成することはさらなる混乱を生むだろう。

例

深部体温を監視する［適切な場合］
患者の既往歴およびフィジカルアセスメントを実践，記録し，既存の症状やアレルギー，特定の麻酔薬や方法の禁忌を評価する
各患者の生理学的ニーズ，臨床判断，患者の要望，看護師の麻酔実行に対する基準と合致した麻酔を提供する
酸塩基の分析を検査室で行うために，指示された検体を採取する（例：尿，血清値）［適切な場合］
家庭内虐待の既往の徴候を確認する（例：多数の事故による外傷，多数の身体症状，慢性の腹痛，慢性の頭痛，骨盤の疼痛，不安，抑うつ，心的外傷後ストレス，その他の精神科的な障害）

Part 1　実践・教育・研究における NIC の概観と適用　　**17**

■ 標準化された用語モデルの使用

　図 1.1 に描かれたモデルは，看護師によって提供される急性ケアを記録するために標準化された用語の使用を例示しており，医療機関における費用と質についての意思決定のためのデータを生成している。このデータは健康政策の意思決定をするためにも有用である。3水準モデルは，ケアの記録のために標準化された用語の使用が他者と意思伝達する実践看護師を援助するばかりか，その他の重要な活用もいくつか導くことを示している。

　個人水準で，各看護師はケアプランを伝達し，提供されるケアを記録するために，診断，介入，成果の分野で標準化された用語を使用している。個人または人々の集団を担当する個々の看護師は，看護過程の段階に照らし合わせて以下のような疑問を自分自身に問いかける：①看護診断とは何だろうか？　②自分が達成しようとしている成果は何だろうか？　③これらの成果を得るためにどのような介入を使うのだろうか？　明らかにされた診断，成果，介入は，標準化された用語を用いてそのときにその分野で記録される。NIC を組み込んだ情報システムをもつ機関に勤務している看護師は，介入を選ぶことによって患者に提供するケアを記録するだろう。すべての行動をすべての人に行うわけではない。実践された行動を示すために，看護師は既存の記録システムに頼って，実践した行動を強調するか，または除外した行動を簡潔に記録する。マニュアルの情報システムを用いて勤務している看護師は，ケアプランや記録がなされたときに，選択された NIC 介入ラベルを記録するだろう。さらに行動は，その機関の記録システムに依拠して特定化されているはずである。行動はケアを伝達する際に重要であるが，介入ラベルはケアプランを作成するときの出発点である。

　モデルの個々の水準部分は，標準化された用語を用いた看護過程の重要な意思決定時点の記録としてみなされる。モデルの個々の水準部分は，臨床的な意思決定において看護師の技能の重要性を明らかにする。NIC は看護師が実践していること（一連の具体的な行動を列挙するのではなく，介入概念に名称をつける）を概念化するために新しい用語および多様な方法を学習することを看護師に必要としているが，看護師は用語採用にすばやく適応し，事実，採用の原動力となることがわかっている。コンピュータ化することによって，またはコンピュータ化の有無にかかわらず，NIC の採用は，看護師がしていることを他の看護師や他の提供者に伝達することを容易にする。ケアプランはかなり短く，そして介入は診断および成果とつながっている。個々の看護師の診断，介入，成果の決定は一貫した方法で集められるために，情報はその病棟，または組織の水準に集約することができる。

　病棟または組織の水準で，個人についての情報はその病棟または他の集団におけるすべての人々に対して集約され，その後施設全体に集約される。集約された看護実践データは，看護管理データベースの情報と結びつけることができる。管理データベースは，看護師やケアを提供する他者やケア提供の手段についてのデータを含んでいる。これを受けて，看護実践と管理データは医療従事者，施設の情報，人々の情報，財政的なデータによって治療に関するデータとつながることができる。このようなデータのほとんどは，医師以外の提供者による治療に関するデータを除いて一貫した方法で集められ，活用できる。

　モデルは，臨床実践データが，看護ケアの費用と質の両方を決定するために使われている機関の情報システムにおける他のデータとどのように結びついているのかを例証している。

Part 1 実践・教育・研究における NIC の概観と適用

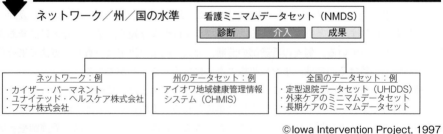

図1.1 看護実践のデータ：3水準

Part 1　実践・教育・研究における NIC の概観と適用　**19**

モデルの費用面は，資源の配分と看護サービスの費用負担を示している。モデルの質的な面は，効果的な研究と看護職員の教育を示している。ケアの計画と記録に標準化された用語を使用しても，費用と質についての知識が自動的に得られるわけではないが，このような領域において意思決定するためのデータの可能性を提供している。資源の配分と看護サービスの費用負担を通して費用を決定する段階および有効な研究と看護職員教育を通して質を保証する段階は，以下のリストに概観が示されている。従業員の能力を確保するための優れた資料が Nolan[85] によって出版されており，NIC を職員の能力および達成度評価へ組み込む段階的なプロセスを概観している。このような領域に馴染みのない人のために，いくつかの経営用語と財務用語の説明を括弧内に示した。

■ 費用
▶ 資源の配分：看護職員と消耗品を配置する
- 介入と関係する成果／母集団の種類を決定する。
- 母集団の種類ごとに（専門職である看護ケア提供者と専門職ではない看護ケア提供者の比率），人員構成の規則を決定し適用する。
- 他の資源（消耗品と備品）をそれに応じて配置する。
- 看護職員の生産性（"出力対入力"の比率，または労働を生みだすために必要とされる人および"消耗品対生みだされた労働"の比率）を決定する。

▶ 費用を見積もる：提供された看護サービスの費用を決定する
- 提供された介入を明らかにする。
- 提供者の水準と費やされた時間を考慮し，介入ごとに価格をつける。
- 諸経費を決定する（熱，光，建物，修理などの，特定のサービスに対する請求ではないが，サービスの生産には欠かせない仕事の費用に対して請求される料金）。すべてに均等に割り振り，正当性を提供できるようにする。
- ケア提供の費用を決定する（直接ケア介入と諸経費）。
- 一人ひとりに対する請求金額を決定する，または看護サービスの契約（固定価格での看護サービス提供に対する業務計画を確立する）に情報を使用する。

■ 質
▶ 有効な研究：看護介入の効果，あるいは成果を決定する
- 研究課題を明確にする（例：どのような介入の組み合わせが，条件の特有な種類に対して最良の成果を提供するのだろうか？）
- 測定される成果を選定する。
- 介在変数を明らかにし収集する（例：ケアの受け手の特徴，医師の治療，多職種のスタッフ，仕事量）。
- データを分析する。
- 実践の改革を推奨する。

20 Part 1 実践・教育・研究における NIC の概観と適用

▶ 従業員教育：必要とされる介入を提供するための能力を確保する
- 特定の介入に関係する看護師の能力水準を決定する。
- 必要とされる教育を提供し，能力測定を繰り返す。
- 介入に対する看護師の説明義務の水準と，介入，または介入の一部分が任せられるかどうかを決定する。
- 意思決定，委任，チーム構築に関係する必要とされる教育を提供する。
- 成果の達成の見地からみて実行を評価する。
- 介入を適切に行う看護師の能力と専門職的な説明義務の全体的な水準を考慮して看護師の実行評価に情報を使う。

モデルの 2 面は相互に作用している。費用と質は，常に一緒に考慮されるべきである。加えて，4 つの方向は，互いに排他的であることを意味していない。研究は費用面から実施でき，費用は研究と教育のために決定できる。しかしながら，4 つそれぞれの方向は，このようなデータ使用の主要な領域を組織水準で示すのに有用である。

モデルの**ネットワーク／州／国の水準**は，質を決定するための，そして，健康政策を計画するための基準点の配置に使用される大規模なデータベースに看護データを"転送すること"を含んでいる。古典的できわめて影響力のある記事において，Werley と Lang[118] は看護ミニマムデータセット（NMDS）について記述し，大規模な政府主導のデータベースに含まれるべき 16 変数を明らかにした。これには，診断，介入，成果の 3 つの臨床変数，看護管理データベースに収集される看護の強度（スタッフ構成およびケア時間と定義される），また年齢，性別，人種などの 12 のその他の変数，そして，臨床記録の他の部分から入手できる請求書に対して期待される支払人を含んでいる。モデルは施設によって診断，介入，成果に対する看護データが集められ，その後，より大規模な地域および国内のデータベースに含まれることを示している。ケア提供者のネットワークもデータベースを構築しているところが増えている。Jacox[53] によれば，看護はこのような臨床的，管理的なデータベースを基本的には不可視化してきた。Jacox は，約 30 年前のデータベースにおける以下の看護および看護ケアの不可視性の影響を列挙したが，これらの問題は今日でもさらに重要な意味をもっている。

- われわれはほとんどの医療環境で人々が受けている看護ケアを明らかにすることができない。
- 看護実践の多くは，他者の，とりわけ医師の実践とされている。
- われわれは，成果に対する看護実践の効果を明らかにすることができない。
- われわれは単一の場のなかで，複数の場をまたがる場合はいうまでもなく，看護ケアの記述ができないことが多い。
- われわれは，看護師が報酬を得るために何を行っているのかを明らかにすることができない。
- われわれは，看護師とは対照的に，医師によってケアが提供された場合のケアと費用における差異を明らかにすることができない。
- この不可視性により，看護が医学の一部分であり，個別に識別される必要がないという見方が永続する。

Part 1 実践・教育・研究における NIC の概観と適用 **21**

　職員配置の水準を決定するために，看護ケアの必要要件を評価し，このような必要要件を予測することは，看護師管理者にとっての挑戦である。多くの機関は職員配置および重症度水準を決定するためのツールを開発し続けているが，典型的にこのようなツールは異なった場では使用できない。この空白を埋めるために，場を超えて使うことができる簡便な重症度尺度として，さまざまな場における個人に役立つように，**Box 1.5** に示された重症度の尺度が開発された。この尺度の検証は限られたものだが，あらゆる場におけるこの尺度の有用性は明らかにされてきた。看護師対患者の比率は，本書の **Part 5** に示されているように，個々の看護師ではなく病棟水準で患者に必要な主要な介入を明らかにすることによって，また介入を安全に実践するために必要とされる推定時間と教育水準を明らかにし計算することによって決定される。

　看護師を配置すること，人々の安全性とケアの質の間には関係があるという強力なエビデンスがある。低い登録看護師の配置水準は死亡率の増加と関係している [43]。Rae ら [94] は，より低いクリティカルケア看護師の配置水準，死亡率と院内感染の両方の確率の増加，病院費用の増加，看護師が認知するケアの質の低下，家族満足度の低下の間の有意な関係を発見し

Box 1.5　NIC 患者重症度尺度

指示：1 日に 1 回（または業務上，適切な場合），この尺度で各患者を評価する

患者の重症水準（1 つ囲む）

①セルフケアができる患者は，健康増進行動に対する補助のために最初にヘルスケアシステムに接触する。患者は，疾患または傷害の影響に対処するために支援を得る必要があるだろう。しかし，提供される治療量は，短時間の外来で提供される治療以上には多くはない。**この分類の患者は，マンモグラフィー，子宮頸がん検査，育児指導，体重減少や血圧検査，スポーツ体操，健康な赤ん坊検査等のような定期的な健康調査検査を求めていることが多い。ケア教育は簡単なことが多く，在宅での書面指示ですまされる場合が多い。**

②患者は相対的にセルフケア能力のある者としては独立しているが，すべてのセルフケアには限界がある。患者には周期的な看護アセスメントや，簡単な，または複雑なニーズに対する介入が必要とされる。行動を教育することは，提供されるケアの妥当な部分を形づくっており，そしてヘルスケアの必要条件は，予防についての教育に向けたニーズを含む。**この分類に適合する患者の例証は，合併症のある妊娠のリスクが高い女性，コントロールが困難な糖尿病患者や新たに糖尿病と診断された患者，安定した精神疾患をもつ患者，注意欠如障害の子どもがいる家族，リハビリテーション段階の心臓患者である。**

③患者は彼ら自身のニーズを満たすための十分な資源，またはエネルギーを見いだせず，セルフケア必要要件に対しては他者に依存している。このような患者は継続的な看護介入を必要とするが，ケアの予測ができ，救急の範疇には入らない。**この分類に適合する患者の例証は，不安定な，またはエネルギーが消耗している慢性疾患患者，激しい労働をしている女性，長期ケアの患者，ホスピスの患者，抑うつ状態の精神科患者，安定している術後患者である。**

④患者は急性の病気であり，急に変化するニーズに伴うセルフケア必要要件のために他者に依存している。患者は継続的な看護アセスメントと介入を必要としている，そして，ケアの必要要件は予測することができない。**この分類の患者の例証は，大手術から回復している 24 〜 36 時間の間にある術後患者，急性の精神科症状の発現に苦悩している患者，激しい労働の分類に属するハイリスクの妊娠中の女性である。**

⑤患者は重症の病気であり，生命を維持するために生命維持装置を必要としている。患者には彼ら自身のセルフケアを行う能力はなく，生存を維持するための持続的なアセスメントと看護介入を必要としている。**この分類の患者の例証は，生命全体の援助を受けている集中ケアの患者，集中ケアの精神科患者，低出生体重児，頭部外傷事故の被害者，一般に多臓器不全の患者である。**

た。Griffiths ら[41]は，低い登録看護師の配置は，病院の看護ケアの欠如の報告と関連していると報告した。9か国の300以上の病院のAikenらの研究[1]は，看護師の仕事量が1人増えると，入院患者が入院30日以内に死亡する可能性が7％増加し，学士号をもつ看護師が10％増加するごとに，死亡率の可能性が低下することと関連していたことを明らかにした。Kane ら[56]は，登録看護師を病棟配置に加えることで，すべての病院死の1/5が排除されたこと，そして出血や感染などの有害な事象に関連するリスクが減少したことを見いだした。

登録看護師数が増加することは，米国だけでも有害事象に対して回避可能な400万以上の超過入院期間を減少させることで約30億ドルの費用削減を生むことができる[84]。いくつかの州では，ANAで説明されているアプローチを使用して，安全な職員配置法案を制定している。カリフォルニア州とマサチューセッツ州は，安全な職員配置政策を管理する法律を認めている唯一の州であるが，他の12の州（コネティカット州，イリノイ州，ミネソタ州，ネバダ州，ニュージャージー州，ニューヨーク州，オハイオ州，オレゴン州，ロードアイランド州，テキサス州，ヴァーモント州，ワシントン州）は病院における看護師の職員配置を取り扱う州全体の規則を導入している。これらの州のなかで，コネティカット州，イリノイ州，ニューヨーク州，ネバダ州，オハイオ州，オレゴン州，テキサス州，ワシントン州は，最適な職員配置の導入を目指す計画や政策を開発するために職員配置委員会を組織するように病院に要求している。このような州以外にも，ニューメキシコ州とノースカロライナ州は，将来の職員配置の義務と政策を開発するために使用することができる情報を収集し報告する研究を要請することによって，アセスメントプロセスを開始させた。このような研究は注目に値するが，看護師が臨床情報システム（CIS）において提供するNICのような治療を記録するための標準化された方法の統合は，ケアの安全性と質に対する登録看護師の具体的な貢献を決めるために使用され得る情報がデータベースに提供されるだろう。職員配置と成果データを相互に関連づけさせるために標準化された用語を使用することは，デザインを強化し，データのより適切な解釈を可能とする方法として，いくつかの最近の研究で言及されている[87, 116]。

EBP は，臨床専門知識と人の価値による最良の研究エビデンスの統合であり，臨床の意思決定を高める[100]。EBP は，学士課程，修士課程，博士課程のカリキュラムに組み込まれることによって，広く受け入れられてきているが[3]，その一方でEBPを完全に実践に導入しようという呼びかけは，より困難になってきている[17]。NICの介入が有効な看護治療に向けて推奨されるようになれば，EBP指針の使用は高まる。指針は，プロトコルまたはエビデンスに基づく枠組みの形で作成されており，臨床家に有効な形式で科学的知識が臨床行動へと変換する。指針は，ケア管理のプロセスを明らかにしており，臨床の質および医療消費者の意思決定を促進する可能性がある。EBPの擁護者は，同じ問題に対して同じ望まれる結果を生み出すためには，最良の有用なエビデンスに基づく有効で安全であるとされる介入が，一貫した方法で提供される必要があると信じている。現在,米国医療研究品質局（AHRQ）として知られている米国医療政策研究庁（AHCPR）[111]は，全国的な新規の計画を発表し，1990年代から看護専門職は指針の開発と使用に焦点をあててきた。指針の焦点は臨床状態の管理であるため，NICをプロトコルに組み込むことは，指針に含まれる看護介入を説明

する際にきわめて有用であり，有効な研究への使用に向けて用語を標準化するために，必要とされる。

▓|||| 教育における NIC の使用

　全国看護大学協会（AACN）は，効果的な臨床情報システム（CIS）開発の土台として標準化された分類法の使用を呼びかけた[3]。CIS に標準化された分類法を統合することは，日々の看護実践を支援するばかりではなく，専門職間のコミュニケーションを高め，継続的に実践を評価・改善するための標準化されたデータを自動的に生む能力にもつながる[4]。

　看護診断は 1980 年代以来，ほとんどの主要なケアプランの教科書に含められ，そしてNIC はケアプランに対して学生を手助けする本と同様に，広範囲で多様な看護の専門的な教科書に組み込まれてきた。標準化された看護用語をカリキュラムに取り入れることで，臨床的意思決定（特定の看護状況に対する適切な看護診断，成果，介入の選定）に重点をおいた教育が行われる。このような資源は，さらに多くの教育プログラムが，看護知識の基礎として標準化された看護用語を教える際に急速に拡大している。すべての主要な看護出版社は，紙媒体と電子的資源の両方に標準化された看護用語を組み込んでいる。

　NANDA-I，NIC，NOC は，最も包括的で，研究された，エビデンスに基づく看護用語を備えた国際的に最も頻繁に使用されている分類である。看護実践国際分類（ICNP），オマハシステム，臨床ケア分類／在宅ヘルスケア分類，周術期看護データセット，そして他の看護標準化用語のような他の用語法と NIC の有用性を比較している研究において，Tastan ら[110]は，研究の大多数は NANDA-I，NIC，NOC（NNN）用語に焦点をあてていることを発見し，NNN は 2 つの標準化された看護用語の 1 つであり，人のケアに対して EHR での統合と使用に成功していることを示した。NIC は，あらゆる臨床コースにカリキュラム内容を構築するにあたって大学教員を支援することができる。専門コースの内容は特定の臨床状況やそれらに関連する看護診断に対して中核的な介入を中心として組み立てることができる。

　それにもかかわらず，学術的な場において変化は意欲をそそる課題である。しかし，教育の場に NIC を導入することは，実践の場におけるよりも容易である。なぜならば，かかわる個人は少なく，通常の場合，情報システムにおける使用に関係する問題がないからである。われわれは，変化を起こす際に役立ついくつかの指針をもっている。**Box 1.6** は，教育の場に NIC を導入するための段階を列挙している指針である。これらは，臨床実践機関におけるNIC 導入の段階（**Box 1.2** 参照）に似ているが，特定の行動は学術的な場とコース開発に関係している。なされるべき中心的な決定は，教員が，看護の意味が加えられた伝統的な医学的方向性ではなく，看護哲学的な方向性と焦点を取り入れることである。

　看護師が NIC を含む標準化された看護用語の使用を教授されるとき，臨床推論や意思決定の教育は促進される。加えて，臨床推論を教授するための NANDA-I 看護診断，NIC，NOC による事例研究の使用に関する研究[105]と同様に，Lunney の『*Critical Thinking to Achieve Positive Health Outcomes: Nursing Case Studies and Analyses*』[75]のような NIC を組み込んでいる事例研究を使用した教科書は，有用な資源である。教員と学生は，標準化さ

24 Part 1 実践・教育・研究における NIC の概観と適用

Box 1.6　教育の場における NIC 導入の段階

A.　NIC への組織的なコミットメントを確立する
- 導入に責任がある重要人物を明らかにする（例：カリキュラム委員会の委員長）
- 重要な領域からの代表による導入作業チームを結成する
- 看護分類・臨床的有用性センター（CNC）のウェブサイトにアクセスする
- 作業チームのメンバー全員に NIC 資料を提供する
- NIC の最新版の複写を購入し配布する
- NIC についての読み物を教員に配布する
- 看護における看護介入の中核に関する哲学的な問題を検討する
- 作業チームと他の重要な個々人に日々の討議に NIC 用語を使い始めてもらう

B.　導入計画を準備する
- 達成される具体的な目標を書く
- 推進力と抑止力を決めるためにチームの場の分析を実施する
- 施設内評価が実施されるかどうかとその評価の質を決定する
- NIC が導入されることとなる範囲を決定する（例：大学院課程と同様に学部課程，哲学的な声明，プロセスレコード，ケアプラン，事例研究，新任教員のためのオリエンテーション）
- 導入努力に優先順位をつける
- 導入に向けたスケジュールを書面で作成する
- NIC の介入と行動を検討するために教員とおそらく学生からなる作業集団を結成し，NIC の介入と行動がカリキュラムのどの部分で教授されるのか，現在の資料とどのように関係しているのかを決定し，必要な形式を開発または再設計する
- NIC のどの介入が学部水準と大学院水準で教授されるべきかを明らかにする
- どの介入がどのコースで教授されるべきかを明らかにする
- 評価とフィードバックのために他の教員に対して決定の草案を配布する
- 各学部または各コース集団に対して NIC 推進者の成長を奨励する
- 他の重要な意思決定者にあなたの計画を伝え続ける
- 教員の学習ニーズを明らかにし，そのニーズを処理するための方法を計画する

C.　導入計画を遂行する
- シラバスを改訂し，学生に NIC の教科書を注文し，さらに図書館に著書を注文するように依頼する
- コース集団における討議とフィードバックの時間を提供する
- 一度に 1 つのコースに NIC を導入し，教員と学生の両方からフィードバックを得る
- 必要な場合，コース内容を更新する
- コースと必要要件を支持するための影響と関係を決定し，必要な場合はこれらを再構築する
- 教員会議で導入についての推移を定期的に報告する
- 導入後の評価データを収集し，必要な場合はカリキュラムの変更を行う
- 進行中の評価に使う重要点を明らかにし，システムのモニターと維持をし続ける
- アイオワ介入プロジェクトチームにフィードバックを提供する

れた看護用語を組み込んだ自身の事例研究を展開することができ，教員は学生に担当する人に展開されたケアプランに NIC の介入を統合するように教えることができる。NNN は，マネキンベースのシミュレーション，ビデオ描写，または看護状況をシミュレートする俳優のいずれかを使用して，臨床推論を教授するための十分に設計されたシミュレーション・シナリオに統合することができる[96]。NIC を使用して臨床推論を教授し，カリキュラムに標準化された看護用語を統合することに向けられた多数の出版された資源がある[32, 65, 74, 77]。Perryと Potter による『*Fundamentals in Nursing textbook*』[90] は，幅広く使用されており，教科

書全体にわたって，ケアプランに NIC と NOC を統合している。加えて，看護大学や看護学部では，看護ケアを計画し記録するための臨床推論を学生に教えるために，NANDA-I 診断や NOC とともに，NIC を含むソフトウェアプログラムを使っている。例えば，Elsevier 社の NNN Consult や Clinical Key（https://www.elsevier.com/solutions/clinicalkey/nurses）等である。

すべての介入は学部レベルで取り扱うことができるわけではない，または取り扱うべきではない。教員はどの介入を全学部学生に学習させるべきか，上級教育で必要としていること，大学院修士プログラムで学習されるべきことを決定しなければならない。専門分野には独自な介入があり，おそらく専門的な選択コースでのみ教えられることが最もよい。アイオワ大学の教授である Connie Delaney は，どのような介入がどのようなコースで教えられるのかを明らかにする段階を詳細に述べた。Delaney は以下の段階を推奨し，われわれはこれを拡大してきた。

① カリキュラム（例：短期大学，4 年制学部，修士）においては，決して教授されない NIC 介入を明らかにし，今後の行動からこのような行動を削除する

② 残りの介入を使用し，各コース群に，彼らのコース，または教授責任がある領域で教授される介入を明らかにする。すなわち，NIC 介入用語によって現在教授されることを調和させる

③ この情報を基本軸（一方の軸では介入，もう一方の軸では各コース）に集め，すべての教員へそれを配布する

④ 特定のコースに独自な介入や複数のコースで教授されるような介入に注目しながら教員は討議をする。複数の場所（例：多様な母集団に提供される介入である）で教授される各介入に対して，各コースで提供される独自の視点を明確に述べる。すべてのコースでこの介入を教え続けるべきだろうか？　あるいは，あるコースからは削除されるべきだろうか？　どのコースでも教授されていないが，教員が学部水準で教授されるべきだと考えている介入を検討する。内容は追加されるべきだろうか？

⑤ どの介入がどのコースで教授されるのかに対して教員の合意を確認する

⑥ もちろん，看護診断（NANDA-I 診断を使用する）や成果（NOC を使用する）においても同様の過程は完了できる。多くの教育プログラムはすでに NANDA-I 診断を使用しており，NANDA-I と NIC のリンケージを検討し，NANDA-I との関連で教える可能性のある介入を決定することで，NIC を導入することができる。

▌▌ 臨床推論モデルに NIC を使う

意思決定モデルは，臨床推論を促進する構造と過程を提供する。臨床推論は，望ましい成果を達成するために，内省的，創造的，同時的，批判的思考過程を用いる知識の効果的な使用である。1950 年代より，看護過程は看護師学生の教育に臨床推論を促進するための構造を提供してきている。看護過程の 5 段階モデル（アセスメント（Assessment），診断（Diagnosis），計画（Planning），介入（Intervention），評価（Evaluation）[ADPIE]）は看護実践の規準である。標準化された用語は，各 5 段階に十分に統合される場合，看護過程の

教育を促進する。アセスメントは診断段階において NANDA-I 診断[46]の明確化を導く。各診断にケアを計画することは，関連する NIC 介入および選択された行動を選ぶこと，看護感受的な NOC 成果および指標を選定することを含んでいる。介入の段階は，NIC 介入および行動を実践する過程である。評価は NOC 成果における変化を決定する過程である。ANA の実践の"専門職看護モデル"[4]の範囲と基準は，6つの構成要素からなる周期的，反復的，相互作用的な看護過程を含んでいる：アセスメント，診断，成果−明確化，計画，実施，評価であり，看護師のケアリング，価値，賢明な態度，エネルギー，倫理に支えられている。この看護過程モデルにおいて，NIC の介入は計画段階で明らかにされ，次の実施の段階で適用される。このモデルは EBP を支持し，6つの構成要素間に双方向フィードバック・ループが含まれる。

看護過程は臨床意思決定法として有用性を示してきたが，伝統的な看護過程は最新の看護実践に対してはいくつかの制限がある。今日，看護実践はその人の"ストーリー"を知ることを重視し，それによってその人の状況を意味深い文脈に位置づけることに重きがおかれている。Pesut と Herman[92]は，伝統的な看護過程では成果に明確に焦点をあてられていないこと，内省的で同時的な創造的思考を重視していないこと，思考の構造や過程に焦点をあてるよりもむしろ手順重視であること，段階的で直線的な思考を用いるため，その人が示す問題の複雑な相互関係を理解するために必要な関係性思考が制限されていること，実践に関連する理論の開発が制限されていることを指摘している。臨床推論のより最新のモデルの必要性に応えて，Pesut と Herman は[92]，臨床推論を反映した成果現在状態テスト（OPT）モデルを開発した。Kuiper らは[65]，OPT モデルを改訂し，新生児，青年期，若年成人，女性の健康，男性の健康，高齢者，ホスピスおよび緩和ケアの看護状況において NIC を用いたモデルを適用した。

OPT モデル（**図 1.2** 参照）は，臨床推論の構造を使うことによって臨床的意思決定の教育と実践における大きな進歩である。OPT モデルとこれに関連する教育−学習方略は，看護学生の臨床推論の展開を肯定的に促進するというエビデンスがある[11,42,64,66,68]。伝統的な看護過程に反して，内省的な臨床推論である OPT モデルは，連続的な過程としてではなく，成果への焦点を伴った臨床的な思考に対する構造を提供する。成果に焦点をあてる臨床的推論は，最初に問題に焦点をあてるよりもむしろ有用性を評価することによって質を向上させる。臨床的推論の OPT モデルにおいて，看護師は問題と成果を並列させて**同時に**焦点をあてる。OPT モデルでは，看護師がエビデンスに着目して，診断，介入，成果間の相互関係を同時に考慮することが必要である。1度に1つの問題を考慮するよりもむしろ，OPT は，複数の明らかにされた問題を同時に考慮し，他のすべての問題との相互関係においてどの問題や課題が中心で最も重要であるのかを認識することを看護師に求める。OPT モデルのわれわれの修正版では，以下のように人のストーリーを聞くことを重視している。現在の状態を明らかにするために NANDA-I 診断を使うこと，分野に特定的な看護概念枠組みの上にストーリーを組み立てること，成果の状態を明らかにするために NOC を使うこと，根本原理を明らかにするために NANDA-I 診断間の相互関係のネットワークを図式化すること，現在の状態から成果の状態まで人を動かすための意思決定に NIC を使うことである。臨床的意

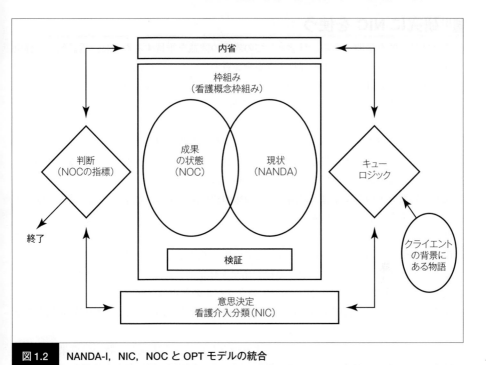

図 1.2 NANDA-I, NIC, NOC と OPT モデルの統合

(Kuiper, R., Donnell, S., Pesut, D., & Turrise, S. (2017). The essentials of clinical reasoning for nurses: Using the Outcome-Present State-Test Model for reflective practice. Reprinted with permission of Sigma Theta Tau International より改変)

思決定モデルの出現のように OPT モデルは，教育，学習，看護実践に対して新しくより有効な過程を提供する[13,42,57]。

Kuiper らによる『Clinical Reasoning and Care Coordination in Advanced Practice Nursing』[67] は，OPT の改訂と，急性ケア，長期ケア，リハビリテーション，精神健康，小児，新生児，プライマリーコミュニティの健康における特定の事例研究に対するモデル適用によって構成されている。Pesut は，「臨床的思考と推論は，標準化された看護用語を前提としていること……看護知識分類システムは臨床的思考のための語彙を提供している」[91] と主張している。OPT モデルのなかで NIC は，臨床的意思決定に必至な技能を開発する際に学生を援助する NANDA-I 診断および NOC と連結して使うことができる。Kautz らは，OPT モデルによって標準化された看護用語を用いた臨床推論の教育に関する大規模な研究を実施し，「OPT モデルで NNN 用語を一貫して使用した学生は，臨床分野で優秀な成績を修め，臨床推論ウェブと OPT モデルのワークシートを完成させる際に優れた成績を修めた」[58] と指摘している。

28 Part 1 実践・教育・研究における NIC の概観と適用

▊▊|||| 研究に NIC を使う

　看護は科学的な学問である。科学としての看護の認識を維持するために，看護師は，健康を促進させ，有益な健康成果を提供する安全な質の高いケアの提供に向けて，この学問独自の貢献を実証する知識の基礎を構築し，拡大し，洗練させなければならない。看護介入は，意図した成果を生むにあたって介入が有効であることを保証するために注意深く設計され，系統的に評価され，そして実践にうまく反映される必要がある。

　医療財政は，成果志向的な医療提供システム，ケアの質，望ましい成果を達成するに際して最も有効な介入の使用に応じた費用対効果の高い医療によって推進されている。費用対効果の高い最適な質のケアを提供し維持するためには，人々が経験する健康―疾病状態の改善に最も有効な介入の選定や導入に関して，臨床的意思決定を導く厳格な知識の基礎を確立するために介入を設計し，評価することが必要である。

　NIC は看護介入研究のすべての形態にとって，介入を明らかにし，定義するための**概念と用語**を提供していると，われわれは考えている。看護介入研究に標準化された用語を使用することで，多様な研究チームによる研究結果を体系的に比較することができる。さらに，看護介入研究の基礎としての NIC の介入概念ラベルの使用は，研究者に対して，共同作業をすること，看護介入に関する主要な情報源に研究の焦点をおくこと，分野に特定的な知識の開発に貢献することを可能とする。

　Chae ら[23] は，NIC 介入の有効性に対する統合レビューを実施し，特定の成果に対する NIC 介入の効果を測定した 18 研究を報告している。特定の NIC 介入を検証している例証は以下を含んでいる：① Aríztegui Echenique ら[6] は，2 型糖尿病患者の NIC 介入の効果を検証した。② de Araujo ら[31] は，集中治療室においてドライアイを予防する際の NIC 介入の目のケアの有効性を検証した。③ Azzolin ら[8] は，心不全の治療に対する NIC 介入の有効性を検証した。

　NIC を使用した研究は増加している。Fennelly らは[37]，NIC および他の実践における標準化された看護用語の使用に対するスコーピング・レビューを実施し，NANDA-I 診断と NOC に関連して NIC に焦点をあてている 33 研究および付加的な NIC のみの 5 研究を明らかにした。このようなレビューは，NIC によって実施されている研究の種類を明らかにするために有用である。看護用語に関する研究は，典型的に妥当性，信頼性，応答性，使いやすさ，時間効率，ユーザーの認識，適用可能性，相互運用性，文書の質，ケアへの影響，知識生成，学生の学習への影響を評価することに焦点をあてている。大規模なデータベースを使用した介入研究は，どの介入が特定の状況に最も有用であるのかを決めるために，ますます必要不可欠になっている。NIC 介入に焦点をあてている研究は一般に，記述的研究，介入検証，あるいは有効性研究を含んでいる。各アプローチは，NIC 介入に対して研究を実施するモデルとして機能する研究例証によって考察されている。

　記述的研究　記述的看護介入研究は，主として以下に焦点をあてている：①特定母集団で看護介入を検証する，②特定母集団に最も共通の介入または核となる介入を明らかにする，

③看護仕事量を決める際に NIC 介入を使うこと，である。広範囲な研究は，特定母集団の看護介入ラベルや行動の内容を実証している[28,71,72]。看護診断を実証するために設計された Fehring の最初のモデル[36]は，NIC の介入を実証するために設計された研究にとって一般的で適切な方法である。しかし，Carlson の同意－検証法[18]のような他の検証法は，NIC の介入を実証するためにも使われている[76]。研究を検証することは，特定母集団において特定の介入と行動の有用性を評価するために臨床熟練者に質問することを含んでいる。例えば，Silva と Ferreira[106]は，14 名の臨床熟練者に質問することによって糖尿病の外来患者での心臓血管症状の予防に対する NIC の介入を検証するために Fehring のモデル[36]を使用した。看護行動を検証する研究例証において，Lopes ら[70]は，心疾患患者の体液量管理，体液量モニタリング，体液量増加管理に対して 83 の看護行動を調査した。

　必要性の高いもう 1 つの領域は，看護ケアが提供する効果と貢献のエビデンスを提供する中心的な介入を明らかにすることである。看護診断と看護成果ともに，最も頻繁に使用されている介入を明らかにすることは，計画する際の臨床意思決定に対して最適な看護介入を識別するための知識の基礎をもたらす。さらに，エビデンスに基づいた実践を構築することや看護ケアの費用を削減することにも貢献する。Escalada-Hernández ら[34]は，精神科クリニックにおける 690 件の記録を調査し，13,396 件の NIC 介入が記録されていることを見いだした。彼らは，統合失調症，器質性精神障害，知的障害，感情障害，成人の人格障害および行動障害，向精神性物質の使用による精神障害および行動障害，神経症性障害，ストレス関連障害，身体表現性障害と診断された人に最も共通する NIC 介入を明らかにした。Shin ら[103]は，韓国における 25 の看護ホームの 57 名の居住者に対する NANDA-I 診断，NOC，NIC，および NNN リンケージを明らかにした。最初，研究者らは施設で働いている看護師に送られる 82 の核となる看護介入を明らかにした。居住者の 90% 以上に選択されていた NIC は，"薬剤管理"，"バイタルサイン・モニタリング"，"環境管理：安楽"［訳注：今版では「環境管理：安楽（Environment Management: Comfort）」の介入は「安楽管理（Comfort Management）」に改訂されている］，"転倒・転落予防"，"サーベイランス：安全性"［訳注：この介入は第 6 版で削除されている］，"認知刺激"，"環境管理：安全"を含んでいた。

　必要とされている研究の付加的な分野は，看護の仕事量を明らかにすることによって労働要員を明らかにすることを含む。仕事量は通常，特定の環境におけるサービス量と定義され，看護行動の実践に費やされる時間を決定し，これにケアを受ける人数を掛けることによって求めることができる。ケア提供に標準化された看護用語として NIC を使うことは，特定の場と母集団において看護介入や行動を実践する時間量を測定するデータを収集する機会をつくる。Cruz ら[29]は，仕事量を決めるための NIC に基づいた統合的レビューにおいて，2006 ～ 2013 年までに出版された 10 研究を特定し，より多くの研究が必要とされると結論した。多様な環境で NOC の用語と行動を使用して仕事量を調査した研究では[24,93,108,115]，平均入院期間，過剰な看護仕事量と低賃金，看護師間の仕事量の配分，生産性などが明らかになった。

介入検証　看護介入が専門職の存在意義であるならば，介入検証研究は，われわれの行動

を喚起するということになる。看護研究とは，重要な新しい知識を生み出し，理解を深め，既存の知識を検証し，看護実践を導くエビデンスを開発し，健康政策を構築し，個人，家族，コミュニティの健康と安寧を促進するために使用される体系的な調査過程である。われわれは，看護研究は，看護理論的な視点および標準化された看護用語という形で専門分野に特有の知識によって導かれるべきであるという立場をとっている。記述的研究は介入を開発し洗練することに価値があるが，看護実践は，介入の使用を支持し，肯定的な健康成果を達成するために介入の有効性を評価する最良の研究エビデンスに基づいていなければならない。

看護介入を検証することはRita Dumasの1960年代の古典的な業績に始まった。それ以来，多数の介入研究があるが，看護介入の検証は，期待される成果に対する介入の効果を確立するにあたっての最大の研究の優先事項である。実験デザインを使用した介入検証研究は，質の高い，安全な，費用対効果のあるケア提供に対する最強水準のエビデンスを確立することを導く。

厳格で実際的な意味のある介入検証研究を開発するための優れた包括的な資源がいくつかある。MelnykとMorrison-Beedyの教科書『*Intervention Research and Evidence-based Quality Improvement: Designing, Conducting, Analyzing, and Funding*』[81]は，介入研究の設計方法，研究の実施方法，介入検証研究からのデータ分析方法についての章がある。成功する助成金提案書の作成についての章もある。SidaniとBradenの『*Nursing and Health Interventions: Design, Evaluation, and Implementation*』[104]は，介入理論に基づいた教科書であり，健康成果に対する介入の影響を評価する研究を設計する章がある。GrayとGroveによる『*Burns and Grove: The Practice of Nursing Research: Appraisal, Synthesis, and Generation of Evidence*（邦訳：バーンズ＆グローブ　看護研究入門)』[40]は，介入検証研究の実施プロセスを段階的に示した章がある。この章では，研究のための介入を明らかにするための情報源としてNICを指定していることは注目に値する。介入検証研究を設計する際に使用できる付加的な資源は，治療報告の統合された基準（CONSORT）[27]である。CONSORTは，正確に評価し，他の研究と比較することができる臨床試験結果の透明性のある報告を可能とするために開発された。CONSORTの指針は，ランダム化比較試験が設計されるときの指針としても使用される。非ランダム化デザインによる評価の透明性報告（TREND）[20]は，看護研究者が介入検証研究を設計する際に使用することできる別の有用な基準のチェックリストである。

EnderlinとRichardsは[33]，介入の導入を考慮するとき，介入の効力は最も重要なことであると指摘している。効力は理想的な条件下で介入が意図した結果を引き起こす程度を意味している。理想的な条件は，成果に寄与する可能性がある介入以外の要因の潜在的な影響を最小限に抑えることである[106]。看護介入研究における最近の前進は，目標とされる介入か，または調整される介入のどちらかの介入を検証する必要性を提案している。目標とされる介入は，性別，年齢，民族性，診断，文化，あるいは健康の知識などのような，1つの特徴に対処するように設計されている[12]。調整される介入は，パーソナリティ要因，目標，必要性，嗜好，資源などのような1つの標本のなかの人々の個人的な特徴に対処するように設計されており，介入の適応可能性と実行可能性を促進することができ，参加者の動機づけや介入へ

Part 1　実践・教育・研究における NIC の概観と適用　**31**

のかかわりを高めることができる[104]。NIC 分類法は，目標とされる介入や調整される介入の検証研究を設計するために個別化することができる標準化された看護介入を明らかにするための源を研究者に提供する。たとえ，標準化された介入が有効であることがわかったとしても，目標とされる介入または調整される介入は，よりよい順守を促進し，よりよい成果を達成し，そしてコスト効率がより高くなる。幅広い研究は，看護介入の目標設定と調整を支援するために，NIC の使用に基礎づけられて実施される必要がある。

　一貫していない介入の提供は，結果として達成される成果に多様性をもたらすために，すべての参加者や場にわたって介入の統合性を維持することはさらに重要である[33]。NIC を使用すると，これは特定の介入に対して列記されているかなりの数の行動を実施すべきであり，実施されるそれらすべての行動は介入の定義と一貫しているべきであることを意味している。個々のケアに対して行動が調整されることは重要であるが，介入が同じではなくなるほどに行動は変化してはならない。

　介入の 1 回量を決定することは，実践における介入の効果を決めるにあたっても重要である。言い換えれば，看護師研究者は，望ましい成果を達成するためにどれくらいの量の介入が提供されるべきであるのかと同様に，検証するための看護介入について十分に根拠のある意思決定をすることが重要である。Reed ら[97] は介入の量，頻度，期間の観点から介入の 1 回量を考察している。Reed らは NIC 介入における行動数は，量を決定する 1 つの方法であると提案している。期間は，すべての行動に費やされる総時間に注目することによって決定できる。さらに粒度は，各行動をその強度の点から重みづけすることによって成し遂げられるので，さまざまな各行動はそれ自体に価値がある。価値は次いで介入の 1 回量を決定するために総計されるだろう。Reed らは，研究における介入の 1 回の測定や報告は実践を支援するためのエビデンスの基礎の発展に欠くことができないと結論づけている。例えば Shever は[101]，NIC 介入のサーベイランスを調査し，サーベイランスの看護師行動が大量に（1 日に 12 回以上）提供された場合と，サーベイランスの実施が 1 日に 12 回未満の場合とを比較して，救出失敗事例を経験する確率が優位に減少することを見いだした。

　現在，介入の量に関する課題は何ら解決していない。介入を実践するときにプラクティショナーが使用する時間量のような代理人による測定は有用であり，一部の研究における量の測定としては十分である。もう 1 つの解決策は，実践される特定の行動の数と程度を理解することである。介入ラベルの記録は場を超えたデータ比較には最も重要であるが，一貫した介入の実践を確かめる手段をもつことはさらに重要である。このことは，介入の提供，介入提供に費やされる時間の収集，介入に関係する行動の記録に対する施設の標準プロトコルの採用によって成し遂げられる。

　有効性介入研究　有効性研究において，看護師研究者は介入の有効性を評価するために変数およびこれらの測定として，機関のデータベースに含まれている実際の臨床データを使用する（例：介入，成果，特定の人の特徴，特定の提供者の特徴，特定治療の場の特徴）。有効性研究は，より良好な臨床意思決定を促進する目的に対して人の成果に対する提供者の介入の効果を研究するためや，より効果的に資源の使用をするために設計されることがある。

32　Part 1　実践・教育・研究における NIC の概観と適用

看護介入の使用と有効性についてのデータを分析するために，多様な疑問を取り扱う介入について NIC データと連結して使用されている他の情報を系統的な方法で収集することは必須である。実施過程の初期に，施設は電子記録システムに含まれている臨床データによって処理される重要な研究疑問を明らかにするべきである。研究疑問が明らかにされた後，研究者はその疑問を処理するために必要な変数と，データが新しいシステムで容易に収集されるかどうか，収集されるべきかどうかを決定することができる。特定された変数から得られたデータは，個々の人の水準で関連づけられなければならない。その後の問題の予防として看護情報システムを設定するときに，このような関連事項を処理すべきである。

　以下の 3 つの質問は，実際の臨床データを使って研究できる質問の種類の例証である。

① **典型的に，どのような介入が同時に起こるのか？**　看護師が実施する治療についての情報が系統的に集められた場合，特定の種類の人々に対して，典型的に同時に起こる介入群を明らかにすることができる。われわれは，介入の相互効果を研究することができるように，特定の種類の人々に対して同時に頻繁に使われている介入を明らかにする必要がある。この情報は，標準化されたプロトコルを構築し，サービスの費用を決定し，資源配分を計画するにあたって有用でもある。

② **どのような看護師がどのような介入を使うのだろうか？**　介入の使用の系統的な記録は，看護師が病棟と施設の種類によって特定の介入の使用率を研究し，比較することを可能とする。NIC を導入することで，どのような介入がどのような看護の専門性に使われるのかを，看護師が学ぶことができる。特定の種類の病棟や特定の種類の機関において，最も頻繁に使用されている介入を決定することは，どの介入がその病棟や機関の看護情報システムに備えるべきかを決定するのに役立つだろう。このことは，このような病棟に配置する職員の選定や職員に提供される継続教育の構造化にも役立つ。

③ **特定の介入に対して関係する診断や成果は何だろうか？**　どの介入が特定の診断に対して最も機能し，特定の成果を導くのかを理解することは，看護師がより良好な臨床意思決定を援助するために使うことができる。加えて，この情報は成功する可能性が最も高い治療計画を看護師が設計するのを支援することができる。

　このような疑問に対処するための推奨されるデータ要素は **Box 1.7** に列記されており，定義と提案される測定尺度の両方を含んでいる。一貫した定義と測定尺度は，異なる場における異なる病棟からのデータを集めて比較するために必須である。このような変数や測定は，すべての場においてこれらの変数や測定を有意義にするために，いくつかの種類の機関やケアの場の代表者によって考察されている。リストからわかるように，臨床的な看護データ以上のものが必要とされている。情報をつなげるために ID 番号は必要とされている。年齢，性別，人種／民族性は，母集団に対する人口学的な情報の一部を提供するために含まれている。そして，医療従事者の診断と医学介入，薬剤，勤務病棟の種類，多職種の職員，重症度平均，仕事量は，統制のために含まれている。この統制は，一部の分析では，看護介入が成果に対する効果の原因であるかどうかを決定するために，われわれはこれらの 1 つ以上を統制する必要があるかもしれないためである。

　このような変数を使用することは，専門職が標準化されたデータ収集に関係するいくつ

かの課題にまだ取り組まなければならないことを示している。1つの課題は，容易な検索形式における薬剤の収集とコード化（NO.8）が多くの施設でいまだ入手できていないことである。看護研究は薬剤の知識がなくても実施できるが，看護師によって達成される成果の多くは特定の薬剤にも影響されており，したがって，薬剤効果を統制できるのが望ましい。プライマリナースを識別する独自の番号（NO.13）がない場合，記録データに基づいた臨床介入や成果が特定の看護師のものであるとすることはできない。医療施設が標準化された方法で病棟データ（NO.20 ～ 24）を収集しない場合には別の課題が生じる。施設を超えてこのようなデータを比較することを望む場合は，データは **Box 1.7** に提案されているような共通の測定を施設ごとに転換する必要があるだろう。EHR に NIC を統合することは，有効性研究を可能にすることである。

Box 1.7	看護における有効性研究のためのデータ要素

定義と測定

施設データ

1. 施設 ID ナンバー
　定義：患者またはクライエントに看護ケアが提供されている場である組織を識別するナンバー
　測定：メディケア ID の使用

入院データ

2. 患者 ID ナンバー
　定義：医療施設内で，各患者またはクライエントに割り当てられている独自のナンバーであり，他の医療施設からの患者記録と区別し選別する
　測定：施設の記録ナンバーの使用

3. 誕生日
　定義：患者の誕生日
　測定：誕生年，月，日

4. 性別
　定義：患者の性
　測定：男性，女性，不明

5. 人種
　定義：興味，習慣，特徴の共通性によって統一されている階級または人種
　測定：統制型病院退院データセット（UHDDS）コード：①アメリカンインディアンあるいはアラスカ生まれ，②アジア／太平洋諸島，③スペイン系ではない黒人，④スペイン系，⑤スペイン系ではない白人，⑥その他（具体的に），⑦不明

6. 婚姻状態
　定義：法律的に認められている 2 人の組
　測定：①既婚，②未亡人，③離婚，④別居，⑤独身，⑥不明

7. 入院日
　定義：ケア開始日
　測定：年，月，日

薬剤

8. 薬剤
　定義：疾患治療，または症状軽減のために使用されている医学的な薬物
　測定：①薬剤名，②投与経路：a. 経口，b. 筋肉／皮下，c. 静脈，d. スプレー，e. 直腸，f. 点眼，g.

34 Part 1 実践・教育・研究における NIC の概観と適用

Box 1.7	看護における有効性研究のためのデータ要素（つづき）

その他，③量：処方された薬剤量，④頻度：1日の投与回数，⑤開始日：薬剤はケア事例を開始した日：年，月，日，⑥中止日：このケア事例で薬剤が中止された日：年，月，日

医師データ

9. 医師 ID ナンバー
定義：ケア事例の期間中，患者またはクライエントの医学ケアに主に責任をもつ医師を識別する施設全体にわたる番号

測定：サービスに対して請求書を送る提供者によって使われる独自の数字（統制型病院退院データセット［UHDDS］は，参画し運用している）

10. 医学診断
定義：入院時に同時に存在する医学状態，その後に展開する医学状態，または受ける治療そして／または入院期間に影響する医学状態。現在のケア事例に影響するすべての診断

測定：ICD-9-CM コードを使用して患者の請求書に対してリストされている医学診断の名称

11. 診断に関係する群
定義：メディケアの患者の診療報酬に使われている米国のプロスペクティブ・ペイメント・システム。医学診断，年齢，治療処置，退院状態，性別に基づいた約 500 群のなかへと退院患者は分類される

測定：この患者に署名された DRG の3桁の数字と名前

12. 医学介入
定義：医師によって処方された治療。現在のケア事例に対するすべての重要な処置

測定：① CPT コードを使用した患者の請求書にリストされた医師の処置名称，②開始日：このケア事例の処置が開始された日：年，月，日，③中止日：このケア事例で処置が中止された日：年，月，日

看護データ

13. 看護師 ID ナンバー
定義：ケア事例の期間中，患者またはクライエントの看護ケアに対して主に責任をもつ看護師を識別する施設全体にわたる番号

測定：現在存在していない。独自のコードをつくる

14. 看護診断
定義：受ける治療，そして／または入院期間に影響するケア事例中に現存する，あるいは潜在する健康問題，または生命過程に対する患者の反応について看護師によってなされる臨床判断

測定：NANDA-I の用語とコードを用いた看護診断名

15. 看護介入
定義：看護師によってなされる治療

測定：① NIC の用語とコードを用いてケア事例中に患者に提供される治療名，②開始日：このケア事例の介入が開始された日：年，月，日，③中止日：このケア事例で介入が中止された日：年，月，日

成果

16. 患者成果
定義：このケア事例の期間中に看護介入によって影響される患者またはクライエントの健康状態の側面

測定：① NOC の用語を用いた成果名，②成果が明らかにされた日付，③成果が中止された日付，④ケア事例の開始と中止の成果の状態（NOC 尺度を使う）

17. 退院日
定義：ケア事例の終了日

測定：年，月，日

Part 1　実践・教育・研究における NIC の概観と適用　　**35**

18. 配置
定義：退院時になされる継続するヘルスケアのための計画

測定：マイクロコンピュータ開発用ソフトウェア（NMDS）の改訂版の使用：①在宅またはセルフケアへ向けた退院（通常の退院），②コミュニティの看護サービスへの委託を伴う在宅へ向けた退院，③外来で看護師と会う手はずをした在宅への退院，④短期病院への転院，⑤長期施設への転院，⑥死亡退院，⑦医学助言が残されたまま，⑧まだ患者である，⑨その他

19. ケアの費用
定義：ケア事例の期間中に受けたクライエントに提供されたサービスに対する提供者の請求金額

測定：ケア事例に対して支払われた総請求金額（患者の請求金額から）

病棟データ

20. 病棟の種類
定義：主要な患者ケアが提供された場を最も特徴づけている病棟の種類名，または特定領域名

測定：すべての病棟は A および B の両方に応える

A. 看護ケアの場所はどこか？　（1 つだけ選択する）
　　　＿＿ 外来ケア／外来
　　　＿＿ コミュニティ
　　　＿＿ 在宅
　　　＿＿ 病院
　　　＿＿ 長期ケア施設／ナーシングホーム
　　　＿＿ 産業保健
　　　＿＿ リハビリテーション施設
　　　＿＿ 学校
　　　＿＿ その他（記載してください）＿＿＿＿＿＿＿＿＿＿＿＿＿＿＿＿

B. 提供されるケアの種類を最も特徴づけている専門性はどのようなものか？（1 つだけ選択する）
　　　＿＿ 一般医療
　　　＿＿ 一般外科
　　　＿＿ 一般的な外科手術
　　　＿＿ 高齢者
　　　＿＿ 集中ケアあるいは救急ケア（例：CCU，MICU，PICU，SICU，ER，OR）
　　　＿＿ 母子
　　　＿＿ 精神科（薬物乱用を含む成人または子ども）
　　　＿＿ 専門医療（例：骨髄，心臓学，皮膚科学，血液学，血液透析，神経学，腫瘍学，肺，放射線学）
　　　＿＿ 専門手術（例：眼科および耳鼻咽喉科学，神経外科学，整形外科学，泌尿器科学）
　　　＿＿ その他（記載してください）＿＿＿＿＿＿＿＿＿＿＿＿＿＿＿

21. 多職種のスタッフ
定義：ケアが提供されている場所である病棟／クリニック／グループにおける専門職の看護ケア提供者と非専門職の看護ケア提供者の比率

測定：患者が入院日ごとに病棟／クリニック／グループで勤務している非専門職スタッフに対する登録看護師の人数（患者の入院期間中／ケア事例に対して毎日収集する。毎日収集できない場合は週の平均とする）。実際に勤務した時間として 12 時間勤務帯，または不定期な勤務帯を割り当てる（例：午前 7 時 30 分〜午後 7 時 30 分の 12 時間勤務している人は，1 日に 8 時間（ほぼ常勤の 1 日）と夕方に 4 時間（ほぼ常勤の半日）が割り当てられる）。実際の直接ケア時間のみが計算される（例：もしも直接ケアを提供していない場合は，看護師長および受け持ち看護師は除く，病棟の秘書は除く，また，オリエンテーションや継続教育などの非生産的な時間は含まない）
　　　ほぼ常勤の日中の登録看護師の人数 ＿＿＿＿
　　　ほぼ常勤の夕方の登録看護師の人数 ＿＿＿＿
　　　ほぼ常勤の夜間の登録看護師の人数 ＿＿＿＿
　　　ほぼ常勤の日中の免許をもった実践看護師／免許をもった職業看護師の人数 ＿＿＿＿

Box 1.7	看護における有効性研究のためのデータ要素（つづき）

ほぼ常勤の夕方の免許をもった実践看護師／免許をもった職業看護師の人数 _____
ほぼ常勤の夜間の免許をもった実践看護師／免許をもった職業看護師の人数 _____
ほぼ常勤の日中の補佐の人数 _____
ほぼ常勤の夕方の補佐の人数 _____
ほぼ常勤の夜間の補佐の人数 _____
その他の日中の人数（記載してください）_____
その他の夕方の人数（記載してください）_____
その他の夜間の人数（記載してください）_____

22. 看護ケア時間
定義：ケアが提供されている場所である病棟／クリニック／グループにおいて，患者1日につき，なされている看護ケア時間
測定：登録看護師，免許をもった実践看護師，補佐によるケア時間（実際のスタッフ）
日中：登録看護師の時間 _____ 免許をもった実践看護師の時間 _____ 補佐の時間 _____
その他の人の時間 _____
夕方：登録看護師の時間 _____ 免許をもった実践看護師の時間 _____ 補佐の時間 _____
その他の人の時間 _____
夜間：登録看護師の時間 _____ 免許をもった実践看護師の時間 _____ 補佐の時間 _____
その他の人の時間 _____
　注意：NO.21と同じ人々である

23. 患者の重症度
定義：病棟でケアされる患者の病気水準の平均
測定：患者は同意された患者重症度尺度で評価される

24. 仕事量
定義：病棟で提供される看護サービス量
測定：患者の重症度の平均（NO.23）に，1日当たりの占有病床数（または外来で診察された患者数）をかけて，勤務する登録看護師数または勤務する総看護職員数で割った値（NO.21）
ミッドナイトセンサス，または1日あたりの患者数

　実際の臨床データによって有効性研究を実施する方法は，アイオワのチームによって実施されている研究を基礎としたモノグラフに概要が述べられている[114]。この出版物は電子システムから臨床看護データを検索すること，プライバシーの要件に従って臨床看護データを蓄積すること，リスク調整技能を適用すること，看護治療の影響を分析することについて方法を概略している。この研究により成果における NIC 介入の影響を示すいくつかの出版物を出版した。例えば，心不全と股関節の処置，そして転倒転落の危険性がある入院した人々における看護介入のパターンを調査する出版物において，Shever ら[102]は，EHR からのデータ抽出を NIC の使用で可能とするばかりではなく，サーベイランス，経静脈療法，体液量管理，食事療法の段階は，急性ケアの場において高齢者4群すべてに実践された4つの最も頻度の高い介入であることを見いだした。Shever らは，さらにどの介入が各成人群に独自で特有なものであるかを特定し，NIC を用いた看護介入データは，職員配置を評価すること，資源を配置すること，看護職員を教育すること，看護能力を評価することに役立つ提供されたケアについての情報を管理者に提供すると結論づけた。
　Chae ら[23]は，NIC 介入を使って特定の成果に対する有効性研究の包括的な統合レビュー

を実施した。NNN は世界中で最も共通して使われている分類法の1つであるために，この
レビューは NNN を用いた研究に焦点をあてた[112]。22 研究が選定基準を満たしたが，これ
らの研究は NNN が使われている病院における看護介入の費用対効果を明らかにできただけ
であった。このことは，標準化されたデータベースにおいて看護ケアデータが検索できる場
合，統計ツールやデータマイニングツールを使ってケアの質を高める可能性をもつ知識は発
見することができるとする Hong と Lee の主張[47]を裏づけた。

Akkuş と Akdemir は，4 か月間に 8 回の在宅訪問からなる健康教育プログラムを受ける
多発性硬化症（MS）の在宅生活者 45 名を対象とした研究において[2]，治療，ケア，運動，栄養，
排泄，活動，睡眠と休息，認知機能，コミュニケーション，セクシュアリティについて大規
模な NIC 介入情報を健康教育プログラムに使用した。明確には明らかにされていないが，"栄
養カウンセリング"，"セルフケア援助"，"運動促進"，"コーピング強化"，"社会化強化"，"環
境管理：安全" は，このような訪問看護師によって実施された介入のいくつかである。訪
問看護師と心不全と診断された人々による研究において，Azzolin ら[7]は，特定の NOC に
対する『*Self-Modification -Assistance, Behavior Modification, Health Education, Teaching:
Prescribed Medication, and Teaching: Disease Process*』効果を検証した。結果は，心不全
の知識向上と NOC 指標得点と知識質問紙の得点の間の強い相関を明らかにした。Ferreira
Santana ら[38]は，67 名の高齢者による認知療法クラスにおいて NIC 介入を検証し，認知刺
激行動は，参加者の機能能力を維持するのに有効であり，社会化と健康増進に対して有効な
方略として構成されたことを発見した。

比較的有効性研究　資金提供機関は，ケア環境における人々の間で有効な介入を比較する
比較的有効性研究（CER）への関心を高めている。CER は，臨床試験で募集されて受け入れ
られた人々よりも，人々の多様性が高い実践において，ある介入が他の介入よりもうまく機
能しているのかどうかに取り組む。看護師研究者は CER が特定の環境下で，どの介入をど
の人々に実践するのかを明らかにするための手段を提供しているために，CER の方法にか
かわる必要がある。CER における重要な要素は，有効な介入の直接的な比較であり，典型
的な臨床ケア状況における人々の研究であり，個々人の必要性に対して介入を調整すること
にある。しかしながら，NIC で提供されているような標準化された介入を使用することは，
CER 研究を設計するときに母集団および場の間で，介入の比較が可能になることに注目す
ることは重要である。

複雑な介入を設計し検証する　人々は多様な要因が彼らの健康に寄与する複雑な環境に住
んでいる。加えて，人々は複数の健康問題を同時に経験しているかもしれない，または単
一の状態の治療を成功させるために介入の組み合わせを必要としていることが明らかであ
る。複雑な健康状態は，複雑な解決，または複雑な介入を必要としている。医学研究協議会
（MRC）[107]は，多様な構成要素からなる介入として複雑な介入を説明している。複雑な介
入を開発する方法は，いくつかの NIC 介入を含んでいる複数の要素からなる介入を開発す
ることから成り立つ。Sidani と Braden[104]は，すべての人々があらゆる構成要素を与えられ

た場合や，複雑な介入がその人の健康状態の独自な経験に調整された場合に，標準化された方法で提供することができると述べている。この事例の人々は，健康状態の治療に最もふさわしい1つのNIC，あるいはNICの組み合わせが提供される。介入の各構成要素は，健康問題の特定の側面に目標を定める。成果測定は，測定の介入に感受的であるように選択される。研究の文脈において，構成要素が独立して機能する場合もあり，成果に対して効果をもつ複雑で多様な因果的な経路が生じる場合もある。このような相互関係を理解することは，複雑な介入を設計し，どの成果が最も介入に感受的であることを決定するためには不可欠であるために，"因果関係の網"を説明する"変化の理論"をもつことは必須である。MRCは，系統的で厳密でありながらも，柔軟で反復的な方法で，複雑な介入を開発し，設計し，実施するための包括的な12段階のツールを開発してきている[107]。MRCの枠組みにおいて[107]，文脈は，介入の設計と評価の中心であり，健康の社会的な決定要因（人種，民族性，社会経済的な背景，健康サービスの入手と質）が組み込まれなければならない。

ビッグデータ分析 "ビッグデータ分析"によって加速された医療データ革命は，看護に変革を起こすだろう。『The Inevitable: Understanding the 12 Technological Forces That Will Shape Our Future』のなかで，Kellyは，"認識化"と呼ばれるものを含む12の影響力のある技術トレンドを挙げている[61]。"認識化"とは，スーパーコンピュータを用いて"さらなる知能"[61]を付加し，新しい技能から多様な利益を最大限に活用する過程である。Kellyは，ヘルスケアを含む"あらゆるものを変える"認識化アプリケーションを説明している。注目すべきことは，Wired誌の創始者であり最初の7年間編集長であったKellyは，とりわけ看護を"認知能力の向上を待っている領域"[61]であるとして明確に指摘した。例えばKellyは，治療を毎日高度に個別化，調整，洗練できるように，1日24時間バイオマーカーを追跡するセンサーによって人々がどのようにして必要品を供給されるのかを描いている。今後30年にわたって，デジタルセンサーは，より小さいチップ，強固なバッテリー，クラウド接続によって強化される一方，"ビッグデータ分析"と"深いアルゴリズム"を可能にする大規模なデータベースと組み合わされることで，看護ケアと関連する何百ものヘルスパラメーターを追跡し監視できるようになるだろう[61]。

Mayer-SchonbergerとCukierは，彼らの著書『A Revolution That Will Transform How We Live, Work, and Think』のなかで，「ビッグデータは，新しい洞察を導き出し，新しい価値の形態を創造するために，小規模尺度では実施できない大規模尺度で実施できることを意味する」[78]と述べた。電子健康記録における人および医療データにおける膨大な量の急速なデジタル化の最近の動向は，パターンと傾向を識別する目的のために統合され分析されるデータの可能性をつくり出す。RaghupathiとRaghupathi[95]は，臨床意思決定支援，母集団の健康管理，健康監視を含む広範囲のヘルスケア行動を支援するために，ビッグデータ分析をどのように使うのかを詳細に説明している。ビッグデータ分析は，より洞察力のある診断や治療を開発するために医療従事者を援助することができ，これのより望ましい結果の向上やより低価格でケアのより高い質を導くために期待できる。NICの介入ラベルと行動は，実践で看護師の業務を計画し記録するために電子健康記録に使用することができるために，

Part 1 実践・教育・研究における NIC の概観と適用　　**39**

標準化された看護用語としての NIC は，看護認識およびビッグデータ分析を可能性とする。NIC はビッグデータ分析を可能とする。電子健康記録にコード化された NIC ラベルと行動は，臨床意思決定を強化し，看護治療の質と有効性を評価し，最適な結果の達成を促進し，医療費を管理するために設計された方法で，蓄積，検索，分析，共有できる。

　　自然言語処理　自然言語処理（NLP）のような，医療における新しい科学技術の使用は，発達の初期段階である。テキストが，とりわけ自然の人間言語の形態（例：句，文章，パラグラフ）で記録されている場合，自然言語処理（NLP）の科学技術は，コンピュータが，テキストから計算可能で実行可能なデータを引き出すことを可能とする。自然言語処理（NLP）を使用している例証は，病気の予後に対して使用されている徴候について，健康記録のなかの記述文書から情報を抜き出すことを含んでいる[63]。Bako ら[9]は，ソーシャルワーカーが人々の社会的ニーズを取り扱うために使用する介入を導き出し，識別し，分類するために自然言語処理（NLP）を使用した。自然言語処理（NLP）は標準化された看護用語を用いることの代わりにはならない一方，自然言語処理（NLP）は，NIC 介入と非構成的な物語的な健康記録をつなげるためにアルゴリズムを創造するために使うことができる。われわれの希望は，自然言語処理（NLP）が，人の母集団に対して最適な質の高いケアを提供するために必要とされるエビデンスに基づいた看護介入を選択することに対して，より洞察を増すために影響力を及ぼすことができることである。

■III 結論

　　看護は，健康と安寧状態を促進するための方略および治療と同様に，健康と病気の性質についての情報から構成される知識の一分野である。分類システムとしての NIC は，看護師が成し遂げる治療を明らかにし，首尾一貫した構造にこのような情報を構築し，そして個人，家族，コミュニティ，他学問のメンバー，国民に伝えるための用語を提供する。

　　看護師は情報と知識のユーザーであり，そして NIC は実践，教育，研究において看護介入についての知識の使用を促進する。NIC は看護において介入知識開発のための主要な源であり，看護治療を導く知識内容を提供する。医療の知識労働者の最大集団として看護師は，臨床的な意思決定を行うケアの過程と成果を実践し評価するために広範囲な臨床情報に依拠している。標準化された NIC の介入は，望まれる成果を達成するために設計された看護治療を構築することによって知識ユーザーの役割を促進する。さらに，コンピュータ化されたメカニズムがケアの場に知識資源をもたらすことで，ユーザーをおおいに援助する。つまり，看護師は実践での臨床意思決定のプロセスにおいて，必要な知識をすばやく入手できる。すでに NIC 介入は，看護ケアを計画し記録するためにケアの場で使われる広範囲で多様な医療情報システムである。看護ケアを記録し，データベースに保存すれば，有効性の評価や比較的有効性研究のためにデータを検索できる。

　　看護師は高い質の看護介入を提供することに取り組んでいる。NIC を使うことの利益は明白であり十分に確立されている。1992 年に NIC が最初に開発されて以来，看護実践，教育，

40 Part 1 実践・教育・研究における NIC の概観と適用

研究に NIC を組み込むことは急速に進んでいる。NIC の各版は，新しい介入および改訂された介入，看護教育における NIC の新しい使用，臨床意思決定および看護ケアの記録を促進する実践の場における NIC の新しい適用，そして有効性研究において NIC の使用を経て生成された新しい知識を含め，新しい進歩を提供している。われわれは NIC の前進と改善に継続的に取り組み，読者やユーザーからの改善のためのフィードバック，推奨，提案を待ち望んでいる。

参考文献

1. Aiken, L. H., Sloane, D. M., Bruyneel, L., Van den Heede, K., Griffiths, P., Busse, R., Diomidous, M., Kinnunen, J., Kózka, M., Lesaffre, E., McHugh, M. D., Moreno-Casbas, M. T., Rafferty, A. M., Schwendimann, R., Scott, P. A., Tishelman, C., van Achterberg, T., Sermeus, W., & RN4CAST consortium, (2014). Nurse staffing and education and hospital mortality in nine European countries: a retrospective observational study. Lancet, 383(9931), 1824–1830. https://doi.org/10.1016/S0140-6736(13)62631-8
2. Akkuş, Y., & Akdemir, N. (2012). Improving the quality of life for multiple sclerosis patients using the nurse-based home visiting model. Scandinavian Journal of Caring Sciences, 26(2), 295–303. https://doi.org/10.1111/j.1471-6712.2011.00933.x
3. American Association of Colleges of Nursing. (2021). The essentials: Core competencies for professional nursing education.
4. American Nurses Association (2021). Nursing: Scope and standards of practice. (4th ed.).
5. Anderson, C. A., Keenan, G., & Jones, J. (2009). Using bibliometrics to support your selection of a nursing terminology set. CIN: *Computers, Informatics, Nursing, 27*(2), 82–90.
6. Aríztegui Echenique, A. M., San Martín Rodríguez, L., & Marín Fernández, B. (2020). Effectiveness of nursing interventions in the control of type 2 diabetes mellitus. *Anales del sistema sanitario de Navarra, 43*(2), 159–167. https://doi.org/10.23938/ASSN.0860
7. Azzolin, K., Lemos, D. M., Lucena, A., & Rabelo-Silva, E. R. (2015). Home-based nursing interventions improve knowledge of disease and management in patients with heart failure. *Revista latino-americana de enfermagem, 23*(1), 44–50. https://doi.org/10.1590/0104-1169.0144.2523
8. Azzolin, K., Mussi, C. M., Ruschel, K. B., de Souza, E. N., de Fátima Lucena, A., & Rabelo-Silva, E. R. (2013). Effectiveness of nursing interventions in heart failure patients in home care using NANDA-I, NIC, and NOC. *Applied Nursing Research, 26*(4), 239–244. https://doi.org/10.1016/j.apnr.2013.08.003
9. Bako, A. T., Taylor, H. L., Wiley, K., Jr., Zheng, J., Walter-McCabe, H., Kasthurirathne, S. N., & Vest, J. R. (2021). Using natural language processing to classify social work interventions. *The American Journal of Managed Care, 27*(1), e24–e31. https://doi.org/10.37765/ajmc.2021.88580
10. Barros, A. L. B. L., Silva, V. M., Santana, R. F., Cavalcante, A. M. R. Z., Vitor, A. F., Lucena, A. F., Napoleão, A. A., Lopes, C. T., Primo, C. C., Carmona, E. V., Duran, E. C. M., Butcher, H. K., Lopes, J. L., Díaz, L. J. R., Cubas, M. R., Brandão, M. A. G., Lopes, M. V. O., Nóbrega, M. M. L., Almeida, M. A., Souza, P. A., Butcher, R. C. G. S., Jensen, R., Silva, R. S., Morais, S. C. R. V., & Santos, V. B. (2020). Brazilian Nursing Process Research Network contributions for assistance in the COVID pandemic. *Revista Brasileira de Enfermagem, 73*(Suppl 2), e20200798. https://doi.org/10.1590/0034-7167-2020-0798
11. Bartlett, R., Bland, A., Rossen, E., Kautz, D., Benfield, S., & Carnevale, T. (2008). Evaluation of the Outcome-Present State Test Model as a way to teach clinical reasoning. *Journal of Nursing Education, 47*(8), 337–344. https://doi.org/10.3928/01484834-20080801-01
12. Beck, C., McSweeney, J., Richards, K., Robinson, P., Tsai, P. -F., & Souder, E. (2010). Challenges in tailored intervention research. *Nursing Outlook, 58*(2), 104–110.
13. Bland, A., Rossen, E., Bartlett, R., Kautz, D., Carnevale, T., & Benfield, S. (2009). Implementation and testing of the OPT Model as a teaching strategy in an undergraduate psychiatric nursing course. *Nursing Education Perspectives, 30*(1), 14–21.
14. Bowker, G. C., & Starr, S. L. (1999). *Sorting things out: Classification and its consequences.* The MIT Press.
15. Bulechek, G., & McCloskey, J. (Eds.). (2000). *Nursing interventions: Effective nursing treatments* (3rd ed.). W. B. Saunders.
16. Bulechek, G., & McCloskey, J. (Guest Eds.). (1992). Symposium on nursing interventions. *Nursing Clinics of North America, 27*(2). W.B. Saunders.
17. Butcher, H. (2016). Development and use of gerontological evidence-based practice guidelines. *Journal of Gerontological Nursing, 42*(7), 25–32.
18. Carlson, J. (2006, March). *Total consensus validation process: A standardized research method to identify and link relevant NNN terms for professional practice.* Philadelphia, PA: Paper presented at the NANDA, NIC, and NOC 2006: Electronic Use of Clinical Nursing Data Conference.
19. Casey, A. (2011). Global challenges of electronic records for nursing. In P. S. Cowen & S. Moorhead (Eds.), *Current Issues in Nursing* (8th ed., pp. 340–347). Mosby Elsevier.
20. Center for Disease Control and Prevention. Transparent Reporting of Evaluation with Nonrandomized Designs (TREND) (2018). https://www.cdc.gov/trendstatement/index.html#:~:text=Transparent%20Reporting%20of%20

Part 1　実践・教育・研究における NIC の概観と適用　　**41**

Evaluations%20with%20Nonrandomized%20Designs%20
21. Center for Nursing Classification. (2000a). *NIC interventions and NOC outcomes linked to the OASIS Information Set.* Iowa City, IA.
22. Center for Nursing Classification. (2000b). *Standardized nursing language in long-term care* [R. Cox, preparer]. Iowa City, IA.
23. Chae, S., Oh, H., & Moorhead, S. (2020). Effectiveness of nursing interventions using standardized nursing terminologies: An integrative review. *Western Journal of Nursing Research, 42,* 963–973.
24. Chang, L. Y., Yu, H. H., & Chao, Y. C. (2019). The relationship between nursing workload, quality of care, and nursing payment in intensive care units. *The Journal of Nursing Research: JNR, 27*(1), 1–9.
25. Clark, J., & Lang, N. (1992). Nursing's next advance: An international classification for nursing practice. *International Nursing Review, 39*(4), 109–112.
26. Cohen, M., Kruckeberg, T., McCloskey, J., Bulechek, G., Craft, M., Crossley, J., Denehy, J. A., Glick, O. J., Maas, M., & Prophet, C. M. (1991). Inductive methodology and a research team. *Nursing Outlook, 39*(4), 162–165.
27. CONSORT: *Transparent Reporting of Trials* (n.d.). http://www.consort-statement.org
28. Costa, R., dos Santos, E., Lopes, C., & Bergamasco, E. (2015). Adequacy of the activities in the nursing intervention exercise therapy: Ambulation for medical-surgical patients with impaired physical mobility. *International Journal of Nursing Knowledge, 27*(4), 201–204.
29. Cruz, C., Bonfim, D., Galdzinski, R., Fuqulin, F., & Laus, A. (2014). The use of nursing interventions classification (NIC) in identifying the workload of nursing: An integrative review. *International Journal of Nursing Knowledge, 25*(3), 154–160.
30. Cullen, L., Hanrahan, K., Farrington, M., DeBerg, J., Tucker, S., & Kleiber, C. (2018). *Evidence-based practice in action. Comprehensive strategies, tools, and tips from the University of Iowa Hospitals and Clinics.* Sigma Theta Tau International.
31. de Araujo, D. D., Silva, D., Rodrigues, C., Silva, P. O., Macieira, T., & Chianca, T. (2019). Effectiveness of nursing interventions to prevent dry eye in critically ill patients. *American Journal of Critical Care: An Official Publication, American Association of Critical-Care Nurses, 28*(4), 299–306. https://doi.org/10.4037/ajcc2019360
32. Doenges, M. E., Moorhouse, F., & Murr, A. C. (2019). *Nursing care plans: Guidelines for individualizing client care across the life span* (10th ed.). F.A. Davis.
33. Enderlin, C., & Richards, K. (2006). Research testing of tailored interventions. *Research and Theory for Nursing Practice, 20*(4), 317–324.
34. Escalada-Hernández, P., Muñoz-Hermoso, P., González-Fraile, E., Santos, B., González-Vargas, J. A., Feria-Raposo, I., Girón-García, J. L., & García-Manso, M. (2015). A retrospective study of nursing diagnoses, outcomes, and interventions for patients with mental disorders. *Applied Nursing Research, 28*(2), 92–98.
35. Fawcett, J., & Carino, C. (1989). Hallmarks of success in nursing practice. *Advances in Nursing Science, 11*(4), 1–8.
36. Flemming, R. (1987). Methods to validate nursing diagnoses. *Heart and Lung, 16,* 625–629.
37. Fennelly, O., Grogan, L., Reed, A., & Hardiker, N. R. (2021). Use of standardized terminologies in clinical practice: A scoping review. *International Journal of Medical Informatics, 149,* 104431. https://doi.org/10.1016/j.ijmedinf.2021.104431
38. Ferreira Santana, R., Batista Rosa, T., Gonçalves Aquino, R., Araújo de Alexandrino, S., Alves Santos, G. L., & Araújo Lobato, H. (2016). Maintenance of functional capacity in cognitive stimulation subgroups. *Investigacion y Educacion en Enfermeria, 34*(3), 493–501.
39. Gleick, J. (2011). *The information: A history, a theory, a flood.* Pantheon.
40. Gray, J. R., & Grove, S. K. (2021). *Burns and Grove's The practice of nursing research: Appraisal, synthesis, and generation of evidence* (9th ed.). Elsevier.
41. Griffiths, P., Recio-Saucedo, A., Dall'Ora, C., Briggs, J., Maruotti, A., Meredith, P., Smith, G. B., & Ball, J. (2018). The association between nurse staffing and omissions in nursing care: A systematic review. *Journal of Advanced Nursing (John Wiley & Sons, Inc.), 74*(7), 1474–1487. https://doi.org/10.1111/jan.13564
42. Griggs, K., Arms, T., & Turrise, S. (2019). Outcome-Present State Test Model for expanding students' clinical reasoning. *Nurse Educator, 44*(3), 174. https://doi.org/10.1097/NNE.0000000000000578
43. Haegdorens, F., Van Bogaert, P., De Meester, K., & Monsieurs, K. G. (2019). The impact of nurse staffing levels and nurse's education on patient mortality in medical and surgical wards: An observational multicentre study. *BMC Health Services Research, 19*(1), 864. https://doi.org/10.1186/s12913-019-4688-7
44. Hedden, H. (2010). *The accidental taxonomist.* Information Today.
45. Herdman, T. H., & Kamitsuru, S. (2014). Frequently asked questions. In T. H. Herdman & S. Kamitsuru (Eds.), *NANDA International nursing diagnoses: Definitions & classification, 2015–2017* (10th ed., pp. 105–130). Wiley Blackwell.
46. Herdman, T. H., Kamitsuru, S., & Lopes, C. T. (2021). *Nursing diagnoses: Definitions and classification 2021–2023* (12th ed.). Thieme.
47. Hong, S. -J., & Lee, E. (2012). Korean and United States: Comparison of costs of nursing interventions. *Korean Journal of Adult Nursing, 24*(4), 358–369. https://doi.org/10.7475/kjan.2012.24.4.358
48. Institute of Medicine, (2001). *Crossing the quality chasm: A new health system for the 21st century.* The National Academies Press.
49. Institute of Medicine. (2011). *The future of nursing: Leading change, advancing health.* The National Academies Press.
50. Iowa Intervention Project. (1993). The NIC taxonomy structure. *Image: Journal of Nursing Scholarship, 25*(3), 187–192.
51. Iowa Intervention Project. (1995). Validation and coding of the NIC taxonomy structure. *Image: Journal of Nursing Scholarship, 27*(1), 43–49.
52. Iowa Intervention Project. (1996). *NIC interventions linked to Omaha system problems.* Iowa City, IA: Center for Nursing Classification.

42　　Part 1　実践・教育・研究における NIC の概観と適用

53. Jacox, A. (1995). Practice and policy implications of clinical and administrative databases. In N. M. Lang (Ed.), *Nursing data systems: The emerging framework.* American Nurses Association.
54. Jagerman, E.J. (2006). *Creating, maintaining and applying quality taxonomies.*
55. Johnson, M., Moorhead, S., Bulechek, G., Butcher, H., Maas, M., & Swanson, E. (Eds.), (2012). *NOC and NIC linkages to NANDA-I and clinical conditions: Supporting critical reasoning and quality care.* Elsevier Mosby.
56. Kane, R., Shamliyan, T., Mueller, C., Duval, S., & Wilt, T. (2007). The association of registered nurse staffing levels and patient outcomes: A systematic review and meta-analysis. *Medical Care, 45*(12), 1195–1204.
57. Kautz, D. D., Kuiper, R., Pesut, D. J., Knight-Brown, P., & Daneker, D. (2005). Promoting clinical reasoning in undergraduate nursing students: Application and evaluation of Outcome Present State Test (OPT) model of clinical reasoning. *International Journal of Nursing Education Scholarship, 2*(1). https://doi.org/10.2202/1548-923X.1052
58. Kautz, D. D., Kuiper, R., Pesut, D. J., & Williams, R. L. (2006). Using NANDA, NIC, and NOC (NNN) language for clinical reasoning with the Outcome-Present State-Test (OPT) model. *International Journal of Nursing Terminologies and Classifications: The Official Journal of NANDA International, 17*(3), 129–138. https://doi.org/10.1111/j.1744-618X.2006.00033.x
59. Keenan, G. (1999). Use of standardized nursing language will make nursing visible. *Michigan Nurse, 72*(2), 12–13.
60. Keenan, G. M., Yakel, E., Yao, Y., Xu, D., Szalacha, L., Tschannen, D., Ford, Y., Chen, Y. -C., Johonson, A., Dunn Lopez, K., & Wilkie, D. J. (2012). Maintaining a consistent big picture: Meaningful use of a web-based POC EHR system. *International Journal of Nursing Knowledge, 23*(3), 119–133. https://doi.org/10.1111/j.2047-3095.2012.01215.x
61. Kelly, K. (2016). *The inevitable: Understanding the 12 technological forces that will shape our future.* Viking.
62. Klehr, J., Hafner, J., Spelz, L. M., Steen, S., & Weaver, K. (2009). Implementation of standardized nomenclature in the electronic medical record. *International Journal of Nursing Terminologies and Classifications, 20,* 169–180. https://doi.org/10.1111/j.1744-618X.2009.01132.x
63. Koleck, T. A., Tatonetti, N. P., Bakken, S., Mitha, S., Henderson, M. M., George, M., Miaskowski, C., Smaldone, A., & Topaz, M. (2021). Identifying symptom information in clinical notes using Natural Language Processing. *Nursing Research, 70*(3), 173–183.
64. Kuiper, R. (2008). Use of personal digital assistants to support clinical reasoning in undergraduate baccalaureate nursing students. *Computers Informatics, 26*(2), 90–98.
65. Kuiper, R., Donnell, S., Pesut, D., & Turrise, S. (2017). *The essentials of clinical reasoning for nurses: Using the Outcome-Present State-Test Model for reflective practice.* Sigma Theta Tau International.
66. Kuiper, R., Heinrich, C., Matthias, A., Graham, M., & Bell-Kotwall, L. (2008). Evaluating situated cognition during simulation: Debriefing with the OPT model of clinical reasoning. *International Journal of Nursing Education Scholarship, 5*(1). https://doi.org/10.2202/1548-923X.1466
67. Kuiper, R., Pesut, D., & Arms, T. (2016). *Clinical reasoning and care coordination in advanced practice nursing.* Springer.
68. Kuiper, R., Pesut, D., & Kautz, D. (2009). Promoting self-regulation of clinical reasoning skills in nursing students. *Open Nursing Journal, 3,* 76–85. https://doi.org/10.2174/1874434600903010076
69. Lambe, P. K. (2007). *Organising knowledge: Taxonomies, knowledge, and organizational effectiveness.* Chandos.
70. Lopes, J., de Barros, A., & Michel, J. (2009). A pilot study to validate the priority nursing interventions classification and nursing outcomes classification outcomes for the nursing diagnosis "excess fluid volume" in cardiac patients. *International Journal of Nursing Terminologies and Classifications, 20*(2), 76–88.
71. Lozano, P., Butcher, H. K., Serrano, C., Carrasco, A., Lagares, C., Lusilla, P., & O'Ferrall, C. (2021). Motivational interviewing: Validation of a proposed NIC nursing intervention in persons with a severe mental illness. *International Journal of Nursing Knowledge, 32*(4), 240–252.
72. Lucena, A., de, F., Magro, C. Z., da Costa Proença, M. C., Bertoldo Pires, A. U., Monteiro Moraes, V., & Badin Aliti, G. (2017). Validation of the nursing interventions and activities for patients on hemodialytic therapy. *Revista Gaucha de Enfermagem, 38*(3), 1–9.
73. Lunney, M. (2003). Theoretical explanations for combining NANDA, NIC, and NOC. In J. M. Dochterman & D. A. Jones (Eds.), *Unifying nursing languages: The harmonization of NANDA, NIC, and NOC* (pp. 35–45). American Nurses Association.
74. Lunney, M. (2006). Helping nurses use NANDA, NOC, and NIC: Novice to expert. *Nurse Educator, 31*(1), 40–46.
75. Lunney, M. (Ed.), (2009). *Critical thinking to achieve positive health outcomes: Nursing case studies and analyses.* Wiley-Blackwell.
76. Lunney, M., McGuire, M., Endozo, N., & McIntosh-Waddy, D. (2010). Consensus-validation study identifies relevant nursing diagnoses, nursing interventions, and health outcomes for people with traumatic brain injuries. *Rehabilitation Nursing, 35*(4), 161–166.
77. Makic, B. F. M., & Martinez-Karatz, M. R. (2022). *Ackley and Ladwig's nursing diagnosis handbook: An evidence-based guide to planning care* (13th ed.). Elsevier.
78. Mayer-Schonberger, V., & Cukier, K. (2013). *Big data: A revolution that will transform how we live, work, and think.* Eamon Dolan.
79. McCloskey, J. C., Bulechek, G. M., & Donahue, W. (1998). Nursing interventions core to specialty practice. *Nursing Outlook, 46*(2), 67–76.
80. McGonigle, D., & Mastrian, K. D. (2022). Systems Development Life Cycle: Nursing informatics and organizational decision making: *Nursing informatics and the foundation of knowledge* (pp. 191–204) (5th ed.). Jones & Bartlett Learning.
81. Melnyk, B. M., & Morrison-Beedy, D. (2019). *Intervention research and evidence-based quality improvement: Designing, conducting, analyzing, and funding* (2nd ed.). Springer.
82. Moorhead, S., Macieira, T. G. R., Lopez, K. D., Mantovani, V. M., Swanson, E., Wagner, C., & Abe, N. (2021). NANDA-I, NOC, and NIC Linkages to SARS-Cov-2 (COVID-19): Part 1. Community response. *International Journal of Nursing*

Part 1 実践・教育・研究における NIC の概観と適用 **43**

Knowledge, 32(1), 59–67. https://doi.org/10.1111/2047-3095.12291

83. Moorhead, S., Swanson, E., & Johnson, M. (2024). *Nursing outcomes classification: Measurement of health outcomes* (7th ed.). Elsevier.
84. Needleman, J., Buerhaus, P., Pankratz, V., Leibson, C., Stevens, S., & Harris, M. (2011). Nurse staffing and inpatient hospital mortality. *The New England Journal of Medicine, 364*(11), 1037–1045.
85. Nolan, P. (1998). Competencies drive decision making. *Nursing Management, 29*(3), 27–29.
86. Ohl, M. (2018). *The art of naming.* The MIT Press.
87. Olley, R., Edwards, I., Avery, M., & Cooper, H. (2019). Systematic review of the evidence related to mandated nurse staffing ratios in acute hospitals. *Australian Health Review, 43*(3), 288–293. https://doi.org/10.1071/AH16252
88. Peplau, H. E. (1987). Nursing science: A historical perspective. In R. R. Parse (Ed.), *Nursing science: Major paradigms, theories, and critiques* (pp. 13–29). Saunders.
89. Peres, H. H., de Almeida Lopes M da Cruz, D., Tellez, M., de Cassia Gengo e Silva, R., dos S Diogo, R. C., Ortiz, D. C., & Ortiz, D. R. (2015). Nursing clinical documentation system structured on NANDA-I, NOC, and NIC classification systems. *Studies in Health Technology and Informatics, 216*, 943.
90. Perry, P. A., Potter, A. G., Stockert, P. A., & Hall, A. M. (2021). *Fundamentals of nursing* (10th ed.). Elsevier.
91. Pesut, D. (2002). Nursing nomenclatures and eye-roll anxiety control. *Journal of Professional Nursing, 18*(1), 3–4.
92. Pesut, D., & Herman, J. (1999). *Clinical reasoning: The art and science of critical and creative thinking.* Delmar.
93. Possari, J. F., Gaidzinski, R. R., Lima, A. F., Fugulin, F. M., & Herdman, T. H. (2015). Use of the nursing intervention classification for identifying the workload of a nursing team in a surgical center. *Revista Latino-Americana de Enfermagem, 23*(5), 781–788. https://doi.org/10.1590/0104-1169.0419.2615
94. Rae, P. J. L., Pearce, S., Greaves, P. J., Dall'Ora, C., Griffiths, P., & Endacott, R. (2021). Outcomes sensitive to critical care nurse staffing levels: A systematic review. *Intensive & Critical Care Nursing, 67*, 103110. https://doi.org/10.1016/j.iccn.2021.103110
95. Raghupathi, W., & Raghupathi, V. (2014). Big data analytics in healthcare: Promise and potential. *Health Information Science and Systems, 2*(3), 1–29. https://doi.org/10.1186/2047-2501-2-3
96. Raurell-Torredà, M., Llauradó-Serra, M., Lamoglia-Puig, M., Rifà-Ros, R., Díaz-Agea, J. L., García-Mayor, S., & Romero-Collado, A. (2020). Standardized language systems for the design of high-fidelity simulation scenarios: A Delphi study. *Nurse Education Today, 86*, 104319. https://doi.org/10.1016/j.nedt.2019.104319
97. Reed, D., Titler, M., Dochterman, J., Shever, L., Kanak, M., & Picone, P. (2007). Measuring the dose of nursing intervention. *International Journal of Nursing Terminologies and Classifications, 18*(4), 121–130.
98. Ros, R. R., Adrados, C. O., & Lenguaje Puig, M. (2020). *NIC para el aprendizaje teorico-practico en enfermeria* (2nd ed.). Elsevier.
99. Rutherford, M. A. (2008). Standardized Nursing Language: What does it mean for nursing practice. *OJIN: The Online Journal of Issues in Nursing, 13*(1). https://doi.org/10.3912/OJIN.Vol13No01PPT05
100. Sackett, D., Straus, S., Richardson, W., Rosenberg, W., & Haynes, R. (2000). *Evidence-based medicine: How to practice and teach EBM* (2nd ed.). Churchill Livingstone.
101. Shever, L. L. (2011). The impact of nursing surveillance on failure to rescue. *Research and Theory for Nursing Practice, 25*(2), 107–126. https://doi.org/10.1891/1541-6577.25.2.10
102. Shever, L. L., Titler, M., Dochterman, J., Fei, Q., & Picone, D. (2007). Patterns of nursing intervention use across 6 days of acute care hospitalization for three older patient populations. *International Journal of Nursing Terminologies and Classifications, 18*(1), 18–29. https://doi.org/10.1111/j.1744-618X.2007.00044.x
103. Shin, J. H., Choi, G. Y., & Lee, J. (2021). Identifying frequently used NANDA-I nursing diagnoses, NOC outcomes, NIC interventions, and NNN linkages for nursing home residents in Korea. *International Journal of Environmental Research and Public Health, 18*(21), 11505. https://doi.org/10.3390/ijerph182111505
104. Sidani, S., & Braden, C. J. (2021). *Nursing and health interventions: Design, evaluation, and implementation* (2nd ed.). Wiley Blackwell.
105. Silva de Melo, L., da Silva Figueiredo, L., de Melo Vellozo Pereira, J., Peclat Flores, P. V., Barbosa Siqueira, M. E., & Dantas Cavalcanti, A. C. (2017). Educational strategies used in standardized language systems by nurses: An integrative review. *Online Brazilian Journal of Nursing, 16*(3), 4. https://doi.org/10.17665/1676-4285.20175549
106. Silva, R., & Ferreira, N. (2016). Content validation study of nursing interventions intended to prevent cardiovascular events in diabetic patients. *Journal of Clinical Nursing, 26*(3–4), 366–368. https://doi.org/10.1111/jocn13181
107. Skivington, K., Matthews, L., Simpson, S. A., Craig, P., Baird, J., Blazeby, J. M., Boyd, K. A., Craig, N., French, D. P., McIntosh, E., Petticrew, M., Rycroft-Malone, J., White, M., & Moore, L. (2021). A new framework for developing and evaluating complex interventions: Update of Medical Research Council guidance. *BMJ, 374*(2061). https://doi.org/10.1136/bmj.n2061
108. Sun, J., Li, Y., & Shen, N. (2021). The use of the Nursing Interventions Classification in identifying the workload of a nursing team in a pediatric oncology center. *Studies in Health Technology and Informatics, 284*, 83–84. https://doi.org/10.3233/SHTI210673
109. Swanson, E., Mantovani, V. M., Wagner, C., Moorhead, S., Lopez, K. D., Macieira, T. G. R., & Abe, N. (2021). NANDA-I, NOC, and NIC linkages to SARS-CoV-2 (COVID-19): Part 2. Individual response. *International Journal of Nursing Knowledge, 32*(1), 68–83. https://doi.org/10.1111/2047-3095.12307
110. Tastan, S., Linch, G. C., Keenan, G. M., Stifter, J., McKinney, D., Fahey, L., Lopez, K. D., Yao, Y., & Wilkie, D. J. (2014). Evidence for the existing American Nurses Association-recognized standardized nursing terminologies: A systematic review. *International Journal of Nursing Studies, 51*(8), 1160–1170. https://doi.org/10.1016/j.ijnurstu.2013.12.004
111. The Agency for Health Care Policy and Research Reauthorization Act of 1992 (P.L. 102-410).
112. Thede, L. Q., & Schwirian, P. M. (2016). Informatics: The standardized nursing terminologies: A national survey of nurses' experience and attitudes—SURVEY II: Evaluation of standardized nursing terminologies. *Online Journal of Issues in Nursing, 21*(1), 6. https://doi.org/10.3912/OJIN.Vol21No01InfoCol01

44   Part 1   実践・教育・研究における NIC の概観と適用

113. Titler, M., Dochterman, J., Kim, T., Kanak, M., Shever, L., Picone, D., Everett, L., & Budreau, G. (2007). Costs of care for seniors hospitalized for hip fractures and related procedures. *Nursing Outlook, 55*(1), 5–14. https://doi.org/10.1016/j.outlook.2006.06.006

114. Titler, M., Dochterman, J., & Reed, D. (2004). *Guideline for conducting effectiveness research in nursing and other healthcare services.* The University of Iowa, College of Nursing, Center for Nursing Classification and Clinical Effectiveness.

115. Trovó, S. A., Cucolo, D. F., & Perroca, M. G. (2020). Time and quality of admissions: Nursing workload. *Revista brasileira de enfermagem, 73*(5), e20190267. https://doi.org/10.1590/0034-7167-2019-0267

116. Twigg, D. E., Whitehead, L., Doleman, G., & El, Z. S. (2021). The impact of nurse staffing methodologies on nurse and patient outcomes: A systematic review. *Journal of Advanced Nursing, 77*(12), 4599–4611. https://doi.org/10.1111/jan.14909

117. Wagner, C. M., Swanson, E. A., Moorhead, S., Mantovani, V. M., Dunn, L. K., Macieira, T. G. R., Abe, N., & Breitenstein, S. (2022). NANDA-I, NOC, and NIC linkages to SARS-CoV-2 (COVID-19): Part 3. Family response. *International Journal of Nursing Knowledge, 33*(1), 5–17. https://doi.org/10.1111/2047-3095.12323

118. Werley, H. H., & Lang, N. M. (Eds.). (1988). *Identification of the nursing minimum data set.* Springer.

PART 2

NIC 分類法

Taxonomy of Nursing Interventions

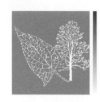

NIC 分類法の概観

　看護介入分類（NIC）原著第8版は，組織化された614介入を含み，最新の5版分と同様に7領域と30類に組み込まれている。この3水準の分類構造は48頁以降にある。最高の抽象水準は**7領域**（1〜7）である。各領域は，分類法の抽象度の2番目の水準である**類**（アルファベット記号が割りあてられている）であり，同様の介入を群化したものである。3番目の水準は，4つの数字の独自のコードをもつ**介入**ラベルである。介入ラベルの名称のみが，分類法に使用されている。各介入の定義と行動については，本書の50音順のリストを参照すること。分類法は，類似性分析，階層的群化，臨床判断，熟練者のレビューを使って最初に構築された。分類法の構築，検証，そしてコード化の詳細は過去の版を参照すること。

　分類法は，使いやすさのために関連する介入を群化している。群は看護実践のすべての領域を表している。あらゆる専門分野の看護師は，1つの類，もしくは1つの領域からの介入だけではなく，特定の人に対して全体の分類法を使うことを心に留めておくべきである。分類法は中立的な理論である。介入はあらゆる看護理論に，そして多様な看護の場所や健康ケア提供システムにおいて使用することができる。介入はさらに，NANDAインターナショナル，国際疾病分類（ICD），精神障害の診断と統計マニュアル（DSM），オマハシステム問題リストを含み，多様な診断分類に使用することができる。

　各介入には独自の数値が割りあてられており，コンピュータ化を促進している。6桁を使って介入の類と領域を識別しなさい（例：1A-0140 は，**ボディメカニクスの促進**であり，**生理学的：基礎**の領域の**活動と運動の管理**の類に配置されている）。行動のコードは本書には含んでいない。行動にコードを割りあてるためには，各介入の行動は小数点以下の2桁を使って番号をつけることができる（例：1A-0140.01 は，ボディメカニクスの促進における最初の行動を指している）。行動が特定の施設でコード化される場合，行動は関連する介入コードと一緒に使用される必要がある。

　2つの類に含まれている介入のいくつかは，主たる類に従ってコード化されている。分類法は容易に長くなり，扱いにくくなるために，われわれは，相互参照を最小限に抑えるように試みてきた。介入がその類の介入に関係すると十分に判断された場合，介入は別の類にリストされる。3つ以上の類にリストされている介入はない。時折，介入は1つの類のみに配置されるが，別の類に割りあてられるコードをもつ（例：**栄養カウンセリング**は，類Dの**栄養支援**に配置されているが，カウンセリング介入であることを示すために5246とコード化される）。各類の介入は50音順にリストされるが，追加，削除，そして相互参照のために，その番号は連続していない。健康システムの領域の最後2つの類は，（コードaの**ヘルスシステム管理**とコードbの**情報管理**），多くの間接ケア介入を含んでいる（例：間接費に含まれているような介入）。

　分類法は，6領域と27類をもつ1996年の『看護介入分類　第2版』で最初に出現した。

Part 2 NIC 分類法　**47**

2000 年に出版された第 3 版は，1 つの新しい領域（コミュニティ）と 3 つの新しい類：家族領域の**子育てケア**（Z）とコミュニティ領域の**コミュニティの健康促進**（c）と**コミュニティのリスク管理**（d）が含まれた。本版に加えられた新しい領域や類はない。60 の新しい介入が，既存の類に容易に配置された。"薬物（drug）" という言葉の否定的な意味合いを避けるために，類の**薬物管理**（Drug Management）（H）は，この版では，**薬剤管理**（Medication Management）という名前に変更された一方で，類の**患者教育**（S）は，看護師が提供する教育は患者だけに限定されないというわれわれの信念が一致し，**健康教育**という名前に変更された。

　本版と過去の版のために使われたコーディングの指針は以下のように要約される。

- 各介入は，今後の版でその介入が類を変更するかどうかにかかわらず，その介入が存在するかぎり，その介入に所属する独自の 4 桁に割りあてられる。
- コードは介入が削除されたときに削除される。コードは 2 回以上使用されることはない。
- 介入の性質は変わらないがラベルの名称のみが修正された介入は，同じコード番号を維持する。この場合，ラベルの名称変更は介入に影響を与えないが，変更はやむにやまれぬ理由が必要とされた（例：**虐待からの保護**は，同じ名前をもつ看護成果分類において，成果と介入を区別するために第 3 版で，**虐待からの保護支援**に変更された。**意識鎮静**は，最新の実践をより反映するために，第 4 版で**セデーション管理**へと変更された。**シフトレポート**は，この介入が病院以外の他の場所で使用されていることを反映するために，第 7 版で**ハンドオフ（申し送り）**に変更され，そして，**レイプ・トラウマ治療**は，最新の分類法をより反映させるために，本版で**性的暴行トラウマケア**に変更された）。
- 介入の性質を変更するために，ラベルの名称だけが修正された介入には，新しいコードが割りあてられ，過去のコード番号は削除される（例：第 3 版の**トリアージ**は削除され，この介入の明確な性質をより示し，かつ，**トリアージ：救急センター**と**トリアージ：遠隔通信**とは区別している新しい介入の**トリアージ：コミュニティにおける災害**が加えられた。第 7 版の**疼痛管理**は削除され，新しい 2 つのより明確な介入，**疼痛管理：急性**と**疼痛管理：慢性**が加えられた。そして，本版の**医師支援**は削除され，看護実践の現在の協働的な性質をより正確に反映している新しい介入の**ヘルスケア提供者協働**が加えられた）。
- 相互参照は可能なかぎり避けられ，2 類以上で相互参照された介入はない。割りあてられた数字は主な類から選定されている。
- 介入は各類のなかで 50 音順にリストされている。変更，追加，削除のために，コード番号は連続していない。
- 第 2 版で最初に開始されたコードは論理的に割りあてられ，この論理的な順序は可能な場合は維持されているが，**コードは自由な文脈であり**，4 桁の数字以外の意味があると解釈されるべきではない。
- 行動はコード化されていないが，コード化を望む場合は，小数点の右側に 2 つ（読者のコンピュータシステムに示されていれば，それ以上）の空間を使用し，各介入に示される行動に番号をつけなさい（例：0140.01，0140.02）。

NIC 分類法

	領域 I	領域 II	領域 III
水準1 領域	1　生理学的：基礎 身体機能を支援するケア	2　生理学的：複雑 恒常性の調節を支援するケア	3　行動的 心理社会的機能を支援し，ライフスタイルの変容を促進するケア
水準2 類	A　活動と運動の管理 身体活動とエネルギーの保存と消費を整える，または援助する介入 B　排泄管理 定期的な排便と排尿パターンを確立し維持する介入，および，これらの変化による合併症を管理する介入 C　不動性管理 制限された運動とその後遺症を管理する介入 D　栄養支援 栄養状態を変化させる，または維持する介入 E　身体的安楽促進 身体的な技法を使って安楽を促進する介入 F　セルフケア促進 定期的な日常生活活動を提供する，または援助する介入	G　電解質と酸塩基管理 電解質／酸塩基平衡を調節し，合併症を予防する介入 H　薬剤管理 薬物作用の期待される効果を促進する介入 I　神経管理 神経機能を最高の状態にする介入 J　周術期ケア 手術前，手術中，手術直後にケアを提供する介入 K　呼吸管理 気道の開通とガス交換を促進する介入 L　皮膚／創傷管理 組織統合性を維持，または回復させる介入 M　体温調節 体温を正常範囲に維持する介入 N　組織循環管理 組織への血液循環と体液循環を最高の状態にする介入	O　行動療法 望ましい行動を強化，または促進し，望ましくない行動を変容させる介入 P　認知療法 望ましい認知機能を強化，または促進し，望ましくない認知機能を変容させる介入 Q　コミュニケーション強化 言語的，非言語的メッセージを伝えること，および受けとることを促進する介入 R　コーピング援助 他者が自身の長所を高めたり，機能の変化に適応したり，または機能がより高い水準に到達するのを援助する介入 S　健康教育 学習を促進させる介入 T　心理的安楽促進 心理的技法を用いて安楽を促進する介入

領域Ⅳ	領域Ⅴ	領域Ⅵ	領域Ⅶ
4 安全性 有害なものに対する保護を支援するケア	**5 家族** 家族を支援するケア	**6 ヘルスシステム** ヘルスケア供給システムの効果的な利用を支援するケア	**7 コミュニティ** コミュニティの健康を支援するケア
U 危機管理 心理的危機，および身体的危機の両方に対して即座に短期間の援助を提供する介入 **V リスク管理** リスク軽減行動を開始し，時間をかけてリスクを監視し続ける介入	**W 出産ケア** 出産準備を援助し，出産前，出産中，出産直後の心理的，身体的変化の管理を援助する介入 **Z 子育てケア** 子どもを養育することを援助する介入 **X 生涯ケア** 家族単位機能を促進し，生涯を通して家族の健康と幸福を促進する介入	**Y ヘルスシステム仲介** 人／家族とヘルスシステムの間の橋渡しを促進する介入 **a ヘルスシステム管理** ケア提供に向けて支援サービスを提供し，促進する介入 **b 情報管理** ヘルスケアについてコミュニケーションを促進する介入	**c コミュニティの健康促進** コミュニティ全体の健康を促進する介入 **d コミュニティのリスク管理** コミュニティ全体に対する健康の危険性を明らかにし，または予防することを援助する介入

50 Part 2　NIC 分類法

水準1 領域	1　生理学的：基礎 身体機能を支援するケア		
水準2 類	A　活動と運動の管理 身体活動およびとエネルギー保存と消費を整える，または援助する介入	B　排泄管理 定期的な排便と排尿パターンを確立し維持する介入，および，これらの変化による合併症を管理する介入	C　不動性管理 制限された運動とその後遺症を管理する介入
水準3 介入	0200　運動促進 0201　運動促進：筋力トレーニング 0202　運動促進：ストレッチング 0224　運動療法：関節可動性 0226　運動療法：筋肉コントロール 0222　運動療法：バランス 0221　運動療法：歩行 0180　エネルギー管理 5612　教育：処方された運動 S* 0140　ボディメカニクスの促進	0480　オストミーケア 0466　浣腸投与 0460　下痢管理 0470　鼓腸緩和 0560　骨盤底筋運動 1804　セルフケア援助：排泄 F 1876　チューブケア：尿路 0565　超音波検査：膀胱 0490　直腸脱管理 0580　導尿 0581　導尿：外的 0582　導尿：間欠的 0610　尿失禁ケア 0612　尿失禁ケア：遺尿症 Z 0620　尿閉ケア 0590　排尿管理 0600　排尿習慣訓練 0640　排尿誘導 0430　排便管理 0630　ペッサリー管理 0410　便失禁ケア 0412　便失禁ケア：遺糞症 0450　便秘の管理 0570　膀胱訓練 0550　膀胱洗浄	0970　移乗 0762　ギプスケア：維持 0764　ギプスケア：湿潤 0940　牽引／固定ケア 0740　床上安静ケア 6580　身体抑制 V 1806　セルフケア援助：移乗 F 0910　副子法 0840　ポジショニング 0846　ポジショニング：車椅子
	0100 ～ 0399	0400 ～ 0699	0700 ～ 0999

＊：末尾のアルファベットは，その介入が別の類にも含まれることを示す。

Part 2　NIC 分類法　**51**

D　栄養支援	E　身体的安楽促進	F　セルフケア促進
栄養状態を変化させる，または維持する介入	身体的な技法を使って安楽を促進する介入	定期的な日常生活活動を提供する，または援助する介入

D	E	F
1080　胃管挿入	1330　アロマセラピー	1750　会陰ケア
5246　栄養カウンセリング	6482　安楽管理	1860　嚥下療法 D
1100　栄養管理	1570　嘔吐管理	1630　更衣
1160　栄養モニタリング	1450　悪心管理	1710　口腔衛生維持
1120　栄養療法	1380　温罨法／冷罨法	1730　口腔衛生修復
1860　嚥下療法 F*	1360　気管内抜管：緩和的	1720　口腔衛生促進
1200　完全静脈栄養（TPN）管理 G	1540　経皮的電気神経刺激（TENS）	1620　コンタクトレンズのケア
5614　教育：処方された食事 S	1440　月経前症候群（PMS）管理	1770　死後ケア
1056　経腸栄養	1320　指圧療法	1665　身体的機能強化
1020　食事療法の段階	6855　陣痛管理 W	1850　睡眠強化
1024　食事療法の段階：体重減少手術	1460　漸進的筋肉リラクセーション法	1050　摂食 D
1050　摂食 F	3550　瘙痒管理 L	1800　セルフケア援助
1030　摂食障害の管理	5465　治療的タッチング	1806　セルフケア援助：移乗 C
1260　体重管理	1410　疼痛管理：急性	1804　セルフケア援助：排泄 B
1280　体重減少への支援	1415　疼痛管理：慢性	1870　チューブケア
1240　体重増加への支援	1350　ドライアイの予防	1680　爪のケア（ネイルケア）
1874　チューブケア：消化管	1340　皮膚刺激	6462　認知症の管理：入浴 V
	1390　ヒーリングタッチ	1660　フットケア
	1310　腹部マッサージ	1610　保清
	1480　マッサージ法	1640　耳のケア
	1520　レイキ（霊氣）	1645　耳の洗浄
		1650　眼のケア
		1655　眼の洗浄
		1670　毛髪頭皮ケア
1000 ～ 1299	1300 ～ 1599	1600 ～ 1899

52 Part 2 NIC 分類法

水準1 領域	2　**生理学的：複雑** 恒常性の調節を支援するケア	
水準2 類	G　**電解質と酸塩基管理** 電解質／酸塩基平衡を調節し，合併症を予防する介入	H　**薬剤管理** 薬物作用の期待される効果を促進する介入
水準3 介入	1200　完全静脈栄養（TPN）管理 D* 2100　血液透析療法 2110　血液濾過療法 2120　高血糖管理 4232　採血：動脈血 N 1910　酸塩基平衡管理 1913　酸塩基平衡管理：呼吸性アシドーシス 　　　　K 1914　酸塩基平衡管理：呼吸性アルカローシ 　　　　ス K 1911　酸塩基平衡管理：代謝性アシドーシス 1912　酸塩基平衡管理：代謝性アルカローシ 　　　　ス 1920　酸塩基モニタリング 2125　脂質異常症管理 2080　体液／電解質管理 N 2130　低血糖管理 2000　電解質管理 2002　電解質管理：高カリウム血症 2001　電解質管理：高カルシウム血症 2004　電解質管理：高ナトリウム血症 2003　電解質管理：高マグネシウム血症 2005　電解質管理：高リン血症 2007　電解質管理：低カリウム血症 2006　電解質管理：低カルシウム血症 2009　電解質管理：低ナトリウム血症 2008　電解質管理：低マグネシウム血症 2010　電解質管理：低リン血症 2020　電解質モニタリング 2150　腹膜透析療法	6430　化学的身体抑制 V 2240　化学療法管理 S 5616　教育：処方された薬剤 S 4270　血栓溶解療法の管理 N 2400　自己調節鎮痛法（PCA）の援助 2260　セデーション管理 4054　中心静脈アクセス管理：中心挿入 N 4220　中心静脈アクセス管理：末梢挿入 N 2210　鎮痛剤投与 2214　鎮痛剤投与：髄腔内 2430　トランスジェンダーのホルモン療法 2420　フィトセラピー（植物療法） 2280　ホルモン補充療法 2840　麻酔剤投与 J 2380　薬剤管理 2385　薬剤管理：医療用大麻 2398　薬剤管理：ウエアラブル（身に着けられ 　　　　る）注入装置 2390　薬剤処方 2370　薬剤処方中止 2395　薬剤突合 V 2300　与薬 2322　与薬：眼内ディスク 2311　与薬：吸入 2302　与薬：胸膜間 2313　与薬：筋肉内 2304　与薬：経口 2318　与薬：経腟 2301　与薬：経腸 2315　与薬：経直腸 2316　与薬：経皮 2303　与薬：骨髄内 2321　与薬：持続皮下注入 2314　与薬：静脈内 2319　与薬：脊髄内 2310　与薬：点眼 2308　与薬：点耳 2320　与薬：点鼻 2307　与薬：脳室リザーバー 2317　与薬：皮下 2312　与薬：皮内
	1900 ～ 2199	2200 ～ 2499

*：末尾のアルファベットは，その介入が別の類にも含まれることを示す。

I 神経管理
神経機能を最高の状態にする介入

2720	クモ膜下出血対策
2680	けいれん発作管理 V
2690	けいれん発作対策
2560	自律神経反射異常亢進管理
2620	神経学的モニタリング
2590	頭蓋内圧（ICP）モニタリング
1878	チューブケア：脳室瘻／脊髄液ドレナージ
2570	電気けいれん療法（ECT）管理
2550	脳循環促進
2540	脳浮腫管理
2760	片側無視管理
0844	ポジショニング：神経学的
2660	末梢感覚管理

2500 〜 2799

J 周術期ケア
手術前，手術中，手術直後にケアを提供する介入

3000	割礼ケア（包皮切除術ケア）W
6545	感染コントロール：術中
2865	気圧式ターニケット管理
5610	教育：術前 S
2860	自己血輸血 N
2910	手術器材管理
2930	手術準備
2920	手術対策 V
2900	手術補助
2880	術前調整 Y
3902	体温調節：周術期 M
3583	皮膚ケア：移植部位 L
3582	皮膚ケア：採皮部位 L
0842	ポジショニング：術中
2870	麻酔後ケア
2840	麻酔剤投与 H
6560	レーザー対策 V

2800 〜 3099

水準1 領域	2 **生理学的：複雑（つづき）** 恒常性の調節を支援するケア	
水準2 類	K **呼吸管理** 気道の開通とガス交換を促進する介入	L **皮膚／創傷管理** 組織統合性を維持，または回復させる介入
水準3 介入	6412 アナフィラキシー管理 V* 3310 ウィーニング（人工呼吸器離脱） 3250 咳嗽強化 3390 換気援助 3270 気管内挿管チューブ抜管 3120 気管内挿管と固定 3140 気道確保 3160 気道吸引 3200 誤嚥の予防 V 3350 呼吸モニタリング 3230 呼吸理学療法 1913 酸塩基平衡管理：呼吸性アシドーシス 　　　 G 1914 酸塩基平衡管理：呼吸性アルカローシ 　　　 ス G 3320 酸素療法 3300 人工呼吸器管理：侵襲的 3304 人工呼吸器管理：肺炎予防 V 3302 人工呼吸器管理：非侵襲的 3180 人工的気道管理 3340 迅速導入気管内挿管 3210 喘息の管理 4106 塞栓ケア：肺動脈 N 1872 チューブケア：胸腔 3316 鼻腔洗浄 3330 ポジショニング：腹臥位	0480 オストミーケア B 3480 下肢モニタリング 3510 光線療法：皮膚 3520 褥瘡ケア 3540 褥瘡予防 V 3440 切開部ケア 3420 切断ケア 3660 創傷ケア 3661 創傷ケア：熱傷 3664 創傷ケア：非治癒性 3662 創傷ケア：閉鎖式ドレナージ 3670 創傷ケア：保護 3680 創傷洗浄 3550 瘙痒管理 E 3583 皮膚ケア：移植部位 J 3570 皮膚ケア：吸収性製品 3584 皮膚ケア：局所処置 3582 皮膚ケア：採皮部位 J 3590 皮膚サーベイランス 3460 ヒル療法 3620 縫合
	3100 ～ 3399	3400 ～ 3699

＊：末尾のアルファベットは，その介入が別の類にも含まれることを示す。

M 体温調節 体温を正常範囲に維持する介入	N 組織循環管理 組織への血液循環と体液循環を最高の状態にする介入
3840 悪性高熱症対策 U 3786 高体温管理 3900 体温調節 3920 体温調節管理 3902 体温調節：周術期 J 3910 体温調節：新生児 3800 低体温処置 3790 低体温療法	4210 観血的血行動態モニタリング 4266 幹細胞移植 4200 経静脈（IV）療法 4030 血液製剤投与 4150 血行動態調節 4270 血栓溶解療法の管理 H 4162 高血圧管理 4234 採血：献血 4238 採血：静脈血 4232 採血：動脈血 G 2860 自己血輸血 J 4020 出血軽減 4022 出血軽減：消化管 4028 出血軽減：創傷 4021 出血軽減：妊娠中の子宮 W 4024 出血軽減：鼻 4026 出血軽減：分娩後の子宮 W 4010 出血予防 4064 循環ケア：機械的援助器具 4066 循環ケア：静脈機能不全 4062 循環ケア：動脈機能不全 4070 循環対策 4190 静脈（IV）穿刺 4095 除細動器管理：体外 U 4096 除細動器管理：体内 4250 ショック管理 4256 ショック管理：血管性 4258 ショック管理：循環血液量減少性 4254 ショック管理：心臓性 4255 ショック管理：敗血症 4260 ショック予防 4040 心臓ケア 4044 心臓ケア：急性期 4046 心臓ケア：リハビリテーション期 4050 心臓のリスク管理 4092 心臓ペースメーカー管理：一時的 4091 心臓ペースメーカー管理：永久 4106 塞栓ケア：肺動脈 K 4104 塞栓ケア：末梢血管 4110 塞栓予防 2080 体液／電解質管理 G 4120 体液量管理 4180 体液量減少管理 4170 体液量増多管理 4140 体液量補正 4130 体液量モニタリング 4115 体外式膜型人工肺（ECMO）療法 4054 中心静脈アクセス管理：中心挿入 H 4220 中心静脈アクセス管理：末梢挿入 H 4175 低血圧管理 4240 透析アクセスの維持 4090 不整脈の管理 4035 毛細管採血
3700 ～ 3999	4000 ～ 4299

水準 1 領域	3　行動的 心理社会的機能を支援し，ライフスタイルの変容を促進するケア
水準 2 類	O　行動療法 望ましい行動を強化，または促進し，望ましくない行動を変容させる介入
水準 3 介入	4330　アートセラピー（芸術療法）Q* 4320　アニマルセラピー（動物介在療法）Q 4400　音楽療法 Q 4310　活動療法 4368　ガーデニング療法 4390　環境療法 4410　共同目標設定 4490　禁煙支援 6926　光線療法：気分調節 4350　行動管理 4354　行動管理：自傷行為 4356　行動管理：性的 4352　行動管理：不注意と多動 4420　行動契約 4360　行動変容 4362　行動変容：社交的な能力 4340　自己主張訓練（アサーション・トレーニング） 4480　自己責任促進 4470　自己変容補助 4364　称賛 4370　衝動コントロールの訓練 4380　制限設定 4367　ダンス療法 4430　治療的遊戯 Q 4395　動機づけ面接法 4510　薬物等の乱用・依存に対する治療 4516　薬物等の乱用・依存に対する治療：過剰服薬 4512　薬物等の乱用・依存に対する治療：禁酒 4514　薬物等の乱用・依存に対する治療：薬物からの離脱 4500　薬物等の乱用・依存予防
	4300 ～ 4599

＊：末尾のアルファベットは，その介入が別の類にも含まれることを示す。

P 認知療法	Q コミュニケーション強化
望ましい認知機能を強化，または促進し，望ましくない認知機能を変容させる介入	言語的・非言語的メッセージを伝えること，および受けとることを促進する介入
4640　怒りのコントロール援助 4860　回想療法 5520　学習促進 S 4760　記憶訓練 4680　読書療法 4730　内省指導 4740　日記記述法 4700　認知再構築 4720　認知刺激 4820　リアリティオリエンテーション（現実性オリエンテーション，現実性見当識づけ）	4330　アートセラピー（芸術療法）O 4320　アニマルセラピー（動物介在療法）O 4400　音楽療法 O 5000　ケアリング相互作用促進 5328　傾聴訪問 R 4976　コミュニケーション強化：言語障害 4978　コミュニケーション強化：視覚障害 4974　コミュニケーション強化：聴覚障害 5100　社会化強化 6675　視力検査 V 4920　積極的傾聴 5020　対立の仲介 4430　治療的遊戯 O
4600 ～ 4899	4900 ～ 5199

水準1 領域	3　行動的（つづき） 心理社会的機能を支援し，ライフスタイルの変容を促進するケア
水準2 類	R　コーピング援助 他者が自身の長所を形成し，機能の変化に適応し，または機能がより高い水準に到達するのを援助する介入
水準3 介入	5250　意思決定支援 Y* 5242　遺伝カウンセリング W 5350　移転ストレス軽減 5240　カウンセリング 5480　価値明確化 6160　危機介入 U 5330　気分管理 5310　希望鼓舞 5340　共在 5300　ギルトワーク（罪悪感緩和作業）の促進 5290　グリーフワーク促進（悲嘆緩和作業促進） 5294　グリーフワーク促進（悲嘆緩和作業促進）：周産期死亡 W 5450　グループセラピー 5328　傾聴訪問 Q 5305　健康コーチング 5230　コーピング強化 5325　再発予防 5430　サポートグループ 5440　サポートシステム強化 5395　自己効力感強化 5400　自己尊重強化 5215　死別ケア 5422　宗教依存の治療 5424　宗教儀式強化 5270　情動支援 5470　真実告知 5420　スピリチュアルサポート 5426　スピリチュアル的な成長促進 5248　性カウンセリング 5390　セルフ・アウェアネス強化 5260　ダイイングケア 5460　タッチング 5410　トラウマセラピー（身体的心的外傷療法）：子ども 5220　ボディイメージ強化 5370　役割強化 X 5320　ユーモア 5280　許し促進 5210　予期ガイダンス Z 5326　ライフスキル強化 5360　レクリエーション療法
	5200 〜 5499

＊：末尾のアルファベットは，その介入が別の類にも含まれることを示す。

S 健康教育	T 心理的安楽促進
学習を促進する介入	心理的技法を用いて安楽を促進する介入

5566	親教育：育児家族 Z	5900	気晴らし
5562	親教育：青年期 Z	5920	催眠
5568	親教育：乳児 Z	5922	自己催眠促進
2240	化学療法管理 H	5840	自律訓練
5520	学習促進 P	5880	鎮静法
6784	家族計画：避妊 W	5860	バイオフィードバック
5622	教育：安全な性行為	5820	不安軽減
5654	教育：学童期の安全（6 〜 12 歳）Z	5960	瞑想促進
5652	教育：学童期の栄養（6 〜 12 歳）Z	6000	誘導イメージ法
5650	教育：学童期の発達（6 〜 12 歳）Z	6050	ヨガ
5649	教育：感染制御 V	6040	リラクセーション法
5606	教育：個人	5930	笑いヨガ
5602	教育：疾患経過		
5604	教育：集団		
5610	教育：術前 J		
5618	教育：処置または治療		
5612	教育：処方された運動 A		
5614	教育：処方された食事 D		
5616	教育：処方された薬剤 H		
5620	教育：精神運動技能		
5674	教育：青年期の安全（12 〜 21 歳）Z		
5672	教育：青年期の栄養（12 〜 21 歳）Z		
5670	教育：青年期の発達（12 〜 21 歳）Z		
5624	教育：セクシャリティ		
5634	教育：トイレ訓練 Z		
5645	教育：乳児の安全（0 〜 3 か月）Z		
5646	教育：乳児の安全（4 〜 6 か月）Z		
5647	教育：乳児の安全（7 〜 9 か月）Z		
5648	教育：乳児の安全（10 〜 12 か月）Z		
5640	教育：乳児の栄養（0 〜 3 か月）Z		
5641	教育：乳児の栄養（4 〜 6 か月）Z		
5642	教育：乳児の栄養（7 〜 9 か月）Z		
5643	教育：乳児の栄養（10 〜 12 か月）Z		
5655	教育：乳児の発達（0 〜 3 か月）Z		
5658	教育：乳児の発達（4 〜 6 か月）Z		
5656	教育：乳児の発達（7 〜 9 か月）Z		
5657	教育：乳児の発達（10 〜 12 か月）Z		
5684	教育：幼児期の安全（1 〜 5 歳）		
5682	教育：幼児期の栄養（1 〜 5 歳）		
5680	教育：幼児期の発達（1 〜 5 歳）		
5665	教育：幼児の安全（13 〜 18 か月）Z		
5666	教育：幼児の安全（19 〜 24 か月）Z		
5667	教育：幼児の安全（25 〜 36 か月）Z		
5660	教育：幼児の栄養（13 〜 18 か月）Z		
5661	教育：幼児の栄養（19 〜 24 か月）Z		
5662	教育：幼児の栄養（25 〜 36 か月）Z		
5510	健康教育 c		
5515	健康リテラシー強化		
5580	準備的感覚情報提供		

5500 〜 5799	5800 〜 6099

水準1 領域	4　安全性 有害なものに対する保護を支援するケア
水準2 類	U　危機管理 心理的危機，および身体的危機の両方に対して即座に短期間の援助を提供する介入
水準3 介入	3840　悪性高熱症対策 M 6240　応急処置（ファーストエイド） 7170　家族共在促進 X 6160　危機介入 R* 6200　救急ケア 6170　緊張緩和管理 6140　コードブルー（救命救急コード）管理 6340　自殺予防 V 4095　除細動器管理：体外 N 6300　性的暴行トラウマケア 6260　臓器獲得 6320　蘇生 6366　トリアージ：遠隔通信 6364　トリアージ：救急センター 6362　トリアージ：コミュニティにおける災害
	6100 ～ 6399

＊：末尾のアルファベットは，その介入が別の類にも含まれることを示す。

Part 2　NIC 分類法　**61**

V　リスク管理
リスク軽減活動を開始し，時間をかけてリスクを監視し続ける介入

6412	アナフィラキシー管理 K
6410	アレルギー管理
6430	化学的身体抑制 H
6630	隔離
6596	隔離促進
6480	環境管理
6486	環境管理：安全
6487	環境管理：暴力予防
6574	患者識別
6540	感染コントロール
6550	感染防御
6400	虐待からの保護支援
6403	虐待からの保護支援：家庭内パートナー
6404	虐待からの保護支援：高齢者
6402	虐待からの保護支援：子ども Z
6408	虐待からの保護支援：信仰
5649	教育：感染制御 S
6648	教育：スポーツ傷害予防 Z
6420	区域の制限
2680	けいれん発作管理 I
6510	幻覚管理
6520	健康スクリーニング d
6581	好中球減少症対策
3200	誤嚥の予防 K
6650	サーベイランス
6660	サーベイランス：ビデオ監視
6340	自殺予防 U
2920	手術対策 J
3540	褥瘡予防 L
6675	視力検査 Q
3304	人工呼吸器管理：肺炎予防 K
6525	人身売買の検知
6425	身体検査
6580	身体抑制 C
6440	せん妄の管理
6576	付き添い
6490	転倒・転落予防
6470	逃亡予防
6522	乳房検査
6460	認知症の管理
6462	認知症の管理：入浴 F
6466	認知症の管理：徘徊
9050	乗物の安全性向上 d
6680	バイタルサイン・モニタリング
6670	バリデーション療法
6592	パンデミック対策
6594	人との関係距離促進
6500	放火対策
6600	放射線療法管理
6450	妄想の管理
2395	薬剤突合 H
6570	ラテックスの安全対策
6610	リスク確認 d
6620	リスク確認：感染症
6560	レーザー対策 J
6530	ワクチン接種の管理 c

6400 ～ 6699

水準1 領域	5　家族 家族を支援するケア
水準2 類	W　出産ケア 出産準備を援助し，出産前，出産中，出産直後の心理的，身体的変化の管理を援助する介入
水準3 介入	5242　遺伝カウンセリング R* 6788　家族計画：非計画的妊娠 6784　家族計画：避妊 S 6786　家族計画：不妊 7104　家族統合性促進：子育て家族 3000　割礼ケア（包皮切除術ケア）J 6840　カンガルーケア 5294　グリーフワーク促進（悲嘆緩和作業促進）：周産期死亡 R 6924　光線療法：新生児 6656　サーベイランス：妊娠後期 6930　産褥期ケア 4021　出血軽減：妊娠中の子宮 N 4026　出血軽減：分娩後の子宮 N 6720　出産 6760　出産準備 6960　出生前ケア 6965　処置支援：乳幼児 6855　陣痛管理 E 6850　陣痛誘発 6860　陣痛抑制 7886　生殖技術の管理 7160　生殖能力維持 6974　蘇生：新生児 6972　蘇生：胎児 1875　チューブケア：臍静脈ライン 6982　超音波検査：婦人科と産科 6750　帝王切開出産ケア 6771　電気的胎児モニタリング：妊娠期 6772　電気的胎児モニタリング：分娩期 6824　乳児ケア：新生児 6826　乳児ケア：早産児 6950　妊娠中絶時ケア 5247　妊娠前カウンセリング 6800　ハイリスク妊娠ケア 6900　非栄養的吸啜 6830　分娩期ケア 6834　分娩期ケア：ハイリスク出産 6870　母乳分泌抑制 6700　羊水補充灌流 6612　リスク確認：乳児の家族
	6700 〜 6999

＊：末尾のアルファベットは，その介入が別の類にも含まれることを示す。

Z 子育てケア	X 生涯ケア
子どもを養育することを援助する介入	家族単位機能を促進し，生涯を通して家族の健康と幸福を促進する介入

6710 愛着促進	7040 介護者支援
5566 親教育：育児家族 S	7180 家事家政援助
5562 親教育：青年期 S	7110 家族関与促進
5568 親教育：乳児 S	7130 家族機能維持
8240 カップ授乳：新生児	7170 家族共在促進 U
6402 虐待からの保護支援：子ども V	7120 家族結集
5654 教育：学童期の安全（6～12歳）S	7140 家族支援
5652 教育：学童期の栄養（6～12歳）S	7100 家族統合性促進
5650 教育：学童期の発達（6～12歳）S	7150 家族療法
6648 教育：スポーツ傷害予防 V	5370 役割強化 R
5674 教育：青年期の安全（12～21歳）S	6614 リスク確認：遺伝
5672 教育：青年期の栄養（12～21歳）S	7260 レスパイトケア（息抜きケア）
5670 教育：青年期の発達（12～21歳）S	
5634 教育：トイレ訓練 S	
5645 教育：乳児の安全（0～3か月）S	
5646 教育：乳児の安全（4～6か月）S	
5647 教育：乳児の安全（7～9か月）S	
5648 教育：乳児の安全（10～12か月）S	
5640 教育：乳児の栄養（0～3か月）S	
5641 教育：乳児の栄養（4～6か月）S	
5642 教育：乳児の栄養（7～9か月）S	
5643 教育：乳児の栄養（10～12か月）S	
5655 教育：乳児の発達（0～3か月）S	
5658 教育：乳児の発達（4～6か月）S	
5656 教育：乳児の発達（7～9か月）S	
5657 教育：乳児の発達（10～12か月）S	
5684 教育：幼児期の安全（1～5歳）S	
5682 教育：幼児期の栄養（1～5歳）S	
5680 教育：幼児期の発達（1～5歳）S	
5665 教育：幼児の安全（13～18か月）S	
5666 教育：幼児の安全（19～24か月）S	
5667 教育：幼児の安全（25～36か月）S	
5660 教育：幼児の栄養（13～18か月）S	
5661 教育：幼児の栄養（19～24か月）S	
5662 教育：幼児の栄養（25～36か月）S	
7280 きょうだい支援	
8274 子どもケア	
8272 青年期ケア	
6820 乳児ケア	
6810 乳児ケア：視力検査支援	
0612 尿失禁ケア：遺尿症 B	
7200 ノーマライゼーション促進	
8278 発達促進：乳児	
0412 便失禁ケア：遺糞症 B	
1052 瓶哺乳	
8300 ペアレンティング促進	
5244 母乳栄養カウンセリング	
5210 予期ガイダンス R	
8340 レジリエンス（回復力）促進	

8200～8499	7000～7299

水準1 領域	6 ヘルスシステム ヘルスケア供給システムの効果的な利用を支援するケア	
水準2 類	Y ヘルスシステム仲介 人／家族とヘルスシステムの間の橋渡しを促進する介入	
水準3 介入	7300 アドバンスト・ケア・プランニング 5250 意思決定支援 R* 7440 外出／外泊援助 7460 患者権利擁護 7320 ケースマネジメント c 7380 財源補助 7470 再入院予防 2880 術前調整 J 7500 生活維持支援 7370 退院調整計画 6485 退院調整計画：家庭準備 7310 入院時ケア 7330 文化ケアの交渉 7400 ヘルスシステム案内 7410 保険の認定支援 7560 面会・見舞いの促進	
	7300 〜 7599	

＊：末尾のアルファベットは，その介入が別の類にも含まれることを示す。

水準1 領域	7 コミュニティ コミュニティの健康を支援するケア	
水準2 類	c コミュニティの健康促進 コミュニティ全体の健康を促進する介入	
水準3 介入	7320 ケースマネジメント Y* 5510 健康教育 S 7970 健康政策モニタリング b 8500 コミュニティの健康開発 8510 コミュニティの健康擁護 8550 財源管理 a 8740 社会正義促進 8750 ソーシャルマーケティング 8700 プログラム開発 8720 レジリエンス（回復力）促進：コミュニティ 6530 ワクチン接種の管理 V	
	8500 〜 8799	

＊：末尾のアルファベットは，その介入が別の類にも含まれることを示す。

a ヘルスシステム管理
ケア提供に向けて支援サービスを提供し，促進する
介入

7810	安全な集会
7890	移送：施設間
7892	移送：施設内
7650	委託
7760	医療用製品評価
7880	技術管理
7620	規制医薬品の確認
7660	救急カートチェック
7640	クリティカルパスの開発
7690	検査データ解釈
7680	検査補助
7820	検体管理
7850	コンピテンシー管理
8550	財源管理 c
7840	サプライチェーンマネジメント（物流プロセス管理）
7800	質モニタリング
7830	スタッフの監督
7770	専門職開発促進
7700	ピアレビュー（同僚評価）
7630	費用の抑制
7726	プリセプター：学生
7722	プリセプター：職員
7610	ベッドサイド検査（POCT：Point of Care Testing）
7685	ヘルスケア提供者協働
7615	連携強化

7600 ～ 7899

b 情報管理
ヘルスケアについてコミュニケーションを促進する
介入

7980	インシデント報告
8180	遠隔通信相談
8060	オーダー転記
7920	記録
7926	記録：ミーティング
8130	研究プロトコル管理
7970	健康政策モニタリング c
7910	コンサルテーション
6658	サーベイランス：遠隔監視
8100	紹介
8080	処方：検査
8086	処方：非薬物治療
7930	宣誓供述
8190	退院フォローアップ
8020	多専門職ケアカンファレンス
8070	電子健康記録入手援助
7940	犯罪捜査データ収集
8140	ハンドオフ（申し送り）
7960	ヘルスケア情報のやりとり

7900 ～ 8199

d コミュニティのリスク管理
コミュニティ全体に対する健康の危険性を明らかにする，または予防することを援助する介入

6484	環境管理：コミュニティ
6489	環境管理：労働者の安全性
8880	環境リスク保護
6520	健康スクリーニング V
8840	コミュニティの災害準備
6652	サーベイランス：コミュニティ
8820	伝染性疾患管理
9050	乗物の安全性向上 V
8810	バイオテロリズムへの対応準備
6610	リスク確認 V

8800 ～ 9099

PART 3

 介入

Interventions

訳注：できるかぎり日本の制度等に即して翻訳していますが，銃器に関する記載等，置き換えることができない介入については，原著に忠実な翻訳としています。使用にあたっては十分ご注意ください。

68　　Part 3　介入

4330	アートセラピー（芸術療法）

Art Therapy

定義：絵を描く等の芸術形態を通じてコミュニケーションを促進すること

行動

□ 芸術を基盤とする活動の形態を明確にする（例：既存の，即興の，直接的な，自発的な）

□ 絵画（例：自画像，人物像，家族像），写真や他のメディア（例：フォトジャーナル，メディアジャーナル），グラフィック（例：タイムライン，ボディマップ），工芸品（例：仮面，彫像）のような用いられる芸術媒体を明確にする

□ 直接的または間接的アプローチを用いて何を作成するか患者と話し合う［適切な場合］

□ 発達レベルやセラピーの目的に応じて適切な芸術資材を提供する

□ 妨害が入らない静かな環境を提供する

□ 言語的な意見や行動等を含む，芸術創作過程における患者の没頭を観察する

□ 絵画や芸術的な創作物について語るよう患者に奨励する

□ 絵画や芸術的な創作物の説明について患者と一緒に話し合う

□ 絵画や芸術的な創作物についての患者の解釈を記録する

□ 一定期間にわたる収集作品の主題を明確にする

□ 患者の作品をファイルにするためにコピーする［適切かつ必要な場合］

□ 患者の自己概念を明確にするために人物像の描画を用いる

□ ストレスとなる出来事が患者に与える影響を明確にするために，絵画を利用する（例：入院，離婚，虐待等の出来事）

□ 芸術的な創作物と創作過程について説明し，話をするよう患者に奨励する

□ 患者の芸術創作についての説明と解釈をアセスメントデータに組み込む

□ 芸術作品と創作過程を患者の発達レベルと以前の芸術創作活動と比較する

□ 患者のアセスメントのデータと芸術療法の文献を取り入れて，絵画の重要な側面の意味を解釈する

□ 病歴の完結，基礎となる絵画，一定期間にわたる絵画の収集が終わるまでは絵画の意味を探らないようにする

□ 紹介状を書く（例：社会的活動，芸術療法）［適応がある場合］

第1版：1992。改訂：2013

参考文献

Cox, M. (2005). *The pictorial world of the child.* Cambridge University Press.

Darley, S., & Health, W. (2008). *The expressive arts activity book: A resource for professionals.* Jessica Kingsley.

Dixon, S. D., & Stein, M. T. (2006). *Encounters with children: Pediatric behav- ior and development* (4th ed.). Mosby Elsevier.

Driessnack, M. (2006). Draw-and-tell conversations with children. *Qualitative Health Research, 16*(10), 1414-1435.

Driessnack, M. (2009). Using the Colored Eco-Genetic Relationship Map (CEGRM) with children. *Nursing Research, 58*(5), 304-311.

Malchiodi, C. A. (2002). *The soul's palette: Drawing on art's transformative power.* Shambhala.

McNiff, S. (2004). *Art heals: How creativity cures the soul.* Shambhala.

Seiden, D. (2001). *Mind over matter: The uses of materials in art, education, and therapy.* Magnolia Street Pub.

Part 3　介入　**69**

6710	愛着促進
	Attachment Promotion

定義：乳児と親の間での永続的な情動的関係の構築を促進すること

行動

- [ ] 出産前・出産後の文化に基づいた愛着表現について親と話し合う
- [ ] 親の妊娠に対する反応について話し合う
- [ ] 親がまだ産まれていない子どもに対するイメージを決定する
- [ ] 胎児の心音を聴くことについて話し合う
- [ ] 胎児の超音波画像をみることについて話し合う
- [ ] 胎動を感じることについて話し合う
- [ ] 出生前教室への参加を患者に促す
- [ ] 分娩への立ち会い方を患者のパートナーに指導する
- [ ] 出生直後の新生児が親と肌と肌を触れ合わせられるように，親と一緒に横たえる
- [ ] 出生直後に親が新生児をみて，抱き，確認する機会を提供する（不要な処置は後回しにし，プライバシーを提供する）
- [ ] 出生直後に親と新生児がアイコンタクトをとりやすいように促す（顔の位置の調整，室内の照明を落とす，静かでプライバシーが確保された環境を提供する）
- [ ] 親が新生児を抱いている間に，親と新生児のアセスメントを完了させる
- [ ] 乳児の身体的アセスメントから得られた情報を親と共有する
- [ ] 乳児に行っているケアについて親に伝える
- [ ] 母親に疼痛緩和を行う
- [ ] 母親に母乳育児を奨励する[**適切な場合**]
- [ ] 十分な母乳栄養教育と支援を提供する[**適切な場合**]
- [ ] 授乳に対する乳児のサインについて親に指導する（例：口唇追いかけ反射，指しゃぶり，啼泣）
- [ ] アイコンタクトや身体的な接近の機会を提供するため，養育活動としての授乳の重要性を親に指導する
- [ ] 乳児が泣いているとき，ニーズ特定のための援助をする（例：空腹，疼痛，疲労，不満）
- [ ] 乳児が泣いたときに，一貫性のある迅速な対応を奨励する
- [ ] 乳児を落ち着かせる方法を親に実演して指導する
- [ ] 乳児の行動の特徴について親と話し合う
- [ ] 親に反応を示す乳児のサインを指摘する
- [ ] 過刺激の徴候について親に指導する
- [ ] 乳児と親の間での頻繁で持続的な身体的な触れ合いを奨励する（例：肌と肌を触れ合わせる，母乳栄養，抱っこ，添い寝）
- [ ] 肌と肌の触れ合いをもたらすさまざまな方法を指導する（例：カンガルーケア，マッサージ，入浴）
- [ ] 乳児のケアについて親に指導する（例：おむつ交換，授乳，抱っこ，マッサージ）
- [ ] 乳児ケアを家族や友人に手伝ってもらうことを奨励する
- [ ] 介護者役割行動を強化する
- [ ] 乳児にみられる家族の特徴を明確にすることを奨励する
- [ ] 乳児に最大限の集中を向けられるように，セルフケアを援助する
- [ ] 個々の乳児の個性を認識するために多胎児の親を援助する
- [ ] 入院中の乳児のケアと親の自由な面会を促す
- [ ] 入院中の乳児の観察に使用される機器について説明する

70　　Part 3　介入

- ☐ 機器やチューブで管理されている間，保育器，保温ベッド，新生児用ベッドからどうやって乳児を移乗させるかを親に指導する
- ☐ 保育器のなかにいる乳児との触れ合い方を実演して指導する
- ☐ 入院中の乳児の親に乳児の様子が視覚的に確認できるものを提供する（例：写真，足跡）
- ☐ 入院中の乳児の状態に関する情報を，親に頻繁に最新情報を伝える
- ☐ 愛着の発達について，その複雑さ，継続性のあるもの，何度も機会をもつものであると指導する
- ☐ 今後起こる発達段階の節目についての情報を前もって提供する
- ☐ 状況の変化に対する家族のコーピング（対処）を明確にする
- ☐ 親の懸念について話し合う機会を提供する（例：恐怖，乳児ケアに関する疑問，疲労感，疼痛コントロール，乳児とのかかわり方）
- ☐ 最適な愛着を妨げる要因を観察する（例：患者のメンタルヘルス障害，経済的負担，内科的または外科的な介入による親子の分離，母乳栄養の困難，里親ケアの提供，養子）
- ☐ 支援サービスを紹介する（例：経済的支援，パストラルケア，カウンセリング）[適切な場合]

第1版：1992。改訂：2013

参考文献

Denehy, J. A. (1992). Interventions related to parent-infant attachment. *Nursing Clinics of North America, 27*(2), 425-443.

Gribble, K. D. (2007). A model for caregiving of adopted children after insti- tutionalization. *Journal of Child & Adolescent Psychiatric Nursing, 20*(1), 14-26.

Moore, E. R., Anderson, G. C., & Bergman, N. (2007). Early skin-to-skin con- tact for mothers and their healthy newborn infants. *Cochrane Database of Systematic Reviews, 2007*(3). https://doi.org/10.1002/14651858. CD003519.pub2

Murphy, N. L. (2009). Facilitating attachment after international adoption. *MCN: The American Journal of Maternal/Child Nursing, 34*(4), 210-215.

Ward, S. L., & Hisley, S. M. (2009). *Maternal-child nursing care: Optimizing outcomes for mothers, children, & families.* F.A. Davis.

Wheeler, B., & Wilson, D. (2007). Health promotion of the newborn and family. In M. J. Hockenberry & D. Wilson (Eds.), *Wong's nursing care of infants and children* (8th ed., pp. 257-309). Mosby Elsevier.

3840	悪性高熱症対策

Malignant Hyperthermia Precautions

定義：手術中に用いられる薬剤に対する代謝亢進反応を予防または軽減すること

行動

- ☐ 悪性高熱症，麻酔剤による予期しない死，筋障害，原因不明の術後の発熱について，家族と個人の既往歴を患者に確認する
- ☐ リスクを明確にするためのさらなる検査のために，悪性高熱症の家族歴を患者に確認する（例：筋肉拘縮検査，分子遺伝学的検査）
- ☐ 患者の病歴またはリスク状態を手術チームに伝える
- ☐ 悪性高熱症のための救急用の機器を確保する[プロトコルに従って]
- ☐ 悪性高熱症の緊急ケアをスタッフと見直す[プロトコルに従って]
- ☐ 深部体温を含むバイタルサインをモニタリングする
- ☐ 悪性高熱症のリスクのある患者に吸入麻酔剤を含まない麻酔器を提供する，または悪性高熱症の患者への麻酔剤の使用を中止する
- ☐ 処置開始時に悪性高熱症のリスクがある患者の下に冷却水マットレスを敷く
- ☐ リスクのある患者や罹患患者には，悪性高熱症の引き金にならない麻酔剤を使用する（例：オピオイド，ベンゾジアゼピン，局所麻酔剤，亜酸化窒素，バルビツール酸）
- ☐ 引き金となる薬剤の使用を避ける，または中止する（例：単独使用するサクシニルコリン，または揮発性吸入剤（ハロタン，エンフルラン，イソフルラン，セボフルラン，デスフルラン）と組み合わせて使用されるサクシニルコリン）

Part 3 介入　**71**

□ 悪性高体温の徴候を観察する（例：高炭酸，高体温，頻脈，頻呼吸，代謝性アシドーシス，不整脈，チアノーゼ，肌の斑点，筋硬直，多量発汗，不安定な血圧）

□ 処置を中止する［可能な場合］

□ 救急管理用品を備える

□ 血液と尿の検体を採取する

□ 臨床検査値の異常を観察する（例：酸素飽和度の低下を伴う呼気終末二酸化炭素濃度の低下，血清カルシウム値（Ca）・血清カリウム値（K）の上昇，原因不明の代謝性アシドーシス，血尿，ミオグロビン尿症）

□ 心電図をモニタリングする

□ 気管内挿管チューブがまだ挿入されていない場合に，挿管または挿管の補助をする

□ できるかぎりの高流量の100%酸素で換気する

□ 薬剤を準備し投与する（例：ダントロレンナトリウム，重炭酸ナトリウム，インスリン，カルシウムチャネル遮断剤以外の抗不整脈剤，浸透圧またはループ利尿剤）

□ 冷却した生理食塩水を投与する

□ 体幹上に冷却ブランケットや市販の冷却道具を装着する

□ 冷たい，濡れた，またはアイシングされたタオルで四肢を擦る，または包む

□ 胃，膀胱，直腸，開口した体腔を，滅菌し冷却した生理食塩水で洗浄する

□ 胃管チューブ，直腸管チューブ，尿道カテーテルを挿入する［必要な場合］

□ 尿量をモニタリングする

□ 尿量維持のために十分な静脈内輸液を投与する

□ 第2輸液ラインを開始する

□ 動脈圧と中心静脈圧ラインの挿入を援助する

□ 塩化カルシウムまたはグルコン酸，強心配糖体，アドレナリン作動剤，アトロピン，乳酸加リンゲル溶液を含む薬剤の使用を避ける

□ 環境刺激を低減する

□ 後期合併症の徴候を観察する（例：消耗性凝固障害，腎不全，低体温，肺水腫，高カリウム血症，神経学的後遺症，筋壊死，初期治療後の症状の再発）

□ 患者や家族を教育する（今後の麻酔管理のために必要な予防策について，悪性高熱症のリスクを明確にする方法について話し合う）

□ 患者と家族を関連学会に紹介する

□ 遺伝カウンセリングを紹介する

□ 関係機関・関係者に起こったことを報告する

第2版：1996。改訂：2013

参考文献

Chard, R. (2010). Care of intraoperative patients. In D. D. Ignatavicius & M. L. Workman (Eds.), *Medical-surgical nursing: Patient-centered collaborative care* (6th ed., pp. 264-284). Saunders Elsevier.

Hernandez, J. F., Secrest, J. A., Hill, L., & McClarty, S. J. (2009). Scientific advances in the genetic understanding and diagnosis of malignant hyper- thermia. *Journal of PeriAnesthesia Nursing, 24*(1), 19-34.

Hommertzheim, R., & Steinke, E. E. (2006). Malignant hyperthermia: The perioperative nurse's role. *AORN Journal, 83*(1), 149-164.

Kaplow, R. (2010). Care of postanesthesia patients. *Critical Care Nursing, 30*(1), 60-62.

Nagelhout J. J., & Plaus, K. L. (2010). *Handbook of nurse anesthesia* (4th ed.). Saunders Elsevier.

72　Part 3　介入

7300	**アドバンスト・ケア・プランニング**

Advance Care Planning

定義：個人の価値観，人生の目標，嗜好を取り入れた終末期の意思決定計画を立てるためのサポートを提供すること

行動

☐ 情報を受け取る準備ができているかどうかを判断する

☐ 将来の医療に関する希望についての話し合いを促進する

☐ 希望に基づいた意思決定とインフォームドチョイスを促進する

☐ 話し合いのなかで，感情や気持ちの表現を促す

☐ 将来の医療に関する希望，恐れ，個人的な人生の目標や価値観を明らかにする

☐ 治療法，リスクとベネフィット，症状管理について話し合う

☐ 健康状態や予後に関する情報を受け取る権利，受け取らない権利を尊重する

☐ 自分で意思決定ができない場合，代理意思決定者の確認を支援する

☐ 医療に関する永続的な委任状を用いて意思決定の階層化を促進する

☐ スピリチュアルな支援や宗教的な支援を含め，他の医療専門家を話し合いに参加させる

☐ 法的に認められた事前指示書の提出を支援する［**適切な場合**］

☐ 法律扶助を紹介する［**適応がある場合**］

☐ ホスピスサービスを紹介する［**適応がある場合**］

☐ 健康状態の変化に応じて，話し合いを再確認し，更新する

☐ 話し合い，希望，決定を文書化する

第8版：2024

参考文献

Arruda, L. M., Abreu, K., Santana, L., & Sales, M. (2019). Variables that influence the medical decision regarding Advance Directives and their impact on end-of-life care. *Einstein (Sao Paulo, Brazil), 18*, eRW4852. https://doi.org/10.31744/einstein_journal/2020RW4852

Dingfield, L. E., & Kayser, J. B. (2017). Integrating advance care planning into practice. *Chest, 151*(6), 1387-1393. https://doi.org/10.1016/j.chest.2017.02.024

Nierop-van Baalen, C., Grypdonck, M., Hecke, A., & Verhaeghe, S. (2020). Associated factors of hope in cancer patients during treatment: A systematic literature review. *Journal of Advanced Nursing, 76*(7), 1520-1537. https://doi.org/10.1111/jan.14344

Sudore, R. L., Lum, H. D., You, J. J., Hanson, L. C., Meier, D. E., Pantilat, S. Z., Matlock, D. D., Rietjens, J. A. C., Korgfage, I., Ritchie, C., Kutner, J. S., Teno, J. M., Thomas, J., McMahan, R. D., & Heyland, D. K. (2017). Defining advance care planning for adults: A consensus definition from a multidisciplinary Delphi panel. *Journal of Pain and Symptom Management, 53*(5), 821-832.e821. https://doi.org/10.1016/j.jpainsymman.2016.12.331

Weaver, M. S., Anderson, B., Cole, A., & Lyon, M. E. (2019). Documentation of advance directives and code status in electronic medical records to honor goals of care. *Journal of Palliative Care, 2019.* https://doi.org/10.1177/0825859719860129. 825859719860129

6412	**アナフィラキシー管理**

Anaphylaxis Management

定義：重篤なアレルギー反応を起こした患者への適切な換気と組織循環の促進

行動

☐ 気道，呼吸，循環，精神状態を迅速に評価する

☐ 気道を確保する

☐ アレルギーの原因物質を特定し，除去する［**可能な場合**］

Part 3　介入　**73**

- □ アドレナリン 1 : 1000 を筋肉内投与（望ましい）または皮下投与し，年齢に合った量を投与する
- □ 精神状態，バイタルサイン，薬物投与を継続的に観察する
- □ 安楽な姿勢にする（バイタルサインによっては下肢を挙上する必要がある）
- □ フェイスマスクによる高流量酸素補給（6 ～ 8L/ 分）を行う
- □ 0.9%（等張）生理食塩水を用いて静脈内アクセスを確立する
- □ 患者／家族を安心させる
- □ ショックの徴候がないか観察する（例：呼吸困難感，不整脈，けいれん発作，低血圧）
- □ 医療従事者からの指示または手順に従い，血圧を維持するため，急速に（例：1000mL/ 時）輸液を静脈内点滴投与する
- □ 蕁麻疹，血管浮腫，気管支けいれんがある場合は，必要に応じて 2 次薬剤（例：β_2 アドレナリン作動剤，抗ヒスタミン剤，コルチコステロイド剤等）を投与する
- □ 他の医療従事者に相談し，患者を紹介する [**必要な場合**]
- □ 薬物管理（例：アドレナリン注射ペン，抗ヒスタミン剤，副腎皮質ステロイド剤等）を指導する
- □ 今後の発症予防を指導する（例：アレルゲン検査）
- □ 医療識別の重要性を指導する
- □ 家族も指導に参加させる [**適切な場合**]
- □ 理解を確実にするためにティーチバックを用いる

第 3 版：2000。改訂：2004，2024

参考文献

Curry, S. (2021). Managing anaphylaxis in adults. *British Journal of Nursing, 30*(19), 1118-1122. https://doi.org/10.12968/bjon.2021.30.19.1118

Emergency Nurses Association. (2017). *Emergency nursing core curriculum* (7th ed.). Elsevier.

Long, B., & Gottlieb, M. (2021). Emergency medicine updates: Anaphylaxis. *American Journal of Emergency Medicine, 49*, 35-39. https://doi.org/10.1016/j.ajem.2021.05.006

Sweet, V., & Foley, A. (2020). *Sheehy's emergency nursing: Principles and practice.* Elsevier.

Tanno, L., Alvarez-Perea, A., & Pouessel, G. (2019). Therapeutic approach of anaphylaxis. *Current Opinion in Allergy & Clinical Immunology, 19*(4),393-401. https://doi.org/10.1097/ACI.0000000000000539h

---

4320	アニマルセラピー（動物介在療法）

Animal-Assisted Therapy

定義：慰めや感情的なサポートを提供し，不安をコントロールし，気分を改善するために動物を目的をもって利用すること

行動

- □ アニマルセラピーとして活用される動物について，患者の受け入れ状況を明確にする
- □ 動物アレルギーがあるかどうか明確にする
- □ ケアの場において動物を介入させることの目的と根拠を説明する
- □ セラピープログラムで使用する動物のスクリーニング，トレーニング，ヘルスメンテナンス，グルーミングに関する動物使用指針（動物愛護指針）を順守してもらう
- □ 施設内において動物に関する保健衛生調査官の規定を順守する
- □ 動物接触の結果，起こりうる事故やけがに対しての適切な対策を明記した施設の方針／計画案を作成させる
- □ セラピー動物を提供する [**必要な場合**]
- □ ペットを扱う前後に手を洗う
- □ 精神不安定な患者や暴力的な患者への動物の訪問を避ける
- □ 特別な状態の患者（例：開放創，皮膚脆弱，複数静脈内点滴や装置を装着している患者）と動物の触れ合いを監視する

74　　Part 3　介入

☐ 患者がセラピーアニマルを抱いたりなでたりできるよう支援する
☐ セラピーアニマルとの触れ合いを促す（例：なでる，餌を与える，グルーミングする）
☐ セラピー動物との触れ合いに対する反応に注意する
☐ ペットやその他の動物に関する過去の経験を語り，共有する機会を提供する

第1版：1992。改訂：2000, 2024

参考文献

Aarskog, N., Hunskår, I., & Bruvik, F. (2019). Animal-Assisted interventions with dogs and robotic animals for residents with dementia in nursing homes: A systematic review. *Physical & Occupational Therapy in Geriatrics, 37*(2), 77-93. https://doi.org/10.1080/02703181.2019.161 3466

Cooley, L. F., & Barker, S. B. (2018). Canine-assisted therapy as an adjunct tool in the care of the surgical patient: A literature review and opportunity for research. *Alternative Therapies in Health and Medicine, 24*(3), 48-51.

Lobato Rincón, L. L., Rivera Martín, B., Medina Sánchez, M. Á., Villafaina, S., Merellano-Navarro, E., & Collado-Mateo, D. (2021). Effects of dogassisted education on physical and communicative skills in children with severe and multiple disabilities: A pilot study. *Animals: An Open Access Journal from MDPI, 11*(6). https://doi.org/10.3390/ani11061741

Miller, J. (2020). Animal-assisted interventions: Impact on patient outcomes and satisfaction. *Nursing Management, 51*(4), 16-23. https://doi.org/10.1097/01.NUMA.0000657240.17744.1b

Uglow, L. S. (2019). The benefits of an animal-assisted intervention service to patients and staff at a children's hospital. *British Journal of Nursing (Mark Allen Publishing), 28*(8), 509-515. https://doi.org/10.12968/bjon.2019.28.8.509

6410	アレルギー管理

Allergy Management

定義：食物，薬剤，虫さされ，その他の物質に対するアレルギー反応を明確にし，治療し，予防すること

行動

☐ わかっているアレルギーと常に起きるアレルギー反応を確認する（例：薬剤，食物，昆虫，環境）
☐ 既存のアレルギーを介護者やヘルスケア提供者に伝える
☐ 診療記録にすべてのアレルギーを記録する[施設の方針に従って]
☐ 患者にアレルギーバンドを着ける[適切な場合]
☐ 新しい薬剤・乳児用調製乳，食物，ラテックス，色素試験に対するアレルギー反応を観察する
☐ アレルギー反応の原因として知られている物質に接した後，全身の紅潮，血管性浮腫，じんましん，発作性咳嗽，重度の不安，呼吸困難，喘鳴，起座呼吸・嘔吐，チアノーゼ・ショックの徴候を観察する
☐ アレルギー反応を誘発すると知られている薬剤を投与した後，30分間観察する
☐ 健康状態にアレルギー反応がどれほどの脅威を与えているか判断する
☐ アナフィラキシーの再発を24時間観察する
☐ アナフィラキシーショックまたは重度のアレルギー反応中，救命処置を行う
☐ アレルギー反応を軽減または最小限にする薬剤を投与する
☐ アレルギー検査の介助をする[適切な場合]
☐ すべての新しいアレルギーについて指導する
☐ 医療警告タブの着用を奨励する[適切な場合]
☐ アレルギーに対処する注射剤を投与する[必要な場合]
☐ 予防接種時にアレルギー反応を確認する
☐ 新しい薬剤を処方された人に，アレルギー反応の可能性を観察するよう指導する
☐ 食品ラベルの読み方を指導する
☐ 発疹や嘔吐，下痢，呼吸器の問題への対処法を説明する

Part 3　介入　**75**

□ 環境アレルギーを制御する方法について話し合う（例：ほこり，カビ，花粉）
□ リスクのあるアレルゲン，状況，物質を避ける方法を指導する
□ アナフィラキシー反応が起きた場合の対応方法を指導する
□ アドレナリンペンの使用法について説明する
□ 健康的な対処方略（例：問題解決，情報収集，感情の共有）の使用を奨励する
□ 理解を確実にするためにティーチバックを用いる

第 1 版：1992。改訂：1996，2000，2024

参考文献

DunnGalvin, A., Roberts, G., Regent, L., Austin, M., Kenna, F., Schnadt, S., Sanchez, S. A., Hernandez, P., Hjorth, B., Fernandez, R. M., Taylor, S., Baumert, J., Sheikh, A., Astley, S., Crevel, R., & Mills, C. (2019). Understanding how consumers with food allergies make decisions based on precautionary labelling. *Clinical & Experimental Allergy, 49*(11), 1446-1454. https://doi.org/10.1111/cea.13479

Muzalyova, A., & Brunner, J. O. (2020). Determinants of the utilization of allergy management measures among hay fever sufferers: A theory-based cross-sectional study. *BMC Public Health, 20*(1), 1876. https://doi.org/10.1186/s12889-020-09959-w

Saha, S., Vaidyanathan, A., Lo, F., Brown, C., & Hess, J. J. (2021). Short term physician visits and medication prescriptions for allergic disease associated with seasonal tree, grass, and weed pollen exposure across the United States. *Environmental Health: A Global Access Science Source, 20*(1), 1-12. https://doi.org/10.1186/s12940-021-00766-3

Vyles, D., Mistry, R. D., Heffner, V., Drayna, P., Chiu, A., Visotcky, A., Fraser, R., & Brousseau, D. C. (2019). Reported knowledge and management of potential penicillin allergy in children. *Academic Pediatrics, 19*(6), 684-690. https://doi.org/10.1016/j.acap.2019.01.002

1330	アロマセラピー
	Aromatherapy

定義：落ち着き，鎮静，痛みの緩和，リラクセーション，快適性向上のために，マッサージ療法，軟膏・ローションの局所塗布，入浴，吸入，鎮痛剤，温罨法や冷罨法でのエッセンシャルオイルの活用

行動

□ アロマセラピーの使用についての口頭による同意を得る
□ 望ましい結果を得るために，適切なエッセンシャルオイルやブレンドされたエッセンシャルオイルを選択する
□ 適切な方法（例：局所，吸入）でエッセンシャルオイルを使用する
□ 使用前に，選択されたかおりに対する個々の反応を見極める
□ エッセンシャルオイルの使用方法，作用機序，禁忌について指導を行う
□ 使用前後の不快感や悪心がないか観察する
□ 局所使用の前に，適切なキャリアオイル（希釈油）を用いてエッセンシャルオイルを希釈する [**必要な場合**]
□ 同じエッセンシャルオイルを長期間使用したり，同じ部位に繰り返し外用することは避ける
□ エッセンシャルオイルを使用する際は，換気を十分に行う
□ アロマセラピーの目的と用途について指導する [**適切な場合**]
□ バイタルサインのベースラインと経過をモニタリングする [**適切な場合**]
□ アロマセラピーの前後に，ストレス，気分，不安のレベルを観察する
□ アロマセラピーへの反応を評価する
□ アロマセラピーに対する反応を記録する
□ 理解を確実にするためにティーチバックを用いる

第 4 版：2004。改訂：2024

参考文献

Allard, M. E., & Katseres, J. (2018). Using essential oils to enhance nursing practice and for self-care. *Nurse Practitioner, 43*(5), 39-46. https://doi.org/10.1097/01.NPR.0000531915.69268.8f

Dilek, B., & Necmiye, C. (2020). Usage of aromatherapy in symptom management in cancer patients: A systematic review. *International Journal of Caring Sciences, 13*(1), 537-546.

Es-haghee, S., Shabani, F., Hawkins, J., Zareian, M. A., Nejatbakhsh, F., Qaraaty, M., & Tabarrai, M. (2020). The effects of aromatherapy on premenstrual syndrome symptoms: A systematic review and meta-analysis of randomized clinical trials. *Evidence-Based Complementary & Alternative Medicine (ECAM), 2020*, 1-13. https://doi.org/10.1155/2020/6667078

Hui Zhao, Weiwei Gu, & Zhang, Min (2020). Massage therapy in nursing as nonpharmacological intervention to control agitation and stress in patients with dementia. *Alternative Therapies in Health & Medicine, 26*(6), 29-33.

Safajou, F., Soltani, N., Taghizadeh, M., Amouzeshi, Z., & Sandrous, M. (2020). The effect of combined inhalation aromatherapy with lemon and peppermint on nausea and vomiting of pregnancy: A double-blind, randomized clinical trial. *Iranian Journal of Nursing & Midwifery Research, 25*(5), 401-406. https://doi.org/10.4103/ijnmr.IJNMR_11_19

Wu, C-Y., Lee, H-F., Chang, C. W., Chiang, H-C., Tsai, Y-H., & Liu, H-E. (2020). The immediate effects of lavender aromatherapy massage versus massage in work stress, burnout, and HRV parameters: A randomized controlled trial. *Evidence-Based Complementary & Alternative Medicine (ECAM), 2020*, 1-10. https://doi.org/10.1155/2020/8830083

7810	**安全なハドルミーティング（短時間の会議）**
	Safety Huddle

定義：懸念事項，危険性，必要なケア，組織情報，実績の評価について，専門職間で焦点を絞った短時間のコミュニケーションを行う

行動

- □ 一貫した時間と場所で，予定されたミーティングを計画する
- □ 専門職間の参加を促進する
- □ 構造化されたコミュニケーションツールを使用してトピックを整理する
- □ フォローアップの安全問題を検討し，当日の安全に関する懸念事項を積極的に特定する（例：ハイリスク転倒，ハイリスク薬物注入，シッター，ビデオモニタリング，中心静脈留置または尿道カテーテル留置日数，同姓同名の人）
- □ チームメンバー全員に貢献する機会を与える
- □ 肯定的な観察と懸念事項の共有を奨励する（例：うまくいっていること／いないこと）
- □ 設備や部屋に関する問題についても話し合う
- □ ハドルミーティングで提起された懸念事項は，解決のために適切な担当者またはグループに直接伝える
- □ ハドルミーティングは簡潔に行う（5～10分）
- □ 視覚的な管理ボードを使用して，ハドルミーティングの議題，現在の安全問題，業績評価基準に関する情報を提供する[可能な場合]
- □ 共有する情報のプライバシーに配慮する（名前や識別情報を大声で議論しない，ビジュアルマネジメントボードに書き込む詳細を制限する）
- □ フォローアップのために，指名されたチームメンバーを使って問題を記録する
- □ 最近または今後の安全に関する発表や取り組みに関する最新情報を提供する（例：注意喚起の高い薬剤の変更，標準化されたチェックリストの順守）
- □ 定期的にプロセスを評価し，必要に応じて修正する[適応がある場合]

第8版：2024

参考文献

Agency for Healthcare Research and Quality. (2017). *Daily Huddles* (AHRQ Publication No. 16[17]-0019-4-EF).

Agency for Healthcare Research and Quality. (2019). *TeamSTEPPS 2.0 Fundamentals.* https://www.ahrq.gov/teamstepps/instructor/fundamentals/index.html

Fiveash, J. M., Smith, M. L., Moore, A. K., Jandarov, R., & Sopirala, M. M. (2021). Build upon basics: An intervention utilizing safety huddles to achieve near-zero incidence of catheter associated urinary tract infection at a department of Veterans Affairs long-term care facility. *American Journal of Infection Control, 49*(11), 1419-1422. https://doi.org/10.1016/j.ajic.2021.03.017

Foster, S. (2017). Implementing safety huddles. *British Journal of Nursing, 26*(16), 953. https://doi.org/10.12968/bjon.2017.26.16.953

Gray, T. (2020). Safety huddle in a community nursing setting. *British Journal of Community Nursing, 25*(9), 446-450. https://doi.org/10.12968/bjcn.2020.25.9.446

Peet, J., Theobald, K. A., & Douglas, C. (2022). Building safety cultures at the frontline: An emancipatory Practice Development approach for strengthening nursing surveillance on an acute care ward. *Journal of Clinical Nursing (John Wiley & Sons, Inc.), 31*(5/6), 642-656. https://doi.org/10.1111/jocn.15923

Stapley, E., Sharples, E., Lachman, P., Lakhanpaul, M., Wolpert, M., & Deighton, J. (2018). Factors to consider in the introduction of huddles on clinical wards: perceptions of staff on the SAFE programme. *International Journal of Quality Health Care, 30*(1), 44-49.

6482	安楽管理
	Comfort Management

定義：最適な安楽を確立し維持する

行動

☐ 環境と最適な快適性を管理するために，目標を確認する

☐ 新しい環境で温かく歓迎することによって，移行を容易にする

☐ 多床室では患者の配置を考慮する（例：可能な場合は，同じ環境的な懸念をもつ患者と同室にする）

☐ 静かな休息を好み，必要とする場合には，個室を提供する [可能な場合]

☐ ナースコールを常に手の届くところに置き，呼び出しがあれば迅速な対応を提供する

☐ 不要な妨害を予防し，休息時間を許す

☐ 安全，清潔，静かで風通しのよい環境を提供する

☐ 可能なかぎり社会活動や訪問のための選択肢を提供する

☐ 湿った衣類，チューブの位置，締めつける衣類，ベッドリネンのしわ，環境刺激物のような，不快の原因を明らかにする

☐ 最も患者に快適な室温に調整する [可能な場合]

☐ 体温を調節するために毛布を提供するか，または取り除く [適応がある場合]

☐ 不必要な露出，隙間風，過熱，冷却を避ける

☐ 光が目に直接入らないように，活動に必要な明るさになるように，照明を調整する

☐ 衛生対策を促進する（例：額を拭く，スキンクリームを塗る，身体・髪・口腔内をきれいにする）

☐ 安楽が促進されるようにポジショニングする（例：身体のアライメント（姿勢）の原理を用いる，枕で身体を支える，運動中に関節を支える，切開部位に副子を装着，疼痛部位を固定する）

☐ 快適性を高めるための非薬物療法を奨励する（例：音楽療法，マッサージ療法）

☐ 自己安楽方略を奨励する

☐ 皮膚の，特に骨の突出部に，圧力や刺激の徴候がないか観察する

☐ 皮膚や粘膜に刺激物が触れないようにする（例：下痢便，創傷ドレナージ）

☐ 病気やけがの管理に関する高い有益な教育資源を提供する

☐ 安楽のためにとった行動を記録する

第1版：1992。改訂：2008，2024

参考文献

Perry, A. G., Potter, P. A., Ostendorf, W. R., & LaPlante, N. (2021). *Clinical nursing skills and technique* (10th ed.). Mosby.

Wensley, C., Botti, M., McKillop, A., & Merry, A. F. (2020). Maximizing comfort: How do patients describe the care that matters? A two-stage qualitative descriptive study to develop a quality improvement framework for comfort-related care in inpatient settings. *BMJ Open, 10*(5), e033336.

Williams, P. (2020). *Basic geriatric nursing* (7th ed.). Elsevier.

You, W. Y., Yeh, T. P., Lee, K. C., & Ma, W. F. (2020). A preliminary study of the comfort in patients with leukemia staying in a positive pressure isolation room. *International Journal of Environmental Research, 17*(10), 3655.

Part 3　介入　**79**

4640	怒りのコントロール援助

Anger Control Assistance

定義：適切かつ非暴力的な方法で怒りの表出を促すこと

い

行動

☐ 患者との基本的信頼関係とラポールを構築する

☐ 落ち着いた，安心させるような働きかけを行う

☐ 患者の認知機能，身体機能レベルに応じた適切な怒りの表出方法を明らかにする

☐ 患者が適切な方法で怒りの表出ができるようになるまで欲求不満（イライラ）がたまるような状況への接近を制限する

☐ 緊張が高まるときには，看護スタッフや責任者に助けを求めるよう患者に勧める

☐ 不適切な潜在的攻撃性に関し，攻撃性が発現する前に介入する

☐ 怒りが直接，患者自身や他者へ向かうときには身体的な損傷を予防する（身体抑制や武器になりうるものの排除）

☐ 激しい活動をやめさせる（例：サンドバッグトレーニング，パンチ，過度な運動）

☐ 激しい感情体験を変化させる方法について教育する（例：アサーティブトレーニング（主張訓練法），リラクセーション法，日記記述法，気晴らし）

☐ 患者が自己コントロールを失わないように看護スタッフが介入することで患者に安心感を提供する

☐ 問題解決のために共同作業を奨励する

☐ 頓用剤を提供する [**適切な場合**]

☐ 不適切に怒りを表出している患者を落ち着かせるために，抑制手段（例：身体抑制，用手抑制，タイムアウト，隔離）を用いる [**必要な場合（最後の手段として）**]

☐ 患者の怒りを特定するための支援として患者の行動をフィードバックする

☐ 患者の怒りの根源を明確にできるよう支援を行う

☐ 怒り，欲求不満（イライラ），激怒が患者に与える作用を特定する

☐ 不適切な怒りの表出の帰結を明らかにする

☐ 不適切な怒りの表出を回避するための方略を計画できるよう患者を支援する

☐ 状況にふさわしい，非暴力的な方法による怒りの表出から得られる利点を患者と一緒に明らかにする

☐ 患者が自分自身の行動をコントロールできるということを期待する

☐ 落ち着く方法を指導する（例：タイムアウト，深呼吸法）

☐ 他者に対する適切な怒りの表出方法を習得できるよう支援する（例：主張訓練，感情表現法の使用）

☐ 怒りを適切な方法で表現しているロールモデルを提供する

☐ 怒りの制御（アンガーコントロール法）を実践している患者や適切に怒りを表現している患者を支援する

☐ 適切な怒りの表出を強化する

第 1 版：1992。改訂：2008

参考文献

Bushman, B. J. (2002). Does venting anger feed or extinguish the flame? Catharsis, rumination, distraction, and aggressive responding. *Personality and Social Psychology Bulletin, 28*(6), 724-731.

Carpenito, L. J. (2004). *Nursing diagnosis: Application to clinical practice* (10th ed.). Lippincott Williams & Wilkins.

Harris, D., & Morrison, E. F. (1995). Managing violence without coercion. *Archives of Psychiatric Nursing, 9*(4), 203-210.

Kanak, M. F. (1992). Interventions related to safety. *Nursing Clinics of North America, 27*(2), 371-395.

Morrison, E. F. (1993). Toward a better understanding of violence in psychiatric settings: Debunking the Myths. *Archives of Psychiatric Nursing, 7*(6), 328-335.

Schultz, J. M., & Videbeck, S. L. (2005). *Lippincott's manual of psychiatric nursing care plans* (7th ed.). Lippincott Williams & Wilkins.

80　Part 3　介入

Stuart, G., & Laraia, M. T. (2005). *Principles and practice of psychiatric nursing* (8th ed.). Mosby.

1080	胃管挿入

Nasogastric Intubation

定義：胃管を経鼻挿入すること

行動

☐ 鼻腔への挿入に対する禁忌が患者にないことを確認する（例：基底骨骨折，顔面・鼻腔・洞の外傷，食道静脈瘤や狭窄，凝固異常）

☐ 挿入するチューブの種類とサイズを選択する（例：小口径のチューブは栄養と薬剤投与に使用される根拠がある，一方で大口径のチューブは胃のドレナージに使用され，一部は電磁誘導システムをもつ）

☐ 胃管を用いる理由と根拠を患者と家族に説明する

☐ 禁忌のないかぎり，少なくとも 30 度頭部を挙上した状態で，患者を仰臥位にポジショニングする

☐ 鼻の先端から耳たぶの先端まで，剣状突起の下まで，チューブの長さを測定することで，胃内に挿入するためのチューブの長さを決定する

☐ 幽門括約筋を経由する場合は，チューブの長さを延長する

☐ 挿入中に飲み込むために，水または氷片を患者に提供する [**適切な場合**]

☐ チューブの遠位端に水か水溶性ゼリーを注入する

☐ 鼻孔にチューブを挿入し，鼻孔基部に沿って咽頭後方に進める

☐ 嚥下し，事前に決められたマーキングにチューブを進めるよう，患者に指導する

☐ 十二指腸内チューブの移動を容易にするために，患者を右側位にする [**適切な場合**]

☐ 蠕動運動を高めるために薬剤を投与する [**適切な場合**]

☐ 鼻の皮膚の準備をし，顔面に固定する

☐ チューブが鼻の皮膚に押しつけられないように，チューブを鼻にしっかり固定する

☐ チューブの深さを記録する

☐ チューブ挿入部位に日時をラベルする

☐ 胃腸管のチューブの位置を確認するために X 線写真を撮る

第 1 版：1992。改訂：1996，2018

参考文献

Baskin, W. N. (2006). Acute complications associated with bedside placement of feeding tubes. *Nutrition in Clinical Practice, 21*(1), 40-55.

Durai, R., Venkatraman, R., & Ng, P. (2009). Nasogastric tubes: Insertion technique and confirming the correct position. *Nursing Times, 105*(16), 12-13.

Ecklund, M. (2011). Small-bore feeding tube insertion and care. In D. Wiegand (Ed.), *AACN procedure manual for critical care* (6th ed., pp. 1206-1210). Elsevier Saunders.

Klingman, L. (2013). Bowel elimination. In P. Potter, A. Perry, P. Stockert, & A. Hall (Eds.), *Fundamentals of nursing* (8th ed., pp. 1087-1126). Elsevier Mosby.

Roberts, S., Echeverria, P., & Gabriel, S. (2007). Devices and techniques for bedside enteral feeding tube placement. *Nutrition in Clinical Practice, 22*(4), 412-420.

5250	意思決定支援

Decision-Making Support

定義：ヘルスケアに関して意思決定をしようとしている患者へ情報提供と支援を行うこと

行動

☐ 患者自身が考える健康状態の観点とヘルスケア提供者の観点との間に相違がないかどうか明らかにする

Part 3　介入　**81**

□ 重大な人生の選択をする局面において患者の価値観や希望の明確化を支援する
□ 別の角度からの見解や選択可能な解決方法について明確で支援的な態度で患者へ提示する
□ それぞれの選択肢について患者が利点と欠点を明確にできるよう支援する
□ 入院早期に患者とのコミュニケーションを確立する
□ ケアの到達点を患者がはっきり表現できるように促す
□ インフォームドコンセントを行う[**適切な場合**]
□ 共同意思決定を促進する
□ 施設の方針と手続きを熟知する
□ 患者が情報を受け取るか否かに関する権利を尊重する
□ 患者から要請された情報を提供する
□ 患者の意思決定を他者へ説明できるよう助ける[**必要な場合**]
□ 患者と家族のリエゾン（連携役）となる
□ 患者と他のヘルスケア提供者のリエゾン（連携役）となる
□ 専門的支援の補助として，対話式コンピュータソフトウェアやウェブ上の意思決定補助サイトを使用する
□ 法的支援を紹介する[**適切な場合**]
□ サポートグループを紹介する[**適切な場合**]

第1版：1992。改訂：2008

参考文献

Donahue, M. (1985). . Advocacy. In G. M. Bulechek & J. C. McCloskey (Eds.), *Nursing interventions: Treatments for nursing diagnosis* (pp. 338-351). W.B. Saunders.

Edwards, A., & Elwyn, G. (2001). *Evidence-based patient choice: Inevitable or impossible?* Oxford University Press.

Edwards, A., Evans, R., & Elwyn, G. (2003). Manufactured but not imported: New directions for research in shared decision making support and skills. *Patient Education and Counseling*, *50*(1), 33-38.

Marcus, P. E. (2004). Anxiety and related disorders. In K. M. Fortinash & P. A. Holoday-Worret (Eds.), *Psychiatric mental health nursing* (pp. 171-194). Mosby.

Moeller, M. D. (2005). Neurobiological responses and schizophrenia and psychotic disorders. In G. W. Stuart & M. T. Laraia (Eds.), *Principles and practice of psychiatric nursing* (8th ed., pp. 390-391). Mosby.

Sime, M. (1992). Decisional control. In M. Snyder (Ed.), *Independent nursing interventions* (2nd ed., pp. 110-114). Delmar.

0970	移乗
	Transfer

定義：自立運動の制限を伴う患者の移動

行動

□ 活動の指示に関する診療記録を確認する
□ 可動レベルと可動制限を明らかにする
□ 意識レベルと協力能力を明らかにする
□ 移動のための種類と方法を計画する
□ 必要な援助の種類と量を明らかにする
□ 器具の使用前に問題ないかどうかを確認する
□ 患者／家族と，場所を移動する必要性について話し合いを行う
□ 患者やヘルパーと，どのように移動するかを話し合う
□ 患者が必要なケア（例：個人衛生，所持品の収集）を受けられるように支援する[**適切な場合**]
□ プライバシーを保護し，隙間風を避け，患者の慎ましさを保つ

82 Part 3 介入

- □ 患者の新しい移動先の準備が整っているか確認する
- □ 器具の高さを移動しやすいように調整し，すべての車輪をロックする[**必要な場合**]
- □ 患者がベッドから落ちないように，看護師の反対側のベッド柵を上げる
- □ 移動時に適切なボディメカニクスを使う
- □ 移動中に，適切な体位を維持する
- □ 油圧リフトで患者を持ち上げて移動する[**必要な場合**]
- □ トランスファーボードを使用して患者に移動してもらう[**必要な場合**]
- □ 回転シートを使用し，ベッドからストレッチャーに，ストレッチャーからベッドに，患者に移乗してもらう[**適切な場合**]
- □ トランスファーボードを使用する[**適切な場合**]
- □ 介助があれば立位がとれる患者にベルトを利用する[**適切な場合**]
- □ あるエリアから別のエリアに，インキュベーター（保育器），ストレッチャー，ベッドを使用して，弱った，負傷した，または術後の患者を移動する
- □ 歩行不能の患者の移動に車椅子を使用する
- □ 乳幼児／小児を乳児用ベッドに入れて運ぶ
- □ 患者が歩けるように，身体で支えて援助する[**適切な場合**]
- □ 移動中は牽引装置を維持する[**適切な場合**]
- □ 患者の移動が終了した際には，身体のアライメントが適切か，チューブ閉塞，無駄なリネン，不必要な肌の露出がないか，患者の快適性が保たれているか，ベッド柵が上がっているか，ナースコールが届く位置にあるかを確認する

第 5 版：2008

参考文献

Craven, R., & Hirnle, C. (2007). *Fundamentals of nursing: Human health and function* (5th ed.). Lippincott Williams & Wilkins.
Perry, A. G., & Potter, P. A. (2004). *Fundamentals of nursing* (6th ed.). Mosby.
Perry, A. G., & Potter, P. A. (2006). *Clinical nursing skills and techniques* (6th ed.). Mosby.
Stahl, L. (1996). Working with people: How to transfer patients to other units. *American Journal of Nursing, 96*(8), 57-58.

7890	移送：施設間

Transport: Interfacility

定義：患者を他施設へ移動すること

行動

- □ スクリーニング検査が実施され，記録されていることを確認する
- □ 移送元の施設で患者の状態が安定しているかどうか，不安定であれば『EMTALA法（救急医療措置と分娩進行期の医療サービスに関する法律）』による移送条件を満たしているかを確認する
- □ 移送先での治療が患者にとって必要であること，移送による利益がリスクを上回っていることを確認し，患者移送の必要性を明確にする
- □ 医師から患者移送の指示書を入手する
- □ 移送先の施設および医師に対する，患者または関係者（家族等）の希望を必要に応じて確認する[**適切な場合**]
- □ 移送先の施設が，患者の受け入れを承諾していること，患者の臨床症状に対応できるスタッフと必要器具が備わっていることを記録しておく
- □ 患者または重要他者から移送同意書をもらう
- □ 未成年者用の移送同意書をもらう[**適切な場合**]
- □ 移送先の施設に患者情報を申し送ることについての同意書をもらう

Part 3 介入 **83**

□ 現担当医から移送先の担当医への連絡を促し，連絡事項を記録する[**EMTALA 法に従って**]
□ 必要な移送手段を手配する
□ 患者に関する看護記録を移送先の施設に提供し，連絡事項を記録に残す
□ 必要な職員，移送用器具，薬剤を準備し提供する
□ 移送先の施設のために，現在の状態も含めた患者の診療記録をコピーする
□ 患者と一緒に診療記録が移送先施設に送られたことを確認する
□ 署名・時間・日付を医師に記入してもらい，移送証明書を完成させる
□ 移送の医学的な理由と同様に，移送に伴う医学的な利益とリスクについて記録する[**EMTALA 法に従って**]
□ 移送を拒否する患者に関するすべての情報を記録する
□ 移送を拒否する患者の意思を書面でもらうよう努める[**適応がある場合**]
□ 移送を拒否する患者の治療を施設の適応範囲内で継続する

第 5 版：2008

参考文献

Bowen, S. L. (2004). Neonatal transport. In M. T. Verklan & M. Walden (Eds.), *Core curriculum for neonatal intensive care nursing*. W.B. Saunders.

Casaubon, D. (2001). EMTALA: Practical application with an algorithm. *Journal of Emergency Nursing, 27*(4), 364-368.

Gilstrap, L. C., Oh, W., Greene, M. F., & Lemons, J. A. (Eds.). (2002). Interhospital care of the perinatal patient. In *Guidelines for perinatal care* (5th ed., pp. 57-71). American Academy of Pediatrics & American College of Obstetricians and Gynecologists.

Glass, D. L., Rebstock, J., & Handberg, E. (2004). Emergency Treatment and Labor Act (EMTALA): Avoiding the pitfalls. *Journal of Perinatal and Neonatal Nursing, 18*(2), 103-114.

Society of Critical Care Medicine. (1993). Guidelines for the transfer of critically ill patients. *Critical Care Medicine, 21*(6), 931-937.

Warren, J., Fromm, R. E., Jr., Orr, R. A., Rotello, L. C., & Horst, H. M. (2004). Guidelines for the inter- and intrahospital transport of critically ill patients. *Critical Care Medicine, 32*(1), 256-262.

7892	**移送：施設内**
	Transport: Intrafacility

定義：患者を施設内で移床すること

行動

□ 移送前の調整と連絡を行う
□ 移送前に医師の指示を得ておく[**適切な場合**]
□ 移送にあたって必要な援助の程度と種類を決める
□ 移送を援助するための適切な要員を確保する
□ 移送にあたって適切な器具を確保する
□ 患者と重要他者と移送の必要性について話し合う
□ 移送にあたって患者が必要なケアを受けられるよう，援助する（例：清潔状態の維持，私物の整理）[**適切な場合**]
□ 移送先の準備が整っていることを確認する
□ 必要な器具を用いて患者を移送する[**必要な場合**]
□ 虚弱な患者，外傷患者，術後の患者を移送するために，保育器，ストレッチャー，ベッドを用いる
□ 歩行できない患者を移送するために，車椅子を用いる
□ 乳児または小児を抱きかかえて移送する
□ 患者を自身の体で支えて歩行を援助する[**適切な場合**]
□ 移送に付き添う[**必要な場合**]

84　Part 3　介入

☐ 移送の間は適宜観察する

☐ 移送先に患者に関する臨床的な申し送りを行う [**適切な場合**]

☐ 移送に関する患者情報を記録する

☐ 火事，台風，竜巻等の緊急災害時には，施設の災害計画に従って患者に避難してもらう

第 5 版：2008

参考文献

Craven, R. F., & Hirnle, C. J. (2003). *Fundamentals of nursing: Human health and function* (4th ed.). Philadelphia, PA: Lippincott Williams & Wilkins.

Perry, A. G., & Potter, P. A. (2001). *Fundamentals of nursing* (5th ed.). Mosby.

Perry, A. G., & Potter, P. A. (2006). *Clinical nursing skills and techniques* (6th ed.). Elsevier Mosby.

Stahl, L. (1996). Working with people: How to transfer patients to other units. *American Journal of Nursing, 96*(8), 57-58.

Warren, J., Fromm, R. E., Jr., Orr, R. A., Rotello, L. C., & Horst, H. M. (2004). Guidelines for the inter- and intrahospital transport of critically ill patients. *Critical Care Medicine, 32*(1), 256-262.

7650	委託
	Delegation

定義：ケアの成果責任は維持しながら，実施責任を委譲すること

行動

☐ 完了させるべき患者ケアを決定する

☐ 損害を与える可能性を確認する

☐ 委託するケアの難易度を評価する

☐ 必要とされる問題解決能力や革新的な技法を確認する

☐ 成果の予測可能性を考慮する

☐ 看護師の患者への効力を推し測って，その後の信頼関係を構築する

☐ ヘルスケア従事者の実践能力と訓練を評価する

☐ 法律や施設のガイドラインによって枠組みが決められたように，業務を担うヘルスケア提供者に定義された業務範囲に精通する [**適切な場合**]

☐ 職務内容をヘルスケア従事者に説明する

☐ 質問をすることで提供するケアへの理解度を測り，明確にする

☐ 委託する特定の介入や活動に必要な監督レベルを決定する（例：立ち会いか，呼び出し即応か）

☐ 看護師がヘルスケア従事者の介入や活動をチェックし，介入できるような制度を設ける [**必要な場合**]

☐ 特定の業務の進捗状況を評価するために，定期的にヘルスケア従事者をフォローアップする

☐ 委託した介入や活動の成果，ヘルスケア従事者の能力を評価する

☐ ケアに対する患者と家族の満足感をモニタリングする

第 2 版：1996。改訂：2018

参考文献

Cipriano, P. (2010). Overview and summary: Delegation dilemmas: Standards and skills for practice. *OJIN: The Online Journal of Issues in Nursing, 15*(2). https://doi.org/10.3912/OJIN.Vol15No02ManOS

Huber, D. L. (2014). *Leadership and nursing care management* (5th ed.). Elsevier Saunders.

Resnick, M. E., Bakerjian, A. J., Hertz, J., Gardner, W., Rapp, M. P., Reinhard, S., Young, H., & Mezey, M. (2010). Nursing delegation and medication administration in assisted living. *Nursing Administration Quarterly, 34*(2), 162-171.

Weydt, A. (2010). Developing delegation skills. *OJIN: The Online Journal of Issues in Nursing, 15*(2). https://doi.org/10.3912/OJIN.Vol15No02Man01

Whitman, M. M. (2005). Return and report: Establishing accountability in delegation. *American Journal of Nursing, 105*(3), 97.

Part 3 介入　　**85**

5242	遺伝カウンセリング

Genetic Counseling

い

定義：個人，家族，グループが特定の遺伝性疾患を理解し，対処することを援助するための治療的コミュニケーションプロセスの活用

行動

☐ プライバシーと秘密の保持を保証する

☐ 信頼，共感，思いやり，尊重に基づいた治療的関係を構築する

☐ 遺伝子疾患に対しての知識ベースや根拠のない社会通念，理解力，誤った認知について明らかにする

☐ 確認された遺伝的危険因子を探り，理解度を判断する

☐ 遺伝カウンセリング面談において目的，到達点，計画を定める

☐ サポートシステムと以前のコーピング技法の存在と質を明らかにする

☐ フェノタイプ（例：患者の特性），家族歴（例：家系図分析），予測される危険情報，遺伝子型（例：遺伝子検査の結果）に基づいて，リスクの推定値を探索する

☐ 患者と遺伝性疾患発症の危険がある家族の発症リスクや再発リスクの評価を提示する

☐ 病気や状態の自然な進行，治療／管理の方略，予後の情報，予防方略に関する情報を提示する[**わかっている場合**]

☐ 治療／管理の選択に関するリスク，利益，限界についての情報に加え，再発リスクに対処する選択権に関する情報を提供する

☐ 患者が自分自身の選択肢を熟考できるように意思決定支援を行う

☐ 個人，家族，グループと共同して危険因子を減少させる領域の優先順位をつける

☐ 患者が自分自身の遺伝的危険因子に関する知識を得たときの反応を観察する

☐ 感情を表出してもらい，刺激する

☐ コーピング過程を支援する

☐ 危機支援方法を確立する[**必要な場合**]

☐ 遺伝子治療専門医を紹介する[**必要な場合**]

☐ 遺伝子疾患サポートグループ等のコミュニティを紹介する[**必要な場合**]

☐ 遺伝カウンセリング面談の要約を記録する[**適応がある場合**]

☐ 理解を確実にするためにティーチバックを用いる

第1版：1992。改訂：2000，2024

参考文献

McEwen, A., & Jacobs, C. (2021). Who we are, what we do, and how we add value: The role of the genetic counseling 'philosophy of practice' statement in a changing time. *Journal of Genetic Counseling*, 30(1), 114-120. https://doi.org/10.1002/jgc4.1308

Mendes, Á., Metcalfe, A., Paneque, M., Sousa, L., Clarke, A. J., & Sequeiros, J. (2018). Communication of information about genetic risks: Putting families at the center. *Family Process*, 57(3), 836-846. https://doi.org/10.1111/famp.12306

Patch, C., & Middleton, A. (2018). Genetic counselling in the era of genomic medicine. *British Medical Bulletin*, 126(1), 27-36. https://doi.org/10.1093/bmb/ldy008

Sharma, S., Khanna, G., & Gangane, S. D. (2019). *Textbook of pathology and genetics for nurses* (2nd ed.). Elsevier.

86 Part 3 介入

5350	移転ストレス軽減

Relocation Stress Reduction

定義：個人が今ある環境から違う環境への移動に備えたり対処するのを支援すること

行動

☐ 移動の必要性を連絡する

☐ すべての質問に迅速かつ完全に答える

☐ 転居のプラス面を指摘し，楽観的な態度を示す

☐ 転居者の年齢，性別，過去の転居歴，転居に対する認識，適応能力等，転居の背景を探る

☐ 移転計画に参加してもらう［適切な場合］

☐ 個人の人生にとって何が一番重要かを探索する（例：家族，友人，個人所有物）

☐ すべてのニーズと希望を徹底的に検討し，移転に関する利用可能なすべての選択肢を含める

☐ 転居に関する心配事について，本人と家族が話し合うよう促す

☐ 考える時間を与え，質問や懸念を述べる機会を提供する

☐ 転居にまつわる肯定的な感情も否定的な感情も認め合う

☐ 転居に関連する喪失を通して悲嘆したり，適応したりするのを支援する

☐ 傾聴し，誠実に対応する

☐ 迅速に問題を解決する［可能な場合］

☐ 急性期医療施設では，緊密な監視，安全な環境，献身的なスタッフを失うことに関連した転院不安に注意する

☐ 移転ストレス症候群の心理的症状（例：不安，混乱，無力感，孤独感，ひきこもり，食欲不振，継続的な心配，悲観，抑うつ，要求の増加）を評価する

☐ 転居に伴う生理的症状（例：体重の変化，バイタルサインの変化，認知能力の低下，眠れない）を観察する

☐ 転居プロセスにおけるサポートを行う

☐ 個人の希望を尊重し，転居に関する個人の主体性を確保する

☐ 家族と本人の意思決定の共有を支援する

☐ 移転準備への参加を促し，不安を軽減する

☐ 移転前の連絡・調整を円滑に行う

☐ 理想的な移転日時を選定する

☐ 転居前に身の回りのものを揃えておく

☐ 個人的なスペースと自宅の感覚をつくる

☐ その人好みの生活リズムをつくる

☐ 極端な生活リズムの乱れは避ける

☐ 移転に関しての心配事を話し合えるよう，個人と家族を支援する

☐ 利用可能な支援システムを評価する（例：拡大家族，コミュニティへの関与，宗教への所属）

☐ 意思決定をする際に，精神的健康，経済状況，個人的履歴，文化的背景を考慮する

☐ 患者／家族がカウンセリングを受けられるよう支援する［適切な場合］

☐ その人の機能や認知状態を否定的に決めつけない

☐ 本人への恩着せがましい態度は避ける

☐ 気分転換活動を提供する（例：趣味活動や日常的な活動への参加）

☐ 社会的統合を促進し，新たな人間関係の追求を奨励する（例：新しい環境に慣れるための「バディ」を任命する）

☐ 転居後1週間は面会ができるようにする

Part 3　介入　　**87**

□ 本人と友人や家族との関係維持を促進する

□ コミュニケーション接続を支援する技術（例：電話，タブレット，コンピュータ，インターネット）へのアクセスを確保する

□ ライフスタイルの崩壊，家庭の喪失，新たな環境への適応への影響を評価する

□ 移転ストレス症候群とその治療法に関する全スタッフへ教育を行う

□ 夜間や早期の転院を避ける等，急性期医療エリアからの転院時期に関する方針を確立する [**可能な場合**]

□ 円滑な転院を確保するために，十分なスタッフを配置する

□ 移転への対応を文書化する

第 4 版：2004。改訂：2024

参考文献

Johnson, J. L., Beard, J., & Evans, D. (2017). Caring for refugee youth in the school setting. *NASN School Nurse, 32*(2), 122-128. https://doi.org/10.11 77/1942602X16672310

Lee, S., Oh, H. S., Suh, Y. O., & Seo, W. S. (2017). A tailored relocation stress intervention programme for family caregivers of patients transferred from a surgical intensive care unit to a general ward. *Journal of Clinical Nursing, 26*(5-6), 784-794.

Richardson, A., Blenkinsopp, A., Downs, M., & Lord, K. (2019). Stakeholder perspectives of care for people living with dementia moving from hospital to care facilities in the community: A systematic review. *BMC Geriatrics, 19*(202), 1-12.

Ryman, F. V. M., Erisman, J. C., Darvey, L. M., Osborne, J., Swartsenburg, E., & Syurina, E. V. (2019). Health effects of the relocation of patients with dementia: A scoping review to inform medical and policy decision making. *The Gerontologist, 59*(6), e647-e682.

Varcarolic, E. M., & Halter, M. J. (2018). *Foundations of psychiatric mental health nursing.* Saunders/Elsevier.

Williams, P. (2020). *Basic geriatric nursing* (7th ed.). Elsevier.

Won, M. H., & Youn-Jung, S. (2020). Development and psychometric evaluation of the relocation stress syndrome scale-short form for patients transferred from adult intensive care units to general wards. *Intensive & Critical Care Nursing, 58.* https://doi.org/10.1016/j.iccn.2020.102800

Young, J. A., Lind, C., & Orange, J. B. (2021). A qualitative systematic review of experiences of persons with dementia regarding transition to long-term care. *Dementia, 20*(1), 5-27.

7760	**医療用製品評価**
	Product Evaluation

定義：新しい製品や器具の有効性を確認すること

行動

□ 新製品の必要性，または現行製品の変更の必要性を特定する

□ 複合的な製品を選択し，他のケア提供者に影響を及ぼすかどうかを評価する

□ 置き換えられる予定の既存の製品の使用に関する情報を集める

□ 製品選択のための基準を確立する

□ 使い捨て製品と再利用可能な製品を決める

□ 施設をまたいで在庫の標準化に努める [**可能な場合**]

□ 評価する製品を選択する

□ 複雑ではないユーザーインターフェースをもつ製品を選択する

□ 分析評価の視点を定める（患者の利益または医療者の利益）

□ 製品の有効性と安全性に関する事項を特定する

□ 製品を使用している他施設に連絡し，追加情報を得る

□ 評価の対象を明確にする

□ 評価に用いる評価基準項目を書き出す

□ 新製品の試用に際しては，適した対象領域を選定する

88　　Part 3　介入

☐ 製品の試用に必要なスタッフ教育を行う

☐ 試用評価用紙を記入する

☐ 他の医療従事者にも意見を求める（例：医療工学技士，薬剤師，医師，他機関）**[必要な場合]**

☐ 製品について患者の評価を入手する**[適切な場合]**

☐ 新製品導入にかかる費用を，研修，付属物品，メンテナンス契約を含めて明らかにする

☐ コストが高い製品が患者によりよい成果を達成するかどうかを確認する

☐ 製品評価を調整する委員会や担当者に提言する

☐ 製品の使用と有効性に関するモニタリングに参加する

☐ 重大な医療機器の有害事象は厚生労働省と医薬品医療機器総合機構とメーカーに報告する

第 2 版：1996。改訂：2018

参考文献

Goodbody, J., & Gallo, M. (2010). Ensuring reusable equipment meets patients' needs and infection prevention guidelines. *Nursing Times, 106* (27), 15. 17.

Oman, K. S., Makic, M. B., Fink, R., Schraeder, N., Hulett, T., Keech, T., & Wald, H. (2012). Nurse-directed interventions to reduce catheter-associated urinary tract infections. *American Journal of Infection Control, 40*(6), 548-553.

Pyrek, K.M. (2012). Product evaluation and purchasing advice for perioperative nurses and infection preventionists. *Infection Control Today*. http://www.infectioncontroltoday.com/articles/2012/08/product-evaluation-andpurchasing-advice-for-perioperative-nurses-and-infection-preventionists.aspx

U.S. Food and Drug Administration. (2015). Medical device reporting (MDR). http://www.fda.gov/medicaldevices/safety/reportaproblem/default.htm

World Health Organization. (2010). *Increasing complexity of medical technology and consequences for training and outcome of care*. http://apps.who.int/medicinedocs/en/m/abstract/Js17699en/

7980	インシデント報告
	Incident Reporting

定義：患者ケアの過程で起こるインシデントに関し，予期しない成果が生じたり，施設の業務基準に合わない場合には，すべて文書または口頭で報告すること

行動

☐ 患者の安全を損ない，報告が必要になるインシデントを明らかにする（例：患者の転倒・転落，輸血時の副反応，医療機器の不具合）**[施設の方針に従って]**

☐ 患者の状態を評価するために医師に知らせる**[適切な場合]**

☐ 看護管理職に知らせる**[適切な場合]**

☐ 医師に報告済みであることを患者記録に記載する

☐ インシデントの事実情報，患者番号，医学的診断，入院日等を含めたインシデント報告書を作成する

☐ インシデントに関する事実情報を患者記録に記載する**[適切な場合]**

☐ インシデント発生後の看護アセスメントと看護介入を記録する

☐ 患者の損傷を引き起こした医療機器の不具合を明確にし，報告する**[適切な場合]**

☐ インシデント報告の守秘義務を順守する**[施設の方針に従って]**

☐ 医療機器に起因する死亡や重症者が発生した場合，「医療機器報告システム」を始動する

☐ 改善すべき点を明らかにするために，インシデントにかかわったスタッフと話し合う

☐ インシデント報告からの学び，インシデント報告によって生じた組織変化について，全スタッフにフィードバックを行う**[適切な場合]**

☐ 自発的なインシデント報告は，ニアミスや危険な状況に対する受動的なサーベイランスだとみなすよう促す

☐ インシデント報告と積極的な監視（例：直接観察や記録の監査）を組み合わせ，患者の安全上の脅威を明確にし優先順位をつける

Part 3　介入　**89**

□ 仕事量の増加が患者安全のインシデント増加に関連している可能性があることを理解する

第2版：1996。改訂：2018

参考文献

Agency for Health Care Research and Quality. (2014). Voluntary patient safety event reporting (incident reporting). *Patient Safety Primers*. https://psnet.ahrq.gov/primers/primer/13/voluntary-patient-safety-eventreporting-incident-reporting?q=Voluntary+patient+safety+event+reporting

Besmer, M., Bressler, T., & Barrell, C. (2010). Evidence-based nursing: Using incident reports as a teaching tool. *Nursing Management, 41*(7), 16-18.

Khorsandi, M., Skouras, C., Beatson, K., & Alijani, A. (2012). Quality review of an adverse incident reporting system and root cause analysis of serious adverse surgical incidents in a teaching hospital of Scotland. *Online Patient Safety in Surgery, 6*(1). https://doi.org/10.1186/1754-9493-6-21

Nishizaki, Y., Tokuda, Y., Sato, E., Kato, K., Matsumoto, A., Takekata, M., Terai, M., Watanabe, C., Lim, Y. Y., Phde, S., & Ishikawa, R. (2010). Relationship between nursing workloads and patient safety incidents. *Journal of Multidisciplinary Healthcare, 3*, 49-54.

90　　Part 3　介入

3310	ウィーニング（人工呼吸器離脱）

Mechanical Ventilatory Weaning

定義：機械的換気の補助なく呼吸できるように患者を援助すること

行動

- □ ウィーニングに対する患者のレディネス（準備状態）を確認する（血行動態が安定している，人工呼吸器管理を必要とする問題が改善されている，ウィーニングに最適な状態にある）
- □ ウィーニングに耐えることができることを示唆する前兆があるか観察する（例：シャント，肺活量，Vd/Vt（死腔率），MVV（最大換気量），吸気力，FEV₁（1秒量），吸気陰圧の程度）[施設のプロトコルに従って]
- □ ウィーニングの前に，患者に重篤な感染症がないことを確認する
- □ 最適な水分，電解質バランスであることを観察する
- □ 食事の非蛋白質性のエネルギー源のうち50%が炭水化物ではなく脂質になるように患者の栄養状態を最適化するため，他の医療従事者と協働する
- □ 患者が呼吸筋を最大限活用でき，横隔膜をうまく下降できるよう体位を整える
- □ 気道の吸引を行う[必要な場合]
- □ 肺理学療法を実施する[適切な場合]
- □ ウィーニング方法の選択について医療関係者と相談する
- □ トライアル期間を設けてウィーニングを開始する（30～120分間の人工呼吸器サポート下での自発呼吸）
- □ ウィーニングトライアルと，十分な休息と睡眠の期間を交互に行う
- □ 呼吸筋疲労を起こしている患者に人工呼吸器換気に戻すのが遅くならないようにする
- □ 他の患者のケアとウィーニングトライアルを調整するスケジュールを立てる
- □ 患者が十分に休息した後にウィーニングトライアルを開始することで，患者がエネルギーを最大限に利用できるよう促す
- □ 呼吸筋疲労の徴候（例：$PaCO_2$の急上昇，速く浅い呼吸，異常な腹壁の動き），ウィーニングを進めている間の低酸素血症や組織低酸素を観察する
- □ 気道開通性とガス交換を促す薬剤を投与する
- □ ウィーニングに向けた達成可能な目標を患者と一緒に設定する
- □ リラクセーション法を用いる[適切な場合]
- □ ウィーニングトライアルが苦しいときに患者をコーチする（目標に導く）
- □ 自発呼吸と人工換気を区別できるように患者を援助する
- □ 余分な死腔をなくし，プレッシャーサポートを加え，気管支拡張剤を投与し，気道開通性を維持することで，治療に関係のない余計な呼吸仕事量を最低限に抑える[適切な場合]
- □ ウィーニングトライアル中は薬剤による鎮静を避ける[適切な場合]
- □ ウィーニング中は患者管理のいくつかの手段を提供する
- □ ウィーニング初回時は患者のそばに寄り添い支援する
- □ 呼吸仕事量が増える人工呼吸器設定への変更について患者に説明する[適切な場合]
- □ 肯定的な励ましと頻繁に進捗状況を患者に伝える
- □ 現在の方法に対する患者の反応に基づいて，他のウィーニング方法を検討する
- □ ウィーニングのそれぞれの段階において予想されることを患者と家族に指導する
- □ 患者と家族，さまざまな職種の人と連携して，退院調整の準備をする

第1版：1992。改訂：1996，2008

参考文献

American Association of Critical-Care Nurses. (2006). In J. G. Alspach (Ed.), *Core curriculum for critical care nursing* (6th ed.). Saunders Elsevier.

Part 3 介入 **91**

A Collective Task Force Facilitated by the American College of Chest Physicians, the American
Association of Respiratory Care and the American College of Critical Care Medicine. (2002). Evidence-
based guidelines for weaning and discontinuing ventilatory support. *Respiratory Care, 47*(1), 69-90.
Fenstermacher, D., & Hong, D. (2004). Mechanical ventilation: What have we learned? *Critical Care
Nursing Quarterly, 27*(3), 258-294.
Manno, M. S. (2005). Managing mechanical ventilation. *Nursing 2005, 35* (12), 36-42.
Phelan, B. A., Cooper, D. A., & Sangkachand, P. (2002). Prolonged mechanical ventilation and
tracheostomy in the elderly. *AACN Clinical Issue, 13*(1), 84-93.
Smeltzer, S. C., & Bare, B. G. (2004). *Brunner & Suddarth's textbook of medical-surgical nursing* (10th
ed.). Lippincott Williams and Wilkins.
Urden, L. D., Stacy, K. M., & Lough, M. E. (2006). *Thelan's critical care nursing: Diagnosis and
management* (5th ed.). Mosby Elsevier.
Wiegand, D., & Carlson, K. (Eds.). (2005). *AACN procedure manual for critical care* (5th ed.). Elsevier
Saunders.

0200	運動促進
	Exercise Promotion

定義：より高いレベルのフィットネスと健康を維持または向上するために，定期的な身体活動を
促進すること

行動

☐ 運動計画を実施するための医療従事者の承認を得る[**必要な場合**]

☐ 身体運動に関する健康信念や要望を評価する

☐ 過去の運動経験を探る

☐ 運動プログラムの開始／継続の意欲を明らかにする

☐ 運動に対する障壁を探究する

☐ 運動や運動の必要性に関する気持ちを言葉で表現するよう促す

☐ 運動を始める，または続けるように支援する

☐ 運動プログラムを維持するための積極的なロールモデルが特定できるように支援する

☐ ニーズに合った適切な運動プログラムが開発できるように支援する

☐ エクササイズプログラムの短期的および長期的目標を設定できるように支援する

☐ 定期的な運動プログラムを毎週のルーチンに計画できるように支援する

☐ 動きやすい服装，靴，靴下を着用するように勧める

☐ 活動開始2時間前までに水分摂取を指導する

☐ 患者と一緒に運動をする[**適切な場合**]

☐ 運動プログラムの計画と維持に，家族／介護者を含める

☐ 運動の健康上の利点と生理的効果について情報を提供する

☐ 医療従事者／運動生理学者と協力して，健康レベルの適切なタイプの運動について指導する

☐ 運動プログラムの望ましい頻度，持続時間，強度について指導する

☐ プログラム／活動順守をモニタリングする

☐ トレーニングプログラムを順守するために，進捗グラフ／チャートを作成し，継続できるように援助
する

☐ 運動プログラムの中止または変更を必要とする状態について指導する

☐ 適切なウォームアップとクールダウンの運動について指導する

☐ エクササイズ中にけがをしないようなテクニックを指導する

☐ 身体運動中の酸素摂取量を最大にする適切な呼吸技術を指導する

☐ モチベーションを高めるための強化スケジュールを提供する（例：耐久性の評価，毎週の体重測定）

☐ 運動プログラムへの反応を観察する

☐ 肯定的なフィードバックを提供する

92　Part 3　介入

☐ 理解を確実にするためにティーチバックを用いる

第 1 版：1992。改訂：2000, 2004, 2024

参考文献

Bertoncello, C., Sperotto, M., Bellio, S., Pistellato, I., Fonzo, M., Bigolaro, C., Ramon, R., Imoscopi, A., & Baldo, V. (2021). Effectiveness of individually tailored exercise on functional capacity and mobility in nursing home residents. *British Journal of Community Nursing*, *26*(3), 144-149.

Simpson, R. J., Campbell, J. P., Gleeson, M., Krüger, K., Nieman, D. C., & Pyne, D. B. (2020). Can exercise affect immune function to increase susceptibility to infection? *Exercise immunology review*, *26*, 8-22.

Dunleavy, K., & Slowik, A. K. (2018). *Therapeutic exercise prescription*. Elsevier.

Kisner, C., Colby, L. A., & Bortner, J. (2018). *Therapeutic exercise: Foundations and techniques* (7th ed.). F.A. Davis.

0201

運動促進：筋力トレーニング

Exercise Promotion: Strength Training

定義：筋力を維持または増加するための，規則的な抵抗性筋力訓練の促進

行動

☐ 運動のリスクを特定するために，標準化された身体活動の準備尺度／完全な履歴および身体検査を使用して，運動前健康診断を実施する

☐ 医療従事者から筋力トレーニングプログラム開始の承諾を得る **[適切な場合]**

☐ 筋肉の健康と健康のための自分の信念，価値観，目標を表現できるように患者を支援する

☐ 筋肉機能，運動生理学，使用停止の場合の結果に関する情報を提供する

☐ 実地訓練または実験室テスト（例：最大リフト，単位時間当たりのリフトの数）を用いて筋力レベルを決定する

☐ 使用可能な筋肉抵抗のタイプ（例：フリーウェイト，ウェイトマシン，ゴム引きストレッチバンド，ウェイトオブジェクト，水中）に関する情報を提供する

☐ 現実的な短期的および長期的目標を設定し，主体的に運動計画を立てることを援助する

☐ 抵抗筋トレーニングに対する，手続き的，感情的，態度的，財政的，快適性の障壁への影響を最小限に抑える方法の開発を支援する

☐ 漸進的筋トレーニングに必要な資源を手に入れられるよう支援する

☐ 運動計画への参加を促進する家庭／職場環境づくりを支援する

☐ 過熱や冷却を防ぎ，体を締めつけない衣服の着用を指導する

☐ 筋力レベル，筋骨格拘束，機能的健康目標，運動器具資源，個人的嗜好，社会的支援に合致する筋力トレーニングプログラムの開発を支援する

☐ 年齢や健康状態に適合した筋力トレーニングプログラムを提供する

☐ 筋力トレーニング前の機能評価には，標準化された尺度や器具を使用する

☐ フィットネスレベルと運動危険因子の有無に応じての抵抗レベル，反復回数，セット数，トレーニングセッションの頻度を決める

☐ 各セットの後に簡単に休むように指導する **[必要な場合]**

☐ ウォームアップ／クールダウン運動の種類と期間を指定する（例：ストレッチ，ウォーキング，健康体操）

☐ 各主要筋肉群を鍛えるために，適切な体の配置，姿勢，持ち上げるフォームを実演する

☐ 選択された練習でけがをするのを防ぐために往復運動を使用する

☐ 正しいフォームが学習されるまで，重みなしで所定の運動パターンを話す／実行するのを助ける

☐ 椅子に拘束された患者や寝たきりの患者のために抵抗運動の動きや方法を変更する

☐ 運動中または運動後の運動耐性／不耐性の徴候／症状を認識するように指導する（例：軽度頭痛，息切れ，通常より強い筋肉・骨格・関節痛，衰弱，極度の疲労，狭心症，大量の発汗，動悸）

Part 3　介入　**93**

- □ 特定の筋肉群の運動セッションを1日おきに実施し，筋肉の訓練への適応を指導する
- □ 極端な気温での強度トレーニングを避けるよう指導する
- □ 漸進的に増加する筋肉作業の割合を決定できるよう支援する（抵抗の量，反復およびセットの回数）
- □ 各筋肉群の一般的なガイドラインと運動様式について，イラストの入った家に持ち帰れる指示書を提供する
- □ 筋力の進歩を観察するために，抵抗の量や反復およびセットの回数を含む記録保持システムの開発を援助する
- □ 毎月の筋力レベルを再評価する
- □ モチベーションを維持し，問題解決を支援し，進捗状況を観察するフォローアップスケジュールを立てる
- □ プログラムを変更したり，退屈や脱落を防ぐために他の方略を開発することを支援する
- □ 筋トレーニングプログラムの計画，指導，モニタリングについて，家族や他の医療従事者（例：運動療法士，運動生理学者，作業療法士，レクリエーションセラピスト，理学療法士）と協働する
- □ 理解を確実にするためにティーチバックを用いる

第3版：2000。改訂：2024

参考文献

Brigatto, F. A., Braz, T. V., da Costa Zanini, T. C., Germano, M. D., Aoki, M. S., Schoenfeld, B. J., Marchetti, P. H., & Lopes, C. R. (2019). Effect of resistance training frequency on neuromuscular performance and muscle morphology after 8 weeks in trained men. *Journal Of Strength and Conditioning Research, 33*(8), 2104-2116.

Dunleavy, K., & Slowik, A. K. (2018). *Therapeutic exercise prescription*. Elsevier.

Kisner, C., Colby, L. A., & Bortner, J. (2018). *Therapeutic exercise: Foundations and techniques* (7th ed.). F.A. Davis.

0202	運動促進：ストレッチング

Exercise Promotion: Stretching

定義：系統的で，ゆっくりとしたストレッチやホールドによる筋肉運動を促進すること

行動

- □ ストレッチ運動計画を立てるため，医療従事者の医学的な許可を得る［**必要な場合**］
- □ 患者が自らの信念，動機づけ，神経筋骨格の適性を探れるよう援助する
- □ 現在の健康レベルおよびライフスタイルに基づいて，現実的な短期目標や長期目標を設定できるように援助する
- □ ストレッチの目的を説明する（例：リラクセーション，より激しい運動のための筋肉や関節の準備運動，柔軟性，バランス，機能的自立）
- □ 神経筋骨格構造の加齢に伴う変化および廃用性の影響に関する情報を提供する
- □ ストレッチの順序，具体的なストレッチ活動，ストレッチをする場所や時間の選択肢に関する情報を提供する
- □ 年齢，身体状態，目標，動機づけ，ライフスタイルに合った運動計画作成を援助する
- □ 筋骨格の適性レベルと病状に合わせて，ストレッチ運動の正しい順序，ポーズを保持する時間の延長，緩やかに引き伸ばす筋肉運動の繰り返し回数の増加を組み込んだ運動計画作成を援助する
- □ 最も硬さのない，もしくは疼痛のない（制限のない）筋肉群または関節群から運動習慣を開始し，徐々により制限のある筋肉群または関節群に進むよう指導する
- □ 股関節伸展筋群，膝関節伸展筋群，足首足底屈筋群，二頭筋，三頭筋，肩関節の筋肉，背中の伸展筋，腹筋を含む主要な筋群をストレッチする
- □ 筋肉または関節をゆっくりと完全に伸展するまで（またはちょうどよい負荷を感じるまで）伸ばし，指定された時間保持し，伸ばした筋肉をゆっくりと解放するように指導する
- □ 筋反射の過剰刺激や過度の筋肉痛を予防するために，急な動き，無理のある動き，跳ねるような動きは避けるように指導する

94　　Part 3　介入

□ 計画どおりに実施しているかモニタリングし，目標へ向かって前進するための方法を指導する（例：関節可動域の拡大分，筋緊張が解放される認識，苦痛および疲労のない程度の「ホールド」および反復回数の増加，激しい運動に対する耐性の増大）

□ 各運動構成要素について，イラスト入りの持ち帰り用説明文書を提供する

□ 指定したフォローアップの時間と場所で技法と計画に対する順守を監視する

□ 運動中の運動耐性を観察する（息切れ，脈拍の上昇，蒼白，めまい・立ちくらみ，関節または筋肉の疼痛・腫脹等の症状の有無）

□ 運動中断後も運動耐性の低さを示す症状が持続する場合，運動計画を再評価する

□ 運動計画の立案，指導，監督について家族と協働する

□ 理解を確実にするためにティーチバックを用いる

第2版：1996。改訂：2018，2024

参考文献

Brigatto, F. A., Braz, T. V., da Costa Zanini, T. C., Germano, M. D., Aoki, M. S., Schoenfeld, B. J., Marchetti, P. H., & Lopes, C. R. (2019). Effect of resistance training frequency on neuromuscular performance and muscle morphology after 8 weeks in trained men. *Journal of Strength and Conditioning Research, 33*(8), 2104-2116.

Dunleavy, K., & Slowik, A. K. (2018). *Therapeutic exercise prescription*. Elsevier.

Kisner, C., Colby, L. A., & Bortner, J. (2018). *Therapeutic exercise: Foundations and techniques* (7th ed.). F.A. Davis.

Thomas, E., Bellafiore, M., Petrigna, L., Paoli, A., Palma, A., & Bianco, A. (2021). Peripheral nerve responses to muscle stretching: A systematic review. *Journal of Sports Science & Medicine, 20*(2), 258-267.

Wanderley, D., Lemos, A., Moretti, E., Barros, M. M. M. B., Valença, M. M., & de Oliveira, D. A. (2019). Efficacy of proprioceptive neuromuscular facilitation compared to other stretching modalities in range of motion gain in young healthy adults: A systematic review. *Physiotherapy Theory & Practice, 35*(2), 109-129.

0224	**運動療法：関節可動性**

Exercise Therapy: Joint Mobility

定義：関節の柔軟性を維持または回復するための能動的または受動的な身体運動を行うこと

行動

□ 関節運動の限界と機能への影響を究明する

□ 運動計画を実施するための医療従事者の承認を得る［**必要な場合**］

□ エクササイズプログラムの開発と実施において，理学療法士と協働する

□ 関節運動を維持または回復させるためのモチベーションレベルを決定する

□ 関節運動の目的と計画を説明する

□ 動き／活動中の不快感や痛みの部位と性状をモニタリングする

□ 運動中の呼吸パターンを観察する

□ 関節運動を開始する前に疼痛コントロールを開始する

□ 動きに制限のない服を着せる

□ 運動中に外傷から守る

□ 受動的／能動関節運動のために，最適な体位になるように支援する

□ 定期的に予定されたスケジュールに従って，定期的に関節可動域運動を行うよう奨励する

□ 受動的関節可動域運動を行う［**適応がある場合**］

□ 受動的，能動介助的，能動的関節可動域運動を系統的に実行する方法を指導する

□ 運動のための退院指示書を提供する

□ 能動的関節可動域運動のスケジュールを作成できるように支援する

□ 運動開始前に，身体の動きをイメージするように勧める

Part 3 介入　95

□ 疼痛，持久力，関節可動性の限界内で，定期的なリズミカルな関節運動ができるように支援する
□ 患者がベッド上や椅子に座る，または端座位を勧める [**耐えられる場合**]
□ 歩行を促す [**適切な場合**]
□ 目標達成までの進捗状況を明らかにする
□ 関節運動を実施していることに対する積極的な強化を提供する
□ 理解を確実にするためにティーチバックを用いる

第 1 版：1992。改訂：2000，2024

参考文献

Cruz-Díaz, D., Hita-Contreras, F., Martínez-Amat, A., Aibar-Almazán, A., & Kim, K. M. (2020). Ankle-joint self-mobilization and crossfit training in patients with chronic ankle instability: a randomized controlled trial. *Journal of Athletic Training, 55*(2), 159-168.

Ersoy, U., Kocak, U. Z., Unuvar, E., & Unver, B. (2019). The acute effect of talocrural joint mobilization on dorsiflexor muscle strength in healthy individuals: a randomized controlled single blind study. *Journal of Sport Rehabilitation, 28*(6), 601-605.

Racinais, S., Cocking, S., & Périard, J. D. (2017). Sports and environmental temperature: from warming-up to heating-up. *Temperature (Austin), 4*(3), 227-257.

Dunleavy, K., & Slowik, A. K. (2018). *Therapeutic exercise prescription.* Elsevier.

Kisner, C., Colby, L. A., & Bortner, J. (2018). *Therapeutic exercise: Foundations and technique* (7th ed.). F.A. Davis.

0226	運動療法：筋肉コントロール

Exercise Therapy: Muscle Control

定義： 筋肉のコントロールを強化したり回復させるために，特定の活動または運動のプロトコルを使用すること

行動

□ 活動プロトコルまたは運動プロトコルを実行するための準備状態（レディネス）を明らかにする
□ 運動計画を実施するための医療従事者の承認を得る [**必要な場合**]
□ 運動プログラムの開発と実施において，理学療法士，作業療法士，レクリエーションセラピストと協働する [**適切な場合**]
□ 運動中の最適な体位と各運動パターンの繰り返し回数を決定するために，理学療法士に相談する
□ 感覚機能を評価する（例：視覚，聴覚，固有感覚）
□ 運動の種類とプロトコルの根拠を説明する
□ 運動時のプライバシーを確保する [**必要な場合**]
□ 運動活動に集中できるように，照明，室内温度，騒音レベルを調整する
□ 特定の運動療法の効果を高めるため，日常のケア活動を順序づける
□ 運動／活動を開始する前に，疼痛をコントロールする
□ 身体の動きを制限しないような服を着せる
□ 運動活動中に体幹／近位関節の安定性を維持できるよう患者を援助する
□ 細かい運動技能に関連する近位関節を安定させるために副子を装着する [**処方に従って**]
□ 理学療法士，作業療法士，呼吸療法士と協働して，補助器具の必要性を定期的に再評価する
□ 運動プロトコルのため，座位／立位姿勢をとれるよう援助する [**適切な場合**]
□ けがを最小限に抑え，効果を最大限に高めるために，適切な練習方法に関する指示を強化する
□ ボディイメージに対する誤解を特定する
□ 身体への意識と身体の機能を再認識する
□ 日常生活活動や運動を行う際に，患側を視覚的に確認するよう患者を指導する [**適応がある場合**]
□ 運動中または日常生活活動中に，個々の運動活動のために段階的なきっかけを提供する
□ 運動中，個々の動作について声を出すよう指導する

96　　Part 3　介入

□ 日常生活動作や運動動作の習得を容易にするために，視覚教材を使用する[**適切な場合**]
□ 運動後は，休息できる環境を提供する
□ 強さ，持久力，柔軟性のための運動プロトコルを作成できるよう援助する
□ 現実的で測定可能な目標を立てられるよう援助する
□ 身体の両側に注意を払い，身体の両側が使える運動をする
□ 日常生活活動を運動プロトコルに組み込む[**適切な場合**]
□ 自己練習を奨励する[**適応がある場合**]
□ 運動プロトコルの前後に，ウォームアップとクールダウンを行うことを勧める
□ 筋肉のけいれんを最小にするために触覚刺激（例：タッピング）を用いる
□ 運動プロトコルの順守を促すために，進捗グラフ／チャートを作成し維持できるよう援助する
□ 運動プロトコルに対する情動的・心血管的・および機能的な反応を観察する
□ 正しい実践のために，自己練習を観察する
□ 身体の動作や機能の強化／回復につながっているか，状態を評価する
□ 運動や身体活動への患者の努力に対し，積極的に強化する
□ 運動プロトコルや日常生活活動に関して家族介護者と協働する
□ 自宅での運動計画に修正を加えられるよう援助する[**適応がある場合**]
□ 理解を確実にするためにティーチバックを用いる

第1版：1992。改訂：2000, 2024

参考文献

Cruz, A. G., de Oliveira Parola, V., Leiria Neves, H., Batista Cardoso, D. F., Alves Bernardes, R., & Diniz Parreira, P. (2021). Exercise programs for work-related musculoskeletal pain: A scoping review protocol. *Revista de Enfermagem Referencia*, V(6), 1-7.
Dunleavy, K., & Slowik, A. K. (2018). *Therapeutic exercise prescription*. Elsevier.
Dzubur, E. K., & Poronsky, C. B. (2018). Exercise therapy benefits for Heart Failure. *The Journal for Nurse Practitioners*, 14(5), 396-401. https://doi.org/10.1016/j.nurpra.2018.01.019
Kerr, L., Jewell, V. D., & Jensen, L. (2020). Stretching and splinting interventions for poststroke spasticity, hand function, and functional tasks: A systematic review. *AJOT: American Journal of Occupational Therapy*, 74(5), 7405205050p1-7405205050p15.
Kisner, C., Colby, L. A., & Bortner, J. (2018). *Therapeutic exercise: Foundations and techniques* (7th ed.). F.A. Davis.

0222	運動療法：バランス

Exercise Therapy: Balance

定義：バランスを維持，向上，または回復させるために，特定の活動，姿勢，および動きを用いること

行動

□ バランスが求められる活動に参加する能力を明らかにする
□ 運動計画を実施するための医療従事者の承認を得る[**必要な場合**]
□ 運動プログラムの開発と実施において，理学療法士，作業療法士，レクリエーションセラピストと協働する[**適切な場合**]
□ 感覚機能を評価する（例：視覚，聴覚，固有感覚）
□ 標準化された器具を用いて運動機能を観察する[**必要な場合**]
□ バランスを崩しやすい状況を観察する
□ 転倒・転落の影響要因について話し合うための機会を提供する
□ 運動のために安全な環境を提供する
□ バランスを維持し改善するため，運動療法の重要性について指導する
□ 感情を共有する機会となるあまり強くない運動プログラムを奨励する

Part 3 介入 **97**

□ 片足立ち，前方傾斜，ストレッチ，抵抗等，バランスをとるための練習を指導する[**適切な場合**]
□ 足首の強化と歩行プログラムを援助する
□ ヨガや太極拳等の代替療法に関する情報を提供する
□ 集中しやすいように環境を調整する
□ 運動を行う際にサポートするための補助器具を提供する（例：杖，歩行器，枕，パッド）
□ 現実的で測定可能な目標を立てられるよう援助する
□ 運動中または日常生活活動中に，バランスの維持・改善のため，自己の体位の確認法や運動法を強化する，または提供する
□ 臥位・座位・立位の姿勢でいるときにストレッチ運動ができるよう援助する
□ ベッド／椅子で座位をとり，体側に置いた腕で体幹を安定させ，腕で支えながら体幹を揺らすことができるよう援助する
□ バランス機能を刺激するために，立ってまたは座って，身体を左右に揺らすことができるよう，援助する
□ 幅広い支持基底面を維持するように奨励する[**必要な場合**]
□ 固有感覚を刺激するために，目を閉じた状態で短時間立つ練習を定期的に行えるよう援助する
□ バランス運動に対する反応を観察する
□ 周囲および行動上の危険因子を明らかにするため，家の評価を実施する[**該当する場合**]
□ バランス，運動，または転倒・転落の教育プログラムのための資源を提供する
□ 前庭感覚訓練について理学療法士／作業療法士を紹介する
□ 理解を確実にするためにティーチバックを用いる

第 1 版：1992。改訂：2008，2024

参考文献

Azkia, Z., Setiyani, R., & Kusumawardani, L. H. (2021). Balance strategy exercise versus Lower Limb-ROM exercise for reducing the risk of falls among older people. *Nurse Media Journal of Nursing*, *11*(1), 114-123.

Bushatsky, A., Alves, L. C., Duarte, Y. A. O., & Lebrão, M. L. (2019). Factors associated with balance disorders of elderly living in the city of Sao Paulo in 2006: evidence of the Health, Well-being and Aging (SABE) Study. *Revista Brasileira de Epidemiologia*, *21*(02), 1-14.

Dunleavy, K., & Slowik, A. K. (2018). *Therapeutic exercise prescription*. Elsevier.

Kisner, C., Colby, L. A., & Bortner, J. (2018). *Therapeutic exercise: Foundations and techniques* (7th ed.). F.A. Davis.

While, A. E. (2020). Falls and older people: Preventative interventions. *British Journal of Community Nursing*, *25*(6), 288-292.

0221	**運動療法：歩行**

Exercise Therapy: Ambulation

定義：治療中および病気やけがからの回復に，自律的および自発的な身体機能を維持または回復するために，歩行を促進し援助すること

行動

□ 運動計画を実施するための医療従事者の承認を得る[**必要な場合**]
□ 身体の動きを制限しないような服を着せる
□ 歩きやすく，けがを予防できる靴を使用するよう援助する
□ 低いベッドを提供する[**適切な場合**]
□ 歩行療法を開始する前に，歩行プロファイルと臨床状態を観察する
□ 患者がベッド上や端座位，または椅子に座わることを奨励する
□ 歩行計画について理学療法士に相談する[**必要な場合**]
□ 補助器具の有効性について指導する[**適切であれば**]

98　Part 3　介入

- □ 移送の過程で，自己のポジショニング方法について指導する
- □ 歩行ベルトを用いて，移動や歩行を援助する[**必要な場合**]
- □ 移動を援助する[**必要な場合**]
- □ ルート沿いの環境バリアを確実に除去する
- □ 移動に関する学習を促進するために，ベッドの頭側に指示カードを提供する
- □ 歩行用の補助器具を適用／提供する（例：杖，歩行器，車椅子）[**不安定な場合**]
- □ 最初の歩行時には援助する[**必要な場合**]
- □ 安全な移動と歩行技術について指導する
- □ 松葉杖，杖，その他の歩行補助具の使用を観察する
- □ 指定された距離を指定された人数のスタッフと一緒に，立って歩けるように援助する
- □ 現実的な歩行距離の延長計画を立案できるよう援助する
- □ 安全な範囲内での自立歩行を奨励する
- □ 理解を確実にするためにティーチバックを用いる

第 1 版：1992。改訂：2000，2024

参考文献

Arrieta, H., Rezola-Pardo, C., Gil, S. M., Irazusta, J., & Rodriguez, L. (2018). Physical training maintains or improves gait ability in long-term nursing home residents: A systematic review of randomized controlled trials. *Maturitas, 109*, 45-52.

Chen, C. H., Lin, C. J., Chen, C. H., & Hu, F. W. (2020). Factors influencing the recovery of walking ability in older adults after hospital discharge. *Hu Li Za Zhi, 67*(2), 65-74. https://doi.org/10.6224/JN.202004_67(2).09. Chinese.

Dunleavy, K., & Slowik, A. K. (2018). *Therapeutic exercise prescription*. Elsevier.

Kisner, C., Colby, L. A., & Bortner, J. (2018). *Therapeutic exercise: Foundations and techniques* (7th ed.). F.A. Davis.

Part 3 介入　99

5246	栄養カウンセリング

Nutritional Counseling

定義：食生活改善のニーズに焦点をあてた，対話式の支援過程を用いること

行動

- □ 信頼と尊重に基づいた治療的人間関係を確立する
- □ カウンセリング関係でいる期間を設定する
- □ 患者の食物摂取量と食習慣を確認する
- □ 変更すべき食行動の明確化を促す
- □ 栄養状態を変化させるための，現実的な短期目標および長期目標を設定する
- □ 食事摂取の妥当性を評価する患者を援助するために，一般的に認められた栄養基準を用いる
- □ 食生活改善のための健康上のニーズに関する情報を提供する（例：体重減少，体重増加，塩分制限，コレステロール減少，水分制限）[**必要な場合**]
- □ 興味をそそる食事指針の資料を患者の部屋に掲示する
- □ 栄養必要量を満たすための方法を計画する際に，年齢・成長と発達の段階・過去の食経験・身体損傷・疾患・文化・経済状態の要素を考慮するよう，患者を支援する
- □ 必要な食生活改善に対する認識についてだけでなく，基本的な 4 つの食品群に関する知識についても患者と話し合う
- □ 栄養必要量と処方もしくは推奨された食事に対する患者の認識について話し合う
- □ 患者の食物の好き嫌いについて話し合う
- □ 普段の 24 時間での食事内容を記録するために患者を援助する
- □ 水分の摂取量と排出量，ヘモグロビン値，血圧測定値，または体重増加と減少の測定を患者と一緒に検討する[**適切な場合**]
- □ 食物購入の習慣と予算制限について話し合う
- □ 患者にとっての食物の意味を話し合う
- □ 食物，食事，必要な栄養面の変更に関する重要他者の態度や信念を確認する
- □ 食生活改善目標の進捗状況を定期的に評価する
- □ 目標達成に対する思いや懸念を表出するよう，患者を援助する
- □ 目標達成のための努力を称賛する
- □ インターネットを活用して，食生活・レシピ・ライフスタイルの改善に関する有用な情報を入手することを奨励する[**適切な場合**]
- □ ヘルスケアチームの他のメンバーへ紹介する，または他のメンバーに助言を求める[**適切な場合**]

第 1 版：1992。改訂：1996，2018

参考文献

Dudek, S. G. (2014). *Nutrition essentials for nursing practice* (7th ed.). Lippincott Williams & Wilkins.

Franklin, B.A. (2010). *Counseling patients to favorably modify dietary and physical activity practices: The challenge of change.* http://pt.wkhealth.com/pt/re/chf/addcontent.14354749.htm;jsessionid=X8QJK PvRb9psL40CM0G1KyrRB2xqVKpLpyp1vvQG5fv3Gd40nwHB!-1552860756! 181195628!8091!-1

Wardlaw, G., & Smith, A. (2012). *Contemporary nutrition* (9th ed.). McGraw-Hill.

100　Part 3　介入

1100	栄養管理

Nutrition Management

定義：バランスのとれた栄養素の摂取の提供と促進

行動

□ 患者の栄養状態と栄養ニーズを満たすための能力を明らかにする

□ 患者の食物アレルギーまたは不耐性を明らかにする

□ 患者の食事の好みを明らかにする

□ 患者に栄養ニーズについて指導する（食事ガイドラインと食物ピラミッドについて話し合う）

□ 患者の栄養必要量や好みに最も適したガイドラインや食物ピラミッドを明らかにするために，患者を援助する（例：ベジタリアン食物ピラミッド，食事指針ピラミッド，70歳以上の高齢者のための食物ピラミッド）

□ 栄養必要量を満たすために必要なカロリーと栄養素の種類を決定する

□ 食物の選択肢を提供し，より健康的な選択ができるよう，指導する[**必要な場合**]

□ 食事を調整する（高蛋白食品を提供する，塩の代わりにハーブやスパイスの使用を提案する，砂糖の代用品を提供する，カロリーを増減させる，ビタミン，ミネラルまたはサプリメントを増減させる）[**必要な場合**]

□ 食事のために最適な環境を提供する（例：清潔で，換気がよく，リラックスでき，強いにおいがない）

□ 食前に口腔ケアを行う，またはケアを援助する

□ 義歯が患者に合っていることを確認する[**適切な場合**]

□ 食前に薬剤を服用する（例：疼痛緩和，制吐剤）[**必要な場合**]

□ 椅子にまっすぐな姿勢で座ることを，患者に奨励する[**可能な場合**]

□ 食物が魅力的な方法で，食事に最も適した温度で提供されることを確認する

□ 病院やケア施設に滞在中，患者の好物をもってくるように家族に奨励する[**適切な場合**]

□ 包装を開けて，食物をカットし，食べられるように患者を援助する[**必要な場合**]

□ 患者に必要な食生活の改善を指導する（例：絶食，おもゆ，流動食，軟らかいもの，または食事として許容されるもの）[**必要な場合**]

□ 病気の状態に応じた食事要件について患者を指導する（腎臓病の患者のために，ナトリウム，カリウム，蛋白質，および水分の制限）

□ 発育や年齢に見合った具体的な食事ニーズについて患者を指導する（例：授乳中の女性のカルシウム・蛋白質・水分・カロリーの増量，高齢者の便秘を予防するための繊維摂取の増量）

□ 栄養価の高い軽食を提供する

□ 便秘を防ぐため，繊維含量の高い食品が食事に含まれていることを確認する

□ 摂取カロリーと食事摂取量を観察する

□ 体重の増減動向を観察する

□ 摂取カロリーと食事摂取量を観察するよう，患者を指導する（例：食事日記）

□ 安全な食品の調理と保存を奨励する

□ コミュニティの栄養プログラムにアクセスできるよう，患者を援助する（例：Women, Infants, and Children（WIC），食券，宅配食）

□ 専門家に紹介する

第1版：1992。改訂：2013

参考文献

Craven, R. F., & Hirnle, C. J. (2009). *Nutrition. In Fundamentals of nursing: Human health and function* (pp. 947-988) (6th ed.). Lippincott Williams & Wilkins.

Ignatavicius, D. D. (2010). Care of patients with malnutrition and obesity. In D. D. Ignatavicius & M. L. Workman (Eds.), *Medical-surgical nursing: Patient-centered collaborative care* (6th ed., pp. 1386-1410). Saunders Elsevier.

Kaiser, L., Allen, L. H., & American Dietetic Association. (2008). Position of the American Dietetic Association: Nutrition and lifestyle for a healthy pregnancy outcome. *Journal of the American Dietetic Association, 108*(3), 553-561.

U.S. Department of Agriculture and U.S. Department of Health and Human Services. (2010). *Dietary guidelines for Americans, 2010* (7th ed.). Government Printing Office.

1160	栄養モニタリング

Nutritional Monitoring

定義：栄養摂取に関する患者データの収集と分析

行動

- ☐ 患者の体重を測定する
- ☐ 成長と発達を観察する
- ☐ 身体組成の人体測定値を取得する（例：体格指数（BMI），ウエストサイズ，皮下脂肪の測定値）
- ☐ 体重の増減動向を観察する（小児患者では，標準成長曲線に身長と体重を記入する）
- ☐ 体重の最近の変化を明らかにする
- ☐ 妊娠中の体重増加の適切な体重を決定する
- ☐ 皮膚の弾力性と可動性を観察する
- ☐ 皮膚の異常を明らかにする（例：過度の打撲，傷の治癒不良，出血）
- ☐ 毛髪の異常を明らかにする（例：乾燥，細い，薄い，容易に抜ける）
- ☐ 悪心と嘔吐を観察する
- ☐ 排便の異常を明らかにする（例：下痢，血液，粘液，不規則，痛みを伴う）
- ☐ 摂取カロリーと食事量を観察する
- ☐ 食欲と活動の最近の変化を明らかにする
- ☐ 日常の運動の種類と量を観察する
- ☐ 食事に関する社会的・情緒的な側面の役割について話し合う
- ☐ 食事のパターンを明らかにする（例：好き嫌い，過剰なファストフード，食事を抜く，早食い，授乳中の親子の相互作用，授乳の頻度と時間）
- ☐ 蒼白，発赤，乾燥した結膜組織を観察する
- ☐ 爪の異常を明らかにする（例：スプーン状，ひび割れ，割れ，表面が粗い，もろい，隆起がある）
- ☐ 嚥下評価をする（例：顔面，口腔，舌筋の運動機能，嚥下反射，咽頭反射）
- ☐ 口腔内の異常を明らかにする（例：炎症（海綿状の歯茎，歯茎の後退や出血），乾燥して裂けた口唇，疼痛，赤くなってヒリヒリする舌，充血し肥大した舌乳頭）
- ☐ 精神状態を観察する（例：混乱，うつ病，不安）
- ☐ 筋骨格系の異常を明らかにする（例：筋肉疲労，関節痛，骨折，貧弱な体格）
- ☐ 検査をし，結果のモニタリングを実施する（例：コレステロール値，血清アルブミン値，トランスフェリン値，プレアルブミン値，24時間尿窒素，血中尿素窒素，クレアチニン値，ヘモグロビン値，ヘマトクリット値，細胞性免疫，総リンパ球数，電解質値）
- ☐ 患者の因子（例：年齢，体重，身長，性別，身体活動レベル）に基づいて，エネルギー推奨値（例：栄養所要量）を決定する
- ☐ 栄養摂取に影響を及ぼす要因を明らかにする（例：すべての食品カテゴリーにおける高品質食品の知識，入手状況，宗教的・文化的な影響，性別，調理等，準備のための能力，入院，不十分な咀嚼，嚥下障害，歯周病，貧困，義歯の適合，味覚感受性の低下，薬剤や薬物の使用，疾患または術後状態）
- ☐ 栄養状態に関する他の情報源を検討する（例：患者の食品日誌および記録）
- ☐ 治療を開始するか，紹介する**[適切な場合]**

第1版：1992。改訂：2013

102 Part 3 介入

参考文献

Craven, R. F., & Hirnle, C. J. (2009). Nutrition. In *Fundamentals of nursing: Human health and function* (pp. 947-988) (6th ed.). Lippincott Williams & Wilkins.

Dudek, S. G. (2007). *Nutrition essentials for nursing practice* (5th rev. ed.). Lippincott Williams & Wilkins.

Roman-Vinas, B., Serra-Majem, L., Ribas-Barba, L., Ngo, J., Garcia-Alvarez, A., Wijnhoven, T., Tabacchi, G., Branca, F., de Vries, J., & de Groot, L. C. P. G. M. (2009). Overview of methods used to evaluate the adequacy of nutrient intakes for individuals and populations. *British Journal of utrition, 101*(Suppl. 2), S6-S11.

Smith, S. F., Duell, D. J., & Martin, B. C. (2008). *Clinical nursing skills: Basic to advanced skills* (pp. 208-248) (7th ed.). Pearson Prentice Hall.

1120	栄養療法
	Nutrition Therapy

定義：慢性状態の人の代謝過程を支援するための食品および水分の投与

行動

☐ 栄養状態に関する情報を確認する

☐ 栄養リスクを特定する

☐ 体重，身長，体長を測定する [**小児に対して適用がある場合**]

☐ 6か月未満の小児の頭囲を測定する

☐ 脱水がないか水分摂取量をスクリーニングする

☐ 栄養補給をできるだけ早く開始する [**適切な場合**]

☐ 摂取した食物／水分を観察し，毎日のカロリー摂取量を計算する [**適切な場合**]

☐ 食事内容が適切で，日々の栄養ニーズを満たすものかどうかを観察する [**適切な場合**]

☐ 栄養不良や脱水の潜在的な原因を除去する [**できるだけ早く**]

☐ 輸液の必要性を評価する

☐ 栄養士の協力を得て，必要栄養量を満たすために必要となる，規定のカロリーと栄養素の種類を決定する [**適切な場合**]

☐ 食物の好みを明らかにする

☐ 文化的・宗教的嗜好を考慮する

☐ 食事や水分の摂取が制限されている人への栄養療法を考慮する

☐ 栄養補助食品を提供する [**適切な場合**]

☐ 栄養補助食品の摂取との一致を定期的に評価する

☐ 唾液の不足が嚥下の妨げとなる場合に，軟らかい食物を選択するよう促す

☐ 便秘を防ぐため，繊維含量の高い食品が食事に含まれていることを確認する [**適切な場合**]

☐ 食事摂取をサポートするための食事介助を行う [**適切な場合**]

☐ 経管栄養または非経口栄養の必要性を明らかにする

☐ 経腸栄養または非経口栄養を管理する [**必要な場合**]

☐ 経腸栄養の利点と潜在的リスクを日常的に評価する

☐ 経口摂取が許容できる場合，経管栄養の使用を中止する

☐ 高カロリー輸液を投与する [**適切な場合**]

☐ 自宅で調理された食物の施設への持ち込みを奨励する [**適切な場合**]

☐ ハーブとスパイスを塩の代替品として提供する

☐ 快適でリラックスした雰囲気がある環境を構築する

☐ 食事の時間を他の人と共有するよう，適宜促す [**適切な場合**]

☐ 色調，質感，種類を考慮し，魅力的で楽しい方法で食事を提供する

Part 3 介入 **103**

□ 咀嚼をあまり必要としない軟らかい食べ物等，必要に応じて食べ物の固さを調節する［**必要な場合**］
□ 十分な歯と口のケアを促す
□ 食前または食べさせる前に座位の姿勢がとれるよう援助する
□ 人工栄養開始後，最初の2日間は少なくとも4時間ごとに血糖値を測定する［**適切な場合**］
□ 電解質等の検査値を観察する［**適切な場合**］
□ 栄養情報と処方された食事について指導する
□ 食事指導と食事計画を参照する［**必要な場合**］
□ 処方された食事の例を提供する
□ 薬剤をチェックし，可能であれば副作用（有害なもの）を最小限にするよう変更する
□ 個人セッション，グループセッション，電話，文書による栄養カウンセリングを行う［**適切な場合**］
□ 筋肉量と機能を維持または改善するための身体活動を奨励する
□ 理解を確実にするためにティーチバックを用いる

第1版：1992。改訂：2004，2024

参考文献

Dudek, S. G. (2021). *Nutrition essentials for nursing practice* (8th ed.). Wolters Kluwer.
Koontalay, A., Sangsaikaew, A., & Khamrassame, A. (2020). Effect of a clinical nursing practice guideline of enteral nutrition care on the duration of mechanical ventilator for critically ill patients. *Asian Nursing Research*, *14*(1), 17-23. https://doi.org/10.1016/j.anr.2019.12.001
Mehta, N. M., Skillman, H. E., Irving, S. Y., Coss-Bu, J. A., Vermilyea, S., Farrington, E. A., McKeever, L., Hall, A. M., Goday, P. S., & Braunschweig, C. (2017). Guidelines for the provision and assessment of nutrition support therapy in the pediatric critically ill patient: Society of Critical Care Medicine and American Society for Parenteral and Enteral Nutrition. *JPEN. Journal of Parenteral and Enteral Nutrition*, *41*(5), 706-742. https://doi.org/10.1177/0148607117711387
Singer, P., Blaser, A. R., Berger, M. M., Alhazzani, W., Calder, P. C., Casaer, M. P., Hiesmayr, M., Mayer, K., Montejo, J. C., Pichard, C., Preiser, J. C., van Zanten, A., Oczkowski, S., Szczeklik, W., & Bischoff, S. C. (2019). ESPEN guideline on clinical nutrition in the intensive care unit. *Clinical Nutrition (Edinburgh, Scotland)*, *38*(1), 48-79. https://doi.org/10.1016/j.clnu.2018.08.037
Tume, L. N., Valla, F. V., Joosten, K., Jotterand Chaparro, C., Latten, L., Marino, L. V., Macleod, I., Moullet, C., Pathan, N., Rooze, S., van Rosmalen, J., & Verbruggen, S. (2020). Nutritional support for children during critical illness: European Society of Pediatric and Neonatal Intensive Care (ESPNIC) metabolism, endocrine and nutrition section position statement and clinical recommendations. *Intensive Care Medicine*, *46*(3), 411-425. https://doi.org/10.1007/s00134-019-05922-5
Volkert, D., Beck, A. M., Cederholm, T., Cruz-Jentoft, A., Goisser, S., Hooper, L., Kiesswetter, E., Maggio, M., Raynaud-Simon, A., Sieber, C. C., Sobotka, L., van Asselt, D., Wirth, R., & Bischoff, S. C. (2019). ESPEN Guideline on Clinical Nutrition and Hydration in Geriatrics. *Clinical Nutrition (Edinburgh, Scotland)*, *38*(1), 10-47. https://doi.org/10.1016/j.clnu.2018.05.024

1750	**会陰ケア**
	Perineal Care
定義：会陰の皮膚の統合性の維持および会陰不快感の軽減	

行動

□ 清潔について援助する
□ 会陰を乾燥させた状態にする
□ 椅子用のクッションを提供する［**適切な場合**］
□ 切開部または裂傷部の状態を視診する（例：切開，裂傷，割礼）
□ 冷湿布をあてる［**適切な場合**］
□ ヒートクレードルまたはヒートランプを適用する［**適切な場合**］
□ 座浴の根拠と使用について患者を指導する
□ 座浴を提供し，援助する［**必要な場合**］
□ 定期的に会陰を，完全にきれいにする

104 Part 3 介入

- □ 患者を安楽な体位に維持する
- □ 排出液を吸収するために吸収パッドをあてる[**適切な場合**]
- □ 保護剤を塗布する（例：酸化亜鉛，ベトロラタム）[**適切な場合**]
- □ 処方薬を塗布する（例：抗菌剤，抗真菌剤）[**適切な場合**]
- □ 排出液の特性を記録する[**適切な場合**]
- □ 陰嚢の支えを提供する[**適切な場合**]
- □ 鎮痛剤を提供する[**適切な場合**]
- □ 会陰の病理検査に関して，患者または重要他者に指導する（例：感染症，皮膚崩壊，発疹，異常な排出物）[**適切な場合**]

第 1 版：1992。改訂：2013

参考文献

Albers, L. L., & Borders, N. (2007). Minimizing genital tract trauma and related pain following spontaneous vaginal birth. *Journal of Midwifery & Women's Health*, 52(3), 246-253.

Driver, D. S. (2007). Perineal dermatitis in critical care patients. *Critical Care Nurse*, 27(4), 42-47.

Gray, M., Ratliff, C., & Donovan, A. (2002). Protecting perineal skin integrity. Incontinent patients present unique challenges to successful skin care management. *Nursing Management*, 33(12), 61-63.

Leventhal, L. C., de Oliveira, S. M., Nobre, M. R., & da Silva, F. M. (2011). Perineal analgesia with an ice pack after spontaneous vaginal birth: A randomized controlled trial. *Journal of Midwifery & Women's Health*, 56(2), 141-146.

Nix, D., & Ermer-Seltun, J. (2004). A review of perineal skin care protocols and skin barrier product use. *Ostomy Wound Management*, 50(12), 59-67.

Potter, P. A., & Perry, A. G. (2009). *Fundamentals of nursing* (7th ed.). Mosby.

Ward, S. L., & Hisley, S. M. (2009). *Maternal-child nursing care: Optimizing outcomes for mothers, children, and families* (pp. 472-473). F.A. Davis. 487, 576, 843.

0180	エネルギー管理
	Energy Management

定義：疲労を治療または予防し，機能を最適化するためのエネルギー使用の規制

行動

- □ 年齢と発達の状況を考慮し，疲労をもたらす不足について患者の生理学的状態を評価する
- □ 限界に関する感情を言葉によって表出することを奨励する
- □ 有効な器具を使用して疲労を測定する[**適応がある場合**]
- □ 疲労の原因について，患者／重要他者の認知を明らかにする
- □ 優先項目として，生理学的状態の不足を修正する（例：化学療法による誘発性貧血）
- □ 薬理学と非薬理学を組み合わせ，疲労軽減のための介入を選択する[**適切な場合**]
- □ 耐性を構築するために，どの活動がどの程度必要であるかを明らかにする
- □ 適切なエネルギー源を確保するために，栄養摂取量を観察する
- □ 高エネルギー食品の摂取を増やすための方法を，栄養士と相談する
- □ 病院の標準的なスケジュールに合う／合わない食事の希望時間について交渉する
- □ 過剰な身体的・情動的な疲労の徴候を観察する
- □ 活動に対する心肺反応をモニタリングする（例：頻脈，不整脈，呼吸困難，発汗，蒼白，血行動態，呼吸数）
- □ 有酸素運動を行うことを奨励する
- □ 患者の睡眠パターンと睡眠時間を観察し記録する
- □ 運動や活動中の不快感，疼痛部位と性質を観察する
- □ 認知機能や自己モニタリング／活動調節を妨げる身体的な不快感を軽減する
- □ 活動亢進が他人や患者の邪魔となる場合には制限を設定する
- □ エネルギー温存の原則を理解できるよう，患者を援助する（例：活動の制限やベッド上安静の必要性）

Part 3 介入　**105**

□ 疲労を予防するための活動の組み立てと時間管理法について指導する

□ エネルギーレベルに見合った活動に優先順位をつけられるよう，患者を援助する

□ 現実的な活動目標を確立できるように，患者／重要他者を援助する

□ 活動に関する好みを明らかにできるように，患者を援助する

□ 徐々に耐性を構築できるような活動を選択するように患者を促す

□ 家族や友人が自宅でできる，疲労の予防／軽減のための作業を明らかにできるよう，患者を援助する

□ 訪問が実用でなく望ましいことでもない場合，友人との連絡を維持するために電子的なコミュニケーションを考慮する（例：電子メールやインスタントメッセージ）

□ 覚醒を促す活動を提供することによって，日中の睡眠を制限できるよう，患者を援助する[**適切な場合**]

□ リラクセーション促進のために，環境刺激を制限する（例：光と騒音）

□ 面会者の人数と時間を制限する[**適切な場合**]

□ 安静時間を確保するために，ベッド上安静／活動の制限を促進する（例：安静時間の増加）

□ 休憩と活動の期間を交互に行うことを奨励する

□ 重要な身体機能に対する酸素供給の競合を軽減するために，身体活動を調整する（例：食事直後の活動を避ける）

□ 筋肉の緊張を緩和するために，補助的／能動的な関節可動域運動を用いる

□ リラクセーションを促進するために，落ち着いた気分転換活動を提供する

□ 睡眠促進を援助する（例：音楽や薬剤）

□ 昼寝を奨励する[**適切な場合**]

□ 休息期間を含めて計画できるよう患者を援助する

□ 予定された休息時間でのケア活動を避ける

□ 患者に最もエネルギーがある時間に活動を計画する

□ 移動や歩行ができない場合に，端座位（足を垂らす）がとれるよう患者を援助する

□ 定期的な身体活動を援助する（例：歩行，移動，寝返り，個別的なケア）[**必要な場合**]

□ 刺激剤や抑制剤を投与し，効果を観察する

□ 患者のエネルギー源と見合う身体活動を奨励する（例：歩行，日常生活の活動の実行）

□ プログラムされた活動レベルの増進を評価する

□ セルフケアまたは看護活動に対する患者の酸素化の状態をモニタリングする（例：脈拍数，心調律，呼吸数）

□ カロリー摂取量とエネルギー消費量の記録を作成・使用することにより，患者の自己モニタリングを援助する[**適切な場合**]

□ 疲労とその一般的な症状，再発の可能性について，患者／重要他者を指導する

□ 酸素消費を最小限に抑えるセルフケアのテクニックを患者と重要他者に指導する（例：日常生活活動を行うための自己モニタリングと速度調整法）

□ 活動の減少を必要とする疲労の徴候および症状を認識できるように，患者／重要他者を指導する

□ 疲労を緩和させるために，ストレスとコーピング（対処）の介入について，患者を指導する

□ 疲労の徴候と症状が持続する場合はヘルスケア提供者に知らせるよう患者／重要他者を指導する

第1版：1992。改訂：2008

参考文献

Erickson, J. M. (2004). Fatigue in adolescents with cancer: A review of the literature. *Clinical Journal of Oncology Nursing, 8*(2), 139-145.

Gelinas, C., & Fillion, L. (2004). Factors related to persistent fatigue following completion of breast cancer treatment. *Oncology Nursing Forum, 31*(2), 269-278.

Glick, O. J. (1992). Interventions related to activity and movement. *Nursing Clinics of North America, 27*(2), 541-568.

McFarland, G. K., & McFarlane, E. A. (1997). *Nursing diagnosis and intervention: Planning for patient care* (3rd ed.). Mosby.

Nail, L. M. (2002). Fatigue in patients with cancer. *Oncology Nursing Forum, 29*(3), 537-546.

Oncology Nursing Society. (2005). In J. K. Itano & K. Taoka (Eds.), *Core curriculum for oncology nursing*

106 Part 3 介入

(4th ed.). Elsevier Saunders.

Piper, B. (1997). Measuring fatigue. In M. Frank-Stromborg & S. Olsen (Eds.), *Pathophysiological phenomena in nursing: Human response to illness* (pp. 219-234). W. B. Saunders.

8180	遠隔通信相談
	Telecommunication Consultation

定義：異なる拠点間で，懸念事項に対して情報を引き出したり，話を聞いたり，サポートを提供したり，遠隔で指導したりすること

行動

☐ 氏名・資格・所属先を明らかにする。治療的な関係を構築するためであることを表明し，通話が録音されている旨を相手に伝える（例：質モニタリングのため）

☐ 電話またはビデオ会議を希望するかどうかを判断する［可能な場合］

☐ 遠隔通信相談の目的と手順を説明する

☐ 同意が必要な場合，同意を得る

☐ 本人の電話番号または中断された場合の再接続方法（例：電子メールアドレス，チャットルームの番号）を確認する

☐ 背景の騒音を最小限にするために，静かな場所に移動してもらうか，ヘッドホンの着用を検討する［可能な場合］

☐ 健康状態に関する懸念を明らかにする

☐ 知識のレベルと情報源を見定める

☐ 遠隔通信による指導／指示を理解する能力があるかどうかを判断する（例：聴力障害，意識障害，使用言語）

☐ 連絡の目的に関する適切な情報（例：診断名，過去の健康歴，現在の治療法，検査結果）を確認する

☐ ゆっくり，はっきりと話し，声の大きさを上げない

☐ 情報が理解されていないことを示す視覚的または聴覚的な合図に注意する

☐ 患者の反応に対する文化的・社会経済的な障壁を考慮する

☐ 学習システムまたはサポートシステムの使用のために，障壁を明確にし克服のための手段を提供する

☐ セルフケアプランの実施に関する実在する問題と潜在する問題を明らかにする

☐ 治療計画の変更に関する推奨事項を作成する（可能であれば，既存のガイドラインを用いる）

☐ 治療計画の変更について主なケア提供者に相談する［必要な場合］

☐ 標準プロトコルに従って主訴／症状について尋ねる［必要かつ可能な場合］

☐ 最新の治療効果に関するデータを得る

☐ サポートシステムの有効性と状況に対する心理的反応を確認する

☐ ケアに対する家族の支援や関与の程度を明らかにする

☐ ケアと計画作成に家族／重要他者を参加させる［適応がある場合］

☐ 相談者および他者の安全に対するリスクを確認する

☐ 問題に対するさらなる評価が必要かどうかを確認する（標準プロトコルを用いる）［必要な場合］

☐ より包括的な対面評価が必要と思われる人を特定する際に，スクリーニングツールを使用する

☐ 懸念がある場合，必要なケアを受ける方法について明確な指示をする

☐ 治療計画とセルフケアの責任に関する情報を提供する［必要な場合，臨床的な視点と既存のガイドラインに従って］

☐ 処方された治療や薬剤に関する情報を提供する［適切な場合］

☐ 健康増進／健康教育に関する情報を提供する［適切な場合］

☐ コミュニティの社会資源，教育プログラム，サポートグループ，自助グループに関する情報を提供する［適応がある場合］

Part 3 介入　**107**

- ☐ 穏やかで思いやりがあり，サポート力のあるサービスを提供する
- ☐ 質問に答える
- ☐ 提供した情報に対する理解度を判断する
- ☐ 理解を確実にするためにティーチバックを用いる
- ☐ 守秘義務を順守する[**適応がある場合**]
- ☐ 規定された組織のガイドラインに従って，患者に提供されたすべてのアセスメント・助言・指示・その他の情報について記録する
- ☐ 子ども・高齢者・配偶者への虐待が疑われる場合，調査または報告のためのガイドラインに従う
- ☐ 最終決定のためのフォローアップをする
- ☐ 患者が意図した行動と性質を記録する
- ☐ さらなる断続的な評価の必要性と時間間隔を決定する[**適切な場合**]
- ☐ 患者または家族がどのように返信連絡すればよいかを決める[**適切な場合**]
- ☐ 折り返し連絡をすることへの許諾を得ていることを記録し，対応可能な人物を特定しておく
- ☐ 問題のある遠隔通信に関しては，スーパーバイザー（監督者）／同僚に相談し解決を図る

第2版：1996。改訂：2000，2024

参考文献

American Academy of Ambulatory Care Nursing. (2018). *Scope and standards of practice for professional telehealth nursing* (6th ed.).

Chernitzer, D., & Gustin, T. S. (2020). Evaluating advanced practice nurses' knowledge and use of electronic consultations. *The Journal for Nurse Practitioners*, *16*(2), 151-153. https://doi.org/10.1016/j.nurpra.2019.11.023

Fiona Imlach, F., McKinlay, E., Middleton, L., Kennedy, J., Pledger, M., Russell, L., Churchward, M., Cumming, J., & McBride-Henry. (2020). Telehealth consultations in general practice during a pandemic lockdown: Survey and interviews on patient experiences and preferences. *BMC Family Practice*, *21*, 269-282.

Nieman, C. L., & Oh, E. S. (2020). Connecting with older adults via telemedicine. *Annals of Internal Medicine*, *173*, 831-832.

Rutledge, C., Kott, K., Schweickert, P. A., Poston, R., Fowler, C., & Haney, T. S. (2017). Telehealth and eHealth in nurse practitioner training: current perspectives. *Advances in Medical Education and Practice*, *8*, 399-409.

Seehusen, D. A., & Azrak, A. (2019). The effectiveness of outpatient telehealth consultations. *American Family Physician*, *100*(9), 575-577.

Sitton-Kent, L., Humphreys, C., & Miller, P. (2018). Supporting the spread of health technology in community services. *British Journal of Community Nursing*, *23*(3), 118-122.

1860	**嚥下療法**
	Swallowing Therapy

定義：嚥下を促進し，嚥下障害の合併症を予防すること

行動

- ☐ 嚥下障害のタイプを判断する（例：炎症，狭窄，神経機能障害）
- ☐ リハビリテーション計画の継続的な提供のために，ヘルスケアチームの他のメンバーと協働する（例：作業療法士，言語聴覚士，栄養士）
- ☐ 食事や嚥下について学習する／実施することに，集中する能力を明らかにする
- ☐ 運動を始める前に，環境から妨害因子を取り除く
- ☐ 個人情報保護を提供する[**希望する場合または適応がある場合**]
- ☐ 患者が見聞きできるところに位置する
- ☐ 嚥下療法の根拠を説明する
- ☐ 嚥下訓練に関する指導のために，言語聴覚士と協働する
- ☐ 補助器具を提供／使用する[**適切な場合**]

108　　Part 3　介入

- □ ストローの使用を避ける
- □ 摂食や嚥下運動のために，直立姿勢（できるだけ 90 度に近い位置）に座れるよう援助する
- □ 嚥下に備えて，頭部を前方へ屈曲（例：顎を引く，うなずき）できるよう支援する
- □ 食事の完了後 30 分間座位を維持できるように支援する
- □ 食事準備として口を開閉するように指導する
- □ 食事中に話をしないよう指導する［**適切な場合**］
- □ 軟口蓋の挙上を促進させるために，短い音を発音するよう指導する［**適切な場合**］
- □ 顎，舌，嚥下のエクササイズを行い，筋力をつける［**適応がある場合**］
- □ 舌の強さを高めるために，ロリポップ（棒つき飴）を提供する［**適切であれば**］
- □ 片麻痺患者の患側の腕をテーブルに置き，座れるように患者を援助する
- □ 食物を健側の口腔後方に置けるよう援助する
- □ 誤嚥の徴候と症状を観察する
- □ 食事中の舌の動きを観察する
- □ 食事・飲水・嚥下の間の口唇の閉じ具合を観察する
- □ 食事・飲水・嚥下の間の疲労の徴候を観察する
- □ 過度な疲労を予防するために，食事／運動の前に休憩時間を提供する
- □ 食後に食物が口腔ポケットに残ってないか確認する
- □ 口唇や顎についた食物片に舌を届かせるよう指導する
- □ 舌を伸ばせない場合，口唇と顎から食物片を取り除くよう援助する
- □ 嚥下に関する研究の結果に基づいて，食物や水分を一貫性をもって提供し，観察する
- □ 食物の一貫性を徐々に向上させるために，セラピスト／医療従事者に相談する
- □ 適切なカロリーや水分の摂取量を維持できるように援助する
- □ 体重を観察する
- □ 身体の水分状態を観察する（例：摂取量，排出量，皮膚の弾力性，粘膜）
- □ 口腔ケアを提供する［**必要な場合**］
- □ 患者の体位，食事の援助，観察する方法について，介護者に指導する
- □ 栄養士と協力して，栄養必要量と食生活の改善について指導する
- □ 窒息に対する緊急処置について指導する
- □ 口腔ポケットに食物が残ってないか，食後に確認する方法を指導する
- □ 指示書を提供する［**適切な場合**］
- □ 家族／介護者のための定期的な練習セッションを提供する［**必要な場合**］
- □ 理解を確実にするためにティーチバックを用いる

第 1 版：1992。改訂：2000，2024

参考文献

Craven, R. F., Hirnle, C. J., & Henshaw, C. J. (2021). Self-care and hygiene. In *Fundamentals of nursing: Concepts and competencies for practice* (9th ed.). Wolters-Kluwer.

Kondwani, J. B., Chu, H., Kao, C. C., Voss, J., Chiu, H. J., Chang, P. C., Chen, R., & Chou, K. R. (2021). Swallowing exercises for head and neck cancer patients: A systematic review and meta-analysis of randomized control trials. *International Journal of Nursing Studies*, *114*, 103827. https://doi.org/10.1016/j.ijnurstu.2020.103827

Malhi, H. (2018). Diagnosing and managing dysphagia in the acute setting. *British Journal of Nursing*, *27*(22), 1294-1297.

Perlow, H. K., Ramey, S. J., Farnia, B., Silver, B., Kwon, D., Chinea, F. M., Sotnick, S. C., Klein, L. B., Elsayyad, N., Samuels, M. A., Freedman, L., Yechieli, R., & Samuels, S. E. (2018). Nutrition and swallowing therapy in head and neck cancer: Utilization of care and preventative efficacy. *Nutrition & Cancer*, *70*(8), 1290-1298.

Perry, A. G., Potter, P. A., Ostendorf, W. R., & LaPlante, N. (2021). *Clinical nursing skills and technique* (10th ed.). Mosby.

Potter, P. A., Perry, A. G., Stockert, P. A., & Hall, A. M. (2021). *Fundamentals of nursing* (10th ed.). Elsevier.

Williams, P. (2020). *Basic geriatric nursing* (7th ed). Elsevier.

110　Part 3　介入

6240	応急処置（ファーストエイド）
	First Aid
定義：比較的規模の小さい熱傷・外傷・薬物中毒・咬傷・刺傷に対し，迅速なケアを提供すること	

行動

☐ 助けをよぶよう指導する［**必要な場合**］

☐ ケアを提供しているとき，感染のリスクを減少させるために予防措置を用いる

☐ バイタルサインをモニタリングする［**適切な場合**］

☐ 創傷や熱傷の排液，色調，大きさ，臭気等の特徴を記録する

☐ 創傷や熱傷に対する適切なケアを開始する

☐ 出血を減少させたり最小限に抑える処置を開始する（例：圧迫法，圧迫包帯法，ポジショニング）

☐ 四肢の骨，関節，筋損傷に対して安静，アイシング，圧迫，挙上（RICE）を行う

☐ 患側の四肢に副子を装着する

☐ セイヨウキヅタ，オーク，ウルシ（水と石けんを使用する，または大量の消毒用アルコールを使用する），イラクサ（水と石けんを使用する）の有害成分に曝露した皮膚を洗浄する

☐ 化学物質に曝露した組織を水で洗い流す（アルカリ液，白リンを除く）

☐ 隙間やずれがなく密着してはまりこんだ昆虫の針や，針に存在する毒性の嚢胞，海洋生物の棘のある触手等は，硬い物品でその創傷部をこすり取り除く（例：爪，クレジットカード，櫛）

☐ 皮膚に付着したダニはピンセットまたは特別なダニ除去装置を用いて取り除く

☐ 薬剤を投与する（例：予防的抗生物質，ワクチン，抗ヒスタミン剤，抗炎症剤，鎮痛剤）［**適切な場合**］

☐ 瘙痒感を軽減させる（例：薬物投与，カラミンローションまたは重曹ペーストの塗布，コロイド状のオートミールに浸して洗浄するよう患者を指導する）

☐ 動物の咬傷は適切な機関へ報告する（例：警察または動物管理機関）

☐ 必要な継続ケアについて指導を行う

☐ 創傷のケアについて患者を指導する

☐ 医療搬送の調整を行う［**必要な場合**］

第1版：1992。改訂：2013

参考文献

American Academy of Orthopaedic Surgeons. (2005). In A. A. Thygerson & B. Gulli (Eds.), *First aid, CPR, and AED* (4th ed.). Jones and Bartlett.

Boy Scouts of America. (2009). *The Boy Scout handbook* (12th ed.)

Pfeiffer, R. P., Thygerson, A., & Palmieri, N. F. (2009). In B. Gulli & E. W. Ossman, Medical (Eds.), *Sports first aid and injury prevention*. Jones and Bartlett.

1570	嘔吐管理
	Vomiting Management
定義：嘔吐の予防と緩和	

行動

☐ 嘔吐エピソードを総合的に評価し，嘔吐経路の分岐部（例：前庭系，化学受容器トリガーゾーン）を決定する

☐ 評価ツールまたは尺度（例：セルフケアジャーナル，視覚的アナログ尺度，デューク記述尺度，ローデスの吐き気・嘔吐指数（INV）様式2）を用いて症状の重症度と強度を把握する

☐ 嘔吐の色，硬さ，血液の有無を判定する

☐ 嘔吐のタイミングと勢いを判定する

Part 3　介入　**111**

- ☐ 嘔吐量を測定または推定する
- ☐ 好き嫌いや文化的嗜好を含む食事歴等，治療前の病歴を確認する
- ☐ 特に乳幼児，小児，アルツハイマー病患者等，効果的な意思疎通ができない人については，不快感を示す非言語的な徴候を観察する
- ☐ 発症・緩和要因（例：運動，食物，水分，空腹感，かおり），特徴（例：持続時間，頻度）を評価する
- ☐ 嘔吐を引き起こしうる環境因子をコントロールする（例：嫌いなにおいや音，不快な視覚刺激）
- ☐ 嘔吐を誘発または増悪する個人的な因子を低減させるか排除する（例：不安，恐怖，知識の欠如）
- ☐ 嘔吐中に誤飲を予防できる体位をとる
- ☐ 嘔吐中に口腔気道を維持する
- ☐ 嘔吐中に身体的なサポートを提供する（例：身体を屈曲させる，頭部を支える）
- ☐ 嘔吐中にプライバシーと尊厳を保持する
- ☐ 嘔吐中および嘔吐後に安楽を提供する（例：額に冷たい布をあてる，顔をスポンジで拭く，または清潔な乾燥した布を提供する等）
- ☐ 嘔吐を受け入れる姿勢を示す
- ☐ 嘔吐のコントロール方略を選択する際に，本人と協力する
- ☐ 嘔吐物を入れるビニール袋の携帯を勧める
- ☐ 口と鼻を清潔にするために口腔ケアを実施する
- ☐ 嘔吐後，においの除去に特に注意して清掃する
- ☐ 嘔吐後，水分を提供する前に，少なくとも30分は待つ（通常の消化管と通常の蠕動運動を仮定して）
- ☐ 透明で炭酸を含まない水分の摂取を開始する
- ☐ 30分間経過しても嘔吐が起こらない場合，水分摂取を徐々に増やす
- ☐ 長期にわたる嘔吐がある場合，食道および後咽頭の損傷を観察する
- ☐ 水分および電解質バランスを観察する（例：皮膚張力，検査結果）
- ☐ 休養を奨励する
- ☐ 体重を維持するために，栄養補助食品を使用する[**必要な場合**]
- ☐ 定期的な体重測定
- ☐ 嘔吐管理のために，非薬理学的技術の使用を指導する（例：バイオフィードバック，催眠，リラクセーション，イメージの誘導，音楽療法，気晴らし，指圧，エッセンシャルオイル）
- ☐ 他の嘔吐の対策と一緒に，非薬理学的技術の使用を奨励する
- ☐ 使用している非薬理学的方略に関する情報を他の医療従事者と家族に提供する
- ☐ 患者自身が必要なサポートを探し，提供を受けられるよう患者と家族を援助する
- ☐ 嘔吐管理の効果を観察する
- ☐ 理解を確実にするためにティーチバックを用いる

第3版：2000。改訂：2024

参考文献

Dilek, B., & Necmiye, C. (2020). Usage of aromatherapy in symptom management in cancer patients: A systematic review. *International Journal of Caring Sciences*, 13(1), 537-546.

Ford, C., & Park, L. (2020). Assessing and managing nausea and vomiting in adults. *British Journal of Nursing*, 29(11), 602-605.

Rothenberger, C. D. (2019). Hyperemesis gravidarum. *Med-Surg Matters*, 28(3), 4-6.

Walsh, D., Davis, M., Ripamonti, C., Bruera, E., Davies, A., & Molassiotis, A. (2017). 2016 Updated MASCC/ESMO consensus recommendations: Management of nausea and vomiting in advanced cancer. (Systematic Review). *Supportive Care in Cancer*, 25, 333-340.

Zorba, P., & Ozdemir, L. (2018). The preliminary effects of massage and inhalation aromatherapy on chemotherapy-induced acute nausea and vomiting: A quasi-randomized controlled pilot trial. *Cancer Nursing*, 41(5), 359-366.

112　Part 3　介入

8060	オーダー転記

Order Transcription

定義：オーダーから，看護ケアプランと記録システムに情報を転記すること

行動

☐ オーダーに正確な患者識別情報があることを確認する

☐ オーダーが正しい患者記録（カルテ）にあることを確認する

☐ 臨床上の権限を有する資格のあるヘルスケア提供者によってオーダーが記載されている，あるいは連署されていることを確認する

☐ 正確を期すために，口頭指示では医師に復唱して確認する

☐ 他のヘルスケア提供者からの，あるいは他のヘルスケア提供者を介した口頭による指示を避ける

☐ 口頭指示は，転記前に施設の方針に従って文書化されていることを確認する

☐ コンピュータ技能に欠ける医師がコンピュータで行った指示入力を，正しく指示ができていることを医師のログイン名を用いて確認し援助する

☐ わかりにくい，あるいは判読できない指示を明確にする

☐ 指示内の不明瞭な略語を明確にする

☐ 指示の妥当性を評価し，必要な情報がすべて提供されていることを確認する

☐ いつもと違う処方薬や用量に疑問を感じた際は，必ず薬剤師に相談する

☐ 指示について，医師および上司と話し合った後に，指示に同意できない点を記録しておく

☐ 転記した指示それぞれに，自分の名前・職位・日付・時間をサインする

☐ 該当する電子記録，ワークシート，与薬表，検査伝票，ケアプランまたはカルテに指示を転記する

☐ 予約をとる**[適切な場合]**

☐ 与薬開始日と終了日を記載する**[施設の方針に従って]**

☐ 与薬指示を転記する際には，患者のアレルギーについても記載する

☐ 治療開始をチームメンバーに周知する

☐ 医師や他のヘルスケア提供者が指示を出すための，コンピュータ化された指示入力システムの開発と改善に参加する

第 2 版：1996。改訂：2018

参考文献

Buppert, C. (2012). Who can enter computerized orders for physicians? *Medscape*. http://www.medscape.com/viewarticle/764357

Kazemi, A., Fors, U., Tofighi, S., Tessma, M., & Ellenius, J. (2010). Physician order entry or nurse order entry? Comparison of two implementation strategies for a computerized order entry system aimed at reducing dosing medication errors. *Journal of Medical Internet Research, 12*(1), e5.

Potter, P., Perry, A., Stockert, P., & Hall, A. (Eds.). (2013). *Fundamentals of nursing* (8th ed.). Elsevier Mosby.

Radley, D., Wasserman, M., Olsho, L., Shoemaker, S., Spranca, M., & Bradshaw, B. (2013). Reduction in medication errors in hospitals due to adoption of computerized provider order entry systems. *JAMIA: Journal of the American Medical Informatics Association, 20*(3), 470-476.

1450	悪心管理

Nausea Management

定義：悪心の予防と緩和

行動

☐ 関与する嘔吐経路の分岐を決定する（例：前庭系，化学受容器トリガーゾーン）

☐ 評価ツールまたは尺度を用いた症状の重症度および強度を把握する（例：セルフケアジャーナル，視

Part 3 介入 **113**

覚的アナログ尺度，デューク記述尺度，ローデスの吐き気・嘔吐指数，NOC 悪心・嘔吐コントロール）

☐ 発症・緩和要因（例：運動，食物，水分，空腹感，かおり），特徴（例：持続時間，頻度）を評価する

☐ 特に乳幼児，小児，アルツハイマー病患者等，効果的な意思疎通ができない人については，不快感を示す非言語的な徴候を観察する

☐ 過去の悪心の経験を評価する（例：妊娠，車酔い，投薬，麻酔）

☐ 治療前の病歴を聴取する

☐ 患者の好き嫌い，文化的な食物の制限を含む食事歴を聴取する

☐ 悪心予防のために効果的な制吐剤が投与されていることを確認する（妊娠に関連した悪心を除く）[**可能な場合**]

☐ 状態や必要性を考慮し，適切な経路（例：血管内，経口，直腸，筋肉内）で薬剤を投与する

☐ 十分な症状コントロールを達成するためには，原因によっては 2 種類以上の制吐剤が必要となることを考慮し，薬剤を投与する

☐ 吐き気の病因に特異的な薬剤を処方する（制吐剤の作用機序はさまざまであり，原因や受容体に依存する）

☐ 悪心を引き起こしうる環境因子をコントロールする（例：嫌いなにおいや音，不快な視覚刺激）

☐ 悪心を誘発または増悪させる個人的な因子を低減させる（例：不安，恐怖，疲労，知識不足）

☐ 悪心の軽減に有効な方略を明らかにする

☐ 薬理学的および非薬理学的な管理方法を取り入れたマルチモーダルアプローチを採用する

☐ 吐き気コントロール方略を選択する際に，本人と協力する

☐ 介入を実施する際，悪心反応に対する文化的な影響を考慮する

☐ 薬理学的・非薬理学的な症状緩和を得るために，医療従事者と粘り強く協力することを奨励する

☐ 悪心管理のために，非薬理学的技術の使用を指導する（例：バイオフィードバック，催眠，リラクセーション，イメージの誘導，音楽療法，気晴らし，指圧）

☐ 化学療法の前・中・後において，悪心が生じる前，または悪心が悪化する前に，他の悪心コントロール対策とともに非薬物療法の使用を奨励する

☐ 使用している非薬理学的方略に関する情報を他の医療従事者と家族に提供する

☐ 悪心の緩和を容易にするために，十分な休息と睡眠を促進する

☐ 悪心を誘発しない場合は，快適さを促進するために頻繁に口腔ケアを行う

☐ 食べられそうな食品を少量食べることを奨励する[**禁忌でない場合**]

☐ 高炭水化物，低脂肪食品の摂取を指導する[**適切な場合**]

☐ 冷たい水分，無臭・無色の食物を提供する[**適切な場合**]

☐ 記録された栄養成分や摂取カロリーを観察する

☐ 悪心の経験が QOL に与える影響を評価する（例：食欲，活動，職務遂行能力，役割責任，睡眠）

☐ 悪心に関する情報を提供する（例：原因，持続時間）

☐ 情動的なサポートを提供する

☐ 自身の悪心コントロールのための方略を学ぶことを奨励する

☐ 予防的に制吐薬を投与する[**適応がある場合**]

☐ 悪心管理の効果を観察する

☐ 理解を確実にするためにティーチバックを用いる

第 3 版：2000。改訂：2024

参考文献

Dilek, B., & Necmiye, C. (2020). Usage of aromatherapy in symptom management in cancer patients: A systematic review. *International Journal of Caring Sciences*, 13(1), 537-546.

Ford, C., & Park, L. (2020). Assessing and managing nausea and vomiting in adults. *British Journal of Nursing*, 29(11), 602-605.

Momami, T., & Berry, D. (2017). Integrative therapeutic approaches for the management and control of nausea in children undergoing cancer treatment: A systematic review of literature. *Journal of Pediatric Oncology Nursing*, 34(3), 173-184.

Moorhead, S., Swanson, E., Johnson, M., & Maas, M. L. (2018). *Nursing Outcomes Classification (NOC): Measurement of Health Outcomes.* Elsevier.

Walsh, D., Davis, M., Ripamonti, C., Bruera, E., Davies, A., & Molassiotis, A. (2017). 2016 Updated MASCC/ESMO consensus recommendations: Management of nausea and vomiting in advanced cancer. (Systematic Review). *Supportive Care in Cancer, 25,* 333-340.

Zorba, P., & Ozdemir, L. (2018). The preliminary effects of massage and inhalation aromatherapy on chemotherapy-induced acute nausea and vomiting: A quasi-randomized controlled pilot trial. *Cancer Nursing, 41*(5), 359-366.

0480	オストミーケア

Ostomy Care

定義：ストーマによる排泄の維持および周囲の組織のケア

行動

- ☐ オストミーのタイプ（例：腸，膀胱，持続性，失禁）を決定する
- ☐ オストミー，オストミー用具，および必要なケアに関する現在の知識レベルを判定する
- ☐ オストミーケアに関する安楽のレベルおよび通常のパターンを決定する
- ☐ 手順の説明と参加レベルを設定する
- ☐ プライバシーを守る
- ☐ ベッドに座るか横たわるか，またはバスルームに座るか立つかして，快適な姿勢になるよう介助する
- ☐ オストミーバッグを空にし，オストミー皮膚バリアを取り除く
- ☐ 再使用可能なオストミーバッグのクランプを捨てない
- ☐ 尿または便の硬さ，色，量（尿のにおいがある場合はそのにおいを含む）を記録する
- ☐ ストーマ周囲の皮膚およびストーマを清潔にし，乾燥させる
- ☐ ストーマの大きさを含む外観（例：突出している，引っ込んでいる）等に注意する
- ☐ 刺激の徴候を含む，ストーマ周囲の皮膚の状態に注意する
- ☐ ストーマ周囲の皮膚を清潔にし，準備する間，ガーゼでストーマを覆う
- ☐ オストミーバッグのデザインに従って瘻孔周囲を準備する（ウェーハをカットして適合させる，またはあらかじめデザインされたウェーハが正しいサイズと形状であることを確認する，皮膚が清潔で乾燥していることを確認する）
- ☐ ウェーハまたはプレフィットバッグの指示に従い，オストミーバッグを装着する
- ☐ 指示に従ってオストミーバッグを閉じる
- ☐ オストミーバッグを使用しない場合は，ドレッシング材または包帯でストーマを覆う
- ☐ 尿道カテーテルを使用して，満腹感を感じたら，または一定の間隔（例：4～6時間ごと）で，導尿用尿路変向器具（例：インディアナパウチ）を空にするよう指導する
- ☐ オストミーバッグおよび尿バッグは，尿，便，ガスが3分の1～2分の1程度になったら空にするよう指導する
- ☐ パウチの排泄物を指でパウチの側面に移動させ，ティッシュまたはウェットティッシュでパウチの端を拭くように指導する
- ☐ 浣腸カテーテル先端のコーンを使用し，オストミーに300～500mLを指示どおりに注入する[適応がある場合]
- ☐ 定期的な灌流で規則的な排泄パターンを確立できるよう指導する[適応がある場合]
- ☐ オストミー器具の使用とケアについて指導する
- ☐ 必要な器具を入手できるよう援助する
- ☐ 創部／ストーマ治癒の状態を観察する
- ☐ 術後合併症（例：腸閉塞，麻痺性イレウス，吻合部リーク，皮膚粘膜剥離）を観察する
- ☐ ストーマ／周囲の組織の治癒とオストミー器具の適応を観察する
- ☐ オストミーバッグを新しいバッグに交換する時期を指導する[適切な場合]

Part 3 介入 **115**

□ セルフケアを行う援助をする
□ ボディイメージの変化についての感情や懸念を表出するよう促す
□ 日常においてオストミーケアがもつ意味を説明する
□ 定期的なケアを計画できるよう援助する
□ 合併症を観察するための方法を指導する（例：機械的な破損，化学的破綻，発疹，漏れ，脱水，感染）
□ 臭気を低減させる方法を指導する
□ 排泄パターンを観察する
□ 排泄パターンに影響する因子を明らかにするために援助する
□ 適切な食事と予測される排泄機能の変化について，患者／重要他者を指導する
□ ストーマ／周辺組織のケア技法を患者が身につける間，支援と援助を提供する
□ 食品をよくかむことと，過去に消化不良の原因となった食物を避けること，新しい食品は1度に1つだけにすること，水分をたくさん飲むことを指導する
□ 回腸－肛門リザーバーを有する場合，キーゲル運動（骨盤底筋運動）を指導する
□ 性的機能に対する懸念を話し合う**[適切な場合]**
□ 同条件下のサポートグループにいる人の訪問を奨励する
□ オストミーをもちながら患者が正常な生活を取り戻せるという自信を表明する
□ 退院後オストミーサポートグループへの参加を奨励する
□ フォローアップと継続指導のために創傷ケア看護師に通知する**[適切な場合]**
□ 理解を確実にするためにティーチバックを用いる

第1版：1992。改訂：2000，2004，2024

参考文献

Beauchaine, D. (2018). Urinary elimination. In R. F. Craven, C. J. Hirnle, & C. J. Henshaw (Eds.), *Fundamentals of nursing: Human health and function* (8th ed., pp. pp.1096-1114). Wolters-Kluwer.
Berman, A., Snyder, S. J., & Frandsen, G. (2018). Fecal elimination. In *Kozier and Erb's fundamentals of nursing: Concepts, process and practice* (pp. 1232-1237) (10th ed). Pearson.
Berman, A., Snyder, S. J., & Frandsen, G. (2018). Urinary elimination. In *Kozier and Erb's fundamentals of nursing: Concepts, process and practice* (pp. 1202-1204) (10th ed). Pearson.
Berti-Hearn, L., & Elliott, B. (2018). A resource guide to improve nursing care and transition to self-care for patients with ostomies. *Home Healthcare Now, 36*(1), 43-49. https://doi.org/10.1097/NHH.0000000000000643
Potter, P. A., Ostendorf, W. R., & LaPlante, N. (2018). *Clinical nursing skills and techniques* (pp. 830-860) (9th ed.). Ostomy care. Mosby.
Stelton, S. (2019). CE: Stoma and peristomal skin care: A clinical review. *AJN, American Journal of Nursing, 119*(6), 38-45. https://doi.org/10.1097/01.NAJ.0000559781.86311.64
Westvang, N. (2018). Bowel elimination. In R. F. Craven, C. J. Hirnle, & C.J. Henshaw (Eds.), *Fundamentals of nursing: Human health and function* (8th ed., pp. 1152-1304). Wolters-Kluwer.

5566	**親教育：育児家族**

Parent Education: Childrearing Family

定義：幼児期，未就学児，学童期の子どもの身体的，心理的，社会的成長を親が理解し促進できるように支援すること

行動

□ 両親に，子どもの行動について説明を求める
□ 親の行動と子どもの年齢に見合った目標の関係性を理解する
□ 家族の長所に応じた教育プログラムをデザインする
□ 教育プログラムのデザインや内容に親を参画させる
□ 教育プログラムの成功に大きく影響する個人的要因を明らかにする（例：文化的価値観，社会福祉事業者とのいやな経験，言葉の壁，拘束時間，スケジュール管理の問題，旅行の必要性，一般的な関心の欠如）

116 Part 3 介入

☐ 家族のストレス要因の存在を明らかにする（例：親の抑うつ，薬物中毒，アルコール依存，識字率の低さ，教育水準の低さ，ドメスティックバイオレンス，婚姻紛争，離婚後の家族の混合，子どもへの過度な叱責）

☐ 子どもの成長発達における適切な課題と目標を明らかにする

☐ 各年齢層の子どもに最もよく使われる防衛機制を明らかにする

☐ 実行できるしつけ方法やその選択，得られる結果について，親の話し合いを促す

☐ 子どもの正常な生理的・情動的・行動的な特徴について親を指導する

☐ ペアレンティングについて，親に向けて解説している書籍，その他資料を提供する

☐ 親役割の遂行に役立つ書籍や資料を親に提供する

☐ バランスのとれた食事，1日3回の食事，栄養のあるおやつの重要性について，親を指導する

☐ 特定の年齢層での栄養必要量を検討する

☐ 歯科衛生の実際について親と検討する

☐ 整容の実際について親と検討する

☐ 安全上の問題を親と検討する（例：見知らぬ人，水辺での安全性，自転車の安全性）

☐ 怒りをコントロールするための子どもへの援助について，親と話し合う

☐ 感情を肯定的に表出できるようにするための子どもへの援助について，親と話し合う

☐ 保育園や学校の場に対する評価基準の明確化のために親を手伝う

☐ コミュニティの資源について親に情報を提供する

☐ 子どもの行動を管理する際のさまざまな方略を明確にし，親を指導する

☐ 他の子育て方略を試すことを，親に勧める [**適切な場合**]

☐ 子どもとかかわる他の親の様子を観察するよう，親に勧める

☐ 子育てとコミュニケーションスキルのロールプレイを行う

☐ サポートグループやペアレンティングクラスを親に紹介する [**適切な場合**]

第1版：1992。改訂：2013

参考文献

American Academy of Child, & Adolescent Psychiatry. (1998). In D. Pruitt (Ed.), *Your child: Emotional, behavioral, and cognitive development from birth to preadolescence*. HarperCollins.

Hockenberry, M. J., Wilson, D., & Winkelstein, M. (Eds.). (2005). *Wong's essentials of pediatric nursing* (7th ed.). Elsevier Mosby.

Licence, K. (2004). Promoting and protecting the health of children and young people. *Child: Care, Health, and Development*, 30(6), 623-635.

Riesch, S. K., Anderson, L. S., & Krueger, H. A. (2006). Parent-child communication processes: Preventing children's health-risk behavior. *Journal for Specialists in Pediatric Nursing*, 11(1), 41-56.

Schor, E. (1999). *Caring for your school age child: Ages 5 to 12*. Bantam.

Shelov, S., & Altman, T. R. (2009). *Caring for your baby and young child: Birth to age 5* (5th ed.). Bantam.

Shonkoff, J.P., & Phillips. D.A. (Eds.). (2000). *From neurons to neighborhoods: The science of early childhood development*.

5562	**親教育：青年期**
	Parent Education: Adolescent

定義：親が青年期の子どもを理解し援助できるようにするための支援

行動

☐ 両親に，青年期の自分の子どもの特徴について説明を求める

☐ 学童期早期の親子関係について話し合う

☐ 親の行動と，子どもの年齢に見合った目標の関係性を理解する

☐ 教育プログラムの成功に大きく影響する個人的要因を明らかにする（例：文化的価値観，社会福祉事業者とのいやな経験，言葉の壁，拘束時間，スケジュール管理の問題，旅行の必要性，一般的な関心

の欠如）

☐ 家族のストレス要因の存在を明らかにする（例：親の抑うつ，薬物中毒，アルコール依存，識字率の低さ，教育水準の低さ，ドメスティックバイオレンス，婚姻紛争，離婚後の家族の混合，子どもへの過度な叱責）

☐ 親自身が青年期のころに受けたしつけについて話し合う

☐ 正常な青年期の生理的・情動的・認知的な特徴について親を指導する

☐ 青年期における発達的課題や到達目標を明らかにする

☐ 否定や観念化のような青年期の子どもが共通して用いる防衛機制を明らかにする

☐ 青年期の認知的発達が情報処理に及ぼす影響に注意を向ける

☐ 青年期の認知的発達が意思決定に及ぼす影響に注意を向ける

☐ 青年期以前の子どもに対して行っていたしつけや，しつけが成功したときの感覚について親に話してもらう

☐ 十代のペアレンティングについて親に向けて解説しているオンライン資料や書籍，文献を提示する

☐ 青年期の親と子どもの両方において，力と統制の問題についての重要性を説明する

☐ 青年期の子どもとの共感能力を高め，問題解決できるように援助するための，コミュニケーションスキルについて親を指導する

☐ 青年期の子どもたちに愛情を伝える方法について親を指導する

☐ 学童期の子どもの親への依存と青年期の子どものピアグループ（仲間集団）への依存の類似点を調査する

☐ 独立への欲求と依存への回帰との間での迷いは青年期での正常な反応であることを強調する

☐ 青年期の子どもの親離れによって生じる夫婦関係への影響について話し合う

☐ 親の拒絶に対する青年期の子どもの認識と対処のための方略を共有する

☐ 親の感情を表出するよう促す

☐ 青年期の子どもに対する自らの反応の理由を明らかにできるよう，親を援助する

☐ 青年期の子どもが怒りをコントロールするための援助方法を明らかにする

☐ 互いに十分に理解し，家族の成長につながるように衝突を利用するための方法を親に指導する

☐ 家族間衝突にうまく対処するための方略についてロールプレイを行う

☐ 妥協できる問題とできない問題について，親と一緒に話し合う

☐ 青年期の子どもに制約を設けることの必要性と正当性について話し合う

☐ 青年期の子どもに制約を設けるための方略に取り組む

☐ 青年期の子どもの行動を管理するために現実に用いる行動とその結果について親を指導する

☐ サポートグループやペアレンティングクラスを親に紹介する［適切な場合］

第1版：1992。改訂：2013

参考文献

American Academy of Child and Adolescent Psychiatry. (1999). In D. Pruitt (Ed.), *Your adolescent: Emotional, behavioral, and cognitive development from early adolescence through the teen years.* Harper Collins.

Cline, F., & Fay, J. (2006). *Parenting teens with love and logic: Preparing adolescents for responsible adulthood (updated and expanded ed.).* Piñon Press.

Dinkmeyer, D., Sr., McKay, G. D., McKay, J. L., & Dinkmeyer, D., Jr. (2007). *Parenting teenagers: Systematic training for effective parenting of teens.* STEP.

Pillitteri, A. (2007). The family with an adolescent. In *Maternal and child health nursing: Care of the childbearing and childrearing family* (pp. 941-974) (5th ed.). Lippincott Williams & Wilkins.

118　　Part 3　介入

5568	親教育：乳児

Parent Education: Infant

定義：生後1年間に必要な栄養と身体的ケアについての指導

行動

☐ 乳児のケアに関する知識，準備状態（レディネス），学習能力を明らかにする
☐ 家族の学習ニーズを観察する
☐ 発達的変化についての情報をあらかじめ提供する
☐ 家族システムのなかに乳児を統合する明確な方法について援助する
☐ 乳児をケアするための技能を指導する
☐ 生後6か月までの母乳育児を奨励する
☐ 母乳育児に問題が生じる徴候を予測し，指導する
☐ 調製乳の準備の仕方，選び方について指導する
☐ おしゃぶりを使用するリスクと必要性に関する情報を提供する
☐ 生後6か月以降の固形食導入に関する情報を提供する
☐ 乳児肥満のリスクについて指導する
☐ 適切なフッ素補充療法について指導する
☐ 生後1年間の歯列発達と口腔衛生についての情報を提供する
☐ 瓶哺乳によるう歯を予防するために，就寝時の別の哺乳方法の選択肢について話し合う
☐ 生後1年間の排泄パターンの変化についてあらかじめ説明する
☐ おむつかぶれの扱い方と予防方法について指導する
☐ 生後1年間の睡眠パターンの変化についての情報をあらかじめ提供する
☐ 乳幼児の寝姿勢を指導する
☐ 乳児の発達を刺激できるような方法を具体的に示す
☐ 乳児を抱き上げたり，抱きしめたり，マッサージしたり触れ合ったりすることを奨励する
☐ 乳児に話しかけることや読み聞かせをすることを奨励する
☐ 楽しい音や視覚刺激を与えられるように支援する
☐ 乳児と遊ぶことを奨励する
☐ 安全な玩具や，家で入手可能な玩具として使用できるものの例を提示する
☐ ペアレンティングクラスへの出席を勧める
☐ 知識ニーズに役立つ書籍を提供する
☐ 教えられた保育技能を適用する能力を強化する
☐ 乳児の育児スキルの習得を支援する
☐ 乳児のしぐさ，非言語的な合図，泣き声，発声を解釈できるよう援助する
☐ 新生児の行動の特徴についての情報を提供する
☐ 反射を実際に示し，乳児ケアにおける重要性を説明する
☐ 乳児の相互作用能力について話し合う
☐ 乳児の行動的な特徴を明らかにできるよう援助する
☐ 乳児の臨床状態を説明し，具体的に示す
☐ 静かにさせるテクニックを具体的に示す
☐ 乳児の生理的ニーズを理解する能力について観察する
☐ 介護役割行動を強化する
☐ 自信をもてる，うまくいっている親の乳児へのケア技法を強化する

Part 3 介入 **119**

- ☐ 乳児にとっての住環境の安全に関連した情報を提供する
- ☐ 車内における乳児の安全の必要性に関する情報を提供する
- ☐ 医療従事者への連絡や相談の仕方について指導する
- ☐ 面談 1 ～ 2 週間後にフォローアップの電話をかける
- ☐ コミュニティの資源についての情報を提供する
- ☐ 乳児の予防接種の重要性について情報を提供する
- ☐ 乳児の電子機器への接触について指導する
- ☐ 乳児の成長と発達を観察するための定期的な診察への参加を促す
- ☐ 理解を確実にするためにティーチバックを用いる

第 3 版：2000。改訂：2024

参考文献

Hockenberry, M. J., Rodgers, C. C., & Wilson, D. (2022). *Wong's essentials of pediatric nursing* (11th ed.). Elsevier.

Kaufman, J., Ryan, R., Walsh, L., Horey, D., Leask, J., Robinson, P., & Hill, S. (2018). Face-to-face interventions for informing or educating parents about early childhood vaccination. *The Cochrane Database of Systematic Reviews*, *5*(5), CD010038. https://doi.org/10.1002/14651858.CD010038.pub3

Mahesh, P., Gunathunga, M. W., Arnold, S. M., Jayasinghe, C., Pathirana, S., Makarim, M. F., Manawadu, P. M., & Senanayake, S. J. (2018). Effectiveness of targeting fathers for breastfeeding promotion: Systematic review and meta-analysis. *British Medical Community Public Health*, *18*(1), 1140. https://doi.org/10.1186/s12889-018-6037-x

Matson, S., & Smith, J. E. (2016). *Core curriculum for maternal-newborn nursing.* Elsevier.

Matvienko-Sikar, K., Griffin, C., McGrath, N., Toomey, E., Byrne, M., Kelly, C., Heary, C., Devane, D., & Kearney, P. M. (2019). Developing a core outcome set for childhood obesity prevention: A systematic review. *Maternal & Child Nutrition*, *15*(1), e12680. https://doi.org/10.1111/mcn.12680

Rayce, S. B., Rasmussen, I. S., Klest, S. K., Patras, J., & Pontoppidan, M. (2017). Effects of parenting interventions for at-risk parents with infants: A systematic review and meta-analyses. *British Medical Journal Open*, *7*(12), e015707. https://doi.org/10.1136/bmjopen-2016-015707

Wan, M. W., Fitch-Bunce, C., Heron, K., & Lester, E. (2021). Infant screen media usage and social-emotional functioning. *Infant Behavior & Development*, *62*, 101509. https://doi.org/10.1016/j.infbeh.2020.101509

1380	温罨法／冷罨法
	Heat/Cold Application

定義：痛み，筋肉のけいれん，炎症の軽減を目的とした，高温・低温での皮膚および皮下組織への刺激

行動

- ☐ 高温や低温の使用，治療の理由，それが患者の症状にどのように影響するかを説明する
- ☐ 感覚の減少または欠損，循環低下，コミュニケーション能力の低下等，低温や高温に対する禁忌をスクリーニングする
- ☐ 便利で容易に利用できる刺激方法を選択する（例：氷枕，凍結ゲルパック，氷嚢，氷浸浴，冷やした布またはタオル，湯たんぽ，電気加熱パッド，ホットタオル，浴槽またはジェットバスでの温水浴，パラフィンワックス，半身浴，熱放射線，または温熱のためのプラスチックラップ）
- ☐ 温罨法または冷罨法に使用されるすべての備品が利用可能で安全な作業状態を決定する
- ☐ 皮膚の状態を判定し，処置の修正を必要とする変化または刺激に対する適応禁忌を特定する
- ☐ 直接適用が不可能な場合に，代替部位を考慮して刺激部位を選択する（例：患部の隣接部位，遠位部位，対側）
- ☐ 温罨法または冷罨法の器具を保護布で包む**［適切な場合］**
- ☐ 皮膚との間に湿った布を使用して，温感または冷感を強める**［適切な場合］**
- ☐ 足首の捻挫の後は，休息，圧迫，挙上に続いて，浮腫を減らすために氷を使用する
- ☐ 高熱や低温に伴う組織の損傷を避ける方法を指導する

120　Part 3　介入

- □ 特に高熱の場合は，使用するものの温度を確認する
- □ 患者の言動および使用する部位の変化について適用期間を決定する
- □ 注意深く使用する
- □ 患部に直接または近くで温罨法または冷罨法を行う [可能な場合]
- □ 放射線療法で被曝した組織には，高熱または低温療法を避ける
- □ 最初の5分間に皮膚の刺激や組織の損傷の徴候がないか，注意深く観察し，その後は頻繁に観察する
- □ 負傷したアスリートに温罨法と冷罨法の塗布を交互に行う場合には，冷罨法で終えて血管収縮を促進する
- □ 治療中の全身状態，安全性，安楽を評価する
- □ 温度源から移動可能なポジショニングをとる [必要な場合]
- □ 事前の指示なしに，温度設定を個別に調整しないように指導する
- □ 症状が軽減しない場合は，温罨法または冷罨法の適用場所を変更するか，刺激方法を切り替える
- □ 冷罨法では，最初の刺激の約5分後にしびれか痛みを伴う可能性があることを指導する
- □ 適用，頻度，手順について指導する
- □ 刺激後に皮膚に損傷を与えないように指導する
- □ 温罨法および冷罨法に対する反応を評価し，記録する

第1版：1992。改訂：2013

参考文献

Berman, A., Snyder, S., Kozier, B., & Erb, G. (2008). Skin integrity and wound care. In *Kozier & Erb's Fundamentals of nursing: Concepts, processes, and practice* (pp. 902-938) (8th ed.). Prentice Hall.

Smeltzer, S. C., Bare, B. G., Hinkle, J. L., & Cheever, K. H. (2010). Pain management (12th ed.) *Brunner & Suddarth's textbook of medical surgical nursing* (Vol. 1, pp. 230-262). Lippincott Williams & Wilkins.

Thompson, C., Kelsberg, G., Anna, L., St, & Poddar, S. (2003). Heat or ice for acute ankle sprain. *Journal of Family Practice, 52*(8), 642-643.

White, L. (2005). *Foundations of nursing* (pp. 471) (2nd ed.). Thomson Delmar Learning.

4400	**音楽療法**
	Music Therapy

定義：行動や感情，生理機能に特定の変化をもたらすために音楽を活用すること

行動

- □ 行動的な/生理学的な特定の望ましい変化を明確にする（例：リラクセーション，刺激，集中，疼痛緩和）
- □ 音楽の好みを明らかにする
- □ 音楽体験の目的について情報を提供する
- □ 好みに合わせた音楽を選択する
- □ 安楽な体位をとれるよう援助する
- □ 音楽を聴いている間は不要な刺激を制限する（例：光，音，訪問者，電話）
- □ 個人が音楽機材を利用できるようにする
- □ 音楽機器が正常に作動していることを確認する
- □ ヘッドホン等の聴音機材を提供する [指示された場合]
- □ 十分な音量を確保する
- □ 音楽を長時間かけ続けない
- □ 活動への積極的な参加を促す（例：楽器の演奏や歌唱）[必要かつ実現可能な場合]
- □ バイタルサインを観察する [適応がある場合]

□ 睡眠の質，持続時間，反応を観察する

第 1 版：1992。改訂：2000，2004，2024

参考文献

Cheng, J., Zhang, H., Bao, H., & Hong, H. (2021). Music-based interventions for pain relief in patients undergoing hemodialysis: A PRISMA-compliant systematic review and meta-analysis. *Medicine, 100*(2), e24102. https://doi.org/10.1097/MD.0000000000024102

Govindan, R., Kommu, J., & Bhaskarapillai, B. (2020). The effectiveness of nurses implemented music add-on therapy in children with behavioral problems. *Indian Journal of Psychological Medicine, 42*(3), 274-280. https://doi.org/10.4103/IJPSYM.IJPSYM_240_19

Jing Huang, Xiaohui Yuan, Nan Zhang, Hui Qiu, & Xiangdong Chen. (2021). Music therapy in adults with COPD. *Respiratory Care, 66*(3), 501-509. https://doi.org/10.4187/respcare.07489

Tang, Q., Huang, Z., Zhou, H., & Ye, P. (2020). Effects of music therapy on depression: A meta-analysis of randomized controlled trials. *PLoS ONE, 15*(11), e0240862. https://doi.org/10.1371/journal.pone.0240862

Wurjatmiko, A. T. (2019). The effects of music therapy intervention on the pain and anxiety levels of cancer patient: A systematic review. *International Journal of Nursing Education, 11*(4), 14-18. https://doi.org/10.5958/0974-9357.2019.00079.5

122 Part 3　介入

7040	介護者支援

Caregiver Support

定義：医療従事者以外の人がケアを行うために必要な情報・擁護・支援を提供すること

行動

☐ 介護者が役割を受け入れているか確認する

☐ 必要な支援量を決定する

☐ 介護者の知識，能力，限界のレベルを判断する

☐ 否定的な感情の表出を受け入れる

☐ 介護をすることの困難さを認める

☐ 介護者の努力に対して肯定的な発言をする

☐ 介護者の決定を支援する

☐ ケアに関する相互作用を観察する

☐ 被介護者の希望に沿った状態，治療，ケアに関する情報を提供する

☐ ストレスと対処方略を観察する

☐ ストレス管理技術とヘルスケア管理方略を指導する

☐ 介護者の限界設定と自己管理を支援する

☐ 悲嘆プロセスについて教育する

☐ 悲嘆プロセスを通して支援する

☐ 支援グループ，ソーシャルネットワーキング，コミュニティ，オンラインリソースへの参加を奨励する

☐ レスパイトケアを奨励する[必要な場合]

☐ 困難やストレスが高まっている場合は，短時間のケアを提供する

第1版：1992。改訂：2004，2024

参考文献

Adashek, J. J., & Subbiah, I. M. (2020). Caring for the caregiver: A systematic review characterizing the experience of caregivers of older adults with advanced cancers. *ESMO open*, 5(5), e000862.

Bruening, R., Sperber, N., Miller, K., Andrews, S., Steinhauser, K., Wieland, G. D., Lindquist, J., Shepherd-Banigan, M., Ramos, K., Henius, J., Kabat, M., & Van Houtven, C. (2020). Connecting caregivers to support: Lessons learned from the VA Caregiver Support Program. *Journal of Applied Gerontology: The Official Journal of the Southern Gerontological Society*, 39(4), 368-376.

Egan, K. J., Pinto-Bruno, Á. C., Bighelli, I., Berg-Weger, M., van Straten, A., Albanese, E., & Pot, A. M. (2018). Online training and support programs designed to improve mental health and reduce burden among caregivers of people with dementia: A systematic review. *Journal of the American Medical Directors Association*, 19(3), 200-206.e1.

Parmar, J., Anderson, S., Duggleby, W., Holroyd, L. J., Pollard, C., & Brémault, P. S. (2021). Developing person-centered care competencies for the healthcare workforce to support family caregivers: Caregiver centered care. *Health & Social Care in the Community*, 29(5), 1327-1338.

Zebrak, K. A., & Campione, J. R. (2021). The effect of National Family Caregiver Support Program services on caregiver burden. *Journal of Applied Gerontology*, 40(9), 963-971.

7440	外出／外泊援助

Pass Facilitation

定義：患者が医療施設から外出・外泊する際の調整を行うこと

行動

☐ 医師の外出・外泊許可の指示を得る[適切な場合]

☐ 外出・外泊の目的を明確にする

Part 3　介入　**123**

- ☐ 外出・外泊の制約事項と期間についての情報を提供する
- ☐ 外出・外泊中の緊急時の対応に必要な情報を提供する
- ☐ 外泊やベッドをキープする費用（高齢者向け保健医療制度）に関する情報を提供する［**適切な場合**］
- ☐ 患者の責任者を明らかにする［**適切な場合**］
- ☐ 看護ケア／セルフケアについて，外出・外泊中の責任者と話し合う［**必要な場合**］
- ☐ 外出・外泊中に服用すべき薬剤を入手し，責任者に指導する
- ☐ 補助器具や器具を提供する［**適切な場合**］
- ☐ 外出・外泊中の適切な活動を提案する［**必要な場合**］
- ☐ 外出・外泊のための患者の荷造りを手伝う［**必要な場合**］
- ☐ 患者・家族・友人が，質問したり懸念を表出するための時間を設ける
- ☐ 外出・外泊時の薬剤，食物，アルコール摂取，活動についての必要な情報を適切な人物に指導する
- ☐ 書面で説明する［**必要な場合**］
- ☐ 外出・外泊届に，患者あるいは責任者の署名をもらう
- ☐ 外出・外泊届に，日付と出発時間を記録する。同様に，提供した薬剤名，効果の強度，用量，個数，使用方法の指示，その他の関連行動を記録する
- ☐ 外出・外泊の目的が達成されたかどうかを帰院時に評価する
- ☐ 指示したとおりに薬剤が服用されたかどうかを帰院時に確認する

第 2 版：1996。改訂：2018

参考文献

Alper, E., O'Malley, T.A., & Greenwald, J. (2013). *Hospital discharge. UpToDate.* http://www.uptodate.com/contents/hospital-discharge

BC Children's Hospital. (2011). *Leave of absence—Patient (day/overnight pass).* http://bccwhcms.medworxx.com/Site_Published/bcc/document_render.aspx?documentRender.IdType=30&documentRender.GenericField=1&documentRender.Id=3827

BC Children's Hospital. (2013). *Dispensing medication to patients granted temporary leave of absence from hospital ("pass meds").* http://bccwhcms.medworxx.com/Site_Published/bcc/document_render.aspx?documentRender.IdType=30&documentRender.GenericField=1&documentRender.Id=7855

3250	咳嗽強化
	Cough Enhancement

定義：空気を排出しようとする高い胸腔内圧と肺実質下部の圧迫から生み出される深い吸気の促進

行動

- ☐ 頭部を少し動かし，肩がリラックスした状態で，膝を曲げて座位をとるよう援助する
- ☐ 何度か深呼吸をするよう促す
- ☐ 深く息を吸い，そのまま 2 秒間息を止め，2，3 回連続して咳をするよう促す
- ☐ 深く息を吸い，少し前かがみになり，（声門を開かないようにして）3，4 回強く息を吐き出すよう指導する
- ☐ 数回深く息を吸い，ゆっくり息を吐き出し，息を吐ききったところで咳をするよう指導する
- ☐ 咳嗽法の呼気時に胸郭を圧迫する［**適切な場合**］
- ☐ 咳をしながら患者が前かがみになって咳嗽できるよう援助し，剣状突起より下の腹部を手のひらで押さえる
- ☐ 数回息を深く吸って咳をするよう説明する
- ☐ 呼吸練習器（インセンティブ・スパイロメトリー）の使用を奨励する［**適切な場合**］
- ☐ 全身の体液量が十分に保たれるよう促す［**適切な場合**］
- ☐ 歩行を促す［**適切な場合**］

124 Part 3 介入

☐ 指示された咳をする際の痛みを最小限にするため，切開部を支える器具（例：折りたたんだ毛布，枕，手のひら）を提供する

☐ 咳嗽時，枕や丸めた毛布で姿勢が崩れないよう支えて援助する

☐ 咳の効果を評価する

☐ 呼吸器感染症や慢性肺疾患のある人は，起きている間は2時間おきに深呼吸と咳をするように促す

☐ 痰の量が多い人は，起きている間は1時間おきに深呼吸と咳をするように促す

☐ 肺機能検査の結果，特に肺活量，最大吸気圧，1秒量（FEV₁）と1秒率を観察する［**適切な場合**］

第1版：1992。改訂：2004，2024

参考文献

Boon, C. J. W. (2021). Oxygenation. In P. A., Potter, A. G., Perry, P. A., Stockert, & A. M. Hall, (Eds.), *Fundamentals of nursing* (10th ed., pp. 930-935). Elsevier.

Bryant, R. (2022). The child with respiratory dysfunction. In Hockenberry, Rodgers & Wilson (Eds.), *Wong's essentials of pediatric nursing* (11th ed., pp. 619-677). Elsevier.

Jett, K. (2020). Respiratory health and illness. In K. Jett & T. A. Touhy, (Eds.), *Toward healthy aging* (10th ed., pp. 315-320). Elsevier.

Slang, R., Finsrud, L. T., & Olsen, B. F. (2020). Nursing interventions in intensive care unit patients with breathing difficulties: A scoping review of the evidence. *Nordic Journal of Nursing Research*, *40*(4), 176-187. https://doi.org/10.1177/2057158520948834

Stacy, K. (2022). Pulmonary therapeutic management. In L. D. Urden, K. M., Stacy, & M. E. Lough, (Eds.), *Critical care nursing: Diagnosis and management* (9th ed., pp. 499-532). Elsevier.

Williams, P. (2020). Activity and exercise: *Basic geriatric nursing* (pp. 310-332) (7th ed.). Elsevier.

4860	回想療法

Reminiscence Therapy

定義：喜びや生活の質，現在の状況への適応を促進するために過去の出来事や感情，思考の想起を行うこと

行動

☐ 安楽な環境を選択する

☐ 十分な時間を設定する

☐ 患者と一緒にセッションごとの主題を明らかにする（例：仕事人生）

☐ 集団回想法のグループに，適切な少人数の参加者を選択する

☐ 効果的な傾聴法とアテンディング（向き合い）技法を活用する

☐ 最も効果的な回想法を決定する（例：自叙伝の記録，日記，系統的な人生の振り返り，スクラップブック，自由討論，読み聞かせ）

☐ 記憶を刺激するために五感に作用するものを使う（例：音楽（聴覚），アルバムの写真（視覚），香水（嗅覚））

☐ 過去の出来事に対する肯定的および否定的な感情の言葉による表出を奨励する

☐ 患者にとっての重要な思い出を明確にするためにボディランゲージ，表情，声のトーンを観察する

☐ 過去の出来事について，自由回答形式の質問をする

☐ 過去の出来事について，書くことを奨励する

☐ セッションでの焦点は，最終結果よりもプロセスに置く

☐ 参加者に対して支持，勇気づけ，共感を提供する

☐ 文化的感受性の高い小道具やテーマ，技法を用いる

☐ 苦痛や怒り，その他の否定的な記憶に対処できるよう援助する

☐ 患者の記憶を刺激するためにアルバムの写真やスクラップブックを用いる

☐ 家系図を作成したり書き加えたり，また患者が口述した歴史を記述することで患者を援助する

☐ 旧友や親族に手紙を書くよう患者を促す

☐ 人間関係を構築するために集中（フォーカシング）や熟考，言い換え等のコミュニケーションスキルを

用いる

□ 記憶に付随する情緒的な側面について，共感的な態度で意見を述べる

□ 過去のライフイベントにさかのぼって再度焦点をあてるときは直接質問法を用いる [**必要な場合**]

□ 回想法の利点について家族に情報を提供する

□ 患者の集中力の程度に応じてセッションの長さを決定する

□ 認知障害のある患者には素早く肯定的なフィードバックをする

□ 過去のコーピング技法を受け入れる

□ 長期間にわたるセッションを毎週またはそれ以上の頻度で繰り返す

□ 患者の反応と継続への意欲に応じてセッションの回数を決定する

第 1 版：1992。改訂：1996，2000，2004

参考文献

Brady, E. M. (1999). Stories at the hour of our death. *Home Healthcare Nurse, 17*(3), 176-180.
Burnside, I., & Haight, B. (1992). Reminiscence and life review: Analysing each concept. *Journal of Advanced Nursing, 17*(7), 855-862.
Burnside, I., & Haight, B. (1994). Reminiscence and life review: Therapeutic interventions for older people. *Nurse Practitioner, 19*(4), 55-61.
Coleman, P. G. (1999). Creating a life story: The task of reconciliation. *The Gerontologist, 39*(2), 133-139.
Haight, B. K. (2001). Life reviews: Helping Alzheimer's patients reclaim a fading past. *Reflections on Nursing Leadership, 27*(1), 20-22.
Hamilton, D. (1992). Reminiscence therapy. In G. Bulechek & J. McCloskey (Eds.), *Nursing interventions: Treatments for nursing diagnoses* (pp. 292-303). W. B. Saunders.
Harrand, A. G., & Bollstetter, J. J. (2000). Developing a community-based reminiscence group for the elderly. *Clinical Nurse Specialist, 14*(1), 17-22.
Johnson, R. A. (1999). Reminiscence therapy. In G. M. Bulechek & J. C. McCloskey (Eds.), *Nursing interventions: Effective nursing treatments* (3rd ed., pp. 371-384). W. B. Saunders.
Puentes, W. J. (2000). Using social reminiscence to teach therapeutic communication skills. *Geriatric Nursing, 21*(6), 315-318.

5240	カウンセリング
	Counseling

定義：個人的，社会的，心理的な問題や困難の解決に向けた援助や指導を提供すること

行動

□ プライバシーと守秘義務を守る

□ 誠実さ，温かさ，純粋さ，興味，無条件の思いやりを伝える

□ 自己紹介をし，相手が安楽に過ごせるようにする

□ 不安を和らげるために社交的な会話を誘う

□ カウンセリングを受ける理由を説明するように促す

□ カウンセリングの目的，目標，アジェンダを決める

□ 信頼，共感，思いやり，尊敬に基づいた治療関係を確立する

□ カウンセリングセッションの長さとカウンセリングの関係性の長さを設定する

□ 相互に目標を設定する

□ 悩み，問題，困難への理解を深める

□ 苦悩を引き起こす問題や状況を明らかにできるよう援助する

□ 問題が日常生活にどのような支障をきたすかを判断する

□ どのような思考，感情，行動が問題と関連しているかを明らかにする

□ どれくらいの期間，問題が続いているのかを判定する

□ 問題に関連する可能性のある出来事のパターンを特定する

□ 家族の行動が患者にどのように影響するのかを明らかにする

126 Part 3 介入

- ☐ 以前はどのような方略で問題に対処していたかを見極める
- ☐ 問題解決に関する実現可能なすべての選択肢のリストをつくり，優先順位をつけられるよう援助する
- ☐ 患者の状況認識とヘルスケアチームの状況認識との間にあるずれを明らかにする
- ☐ 感情と行動の不一致を言葉で表現する
- ☐ 感情の表れとしての非言語的行動を常に意識する
- ☐ 事実に関する情報を提供する [**必要かつ適切な場合**]
- ☐ 感情の表出を奨励する
- ☐ 対応に時間をかける
- ☐ 懸念を表出できるようにするために，熟考や明確化の技法を使用する
- ☐ 起こっていることに対して，何ができて何ができないのかを明確にするよう求める
- ☐ 自己認識と状況認識を高めるためのツール（例：記述法，テープ録音，ビデオテープ録画，他者との相互演習）を適宜使用する [**適切な場合**]
- ☐ 深刻なストレス下にあるときは意思決定をしないように促す [**可能な場合**]
- ☐ 誠実と信頼を育むために自分の経験や人格の一側面を明かす [**適切な場合**]
- ☐ カウンセリングセッションを導くために，確立された治療的アプローチを用いる（例：精神力動的，行動的，認知的，人間主義的，統合的－全体主義的）
- ☐ 患者の長所を明らかにし，強化できるよう援助する
- ☐ 新たな技能の習得を奨励する [**適切な場合**]
- ☐ 望ましくない習慣を望ましい習慣に置き換えることを奨励する
- ☐ 新たな技法を強化する
- ☐ 設定した目標の達成度，および現在の問題の解決度を評価する
- ☐ 治療関係終了を準備する
- ☐ フォローアップや紹介を手配する

第 1 版：1992。改訂：2000，2024

参考文献

Egan, G., & Reese, R. J. (2019). *The skilled helper: A problem management and opportunity development approach to helping.* (11th ed.). Cengage.

Rosenthal, H. (2017). *Encyclopedia of counseling: Master review and tutorial for the national counselor examination, state counseling exams, and the counselor preparation comprehensive examination.* (4th ed.). Routledge.

Sommers-Flanagan, J., & Sommers-Flanagen, R. (2018). *Counseling and psychotherapy theories in context and practice: Skills, strategies, and techniques* (3rd ed.). Wiley.

Sue, D. W., Sue, D., Neville, H. A., & Smith, L. (2019). *Counseling the culturally diverse: Theory and practice.* (8th ed.). Wiley.

Wong, D. W., Hall, K. R., & Hernandez, L. W. (2021). *Counseling individuals through the lifespan.* (2nd ed.). Sage.

6430	化学的身体抑制

Chemical Restraint

定義：行動や動作をコントロールするために，向精神薬，催眠剤，抗不安剤の一時的な使用を監視し，中断すること

行動

- ☐ 介入せざるを得ない行動を明らかにする（例：興奮や暴力）
- ☐ 抑制の必要性を排除するために，代わりの介入を実施する
- ☐ 抑制前に気晴らしになる活動を提供する（例：テレビ，訪問者）
- ☐ わかりやすい言葉を用いて，実施を予定している抑制の方法，目的，期間を説明する
- ☐ 同意を得る [**適切な場合**]

□ 薬剤投与の６つの原則（例：適切な人，適切な薬剤，適切な量，適切な経路，適切な時間，適切な記録）を順守する
□ 服薬歴，アレルギーに注意する
□ 薬剤に対する反応を観察する
□ 意識レベルを観察する
□ 鎮静，興奮，精神状態を妥当とされるツールを用いて，観察する［適切な場合］
□ バイタルサイン（例：呼吸数，酸素飽和度，体温，血圧，血中 CO_2 濃度）を観察する
□ 治療行為を可能にするために，適切なレベルの指導あるいは監視を提供する［必要な場合］
□ 身体的，心理的，心理社会的な安楽を感じられるように援助する［必要な場合］
□ 皮膚の色調，体温，感覚，症状を観察する
□ 自己コントロール，症状，能力に応じて，運動や体操をできるようにする
□ 患者の安楽を保ち，誤嚥と皮膚損傷を予防する体位にする
□ 安楽，誤嚥防止，皮膚破壊を考慮した体位をとる
□ 栄養，排泄，水分補給，個人の衛生に関連するニーズについて援助する
□ 抑制を続ける必要があるかどうか，定期的に評価する
□ より制限の少ない介入に移行するための意思決定に本人を参加させる［適切な場合］
□ 投薬に対する反応を記録する［施設のプロトコルに従って］

第 4 版：2004。改訂：2024

参考文献

Hupé, C., Larue, C., Gazemar, V., Pépin, C., & Contandriopoulos, D. (2020). Quality standards of nursing care for the use of chemical restraints. *Journal of Nursing Care Quality*, *35*(3), 270-275. https://doi.org/10.1097/NCQ.0000000000000453

Jessop, T., & Peisah, C. (2021). Human rights and empowerment in aged care: Restraint, consent and dying with dignity. *International Journal of Environmental Research and Public Health*, *18*(15). https://doi.org/10.3390/ijerph18157899

Muir, C. E., Oster, C., & Grimmer, K. (2020). International research into 22 years of use of chemical restraint: An evidence overview. *Journal of Evaluation in Clinical Practice*, *26*(3), 927-956. https://doi.org/10.1111/jep.13232

Robins, L. M., Lee, D.-C. A., Bell, J. S., Srikanth, V., Möhler, R., Hill, K. D., & Haines, T. P. (2021). Definition and measurement of physical and chemical restraint in long-term care: A systematic review. *International Journal of Environmental Research and Public Health*, *18*(7). https://www.mdpi.com/1660-4601/18/7/3639

2240	化学療法管理
	Chemotherapy Management

定義：抗がん剤の作用を理解し，副作用（有害でないものも含む）を最小限に抑えるために，患者と家族を援助すること

行動

□ 早期の発症，長期の投与期間，効果を上回る副作用（有害でないものも含む）等，リスクがある患者の治療前に精密検査の結果をモニタリングする
□ 特定された危険因子を改善するための活動を促進する
□ 治療に伴う副作用（有害でないものも含む）を観察する
□ 抗がん剤のがん細胞に対する作用についての情報を患者と家族に提供する
□ 治療が骨髄機能に与える影響について，患者と家族に指導する
□ 人混みを避けたり，衛生用品を使用したり，手洗い法を実践するといった，感染予防行動を患者と家族に指導する
□ 発熱，悪寒，鼻出血，過度のあざ，タール便があったら，すぐに報告するよう患者に説明する
□ アスピリン（解熱鎮痛剤）を使用しないよう，患者と家族を指導する

128 Part 3 介入

- □ 感染と出血の予防策を講じる
- □ 化学療法による悪心と嘔吐を伴う患者の過去の経験を確認する
- □ 副作用（有害でないものも含む）を抑える薬剤を投与する（例：悪心・嘔吐に対する制吐剤）[**必要な場合**]
- □ 騒音，光，におい等の刺激を最小限にする（特に食物のにおい）
- □ 治療前・中・後に活用できるリラクセーション法や気晴らし法を患者に指導する[**適切な場合**]
- □ 刺激が少ない消化しやすい食事を患者に提供する
- □ 化学療法剤を夜遅い時間に投与し，催吐作用が強くなる時間帯に患者が眠っていられるようにする
- □ 脱水や電解質異常を予防するため，適切な水分摂取を確実にする
- □ 悪心と嘔吐のコントロール法の効果を観察する
- □ 1日6回の少量の食事を提案する[**耐えられる場合**]
- □ 辛くて刺激のある食物を避けるように患者に説明する
- □ 栄養があり，患者の食欲をそそる食物を提供する
- □ 栄養状態と体重を観察する
- □ 口腔粘膜の感染徴候を観察する
- □ ワックス不使用の断裂のないデンタルフロス，超音波歯ブラシ，水流式口腔内洗浄機器を使用することで，口腔内衛生の良好な状態の維持を奨励する[**適切な場合**]
- □ 人工唾液や唾液分泌促進剤，ノンアルコールのマウススプレー，シュガーレスのミント，フッ素トリートメントのような口腔衛生を回復させることを始める[**適切な場合**]
- □ 追加の評価のために，報告すべき徴候や症状を含む口腔のセルフアセスメントについて，患者に指導する（例：灼熱感，疼痛，圧痛）
- □ 虫歯の形成が急速であるため，頻繁に歯科のフォローアップケアを受ける必要があることを患者に指導する
- □ 真菌感染を抑えるため，ニスタチン懸濁液を使用するよう患者に指導する[**適切な場合**]
- □ 化学療法を受けているときは，極度の高温や低温，薬剤を使った毛髪のトリートメントを避けるよう患者に指導する
- □ 治療の種類によっては，髪の毛が抜ける可能性を患者に知らせる
- □ 患者に対して，かつら，スカーフ，帽子，ターバン等の入手可能な毛髪代替用品について指導し，毛髪喪失への対処を援助する[**適切な場合**]
- □ 抜け毛を防ぐため，毛髪は優しく洗い，とかし，シルクの枕カバーを使用するよう患者に指導する[**適切な場合**]
- □ 治療が終了した後に髪は再び伸びてくることを伝え，患者を安心させる[**適切な場合**]
- □ 治療の種類によって明確な臓器毒性がある場合は，それを観察することを患者と家族に指導する
- □ 性機能障害の可能性について話し合う[**適切な場合**]
- □ 避妊具の使用期間を含め，性的機能に及ぼす治療の影響について指導する[**適切な場合**]
- □ 疲労について説明を求め，患者の消耗性疲労のレベルを観察する
- □ エネルギー管理法を患者・家族に指導する[**適切な場合**]
- □ 頻繁に休憩をとること，活動の間隔をあけること，日常の要求を制限することで疲労を管理するよう，患者を援助する[**適切な場合**]
- □ 予後や治療の成果に関する不安を表現できるよう援助する
- □ 治療に関連する症状についての患者の疑念，恐れ，不安を減らすため，治療効果に関する具体的かつ客観的な情報を提供する
- □ がんの再発の可能性と感染しやすさ，疲れやすさ，出血傾向といったことを報告することの重要性を長期がんサバイバーとその家族に説明する
- □ 調剤と投薬の際に非経口の抗がん剤の安全な取り扱いに関する推奨されるガイドラインに従う

第1版：1992。改訂：2008

参考文献

Barsevick, A. M., Whitmer, K., Sweeney, C., & Nail, L. M. (2002). A pilot study examining energy conservation for cancer treatment-related fatigue. *Cancer Nursing, 25*(5), 333-341.

Brant, J. M., & Wickham, R. S. (Eds.). (2004). *Statement on the scope and standards of oncology nursing practice.* Pittsburgh, PA: Oncology Nursing Society.

Brown, K., Esper, P., Kelleher, L., O'Neill, J., Polovich, M., & White, J. (Eds.). (2001). *Chemotherapy and biotherapy guidelines and recommendations for practice.* Pittsburgh, PA: Oncology Nursing Society.

LeMone, P., & Burke, K. M. (2000). *Medical-surgical nursing: Critical thinking in client care* (pp. 338-344) (2nd ed.). Prentice Hall.

Nail, L. M. (2002). Fatigue in patients with cancer. *Oncology Nursing Forum, 29*(3), 537-546.

Oncology Nursing Society. (2005). In J. K. Itano & K. Taoka (Eds.), *Core curriculum for oncology nursing* (4th ed.). Elsevier Saunders.

Wegenka, M. H. (1999). Chemotherapy management. In G. Bulechek & J. McCloskey (Eds.), *Nursing interventions: Effective nursing treatments* (3rd ed., pp. 285-296). W.B. Saunders.

Yarbro, C. H., Frogge, M. H., & Goodman, M. (2005). *Cancer nursing: Principles and practice* (6th ed.). Jones & Bartlett.

5520	学習促進
	Learning Facilitation

定義：情報を受け取り，処理し，理解する意欲と能力を高める

行動

- ☐ 情報を受け取り，処理し，理解する意欲と能力を判定する
- ☐ 学習しやすく，気が散らない環境を提供する
- ☐ 基本的な生理的欲求（例：空腹，喉の渇き，暖かさ，痛み，疲労）を満たす
- ☐ 積極的な参加を奨励する
- ☐ 家族や周囲の参加を得る [適切な場合]
- ☐ 相互に，現実的な学習目標とゴールを設定する
- ☐ 認知，精神運動機能，情動能力に合わせて学習内容を調整する
- ☐ 発達レベルに応じた情報を提供する
- ☐ 論理的法則に従って情報を分類する
- ☐ 患者のライフスタイルや日常生活，信念に応じて情報を適応させる
- ☐ 多様な指導方法を用いる [適切な場合]
- ☐ 教育的なパンフレット，ビデオ，オンライン資料を提供する [適切な場合]
- ☐ 更新されている最新の教育的題材であることを確認する
- ☐ 医療専門用語を避け，平易な言葉，短い単語，文章を使用する
- ☐ 新たな内容は以前の知識と関連づける [適切な場合]
- ☐ 学習経験を通して価値のある経験を分かち合うことを奨励する
- ☐ 患者のペースに合わせた指導法を用いる [可能な場合]
- ☐ 異なる意見や考えの自由な表出を奨励する
- ☐ 重要な情報は反復する
- ☐ 言葉による助言と注意喚起を行う [適切な場合]
- ☐ 専門職間チームによる一貫した情報提供を確保する
- ☐ 練習の機会を提供する [適切な場合]
- ☐ 学習の進捗状況に関してのフィードバックを頻繁に行う
- ☐ 情報の解釈の誤りを訂正する [適切な場合]
- ☐ 質問や懸念事項に対応する時間を提供する
- ☐ 簡潔明瞭に質問に答える
- ☐ サポートグループを含む，適切な資料を紹介する

130　Part 3　介入

□ 理解を確実にするためにティーチバックを用いる

第 1 版：1992。改訂：2013，2024

参考文献

Cutilli, C. C. (2021). Excellence in patient education evidence-based education that "Sticks" and improves patient outcomes. *Nursing Clinics of North America, 56*, 401-412. https://doi.org/10.1016/j.cnur.2021.04.006

Guthrie, K. L. (2020). *Transforming learning: Instructional and assessment strategies for leadership education.* Information Age Publishing.

Kennedy, M. B., & Parish, A. l. (2021). Educational theory and cognitive science. *practical principles to improve patient education. Nursing Clinics of North America, 56*, 401-412. https://doi.org/10.1016/j.cnur.2021.04.006

Goldman, J., Smeraglio, A., Lo, L., Kuper, A., & Wong, B. M. (2021). Theory in quality improvement and patient safety education: A scoping review. *Perspectives in Medical Education, 10*, 319-326. https://doi.org/10.1007/s40037-021-00686-5

6630	隔離
	Seclusion

定義：安全や行動管理を目的とし，看護師によって完全に保護された環境下に単独で収容すること

行動

□ 施設の方針で必要であれば，身体的な制限の介入をするために医師の指示を得る

□ 患者と会話をし，他のスタッフに指示するために 1 人の看護師を担当にする

□ 介入が必要となる行動が患者または重要他者にみられるか確認する

□ 介入の方法，目的，期間について，わかりやすく懲罰的でない用語を使用して，患者および重要他者に説明する

□ 介入を終了するのに必要な行動について患者および重要他者に説明する

□ 行動を制御し続けるように（患者が可能であれば）患者と約束をする

□ 自己制御の方法について説明する [**適切な場合**]

□ 安全な衣類の着用および宝飾品や眼鏡をはずす介助をする

□ 患者が自身や他人を傷つけるのに使用する可能性のある物品を隔離場所からすべて除去する

□ 栄養，排泄，水分摂取，保清に関連するニーズの介助を行う

□ 壊れない容器で食物や水分を提供する

□ 患者を観察し治療行動をとるため，適切な程度の監視と監督を提供する [**必要な場合**]

□ 患者に映像での監視について伝える [**適切な場合**]

□ 映像による観察の理由を説明する

□ 患者の状態変化を監視映像で観察する責任者を決めるにあたっては，注意深く考慮する

□ 隔離区域内での観察中は患者の安全を再確認する

□ 監視映像での確認と直接の観察を区別し，適切に記録する

□ 定期的にスタッフ自身の存在を患者に知らせる

□ 不安や興奮に対する頓用剤を投与する

□ 患者の精神的安楽を提供する [**必要な場合**]

□ 隔離区域の室温，清潔，安全を監視する

□ 隔離場所周辺の感覚刺激を軽減する

□ 隔離場所の定期的な清掃を調整する

□ 定期的な間隔で制限的な介入を継続する必要があるか評価する

□ 制限的介入の強化の必要性，もしくは軽減可能性の決定に患者を参加させる [**適切な場合**]

□ 隔離の継続が必要か判断する

Part 3 介入 **131**

□ 制限的介入の論理的根拠，介入に対する患者の反応，患者の身体的状態，介入中に提供される看護ケア，介入終了の論理的根拠について記録に残す

□ 制限的介入終了の際，患者およびスタッフで，患者の介入に関する不安だけでなく，介入の結果に関して対処する

□ 次の適切な程度の制限的介入を提供する（例：身体的抑制または場所の制限）**[必要な場合]**

第 1 版：1992。改訂：2013

参考文献

Byatt, N., & Glick, R. (2008). Safety in the psychiatric emergency service. In R. L. Glick, J. S. Berlin, A. B. Fishkind, & S. L. Zeller (Eds.), *Emergency psychiatry: Principles and practice* (pp. 33-44). Lippincott Williams & Wilkins.

Happell, B., & Koehan, S. (2010). Attitudes to the use of seclusion: Has contemporary mental health policy made a difference? *Journal of Clinical Nursing, 19*(21-22), 3208-3217.

Harper-Jaques, S., & Reimer, M. (2005). Management of aggression and violence. In M. A. Boyd (Ed.), *Psychiatric nursing: Contemporary practice* (3rd ed., pp. 802-822). Lippincott Williams & Wilkins.

Hyde, S., Fulbrook, P., Fenton, K., & Kilshaw, M. (2009). A clinical improvement project to develop and implement a decision-making framework for the use of seclusion. *International Journal of Mental Health Nursing, 18*(6), 398-408.

Needham, H., & Sands, N. (2010). Post-seclusion debriefing: A core nursing intervention. *Perspectives in Psychiatric Care, 46*(3), 221-233.

Olsen, D. P. (1998). Ethical considerations of video monitoring of psychiatric patients in seclusion and restraint. *Archives of Psychiatric Nursing, 12*(2), 90-94.

6596	隔離促進
	Quarantine Facilitation

定義：隔離が必要な人へケアを提供すること

行動

□ 隔離の必要性の確認を求める

□ 地方または国の保健機関の勧告に基づいて隔離の必要性を通知する

□ 隔離期間の見込みについての詳細な情報を提供する

□ 感染した感染症の症状を監視するよう教育する

□ 隔離の必要性の根拠を提供する

□ 単独で居住しているか，または他の人と居住しているかを特定する

□ 同居者と隔離するよう勧告する**[該当する場合]**

□ 感染予防策を指導する

□ 個々の感染症に特有の隔離制限について本人に知らせる（例：食料品店に行かない，近所の人と接触しない）

□ 隔離中の個人の支援として，利用可能なコミュニティのリソースを提供する

□ 食料，水，家庭用品，医療用品，心理的サポート等，人間の基本的なニーズへのアクセスを確保する

□ 隔離中，健康状態全般に基づいて身体活動を促進する

□ 長期間の隔離が必要な場合，栄養状態，安寧，体重，心血管への影響を評価する

□ 雇用保護を裏づける書類（例：家族および医療休暇法に基づく書類）を提供する

□ 現在の投薬および療養法の継続を指示する**[適切な場合]**

□ 不安や抑うつの悪化を監視する

□ 隔離期間中，心身の健康を促進するための適切な介入を推奨する

□ 医療従事者との連絡方法のリストを文書で提供する

□ 必要に応じて，身体的および精神的な健康ニーズに応える遠隔医療の予約をする**[適切な場合]**

□ 理解を確実にするためにティーチバックを用いる

132 Part 3 介入

□ 地域，国の隔離および隔離に関する法律や政策の一貫性を擁護する

第 8 版：2024

参考文献

Ferreira, L. N., Pereira, L. N., da Fe Bras, M., & Ilchuk, K. (2021). Quality of life under the COVID-19 quarantine. *Quality of Life Research, 30*, 1389-1405. https://doi.org/10.1007/s11136-020-02724-x

Katz, R., Vaught, A., Formentos, A., & Capizola, J. (2018). Raising the yellow flag: State variation in quarantine laws. *Journal of Public Health Management and Practice, 24*(4), 380-384.

Kilic, R., Ataman Hatipoglu, C., & Gunes, C. (2020). uarantine and its legal dimension. *Turkish Journal of Medical Sciences, 50*, 544-548. https://doi.org/10.3906/sag-2004-153

Mattioli, A. V., Puviani, M. B., Nasi, M., & Farinetti, A. (2020). COVID-19 pandemic: The effects of quarantine on cardiovascular risk. *European Journal of Clinical Nutrition, 74*, 852-855. https://doi.org/10.1038/s41430-020-0646-z

Sundwall, D. N. (2019). Quarantine in the 21st century: To be effective, public health policies must be inclusive. *American Journal of Public Health, 109*(9), 1184-1185. https://doi.org/10.2105/AJPH.2019.305224

7180	家事家政援助
	Home Maintenance Assistance

定義：清潔で安全な家庭環境の継続を促進する

行動

□ 患者が家事家政で必要としているものを確認する

□ 必要な家事家政援助の決定に患者または家族を巻き込む

□ 居住地での基本的な衛生ニーズを確認する

□ 家を利用しやすくするために必要な，構造的な代替案を提案する

□ 家庭環境を安全かつ清潔にする方法について情報を提供する

□ 家族がそれぞれの役割に関して現実的な期待を抱けるように支援する

□ すべての悪臭の緩和方法について助言する

□ 害虫駆除サービスを提案する [**必要な場合**]

□ 汚れた洗濯物の洗濯を促進する

□ 家の修復サービスを提案する [**必要な場合**]

□ 維持にかかる費用と利用可能な資源について話し合う

□ 経済的な懸念事項に対する解決策を提案する

□ 家事代行サービスを依頼する [**適切な場合**]

□ 家族が社会的支援ネットワークを利用する援助をする

□ レスパイトケアに関する情報を提供する [**必要な場合**]

□ 基本的な家事ケアの指導を行う

□ コミュニティの資源の使用を調整する

第 1 版：1992。改訂：2004，2024

参考文献

Hrybyk, R. L., Frankowski, A. C., Nemec, M., & Peeples, A. D. (2021). "It's a lot!" The universal worker model and dementia care in assisted living. *Geriatric Nursing, 42*(1), 233-239.

Keefe, J. M., Funk, L., Knight, L., Lobchuk, M., Macdonald, M., Mitchell, L., Rempel, J., Warner, G., & Stevens, S. (2020). Home care clients: A research protocol for studying their pathways. *BMC health services research, 20*(1), 535.

Perry, A. G., Potter, P. A., Ostendorf, W. R., & LaPlante, N. (2021). *Clinical nursing skills and technique* (10th ed.). Mosby.

Sorrell, J. M. (2020). Tidying up: Good for the aging brain. *Journal of Psychosocial Nursing & Mental Health Services, 58*(4), 16-18.

Williams, P. (2020). *Basic geriatric nursing* (7th ed.). Elsevier.

Part 3　介入　**133**

3480	# 下肢モニタリング
	Lower Extremity Monitoring

定義：下肢損傷のリスクを分類し，予防するための患者情報の収集・分析・使用

行動

☐ 下肢損傷の既往歴と最近の変化を確認する

☐ 現在の移動能力および移動状態の認識（介助なしで歩く，器具の介助で歩く，歩かない，車椅子を使う等）を判断する

☐ 不衛生，浮腫，足の爪の変化の有無（例：肥厚，真菌感染，不適切な爪切り，爪の手入れ）を判定する

☐ 皮膚の色，温度，水分補給，毛髪の成長，手触り，変形，皮膚の状態を判定する

☐ 足首と足の筋力と関節の可動性を観察する

☐ 下肢の圧迫部位の証拠（局所的な発赤，熱感，水疱，角質，カルス形成の有無等）を判定する

☐ 皮膚の異常知覚について尋ねる（例：無感覚，ヒリヒリする感覚，灼熱感）

☐ 下肢の脈拍を観察する

☐ 足関節上腕血圧比を測定する[**処方に従って**]

☐ 間欠性跛行や安静時疼痛，就寝時疼痛がないか尋ねる

☐ 毛細血管再充満時間を確認する

☐ 精密知覚機能検査（例：セメスワインスタインモノフィラメント等）を用いて，感覚レベルを観察する

☐ 振動感覚の閾値を調べる

☐ 固有受容感覚の反応について確認する

☐ 深部腱反射を生じさせる（例：足関節や膝関節）[**適応がある場合**]

☐ 歩行と足への体重のかけ方を観察する（例：歩行状態を観察し，靴のすり減り具合を確認する）

☐ 靴と靴下の適切さと状態を観察する

☐ 紹介の必要性を判断するために，下肢の継続的な観察を実施する[**少なくとも年に4回，または処方に従って**]

☐ 特殊なフットケアが必要か決定する

☐ さらなる評価と治療提案に関して医療従事者と相談する（例：Ｘ線検査）[**必要な場合**]

☐ 推奨される特殊なフットケアについての情報を提供する

☐ 医療従事者や専門機関への紹介の優先順位を決定する[**適切な場合**]

☐ 必要な経済的な資源を取得する支援をする[**適切な場合**]

☐ 下肢ケアの必要性を指導する

☐ 理解を確実にするためにティーチバックを用いる

第4版：2004。改訂：2024

参考文献

Aziz, M. G. (2021). Hygiene and self-care. In R. F., Craven, C. J., Hirnle, & C. J. Henshaw (Eds.), *Fundamentals of nursing: Human health and function* (8th ed.). Wolters-Kluwer.

Berman, A., Snyder, S. J., & Frandsen, G. (2018). Hygiene. In *Kozier and Erb's Fundamentals of nursing: Concepts, process and practice* (pp. 684-688) (10th ed.). Pearson.

Perry, A. G., Potter, P. A., Ostendorf, W. R., & Laplante, N. (2022). Personal hygiene and bedmaking. In *Clinical Nursing Skills and Techniques* (10th ed.). Elsevier.

Porter-O'Grady, T. (2021). Wound and foot care nursing on the streets of the city: A view from here. *Journal of Wound, Ostomy & Continence Nursing, 48*(1), 69-74.

Potter, P. A., Perry, A. G., Stockert, P. A., & Hall, A. M. (2021). *Fundamentals of Nursing* (10th ed.). Elsevier.

Trelease, J., & Simmons, J. (2021). Getting ready for foot care certification: Intervention and treatment for dermatological conditions affecting the feet and lower extremities. *Journal of Wound, Ostomy & Continence Nursing, 48*(3), 262-264.

Williams, P. (2020). *Basic geriatric nursing* (7th ed.). Elsevier.

134 Part 3 介入

7110	家族関与促進

Family Involvement Promotion

定義：精神的・身体的な患者ケアへの家族の参加を促進すること

行動

- ☐ 患者とケアにかかわるであろう家族の関係を構築する
- ☐ 家族が患者のケアにかかわることのできる能力を判断する
- ☐ 家族への柔軟な体制を整える
- ☐ 主介護者の身体的および精神的，教育的な資源を決定する
- ☐ 患者のセルフケアでの弱点を特定する
- ☐ 患者とかかわるうえでの家族の好みを確認する
- ☐ 家族が患者に期待していることを確認する
- ☐ 家族のニーズを予測し，確認する
- ☐ 期待される成果やケアプランの実施を含む，ケアプラン開発の援助をするよう家族と患者に奨励する
- ☐ 医療関係者との関係において自己主張するよう家族と患者に奨励する
- ☐ 家族構成と役割を観察する
- ☐ 患者ケアへの家族のかかわりを観察する
- ☐ 入院や長期の施設入所において，家族によるケアを奨励する
- ☐ 患者に関するきわめて重要な情報は患者の希望に合わせて家族に伝える
- ☐ 家族が医療的な側面からの患者の状態を理解することを促進する
- ☐ 家族が十分な情報を得たうえで意思決定するために必要な支援を行う
- ☐ 状況や引き金となる出来事，患者の感情，患者の行動に対する家族のとらえ方を確認する
- ☐ 他の状況的なストレスが家族にかかっていないか確認する
- ☐ それぞれの家族がストレスに関連する身体的な症状が出ていないか確認する
- ☐ 年齢や疾患に応じて，患者が家族にどれほど依存しているか確認する**［適切な場合］**
- ☐ 患者の状況のすべての肯定的な側面に焦点をあてることを奨励する
- ☐ 家族が使用しているコーピング（対処）の方法を特定し，尊重する
- ☐ 患者が家族のコーピングに困難感を抱いていないか確認する
- ☐ 患者の強みと能力を家族と一緒に特定する
- ☐ 患者の状態を改善するかもしれない要因を家族に伝える
- ☐ 家族関係を維持するよう家族に奨励する**［適切な場合］**
- ☐ グループホームや入所施設，レスパイト（息抜き）ケアといった，在宅ケアの種類の選択肢について話し合う**［適切な場合］**
- ☐ 家族による疾患に関する医療的な側面の管理を促進する

第1版：1992。改訂：2000，2004，2008

参考文献

Gosline, M. B. (2003). Client participation to enhance socialization for frail elders. *Geriatric Nursing*, *24*(5), 286-289.

Powaski, K. M. (2006). Nursing interventions in pediatric palliative care. *Child and Adolescent Psychiatric Clinics of North America*, *15*(3), 717-737.

Schumacher, K., Koresawa, S., West, C., Hawkins, C., Johnson, C., Wais, E., Dodd, M., Paul, S. M., Tripathy, D., Koo, P., & Miaskowski, C. (2002). Putting cancer pain management regimens into practice at home. *Journal of Pain Symptom Management*, *23*(5), 369-382.

7130	家族機能維持
	Family Process Maintenance

定義：家族機能破綻による影響を最小限に抑えること

行動
___

- ☐ 典型的な家族機能か確認する
- ☐ 典型的な家族機能からの逸脱がないか確認する
- ☐ 家族機能における役割変化の影響を確認する
- ☐ 家族との継続的な連絡を奨励する**［適切な場合］**
- ☐ 家族と患者のニーズが一致するように柔軟に訪問する機会を継続して設ける
- ☐ 家族の生活を標準化するための方略について話し合う
- ☐ 家族が状況に合わせた標準化のための方略を実施するのを支援する
- ☐ 既存の家族のための社会的支援機構について話し合う
- ☐ 家族が既存の支援機構を使用する支援をする
- ☐ 家族での食事やコミュニケーションや意思決定のための家族会議といった，家族での習慣を促し，家族での習慣の崩壊を最小限に抑える
- ☐ 家族が他の家族と連絡をとり続けることができるような方法を提供する（例：電話や電子メール，絵，テープレコーダー，写真，ビデオテープ）
- ☐ 患者が子どもの場合，親が継続して子育てをできるような機会を設ける
- ☐ 成人している家族が継続して仕事ができるような機会を提供する，もしくは家族休暇制度を使用する機会を提供する**［可能な場合］**
- ☐ 患者が一時帰宅しやすいように家族を援助する**［適切な場合］**
- ☐ 在宅ケアの必要性と家族生活にどのように組み込まれるかを確認する
- ☐ 家族の習慣をできるかぎり維持した在宅ケアの計画を立てる
- ☐ 在宅ケアを行う際の時間管理や管理能力について家族を指導する**［必要な場合］**

第 1 版：1992。改訂：2008
___

参考文献

Broome, M. E., & Huth, M. M. (2001). Preparation for hospitalization, surgery and procedures. In M. Craft-Rosenberg & J. Denehy (Eds.), *Nursing interventions for infants, children, and families* (pp. 281-298). Sage.

Daugherty, J., Saarmann, L., Riegel, B., Sornborger, K., & Moser, D. (2002). Can we talk? Developing a social support nursing intervention for couples. *Clinical Nurse Specialist, 16*(4), 211-218.

Drageset, J. (2004). The importance of activities of daily living and social contact for loneliness: A survey among residents in nursing homes. *Scandinavian Journal of Caring Sciences, 18*(1), 65-71.

Finfgeld-Connett, D. (2005). Clarification of social support. *Journal of Nursing Scholarship, 37*(1), 4-9.

Titler, M. G., Cohen, M. Z., & Craft, M. J. (1991). Impact of adult critical care hospitalization: Perceptions of patients, spouses, children, and nurses. *Heart & Lung, 20*(2), 174-182.

7170	家族共在促進
	Family Presence Facilitation

定義：蘇生や侵襲的な処置を受ける患者を支援するために，家族共在を促進すること

行動
___

- ☐ 患者や家族の治療をしているスタッフに自己紹介する
- ☐ 家族の同席と同席のタイミングについて，専門職チームの合意を得る
- ☐ 家族同席の適切なタイミングを判断するための状況を把握する
- ☐ 適切な感染管理ガイドラインに従い，立ち会いのリスクを最小限に抑える

136 Part 3 介入

- [ ] 家族があらゆる制限を認識できるよう積極的にコミュニケーションをとる
- [ ] 特に訓練を受けたチームメンバー（例：看護師，ソーシャルワーカー）を家族のために指定し，困難で例外的な家族の状況に対応できるようにする
- [ ] 感染対策やその他の制限に対する思いやりのある例外を明示する
- [ ] 家族の同席が可能な場合，リスクとベネフィットを共有の意思決定アプローチで伝える
- [ ] 蘇生中に家族の同席を求める［適切な場合］
- [ ] 家族や本人に自分や他の専門職チームのメンバーを紹介する
- [ ] 家族のいる物理的な位置が適しているか確認する
- [ ] 家族に何が起こるかを伝えておく（例：何がみえるか，何が聞こえるか，何がにおうか，本人の状態，使用する器具等）
- [ ] 失神や体調不良を感じたら報告するよう家族に伝える
- [ ] 予測される行動や制限について家族に伝える
- [ ] 家族が放置されないようにする
- [ ] 患者の状態に対する家族の感情的な反応について専門職チームに伝える［適切な場合］
- [ ] 患者の状態や治療への反応，わかっているニーズに関する情報を得る
- [ ] 本人の状態，治療への反応，特定されたニーズについて，理解しやすい言葉で家族にタイムリーな情報と説明を提供する
- [ ] 家族に協力してもらい，他の家族メンバーが確立された安全プロトコルを順守できるようにする［適応がある場合］
- [ ] 家族と話をする際，患者の名前を使う
- [ ] 患者と家族の感情的，身体的，心理社会的，スピリチュアルな支援のニーズを確認し，そのニーズに合う方法を開始する［必要な場合］
- [ ] 予後に関する家族の精神的な負担を確認する
- [ ] 現実的な希望を抱く支援をする［適切な場合］
- [ ] 家族を擁護する［必要な場合］
- [ ] 治療や蘇生の場所との移動では家族に付き添い，家族が治療の場所へ入るたびに医療スタッフに家族の存在を知らせる
- [ ] 直接的なケアをスタッフが行うために必要な場合，家族をベッドサイドから連れ出す
- [ ] 移送する前に，家族が質問したり，患者に面会や接触，会話ができる機会を設ける
- [ ] 患者または家族が電話をかける介助をする［必要な場合］
- [ ] 退院時の教育とフォローアップを強化し，ケア移行（例：ホスピス）の成功を支援する
- [ ] 適切な紹介を含め，安楽な方法や支援を提供する［必要な場合］
- [ ] スタッフの感情的なニーズの評価に参加する
- [ ] 緊急事態ストレスディブリーフィングや個人が出来事から解放されることといったニーズを特定する支援をする
- [ ] 実証されている間隔をあけて，家族の死別に対するフォローアップを開始する［適切な場合］

第4版：2004。改訂：2024

参考文献

Afzali-Rubin, M., Svensson, T. L. G., Herling, S. F., Wirenfeldt-Klausen, T., Jabre, P., & Møller, A. M. (2020). Family presence during resuscitation. *Cochrane Database of Systematic Reviews*, (5). https://doi.org/10.1002/14651858.CD013619

Emergency Nurses Association. (2018). *Emergency Nurses Association position statement: Resuscitative decisions in the emergency care setting*.

Frampton, S., Agrawal, S., & Guastello, S. (2020). Guidelines for family presence policies during the COVID-19 Pandemic. *JAMA Health Forum, 1*(7), e200807. https://doi.org/10.1001/jamahealthforum.2020.0807

Powers, K., & Reeve, C. L. (2020). Family presence during resuscitation: Medical-surgical nurses' perceptions, self-confidence, and use of invitations. *American Journal of Nursing, 120*(11), 28-38.

Powers, K. A. (2018). Family presence during resuscitation: The education needs of critical care nurses. *Dimensions of Critical Care Nursing, 37*(4), 210-216. https://doi.org/10.1097/DCC.0000000000000304

Part 3 介入   **137**

6788	家族計画：非計画的妊娠

Family Planning: Unplanned Pregnancy

定義：妊娠の結果に関する意思決定を促進すること

行動

□ 妊娠の結果に関して患者が選択を行ったかどうかを確認する

□ 妊娠中絶，乳児の養育，乳児を養子として引き渡し養育権を放棄すること等を含む，妊娠の結果に関する選択肢について，患者と重要他者（関係している場合）と一緒に話し合う

□ 非計画妊娠に関連する因子について話し合う（例：複数のパートナー，薬物等乱用，親密なパートナーからの暴力，性感染症の可能性）

□ 支援機構をみつけられるよう，患者を援助する

□ 意思決定の過程において患者がサポートシステムに関与することを奨励する

□ 妊娠の結果に関して患者と重要他者が意思決定できるよう支援する

□ 避妊方法に関するあらゆる誤った情報を明確にする

□ 妊娠の結果だけではなく，他の健康についての心配事（例：性感染症，薬物等乱用，親密なパートナーからの暴力）について，患者が意思決定をするための支援を提供するサービスを有するコミュニティの機関に紹介をする

第1版：1992。改訂：1996，2018

参考文献

Barry, M. (2011). Preconception care at the edges of the reproductive lifespan. *Nursing for Women's Health*, 15(1), 68-74.

Jensen, J., & Mishell, D., Jr. (2012). Family planning. In G. Lentz, R. Lobo, D. Gershenson, & V. Katz (Eds.), *Comprehensive gynecology* (6th ed., pp. 215-272). Elsevier Mosby.

Kartoz, C. R. (2004). New options for teen pregnancy prevention. *The American Journal of Maternal Child Nursing*, 29(1), 30-35.

Simmonds, K., & Likis, F. (2011). Caring for women with unintended pregnancies. *Journal of Obstetric, Gynecologic, and Neonatal Nursing*, 40(6), 794-807.

Taylor, D., & James, E. (2011). An evidence-based guideline for unintended pregnancy prevention. *Journal of Obstetric, Gynecologic and Neonatal Nursing*, 40(6), 782-793.

6784	家族計画：避妊

Family Planning: Contraception

定義：避妊方法を決定し，準備する患者を援助すること

行動

□ 避妊方法の選択に関する患者の知識と理解を評価する

□ 女性，男性両方の生殖系を含めた人間の生殖の生理学について患者を指導する［**必要な場合**］

□ 患者の病歴に必要であれば，関連する診察を実施する

□ 避妊方法を使用する能力や意欲を確認する

□ 避妊方法を確実に使用できるレベルに達しているかどうかを確認する

□ 避妊の選択に関する宗教的，文化的，発達的，社会経済的，個人的な考えについて話し合う

□ 有効性，副作用（有害でないものも含む），禁忌，医療従事者に報告すべき症状と徴候を含む避妊方法について話し合う（例：薬剤不使用，バリア法，ホルモン療法，子宮内避妊具，不妊手術）

□ 信頼性の高い方法で避妊に関する情報を得られるように青年を援助する

□ 基礎体温，腟分泌物の変化，他の生理学的指標によって，排卵を特定できるように女性患者を援助する

□ 患者に避妊具を提供する［**適応がある場合**］

138 Part 3 介入

☐ 緊急避妊方法について話し合う[**必要な場合**]

☐ 緊急避妊方法を提供する（例：モーニングアフターピル，銅付加 IUD）[**適切な場合**]

☐ セーフセックス（安全な性行為）について指導する[**適応がある場合**]

☐ 他のヘルスケア専門家や，コミュニティの資源へ患者を紹介する（例：ソーシャルワーカー，在宅ヘルスケア専門家）[**必要な場合**]

☐ 避妊に必要な経済的資源を明らかにし，照会する[**適切な場合**]

第 1 版：1992。改訂：2013

参考文献

Cheng, L., Gulmezoglu, A., Piaggio, G., Ezcurra, E., & Van Look, P. (2008). Interventions for emergency contraception. *Cochrane Database of Systematic Reviews*, (2). https://doi.org/1002/14651858.CD001324.pub3

Lopez, L., Tolley, E., Grimes, D., & Chen-Mok, M. (2009). Theory-based interventions for contraception. *Cochrane Database of Systematic Reviews*, (1). https://doi.org/1002/14651858.CD007249.pub2

Oringanje, C., Meremikwu, M. M., Eko, H., Esu, E., Meremikwu, A., & Ehiri, J. E. (2009). Interventions for preventing unintended pregnancies among adolescents. *Cochrane Database of Systematic Reviews*, (4). https://doi.org/1002/14651858.CD005215.pub2

U.S. Department of Health and Human Services. (2000). Healthy People 2010: Understanding and improving health (2nd ed.).

Ward, S. L., & Hisley, S. M. (2009). *Maternal-child nursing care: Optimizing outcomes for mothers, children, & families*. F.A. Davis.

6786	家族計画：不妊

Family Planning: Infertility

定義：患者や重要他者が受けている不妊症の評価や治療を管理し指導しサポートすること

行動

☐ 詳細な病歴の聴取や長期にわたる評価プロセスと治療プロセスの期間に繰り返して経験していると考えられるストレスを感じているカップルに対して，不妊歴とその評価すべてを含めて支援する

☐ 不妊の種類について説明する（例：原発性不妊症，続発性不妊症，男性不妊または女性不妊）

☐ 女性の生殖サイクルについて患者に説明する[**必要な場合**]

☐ 基礎体温，腟分泌物の変化，黄体期中期の血清プロゲステロン値，他の生理的指標によって排卵を特定できるよう，女性患者を援助する

☐ 患者が婦人科検診に対して身体的および心理的に備えられるようにする

☐ 処置の目的と処置中に患者が経験する可能性のある感覚について説明する

☐ 完全な精液分析と医学的精密検査を受けられるよう，男性パートナーを援助する

☐ 検査結果と推奨される治療に関するカップルの理解を確認する

☐ パートナーのうちどちらが複雑な不妊治療に参加することができるのか，および進んで参加しているのかその程度を明らかにする

☐ 悲嘆，失望，不妊治療失敗に対する感情の表出を援助する

☐ セクシャリティや自己イメージ，自尊感情に関する感情の表出を奨励する

☐ 成功および失敗の概念を見直すよう，患者を援助する[**必要な場合**]

☐ 不妊カップルのためのサポートグループを紹介する[**適切な場合**]

☐ 生物学的な親になることに対する代替案をカップルが評価できるように，問題解決を援助する

☐ 不妊がカップルの関係に及ぼす影響を明らかにする

第 1 版：1992。改訂：1996，2018

参考文献

Devine, K. (2003). Caring for the infertile woman. *MCN: The American Journal of Maternal/Child Nursing, 28*(2), 100-105.

Evaluation of the infertile couple Hoffman, B., Schorge, J., Schaffer, J., Halvorson, L., Bradshaw, K., & Cunningham, F. (Eds.), (2012). *Williams gynecology* (2nd ed., pp. 506-528). McGraw-Hill.

Lobo, R. (2012). Infertility. In G. Lentz, R. Lobo, D. Gershenson, & V. Katz (Eds.), *Comprehensive gynecology* (6th ed. pp. 869-895). Elsevier Mosby.

Onwere, C., & Vakharia, H. (2014). *Crash course: Obstetrics and gynaecology* (3rd ed.). Edinburgh, Scotland: Mosby Elsevier.

7120	家族結集
	Family Mobilization

定義：患者の健康状態に肯定的な影響を及ぼすために，家族の強みを利用すること

行動

☐ 家族の話を傾聴する

☐ 家族と信頼し合える関係性を築く

☐ 患者ケアに関して，家族を潜在的な専門家とみなす

☐ 家庭内や家族内，支援機構やコミュニティ内における強みや資源を確認する

☐ 家族が学習する準備ができていて，その能力があるか確認する

☐ 患者の制限や進捗，ケアから予測されることを特定するのを支援するために家族への頻繁な情報提供を行う

☐ 患者のケアプランに関連する家族と共通の意思決定を大切にする

☐ 患者の治療方法について，在宅の介護者を指導する**[適切な場合]**

☐ 専門的な医療を継続する必要性を家族に説明する**[適切な場合]**

☐ 患者の治療やライフスタイルの変化を計画，実行する際，家族と協働する

☐ 患者の健康や状態管理を促進する際，家族の活動をサポートする**[適切な場合]**

☐ 家族が患者の健康状態を強化するために使うことができる医療サービスやコミュニティの資源をみつけだすよう援助する

☐ 現在の家族の状況を観察する

☐ 家族をサポートグループに紹介する**[適切な場合]**

☐ 患者が達成できると予測される結果を系統的に確認する

第1版：1992。改訂：2004，2008

参考文献

Deatrick, J. A. (2006). Family partnerships in nursing care. In M. Craft-Rosenberg & M. Krajicek (Eds.), *Nursing excellence for children & families* (pp. 41-58). Springer.

Gerdner, L. A., Buckwalter, K. C., & Reed, D. (2002). Impact of a psychoeducational intervention of caregiver response to behavioral problems. *Nursing Research, 51*(6), 363-374.

Sylvain, H., & Talbot, L. R. (2002). Synergy towards health: A nursing intervention model for women living with fibromyalgia, and their spouses. *Journal of Advanced Nursing, 38*(3), 264-273.

7140	家族支援
	Family Support

定義：家族の価値観，興味，目標を促進すること

行動

☐ 患者の状態に対する家族の情動的な反応を評価する

☐ 予後が家族に及ぼす心理的な負担を明らかにする

☐ 現実的な希望をもてるようにする

☐ 家族との開放的な信頼関係を促進する

☐ 家族のために支援的な治療環境をつくる

140　　Part 3　介入

- ☐ 批判的でない態度で家族の価値観を受け入れる
- ☐ 家族のすべての質問に回答する，または答えを得られるように援助する
- ☐ 家族の心配事や感情，質問を傾聴する
- ☐ 患者と家族または家族間での懸念や気持ちを伝えることを促進する
- ☐ 家族の健康ニーズに優先順位をつけることができるよう患者を援助する
- ☐ 病棟またはクリニック等のヘルスケアの場に家族が適応するように援助する
- ☐ 住居や食料，衣服等の家族の基本的ニーズを満たすことができるよう支援を行う
- ☐ サポート提供のために計画された資源ネットワークの組織づくりを援助する
- ☐ 患者，家族，医療従事者の間で期待が一致しているかどうかを明らかにする
- ☐ コミュニケーション技術を用いることで，患者や家族，医療従事者が抱く期待に対する矛盾を減少する
- ☐ 家族の強みとコーピング（対処）能力を明らかにできるよう家族を援助する
- ☐ 現在の状況に適応できるようなコーピング方略を活用する機会を家族に提供する
- ☐ 家族が活用している適応的コーピングの方法を尊重し支援する
- ☐ 家族のコーピングに関してフィードバックを提供する
- ☐ 家族が自分たちで使うことのできる効果的なコーピング方法について助言する
- ☐ 家族へスピリチュアルな資源を提供する［**適切な場合**］
- ☐ 頻繁に患者の病状経過に関する情報を家族に提供する［**患者の希望に従って**］
- ☐ 価値観の対立を明らかにし解決するよう，家族を援助する
- ☐ 医療ケアおよび看護ケアの計画を家族に指導する
- ☐ ケアに関する意思決定において，患者と一緒に家族も参加させる［**適切な場合**］
- ☐ 家族の構造と家計に影響を与える長期間にわたる患者のケアプランついて，家族の意思決定を奨励する
- ☐ 退院後のケアに関する家族の意思決定に理解を示す
- ☐ 患者ケアに関する家族の意思決定を支援するために必要となる知識，技術，器具を入手できるよう，家族を援助する
- ☐ 家族を擁護する［**適切な場合**］
- ☐ 情報を探し求めようとする家族の主張を援護する［**適切な場合**］
- ☐ 在宅での家族支援を提供する手段として，コミュニケーションと情報技術のサポートシステムの活用を検討する
- ☐ 拡大家族の成員が訪問する機会を設ける［**適切な場合**］
- ☐ 同様の経験をしている他の家族に，患者の家族を紹介する［**適切な場合**］
- ☐ 家族がケア提供できない場合，患者へのケアを行う
- ☐ 社会福祉サービス，レスパイトケア，家族セラピー，ファイナンシャルカウンセラー，サポートグループ，在宅ヘルスケア，他のコミュニティ資源機関を紹介する，または紹介を調整する［**適応がある場合**］
- ☐ 同じような立場の人によるサポートグループへ参加する機会を設ける
- ☐ 看護師への連絡のとり方を家族に指導する
- ☐ 死と悲嘆のプロセスを通して家族を援助する［**適切な場合**］
- ☐ 家族のプライバシーに対するニーズをサポートする

第 1 版：1992。改訂：1996，2018

参考文献

Davidson, J. E. (2009). Family-centered care: Meeting the needs of patients' families and helping families adapt to critical illness. *Critical Care Nurse, 29*(3), 28-35.

Hohashi, N., & Honda, J. (2012). Development and testing of the Survey of Family Environment (SFE): A novel instrument to measure family functioning and needs for family support. *Journal of Nursing Measurement, 20*(3), 212-229.

Lundberg, S. (2014). The results from a two-year case study of an information and communication technology support system for family caregivers. *Disability & Rehabilitation: Assistive Technology,*

9(4), 353-358.

Mattila, E., Kaunonen, M., Aalto, P., & Astedt-Kurki, P. (2014). The method of nursing support in hospital and patients' and family members' experiences of the effectiveness of the support. *Scandinavian Journal of Caring Sciences, 28*(2), 305-314.

7100	家族統合性促進
	Family Integrity Promotion
定義：家族の団結と結束を促進すること	

行動

□ 家族の話を傾聴する

□ 家族と信頼し合える関係性を築く

□ 家族が状態を理解していることを確かめる

□ 状況に関する家族の感情を確かめる

□ 当然の結果として，家族が罪悪感や責任感といった非現実的な感情を解決する支援をする

□ 各家族が典型的な家族関係にあるか確認する

□ 現在の家族の状況を観察する

□ 典型的な家族のコーピング方法であるか確認する

□ 家族間での相反する優先すべきものがあるか確認する

□ 家族がもめ事を解決するのを支援する

□ 家族が自分たちで使うことのできる効果的なコーピング方法について助言する

□ 各家族のプライバシーを尊重する

□ 家族にプライバシーを提供する

□ 病院で典型的な愛情表現をすることは，安全で受け入れられることであると，家族に伝える

□ 家族間で一体感を高める

□ 患者の好みに合わせて，定期的に患者の状態に関する情報提供を家族に行う

□ 問題解決や意思決定の際に家族と協働する

□ 肯定的な関係を維持するよう，家族に奨励する

□ 家族間での率直なコミュニケーションを促進する

□ 家族が患者のケアを行えるようにする［適切な場合］

□ 家族の面会を促進する

□ 家族を似たような問題を抱える家族のいるサポートグループに紹介する

□ 家族療法を紹介する［適応がある場合］

第1版：1992。改訂：2008

参考文献

Keefe, M. R., Barbaos, G. A., Froese-Fretz, A., Kotzer, A. M., & Lobo, M. (2005). An intervention program for families with irritable infants. *MCN: American Journal of Maternal/Child Nursing, 30*(4), 230-236.

McBride, K. L., White, C. L., Sourial, R., & Mayo, N. (2004). Postdischarge nursing interventions for stroke survivors and their families. *Journal of Advanced Nursing, 47*(2), 192-200.

Mu, P., Kuo, H., & Chang, K. (2005). Boundary ambiguity, coping patterns, and depression in mothers caring for children with epilepsy in Taiwan. *International Journal of Nursing Studies, 42*(3), 273-282.

142 Part 3 介入

7104	**家族統合性促進：子育て家族**
	Family Integrity Promotion: Childrearing Family

定義：子どもを迎え入れる家族や家族の成長を促進すること

行動

- □ 親と信頼し合える関係を築く
- □ 家族の心配事や感情，疑問点を傾聴する
- □ 家族の文化的価値体系を尊重し，支援する
- □ 家族の相互関係の型を特定する
- □ 家族が強みと弱点を見いだす支援をする
- □ 家族の通常のコーピング方法を確認する
- □ 親になる移行期において，適切なコーピング方法をもてるよう家族を援助する
- □ 親であることへの適応を観察する
- □ 親になることを含めた予測される役割変化に備えさせる
- □ 潜在的な役割葛藤および役割荷重について親を教育する
- □ 親としての役割を果たす際の自己効力感を高める
- □ 親になることの責任を備えてもらう
- □ 親であることに関する価値観，信念，期待を発するよう親に奨励する
- □ 親になることに関する現実的な役割期待を抱くように親を支援する
- □ 他人（例：両親や祖父母，同僚，友人）からの親としての役割期待に関する提案や批判，心配および評価に対処する支援をする
- □ 睡眠不足が家族機能に与える影響について親を教育する
- □ 前向きな親としての行動を促す
- □ 家族の発達段階に合わせた課題に対応するのに必要な技術を家族が身につけるように援助する
- □ 家族が仕事と子育て，結婚生活における役割の調和をとれるように援助する
- □ 仕事に復帰する計画を立てる母親を援助する [**適切な場合**]
- □ 親になることに関する感情を表出できる機会を設ける
- □ 新生児が家族の原動力と均衡に与える影響を確認する
- □ 結婚の満足感を維持するために夫婦で一緒に過ごす時間を設けるよう親に奨励する
- □ 家庭を維持するための役割責任についての話し合いを親に奨励する
- □ 出産経験に関する感情，知覚，不安を言葉にすることを奨励する
- □ 産後うつの原因と予兆について説明する
- □ 個々の趣味や仕事以外の興味を維持するよう親に奨励する
- □ 兄弟姉妹を準備教室に参加させるよう家族に奨励する [**適切な場合**]
- □ 兄弟姉妹の準備教室に関する情報を提供する [**適切な場合**]
- □ 兄弟姉妹間での競争意識について家族に情報を提供する [**適切な場合**]
- □ 新生児に対する兄弟姉妹の反応について話し合う [**適切な場合**]
- □ 支援機構をみつけられるよう家族を援助する
- □ サポートシステムの利用を家族に奨励する [**適切な場合**]
- □ 新しく支援のネットワークをもてるように家族を援助する [**適切な場合**]
- □ 家族の擁護者になることを申し出る

第 1 版：1992。改訂：2008

参考文献

Cowan, C. P., & Cowan, P. A. (1995). Interventions to ease the transition to parenthood: Why they are

Part 3 介入 **143**

needed and what they can do. *Family Relations, 44*(4), 412-423.

Newman, B. M. (2000). The challenges of parenting infants and young children. In P. C. McKenry & S. J. Price (Eds.), *Families & change: Coping with stressful events and transitions* (2nd ed., pp. 43-70). Sage.

Swartz, M. K., & Knafl, K. (2006). Enhancement of family support systems. In M. Craft-Rosenberg & M. J. Krajicek (Eds.), *Nursing excellence for children & families* (pp. 77-95). Springer.

7150	家族療法	か
	Family Therapy	

定義：より生産的な生活様式に変更する家族を援助すること

行動

- ☐ 家族間の話し合いを促すために家族歴の聴取をする
- ☐ 家族のコミュニケーションの型を確認する
- ☐ 家族がどのように問題解決をしているか確認する
- ☐ 家族がどのように意思決定をしているか確認する
- ☐ 家族内で虐待が発生していないか確認する
- ☐ 家族の強みや資源を確認する
- ☐ 家族内での通常の役割を確認する
- ☐ 役割期待に関する具体的な障害がないか確認する
- ☐ 家族が薬物乱用をしていないか確認する
- ☐ 家族の連携を確認する
- ☐ 不満やもめ事のある部分を特定する
- ☐ 家族を脅かすような最近の，または起こりつつある出来事を確認する
- ☐ 家族がより効果的にコミュニケーションをとれるように支援する
- ☐ 家族の話し合いを促進する
- ☐ すぐに取り組むべき家族の問題に優先順位をつけ，選択する支援をする
- ☐ 何が必要で，お互いから何を期待できるかを家族が明確にする支援をする
- ☐ ストレスを軽減させる方略を促進する
- ☐ 教育と情報を提供する
- ☐ 家族が既存の前向きなコーピング方略を強化する支援をする
- ☐ 治療計画を家族と共有する
- ☐ 食事を一緒にとるといった，体験的な活動の課題に参加するよう家族に依頼する
- ☐ 新たな行動を促すための課題を家族会議内で提供する
- ☐ 下位組織のメンバーの階層的な関係について話し合う
- ☐ 他の家族とかかわる方法を変える支援をする
- ☐ 家族の下位組織の再構築を促進する［適切な場合］
- ☐ 機能不全の行動を扱うより効果的な方法に向けた目標設定の支援をする
- ☐ 家族の限度を観察する
- ☐ セラピーの有害反応を観察する
- ☐ 終了方略および評価方略を計画する

第1版：1992。改訂：2008

参考文献

Craft, M. J., & Willadsen, J. A. (1992). Interventions related to family. *Nursing Clinics of North America, 27*(2), 517-540.

Friedman, M. M., Bowden, V. R., & Jones, E. G. (2003). *Family nursing: Research, theory, and practice* (5th ed.). Prentice Hall.

144 Part 3 介入

Goldenberg, I., & Goldenberg, H. (2004). *Family therapy: An overview* (6th ed.). Thomson Learning.
Johnson, G., Kent, G., & Leather, J. (2005). Strengthening the parent-child relationship: A review of family interventions and their use in medical settings. *Child: Care Health & Development, 31*(1), 25-32.
Kelly, M., & Newstead, L. (2004). Family intervention in routine practice: It is possible! *Journal of Psychiatric & Mental Health Nursing, 11*(1), 64-72.
Minuchen, S., & Fishman, H. C. (1981). *Family therapy techniques.* Harvard University Press.
Rojano, R. (2004). The practice of community family therapy. *Family Practice, 43*(1), 59-77.
Walsh, F. (2003). Family resilience: A framework for clinical practice. *Family Process, 42*(1), 1-18.

5480	価値明確化

Values Clarification

定義：効果的な意思決定を促進するために，自身の価値を明確にできるよう援助すること

行動

☐ 介入を開始する前に，特定の状況における自由選択の倫理的，法的な側面を検討する

☐ 受容的で批判的でない雰囲気をつくる

☐ 問題についてしっかり考えることを奨励する

☐ 選択の根底にある価値観と選択の結果についてしっかり考えることを奨励する

☐ 状況について，自身にとって重要なことについて，じっくり考える患者を援助するために，適切な質問を用いる

☐ 価値観の優先順位をつけられるように患者を援助する

☐ 価値明確化法シート（状況や質問について記述する）を用いる［**適切な場合**］

☐ 患者に対し物事を考えさせるような思慮深い，明確化された質問を投げかける

☐ 厳しく追及するような質問を避ける

☐ 患者の人生において何が重要で何が重要ではないのか，およびそれぞれに費やした時間のリスト作成を患者に奨励する

☐ さまざまな場面や状況において，行動を左右する価値観のリスト作成を患者に奨励する

☐ 選択を試すための計画を患者と一緒に作成し，実施する

☐ 患者と一緒に計画の有効性を評価する

☐ 患者の価値観を支持する行動を計画のなかで強化する

☐ 選択肢の長所と短所を明確にできるよう患者を支援する

☐ 患者の価値観が家族／重要他者の価値観とどのように一致するのか，または対立するのか評価できるよう，患者を支援する

☐ 患者が自分自身の価値観を他者に伝えられるように支援する

☐ 深刻な情動問題を抱えている人への介入を避ける

第 1 版：1992。改訂：2008

参考文献

Clark, C. C. (1996). *Wellness practitioner: Concepts, research and strategies* (2nd ed.). Springer.
Craven, R., & Hirnle, C. (2007). *Fundamentals of nursing: Human health and function* (5th ed.). Lippincott Williams & Wilkins.
Seroka, A. M. (1994). Values clarification and ethical decision making. *Seminars for Nurse Managers, 2*(1), 8-15.
Wilberding, J. Z. (1992). Values clarification. In G. M. Bulechek & J. C. McCloskey (Eds.), *Nursing interventions: Essential nursing treatments* (2nd ed., pp. 315-325). W.B. Saunders.

Part 3 介入 **145**

4310	活動療法
	Activity Therapy

定義：個人または集団の活動の範囲・頻度・期間を拡大するために，特定の身体的・認知的・社会的・スピリチュアル的な活動を処方し援助すること

行動

□ 特定の活動に参加する患者の能力を確認する

□ 活動プログラムの計画立案や観察において，作業療法士，理学療法士，レクリエーションセラピストと協働する[**適切な場合**]

□ 活動の頻度と範囲を拡大するために，患者の取り組みを確認する

□ 患者の日常的な活動（例：仕事）やお気に入りの余暇活動に対する個人的意義を探求できるように患者を援助する

□ 患者の身体的，心理的，社会的な能力に見合う活動目標への到達と，活動の選択を援助する

□ 不足よりも，能力に焦点をあてるように患者を援助する

□ 患者が希望する活動に必要な資源を明らかにし，入手できるように援助する

□ 創造的な活動を行うことを奨励する[**適切な場合**]

□ 活動のための移動手段を得られるように患者を援助する[**適切な場合**]

□ 好みの活動をみつけられるように患者を援助する

□ 意味のある活動を明らかにするように患者を援助する

□ 日課のなかに，活動のための具体的な時間を組み込むように患者を援助する

□ 活動レベルの不足を明らかにするように患者と家族を援助する

□ 希望した活動への患者の参加を促進するための方略を明らかにする

□ 身体的，社会的，スピリチュアル的，認知的な活動が機能と健康を維持するうえで果たす役割について，患者と家族を指導する

□ 希望したまたは処方された活動にどのように取り組むのか患者と家族に指導する

□ 患者の年齢に見合う活動の選択を調整する

□ 希望した活動に合わせて環境を調整するように患者と家族を援助する

□ 作業療法士との面談のなかで注意力を増大させるような活動を提供する

□ 作業療法士，運動療法士，レクリエーションセラピストとの面談において，患者が時間的，活動的，運動的制限があるときには活動の代替となるものを勧める

□ 集団活動や集団療法への参加を奨励する[**適切な場合**]

□ コミュニティセンターや活動プログラムを紹介する[**適切な場合**]

□ 運動療法を定期的に行うよう，援助する（例：歩行，移乗，体位変換，パーソナルケア）[**必要な場合**]

□ 多動の患者へは総体的な身体運動活動を提供する

□ 不必要な体重増加を避けるために身体的に活発となるライフスタイルを促進する[**適切な場合**]

□ 日々の身体的活動を拡大させる方法を提案する[**適切な場合**]

□ 継続的に大きな筋肉運動をするために安全な環境をつくる[**適応がある場合**]

□ 筋肉の緊張を緩和するために運動（モーターアクティビティ）を提供する

□ 潜在的で情動的な記憶構成活動を認知症患者に提供する（例：特別に選別された宗教活動）[**適切な場合**]

□ 非競争的で，構造化された，活動的な集団ゲームを提供する

□ 不安軽減を目的としたレクリエーション活動や気分転換活動への参加を促進する（例：合唱，バレーボール，卓球，ウォーキング，水泳，単純で具体的な作業，単純なゲーム，日常的な作業，家事，身だしなみ，パズル，カードゲーム）

□ 動物介在活動プログラムを用いる[**適切な場合**]

146　　Part 3　介入

□ 活動への参加に対して肯定的な強化を与える

□ 活動への参加に対して肯定的な強化を提供するよう家族を指導する

□ 家族が活動に参加するのを認める［適切な場合］

□ 自己動機づけと強化ができるように患者を援助する

□ 活動に対する情動的，身体的，社会的，スピリチュアルな反応を観察する

□ 目標達成に向けて，自分の進捗を確認できるように患者と家族を援助する

第 1 版：1992。改訂：2013

参考文献

Chilvers, R., Corr, S., & Singlehurst, H. (2010). Investigation into the occupational lives of healthy older people through their use of time. *Australian Occupational Therapy Journal*, 57(1), 24-33.

Chu, C., Liu, C., Sun, C., & Lin, J. (2009). The effect of animal-assisted activity on inpatients with schizophrenia. *Journal of Psychosocial Nursing & Mental Health Services*, 47(12), 42-48.

Dorrestein, M. (2006). Leisure activity assessment in residential care: Improving occupational outcomes for residents. *New Zealand Journal of Occupational Therapy*, 53(2), 20-26.

Griffiths, S. (2008). The experience of creative activity as a treatment medium. *Journal of Mental Health*, 17(1), 49-63.

Ketteridge, A., & Boshoff, K. (2008). Exploring the reasons why adolescents participate in physical activity and identifying strategies that facilitate their involvement in such activity. *Australian Occupational Therapy Journal*, 55(4), 273-282.

Lloyd, C., Williams, P. L., Simpson, A., Wright, D., Fortune, T., & Lal, S. (2010). Occupational therapy in the modern adult acute mental health setting: A review of current practice. *International Journal of Therapy & Rehabilitation*, 17(9), 483-493.

Shirley, D., van der Ploeg, H. P., & Bauman, A. E. (2010). Physical activity promotion in the physical therapy setting: Perspectives from practitioners and students. *Physical Therapy*, 90(9), 1311-1322.

Vance, D. E., Eaves, Y. D., Keltner, N. L., & Struzick, T. S. (2010). Practica implications of procedural and emotional religious activity therapy for nursing. *Journal of Gerontological Nursing*, 36(8), 22-29.

8240	カップ授乳：新生児

Cup Feeding: Newborn

定義：カップを用いて新生児に水分を準備し摂取すること

行動

□ 授乳を開始する前に新生児の状態を確認する

□ 蓋・注ぎ口・ふちのない清潔なカップを使用する

□ 室温の搾母乳または乳児用調製ミルクをカップに注ぐ

□ 背部や頸部，頭部を支えながら，布に包まれた新生児を縦抱きや半縦抱きにする

□ 上口唇の外側にカップの縁があたるようにし，少しだけ下口唇に乗せるようにして，カップを保持する

□ 新生児の授乳に対するレディネス（準備状態）の徴候を観察する（例：覚醒状態の増加，開口や開眼，口や顔の動き）

□ 新生児の口唇にミルクが触れるようにカップを傾ける

□ ミルクを素早く注ぎすぎないようにする

□ 新生児の摂取動作を観察する（例：早産児や低出生体重児は舐めるようにミルクを飲む傾向がある一方で，正期産児や年長児はすする，または吸うようにミルクを飲む傾向にある）

□ ミルクの流れを確認する

□ 授乳中や授乳後に頻繁に噯気（あいき（げっぷ））をするよう援助する

□ 新生児の満腹徴候を観察する（例：閉口，それ以上ミルクを飲まない，状態の変化，口への刺激や触刺激に反応しない）

□ 新生児に疲労や乳児に満腹の徴候がみられたら授乳を中止する

□ 24 時間での新生児のミルクの摂取量を計量する

□ 親にカップ授乳の方法を説明する

□ 新生児の授乳へのレディネス（準備状態）や疲労，授乳終了の徴候について親に説明する

第6版：2013

参考文献

Abouelfettoh, A. M., Dowling, D. A., Dabash, S. A., Elguindy, S. R., & Seoud, I. A. (2008). Cup versus bottle feeding for hospitalized late preterm infants in Egypt: A quasi-experimental study. *International Breastfeeding Journal, 3*(27), 11.

Collins, C. T., Makrides, M., Gillis, J., & McPhee, A. J. (2008). Avoidance of bottles during the establishment of breast feeds in preterm infants. *Cochrane Database of Systematic Reviews, 2008*(4). https://doi.org/10.1002/14651858.CD005252.pub2

Dowling, D. A., Meier, P. P., DiFiore, J. M., Blatz, M. A., & Martin, R. J. (2002). Cup-feeding for preterm infants: Mechanics and safety. *Journal of Human Lactation, 18*(1), 13-20.

Howard, C. R., de Blieck, E. A., ten Hoopen, C. B., Howard, F. M., Lanphear, B. P., & Lawrence, R. A. (1999). Physiologic stability of newborns during cup- and bottle-feeding. *Pediatrics, 104*(Suppl. 6), 1204-1207.

Lang, S., Lawrence, C., & Orme, R. (1994). Cup feeding: An alternative method of infant feeding. *Archives of Disease in Childhood, 71*(4), 365-369.

Marinelli, K. A., Burke, G. S., & Dodd, V. L. (2001). A comparison of the safety of cupfeedings and bottlefeedings in premature infants whose mothers intend to breastfeed. *Journal of Perinatology, 21*(6), 350-355.

Rocha, N. M., Martinez, F. E., & Jorge, S. M. (2002). Cup or bottle for preterm infants: Effects on oxygen saturation, weight gain and breastfeeding. *Journal of Human Lactation, 18*(2), 132-138.

World Health Organization. (1993). *Breastfeeding counseling: A training course.*

3000	割礼ケア（包皮切除術ケア）
	Circumcision Care

定義：割礼（包皮切除術ケア）を受ける男性に術前・術後の支援を行うこと

行動

□ 手術の同意書に署名がされていることを確認する

□ 正確な身分証明書を確認する

□ 手術の約1時間前に疼痛コントロールを行う（例：アセトアミノフェン）

□ 手術中，安楽な体位をとれるように援助する

□ 乳児にはパッドがついた割礼シートを用いる

□ 術中の体温維持のため，ラジアントウォーマーを用いる

□ 照明が直接あたるのを避けるため，目を保護する

□ 親／保護者からの許諾を得て，術中から次の哺乳まで24％スクロースを含んだおしゃぶりを用いる[**適応がある場合**]

□ 割礼の間，乳児の上半身をしっかりと固定する

□ 手術中は穏やかで適当な音楽を流す

□ バイタルサインをモニタリングする

□ 局所麻酔剤を投与する（例：EMLA）[**指示に従って**]

□ 陰茎背神経ブロックを補助する[**適切な場合**]

□ 白色ワセリンを塗布し，ドレッシング材をあてる[**適切な場合**]

□ 術後最低2時間は30分ごとに出血の有無を観察する

□ 術後24時間は4〜6時間ごとに術後の疼痛コントロールを行う（例：アセトアミノフェン）

□ 本人に医療従事者に報告すべき徴候や症状を指導する（例：発熱，出血，浮腫，排尿困難）

□ 3〜5日後に医療機関で経過を観察するよう指導する

□ 治癒が完了するまで，またはプラスチックリングがはずれるまで，おむつ交換の都度，または排尿後にドレッシング材を貼るよう指示する[**適応がある場合**]

□ 文化的な配慮をする

第4版：2004。改訂：2024

148 Part 3 介入

参考文献

Hockenberry, M. J., Rodgers, C. C., & Wilson, D. (2022). *Wong's essentials of pediatric nursing.* Elsevier.

Labban, M., Menhem, Z., Bandali, T., Hneiny, L., & Zaghal, A. (2021). Pain control in neonatal male circumcision: A best evidence review. *Journal of Pediatric Urology, 17*(1), 3-8. https://doi.org/10.1016/j.jpurol.2020.09.017

Matson, S., & Smith, J. E. (2016). *Core curriculum for maternal-newborn nursing.* Elsevier.

Omole, F., Smith, W., & Carter-Wicker, K. (2020). Newborn circumcision techniques. *American Family Physician, 101*(11), 680-685.

Prabhakaran, S., Ljuhar, D., Coleman, R., & Nataraja, R. M. (2018). Circumcision in the pediatric patient: A review of indications, technique and complications. *Journal of Pediatric Child Health, 54*(12), 1299-1307. https://doi.org/10.1111/jpc.14206

4368	ガーデニング療法

Gardening Therapy

定義：身体的，心理的，社会的，精神的な健康と幸福を促進するためにガーデニングを利用すること

行動

☐ 社会的，身体的，行動的，精神的，または集団の力関係における望ましい変化を判断する（例：リラックス，刺激，集中，ストレス軽減，身体活動）

☐ ガーデニングの目的，および身体活動のペース配分，観察技術，植物の最適な生育に必要な作業，活動時間等，ガーデニングを成功させるために必要なスキルを説明する

☐ ガーデニングの好み（例：屋内，屋外，季節，場所，時間）を把握する

☐ 植物（例：野菜，花，ハーブ）と庭の場所（例：屋内，屋外，レイズドベッド）の好みを選ぶ

☐ 外的な物理的ストレス（例：過度の暑さ，寒さ，雨，雷）に曝されないようにする

☐ 持久力のレベルや能力に合わせて園芸活動を行う

☐ 園芸用具，肥料，水を用意する

☐ 継続的なガーデニングのアドバイスを行う

☐ 適切な学習レベルの教材を提供する

☐ 内省，グループ交流，治療的評価のための時間を確保する

☐ 社会的交流を促進するため，他の人との参加を積極的に推奨する

☐ 植物や生産物の質，変化，量を観察する

☐ 身体的，社会的，治療的反応を観察する

☐ ガーデニングの課題と利点について定期的に報告する

第8版：2024

参考文献

Bassi, M., Rassiga, C., Fumagalli, N., & Senes, G. (2018). Quality of experience during horticultural activities: an experience sampling pilot study among older adults living in a nursing home. *Geriatric Nursing, 39*(4), 457-464. https://doi.org/10.1016/j.gerinurse.2018.01.002

Brown, B., Dybdal, L., Noonan, C., Pedersen, M. G., Parker, M., & Corcoran, M. (2020). Group gardening in a Native American Community: A collaborative approach. *Health Promotion Practice, 21*(4), 611-623. https://doi.org/10.1177/1524839919830930

Chalmin-Pui, L. S., Griffiths, A., Roe, J., Heaton, T., & Cameron, R. (2021). Why garden? - Attitudes and the perceived health benefits of home gardening, *Cities, 112*, 103118. https://doi.org/10.1016/j.cities.2021.103118

Chu, H.-Y., Chen, M.-F., Tsai, C.-C., Chan, H.-S., & Wu, T.-L. (2019). Efficacy of a horticultural activity program for reducing depression and loneliness in older residents of nursing homes in Taiwan. *Geriatric Nursing, 40*(4), 386-391. https://doi.org/10.1016/j.gerinurse.2018.12.012

Dahlkvist, E., Engström, M., & Nilsson, A. (2020). Residents' use and perceptions of residential care facility gardens: A behaviour mapping and conversation study. *International Journal of Older People Nursing, 15*(1), e12283. https://doi.org/10.1111/opn.12283

Hardin-Fanning, F., Adegboyega, A. O., & Rayens, M. K. (2018). Adolescents' perceptions of a gardening activity at a juvenile justice center. *Journal of Holistic Nursing, 36*(2), 170-178. https://doi.org/10.1177/0898010117707865

Lohr, A. M., Henry, N., Roe, D., Rodriguez, C., Romero, R., & Ingram, M. (2020). Evaluation of the impact of school garden exposure on youth outlook and behaviors toward vegetables in Southern Arizona. *Journal of School Health, 90*(7), 572-581. https://doi.org/10.1111/josh.12905

Stowell, D. R., Owens, G. P., & Burnett, A. (2018). A pilot horticultural therapy program serving veterans with mental health issues: Feasibility and outcomes. *Complementary Therapies in Clinical Practice, 32*, 74-78. https://doi.org/10.1016/j.ctcp.2018.05.007

Thompson, R. (2018). Gardening for health: a regular dose of gardening. *Clinical Medicine (London, England), 18*(3), 201-205.

White, P. C. L., Wyatt, J., Chalfont, G., Bland, J. M., Neale, C., Trepel, D., & Graham, H. (2018). Exposure to nature gardens has time-dependent associations with mood improvements for people with mid- and late-stage dementia: Innovative practice. *Dementia, 17*(5), 627-634. https://doi.org/10.1177/1471301217723772

6840	カンガルーケア
	Kangaroo Care

定義：親や他の保育者と生理学的に安定している早産児との間の肌と肌の触れ合いを促進すること

行動

□ 乳児との「skin to skin」の利点と意味合いを説明する

□ ケアへの関与に影響を及ぼす親の因子を観察する（例：意欲，健康，有効性，支援の存在）

□ ケアに参加するためのガイドラインに乳児の生理学的状態が合っていることを確かめる

□ 静かで他から邪魔されない暖かい環境を用意する

□ 親にリクライニングチェアまたはロッキングチェアを用意する

□ 親に心地のよい，前開きの衣類を着るように説明する

□ 器具やチューブ類を扱いながら，保育器や温かいベッド，新生児ベッドから乳児を移動する方法を説明する

□ おむつをつけた乳児をまっすぐな腹臥位にして親の素肌の胸の上に乗せる

□ 親とのアイコンタクトを促進するため，気道を確保するために，乳児の頭をわずかに伸展し，一方に向ける

□ 乳児の頭部が前屈したり過伸展したりするのを避ける

□ 乳児の殿部や腕を動かせるようにしておく

□ 乳児と親の体勢を安定するよう援助する（例：乳児と親を一緒に布で包む，親の衣類で乳児を包む，2人の上にブランケットをかける）

□ 乳児を布のなかに出し入れする方法を親に説明する

□ 環境や医療器具よりも乳児に注目するよう，親に奨励する

□ まっすぐ腹臥位になっている乳児を優しくなでるよう，親に奨励する

□ まっすぐ腹臥位になっている乳児を優しくゆするよう，親に奨励する

□ 乳児の聴覚刺激を奨励する

□ 子育てや実際的なケアを実施する親をサポートする

□ 両手でしっかりと包み込むように乳児を抱くよう，親に説明する

□ 乳児の動作的な合図をみつけるよう，親に奨励する

□ 乳児の状態の変化を親に指摘する

□ 「skin to skin」の間，座ったり，歩いたり，他の興味のある活動をするよう，親に奨励する

□ 塞栓症を防ぐため，「skin to skin」の間，90分ごとに歩くよう，出産後の母親に奨励する

□ 乳児が過度な刺激や苦痛，避けるような徴候をみせた場合，活動を減らすように親に説明する

□ ケア中は乳児を眠らせるよう，親に奨励する

□ ケア中の授乳を奨励する［適切な場合］

□ 頻繁な変化によるストレスを避けるため，最低60分はケアをするよう，親に奨励する［可能な場合］

150 Part 3 介入

☐ 最終的にできるかぎり続けられる長さになるように，徐々に「skin to skin」の時間を長くしていくように親に説明する[可能な場合]

☐ カンガルーケアに関する親の情動反応と不安を観察する

☐ 乳児の生理学的状態を観察する（例：色調，体温，心拍数，無呼吸）

☐ 乳児の生理学的状態の観察方法を親に指導する

☐ 自宅でも「skin to skin」が続けられるように親をサポートする

☐ 乳児の身体的状態が悪化したり，安定しない場合，ケアを中止する

第2版：1996。改訂：2013

参考文献

Askin, D. F., & Wilson, D. (2007). The high-risk newborn and family. In M. J. Hockenberry & D. Wilson (Eds.), *Wong's nursing care of infants and children* (8th ed., pp. 344-421). Mosby Elsevier.

Breitbach, K. M. (2001). Kangaroo care. In M. Craft-Rosenberg & J. Denehy (Eds.), *Nursing interventions for infants, children, and families* (pp. 151-162). Sage.

Johnston, C., Filion, F., Campbell-Yeo, M., Goulet, C., Bell, L., McNaughton, K., Byron, J., Aita, M., Finley, G., & Walker, C. (2008). Kangaroo mother care diminishes pain from heel lance in very preterm neonates: A crossover trial. *BMC Pediatrics, 8*(13). https://doi.org/10.1186/1471-2431-8-13

Renfrew, M. J., Craig, D., Dyson, L., McCormick, F., Rice, S., King, S. E., Misso, K., Stenhouse, E., & Williams, A. F. (2009). Breastfeeding promotion for infants in neonatal units: A systematic review and economic analysis. *Health Technology Assessment, 13*(40), 1-146.

Smith, K. M. (2007). Sleep and kangaroo care: Clinical practice in the newborn intensive care unit where the baby sleeps. *Journal of Perinatology and Neonatal Nursing, 21*(2), 151-157.

Suman, R. P., Udani, R., & Nanavati, R. (2008). Kangaroo mother care for low-birth-weight infants: A randomized controlled trial. *Indian Pediatrics, 45*(1), 17-23.

World Health Organization Department of Reproductive Health and Research. (2003). *Kangaroo mother care: A practical guide.*

3390	換気援助

Ventilation Assistance

定義：肺での酸素と二酸化炭素の交換（換気）を最大化させる適切な自発呼吸法を促進すること

行動

☐ 患者の気道を確保する

☐ 呼吸困難感を緩和する体位がとれるように援助する

☐ 換気と血流が均衡となるように体位を整える（健側の肺を下にする体位）[適切な場合]

☐ 頻繁に体位変換を援助する[適切な場合]

☐ 呼吸努力が最小限になるように体位を整える（例：ベッドの頭側を挙上する，寄りかかれるようにオーバーテーブルを設置する）

☐ 酸素化に対する体位変換の効果を観察する（例：動脈血ガス分析（ABG）や動脈血酸素飽和度（SaO₂），混合静脈血酸素飽和度（SvO₂），呼気終末二酸化炭素濃度，生理的シャント率（Qsp/Qt），肺胞気・動脈血酸素分圧較差（A-aDO₂））

☐ ゆっくり深呼吸をし，体位変換し，咳嗽をすることを奨励する

☐ 子どもに深呼吸を指導する際，楽しんでもらえる工夫をする（例：シャボン玉や風車で遊ぶ，笛やハーモニカを吹く，風船を膨らませる，ピンポン玉や羽根を使って強く息を吹く競争をする）

☐ スパイロメーターを用いて，呼吸訓練を援助する[適切な場合]

☐ 体位ドレナージ（例：胸郭圧迫，呼気胸郭圧迫，胸壁パーカッション）による胸部理学療法を行うか，指示に応じて行う[適応がある場合]

☐ 吸引を行う[適応がある場合]

☐ 徒手的過膨張を行う[適応がある場合]

☐ 換気が減弱または消失している部位，副雑音の有無に注意して呼吸音を聴診する

☐ 呼吸筋の疲労を観察する

Part 3　介入　**151**

□ 酸素投与を開始し維持する［処方に従って］

□ 低換気を予防するために，適切な鎮痛剤を投与する

□ 1日に3～4回歩行する［適切な場合］

□ 十分な水分補給を促す

□ 加湿空気を供給する［適応がある場合］

□ 呼吸状態と酸素化状態を観察する

□ 気道開通性とガス交換を促進する薬剤を投与する（例：気管支拡張剤，吸入剤）

□ 非薬理学的な呼吸改善法（例：指圧，音楽療法，催眠）を実施する［適切な場合］

□ 口すぼめ呼吸法を指導する［適切な場合］

□ 呼吸法および呼吸体操（例：呼吸抑制呼吸，胸郭拡張体操，強制呼気法，ハフと組み合わせた呼吸抑制呼吸，深呼吸体操）を指導する［適切な場合］

□ 可能なかぎり早期に，呼吸筋の強化／耐久訓練を始める［適切な場合］

□ 予防接種を励行する（例：肺炎，インフルエンザ）

□ 煙，汚染物質，呼吸器疾患のある人を避けるよう促す

□ 理解を確実にするためにティーチバックを用いる

第1版：1992。改訂：2000, 2024

か

参考文献

Boon, C. J. W. (2021). Oxygenation. In P. A. Potter, A. G. Perry, P. A. Stockert, & A. M. Hall (Eds.), *Fundamentals of nursing* (10th ed., pp. 930-935). Elsevier.

Bryant, R. (2022). The child with respiratory dysfunction. In Hockenberry, Rodgers & Wilson *Wong's essentials of pediatric nursing* (11th ed., pp. 619-677). Elsevier.

Jett, K. (2020). Respiratory health and illness. In K. Jett & T. A. Touhy (Eds.), *Toward healthy aging* (10th ed., pp. 315-320). Elsevier.

Slang, R., Finsrud, L. T., & Olsen, B. F. (2020). Nursing interventions in intensive care unit patients with breathing difficulties: A scoping review of the evidence. *Nordic Journal of Nursing Research*, *40*(4), 176-187. https://doi.org/10.1177/2057158520948834

Stacy, K. (2022). Pulmonary therapeutic management. In L. D. Urden, K. M. Stacy, & M. E. Lough (Eds.), *Critical care nursing: Diagnosis and management* (9th ed., pp. 499-532). Elsevier.

Williams, P. (2020). Activity and exercise. In *Basic geriatric nursing* (pp. 310-332) (7th ed). Elsevier.

6480	環境管理
	Environmental Management

定義：治療上の利益，感覚的な魅力，心理的な安らぎを得るための環境を整え，維持する

行動

□ 身体機能および認知機能のレベルと過去の行動に基づき，安全に関するニーズを特定する

□ 環境的な危険因子を除去する（例：ほつれたラグ，可動性のある家具）

□ 患者の周りから有害なものを取り除く

□ サイドレールやサイドレールクッションを取りつける［適切な場合］

□ 病棟外での活動時に付き添う［適切な場合］

□ 低床ベッドを用意する［適切な場合］

□ 患者に合わせた物品を用意する（例：踏み台，手すり）［適切な場合］

□ 障害に最も適する位置に家具を配置する

□ 自由に動くことができるように十分な長さのチューブを用意する［適切な場合］

□ 頻繁に使用する物品は手の届く範囲に置く

□ 個室を用意する［適応がある場合］

□ 同室者を選択する際，環境に関する美的感覚を考慮する

□ 清潔で安楽なベッドと環境を提供する

152 Part 3 介入

- [ ] 手入れの行き届いた，染みのないリネンやガウンを提供する
- [ ] 手の届く範囲にベッドコントローラーを配置する
- [ ] みえるところに置かなければいけない備品やリネンをきちんと整理する
- [ ] 浴室やトイレ，その他の排泄に使用する物品をみえないところに置く
- [ ] 面会や食事の前に残臭だけでなく，更衣や排泄に使用する物品を取り除く
- [ ] 環境的な刺激を軽減する[**適切な場合**]
- [ ] 不必要な露出や隙間風，過熱，冷却は避ける
- [ ] 休息時間からの不必要な中断を避ける
- [ ] 体温が変化した場合，環境温度をニーズに合うように調整する
- [ ] 望ましくないもしくは過剰な騒音を調整または防止する[**可能な場合**]
- [ ] 他の人の迷惑になるような音楽がある場合は，好みの音楽と個人的に聴くための装置を用意する
- [ ] 治療効果のために，照明と換気を調整する
- [ ] 魅力的な食事や軽食を用意する
- [ ] 使用する前に飲食に使用する場所や物品を清潔にする
- [ ] 家族と一緒にいられるようにする
- [ ] 面会者を制限する
- [ ] ニーズに合わせて面会制限を個別に設定する
- [ ] ニーズに合うように日々行うことを個別に決める
- [ ] 家から馴染みのあるものをもってくる
- [ ] パジャマやローブ，洗面用具といった個人の物品の使用を容易にする
- [ ] 長期間，一定のスタッフを担当にする
- [ ] 看護師をよぶための速くて継続的な手段を用意する
- [ ] 不注意による混乱が生じないよう変更点と注意事項を教育する
- [ ] 家庭環境を安全にするための情報を提供する
- [ ] 防火を促進する[**適切な場合**]
- [ ] 環境の害虫を駆除する[**適切な場合**]
- [ ] 防臭剤を用意する[**必要な場合**]
- [ ] 家庭における安全で安らぎのある介護環境づくりを指導する
- [ ] 理解を確実にするためにティーチバックを用いる

第 1 版：1992。改訂：1996，2000，2004，2024

参考文献

Aziz, M. G. (2021). Hygiene and self-care. In R. F. Craven, C. J. Hirnle, & C. J. Henshaw (Eds.), *Fundamentals of nursing: Human health and function* (8th ed.). Wolters-Kluwer.

Berman, A., Snyder, S. J., & Frandsen, G. (2018). Hygiene. In *Kozier and Erb's Fundamentals of nursing: Concepts, process and practice* (pp. 684-688) (10th ed.). Pearson.

de Abreu Moniz, M., Vago Daher, D., Sabóia, V. M., & Batista Ribeiro, C. R. (2020). Environmental health: Emancipatory care challenges and possibilities by the nurse. *Revista Brasileira de Enfermagem, 73*(3), 1-5.

Perry, A. G., Potter, P. A., Ostendorf, W. R., & Laplante, N. (2022). *Clinical Nursing Skills and Techniques* (10th ed.). Elsevier.

Valatka, R., Krizo, J., & Mallat, A. (2021). A survey-based assessment of "matter of balance" participant fall-related experience. *Journal of Trauma Nursing, 28*(5), 304-309.

Williams, P. (2020). *Basic geriatric nursing* (7th ed.). Elsevier.

Yamaguchi, Y., Greiner, C., Ryuno, H., & Fukuda, A. (2019). Dementia nursing competency in acute care settings: A concept analysis. *International Journal of Nursing Practice, 25*(3), 1-5.

Part 3　介入　**153**

6486	環境管理：安全
	Environmental Management: Safety

定義：安全性を促進するための物理的環境を整え，維持すること

行動

☐ 身体的，感情的，認知的機能に基づいて，安全に関するニーズを判断する

☐ 環境的な危険因子を除去する

☐ 環境から危険因子を除去する

☐ 危険因子を最小限にできるように環境を整える

☐ 環境の安全性を高めるのに適した物品を用意する（例：踏み台，手すり）

☐ 身体的な可動制限や有害な状況回避のために保護器具を用いる（例：抑制やベッドの柵，ドアの施錠，柵，ゲート）

☐ 緊急連絡先の情報を提供する

☐ 安全状態の変化について環境を監視する

☐ 安全な環境に移る支援をする（例：居住支援への紹介）

☐ 環境における危険因子をスクリーニングするプログラムを開始／実施する（例：鉛，ラドン）

☐ 空気，光，定期的な清掃の必要性を指導する

☐ リスクの高い個人やグループに環境の危険因子について教育する

☐ 環境の安全性を向上させるために関係機関と協働する（例：救急医療サービス，厚生労働省）

☐ 環境を保護する公認の機関に知らせる（例：救急医療サービス，厚生労働省）

☐ 人の安全に対する危険な状況と緩和措置を文書化する

☐ 失敗や有害事象の適切な機関部署への報告を奨励する

第 1 版：1992。改訂：1996，2000，2024

参考文献

Dehdashti, A., Fatemi, F., Jannati, M., Asadi, F., & Kangarloo, M. B. (2020). Applying health, safety, and environmental risk assessment at academic settings. *BMC Public Health*, 20(1), 1328.

Gualniera, P., Scurria, S., Sapienza, D., & Asmundo, A. (2021). Electrosurgical unit: Iatrogenic injuries and medico-legal aspect. Italian legal rules, experience and article review. *Annals of Medicine and Surgery*, 62, 26-30.

King, B., Pecanac, K., Krupp, A., Liebzeit, D., & Mahoney, J. (2018). Impact of fall prevention on nurses and care of fall risk patients. *Gerontologist*, 58(2), 331-340.

Potter, P. A., Perry, A. G., Stockert, P. A., & Hall, A. (2022). *Fundamentals of Nursing* (10 ed). Elsevier.

Takano, H., & Inoue, K. I. (2017). Environmental pollution and allergies. *Journal of Toxicologic Pathology*, 30(3), 193-199.

Turner, S. L., Johnson, R. D., Weightman, A. L., Rodgers, S. E., Arthur, G., Bailey, R., & Lyons, R. A. (2017). Risk factors associated with unintentional house fire incidents, injuries and deaths in high-income countries: a systematic review. Injury prevention: journal of the *International Society for Child and Adolescent Injury Prevention*. 23(2), 131-137.

6484	環境管理：コミュニティ
	Environmental Management: Community

定義：コミュニティの健康に影響を及ぼす身体的・社会的・文化的・経済的・政治的な状況を監視し，修正する

行動

☐ 環境による健康リスクをスクリーニングする

☐ コミュニティの安全性を脅かすリスクを明確にする専門職チームに参加する

☐ 新たに出現するリスクのある人々を特定する

154　　Part 3　介入

- □ 医療に影響を与える習慣，信念，価値観を理解するために，コミュニティの文化に関する情報を把握する
- □ 医療サービスへのアクセスを阻む障壁を取り除く
- □ 健康増進と疾病予防に関連するコミュニティ内の関係を促進する
- □ すでにわかっている健康リスクの状態を観察する
- □ すでにわかっている健康リスクに取り組むコミュニティのプログラムに参加する
- □ コミュニティの活動プログラムの開発に協力する
- □ 特定のリスクを低減させるための行政政策を推進する
- □ コミュニティの安全を守る活動に住民が積極的に参加するように促す
- □ ハイリスクの集団およびコミュニティに対するサービスを調整する
- □ 対象となるリスク集団に教育プログラムを実施する
- □ 行政が適切な規制を設けられるように環境団体と一緒に働きかける

第 2 版：1996。改訂：2000，2024

参考文献

Jakubec, S. L., Szabo, J., Gleeson, J., Currie, G., & Flessati, S. (2021). Planting seeds of community-engaged pedagogy: Community health nursing practice in an intergenerational campus-community gardening program. *Nurse Education in Practice. 51*, 102980.

Potter, P. A., Perry, A. G., Stockert, P. A., & Hall, A. (2020). *Fundamentals of Nursing* (10th ed.). Elsevier.

Resnik, D. B., MacDougall, D. R., & Smith, E. M. (2018). Ethical dilemmas in protecting susceptible subpopulations from environmental health risks: Liberty, utility, fairness, and accountability for reasonableness. *American Journal of Bioethics, 18*(3), 29-41.

Sela-Vilensky, Y., Grinberg, K., & Nissanholtz-Gannot, R. (2020). Attracting Israeli nursing students to community nursing. *Israel Journal of Health Policy Research. 9*(1), 1-7.

Weaver, C. P., & Miller, C. A. (2019). A framework for climate changerelated research to inform environmental protection. *Environmental Management, 64*(3), 245-257.

6487	環境管理：暴力予防
	Environmental Management: Violence Prevention

定義：自己・他人・周辺環境に暴力的な行動をする可能性を低減させるために，物理的環境を監視し操作すること

行動

- □ 周辺環境から武器となりうるものを取り除く（例：鋭利物，ギターの弦のようなひも状のもの）
- □ 危険なものがない状態を維持するために定期的に周辺環境を調べる
- □ 入院手続き中に武器や武器になりうるものがないか患者とその所有物を調べる [**適切な場合**]
- □ 面会者に持ち込まれたものの安全性を監督する
- □ 患者の安全に関する問題について面会者や他の介護者に説明する
- □ 患者の武器になりうるものの使用を制限する（例：鋭利物，ひも状のもの）
- □ 武器となりうるものの使用中は患者を監視する（例：カミソリ）
- □ 孤立や自傷行為をする機会を減らすために，自傷行為の可能性のある患者を大部屋に入れる [**適切な場合**]
- □ 他の人に危害を加える可能性のある患者は個室に配置する
- □ ナースステーション近くの部屋へ患者を配置する
- □ 施錠されているか，飛散防止ガラスでないかぎり，窓へ近づかないよう制限する [**適切な場合**]
- □ 掃除用具入れや倉庫の施錠をする
- □ 食事の際は紙の皿やプラスチックの食器を用意する
- □ 必要なレベルの観察が可能な環境に患者を置く

Part 3 介入 155

□ 患者の安全性を維持し，治療的に介入するためにすべての患者が入ることのできる場所を継続的に調査する [**必要な場合**]

□ 暴力的な人のそばや暴力の可能性のある人から他の人を遠ざける

□ 暴力的になった際に患者を入れることのできる安全な場所をつくっておく（例：隔離室）

□ ミトン，シーネ，自傷行為を制限する抑制帯を着ける [**適切な場合**]

□ 金属でなくプラスチックの衣類用のハンガーを用意する [**適切な場合**]

第 1 版：1992。改訂：2013

参考文献

Bracken, M. I., Messing, J. T., Campbell, J. C., La Flair, L. N., & Kub, J. (2010). Intimate partner violence and abuse among female nurses and nursing personnel: Prevalence and risk factors. *Issues in Mental Health Nursing, 31*(2), 137-148.

Campbell, J. C., Webster, D. W., & Glass, N. (2009). The danger assessment: Validation of a lethality risk assessment instrument for intimate partner femicide. *Journal of Interpersonal Violence, 24*(4), 653-674.

Constantino, R. E., & Privitera, M. R. (2010). Prevention terminology: Primary, secondary, tertiary and an evolution of terms. In M. R. Privitera (Ed.), *Workplace violence in mental and general healthcare settings* (pp. 15-22). Jones and Bartlett.

Cutcliffe, J. R., & Barker, P. (2004). The Nurses' Global Assessment of Suicide Risk (NGASR): Developing a tool for clinical practice. *Journal of Psychiatric and Mental Health Nursing, 11*(4), 393-400.

Delaney, K. R., Esparza, D., Hinderliter, D., Lamb, K., & Mohr, W. K. (2006). Violence and abuse within the community. In W. K. Mohr (Ed.), *Psychiatric-mental health nursing* (6th ed., pp. 353-376). Lippincott Williams & Wilkins.

Larsson, P., Nilsson, S., Runeson, B., & Gustafsson, B. (2007). Psychiatric nursing care of suicidal patients described by the sympathy-acceptance-understanding-competence model for confirming nursing. *Archives of Psychiatric Nursing, 21*(4), 222-232.

Moracco, K., & Cole, T. (2009). Preventing intimate partner violence: Screening is not enough. *JAMA: Journal of the American Medical Association, 302*(5), 568-570.

Ramsay, J., Carter, Y., Davidson, L., Dunne, D., Eldridge, S., Hegarty, K., Rivas, C., Taft, A., Warburton, A., & Feder, G. (2009). Advocacy interventions to reduce or eliminate violence and promote the physical and psychosocial well-being of women who experience intimate partner abuse. *Cochrane Database of Systematic Reviews,* (3). https://doi.org/10.1002/14651858.CD005043.pub2. Article CD005043

Schmidt, H., III., & Ivanoff, A. (2007). Behavioral prescriptions for treating self-injurious and suicidal behaviors. In O. J. Thienhaus & M. Piasecki (Eds.), *Correctional psychiatry: Practice guidelines and strategies* (pp. 7/1-7/23). Civic Research Institute.

6489	環境管理：労働者の安全性
	Environmental Management: Worker Safety

定義：職員の安全と健康増進を促進するために職場環境を監督し改善すること

行動

□ 被雇用者の健康記録の守秘義務を順守する

□ 仕事に対する被雇用者の適性を確認する

□ 職場環境の危険因子やストレス因子を特定する（身体的，生物学的，精神的，化学的，人間工学的な側面から）

□ 職場に適用される労働安全衛生管理局の基準を明確にし，基準を順守しているかどうかを確認する

□ 薬剤やワクチンの貯蔵等に関する問題，職場安全の必要条件，または医療廃棄物に関する国や自治体の規制を理解する

□ 労働安全衛生局の示す労働者の権利と責任について職員に周知する（労働安全衛生局のポスター，法のコピー，基準のコピー等を提供する）

□ 曝露する可能性のある有害物質について，労働者に情報を提供する

□ 職場で起こりうる危険について，ラベルや表示を活用し労働者に警告する

□ 労働安全衛生局の承認書式に沿って業務上の傷害や疾病についての記録を保持し，局の監査に協力す

156 Part 3 介入

る

□ 労働者の業務上の傷害や疾病について記録する

□ 記録を振り返ることで業務上の傷害や疾病のパターンを明らかにし，危険因子を明確にする

□ 職場の危険因子を排除または最小にするための改善を行う（例：腰背部の損傷や職場での暴力を予防するためのトレーニングプログラム）

□ 業務上・非業務上の傷害や疾病を早期発見するための健診プログラムを導入する（例：血圧測定，視聴力検査，肺機能検査）

□ 健康リスクのアセスメントに基づいて，職場に健康増進プログラムを導入する（例：禁煙，ストレス管理，予防接種）

□ 職場で起こる急性疾患を明確にし，対処する

□ 緊急時のプロトコルを作成し，選ばれた被雇用者に対して救急処置の訓練をする

□ 業務上の傷害や疾病のフォローアップケアを調整する

□ 話し合いにおいて，労働者への守秘義務を順守しつつ，安全でない労働条件について雇用主に警告する

第2版：1996。改訂：2018

参考文献

Fink, J. L. W. (2013). Keeping nurses safe: Nursing is one of the most dangerous professions. *Healthcare Traveler.* http://healthcaretraveler.modernmedicine.com/healthcare-traveler/content/tags/american-nursesassociation/keeping-nurses-safe-nursing-one-most-da

Geiger-Brown, J., & Lipscomb, J. (2010). The health care work environment and adverse health and safety consequences for nurses. *Annual Review of Nursing Research, 28*(1), 191-231.

Guzik, A. (2013). *Essentials for occupational health nursing.* Wiley Blackwell.

United States Department of Labor, Occupational Safety & Health Administration. (n.d.). *Clinicians.* https://www.osha.gov/dts/oom/clinicians/NIC 7e Part 3 D-G.doc

Zaidman, B. (2010). *Evaluation of the workplace safety consultation nursing home ergonomics services program.* Minnesota Department of Labor & Industry. http://www.dli.mn.gov/RS/PDF/nursinghome_ergo.pdf

---

8880	環境リスク保護
	Environmental Risk Protection

定義：環境リスクに曝されている集団の疾病や傷害の予防と発見に努めること

行動

□ 環境リスクを評価する

□ リスクレベルを分析する（例：生活習慣，仕事，空気，水，住宅，食物，廃棄物，放射線，暴力）

□ 集団またはリスクのある場所について，定期的な曝露評価を行う

□ 環境リスクに曝されている集団に，危険因子に関する情報を提供する

□ 環境リスクに関連する疾病や傷害の発生を観察する

□ 関連する環境基準の知識を取得し更新する（例：環境省，厚生労働省）

□ 環境安全の向上のために機関と協働する

□ 安全向上につながる環境デザイン，防護システム，防護器具の使用を提唱する

□ 環境リスクを開示するためのプログラムを支援する

□ 環境リスク集団に対して，曝露徴候を検出するスクリーニングを行う

□ 環境リスクへの曝露に関する発生率と有病率のデータ収集に協力する

□ 有害物質の使用または生成を排除・削減するために，適切な資源を奨励する

□ 定期的なアセスメントと管理措置を確実に実施する

□ 環境リスクを含む状況の特定を指導する

□ リスクのある集団，状況，場所を文書化する

Part 3　介入　**157**

□ 把握している環境リスクについて関係機関に報告する

第3版：2000。改訂：2024

参考文献

Caplin, A., Ghandehari, M., Lim, C., Glimcher, P., & Thurston, G. (2019). Advancing environmental exposure assessment science to benefit society. *Nature Communications. 10*(1), 1236.

Holzemer, S., & Klainberg, M. (2021). *Community health nursing: An alliance for health,* (2nd ed). McGraw-Hill.

Munnangi, S., & Boktor, S. W. (2021). Epidemiology of study design. In: *StatPearls [Internet]* (1st ed). StatPearls.

Resnik, D. B., MacDougall, D. R., & Smith, E. M. (2018). Ethical dilemmas in protecting susceptible subpopulations from environmental health risks: Liberty, utility, fairness, and accountability for reasonableness. *American Journal of Bioethics, 18*(3), 29-41.

Weaver, C. P., & Miller, C. A. (2019). A framework for climate change-related research to inform environmental protection. *Environmental Management, 64*(3), 245-257.

4390	環境療法
	Milieu Therapy

定義：最適な心理社会的機能を促進するために，患者にとって身近な人・資源・出来事を活用すること

行動

□ 患者の行動に影響する環境因子を明らかにする

□ 行動の適応を最大化し，不適応な行動を最小限に抑えるための環境因子を調整する

□ 特定の個人のニーズに加えて他者のニーズも考慮する

□ 患者が使用するためのセルフケア資源を提供する

□ 時計，カレンダー，手すり，家具等の使用により環境の常態性を強化する

□ 患者，看護師，他のスタッフの間での率直なコミュニケーションを促進する

□ 誠実な敬意，尊重，気づかい，思いやりを伴う治療的ラポール（信頼関係）を構築する

□ 効果的な人間関係，苦痛の耐性，感情調整能力をモデル化する

□ ルールに対して，厳しすぎず柔軟すぎないようにする

□ 患者，家族，スタッフのために，明確で一貫したルールと方針を定義する

□ 新たな適応行動に注意し強化する

□ 客観的で，批判的・軽蔑的でない言葉で問題のある行動を説明し，汚名をきせることを避ける

□ ケアの決定に患者に参加してもらう

□ 患者と協働して治療目標を定義し，目標の進捗と達成に特権を結びつける[**適切な場合**]

□ 個々の患者の治療目標をすべてのスタッフに伝える

□ 1対1の看護を提供する[**適切な場合**]

□ 定期的に患者の確認をする

□ 共有，協力，和解，リーダーシップを促進するためにフォーマル，またはインフォーマルな集団活動を支援する

□ 新たな行動に熟練するため，将来の環境に適応するためにリハーサルの時間と空間を提供する

□ 患者の権利，自己決定，社会的統制，逸脱の問題に対する自分自身の態度を考察する

□ 患者や同僚の行動を解釈する際は共感を用いる

□ 参加し，監督するためのスタッフを確保する

□ プライバシーや自己コントロールを妨げるような制限を最小限に抑える[**適切な場合**]

□ 私物の使用を奨励する

□ 施錠されたドア，薬剤療法，活動や所有物に対する厳しい制限をできるだけ最小限に抑える

□ 電話が使えるプライベートな空間を提供する[**適切な場合**]

158 Part 3 介入

□ 適切な患者と患者の相互作用を奨励する

□ 他の患者や家族，友人とプライベートな会話ができる部屋を提供する

□ 患者の娯楽的，文化的，教育的背景とニーズに応じた本や雑誌，絵画やクラフトの材料を提供する

□ 他者の安寧を破壊したり有害となるような個人の行動を観察する

□ 最も制限の少ない手段によって，破壊的または有害行動に対して安全に対応する

□ 身体，道具，化学（薬物）的抑制をしない[可能な場合]

□ 管理入院数や薬物中断試験の期間を変更することで薬物療法を受けていない精神疾患患者数を制限する[適切な場合]

第 1 版：1992。改訂：1996，2018

参考文献

Bak, J., Brandt-Christensen, M., Sestoft, D. M., & Zoffman, V. (2012). Mechanical restraint—Which interventions prevent episodes of mechanical restraint?—A systematic review. *Perspectives in Psychiatric Care*, *48*(2), 83-94.

Mahoney, J., Palyo, N., Napier, G., & Giordano, J. (2009). The therapeutic milieu reconceptualized for the 21st century. *Archives of Psychiatric Nursing*, *23*(6), 423-429.

Oeye, C., Bjelland, A., Skorpen, A., & Anderssen, N. (2009). Raising adults as children? A report on milieu therapy in a psychiatric ward in Norway. *Issues in Mental Health Nursing*, *30*(3), 151-158.

Sadock, B. J., & Sadock, V. A. (2007). *Kaplan & Sadock's synopsis of psychiatry: Behavioral sciences/ clinical psychiatry* (pp. 970-971) (10th ed.). Wolters Kluwer Health/Lippincott Williams & Wilkins.

Swenson, C. R., Witterholt, S., & Bohus, M. (2007). Dialectical behavior therapy on inpatient units. In L. A. Dimeff & K. Koerner (Eds.), *Dialectical behavior therapy in clinical practice: Applications across disorders and settings* (pp. 69-111). The Guilford Press.

Thibeault, C., Trudeau, K., d'Entremont, M., & Brown, T. (2010). Understanding the milieu experiences of patients on an acute inpatient psychiatric unit. *Archives of Psychiatric Nursing*, *24*(4), 216-226.

4210	観血的血行動態モニタリング
	Invasive Hemodynamic Monitoring

定義：血圧，血流量，酸素化の測定と解釈

行動

□ インフォームドコンセントを取得する

□ 血行動態モニタリングの目的と手順を説明する

□ 侵襲的な血行動態モニタリング用ラインの挿入を援助する

□ 血圧（例：収縮期，拡張期および平均），中心静脈／右房圧，肺動脈圧（例：収縮期，拡張期および平均），肺毛細血管／肺動脈楔入圧をモニタリングする

□ 4 ～ 12 時間ごとにゼロ点調整を行う[適切な場合]

□ 心血管機能の変化を表す血行動態の波形をモニタリングする

□ 血行動態指標を臨床所見や症状と比較する

□ カテーテルやチューブの問題（例：チューブのよじれ，気泡，血栓）に対処するために体位を変える

□ カテーテル挿入位置より末梢循環を観察する[4 時間ごと，またはプロトコルに従って]

□ 呼吸困難，呼吸疲労，頻呼吸および起座呼吸の有無を観察する

□ 1 ～ 2 時間ごとよりも頻繁に，または必要以上に，バルーンを膨らませないようにする

□ バルーンの破損の有無を観察する（バルーンを膨らませるときに耐久性を評価しておき，肺毛細血管／肺動脈楔入圧を測定した後，受動的にバルーンをしぼませる）

□ 空気塞栓を予防する（チューブから気泡を取り除く。もしバルーンの破損が疑われる場合には，バルーンを再度膨らませることはやめ，バルーンポートを閉鎖する）

□ 閉鎖式圧力システムの無菌状態を維持する[適切な場合]

□ 無菌操作でのドレッシング剤の交換，挿入部位のケアを行う[プロトコルに従って]

□ 挿入部位に出血や血腫，疼痛，感染の徴候がないか検査する

Part 3　介入　**159**

□ 24 ～ 72 時間ごとに静脈注射液とチューブを交換する [**プロトコルに従って**]

□ 検査結果をモニタリングする

□ 血行動態パラメーターを指定範囲内に維持するために，輸液あるいは薬剤を投与する [**処方に従って**]

□ 肺動脈カテーテル挿入後の胸部 X 線撮影を援助する

□ 血行動態モニタリングカテーテルの治療への必要性について説明する

□ カテーテルが留置されている間の行動制限について説明する

□ 理解を確実にするためにティーチバックを用いる

□ 侵襲的な血行動態ラインの除去を補助する

第 1 版：1992。改訂：2000，2004，2024

参考文献

Burns, S. M., & Delgado, S. A. (2019). *AACN Essentials of Critical Care Nursing* (4th ed.). McGraw-Hill.

Knapp, R. (2020). *Hemodynamic monitoring made incredibly visual!*. Wolters Kluwer.

Laher, A. E., Watermeyer, M. J., Buchanan, S. K., Dippenaar, N., Simo, N. C. T., Motara, F., & Moolla, M. (2017). A review of hemodynamic monitoring techniques, methods and devices for the emergency physician. *American Journal of Emergency Medicine, 35*(9), 1335-1347. https://doi.org/10.1016/j.ajem.2017.03.036

Lough, M. E., Berger, S. J., Larsen, A., & Sandoval, C. P. (2022). Cardiovascular diagnostic procedures. In L. D. Urden, K. M. Stacy, & M. E. Lough (Eds.), *Critical care nursing* (9th ed., pp. 206-297). Elsevier.

4266	**幹細胞移植**
	Stem Cell Infusion

定義：造血幹細胞を移植し，患者の反応をモニタリングすること

行動

□ 注入された製剤が施設のプロトコルに従って準備され，分類されていることを確認する

□ 患者および介護者に造血幹細胞移植の手順と目的を説明する

□ 移植中に起こりうる否定的な作用に関する情報を患者と家族に提供する（例：輸血反応，循環血液量過多，肺塞栓，バイタルサインの変調，悪心／嘔吐）

□ 保存料の不快なにおいや味を弱めるため，ペパーミントオイルや飴を使用する

□ フィルターのついていない投与用のラインと他の必要物品を準備する（例：0.9%生理学的血清，静脈圧測定システム，血圧計，聴診器，体温計，脈拍計）

□ 細胞が破壊されるようなフィルターやポンプが投与ライン上にないことを確認する

□ 投与ライン内をフラッシュするために生理食塩水を使用する

□ アナフィラキシー対策用の物品や酸素投与器具，吸引用物品を含め，深刻な副作用が起きた場合に対処するための緊急用品，薬剤を用意する

□ 投与する製剤を扱う際には手袋を使用する

□ 投与ライン，接続部，製剤は無菌操作で行う

□ 事前に補液を行う [**プロトコルに従って**]

□ 解凍した製剤はただちに投与するように調整する

□ 処方された前投薬を行う [**施設のプロトコルに従って**]

□ 投与する製剤を放射線や機械的・物理的な悪影響を及ぼすものに曝さない

□ 投与製剤が適切に隔離され，冷所保存（1 ～ 24℃）されていることを確認する

□ 投与直前にラベルと製剤のバッグおよび患者（患者氏名および病院での ID 番号を使用し）本人であることを確認する

□ 投与しやすいように，一番太い径の中心静脈カテーテル経路から製剤を投与する

□ 患者の耐性に従って，施設のプロトコルガイドラインに記載されている速度，順序，時間で各製剤バッグを投与していく

160 Part 3 介入

☐ 起こりうる拒絶反応の有無を観察し，必要時投与を中止し，医師をよぶ（例：悪心，嘔吐，痙性の腹痛，下痢，顔面紅潮，不整脈，呼吸困難）

☐ 各製剤バッグの投与後には生理食塩水でカテーテル内をフラッシュする

☐ 製剤の投与にシリンジを使用した際は，カテーテルや投与用のライン内に残っている幹細胞も投与するため，静脈ラインを生理食塩水でフラッシュする

☐ 余った物品や有害な廃棄物を処分する[施設のプロトコルに従って]

☐ 移植中，移植後施設の手順に基づき，バイタルサインを観察する

☐ 投与した幹細胞および生理食塩水の量を記録する

☐ 量，色，浸透圧に注意して排尿状況を観察する

☐ 循環血液量過多の徴候や症状がないか観察する

☐ 患者の反応を記録する（例：耐性，否定的な影響）[施設のプロトコルに従って]

☐ 有害事象を記録する[施設のプロトコルに従って]

☐ 患者と家族の情緒的支援をする

第6版：2013

参考文献

Bevans, M., & Shelburne, N. (2004). Hematopoietic stem cell transplantation. *Clinical Journal of Oncology Nursing, 8*(5), 541-543.

Foundation for the Accreditation of Cellular Therapy. (2002). *Standards for hematopoietic progenitor cell collection, processing & transplantation* (2nd ed.).

Saria, M. G., & Gosselin-Acomb, T. K. (2007). Hematopoietic stem cell transplantation: Implications for critical care nurses. *Clinical Journal of Oncology Nursing, 11*(1), 53-63.

Sauer-Heilborn, A., Kadidlo, D., & McCullough, J. (2004). Patient care during infusion of hematopoietic progenitor cells. *Transfusion, 44*(6), 907-916.

7460	**患者権利擁護**
	Patient Rights Protection

定義：差別，強制，虐待のない尊重，プライバシー，秘密保持，インフォームドコンセント，治療の提供

行動

☐ 医療を受ける者としての権利について，希望する言語で書かれた書面（例：世界医師会総会で採択されたリスボン宣言）を提供する

☐ 書面または口頭による権利説明を理解できない場合は通訳を手配する

☐ プライベートな会話ができる環境を提供する

☐ すべてのケアに際してプライバシーに配慮する

☐ ヘルスケアに関する希望が理解されているかどうかを確認する（例：リビングウィル，永続的委任状）

☐ 治療や研究への同意に関して，法的な権限が誰に付与されているのかを確認する

☐ 医療従事者と協力し，希望を尊重する

☐ 治療を強制しないようにする

☐ 文化的・宗教的嗜好を尊重する

☐ 現在のリビングウィルの法的地位を知る

☐ リビングウィルや医療に関する永続的委任状，「蘇生させない」指示で示された意思を尊重する

☐ 意思決定ができる精神的能力を医療記録に記録する[適切な場合]

☐ 急性期・慢性期・終末期の状態に対し，適切な疼痛コントロールを提供する

☐ 安全でないケアや不十分なケアが生じる状況に介入する

☐ 自治体や法律で義務づけられている報告事項に注意する

☐ プライバシーと健康情報の守秘義務を順守する

☐ 本人の権利に関する問題を文書化する［施設の方針に従って］

第1版：1992。改訂：2004，2024

参考文献

Abbasinia, M., Ahmadi, F., & Kazemnejad, A. (2020). Patient advocacy in nursing: A concept analysis. *Nursing Ethics*, 27(1), 141-151. https://doi.org/10.1177/0969733019832950

Berman, A., Snyder, S. J., & Frandsen, G. (2018). *Kozier and Erb's fundamentals of nursing: Concepts, process and practice* (10th ed.). Pearson.

Craven, R. F., Hirnle, C. J., & Henshaw, C. J. (2021). *Fundamentals of nursing: Human health and function* (8th ed.). Wolters-Kluwer.

Khademi, M., Mohammadi, E., & Vanaki, Z. (2019). On the violation of hospitalized patients' rights: A qualitative study. *Nursing Ethics*, 26(2), 576-586. https://doi.org/10.1177/0969733017709334

Potter, P. A., Perry, A. G., Stockert, P. A., & Hall, A. M. (2021). *Fundamentals of nursing* (10th ed.). Elsevier.

Tønnessen, S., Scott, A., & Nortvedt, P. (2020). Safe and competent nursing care: An argument for a minimum standard? *Nursing Ethics*, 27(6), 1396-1407. https://doi.org/10.1177/0969733020919137

Trueland, J. (2019). Understanding patients' human rights helps you weigh ethical dilemmas: A human rights approach to practice ensures nursing care is person-centered and respects individual autonomy. *Nursing Standard*, 34(11), 56-58. https://doi.org/10.7748/ns.34.11.56.s19

Williams, P. (2020). *Basic geriatric nursing* (7th ed.). Elsevier.

6574	**患者識別**
	Patient Identification

定義：患者の本人照合を確実に行うこと

行動

☐ 健康管理において，適切な患者特定の重要性を患者に説明する

☐ 氏名，生年月日を患者に尋ねる

☐ 患者によって提供された情報が患者特定器具（例：リストバンド，ベッドネーム，指紋認証機器，手掌静脈スキャナー）に示されている情報および医療記録と同一であることを確認する

☐ 患者特定器具を設置するのに最も適切な位置を選択する

☐ 患者特定器具が適切な位置に設置されていることを確認する

☐ リストバンドがはずれた場合に，いくつかの代替となるバンドおよび患者を識別し，照会するために簡単な手順で着用できる新たなリストバンドを装着する

☐ ヘルスケア施設全体でリストバンドの形態を標準化する

☐ すべてのケアの実施前に，患者から提供された情報と患者特定器具のなかの情報を比較する（例：投与中の薬剤，実施されている侵襲的な処置，実施されている診断的検査，移送中の患者）

☐ 検体を採取したとき，または薬剤投与および血液製剤を投与するときには少なくとも2つ以上の患者識別装置を使用する

☐ 処置が複雑で数段階にわたる場合は，複数の局面において患者の確認を行う

☐ 患者が情報を提供できないときには家族や親しい友人からの情報によって患者の特定を行う

☐ 患者誤認が疑われる場合，「ラインを止めろ！」措置をとる（例：肯定的な患者特定がなされるまで，予定されている行為を実施してはならない）

☐ 患者特定の誤りに関連するリスクについて，患者を教育する

☐ 患者の死を確認するために，家族から提供された情報と患者特定器具のなかの情報を比較する

☐ 明確に記述され，理解しやすい施設の方針を確立することで，患者特定のための最適な実践を確保する

第6版：2013

参考文献

Association of periOperative Registered Nurses. (2006). Best practices for preventing wrong site, wrong person, and wrong procedure errors in perioperative settings. *AORN Journal*, 84(Suppl. 1), S13-S29.

Beyea, S. C. (2003). Patient identification: A crucial aspect on patient safety. *AORN Journal*, 78(3),

162 Part 3 介入

478-481.

Bittle, M. J., Charache, P., & Wassilchalk, D. M. (2007). Registrationassociated patient misidentification in an academic medical centre: Causes and corrections. *Joint Commission Journal on Quality and Patient Safety, 33*(1), 25-33.

Clarke, J. R., Johnson, J., & Finley, E. (2007). Getting surgery right. *Annals of Surgery, 246*(3), 395-403.

Edwards, P. (2008). Ensuring correct site surgery. *Journal of Perioperative Practice, 18*(4), 168-171.

Gray, J. E., Suresh, G., Ursprung, R., Edwards, W. H., Nickerson, J., Shiono, P. H., Plsek, P., Goldmann, D. A., & Horbar, J. (2006). Patient misidentification in the neonatal intensive care unit: Quantification of risk. *Pediatrics, 117*(1), e43-e47.

Hain, P., Joers, B., Rush, M., Slayton, J., Throop, P., Hoagg, S., Allen, L., Grantham, J., & Deshpande, J. (2010). An intervention to decrease patient identification band errors in a children's hospital. *Quality Safety in Health Care, 19*(3), 244-247.

High Tech Patient ID, Information technologists design system to recognize palm vein patterns. (2007) *Science Daily.* http://www.sciencedaily.com/videos/2007/1009-high_tech_patient_id.htm

---

6540	感染コントロール
	Infection Control

定義：感染因子への感染と感染因子の伝播を最小限に抑えること

行動

☐ すべてのケア活動において，スタンダードプリコーション（標準的感染予防策）に従う

☐ それぞれのケア前後には手洗い，あるいは抗菌手指消毒剤を使用する

☐ 抗菌性手指消毒剤の利用を促進する（ディスペンサーを壁にかける，またはすべてのケアエリアのドアのそばに置く等）

☐ 感染性物質への曝露の可能性が予想される場合は常に PPE を使用する

☐ 既知の感染性物質または疾病をもつ人へのケアを提供するために，適切な PPE を容易に利用できるようにする（例：手袋，フェイスマスク，ゴーグル，隔離ガウン）

☐ 目，鼻，口の保護を促進する

☐ 噴霧や飛沫物が介護者の顔にかからないようにする

☐ マウスピース，ワンウェイバルブ付きポケット蘇生マスク，その他の換気装置を用意し，口から口への蘇生に代わる方法を確保し，蘇生活動中に介護者の鼻や口が経口液や呼吸液に曝されるのを防ぐ

☐ 特定の呼吸器病原体（例：結核菌，COVID-19，鳥インフルエンザウイルス，パンデミックインフルエンザウイルス）がエアロゾルに含まれる可能性がある場合，エアロゾルを発生させる処置の間，微粒子レスピレーターマスク（例：N-95）を使用する

☐ 針刺しやその他の鋭利な刃物による損傷を防ぐための安全な作業方法を採用する（例：安全工学的に設計された鋭利な刃物器具，鋭利な刃物の適切な廃棄場所）

☐ 組織の方針と能力に従い，感染性物質の伝播の懸念がある場合は，1 人部屋を提供する

☐ 他の人に感染させやすい状態にある人（例：排液中の創傷，便失禁，制御できない分泌液，不衛生な生活習慣）には，個室を優先的に割り当てる

☐ 院内感染（HAI）のリスクが高い人（例：免疫抑制のある人，開放創のある人，留置カテーテルのある人）には，個室を優先する

☐ 1 人当たり適切な広さを割り当てる（ケアエリアが過密状態にならないようにする）**[ガイドラインに従って]**

☐ 感染症に罹患している者，または感染症の診断を受けている者を適切な隔離予防策（例：接触，空気感染，飛沫感染，血液感染）に従って隔離する

☐ 使用後は毎回，環境を適切に清掃する**[施設の方針に従って]**

☐ 病原体に汚染された表面は，他の表面（例：待合室の水平な表面）と比較して，人に近い表面（例：ベッドの手すり，ベッドテーブルの上）や，介護環境で頻繁に触れる表面（例：ドアノブ，居室のトイレやその周辺の表面）は頻繁に清掃・消毒する

☐ ケア環境を汚染する可能性の高い病原体に対して殺微生物活性を有する，使用が認められている消毒剤を使用する**[製造業者の指示に従って]**

Part 3 介入　**163**

- ☐ 小児科エリアにある玩具や，部屋から出し入れされる多用途の移動器具を含む，すべての接触用具やケア用具を洗浄・消毒する
- ☐ 感染性物質で汚染されている可能性のあるケア用具や器具・機器を管理し，輸送し，取り扱う [**施設の方針に従って**]
- ☐ 効果的な消毒・滅菌プロセスを可能にするため，高レベル消毒・滅菌の前に，推奨される洗浄剤を使用して，重要・準重要器具・機器から有機物を除去する
- ☐ 空気，表面，人への汚染を避けるため，使用済みの織物や布地を最小限の攪拌で取り扱う
- ☐ 隔離された人ごとに，面会者の制限や入室者に必要な行動（例：手洗い，PPE の使用，滞在可能な期間，人との距離を保つこと）を含む隔離の種類を示す文書を掲示する
- ☐ 隔離された人の隔離技術を維持する [**適切な場合**]
- ☐ 隔離された人の面会者数を制限する [**適切な場合**]
- ☐ 呼吸器感染症，咳，くしゃみの症状がある場合は面会を制限するよう，公共の場所（例：玄関，食堂，エレベータ）に掲示する
- ☐ ティッシュと，ティッシュを廃棄するためのノータッチ容器（例：足でペダルを踏んで操作する蓋，開いていてプラスチックが敷かれたゴミ箱）を用意する
- ☐ 適切な手洗い方法と入退室時には手を清潔にするよう指導する
- ☐ 非経口剤の調製および投与における無菌的手技の基本原則を守る（例：注射 1 本ごとに滅菌された使い捨ての注射針と注射器を使用する，注射器具や薬剤の汚染を防ぐ，1 回分のみのバイアルを使用する）
- ☐ 輸液・投与セット（例：輸液バッグ，チューブ，コネクター）は 1 人分のみ使用し，使用後は適切に廃棄する
- ☐ ベッドサイドでの中心静脈ラインや非経口静脈アクセスの挿入時には，最適な無菌環境を維持する
- ☐ すべての完全静脈栄養ラインおよびボトルの交換の際は，無菌環境と無菌的な取り扱いを維持する
- ☐ 観血的血行動態モニタリングを実施する際はクローズドシステム（ICU 専従医が存在し，主治医と密な連携を保ちながら治療を行う方式）を維持する
- ☐ 末梢静脈ラインおよび中心静脈ラインの部位変更とドレッシング材の交換を行う [**ガイドラインに従って**]
- ☐ 適切な創傷ケア法を用いる
- ☐ 侵襲的器具（例：尿道カテーテル，栄養チューブ）の使用を制限し，感染やコロニー形成の可能性を減らす [**可能な場合**]
- ☐ 感染のリスクを減らすために，臨床的な指摘があった場合には侵襲的な器具（例：尿道カテーテル，点滴部位）の使用を中止する
- ☐ 尿道カテーテルのケアプロトコルとエビデンスに基づくガイドラインを活用し，感染リスクを低減する
- ☐ 抗生物質や免疫製剤の投与を行う [**適切な場合**]
- ☐ 抗生物質を適正に使用する
- ☐ 抗生物質を飲み切るように指導する [**処方に従って**]
- ☐ 感染の徴候と症状，およびそれらをヘルスケア提供者に報告するべき時期について患者と家族を指導する
- ☐ 感染予防方法について患者と家族を指導する
- ☐ 感染予防として，予防接種・ワクチン接種を適宜推奨する [**適切な場合**]
- ☐ 医療従事者へ予防接種・ワクチン接種の機会を提供する
- ☐ 感染予防に関連した従業員への保健サービスを提供する（例：リスク評価，曝露後の推奨治療の実施，結核スクリーニング，インフルエンザワクチン接種，呼吸保護具の適合検査）
- ☐ 病原体の管理および伝播に関する教育を毎年実施し，受講する（例：手洗い，PPE の使用，隔離の種類）
- ☐ 理解を確実にするためにティーチバックを用いる

第 1 版：1992。改訂：2000，2024

参考文献

Cochrane, J., & Jersby, M. (2019). When to wear personal protective equipment to prevent infection.

164 Part 3 介入

British Journal of Nursing, 28(15), 982-984.

Hart, A. M. (2019). Preventing outpatient health care-associated infections. Journal for Nurse Practitioners, 15(6), 400-404.

Nielsen, C. S. R., Sanchez-Vargas, R., & Perez, A. (2019). Clostridium Difficile: Reducing infections using an evidence-based practice initiative. Clinical Journal of Oncology Nursing, 23(5), 482-486.

Potter, P. A., & Perry, A. G. (2021). Fundamentals of nursing. Elsevier.

Siegel, J.D., Rhinehart, E., Jackson, M., Chiarello, L., & The Healthcare Infection Control Practices Advisory Committee. (2019 update). 2007 Guideline for isolation precautions: Preventing transmission of infectious agents in healthcare settings. Centers for Disease Control. https://www.cdc.gov/infectioncontrol/guidelines/isolation/index.html

Spruce, L. (2020). Transmission-based precautions. AORN Journal, 112(5), 558-566.

Yu, S., Marshall, A. P. Li, J., & Lin, F. (2020). Interventions and strategies to prevent catheter-associated urinary tract infections with short-term indwelling urinary catheters in hospitalized patients: An integrative review. International Journal of Nursing Practice, 26(3), 1-17.

6545	感染コントロール：術中

Infection Control: Intraoperative

定義：手術室の院内感染を予防すること

行動

☐ 毎日，手術室の床面や照明を湿らせてほこりをはらう

☐ 20 ～ 24℃に室温を維持・管理する

☐ 20 ～ 60%となるよう湿度を維持・管理する

☐ 層流を維持・管理する

☐ 手術室への通行を制限しコントロールする

☐ 予防的な抗生物質の投与がなされたことを確認する［**適切な場合**］

☐ スタンダードプリコーション（標準的感染予防策）を実践する

☐ 手術室の職員が適切な服装であることを確認する

☐ 指定された隔離予防策を用いる［**適切な場合**］

☐ 隔離管理をする［**適切な場合**］

☐ 滅菌包装と滅菌インジケーターの完全性を確認する

☐ 滅菌された物品や器具は無菌操作で開封する

☐ 手洗い消毒をし，ガウンを着用して，手袋をつける［**施設の方針に従って**］

☐ 職員に対する人工爪の強化およびポリッシュに関する機関の方針に従う

☐ チームメンバーがガウンと手袋を着用する際に援助する

☐ 覆布をかけ，目をしっかりと保護し，身体部位にかかる圧迫が最小限になるよう援助する

☐ 非無菌物と無菌物を分けておく

☐ 無菌状態が不潔になっていないか無菌エリアの観察をし，汚染された場合は無菌状態に戻す［**適応がある場合**］

☐ カテーテルと血管内留置ラインの接続を維持する

☐ 術野周辺の皮膚と組織を視診する

☐ 前投与した抗菌剤がたまるのを防ぐために，湿ったタオルをあてる

☐ 術野に抗菌剤を塗布する［**施設の方針に従って**］

☐ 濡れタオルを取り除く

☐ 培養組織を採取する［**必要な場合**］

☐ 汚染が発生した場合は，汚染の拡大を防ぐ

☐ 汚染の発生状況や技術中断のレベルを記録する

☐ 抗生物質の投与を行う［**適切な場合**］

☐ 汚染を予防するため，部屋を整理整頓しておく

Part 3　介入　**165**

- ☐ 手術用ドレッシング材をあて，保護する
- ☐ 汚染を防ぐための覆布や物品を取り除く
- ☐ 器具を洗浄し滅菌する［適切な場合］
- ☐ 手術後の手術室の清掃と準備を調整する

第2版：1996。改訂：2013，2024

参考文献

Association of PeriOperative Registered Nurses. (2021). *2021 Guidelines for perioperative practice.*
Graham, L. A. (2021). Infection prevention and control. In P. A., Potter, A. G., Perry, P. A., Stockert, & A. M. Hall (Eds.), *Fundamentals of nursing* (10th ed., pp. 435-440). Elsevier.
Rothrock, J., & McEwen, D. R. (2019). *Alexander's care of the patient in surgery* (16th ed.). Elsevier.

1200	**完全静脈栄養（TPN）管理**
	Total Parenteral Nutrition (TPN) Administration

定義：経静脈的に栄養を注入し，患者の反応を観察すること

行動

- ☐ 栄養を注入する期間に応じて適切な静脈ラインの設置を確認する（例：中心静脈ラインが適している，完全静脈栄養の必要性が2週間以下であると予測されている栄養状態の良好な患者に対しては末梢ラインのみとする）
- ☐ 高カロリー栄養または高浸透圧輸液を注入する際は中心静脈ラインのみを使用する（例：10％ブドウ糖，標準添加物付加2％アミノ酸）
- ☐ 中心静脈ライン以外の経路で注入する完全静脈栄養輸液は，900mOsm/L以下の浸透濃度に制限されていることを確認する
- ☐ 経末梢中心静脈カテーテルを挿入する［施設のプロトコルに従って］
- ☐ 中心静脈カテーテルの正しい位置をX線検査で確認する
- ☐ 中心静脈ラインの開通性とドレッシング材を維持する［施設のプロトコルに従って］
- ☐ 浸潤，感染，代謝性合併症を観察する（例：高脂血症，トリグリセリド値の上昇，血小板減少症，血小板機能障害）
- ☐ 正しい栄養が含まれていることを確認するために，完全静脈栄養輸液を確認する［指示に従って］
- ☐ 完全静脈栄養輸液を準備し架台にかけるときは無菌操作を維持する
- ☐ 長期間，安全で合併症がなく，ラインを確実に使用するために，中心静脈カテーテルの特に出口部分に，定期的，無菌的および細心の注意を払ったケアを実施する
- ☐ 中心静脈栄養の注入以外の目的でのカテーテルの使用を避ける（例：輸血，血液検体採取）
- ☐ 完全静脈栄養輸液を注入するために輸液ポンプを使用する
- ☐ 完全静脈栄養輸液の滴下速度を一定に維持する
- ☐ 補助的な輸液のために一時中断する際は，完全静脈栄養輸液の急速な交換を避ける
- ☐ 毎日の体重を観察する
- ☐ 水分の摂取量と排出量を観察する
- ☐ 血清アルブミン値，血清総蛋白値，電解質，血中脂質，血糖値，生化学検査値を観察する
- ☐ バイタルサインを観察する［適応がある場合］
- ☐ 尿中の糖，アセトン，蛋白値を観察する
- ☐ 完全静脈栄養中であっても少量の経口栄養摂取を維持する［可能な場合は常に］
- ☐ 非経口摂取から経口摂取に徐々に移行することを奨励する［適応がある場合］
- ☐ 血糖値を指定範囲に維持できるよう，インスリンを投与する［適切な場合は指示に従って］
- ☐ 完全静脈栄養に関連した異常な徴候と症状を医師へ報告し，それに従ってケアを修正する
- ☐ スタンダードプリコーション（標準的感染予防策）を維持する

166 Part 3 介入

☐ 完全静脈栄養のケアと適応について患者と家族へ指導する
☐ 完全静脈栄養を実施しながら自宅へ退院する前に，患者と家族の理解力と完全静脈栄養を実践する能力を確認する

第1版：1992。改訂：2013

参考文献

American Society for Parenteral and Enteral Nutrition (ASPEN) Board of Directors. (2009). Clinical guidelines for the use of parenteral and enteral nutrition in adult and pediatric patients. *Journal of Parenteral & Enteral Nutrition, 33*(3), 255-259.

Kerner, J. A., Jr., Hurwitz, M., Duggan, C., Watkins, J., & Walker, W. A. (2008). Parenteral nutrition. In C. Duggan, J. Watkins, & W. A. Walker (Eds.), *Nutrition in pediatrics: Basic science & clinical applications* (4th ed., pp. 777-793). BC Decker.

Pittiruti, M., Hamilton, H., Biffi, R., MacFie, J., & Pertkiewicz, M. (2009). ESPEN guidelines on parenteral nutrition: Central venous catheters. *Clinical Nutrition, 28*(4), 365-377.

6550	感染防御
	Infection Protection

定義：感染リスクのある患者に対して感染を予防し，感染を早期に発見すること

行動

☐ 海外・国内旅行を含む健康歴の質問により，リスクレベルを確認する
☐ 感染性病原体の獲得と伝播に関する現在の知識レベルを判定する
☐ 感染リスクを高める既往症（例：汎血球減少症，免疫抑制剤）を観察する
☐ 全身的および局所的に感染の徴候と症状を観察する
☐ 易感染性を観察する（例：セルフケア能力の低下，開放創，最近の手術）
☐ 好中球絶対数，白血球数，白血球分画を観察する
☐ 好中球減少予防措置に従う［**適切な場合**］
☐ 面会者数を制限する［**必要な場合**］
☐ ペット動物と免疫不全患者の密接な接触を避ける
☐ すべての面会者に対して感染性疾患をスクリーニングする
☐ リスクのある患者に対し，無菌状態を維持する
☐ 適切な隔離技術を維持する
☐ 浮腫がある部位に対して適切な皮膚ケアを実施する
☐ 皮膚および粘膜の発赤，熱感，排出物を視診する
☐ 定期的に，外科的切開創や創傷の状態を検査する
☐ 培養検体を採取する［**必要な場合**］
☐ 十分な休息，栄養および水分の摂取を促進する［**適切な場合**］
☐ エネルギーレベルの変化または倦怠感を観察する
☐ 身体可動性と運動の増大を奨励する［**適切な場合**］
☐ 咳嗽と深呼吸を行うことを奨励する［**適切な場合**］
☐ 免疫作用物質を投与する［**適切な場合**］
☐ 抗生物質を内服するよう指導する［**処方に従って**］
☐ 抗生物質の適切な使用を維持する
☐ ウイルス感染に対して抗生物質治療を行わない
☐ ウイルス感染と細菌感染の違いについて指導する
☐ 感染の徴候と症状およびそれらをヘルスケア提供者に報告するべき時期について指導する
☐ 感染予防方法について指導する

Part 3 介入 **167**

□ 感染予防策として，予防接種やワクチン接種を促進する[**適切な場合**]
□ 好中球減少症患者の食事において，果物，生野菜，唐辛子を除去する
□ 生花および植物を病棟・病室から除去する[**適切な場合**]
□ 個室を提供する[**適応がある場合**]
□ 塩素処理および加熱処理を行い，水の安全を確保する[**適切な場合**]
□ 感染管理者へ感染の疑いについて報告をする
□ 感染管理者へ培養検体の細菌反応陽性について報告をする
□ 理解を確実にするためにティーチバックを用いる

第1版：1992。改訂：2013，2024

か

参考文献

Patel, P. K., Popovich, K. J., Collier, S., Lassiter, S., Mody, L., Ameling, J. M., & Meddings, J. (2019). Foundational elements of infection prevention in the STRIVE curriculum. *Annals of Internal Medicine, 171*(7), S10-S19.
Potter, P. A., & Perry, A. G. (2021). Stockert & Hall: *Fundamentals of nursing care* (10th ed.). Elsevier.
Prior, M., Delac, K., Melone, D., & Laux, L. (2020). Determining nursing education needs during a rapidly changing COVID-19 environment. *Critical Care Nursing Quarterly, 43*(4), 428-450.
Wilson, B. J., Zitella, L. J., Erb, C. H., Foster, J., Peterson, M., & Wood, S. K. (2018). Prevention of infection: A systematic review of evidence-based practice interventions for management in patients with cancer. *Clinical Journal of Oncology Nursing, 22*(2), 157-168.

0466	浣腸投与
	Enema Administration

定義：下部消化管に溶液を注入すること

行動

□ 浣腸を行う理由を明らかにする（例：消化管洗浄，薬剤の投与，腹部膨満の軽減）
□ 医師から浣腸の指示を確認し禁忌がないことを確認する（例：緑内障，頭蓋内圧亢進）
□ 処置中および処置後に予想される感覚等を含んだ処置の手順について患者または家族へ説明をする
（例：腹部膨満感，便意の切迫）
□ 浣腸の種類によって特定の器具を準備し，組み立てる
□ プライバシーを確保する
□ 適切な体位になるよう，患者を援助する（例：成人は左側臥位で右ひざを屈曲する，小児は背殿位）
□ 腰部と殿部の下に防水シートまたは吸水パッドを敷く
□ 患者をバスタオルで覆い，直腸部のみ露出させる
□ 洗浄液が適切な温度であることを確認する
□ 溶液を注入する前に息を吐くように患者を指導する
□ 溶液器具の潤滑剤を塗布した先端またはチューブを直腸内に注入し，チューブの先端を臍方向へ傾け，患者の年齢に応じて適切な長さを挿入する
□ 直腸と結腸にすべての溶液が注入されるまでボトルを絞り出す
□ 浣腸バッグの適切な高さ，溶液量，注入速度，チューブの取り扱い方法を確認する
□ 便意が切迫するまでの間，殿部を締めつけることで溶液を保持するよう，患者に奨励する[**必要な場合**]
□ 差し込み便器，ベッドサイド便器の用意，またはトイレへの簡単な移動方法を確保する
□ 便と溶液の性状を観察する（例：色，量，外観）
□ 浣腸に対する不耐性の徴候（例：直腸出血，膨隆，腹痛），下痢や便秘，便嵌頓を含む処置への患者の反応を観察する
□ 会陰部を洗浄する患者を支援する
□ 浣腸投与について患者，ケア提供者，無免許補助者へ指導を行う

168　　Part 3　介入

□ 処置が終了した際に，ヘルスケア提供者に報告するべき徴候について指導する（例：動悸，発汗，蒼白，呼吸促拍）

第6版：2013

参考文献

Craven, R., & Hirnle, C. (2009). Bowel elimination. In *Fundamentals of nursing: Human health and function* (pp. 1116-1158) (6th ed.). Lippincott Williams & Wilkins.

Smith, S. F., Duell, D. J., & Martin, B. C. (2008). Bowel elimination. In *Clinical nursing skills: Basic to advanced skills* (pp. 811-847) (7th ed.). Pearson: Prentice Hall.

Wood, T. (2007). Assisting with elimination. In M. K. Elkin, A. G. Perry, & P. A. Potter (Eds.), *Nursing interventions & clinical skills* (4th ed., pp. 176-198). Mosby Elsevier.

Part 3 介入 **169**

2865	気圧式ターニケット管理

Pneumatic Tourniquet Management

定義：気圧式ターニケットを用いた処置を受ける患者をケアすること

行動

- ☐ 医師または麻酔専門医のケアプランに従って気圧式ターニケットの使用の必要性を確認する
- ☐ 製造会社の使用方法に従って，気圧式ターニケットの装置全体に破損がなく，清潔で，機能していることを確認する
- ☐ 下肢の太さと長さに適したターニケットの加圧帯を選択する（例：加圧帯が手術部位を圧迫しないようにできるだけ幅を広くする。加圧帯の上縁と下縁の間が徐々に密着するようなつくりで患者の下肢の輪郭に沿った加圧帯を使用する。加圧帯の長さは四肢を袋状に覆う長さがあり，面ファスナー（マジックテープ）が全面に設置されているものを使用する）
- ☐ 気圧式ターニケットの目的と予想される感覚について患者を指導する（例：刺痛，しびれ，鈍痛）[**適切な場合**]
- ☐ 患者に対する気圧式ターニケットの使用について考慮すべき事柄を検討する（例：ターニケットの位置選定，加圧帯装着部位下および計画された加圧帯装着部位末端の皮膚の状態，下肢の寸法および形態，計画された加圧帯装着部位の末端の拍動および遠位端の感覚，加圧帯を装着している足指を動かす能力）
- ☐ 気圧式ターニケットの使用について禁忌の可能性を調べる（例：深部静脈血栓の危険因子，下肢の虚血状態）
- ☐ 気圧式ターニケットのチューブと接続部は他のチューブ（例：静脈ライン，吸引装置）と合致しないものであることを確認し，チューブおよび接続部はターニケット装置の一部であることが明確にわかるようにラベルを貼る
- ☐ 両下肢に対して気圧式ターニケットを作動させ，処置をしている間，どの加圧帯がどのチューブに合致するのかおよびどの部品がターニケット装置に結合するのかを明確に示すためにターニケットのチューブにラベルを貼る
- ☐ 下肢の外側近くに加圧帯チューブを設置する
- ☐ ターニケットの加圧帯を装着する前に正確な手術部位を確認する
- ☐ 下肢の気圧式ターニケット装着部位の下にリント布や柔らかいパッドを巻き（例：下肢を保護する覆い，2層からなるメリヤス編みのカバー，綿の巻物），パッドはしわがなく，皮膚を挟み込まないようにする
- ☐ 神経血管の部位は避け，皮膚を挟み込まないように下肢の周囲に気圧式ターニケットの加圧帯をぴったりと装着し，動かないようにする
- ☐ 体液の滞留を防ぐために，気圧式ターニケットの加圧帯の下の皮膚を保護する（例：皮膚保護溶液，洗浄）
- ☐ 手術の間，体液，血液，他の感染性物質による汚染から再利用式のターニケット加圧帯を保護する
- ☐ 汚染を最小限に抑えるためにターニケット保護材を装着する（例：U字型ドレープ，粘着性ドレープ，ターニケットカバー）[**適応がある場合**]
- ☐ 医師または麻酔専門医の指示，または施設の方針，患者の収縮期血圧および下肢の周囲の状態に基づいて，最小限の効果的なターニケット圧が維持できるように圧力を調整する
- ☐ 下肢にターニケットを巻きつける前に麻酔専門医に報告をする
- ☐ 加圧帯が膨張する前に下肢を挙上し，伸縮包帯を巻きつけることで下肢を虚血状態にする
- ☐ 医師または麻酔専門医の指示の下，加圧帯を膨張させる
- ☐ 気圧式ターニケットの使用中および空気を抜いている間は，ターニケット加圧帯の膨張圧による患者の生理学的反応を継続的に観察する
- ☐ 動作確認表示および加圧表示が目視でき，手術室の雑音のなかでも異常警報音が十分に聞き取れる音量であることを確認する
- ☐ 気圧式ターニケットの膨張時間が最小限で維持されていることを確認する

170 Part 3 介入

- □ ターニケットの膨張時間は規則的で，設定された間隔であることを医師に知らせる
- □ ターニケットの膨張時間が2時間以上となる場合，組織の灌流を促すために，10～15分間ターニケットの加圧を中断することを執刀医および麻酔専門医と相談する
- □ ターニケットの使用を中断している間，ターニケットの膨張圧を確認する
- □ 特に小児患者に対して，ターニケットの加圧帯が膨張している際に患者が過度に興奮しないようにする
- □ ターニケット使用中，周期的にターニケットの圧力と加圧帯の膨張を確認する
- □ 経静脈的に麻酔を使用している場合，ターニケットの装置と加圧を継続的に観察する
- □ 医師および麻酔専門医の指示の下，ターニケット加圧帯の空気を抜く
- □ 経静脈麻酔を増量している場合，ターニケットの加圧帯の空気を抜く
- □ ターニケットを両下肢に装着している場合，それぞれのターニケットの空気が抜けるタイミングと順序を確認する
- □ ターニケットの加圧帯をはずす
- □ 加圧帯を取りはずした後にターニケットの加圧帯が装着されていた部位の皮膚を観察する
- □ 加圧帯の空気を抜いた後または取りはずした後に，末梢の拍動の強さ，感覚，指を動かす能力について評価する
- □ ターニケット装置の識別番号，加圧帯の位置，圧力，加圧時間と非加圧時間，加圧帯装着部位の皮膚の状態，末梢循環および神経学的評価を記録する[施設の方針に従って]
- □ 患者を他のケア提供者のもとに移送する際は，圧力設定・気圧式ターニケットの膨張持続時間・患者の状態の報告を提供する
- □ 加圧帯の空気を抜いた後に，患者の全身反応と血液流出量を観察する
- □ 患者のケアを引き渡す際は医師，麻酔専門医および他のケア提供者に対して合併症を報告する
- □ 製造会社の使用手順書に従って，気圧式ターニケットの使用後は点検し洗浄する
- □ 再利用可能な加圧帯および面ファスナー（マジックテープ）は病院用消毒剤で洗浄する[施設の方針に従って]

第7版：2018

参考文献

Association of Operating Room Nurses. (2013). RP summary: Recommended practices for care of patients undergoing pneumatic tourniquet-assisted procedures. *AORN Journal, 98*(4), 397-400.

Association of Operating Room Nurses. (2014). *Perioperative standards and recommended practices.*

Hicks, R. W., & Denholm, B. (2013). Implementing AORN recommended practices for care of patients undergoing pneumatic tourniquet-assisted procedures. *AORN Journal, 98*(4), 382-396.

O'Connor, C., & Murphy, S. (2007). Pneumatic tourniquet use in the perioperative environment. *Journal of Perioperative Practice, 17*(8), 391-397.

4760	記憶訓練
	Memory Training
定義：記憶を促進すること	

行動

- □ 経験した記憶に関する問題について話し合う
- □ 直前に表現した考えを復唱することで記憶を刺激する[適切な場合]
- □ 過去の経験について回想をする[適切な場合]
- □ 記憶力トレーニングの計画を相互に立てる（例：記憶力トレーニング法の種類，頻度，セッションの長さ，プログラムの期間）
- □ 記憶技法を実践する（例：視覚イメージ，記憶補助器具，記憶ゲーム，記憶合図，連想法，リスト作成）
- □ 記憶トレーニングアプリ，ウェブサイト，コンピュータプログラムを提供し，使用支援を行う
- □ 連想学習課題を援助する（提示された言語的・絵画的情報を学習し思い出す練習）

Part 3　介入　**171**

- [ ] 見当識訓練を行う（例：患者の個人情報や日付を復唱させる）[**適切な場合**]
- [ ] 集中する機会を提供する（「神経衰弱」のようなカード合わせゲーム）[**適切な場合**]
- [ ] 最近の出来事に関する記憶を想起する機会をつくる（最近の外出に関する質問）
- [ ] 画像認識記憶を行う[**適切な場合**]
- [ ] 患者の情報構成に応じて教育方法を確立する
- [ ] 神経学的検査を行う[**適切な場合**]
- [ ] 作業療法や運動療法を行う[**適切な場合**]
- [ ] 集団記憶訓練プログラムへの参加を奨励する[**適切な場合**]
- [ ] セラピー中の行動を観察する
- [ ] 見当識の誤りを明らかにし，訂正する[**適切な場合**]
- [ ] 訓練に伴う記憶の変化を観察する

第 1 版：1992。改訂：2004，2024

参考文献

Dentz, A., Guay, M. C., Parent, V., & Romo, L. (2020). Working memory training for adults with ADHD. *Journal of Attention Disorders*, 24(6), 918-927.

McDougall, G. J., McDonough, I. M., & LaRocca, M. (2019). Memory training for adults with probable mild cognitive impairment: A pilot study. *Aging & Mental Health*, 23(10), 1433-1441.

Pang, S. H., Lim, S. F., & Siah, C. J. (2021). Online memory training intervention for early-stage dementia: A systematic review and meta-analysis. *Journal of Advanced Nursing*, 77(3), 1141-1154.

Sala, G., & Gobet, F. (2020). Working memory training in typically developing children: A multilevel meta-analysis. *Psychonomic Bulletin & Review*, 27(3), 423-434.

Yang, H. -L., Chan, P. -T., Chang, P. -C., Chiu, H. -L., Sheen Hsiao, S. -T., Chu, H., & Chou, K. -R. (2018). Memory-focused interventions for people with cognitive disorders: A systematic review and meta-analysis of randomized controlled studies. *International Journal of Nursing Studies*, 78, 44-51. https://doi.org/10.1016/j.ijnurstu.2017.08.005

3270	気管内挿管チューブ抜管

Endotracheal Extubation

定義：鼻咽頭や口腔咽頭気道から気管内挿管チューブを意図的に抜去すること

行動

- [ ] 処置について，患者と重要他者に説明する
- [ ] 適切な時間よりも前に患者が機器をはずしていないか確認する
- [ ] 気道の開通性，適切な自然換気を維持する能力が患者にあること，正常な動脈血酸素化を維持するための高度の陽性圧気道圧が患者に必要ないことを確認する
- [ ] 抜管レディネス（準備状態）の基準を満たしているかを確認する（例：血行動態の安定性，呼吸状態，肺活量，ピークフロー値，1 回換気量に対する呼吸回数，最大呼気圧）
- [ ] 患者が抜管しても問題ないことを確認する（例：自発的な呼吸，良好な酸素供給，正常な二酸化炭素，覚醒しており反応する，指示に従う，分泌物を取り除くのに十分な強さの咳，十分な喉頭機能，十分な栄養状態，鎮静と神経筋遮断作用のクリアランス）
- [ ] 抜管を失敗する危険因子を評価する（例：高齢者または小児，10mg/dL の血色素量，連続的な静脈鎮静，より長期の鎮静，症候群や慢性的な症状の存在，気道の疾患や手術の既往，頻繁な肺洗浄，咳嗽反射の喪失）
- [ ] 患者を生理的モニタリングし，気道確保のできる非常用装置と適切に訓練された医療従事者をただちに利用できる環境を提供する
- [ ] 抜管する患者に酸素供給が確実にできるための機器を準備する（例：酸素供給バルブ，酸素を送るための装置，大量の吸引バルブと吸引カテーテル，適切なサイズのフェイスマスク，喉頭鏡ブレード，ハンドル，バッテリー）
- [ ] 抜管する際に緊急手術用の気道処置のための機器を準備する（例：メス，リドカイン，救急外科用気道）
- [ ] 抜管する際に十分な患者モニタリングをするための機器を準備する（例：パルスオキシメーター，心

172 Part 3 介入

電図モニター，動脈血ガス分析（ABG）採血キットの供給）

□ 抜管する患者のために快適性を提供する（例：薬剤による鎮静，適切な体位）

□ 普段はベッドの頭側を 75 度挙上して，患者が呼吸筋を最大限に活用できるよう体位を整える

□ 患者に高濃度の酸素を投与し，気管内を吸引する

□ 口腔内の吸引を行う

□ 気管内挿管チューブのカフ内の空気を抜き，抜管する

□ 咳嗽と喀痰を行うことを患者に奨励する

□ 酸素を投与する［**指示に従って**］

□ 咳嗽と深呼吸を行うことを奨励する

□ 気道の吸引を行う［**必要な場合**］

□ 抜管後の誤嚥を防止する手段を提供する［**適応がある場合**］

□ 抜管直後や抜管後しばらくの間は，機能低下による合併症を避けるために，咳嗽反射をモニタリングする（例：抜管直後のハイリスク期間）

□ 万が一の場合に備え，機器の確保，人員，薬剤を準備し，抜管後の期間をモニタリングする

□ バイタルサイン，神経学的状態の評価，気道開通性，聴診所見，呼吸労作，血行動態を含む頻繁な呼吸窮迫をモニタリングする

□ 気道閉塞の徴候がないか観察をする

□ バイタルサインをモニタリングする

□ 4 〜 8 時間は発声しないことを推奨する［**適切な場合**］

□ 嚥下および会話の機能を確認する

□ すべての患者に対して，結核と飛沫核への曝露をコントロールするための疾病予防管理センターの推奨事項を用いて，スタンダードプリコーション（標準的感染予防策）を用いる

□ 重篤な感染症が疑われる患者において診断確認を終了する。接触薬剤，空気中の汚染，飛沫に対し，適切な経験的予防措置を開始する

□ 在宅ケアの必要性を決定するために，患者と家族と協力する

第 2 版：1996。改訂：2018

参考文献

American Association of Critical Care Nurses. (2006). Core curriculum for critical care nursing. In J. G. Alspach (Ed.), (6th ed.). W.B. Saunders.

American Association of Respiratory Care. (2007). AARC clinical practice guidelines: Removal of the endotracheal tube - 2007 revision & update. *Respiratory Care*, *52*(1) 81-93.

Dawkins, S. (2011). A literature review and guidance for nurse-led patient extubation in the recovery room/post anesthetic care unit: Endotracheal tubes. *Journal of Perioperative Practice*, *21*(10), 352-355.

3120	気管内挿管と固定
	Airway Insertion and Stabilization

定義：挿管または挿管の介助と人工的気道を固定すること

行動

□ 手指衛生を実施する

□ 個人防護具（手袋，ゴーグル，マスク）を使用する［**適切な場合**］

□ 適切なサイズ，経口／経鼻挿管を選択する

□ 患者の体位と頭部の位置を調整する［**適切な場合**］

□ 患者の口内，咽頭内を吸引する

□ 舌を前方に置き，舌根部に届いていることを確かめてから，経口／経鼻挿管チューブを挿入する

□ 経口／経鼻挿管チューブを適切な位置にテープで固定する

Part 3 介入　　**173**

□ 経口／経鼻挿管チューブが適切な位置にあるとき，呼吸困難，いびき，吸気時の雑音を観察する
□ 毎日，経口／経鼻挿管チューブの固定のテープを交換し，粘膜の観察を行う
□ ラリンジアルマスク（LMA）を挿入する［**適切な場合**］
□ 食道閉鎖式エアウェイ（EOA）を挿入する［**適切な場合**］
□ 食道閉鎖式エアウェイ（EOA）の食道カフを膨らませる前に，両肺の呼吸音を聴診する
□ 適切なサイズおよび気管内挿管チューブ（ET）または気管カニューレを選択するために，医師と協働する
□ 高容量かつ低圧カフのある人工的気道を選択する
□ 気管内挿管チューブおよび気管カニューレの挿管は資格のある職員に制限する
□ 経口気管内挿管チューブを挿入する医師の補助をする［**適切な場合**］
□ 挿管時に必要な器具や救急セットの用意，患者の体位確保，指示どおりの薬剤投与，挿管に伴う合併症を観察することによって，気管内挿管を援助する
□ 適切な補助器具をセット，薬剤の投与，無菌環境の提供や患者状態の変化を観察することによって，緊急気管切開を援助する
□ 患者と家族に挿管の流れを説明する
□ 3 〜 5 分間，100％酸素による高流量酸素投与を行う［**適切な場合**］
□ 挿管後，胸部の聴診を行う
□ 規則的な胸壁運動を観察する
□ 非侵襲的パルスオキシメーターやカプノメーターを用いて，酸素飽和度（SpO2）をモニタリングする
□ 呼吸状態を観察する［**適切な場合**］
□ 最小閉塞容量（MOV）技術または最小リーク法（MLT）技術を用いて，気管内挿管チューブ／気管カニューレのカフを膨らませる
□ 粘着テープまたはツイルテープ，挿管チューブ固定用の市販器具を使って気管内挿管チューブ／気管カニューレを固定する
□ 気管内挿管チューブの目盛り（cm）を使って口唇または鼻孔の位置に印をつけ，記録にも残す。
□ 気管分岐部の 2 〜 4cm 上の気道内にカニューレが挿入されていることを，胸部 X 線写真で確認する
□ 頭上から人工呼吸器のチューブを吊るし，柔軟性のあるカテーテル台や回転台を用いる。体位変換，吸引，人工呼吸器着脱の際にチューブを支えることで，人工的気道の牽引とその影響を最小限にする

第 1 版：1992．改訂：2013

参考文献

Day, M. W. (2005). Laryngeal mask airway. In D. Wiegand & K. Carlson (Eds.), *AACN procedure manual for critical care* (5th ed., pp. 4252). Elsevier Saunders.
Evans-Smith, P. (2005). *Taylor's clinical nursing skills: A nursing process approach.* Lippincott Williams & Wilkins.
Goodrich, C., & Carlson, K. K. (2005). Endotracheal intubation (perform). In D. Wiegand & K. Carlson (Eds.), *AACN procedure manual for critical care* (5th ed., pp. 9-20). Saunders.
Scott, J. M. (2005). Endotracheal intubation (assist). In D. Wiegand & K. Carlson (Eds.), *AACN procedure manual for critical care* (5th ed., pp. 20-27). Elsevier Saunders.
Skillings, K. N., & Curtis, B. L. (2005). Nasopharyngeal airway insertion. In D. Wiegand & K. Carlson (Eds.), *AACN procedure manual for critical care* (5th ed., pp. 53-56). Elsevier Saunders.
Skillings, K. N., & Curtis, B. L. (2005). Oropharyngeal airway insertion. In D. Wiegand & K. Carlson (Eds.), *AACN procedure manual for critical care* (5th ed., pp. 57-61). Elsevier Saunders.

174 Part 3 介入

1360	気管内抜管：緩和的

Endotracheal Extubation: Palliative

定義：自然死に至る可能性があることを承知のうえで，気管内チューブと人工呼吸器を意図的に抜去すること

行動

- □ 本人と家族の希望に基づいて抜管の妥当性を判断する
- □ 意思決定プロセスに専門職間チームを関与させる
- □ 記録を見直し，人工呼吸器サポートの中止に関する希望が文書化されていることを確認する
- □ 期待されること（例：異常呼吸や不随意運動のエピソード，快適さをもたらさない介入の中止）について家族に準備させる
- □ 希望に応じてスピリチュアルサポートを提供する**［必要な場合］**
- □ 抜管前の適切な間隔で，神経筋遮断剤を中止する**［処方に従って］**
- □ 静脈内または皮下アクセスを維持する**［適応がある場合］**
- □ ベッドの頭部を 35 ～ 45 度に上げる
- □ 抜管前に本人と一緒に過ごすよう家族に勧める
- □ ベッドサイドから不要な器具を取り除く
- □ 本人と家族の接触を妨げるソフトタイ，ミット，その他の器具をはずす
- □ 家族から特に要請がない限り，モニタリング機器や電子機器（例：アラーム設定，テレビ，ラジオ，電話，コンピュータ）の音を小さくするか，オフにする
- □ 抜管前に，薬剤を服用して安楽を図る**［処方に従って］**
- □ 抜管の手順を進める（例：カフの収縮，チューブの抜去）
- □ 気管切開または著しい気道浮腫のある患者には，カニューレを維持する
- □ 残留分泌物を吸引する**［必要な場合］**
- □ 呼吸困難，疼痛，不安を緩和するための薬物を投与する
- □ 家族のサポートを行う**［適応がある場合］**
- □ 経過，薬物，結果（例：不安定，安定，死亡）を記録する

第 8 版：2024

参考文献

Coradazzi, A. L., Inhaia, C. L., Santana, M. T. E. A., Sala, A. D., Ricardo, C. P., & Suadicani, C. O. (2019). Palliative withdrawal ventilation: Why, when and how to do it? *Hospice & Palliative Medicine International Journal, 3*, 10-14.

Faircloth, A. C. (2017). Anesthesia involvement in palliative care. *Annual Review of Nursing Research, 35*, 135-158.

Haas, N. L., Larabell, P., Schaeffer, W., Hoch, V., Arribas, M., Melvin, A. C., Laurinec, S. L., & Bassin, B. S. (2020). Descriptive analysis of extubations performed in an Emergency Department-based Intensive Care Unit. *The Western Journal of Emergency Medicine, 21*(3), 532-537. https://doi.org/10.5811/westjem.2020.4.47475

Potter, J., Shields, S., & Breen, R. (2021). Palliative sedation, compassionate extubation, and the principle of double effect: An ethical analysis. *American Journal of Hospice & Palliative Medicine, 38*(12), 1536-1540. https://doi.org/10.1177/1049909121998630

White, D.B. (2019). Withholding and withdrawing ventilatory support in adults in the intensive care unit. In I. Finlay, G. (Ed.), *UpToDate.* https://www-uptodate-com.proxy.lib.uiowa.edu/contents/withholding-andwithdrawing-ventilatory-support-in-adults-in-the-intensive-care-unit

Part 3 介入 **175**

6160	危機介入

Crisis Intervention

定義：非常に困難な状況，トラブル，あるいは危険な状況の管理を容易にするための短期的方略の使用

行動

- □ 安全で支援的な雰囲気を提供する
- □ 治療関係を確立する
- □ 自分または他者に対して安全に対するリスクをもたらしていないかどうかを確認する
- □ 患者または他者を保護するために必要な予防策をとる
- □ 積極的な急性危機管理アプローチを用いる [**必要な場合**]
- □ 本人が安心し，不安を感じなくなるように支援する
- □ できるだけ早くコントロールを取り戻せるよう，本人の自制心や自己効力感を高める
- □ 偏見，思い込み，個人的な心配事，その他の気が散るものを取り除き，対話に集中する
- □ コミュニケーション技法（例：アイコンタクト，ラポール，頻繁な応答による理解の確認と伝達，相手の話の要約）を用いて，十分な注意をもって傾聴する
- □ 不誠実な元気づけを避ける
- □ 非破壊的な態度での感情の表出を奨励する
- □ 自己の資源を活用して変化を起こすよう促す
- □ 危機の種類（例：成熟期，状況的，不測の事態）を認識し，本人中心のケア計画を立てる [**適切な場合**]
- □ 認知的，感情的，行動的な反応を観察し，それに応じて介入を調整する
- □ 危機状況を促進するものとその動態を明らかにするように援助する
- □ 将来の事態を予測せず，現在の状況（「今，ここ」）に集中するよう促す
- □ 危機管理計画に以前合意していたかどうか，またそれが現在の状況に適用できるかどうかを確認する
- □ 将来の危機を管理・予防するための望ましい方法（例：危機の早期警告サインの情報，薬物療法，危機管理に役立つ支援，ケアに対する希望，家族の連絡先，24時間対応サービスに関する情報）をまとめた危機予防計画を作成する [**必要な場合**]
- □ 危機の評価や介入に取り組むべき文化的信条や精神的慣習を明らかにする
- □ 本人の視点に立ち，危機の意味を理解する
- □ 危機を経験した人のトラウマの歴史を認識し，その影響を理解する
- □ 現実的で適切な介入方法の特定にかかわる
- □ 1度に1つの意味に集中することを奨励する
- □ 危機を乗り切るために有用な患者の強みと能力を明らかにするように援助する
- □ 過去／現在のコーピング技法とその効果を明らかにするように援助する
- □ 新たなコーピング技法と問題解決能力を発展させられるように援助する [**必要な場合**]
- □ 本人や家族の教育的ニーズを探り，可能にする [**適切な場合**]
- □ 特定の対処スキル（例：意思決定，問題解決，自己主張，瞑想，リラクセーション）を指導する [**必要な場合**]
- □ ソーシャルスキルトレーニングを行う [**必要な場合**]
- □ 危機を乗り切るための行動の選択肢を明らかにするように援助する
- □ さまざまな行動によって起こりうる結果を評価するように援助する
- □ 特定の行動について意思決定するよう援助する
- □ 選択した行動を実行するための時間枠を組み立てられるように援助する
- □ 選択した行動によって解決された危機かどうか患者と一緒に評価する
- □ 将来，危機を解決するために最適なコーピング技法をどのように利用するのか，患者と一緒に計画す

176 Part 3 介入

る
- □ 有効なサポートシステムを明らかにするように援助する
- □ 患者とその家族をコミュニティの資源に結びつける[**必要な場合**]
- □ サポートシステムの発展および維持についてのガイダンスを提供する
- □ 同じ経験をし，成功した人またはグループを紹介する
- □ 家族が利用できる社会的支援（例：グループ，病気・治療・予後・薬剤に関する教育，家族のためのコミュニティ支援，本人が最適な機能を発揮するためのコミュニティ支援）を特定する
- □ 本人と家族に情報を提供したり，追加の支援やサービスを紹介する[**必要な場合**]
- □ コミュニティに根ざしたアウトリーチ支援，適切な医療従事者，ピアサポートワーカー，メンタルヘルスや薬物使用サービスへのアクセスを容易にする
- □ 定期的なフォローアップを計画する（例：電話，診療所訪問，家庭訪問）
- □ 経過を記録する
- □ リハビリテーションプログラムを評価し，紹介する[**必要な場合**]
- □ 緊急時の評価，トリアージ，支援を受けるため，または対処や自己管理の支援を受けるために，電気通信や技術ベースのソリューション（例：心理教育，オンラインスキル，オンラインツール）の使用を奨励する[**適切な場合**]
- □ 理解を確実にするためにティーチバックを用いる

第 1 版：1992。改訂：2008，2024

参考文献

Cavaiola, A. A., & Colford, J. E. (2018). *Crisis intervention: A practical guide.* Sage.

Christiansen, K. (2017). *The crisis intervention manual.* (3rd Ed.). Empathy Works.

Halter, M. J. (2022). *Varcarolis' foundations of psychiatric-mental health nursing: A Clinical approach* (9th Ed). Elsevier.

Nizum, N., Yoon, R., Ferreira-Legere, L., Poole, N., & Lulat, Z. (2020). Nursing interventions for adults following a mental health crisis: A systematic review guided by trauma-informed principles. *InternationalJournal of Mental Health Nursing, 29*(3), 348-363. https://doi.org/10.1111/inm.12691

Registered Nurses' Association of Ontario. (2017). *Crisis intervention for adults using a trauma-informed approach: Initial four weeks of management* (3rd ed.).

Zalaquett, P., & Muñoz, E. (2017). Intervención en crisis para pacientes hospitalizados. *Revista Médica Clínica Las Condes, 28*(6), 835-840. https://doi.org/10.1016/j.rmclc.2017.11.008

7880	技術管理
	Technology Management

定義：医療技術を管理し，ケアを提供し，生命を維持すること

行動

- □ 医療従事者と機器の使用理由を決定する
- □ データ収集の許可と承認を得る[**適応がある場合**]
- □ 機器の使用によるリスクを説明する[**必要な場合**]
- □ 推奨された機器が適切な意思決定支援機能を有することを確認する
- □ 機器を変更または交換する[**プロトコルに従って**]
- □ 機器が正常に作動するように保守管理する
- □ 故障した機器を修理あるいは交換する
- □ 機器のゼロ点調整や校正を行う[**適切な場合**]
- □ 緊急用機器を適切な状態に保ち，すぐに使える場所に置いておく
- □ 電子機器が正しく設置されていることを確認する
- □ 緊急用電源のコンセントに生命維持装置のプラグを接続する
- □ 定期的なメンテナンススケジュールに従い，臨床工学室による機器の点検を受ける[**適切な場合**]

Part 3 介入　**177**

- ☐ 携帯機器のバッテリーを再充電する
- ☐ 機器の警報値を設定する［適切な場合］
- ☐ 機器の警報作動に適切に対応する
- ☐ ヘルスケアチームの他のメンバーと相談のうえで，医療機器や装置を推奨する
- ☐ 再評価のためにデータを活用する
- ☐ 医療機器や装置から医療情報システムにデータが入力されていることを確認する
- ☐ 該当するデータの要約や傾向分析を表示する
- ☐ 医療機器から得られたデータと看護師の認識が異なるときは手動で評価する
- ☐ 使いやすい位置にあり，コード類が邪魔にならないように配慮してベッドサイドの機器を方略的に設置する
- ☐ 医療機器に精通し，使用に慣れる
- ☐ 患者や家族に医療機器の操作方法を指導する［適切な場合］
- ☐ 医療機器を使用することで期待される成果や副作用（有害でないものも含む）について，患者と家族に情報提供する
- ☐ 延命や生命維持に関連する医療技術の適用について，倫理的な意思決定を促す［適切な場合］
- ☐ 生命維持装置を使用している患者とのコミュニケーションの方法を家族に実演して指導する
- ☐ 生命維持療法を受けている患者と家族の交流を促す
- ☐ 医療機器の使用が患者と家族の生理的・心理的・社会的機能に及ぼす影響を観察する
- ☐ 工学技術が成果に与える効果を観察する

第 1 版：1992。改訂：2013，2024

参考文献

Ben Hassen, D. (2020). Mobile-aided diagnosis systems are the future of health care. *Eastern Mediterranean Health Journal*, 26(9), 1135-1141.

Borum, C. (2018). Barriers for hospital-based nurse practitioners utilizing clinical decision support systems. *CIN: Computers Informatics Nursing*, 36(4), 177-182.

Chahal, A., & Rudnick, A. (2019). Selecting digital health technologies for validation and piloting by healthcare providers: A decision-making perspective from Ontario. *International Journal of Technology Assessment in Health Care*, 35, 1-4. https://doi.org/10.1017/S0266462318003720

Esmaeilzadeh, P. (2020). Use of AI-based tools for healthcare purposes: A survey study from consumers' perspectives. *BMC Medical Informatics and Decision Making*, 20, 170-189.

Genies, M. C., Biondi, E. A., & Berenholtz, S. M. (2019). Leveraging health information technology in the quest to improve health care value. *Quality Management in Health Care*, 28(1), 63-64.

Shinners, L., Aggar, C., Grace, S., & Smith, S. (2020). Exploring healthcare professionals' understanding and experiences of artificial intelligence technology use in the delivery of healthcare: An integrative review. *Health Informatics Journal*, 26(2), 1225-1236.

Sittig, D. F., Wright, A., Coiera, E., Magrabi, F., Ratwani, R., Bates, D. W., & Singh, H. (2020). Current challenges in health information technology-related patient safety. *Health Informatics Journal*, 26(1), 181-189.

7620	規制医薬品の確認
	Controlled Substance Checking

定義：規制医薬品（法的に取り扱いが制限されている薬品）の適正な使用を促進し，安全性を維持すること

行動

- ☐ 規制医薬品の利用を常に管理する
- ☐ 施設の規制医薬品の調剤と与薬について，プロトコルに従う
- ☐ 勤務交代をする看護師同士で，すべての規制医薬品の数量を確認する
- ☐ 不正に触れた形跡がないか，規制医薬品のパッケージを確認する
- ☐ 相違があればただちに報告する［施設の方針に従って］

178 Part 3 介入

☐ 食い違いがある場合は，施設のプロトコルに従って解決をはかる

☐ 数量の確認後は規制医薬品保管庫を施錠する

☐ 指定の用紙に数量が正確であることを記録する

☐ 薬剤部から届けられた規制医薬品の数量を確認する

☐ 日常的に使われていない規制医薬品は薬剤部に戻す

☐ 規制医薬品の破棄を記録する

☐ 規制医薬品の使用に関する法律等に従う

☐ 規制医薬品の不正使用や流用の証拠をモニターする（例：勤務時間より早い出勤や残業，または休日出勤をしているヘルスケア提供者，担当外の患者に自主的に薬剤を与えている，頻繁なトイレ休憩，適切な鎮痛剤を処方されているにもかかわらず痛みが緩和しないと訴える患者）

☐ 個々の医師が使用する規制医薬品に関する異常値を特定するために，コンピュータレポートを確認する［可能な場合］

☐ 規制医薬品の不正使用や流用の疑いがある場合は報告する［施設の方針に従って］

第2版：1996。改訂：2018

参考文献

Bryson, E. O., & Silverstein, J. H. (2008). Addiction and substance abuse in anesthesiology. *Anesthesiology*, *109*(5), 905-917.

Karch, A. M. (2013). Introduction to drugs. In *Focus on nursing pharmacology* (pp. 3-17) (6th ed.). Wolters Kluwer/Lippincott Williams & Wilkins.

Maher, B. P. (2007). Addiction: An occupational hazard in nursing. *American Journal of Nursing*, *107*(8), 78-79.

Noort, J. M. (2007). The nursing role in controlled substance prescribing compliance: A legal perspective. *PainReporter*, *1*(3), 1-4.

3140	気道確保
	Airway Management

定義：気道開通性を促進すること

行動

☐ 呼吸停止もしくは不適切な呼吸がないか確認する

☐ 気管挿管の必要性を決定する

☐ 手指衛生実施と個人防護具（例：手袋，ゴーグル，マスク，フェイスシールド）を用いる［適切な場合］

☐ 呼吸停止の場合，使用可能な器材（例：一方弁蘇生用マスク，バッグバルブマスク）を用い呼吸補助を行う

☐ 気道開通の問題の原因（例：心停止，過量服薬，上気道閉塞，外傷，肺疾患，うっ血性心不全）を同定する

☐ 顎挙上または下顎挙上法によって気道を確保する［適切な場合］

☐ 視認できる場合，気道から異物を取り除く

☐ マスクが適切に密着しているか確認する

☐ 胸郭の上がりをみて補助呼吸の量を確認する

☐ 既知または疑われるオピオイド過剰摂取による呼吸停止がある人には，筋肉内または鼻腔内にナロキソンを投与する［適切な場合］

☐ 人工的気道確保の器材（例：経口，経鼻，気管）を挿入する［適切な場合］

☐ 換気機能が最大限となるように体位を整える（例：呼吸困難を和らげるための体位を整える）

☐ 換気が減弱または消失している部位，副雑音の有無に注意して呼吸音を聴診する

☐ 適切な方法で分泌物を除去する（例：咳嗽，口腔・鼻腔・気管吸引）

☐ 肺理学療法を実施する［適切な場合］

☐ 呼吸状態と酸素化状態を観察する［適切な場合］

Part 3　介入　**179**

- [ ] ゆっくり深呼吸をし，体位変換をし，咳嗽をすることを奨励する
- [ ] 子どもに深呼吸を指導する際，年齢に応じた双方向型の方法を用いる（例：シャボン玉や風車で遊ぶ，風船，羽根を吹く）
- [ ] 効果的な咳嗽の方法を説明する
- [ ] スパイロメーターを用いて，呼吸訓練を援助する[**適切な場合**]
- [ ] 処方された吸入剤の使用法を患者に指導する[**適切な場合**]
- [ ] 噴霧剤を投与する[**適切な場合**]
- [ ] 超音波ネブライザーで薬剤を投与する[**適切な場合**]
- [ ] 気管支拡張剤または噴霧剤や超音波ネブライザーを使用したその他の治療を管理する[**処方に従って**]
- [ ] 処方された呼吸の治療方法を指導する[**適切な場合**]
- [ ] 空気または酸素を加湿する[**適切な場合**]
- [ ] 体液バランスを最適な状態にするため，水分の摂取を制限する
- [ ] 理解を確実にするためにティーチバックを用いる

第1版：1992。改訂：2000，2004，2024

参考文献

Burns, S. M., & Delgado, S. A. (2019). *AACN essentials of critical care nursing.* McGraw Hill Education.
Hartjes, T. M. (2017). *Core curriculum for high acuity, progressive and critical care nursing.* American Association of Critical Care Nursing. Elsevier.
Perry, A. G., Potter, P. A., Ostendorf, W., & Laplante, N. (2021). *Clinical nursing skills and techniques* (10th ed.). Elsevier.
Sole, M. L., Klein, D. G., & Moseley, M. J. (2021). *Introduction to critical care nursing* (8th ed.). Elsevier.

3160	気道吸引
	Airway Suctioning

定義：患者の口腔内または鼻咽頭，気管内に吸引用カテーテルを挿入して痰を除去すること

行動

- [ ] 手指衛生をする
- [ ] スタンダードプリコーション（標準的感染予防策）を実践する
- [ ] 個人防護具を使用する（例：手袋，ゴーグル，マスク）[**適切な場合**]
- [ ] 口腔内と気管内の吸引の必要性を確認する
- [ ] 吸引の前後に呼吸音を聴診する
- [ ] 吸引に関する情報を患者／家族に提供する
- [ ] バルブシリンジまたは吸引器で鼻咽頭の吸引を行う[**適切な場合**]
- [ ] 鎮静をかける[**適切な場合**]
- [ ] 経鼻気管吸引を容易にするため，経鼻チューブを挿入する[**適切な場合**]
- [ ] 経鼻気管吸引の前に数回深呼吸をし，酸素投与をすることを患者に説明する[**適切な場合**]
- [ ] 毎回吸引する前後には呼吸器や手動の蘇生用バッグを用いて，少なくとも30秒間は100％の高濃度酸素投与を行う
- [ ] 患者の身体のサイズの指標に合わせた1回換気量を用いて大きく膨らませる[**適切な場合**]
- [ ] 閉鎖式の吸引機器を使用する[**適応がある場合**]
- [ ] 気管内吸引のたびに清潔な使い捨ての物品を用いる
- [ ] 気管内挿管チューブや気管カニューレ，患者の気道の内径の半分の太さの吸引用カテーテルを選択する
- [ ] 経鼻気管内挿管チューブから吸引用カテーテルを挿入しているときは，ゆっくりとした深呼吸をするよう，患者を指導する

180 Part 3 介入

☐ 閉鎖式気管吸引システムまたは酸素投与機器を使用している際は，吸引中も呼吸器の接続をはずさないようにする

☐ 痰を除去するために必要な最小限の圧で気管壁の吸引をする（例：成人で 80 ～ 120mmHg）

☐ 疼痛の有無を観察する

☐ 吸引の直前，吸引中，吸引後の患者の酸素状態（動脈血酸素飽和度（SaO$_2$），混合静脈血酸素飽和度（SvO$_2$）），神経学的状態（例：精神状態，頭蓋内圧（ICP），脳灌流圧（CPP）），血行動態（平均動脈圧（MAP），心調律）をモニタリングする

☐ 分泌物の除去の必要性と患者の吸引に対する反応に基づいて，1 回の吸引時間の長さを決める

☐ 気管内吸引の終了後に中咽頭の吸引をする

☐ 気管内吸引後，気管孔周囲を清潔にする **[適切な場合]**

☐ 徐脈，心室期外収縮の増加，酸素飽和度の低下がみられたら，気管内吸引を中止し，酸素投与を行う

☐ 患者の臨床反応に基づき，吸引法を変更する

☐ 痰の色調，量，粘性を確認し，記録する

☐ 痰の培養と薬剤感受性検査にかける **[適切な場合]**

☐ 患者または家族，もしくはその両方に気道の吸引の方法を説明する **[適切な場合]**

第 1 版：1992。改訂：2013

参考文献

Chulay, M. (2005). Suctioning: Endotracheal or tracheostomy tube. In D. Wiegand & K. Carlson (Eds.), *AACN procedure manual for critical care* (5th ed., pp. 63-70). Elsevier Saunders.

Evans-Smith, P. (2005). *Taylor's clinical nursing skills: A nursing process approach.* Lippincott Williams & Wilkins.

Sole, M. L., Byers, J. F., Ludy, J. E., Zhang, Y., Banta, C. M., & Brummel, K. (2003). A multisite survey of suctioning techniques and airway management practices. *American Journal of Critical Care, 12*(3), 220-230.

Stone, K., Preusser, B., Groch, K., Karl, J., & Gonyon, D. (1991). The effect of lung hyperinflation and endotracheal suctioning on cardiopulmonary hemodynamics. *Nursing Research, 40*(2), 76-80.

Thompson, L. (2000). *Suctioning of adults with an artificial airway: A systematic review. Review No. 9.* The Joanna Briggs Institute.

5900	気晴らし
	Distraction

定義：望ましくない感覚から負の感情や考えについて意図的に注意をそらすこと，または一時的に抑制すること

行動

☐ 望ましい気晴らし法を選択するよう，患者に奨励する（例：音楽，出来事や物語について詳細に会話し語ること，肯定的な出来事の想起，写真や際立った特徴のないものに焦点をあてる，イメージ誘導法，ユーモア，深呼吸エクササイズ）

☐ さまざまな感覚を刺激することの利点について患者を指導する（例：音楽，計算，テレビ，読書，ゲーム機，バーチャルリアリティ）

☐ 子どもに対し，新鮮な，1 つ以上の感覚に訴えかける，読み書きや思考の能力を必要としない気晴らし法を用いる（例：遊び，活動療法，読み聞かせ，歌，リズム遊び）

☐ エネルギーレベル・能力・年齢・発達レベルに見合う技法，過去に効果的に活用されてきた技法を提案する

☐ 楽しい活動のリストを患者と一緒に確認する（例：運動，散歩，バブルバス，家族や友人との会話）

☐ 以前に成功したもの，年齢または発達レベルに基づいた気晴らし法の内容を個別化する

☐ 気晴らし法が必要になる前に練習しておくよう，患者に助言する **[可能な場合]**

☐ 気晴らし法が必要になる前に活用法を患者に指導する（例：偏見のない言葉，器具または材料への促し）**[可能な場合]**

☐ 家族と重要他者の参加を奨励し，指導する **[必要な場合]**

☐ 気晴らし法を単体で活用する，または他の手段と気晴らし法を併用する [適切な場合]
☐ 気晴らし法への反応を評価し，記録する

第 1 版：1992。改訂：2013

参考文献

Huffziger, S., & Kuehner, C. (2008). Rumination, distraction, and mindful self-focus in depressed patients. *Behaviour Research and Therapy, 47*(3), 224-230.

Kleiber, C. (2001). Distraction. In M. Craft-Rosenberg & J. Denehy (Eds.), *Nursing interventions for infants, children, and families* (pp. 315-328). Sage.

Kleiber, C., McCarthy, A. M., Hanrahan, K., Myers, L., & Weathers, N. (2007). Development of the distraction coaching index. *Children's Health Care, 36*(3), 219-235.

Lemoult, J., Hertel, P. T., & Joormann, J. (2010). Training the forgetting of negative words: The role of direct suppression and the relation to stress reactivity. *Applied Cognitive Psychology, 24*(3), 365-375.

Malloy, K. M., & Milling, L. S. (2010). The effectiveness of virtual reality distraction for pain reduction: A systematic review. *Clinical Psychology Review, 30*(8), 1011-1018.

Masuda, A., Feinstein, A. B., Wendell, J. W., & Sheehan, S. T. (2010). Cognitive defusion versus thought distraction: A clinical rationale, training, and experiential exercise in altering psychological impacts of negative selfreferential thoughts. *Behavior Modification, 34*(6), 520-538.

Schneider, S. M., & Workman, M. L. (2000). Virtual reality as a distraction intervention for older children receiving chemotherapy. *Pediatric Nursing, 26*(6), 593-597.

0762	ギプスケア：維持
	Cast Care: Maintenance

定義：乾燥期間後のギプスをケアすること

行動

☐ 感染の徴候を観察する（例：悪臭のギプス，紅斑，発熱）

☐ ギプスによる循環障害または神経機能障害の徴候を観察する（例：痛み，蒼白，脈動感，感覚異常，麻痺，圧迫）

☐ ギプスの上下の組織の循環および神経機能を観察する

☐ 循環障害と疼痛の症状にはただちに対処する（例：再ギプスの装着，関節可動域運動を行う，ただちにギプスによる圧迫を緩和する）

☐ ギプスの下の創傷からの排液の徴候がないかギプスを調べる

☐ 今後の評価のための基準として，排液の円周をマークする

☐ 股間に近い場合は，ギプスを保護する

☐ 道具を利用してギプスの下の皮膚を掻かないよう指導する

☐ 引っ掻くことの代替案を提案する（例：ヘアドライヤーの冷風をあてる）

☐ 石膏ギプスが濡れないように注意する（例：入浴や排泄のための適切な保護を行う，防護靴下や手袋を使用する）

☐ 他の身体部分を傷つけないように，ギプスの踵を枕の上に置く

☐ 腫脹や炎症を緩和するために，最初の 24 〜 36 時間はアイシングする

☐ 腫脹や炎症を緩和するために，ギプスの患肢を心臓の高さ，またはそれよりも高い位置に挙上する

☐ ギプスにひび割れや亀裂がないか確認する

☐ サポートのためにアームスリングを装着する [適切な場合]

☐ 粗いギプスの端や牽引接続部にパッドをあてる

☐ ギプスのケアについて，患者と家族に指導する

☐ 患者と家族に提供されたギプスケアの指示を記録する

☐ ギプスケアに対する患者の実践能力を観察し，記録する

第 1 版：1992。改訂：2008

182　Part 3　介入

参考文献

McCance, K. L., & Huether, S. E. (2006). *Pathophysiology: The biologic basis for disease in adults and children* (5th ed.). Mosby.

Perry, A. G., & Potter, P. A. (2006). *Clinical nursing skills and techniques* (6th ed.). Elsevier Mosby.

Potter, P. A., & Perry, A. G. (2005). *Fundamentals of nursing* (6th ed.). Mosby.

Smeltzer, S. C., & Bare, B. G. (2004). *Brunner & Suddarth's textbook of medical-surgical nursing* (10th ed.). Lippincott Williams & Wilkins.

0764	ギプスケア：湿潤

Cast Care: Wet

定義：乾燥期間中の新しいギプスをケアすること

行動

- ☐ ギプスによる循環障害または神経機能障害の徴候を観察する（例：痛み, 蒼白, 脈動感, 感覚異常, 麻痺, 圧迫）
- ☐ ギプスの上下の組織の循環および神経機能を観察する
- ☐ 神経血管状態の恒久的な損傷を避けるために, 循環障害と疼痛の症状にはただちに対処する（例：ギプスの再装着, ただちにギプスによる圧迫の緩和が必要な未解決の症状の報告）
- ☐ 乾燥期間中に枕でギプスをサポートする
- ☐ 指の圧痕が圧痛の原因となるのを避けるため, ギプスが乾燥するまで, 手掌でギプスされた四肢を取り扱う
- ☐ ギプスが乾燥するにつれ暖かく感じることを患者に知らせる
- ☐ 鼠径部に近い場合は, ギプスを保護する
- ☐ 乾燥期間中, ギプスの角度を維持する
- ☐ ギプスの下の創傷からの排液の徴候がないかギプスを調べる
- ☐ 今後の評価のための基準として, 任意の排液の円周をマークする
- ☐ ギプスが乾燥するまでは, 活動制限の必要があることを説明する
- ☐ 骨折部位の感覚の変化または痛みの増加について識別する
- ☐ 腫脹や炎症を緩和するために, 最初の 24 ～ 35 時間はアイシングする［適応がある場合］
- ☐ 腫脹や炎症を緩和するために, ギプスの患肢を心臓の高さ, またはそれよりも高い位置に挙上する［適応がある場合］
- ☐ ギプスのケアについて, 患者と家族に指導する
- ☐ 患者と家族に提供されたギプスケアの指示を記録する

第 1 版：1992。改訂：2008

参考文献

Perry, A. G., & Potter, P. A. (2006). *Clinical nursing skills and techniques* (6th ed.). Elsevier Mosby.

Potter, P. A., & Perry, A. G. (2005). *Fundamentals of nursing* (6th ed.). Mosby.

Smeltzer, S. C., & Bare, B. G. (2004). *Brunner & Suddarth's textbook of medical-surgical nursing* (10th ed.). Lippincott Williams & Wilkins.

Smith, S. F., & Duell, D. J. (1992). *Clinical nursing skills: Nursing process model, basics to advanced skills* (3rd ed.). Appleton & Lange.

5330	気分管理

Mood Management

定義：抑うつや気分高揚を体験している人のために, 安全・安定・回復・管理を提供すること

行動

- ☐ 気分の初期評価を確認する（例：徴候, 症状, 個人の既往）

Part 3 介入 **183**

□ 治療の進行に伴い，定期的に気分の変化を評価する
□ 自記式質問紙調査を行う（例：PHQ-9，ハミルトン抑うつ尺度，高齢者抑うつ尺度，ベック抑うつ評価尺度，社会的機能質問紙，他の抑うつおよび機能状態尺度）[**適切な場合**]
□ 自分または他者に対して安全に対するリスクをもたらしているかどうかを確認する
□ 気分障害の重症度が安全リスクをもたらす，本人がセルフケアのニーズを満たせない，または社会的支援が欠如している場合は，入院を検討する
□ 身体損傷のリスクのある人を保護するのに必要な予防措置を計画する（例：自殺，自傷行為，失踪，暴力）
□ 薬物等乱用が気分障害に影響している場合，その治療を提供または照会する
□ 気分障害を引き起こす薬剤投与を調整する，または中断する[**適切な資格を保有する医療従事者に従って**]
□ 気分障害の要因となっていると考えられる疾病の評価または治療のために照会する（例：甲状腺機能障害）
□ セルフケア能力を観察する（例：整容，清潔，食事，水分摂取，排泄）
□ セルフケアを援助する[**必要な場合**]
□ 身体状態を観察する（例：体重，水分補給）
□ ニーズに応じて環境における活動と刺激の状態を観察し，調整する
□ 正常な睡眠および覚醒サイクルを維持できるように援助する（例：予定に組み込まれた休息時間，リラクセーション法，鎮静剤の使用，カフェインの制限）
□ セルフケアの責任範囲を拡大できるように援助する
□ 身体活動の機会を設ける（例：ウォーキング，エアロバイクに乗る）
□ 認知機能を観察する（例：集中力，注意力，記憶力，情報処理能力，自己決定能力）
□ もし認知能力低下がある場合，対話では単純で具体的な，今この場で話されている言葉を用いる
□ 認知能力低下がある場合，支援のために記憶を補助するものや視覚的な手がかりを用いる
□ 認知能力低下がある場合，自己決定の機会を制限する
□ 意思決定のための技能の使用を指導する[**必要な場合**]
□ より複雑な意思決定に関与する機会を増やすことを奨励する
□ 治療とリハビリテーションに関して積極的な役割を果たすことを奨励する[**適切な場合**]
□ 心理療法を行う，または紹介する（例：認知行動療法，対人関係療法，婚姻相談，集団療法）[**適切な場合**]
□ ケアリングを伝えるおよび気持ちを話す機会を設けるために，定期的に対話する
□ 自分の気分を意識的に観察できるように援助する（例：10段階スケール，日記記述法）
□ 気分障害の根底にある思考や感情を認識できるように援助する
□ 否定的な感情を表出することや過去の失敗についての話をすることについて，その時間を制限する
□ 適切な方法で感情を発散できるように援助する（例：サンドバッグトレーニング，芸術療法，活発な身体活動）
□ 気分障害を促進する要因を明らかにできるように援助する（例：化学物質不均衡，状況ストレス因子，悲嘆および喪失，身体的問題）
□ 気分障害を促進する因子で，変えられるものまたは変えられないものを明らかにするように援助する
□ 気分障害を促進する因子を変化させるための手段として有効な資源や個人の強み，能力を明らかにするように援助する
□ 新たなコーピング技法と問題解決技法を指導する
□ 社会的な相互作用や他者との活動への参加を奨励する
□ 社会技能（ソーシャルスキル）やアサーティブトレーニング（主張訓練法）を行う[**必要な場合**]
□ 社会的行動の適切さについてフィードバックを行う
□ 侵入的および破壊的な行動を控えるために，制限設定と行動管理方略を活用する
□ 抑制の少ない行動管理介入に対して反応しない，安全でない，不適切な行動を管理するために，必要な場合にかぎり抑制的な介入を活用する（例：場所の制限，隔離，身体抑制，薬剤による鎮静）
□ 気分障害に伴うことのある幻覚または妄想を管理し，治療する

184　　Part 3　介入

- [ ] 気分障害の治療で使われている薬剤を処方，調整，中止する[**適切な資格を保有する医療従事者に従って**]
- [ ] 気分を安定させる薬剤を投与する（例：抗うつ剤，リチウム剤，抗けいれん剤，抗精神病剤，抗不安剤，ホルモン剤，ビタミン剤）
- [ ] 薬剤の副作用（有害でないものも含む）を観察する
- [ ] 薬剤の副作用や有害反応を治療する
- [ ] 薬剤の血中濃度をモニタリングする（例：三環系抗うつ剤，リチウム剤，抗けいれん剤）[**適切な場合**]
- [ ] 薬剤コンコーダンスを促進する
- [ ] 電気けいれん療法（ECT）を援助する[**適応がある場合**]
- [ ] 電気けいれん療法（ECT）直後の生理学的・精神的な状態を観察する
- [ ] 気分を高揚させるために光線療法の実施を援助する
- [ ] 電気けいれん療法（ECT）や光線療法の手順の説明をする
- [ ] 電気けいれん療法（ECT）または光線療法の反応を観察する
- [ ] 服薬指導を実施する
- [ ] もし気分障害の根底に疾病がある場合，疾病に関する指導を行う（例：うつ病，躁病，月経前症候群）
- [ ] サポートシステムを発展，維持させるための指導を行う（例：家族，友人，スピリチュアルリソース，サポートグループ，カウンセリング）
- [ ] 生活の変化を予期し，対処するよう援助する（例：新たな仕事，失業からの脱却，新たなピアグループ（仲間集団））
- [ ] 適切な間隔で経過観察する[**必要な場合**]
- [ ] 理解を確実にするためにティーチバックを用いる

第2版：1996。改訂：2000，2024

参考文献

Bingham, K. S., Flint, A. J., & Mulsant, B. H. (2019). Management of late-life depression in the context of cognitive impairment: A review of the recent literature. *Current Psychiatry Reports, 21*(8), 74.

Butcher, H. K., & Ingram, T. (2018). Secondary suicide prevention in later life. *Journal of Gerontological Nursing, 44*(11), 20-32.

Butcher, H. (2017). Reactive depression. In M. Maas, J. Specht, P. Mobily, D. Schoenfelder, & A. Stineman (Eds.). *Care of older persons for optimum quality of life: Nursing diagnoses, outcomes, and interventions* (Vol. 3). Iowa City, Iowa: University of Iowa College of Nursing Barbara and Richard Csomay Center for Gerontological Excellence.

D'Anci, K. E., Uhl, S., Giradi, G., & Martin, C. (2019). Treatments for the prevention and management of suicide: A systematic review. *Annals of Internal Medicine, 171*(5), 334-342.

Edwards, G., Nuckols, T., Herrera, N., Danovitch, I., & Iskak, W. W. (2019). Improving depression management in patients with medical illness using collaborative care: Linking treatment from the inpatient to the outpatient setting. *Innovations in Clinical Neuroscience, 16*(11/12), 19-24.

Malhi, G. S., & Mann, J. J. (2018). Depression. *Lancet, 392*(10161), 2299-2312.

Oquendo, M. A. (2019). Developing effective strategies for the management of depression and suicidal thoughts. *Revista brasileira de psiquiatria, 41* (5), 375.

5310	希望鼓舞
	Hope Inspiration

定義：実行し維持する能力にかかわる信念を強化すること

行動

- [ ] 人生において希望をもてる部分を明らかにするよう，患者と家族を援助する
- [ ] 今の状況が一時的なものなのかどうかについて患者に情報を提供する
- [ ] 内的価値を認めることや，疾患は患者の側面の1つにすぎないという解釈を示すことで，希望を提示する
- [ ] 患者のコーピング方法のレパートリーを拡大する

Part 3　介入　**185**

□ 状況を調査することや，不測の事態への計画を立てることで現実認識を指導する
□ 希望の対象に関連する目標を考案し，それを修正することによって，患者を援助する
□ スピリチュアルな自己を拡大できるように患者を支援する
□ 真実を隠さないようにする
□ 患者個人の喪失を患者自身のボディイメージのなかに受け入れられるように支援する
□ 患者／家族が過去に達成したことや経験したことを思い起こし，それを楽しめるように支援する
□ 反応を示さない患者に対して愛する人の名前をだす等して，人間関係の維持を強調する
□ 人生の振り返り（ライフレビュー）法／回想法を用いる [**適切な場合**]
□ 患者のケアに患者自身を積極的に参加させる
□ 単純な目標からより複雑な目標へと段階的に目標達成できるよう，ケアプランを立てる
□ 重要他者との治療的人間関係を奨励する
□ 希望の肯定的な側面について家族に指導する（例：患者を愛し，必要としていることを伝えられるような重要な会話の主題を発展させる）
□ サポートグループにかかわる機会を患者／家族に提供する
□ 患者が宗教を実践しやすい環境をつくる [**適切な場合**]

第 1 版：1992。改訂：2008

参考文献

Brown, P. (1989). The concept of hope: Implications for care of the critically ill. *Critical Care Nurse, 9*(5), 97-105.
Forbes, S. B. (1994). Hope: An essential human need in the elderly. *Journal Gerontological Nursing, 20*(6), 5-10.
Herth, K. (1990). Fostering hope in terminally-ill people. *Journal of Advanced Nursing, 15*, 1250-1259.
Miller, J. F. (2000). Inspiring hope. In J. F. Miller (Ed.), *Coping with chronic illness: Overcoming powerlessness* (3rd ed., pp. 523-546). F.A. Davis.
Pilkington, F. B. (1999). The many facets of hope. In R. R. Parse (Ed.), *Hope: An international human becoming perspective* (pp. 9-44). Jones and Bartlett.
Poncar, P. J. (1994). Inspiring hope in the oncology patient. *Journal of Psychosocial Nursing and Mental Health Services, 32*(1), 33-38.
Snyder, C. R., Sympson, S. C., Ybasco, F. C., Borders, T. F., Babyak, M. A., & Higgins, R. L. (1996). Development and validation of the State Hope Scale. *Journal of Personality and Social Psychology, 70*(2), 321-335.

6400	虐待からの保護支援
	Abuse Protection Support

定義：ハイリスク状態にある従属関係を特定し，さらなる身体的・精神的な危害を防止するために行動すること

行動

□ 虐待のリスクがある個人を特定する（例：妊娠合併症，低出生体重，障害，虐待やネグレクトの既往，拒絶，過度の批判，無価値感や愛されていないという感情，ケアの他者への依存）
□ 虐待の可能性がある親のリスク要因を考慮する（例：薬物乱用，犯罪行為，家庭内の対立や暴力，精神的健康問題，子どもが親から問題視されている，計画外妊娠，若年妊娠，シングルまたは未婚の親，親の気質，体罰の使用）
□ 虐待の可能性を示す社会的および環境的要因を特定する（例：社会的孤立，低い自尊心，身体的健康問題，住居のストレス，社会経済的ストレッサー，親の失業，産前ケアの欠如，低い社会的支援，近隣の暴力，コミュニティの不利な状況）
□ 他人を信用できない，他人から嫌われていると感じている成人を明らかにする
□ 助けを求めることが個人的な無能さの指標であると感じているかどうかを明らかにする
□ 家族が介護責任から定期的に解放される必要があるかどうかを確認する
□ 虐待をしてしまうリスクのある成人に，頼りにして支援してくれる親しい友人や家族がいるかどうか

186 Part 3 介入

を明確にする

☐ ケアする者との関係性を確認する

☐ 依存している家族の世話をするために，大人同士が交代できるかどうかを確認する [**必要な場合**]

☐ 子ども，または扶養状態にある成人が性別・外観・行動によって，異なるとみなされていないかどうか確認する

☐ 虐待の引き金になりうる危機的状況を明確にする（例：貧困・失業・離婚・喪失）

☐ ハイリスク家庭におけるネグレクトの徴候を監視する

☐ 病気やけがの子ども，または扶養状態にある成人への虐待の徴候を観察する

☐ 病気やけがが起こった状況の説明を聞く

☐ けがの原因の説明に関係者間での食い違いがないか確認する

☐ さらなる観察や調査のために，子どもまたは扶養状態にある成人の入院を奨励する [**適切な場合**]

☐ 入院中の面会回数と時間を記録する

☐ 親子の相互関係を観察し，記録する [**適切な場合**]

☐ 保護者側の不十分な反応や過剰反応を観察する

☐ 病院での治療に対して従順である等，過剰なコンプライアンスについて，子どもまたは扶養状態にある成人を観察する

☐ 親を慰める等の役割の逆転・過剰反応・攻撃的な行動について，子どもを観察する

☐ 自分の問題について話し始めた成人（保護者）の話を注意して聞く

☐ 妊娠についての思い，これから生まれてくる子どもに対する予期を妊婦から聞く

☐ 新たに親になる成人の，乳児に対する嫌悪感・恐怖心・非現実的な期待がないかを観察する

☐ 新生児を抱く際に触れ合わないようにする，落ち着かない様子で触れる，過剰な援助を求める等がないか，親を観察する

☐ 些細な問題で繰り返しクリニック・救急病院・医療従事者を訪れていないかを監視する

☐ 家庭内での子どもまたは扶養状態にある成人に対する身体的・情動的なケアの進行性の悪化を監視する

☐ 発育障害，抑うつ，無気力，発達遅滞，低栄養状態といった徴候について，子どもを観察する

☐ 期待されている行動が現実的かどうかを確認するために，保護者の子どもへの期待を確認する

☐ 子どもの発達レベルに基づいた現実的な期待について親を指導する

☐ 長期的な評価と支援のため，虐待歴のある家族とラポール（信頼関係）を構築する

☐ ストレスの多い状況に対してコーピング方略をみつけられるよう，家族を援助する

☐ 成人している家族に虐待の徴候について指導する

☐ リスクのある人を適切な専門家に紹介する

☐ 虐待を示唆する所見を適切な医療従事者に知らせる

☐ 虐待が疑われる状況を適切な機関に報告する

☐ 虐待を受けている配偶者のためのシェルターを紹介する [**適切な場合**]

☐ グループ支援のために，支援グループに親を紹介する [**適切な場合**]

☐ 身体的な安全が脅かされている場合は警察に連絡することを奨励する

☐ 虐待に関連した法律やサービスの情報を提供する

第 1 版：1992。改訂：2000，2004，2024

参考文献

Berkowitz, C. D. (2017). Physical abuse of children. *The New England Journal of Medicine, 376*(17), 1659-1666. https://doi.org/10.1056/NEJMcp1701446

Centers for Disease Control and Prevention. (2021, March 15). *Child abuse and neglect prevention.* https://www.cdc.gov/violenceprevention/childabuseandneglect/index.html

Centers for Disease Control and Prevention. (2021, June 2). *Elder abuse.* https://www.cdc.gov/violenceprevention/elderabuse/index.html

Hoehn, E. F., Wilson, P. M., Riney, L. C., Ngo, V., Bennett, B., & Duma, E. (2018). Identification and evaluation of physical abuse in children. *Pediatric Annals, 47*(3), e97-e101. https://doi.org/10.3928/19382359-

20180227-01

Hoft, M., & Haddad, L. (2017). Screening children for abuse and neglect: A review of the literature. *Journal of Forensic Nursing, 13*(1), 26-34. https://doi.org/10.1097/JFN.0000000000000136

Pickering, C. E., Ridenour, K., Salaysay, Z., Reyes-Gastelum, D., & Pierce, S. J. (2017). Identifying elder abuse & neglect among family caregiving dyads: A cross sectional study of psychometric properties of the QualCare scale. *International Journal of Nursing Studies, 69*, 41-46. https://doi.org/10.1016/j.ijnurstu.2017.01.012

Raz, M., Dettlaff, A., & Edwards, F. (2021). The perils of child "protection" for children of color: Lessons from history. *Pediatrics, 148*(1), 1-4. https://doi.org/10.1542/peds.2021-050237

Read, J., Harper, D., Tucker, I., & Kennedy, A. (2018). Do adult mental health services identify child abuse and neglect? A systematic review. *International journal of Mental Health Nursing, 27*(1), 7-19. https://doi.org/10.1111/inm.12369

Teeuw, A. H., Kraan, R., van Rijn, R. R., Bossuyt, P., & Heymans, H. (2019). Screening for child abuse using a checklist and physical examinations in the emergency department led to the detection of more cases. *Acta Paediatrica, 108*(2), 300-313. https://doi.org/10.1111/apa.14495

Williams, P. (2020). *Basic geriatric nursing* (7th ed.). Elsevier.

6403

虐待からの保護支援：家庭内パートナー

Abuse Protection Support: Domestic Partner

定義：ハイリスク状態にある依存的な家庭関係を特定し，家庭内パートナーからのさらなる身体的・性的・精神的虐待や搾取や苦痛を防止するために行動すること

行動

□ 家庭内の虐待に関連する危険因子を割り出す（例：家庭内暴力，虐待，拒絶，過度な批判を受けたことがあるか，無価値かつ愛されていないという感情，他人を信じることが困難である，または他人から嫌われているという感情，助けを求めることは人として欠陥があるという思い，高度な身体的ケアが必要である，家族のケアへの熱心な責任感，薬物乱用，抑うつ，精神疾患，社会的孤立，家庭内の配偶者との希薄な関係，複婚（重婚），妊娠，貧困，失業，経済的な依存，ホームレス，不倫，離婚，愛する人の死）

□ 家庭内の虐待を受けてきた症状がないか確認する（例：多数の事故による外傷，多数の身体症状，慢性の腹痛，慢性の頭痛，骨盤の疼痛，不安，抑うつ，心的外傷後ストレス，その他の精神科的な障害）

□ 身体的虐待の徴候や症状を観察する（例：さまざまな治癒過程にある多数の外傷，説明のつかない裂傷や内出血，膨疹，点在する脱毛，手首や足首の拘束痕，前腕の「防御による」内出血，人による咬創）

□ 性的虐待の徴候や症状を観察する（例：精液や乾いた血液の付着，外性器の損傷，性感染症への罹患，劇的行動または病因不明の健康状態の変化）

□ 精神的な虐待の徴候を観察する（例：低い自尊感情，抑うつ，屈辱感，敗北感，配偶者の側での過度に警戒している行動，自己への攻撃性，自殺企図）

□ 搾取の徴候や症状を観察する（例：適切な資源が利用可能な場合の必需品への不適切な引当金，個人の所要物を剥奪されること，社会的支援の説明のつかない喪失，個人の財政や法的問題に関する知識の欠如）

□ 標準化された評価ツールや写真を使用して，身体的または性的虐待の根拠を記録に残す

□ 自身の問題について話し始める人の話を注意深く聞く

□ 外傷の原因の説明の際につじつまが合わないことがないか確認する

□ 外傷の種類と原因の説明が一致しているか確認する

□ 配偶者がいないときに患者または疑われている虐待について知っている人と面接をする

□ さらなる観察や調査のために入院を奨励する [適切な場合]

□ 配偶者との相互関係を観察し，記録する（例：入院中の配偶者の面会回数とその時間，配偶者が不十分な反応または過剰反応をしていないか）[適切な場合]

□ 病院での治療に対して従順である等，過剰なコンプライアンスについて，患者を観察する

□ 患者の身体的および精神的な状態の継続的な悪化がないか確認する

□ 些細な問題で繰り返しクリニック・救急病院・診療室を訪れていないかを監視する

□ 虐待が疑われる患者の記録にフラグをつけるシステムを構築する

188　Part 3　介入

□ 価値を肯定的に承認する

□ 不安，恐怖，罪悪感，羞恥心，自己非難のような懸念や感情の表出を奨励する

□ 犠牲者が行動を起こし，さらなる被害を予防するために変化を起こす支援をする

□ ストレスに対するコーピング方略を構築するよう，患者と家族を援助する

□ 患者や家族が関係性の強みと弱みを客観的に評価する支援をする

□ 虐待を受けるリスクがあるもしくは虐待に苦しんでいる患者を適切な専門家やサービスに紹介する（例：保健師，福祉サービス，カウンセリング，法的支援）

□ 虐待的な配偶者を適切な専門家やサービスに紹介する

□ 家庭内暴力避難場所に関して信頼できる情報を提供する［適切な場合］

□ 暴力が発展した場合に使えるような安全策を考える

□ 報告義務のある法律に従い，虐待が疑われる状況を報告する

□ 暴力を減らすことを狙ったコミュニティの教育プログラムを始める

□ コミュニティの資源の使用状況を監視する

第3版：2000。改訂：2004，2013

参考文献

Boursnell, M., & Prosser, S. (2010). Increasing identification of domestic violence in emergency departments: A collaborative contribution to increasing the quality of practice of emergency nurses. *Contemporary Nurse, 35*(1), 35-46.

Garcia-Moreno, C., Heise, L., Jansen, H., Ellsberg, M., & Watts, C. (2005). Violence against women. *Science, 310*(5752), 1282-1283.

Klein, A. R. (2009). *Practical implications of current domestic violence research: For law enforcement, prosecutors and judges.* National Institute of Justice.

Pillitteri, A. (2007). *Maternal and child health nursing: Care of the childbearing and childrearing family* (5th ed.). Lippincott Williams & Wilkins.

Smith, J. S., Rainey, S. L., Smith, K. R., Alamares, C., & Grogg, D. (2008). Barriers to the mandatory reporting of domestic violence encountered by nursing professionals. *Journal of Trauma Nursing, 15*(1), 9-11.

Taylor, J. Y. (2006). Care of African American women survivors of intimate partner violence. In P. S. Cowen & S. Moorhead (Eds.), *Current issues in nursing* (7th ed., pp. 727-731). Mosby Elsevier.

6404	**虐待からの保護支援：高齢者**
	Abuse Protection Support: Elder

定義：ハイリスク状態にある依存的な高齢者の関係を特定し，さらなる身体的・性的・精神的な虐待，ネグレクトや搾取や苦痛を防止するために行動すること

行動

□ 体調不良や経済的な資源の制限，抑うつ，薬物乱用，利用可能な資源やサービスの選択肢に関する知識の欠如により介護者に依存していると考えている高齢者を明らかにする

□ 高齢者の考えられるケアニーズを最小限にとどめて作成されたケアプラン，または継続を強要されたケアプランでないかを明らかにする（例：介護者の能力と性格に合わない責任，環境への適応の必要性，高齢者と介護者間の関係の歴史と質）

□ 虐待の引き金となりうる家族の危機的な状況がないか確認する（例：貧困，失業，離婚，ホームレス，愛する人の死）

□ 日常生活活動，ヘルスケアの入手，移動手段，治療，薬物治療，コミュニティの資源に関する情報，経済的な助言，個人の問題に対する援助を得るための機能的な社会的支援ネットワークが高齢患者や介護者にあるかどうかを確認する

□ 重度の身体的な介助や観察を1人の介護者や家族が担っている状態にある高齢患者を明らかにする

□ 身体的または精神的な障害（例：薬物乱用，抑うつ，疲労困憊，助けなしで支えたことによる腰痛，患者から受けた外傷），経済的な問題・依存，患者の体調やニーズの把握の困難性，患者に対する不寛容で批判的な態度，燃え尽き症候群を抱えていないか，または患者に対して放棄・入院や施設への収容・侵襲的な治療を用いて脅すような介護者でないことを明らかにする

Part 3 介入 **189**

- □ 介護をする家族が子どものころに虐待やネグレクトを受けていないか確認する
- □ 介護者が行う患者のけがの原因の説明が起こりえないものや一貫性がない，患者自身がつけたと主張する，他者のせいにする，高齢患者の身体機能以上の行動を含むまたは治療を受けることが遅れているといったことがないか確認する
- □ 高齢患者に身体的虐待の徴候がみられていないか確認する（例：さまざまな治癒過程の多数の外傷，説明のつかない裂傷や擦り傷，内出血，熱傷，骨折，点在する脱毛，人からの咬創）
- □ 高齢患者にネグレクトの徴候がみられていないか確認する（例：不衛生，不適切な衣類，治療を受けていない皮膚損傷，拘縮，低栄養状態，可動性や知覚に対する不適切な補助具（杖，眼鏡，補聴器），義歯がないまたは虫歯によりもろくなった歯，害虫の侵入，医療行為を行わないもしくは過剰な鎮静，社会とのつながりの剥奪）
- □ 高齢患者に性的虐待の徴候がみられていないか確認する（例：精液や乾いた血液の付着，外性器の傷，性感染症の罹患，劇的行動または病因不明の健康状態の変化）
- □ 高齢患者に精神的虐待の徴候がみられていないか確認する（例：低い自尊感情，抑うつ，屈辱感，敗北感，介護者の側で過度に警戒している行動，自己への攻撃性，自殺企図）
- □ 高齢患者に搾取の徴候や症状がないかを確認する（例：適切な資源が利用可能な場合の必需品への不適切な引当金，個人の所要物を剥奪されること，社会的支援の説明のつかない喪失，個人の財政や法的問題に関する知識の欠如）
- □ さらなる観察や調査のために，患者の入院を奨励する［**適切な場合**］
- □ 患者と介護者の相互作用を観察し，記録する
- □ 患者が介護者と離れたときに急性期の症状が和らいでいるか確認する
- □ 介護者が患者の行動に非現実的な期待を抱いていないか，患者の行動に否定的な要因をもっていないかを確認する
- □ 介護者の要求や侵襲的な治療に対して従順である等，過剰なコンプライアンスについて観察する
- □ 損傷，不適切な健康管理，不適切な監督，環境への不適切な適応のために，繰り返しクリニック，救急病院・診療室を訪れていないかを監視する
- □ 患者の価値を肯定的に承認し，不安や恐怖，罪悪感，羞恥心，自己非難といった感情を表出できるよう支援する
- □ 介護者が親戚や患者のケアに対して抱いている感情を見極め，障害となったり，虐待やネグレクトに影響しているような要因を見いだす支援をする
- □ 患者が不適切かつ有害なケアプランを特定し，患者と家族がこれらの問題に対処する方策を見いだす支援をする
- □ 高齢患者と介護者それぞれ個別で，危険因子の観察に関する不安について話し合う
- □ 患者および介護者の知識と能力が患者のケアや安全の必要性に合っているか確認し，適切な教育を行う
- □ 在宅でのケアをやめるといった難しい決定も含め，ストレスのある状況に対するコーピング方略をみつけられるよう，患者と家族を支援する
- □ 定期的な健康診断を通して通常の加齢から逸脱しているか判断し，病気の早期徴候や症状に留意する
- □ 革新的な方略および反復や実践，強化，個別のベースによるできるかぎりの自立およびセルフケアを促す
- □ 環境を評価し，身体的な自立を促すために自宅に適応するよう勧める，もしくは，適切な支援機関に紹介をする
- □ できるだけすべての日常生活動作を回復できるよう支援する
- □ 身体活動の日常における治療の利点について説明し，個別性のある運動治療を提供し，理学療法や依存を予防するための必要に合わせた運動プログラムを紹介する
- □ 批判的思考や意思決定，想起を促進するための方略を実施する
- □ 家庭環境が監視され，継続的な支援を受けることが確実となるために，患者を保健師に紹介する
- □ 患者と家族を福祉やカウンセリングの専門家に紹介する
- □ コミュニティの資源の情報を高齢患者や介護者に提供する（例：高齢者支援サービスや在宅健康管理，入所施設，レスパイトケア，緊急時のケア，住宅補助，移動手段，薬物乱用の治療，所得に応じた料金で受けられるカウンセリングサービス，食料支援，食事の宅配サービス，衣類の配給センターの住

190 Part 3 介入

所と電話番号）

☐ 社会保障や年金の小切手を直接預けるように患者に注意を促し，資産の移転の返礼として個人的なケアを受けることのないようにし，書類への署名や法的な助言を求める前に経済的な計画を立てないように注意をする

☐ 患者に介護が必要になった場合に誰が責任を負うのか，ケア能力・優先事項・ケアの選択肢の探し方を含む，患者や家族にケアが必要になる前に計画を立てることを奨励する

☐ コミュニティの資源に情報を求めて相談する

☐ 虐待やネグレクトの所見が見受けられることを医師に知らせる

☐ 適切な機関に虐待やネグレクトが疑われることを報告する

第2版：1996。改訂：2000，2004，2013

参考文献

Brandl, B., Dyer, C., Heisler, C., Otto, J., Stiegel, L., & Thomas, R. (2007). *Elder abuse detection and intervention: A collaborative approach*. Springer.

Cohen, M., Halevy-Levin, S., Gagin, R., Priltuzky, D., & Friedman, G. (2010). Elder abuse in long-term care residences and the risk indicators. *Ageing and Society*, *30*(6), 1027-1040.

Fraser, A. (2010). Preventing abuse of older people. *Nursing Management*, *17*(6), 26-29.

Gorbien, M. J., & Eisenstein, A. R. (2005). Elder abuse and neglect: An overview. *Clinics in Geriatric Medicine*, *21*(2), 279-292.

Lemko, K., & Fulmer, T. (2006). Nursing care: Victims of violence—elder mistreatment. In P. S. Cowen & S. Moorhead (Eds.), *Current issues in nursing* (7th ed., pp. 732-737). Mosby Elsevier.

Post, L., Page, C., Conner, T., Prokhorov, A., Fang, Y., & Biroscak, B. J. (2010). Elder abuse in long-term care: Types, patterns, and risk factors. *Research on Aging*, *32*(3), 323-348.

6402	虐待からの保護支援：子ども
	Abuse Protection Support: Child

定義：ハイリスク状態にある依存的な子どもの関係性を特定し，さらなる身体的・性的・精神的虐待や苦痛，基本的な生活におけるネグレクトの可能性を防止するために行動すること

行動

☐ 出産前のケアを受けていない，もしくはケアの遅れている（4か月以上）母親を明らかにする

☐ すでに子どもが保護されている家庭や長期的に親戚に子どもを預けている家庭を明らかにする

☐ 薬物乱用歴，うつ病・精神疾患の既往歴のある親を明らかにする

☐ 親教育の必要性が高い親を明らかにする（例：学習障害を抱える親，不適切な感情を口にする親，初めて子どもをもつ親，10代の親）

☐ 家庭内暴力の経験がある親，もしくは多数の「事故による」外傷歴のある母親を明らかする

☐ 虐待・拒絶・過度な批判，自分に価値がない・自分は愛されていないと思わせられたことによって幸せな子ども時代をすごせなかった親を明らかにする

☐ 虐待の引き金になりうるような危機的状況を明らかにする（例：貧困，失業，離婚，ホームレス，家庭内暴力）

☐ 問題のある家庭，子育てレスパイト（息抜き），子育てに関する問題を支援する包括的な社会的支援ネットワークをもつ家族かどうかを確認する

☐ 高度なケアを必要とする乳児と子どもを明らかにする（例：早産，出生時低体重，疝痛，授乳困難，0歳での重大な健康問題，発達障害，多動，注意欠陥障害）

☐ 子どもの損傷に関する保育者の，起こりえない，もしくはつじつまが合わない説明，子どもによる自傷の主張，他の子どものせいにする説明，または受診の遅れの理由を明らかにする

☐ 身体的な虐待徴候が子どもにみられないか確認する（例：多数の外傷，説明のつかない紫斑または膨疹，熱傷，骨折，説明のつかない顔面の裂傷や擦過傷，人による咬創，むち打ち，乳幼児揺さぶられ症候群）

☐ ネグレクト徴候が子どもにみられないか確認する（例：発育障害，皮下組織の消耗，飢餓感の継続，清潔が保たれていない，持続的な疲労および倦怠感，皮膚疾患，無関心，動かない姿勢，天候に不適切な衣類）

Part 3　介入　**191**

□ 性的虐待の徴候が子どもにみられないか確認する（例：歩行や座位の困難，下着の破れや血液の付着，性器の発赤や外傷，腟や肛門の裂傷，再発する尿路感染，括約筋の緊張の低下，性感染症の罹患，妊娠，性的に乱れている行動，家出をしたことがある）

□ 精神的な虐待の徴候が子どもにみられないか確認する（例：身体発達遅滞，習慣障害，行為学習障害，神経質な性質または精神神経的な反応，極端な行動，認知発達遅滞，自殺未遂）

□ さらなる観察や調査のために，子どもの入院を奨励する［適切な場合］

□ 入院中の面会の回数とその時間を記録する

□ 親子の相互関係を観察し，記録する

□ 家族と離れてから子どもの急性期の症状が和らいでいるかを確認する

□ 両親が非現実的な期待を抱いていたり，子どもの行動に否定的な原因がないかを確認する

□ 侵襲的な治療に対して従順であるといった，過剰なコンプライアンスが子どもにみられていないか観察する

□ 親を慰める等の役割の逆転・過剰反応・攻撃的な行動について，子どもを観察する

□ 妊娠についての思い，これから生まれてくる子どもに対する予期を妊婦から聞く

□ 新たに親になる成人の乳児に対する嫌悪感・恐怖心・非現実的な期待がないかを観察する

□ 新生児を抱く際に触れ合わないようにする，落ち着かない様子で触れる，過剰な援助を求める等がないか，親を観察する

□ 些細な問題で繰り返しクリニック・救急病院・診療室を訪れていないかを監視する

□ 小児虐待やネグレクトの犠牲になっていると疑われる子どもの記録にフラグをつけるシステムを構築する

□ 乳幼児の身体的・情動的な状態の進行性の悪化を監視する

□ 基本的なケアの必要性に対する親の知識を確認し，適切な子育ての情報を提供する［適応がある場合］

□ 両親に問題解決および意思決定，子育て法，しつけについて説明するか，こういった方法を学ぶことのできるプログラムを両親に紹介する

□ ストレスの多い状況に対してコーピング方略をみつけられるよう，家族を援助する

□ 乳児を揺さぶらないことを強調しながら，乳児の遷延する啼泣への対処法に関する情報を提供する

□ 体罰でない，しつけ方法を両親に提案する

□ 喫煙や低栄養，薬物乱用による胎児と母体への影響に関する情報提供を妊娠している女性およびその家族に行う

□ 親子の愛着形成に携わる

□ 両親やその思春期の子どもに意思決定やコミュニケーションスキルに関する情報提供を行い，若者へのカウンセリングサービスを紹介する［適切な場合］

□ 年齢が上の子どもに対して，妹や弟が必要とする基本的なケアの方法に関する具体的な情報を提供する

□ 子どもの存在価値の肯定や子育て，治療的なコミュニケーション，発達上の刺激等を子どもに与える

□ 性的な虐待を受けた子どもに虐待は彼らのせいではないと安心感を与え，年齢に合わせた遊びによる治療を通して不安を表出できるように支援する

□ 虐待リスクのある妊婦や新生児の両親に保健師の訪問サービスを紹介する

□ 虐待リスクのある家庭環境が監視され，兄弟姉妹が評価され，継続的な支援が受けられることを確実にするために，ハイリスク家庭を保健師に紹介する

□ 福祉およびカウンセリングの専門家に家族を紹介する［必要な場合］

□ 家族にコミュニティの資源の情報を提供する（例：レスパイトケアや緊急の子どものケア，家事の支援，薬物乱用の治療，所得に応じた料金で受けられるカウンセリングサービス，食料支援，衣類の配給センター，家庭内暴力のための避難場所を提供している業者の住所や電話番号）

□ 虐待やネグレクトの所見が見受けられることを医師に知らせる

□ 適切な機関に虐待やネグレクトが疑われることを報告する

□ 被害を受け続けている親やリスクの高い子どもに家庭内暴力避難場所を紹介する

192　　Part 3　介入

☐ グループ支援のために，匿名の親支援グループを親に紹介する［適切な場合］

第 2 版：1996。改訂：2000，2013

参考文献

Asgeirsdottir, B. B., Sigfusdottir, I. D., Gudjonsson, G. H., & Sigurdsson, J. F. (2011). Associations between sexual abuse and family conflict/violence, self-injurious behavior, and substance use: The mediating role of depressed mood and anger. *Child Abuse and Neglect, 35*(3), 210-219.

Bylander, M., & Kydd, J. (2008). Violence to children, definition and prevention of. In L. Kurtz (Ed.), *Encyclopedia of violence, peace, and conflict* (2nd. ed., pp. 2318-2330). Academic Press.

Cowen, P. S. (2006). Child maltreatment: Developmental and health effects. In P. S. Cowen & S. Moorhead (Eds.), *Current issues in nursing* (7th ed., pp. 684-701). Mosby Elsevier.

Cowen, P. S. (2006). Child neglect prevention: The pivotal role of nursing. In P. S. Cowen & S. Moorhead (Eds.), *Current issues in nursing* (7th ed., pp. 702-726). Mosby Elsevier.

Dubowitz, H., Kim, J., Black, M., Weisbart, C., Semiatin, J., & Magder, L. (2011). Identifying children at high risk for a child maltreatment report. *Child Abuse and Neglect, 35*(2), 96-104.

Scannapieco, M., & Connell-Carrick, K. (2005). *Understanding child maltreatment: An ecological and developmental perspective.* Oxford University Press.

6408	**虐待からの保護支援：信仰**
	Abuse Protection Support: Religious

定義：支配的で危険性の高い宗教関係や宗教行動の明確化と身体的・性的・精神的な危害や搾取を予防すること

行動

☐ 宗教的発達の障害や変更，精神的または感情的な障害，抑うつ，薬物乱用，社会資源の不足，経済的な問題により宗教的な指導者に依存している人を特定する

☐ 他人から宗教的な遍歴をコントロールされた経験のある人の行動や思考，感情の型を特定する

☐ 身体的虐待や精神的虐待，搾取，過度な宗教依存の徴候がみられないか確認する

☐ 虐待が疑われることを適切な教会や法的な機関に報告する

☐ 健康的な方法で所属やケア，超越のニーズに合わせるのに役立つ宗教的に機能しているネットワークをもっているか確認する

☐ 本人が望み，快適に感じる場合，本人および家族や教会員の癒しのために祈りや癒しのサービスを提供する

☐ 宗教的な「安全」や個人やグループの支援に適う資源をみつけだす援助をする

☐ 定期的に人間関係の支援を行う［必要な場合］

☐ 個人のニーズに合わせ適切な宗教カウンセリングを紹介する

☐ 被害を受けた個人に対して，許しの利点に関するリソースを提供する［適切な場合］

☐ オカルトや悪魔的な儀礼虐待が疑われる場合，専門家に紹介する

☐ 組織の方針に従い，かかわりを記録する

第 3 版：2000。改訂：2024

参考文献

Davis, M., & Johnson, M. (2021). Exploring black clergy perspectives on religious/spiritual related domestic violence: First steps in facing those who wield the sword abusively. *Journal of Aggression, Maltreatment & Trauma, 30*(7), 950-971. https://doi.org/10.1080/10926771.2020.1738615

Dayan, H. (2018). Sexual abuse and charismatic cults. *Aggression & Violent Behavior, 41*, 25-31. https://doi.org/10.1016/j.avb.2018.04.004

Oakley, L., Kinmond, K., & Humphreys, J. (2018). Spiritual abuse in Christian faith settings: Definition, policy and practice guidance. *Journal of Adult Protection, 20*(3), 144-154. https://doi.org/10.1080/10926771.2011.627914

Proctor, M-T., Cleary, M., Kornhaber, R., & McLean, L. (2019). Christians with chronic complex trauma and relationally focused spiritual difficulties: A conversational model perspective. *Journal of Spirituality in Mental Health, 21*(2), 77-110. https://doi.org/10.1080/19349637.2018.1460228

Videbeck, S. H. (Ed.). (2020). *Psychiatric-mental health nursing* (8th ed.). Lippincott Williams & Wilkins.

7660	**救急カートチェック**

Emergency Cart Checking

定義：定期的に救急カートの総点検と補充を行うこと

行動

□ 救急カート使用開始時やチェックの機会ごとに，器具や物品がカートのデザインに合わせて使いやすく収納・配置されていることを確認する

□ 救急カートの器具と指定された器具リストの内容が合っていることを比較して確認する

□ 指定されたすべての器具と物品を救急カートに収納・配置する

□ 不足や期限切れの物品・器具の補充・交換を行う

□ ラテックスフリー製品がすぐに使用できる場所に収納されていることを確認する **［施設のプロトコルに従って］**

□ 器具を試用し問題なく作動することを確認する（喉頭鏡を組み立て電球が点くかどうかをチェックする等）**［適応がある場合］**

□ 除細動器が常にコンセントに接続され，充電されていることを確認する

□ 低い電圧（200ジュール未満）での放電試験を含め，除細動器をテストする **［施設や機器のプロトコルに従って］**

□ 器具の清掃を行う **［必要な場合］**

□ すべての物品と薬剤の使用期限を確認する

□ 救急カートチェックの記録をとる **［施設の方針に従って］**

□ 工学技術やガイドラインの更新に合わせて，器具・物品・薬剤の入れ替えをする

□ 救急カートの物品・器具・患者情報の保護対策を確認する（例：医療保険の相互運用性と説明責任に関する法律（HIPAA法））**［施設のプロトコルや行政上の規定に従って］**

□ 新しい看護スタッフに救急カートの適切なチェック手順を指導する

第2版：1996。改訂：2008

参考文献

American Association of Critical-Care Nurses. (2006). *Core curriculum for critical care nursing*. In J. G. Alspach (Ed.), (6th ed.). Saunders Elsevier.

American Heart Association. (2005). 2005 American Heart Association guidelines for cardiopulmonary resuscitation and emergency cardiovascular care. *Circulation, 112*(24 Suppl. 1), IV-1-IV-211.

American Heart Association. (2005). Electric therapies: Automated external defibrillators, defibrillation, cardioversion, and pacing. *Circulation, 112*(24 Suppl.), IV-35-IV-46.

Bernstein, M. L. (1998). Latex-safe emergency cart products list. *Journal of Emergency Nursing, 24*(1), 58-61.

DeVita, M. A., Schaefer, J., Lutz, J., Dongilli, T., & Wang, H. (2004). Improving medical crisis team performance. *Critical Care Medicine, 32*(2 Suppl.), S61-S65.

McLaughlin, R. C. (2003). Redesigning the crash cart: Usability testing improves one facility's medication drawers. *American Journal of Nursing, 103*(4). Hospital Extra: 64A, 64D, 64G-H.

Misko, L., & Molle, E. (2003). Beyond the classroom: Teaching staff to manage cardiac arrest situations. *Journal for Nurses in Staff Development, 19*(6), 292-296.

Shanaberger, C. J. (1988). Equipment failure is often human failure. *Journal of Emergency Medical Services, 13*(1), 124-125.

Wiegand, D., & Carlson, K. (Eds.). (2005). *AACN procedure manual for critical care* (5th ed.). Elsevier Saunders.

194　　Part 3　介入

6200	救急ケア
	Emergency Care

定義：緊急時において評価と治療手段を提供すること

行動

- ☐ 救急医療システムを作動させる
- ☐ 自動体外式除細動器（AED）を手に入れる，もしくは，誰かが AED を取りに行っていることを確実にする [**可能かつ適切な場合**]
- ☐ 複数の犠牲者がいる場合，最も重症の患者の救命行動を開始する
- ☐ 適切な対処を決定するために反応のない患者の評価をする
- ☐ 心停止の徴候や症状がないか確認する
- ☐ 呼吸停止や異常呼吸，無反応の場合，援助を要請する
- ☐ 他の人に援助を依頼するように説明する [**必要な場合**]
- ☐ ケア時の感染リスクを軽減するため，予防策をとる
- ☐ AED を装着し，特定の行動をとる [**適切な場合**]
- ☐ 迅速な除細動を確実に行う [**適切な場合**]
- ☐ 成人には胸骨圧迫，小児には胸骨圧迫と人工呼吸といった心肺蘇生法を行う [**適切な場合**]
- ☐ 圧迫と圧迫の間で胸部が完全に戻るようにし，圧迫を中断しないようにし，過度な換気を避けて，特定の速さと深さで 30 回胸部圧迫を開始する [**適切な場合**]
- ☐ 胸骨圧迫停止とショックを与える間の時間が最小限になるようにする [**適応がある場合**]
- ☐ 心停止の原因として最も可能性の高いものに合わせて救命行動を実施する（例：心臓性，呼吸性）
- ☐ 気道を確保し，維持する
- ☐ 深刻な呼吸障害の徴候や症状がないか確認する（例：気胸やフレイルチェスト）
- ☐ 30 回の胸骨圧迫後に 2 回人工呼吸を行う [**適切な場合**]
- ☐ ハイムリック法を行う [**適切な場合**]
- ☐ 高齢者や小児の年齢に合わせたケアを行う
- ☐ 深刻な血行動態の障害の徴候や症状がないか確認する（例：動脈外傷，動脈破裂）
- ☐ 出血を軽減，最小限に抑える方法を開始する（例：圧迫や包帯での圧迫，体位を整える）
- ☐ ショックの管理方法を開始する（例：血液還流を最適化する体位，医療用抗ショックズボンの着用）[**必要な場合**]
- ☐ 出血の量と性状を観察する
- ☐ バイタルサインをモニタリングする [**適切かつ必要な場合**]
- ☐ 神経状態の障害の徴候や症状がないか確認する（例：麻痺や知覚障害，便や尿失禁）
- ☐ 適切な道具や方法を使い，頭部や脊髄の損傷が疑われる患者を固定する（頸椎カラーを装着する，患者の身体をねじらないように動かす，バックボードの上に仰臥位にして患者を移動する）
- ☐ 患者の身体の一部または全体を適切な位置に整える（例：虫刺され部位は心臓より低い位置にする，毒物の摂取やアルコールや薬物中毒では左側臥位にする）
- ☐ 骨折部位・大きな創傷・損傷部位を固定する
- ☐ 適切な方法かつボディメカニクスを使用して患者だけを動かす [**必要な場合**]
- ☐ 低血糖の徴候と症状を観察する（例：ふるえ，頻脈，悪寒，冷汗，眠気，めまい，霧視，混乱）
- ☐ 意識レベルを観察する
- ☐ 患者を寒い場所から移動させる
- ☐ 濡れた衣類を脱がせる
- ☐ 発熱している患者を直射日光や熱源から移動させる
- ☐ 患者に風を送り，冷たい水分を経口摂取させる [**必要な場合**]

Part 3　介入　**195**

□ メディカルアラートタグがないか確認する
□ 薬剤を投与する（例:ニトログリセリン，気管支拡張剤，活性炭，インスリン，アドレナリン，抗毒血清）
　[**必要な場合**]
□ 患者やその場にいた他の人から事故の状況を確認する
□ 自動車事故の種類と固定具の使用を決定する[**適切な場合**]
□ 外傷の正確な原因を確認する[**適切な場合**]
□ 薬剤の過剰摂取や他の薬剤が含まれているのか確認する
□ 毒物や有毒な物質が含まれているのか確認する
□ 患者が摂取したと疑われる薬剤を治療機関へ渡す[**適切な場合**]
□ 中毒管理センターへ連絡し，指示されたように治療を行う
□ 希死念慮のある患者を1人にしない
□ 患者や家族に安心できるような声掛けや精神的な支援を行う
□ 継続中の治療を援助し，生命を脅かす状況に関連する情報を他のヘルスケア提供者に提供する
□ 医療付きの移動手段の調整をする[**適切な場合**]
□ バックボードを使用して，移動をする[**適切な場合**]

第1版：1992。改訂：2013

き

参考文献

Carlson, K. (2009). *Advanced critical care nursing*. Saunders Elsevier.
Emergency Nurses Association. (2005). *Sheehy's manual of emergency care* (6th ed.). Mosby Elsevier.
Emergency Nurses Association. (2007). *Emergency nursing core curriculum* (6th ed.). Saunders Elsevier.
Field, J., Hazinski, M., Sayre, M., Chameides, L., Schexnayder, S., Hemphill, R., Samson, R. A., Kattwinkel, J., Berg, R. A., Bhanji, F., Cave, D. M., Jauch, E. C., Kedenchuk, P. J., Newmar, R. W., Peberdy, M. A., Perlma, J. M., Sinz, E., Travers, A. H., Berg, M. D., Billi, J. B., & Hoek, T. (2010). Part 1: Executive summary: 2010 American Heart Association guidelines for cardiopulmonary resuscitation and emergency cardiovascular care. *Circulation, 122*(18 Suppl. 3), S640-S656.
Hazinski, M. F. (2010). *Highlights of the 2010 American Heart Association guidelines for CPR and ECC*. American Heart Association.
Hickey, J. (2009). *The clinical practice of neurological and neurosurgical nursing* (6th ed.). Lippincott Williams & Wilkins.
McQuillan, K. A., Makic, M. B., & Whalen, E. (2009). *Trauma nursing: From resuscitation through rehabilitation* (4th ed.). Saunders Elsevier.
Wiegand, D. (2011). *AACN procedure manual for critical care* (6th ed.). Elsevier Saunders.

5622	**教育：安全な性行為**
	Teaching: Safe Sex

定義：性行為において，防護方法に関連した指導を行うこと

行動

□ 過去の性的パートナーの人数，性交の頻度，過去の性感染症に対する治療を含む性に関する経緯を得る
□ 人間の生殖に関する解剖学と生理学について患者を指導する
□ 性感染症（STI）と妊娠について患者を指導する[**必要な場合**]
□ 性感染症（STI）のリスクを高める要因について患者を指導する（例：無防備な性交渉，生殖器の粘膜の増大（腫れ），性的接触数の増加，生殖器痛の存在，進行した疾患，月経中の性交）
□ さまざまな性的防護方法に関連した患者の知識，理解，動機づけ，関与について話し合う
□ 有効性，副作用（有害でないものも含む），禁忌，ヘルスケア専門職に報告すべき徴候と症状を含む，性交とオーラルセックスに対する性的防護方法について話し合う（例：薬物不使用，バリア，ワクチン接種，ホルモン療法，子宮内避妊具，禁欲，避妊手術）
□ 性的防護策の選択に関連した宗教的，文化的，発達的，社会経済的，個人的な考えについて話し合う
□ 複数の性交相手をもつことによる影響に関連した正確な情報を提供する

196 Part 3 介入

- □ 体内への挿入や体液の交換を避けるといった，リスクの低い性行為を患者へ指導する
- □ 清潔の重要性や水溶性潤滑剤の使用，感染の感受性を下げる性交後の排尿について患者を指導する
- □ 正しいコンドームの使用について患者を指導する（例：どのように選び，よい状態を維持し，装着し，取り外すのか）
- □ 性的防護のための製品を患者へ提供する（例：コンドーム，デンタルダム（歯科用ゴムシートをオーラルセックス用に改良したもの））
- □ 定期的な検査を受け，性感染症（STI）の徴候と症状があればヘルスケア提供者へ報告するよう患者に勧める
- □ パートナーと一緒に性的な経験の経過と安全な性行為の実践について話し合うよう患者に勧める
- □ 性感染症（STI）と診断された場合，性的パートナーに知らせることの重要性について患者と話し合う
- □ 安全な性行為の教育に影響を及ぼす対象集団の要因を考慮する（例：文化的に合致した介入，民族にふさわしい教育者）
- □ 疎外されたり地理的に孤立したりしている集団に届くようにソーシャルネットワークを活用する（例：インターネット，電話）

第 1 版：1992。改訂：2013

参考文献

Paranjape, A., Bernstein, L., St., George, D. M., Doyle, J., Henderson, S., & Corbie-Smith, G. (2006). Effect of relationship factors on safer sex decisions in older inner-city women. *Journal of Women's Health, 15*(1), 90-97.

Vergidis, P. I., & Falagas, M. E. (2009). Meta-analyses on behavioral interventions to reduce the risk of transmission of HIV. *Infectious Disease Clinics of North America, 23*(2), 309-314.

Ward, S. L., & Hisley, S. M. (2009). *Maternal-child nursing care: Optimizing outcomes for mothers, children, & families.* F.A. Davis.

Wilson, T. E., Hogben, M., Malka, E. S., Liddon, N., McCormack, W. M., Rubin, S. R., & Augenbraun, M. A. (2009). A randomized controlled trial for reducing risks for sexually transmitted infections through enhanced patient-based partner notification. *American Journal of Public Health, 99*(Suppl. 1), S104-S110.

5654	**教育：学童期の安全（6 ～ 12 歳）**
	Teaching: Middle Childhood Safety 6-12 Years

定義：学童期の子どものため安全促進の指導を行うこと

行動

- □ 特定されたニーズに応じた書面資料を提供する
- □ 適切なチャイルドシートの使用方法を指導し，子どもは後部座席に乗るべきであることを伝える
- □ 銃器の安全を実践，強化するよう教育する
- □「良い触れ合い，悪い触れ合い」を強化し，「ノー」と言う概念を強調して指導する
- □ 助けを求める方法について話し合うことを奨励する
- □ 屋外にいるときは日焼け止めを使用するよう指導する
- □ 水の安全性を強化し，水泳教室を奨励するよう教育する
- □ 自転車やその他の非動力活動時のヘルメットのような，適切な安全装備使用を強化し，動力付き車両（例：全地形対応車，モペット，スノーモービル）の使用を控えるよう指導する
- □ スポーツ中の適切な安全装備（例：マウスガード，ヘルメット，目の保護具）を奨励するよう教育する
- □ 火災安全計画を立て，定期的に火災訓練を行うよう指導する
- □ 十分な監視を提供し，1 人にしないよう指導する
- □ 高リスク行動の徴候（例：薬物乱用，危険な関係）を監視するよう奨励する
- □ 子どものデジタルおよびソーシャルメディアの活動に精通し，コンピュータを家の中央に置き，ソーシャルメディアの安全について教えるよう通知する

Part 3　介入　**197**

□ 理解を確実にするためにティーチバックを用いる

第8版：2024

参考文献

Garzon Maaks, D. L., Barber Starr, N., Brady, M. A., Gaylord, N. M., Driessnack, M., & Duderstadt, K. (2021). *Burns' pediatric primary care* (7th ed.). Elsevier.

Hagan, J.F., Shaw, J.S., & Duncan, P.M. (2017). Bright futures: Guidelines for health supervision of infants, children, and adolescents (4th ed.). American Academy of Pediatrics.

Hockenberry, M. J., Wilson, D., & Rodgers, C. (2019). *Wong's nursing care of infants and children* (11th ed.). Elsevier.

Perry, S. E., Hockenberry, M. J., Lowdermilk, D. L., & Wilson, D. (2018). *Maternal child nursing care* (6th ed.). Elsevier.

Richardson, B. (2020). *Pediatric primary care: Practice guidelines for nurses* (4th ed). Jones & Bartlett Learning.

5652	**教育：学童期の栄養（6 ～ 12 歳）**
	Teaching: Middle Childhood Nutrition 6-12 Years

定義：学童期の子どものために栄養と食事に関する指導をすること

行動

□ 特定されたニーズに応じた書面資料を提供する

□ 健康的な食習慣の役割モデルを示す

□ 可能なかぎり家族で食事を続けるよう指導する

□ さまざまな健康的な食品を奨励するよう教育する

□ 健康的な食事と水分摂取の重要性を教えるよう指導する

□ 甘い食べものや飲みものを控えるか制限するよう奨励する

□ 食欲が変動することを予期するよう教える（例：成長期，活動レベルによる変化）

□ 満腹感の内的なサインに反応することを子どもに許すよう指導する

□ 子どもを食事の計画，食品ラベルの読み方を含む食料品の買い物，および食事の準備に参加させるよう奨励する

□ 子どもにフッ素入り歯みがき粉で1日2回歯をみがくよう教育する

□ 減量のためのダイエットの危険性について指導する

□ 理解を確実にするためにティーチバックを用いる

第8版：2024

参考文献

Garzon Maaks, D. L., Barber Starr, N., Brady, M. A., Gaylord, N. M., Driessnack, M., & Duderstadt, K. (2021). *Burns' pediatric primary care* (7th ed.). Elsevier.

Hagan, J.F., Shaw, J.S., & Duncan, P.M. (2017). Bright futures: Guidelines for health supervision of infants, children, and adolescents (4th ed.). American Academy of Pediatrics.

Hockenberry, M. J., Wilson, D., & Rodgers, C. (2019). *Wong's nursing care of infants and children* (11th ed.). Elsevier.

Perry, S. E., Hockenberry, M. J., Lowdermilk, D. L., & Wilson, D. (2018). *Maternal child nursing care* (6th ed.). Elsevier.

Richardson, B. (2020). *Pediatric primary care: Practice guidelines for nurses* (4th ed). Jones & Bartlett Learning.

Part 3　介入

5650	教育：学童期の発達（6 ～ 12 歳）

Teaching: Middle Childhood Development 6-12 Years

定義：学齢期の子どもの身体的，認知的，社会的成長を促進するための適切な活動に関する指導

行動

□ 特定されたニーズに応じた書面資料を提供する

□ 家族のルールを確立し，一貫して実践するよう指導する

□ 体罰を避けるよう教育する

□ スクリーンタイムを1日1～2時間の最小限にするよう指導する

□ 1日1時間以上の身体活動を奨励するよう伝える

□ 物語を読むこと，子どもに音読を奨励するよう指導する

□ 一定した就寝時間を維持するよう奨励する

□ 睡眠を促進するために，子どもの寝室から電子機器（テレビ，携帯電話，コンピュータ等）を取り除くよう指導する

□ 達成したことに対して賞賛を奨励する

□ 肯定的な身体イメージと自尊心を促進するよう指導する

□ 道徳的および社会的な行動の模範となるよう教育する

□ 対立の解決および怒りのマネジメントのスキルを教えるよう通知する

□ 幻想や想像力を使った遊びを促進し，奨励するよう指導する

□ 思春期について子どもに教育し，正直で，年齢に適した話し合いを奨励するよう促す

□ 性について子どもに教育し，正直で，年齢に適した話し合いを奨励するよう指導する

□ 子どもたちの間で競争ではなく協力を促すよう指導する

□ 能力，自立，自己責任を奨励するよう教育する

□ 年齢に応じた家事，責任，特権を割り当てるよう指導する

□ 健康的な趣味や，フィットネスと運動技能の発達を促進する活動を奨励するよう情報提供する

□ 理解を確実にするためにティーチバックを用いる

第8版：2024

参考文献

Garzon Maaks, D. L., Barber Starr, N., Brady, M. A., Gaylord, N. M., Driessnack, M., & Duderstadt, K. (2021). *Burns' pediatric primary care* (7th ed.). Elsevier.

Hagan, J.F., Shaw, J.S., & Duncan, P.M. (2017). Bright futures: Guidelines for health supervision of infants, children, and adolescents (4th ed.). American Academy of Pediatrics.

Hockenberry, M. J., Wilson, D., & Rodgers, C. (2019). *Wong's nursing care of infants and children* (11th ed.). Elsevier.

Perry, S. E., Hockenberry, M. J., Lowdermilk, D. L., & Wilson, D. (2018). *Maternal child nursing care* (6th ed.). Elsevier.

Richardson, B. (2020). *Pediatric primary care: Practice guidelines for nurses* (4th ed). Jones & Bartlett Learning.

5649	教育：感染制御

Teaching: Infection Control

定義：感染症の獲得と伝播を最小限に抑えるか排除するための指導

行動

□ 感染症の獲得および伝播に関する現在の知識レベルを確認する

□ 感染リスクを増加させる既存の健康状態について指導する

Part 3　介入　　**199**

- □ 現在の感染予防対策を確認する
- □ 石けんと水またはアルコールベースの消毒剤を使用して手をきれいにするよう指導する
- □ 手指消毒剤を使用した後は，手をすすいだり拭き取ったりしないようにする
- □ 介護者の手洗いについて尋ねるよう奨励する（例：介護者が部屋や家に入る際に手を洗ったかどうか）
- □ 自宅や医療現場で自分を守るために，いつ手を洗うか指導する（例：食事の準備の前・中・後，食事の前，トイレ使用後，ペットやペット製品・ペットの排泄物に触れた後，ゴミを扱った後，病気の人に触れる前後）
- □ 適切な技術と理解を確認するために，観察の下で手洗いを行うことを奨励する
- □ 病気の人との密接な接触を避けるよう助言する
- □ 病気のときは家にいて，旅行を避けるよう助言する
- □ 洗っていないカップ，皿，または器具を共有したり，再利用しないよう助言する（お湯と石けんで洗うこと）
- □ 15分以上放置された水を飲まないよう助言する
- □ コミュニティで呼吸器感染症が増加している期間には，マスクの使用とソーシャルディスタンス（例：同居していない他者と少なくとも1～2m離れる）を守るよう助言する
- □ 咳やくしゃみをするときはティッシュで口と鼻を覆うよう指導する
- □ 使用後のティッシュは最寄りのゴミ箱に捨てるよう指導する
- □ 呼吸器分泌物や汚染されたものや素材に接触した後は，手洗いを行うよう指導する
- □ 虚弱な人やリスクの高い人，その家族には，ソーシャルディスタンスがとれない場合には人混みや集まりを避けるよう指導する
- □ 日常的な身体の衛生について指導する（例：毎日入浴し，脇の下，鼠径部，生殖器，肛門周辺を1日2回洗う）**［適応がある場合］**
- □ 歯ブラシを週に2回清潔にするよう指導する
- □ できるだけ目，鼻，口に触れないよう助言する
- □ 特に誰かが病気の場合には，自宅，職場，学校で頻繁に触れる表面を清潔にし，消毒するよう助言する
- □ 深呼吸や咳嗽を奨励する**［適切な場合］**
- □ 適切な栄養と水分摂取を促進する
- □ 安全な食品保存と準備を促進する
- □ 水分摂取を奨励する**［適切な場合］**
- □ 休息を奨励する
- □ 抗生物質は処方どおりに服用し，飲み切るよう指導する
- □ 感染の徴候と症状，およびいつ医療従事者に連絡するべきかを指導する
- □ 感染を避ける方法を指導する
- □ もし感染性の病原体を保有している場合は，地域の公衆衛生ガイドラインに従って自己隔離するよう指導する
- □ 確認された感染者に接触した場合は，地域の公衆衛生ガイドラインに従って隔離するよう指導する
- □ 感染症に対する予防接種を受けるよう奨励する

第8版：2024

参考文献

Carrico, R. M., Garrett, H., Balcom, D., & Burton-Glowicz, J. (2019). Infection prevention and control core practices: A roadmap for nursing practice. *The Nurse Practitioner, 44*(3), 50-55.

Cochrane, J., & Jersby, M. (2019). When to wear personal protective equipment to prevent infection. *British Journal of Nursing, 28*(15), 982-984.

Munoz-Figueroa, G. P., & Ojo, O. (2018). The effectiveness of alcohol-based gel for hand sanitizing in infection control. *British Journal of Nursing, 27*(7), 382-388.

Patel, P. K., Popovich, K. J., Collier, S., Lassiter, S., Mody, L., Ameling, J. M., & Meddings, J. (2019). Foundational elements of infection prevention in the STRIVE curriculum. *Annals of Internal Medicine, 171*(7), S10-S19.

Perry, A. G., Potter, P. A., Ostendorf, W., & Laplante, N. (2021). *Clinical nursing skills and techniques* (10th ed.). Elsevier.

Prior, M., Delac, K., Melone, D., & Laux, L. (2020). Determining nursing education needs during a rapidly changing COVID-19 environment. *Critical Care Nursing Quarterly, 43*(4), 428-450.

Ridley, N. (2020). Effective hand hygiene: Wash your hands and reduce the risk. *British Journal of Nursing, 29*(1), 10.

Wilson, B. J., Zitella, L. J., Erb, C. H., Foster, J., Peterson, M., & Wood, S. K. (2018). Prevention of infection: A systematic review of evidence-based practice interventions for management in patients with cancer. *Clinical Journal of Oncology Nursing, 22*(2), 157-168.

Windle, M. (2018). Pretty please, wash your hands!. *Med-Surg Matters, 27*(3), 9-10.

5606	教育：個人

Teaching: Individual

定義：患者の特定のニーズに備えるために設計された教育プログラムを企画，実施，評価すること

行動

- ☐ ラポール（信頼関係）を構築する
- ☐ 教育者としての信頼を構築する [**適切な場合**]
- ☐ 患者の教育ニーズを明らかにする
- ☐ 患者のレディネス（学習準備状態）を明らかにする
- ☐ 現在の患者の知識レベルと内容の理解度を評価する
- ☐ 患者の教育レベルを評価する
- ☐ 患者の認知的，精神運動的，情動的能力または障害を評価する
- ☐ 特定の情報を学習する患者の能力を明らかにする（例：発達レベル，生理学的状態，見当識，疼痛，倦怠，基本的欲求が満たされていない，情動状態，疾患の受け止め）
- ☐ 特定の情報を学習する患者の意欲を明らかにする（例：健康に対する信念，過去のコンプライアンス違反，ヘルスケアまたは学習に対する不快な経験，矛盾した目標）
- ☐ 患者のレディネス（学習準備状態）を強化する [**適切な場合**]
- ☐ 患者と一緒に共同的で現実的な学習目標を設定する
- ☐ 目標到達に必要な学習目標を明確にする
- ☐ 情報を提示する順序を明確にする
- ☐ 患者の学習姿勢を評価する
- ☐ 適切な教育方法と方略を選定する
- ☐ 適切な教育資料を選定する
- ☐ 適切な場合，指導用パンフレット，ビデオ，オンライン資料を提供する
- ☐ 患者の認知，精神運動機能，情動能力または障害に合わせて学習内容を調整する
- ☐ 学習を促進するために指導法を調整する [**適切な場合**]
- ☐ 学習を進める環境を提供する
- ☐ 患者を指導する [**適切な場合**]
- ☐ 患者が定められた目標への達成を評価する
- ☐ 行動を強化する [**適切な場合**]
- ☐ 情報の解釈の誤りを訂正する [**適切な場合**]
- ☐ 懸念についての質問をし，話し合うための時間を患者に提供する
- ☐ 前回の教育方法または方略が効果的でなかった場合，新たな方略を選択する
- ☐ 学習目標にふさわしい専門家や施設を患者に紹介する [**適切な場合**]
- ☐ 提示された内容，提供された文書資料，および情報に対する患者の受容と理解または患者の学習への取り組みを恒久的な医療記録に記載する

Part 3　介入　**201**

□ 家族を参加させる［**適切な場合**］

第 1 版：1992。改訂：2013

参考文献

Falvo, D. R. (2011). *Effective patient education: A guide to increased adherence.* Jones & Bartlett.

Friedman, A. J., Cosby, R., Boyko, S., Hatton-Bauer, J., & Turnbull, G. (2011). Effective teaching strategies and methods of delivery for patient education: A systematic review and practice guideline recommendations. *Journal of Cancer Education, 26*(1), 12-21.

Garvey, N., & Noonan, B. (2011). Providing individualized education to patients post myocardial infarction: A literature review. *British Journal of Cardiac Nursing, 6*(2), 73-79.

Potter, P. A., & Perry, A. G. (2009). *Fundamentals of nursing* (7th ed.). Mosby Elsevier.

5602	**教育：疾患経過**
	Teaching: Disease Process

定義：具体的な疾患経過に関する情報を理解できるよう支援すること

行動

□ 具体的な疾患経過に関する現在の知識レベルを評価する

□ 学習の最良の方法を決める

□ 疾患の病態生理と解剖や生理との関連を，個人の理解のレベルに応じて説明する［**適切な場合**］

□ 疾患の一般的な徴候と症状を説明する［**適切な場合**］

□ 症状を管理するためすでに行ってきたことを説明する

□ 疾患経過を説明する［**適切な場合**］

□ 可能性のある病因を明確にする［**適切な場合**］

□ 身体状態についての情報を提供する［**適切な場合**］

□ 個人の身体状態の変化を明確にする

□ 根拠のない保証は避ける

□ 予後と身体状態について実際の情報を提供する［**適切な場合**］

□ 経過についての情報を家族と重要他者へ提供する［**適切な場合**］

□ 入手可能な診断方法についての情報を提供する［**適切な場合**］

□ 将来起こりうる合併症の予防や疾患経過をコントロールするために必要となる可能性のあるライフスタイルの変容について話し合う

□ 治療と処置の選択について話し合う

□ 管理，治療や処置を推奨する根拠を説明する

□ 他の選択肢を探す／セカンドオピニオンが受けられるよう支援する［**適切あるいは適応がある場合**］

□ 可能性のある慢性的な合併症について説明する［**適切な場合**］

□ 疾患の症状と健康のアウトカムを改善するための自己管理と行動変容を奨励する

□ 症状を管理または最小に抑える方法を指導する［**適切な場合**］

□ 利用可能な資源とサポートを探す［**適切な場合**］

□ コミュニティ内の機関やサポートグループに照会する［**適切な場合**］

□ ヘルスケア提供者へ報告すべき徴候や症状について指導する［**適切な場合**］

□ 合併症が起こった場合に連絡をする電話番号を教える

□ 他のヘルスケアチームメンバーから提供された情報を強化する［**適切な場合**］

□ 理解を確実にするためにティーチバックを用いる

第 1 版：1992。改訂：2000, 2004, 2024

参考文献

Bastable, S. B. (2020). *Nurse as educator: Principles of teaching and learning for nursing practice* (5th ed.). Jones & Bartlett Publishers.

Browne, K., Divilly, D., McGarry, M., Sweeney, C., & Kelly, M. E. (2017). Chronic disease management—The patient's perspective. *Irish Medical Journal, 110*(2), 511.

Brady, T. J., Ledsky, R., Lafontant, B., & Baker, T. N. (2018). Marketing selfmanagement education: Lessons on messaging and framing. *American Journal of Health Behavior, 42*(5), 3-20. https://doi.org/10.5993/AJHB.42.5.1

Lam, C. K., Copel, L. C., & Deveneau, L. (2021). Nurse faculty experiences teaching chronic illness self-management concepts. *Nursing Education Perspectives, 32*(4). https://doi.org/10.1097/01.NEP.0000000000000808

Poghosyan, L., Norful, A. A., Liu, J., & Friedberg, M. W. (2018). Nurse practitioner practice environments in primary care and quality of care for chronic diseases. *Medical Care, 56*(9), 791-797. https://doi.org/10.1097/MLR.0000000000000961

5604	**教育：集団**

Teaching: Group

定義：同じ健康状態を経験している患者グループのための教育プログラムを展開，実施，評価すること

行動

- ☐ プログラムの必要性を確立する
- ☐ 学習に適した環境を提供する
- ☐ 家族や重要他者を参加させる［**適切な場合**］
- ☐ 行政の支援と予算を確定する
- ☐ 施設内において企画委員会や諮問委員会を立ち上げ，プログラムの実際的な成果に寄与する資源を調整し，プログラムへの関与を確保できるよう討論の場を提供する
- ☐ コミュニティの資源を活用する［**適切な場合**］
- ☐ 潜在的な対象となる患者層を明確にする
- ☐ プログラムの目標を記載し，学習目的とともに主な内容領域を書き出す
- ☐ 教育に責任があるコーディネーターに対して職務内容を記述した書類を作成する
- ☐ コーディネーターを選定する
- ☐ 会議での行動に関する基本ルールを確立する
- ☐ グループメンバーにとって最適な学習方法を決定する
- ☐ 入手可能な教育資料を検分する
- ☐ 新しい教育資料を開発する［**適切な場合**］
- ☐ 実行可能な教育方略，教育資料，学習活動の一覧表を作成する
- ☐ 教育者を訓練する［**適切な場合**］
- ☐ 教育プログラムに関して，スタッフを教育する［**適切な場合**］
- ☐ スタッフと個人に対して，教育セッションやクラスの日付，時間，場所を含むスケジュール表を提供する［**適切な場合**］
- ☐ 最大定員に達するのに適切な日にちと時間を決定する
- ☐ 成果を公表するために告示文書やメモを準備する［**適切な場合**］
- ☐ グループの規模と能力をコントロールする［**適切な場合**］
- ☐ 教育プログラムとその達成目標に関して，参加者にオリエンテーションを行う
- ☐ 特別な学習ニーズに備える（例：アクセスのしやすさ，携帯酸素）［**適切な場合**］
- ☐ グループの学習ニーズや特性に合った教育方法や資料を適応する［**適切な場合**］
- ☐ グループ指導を行う
- ☐ プログラムに対する進捗と内容の習熟度を評価する
- ☐ 恒久的な医療情報に進捗を記載する［**適応がある場合**］

Part 3 介入　**203**

□ 学習効果を拡大するために教育方略と学習活動を修正する［**必要であれば**］
□ プログラムを評価するための評価用紙を提供する
□ さらなる個人指導を行う［**適切な場合**］
□ プログラムの目標の達成度を評価する
□ プログラムの目標の達成評価について企画委員会や諮問委員会へ通達する
□ プログラムを革新するために企画委員会や諮問委員会において総括的な評価会議を開く［**適切な場合**］
□ 学習目標に達成した人数を記録する
□ 学習目標にふさわしい専門家や機関に個人を紹介する［**適切な場合**］

第 1 版：1992。改訂：2000，2024

参考文献

Bastable, S. B. (2020). *Nurse as educator: Principles of teaching and learning for nursing practice* (5th ed.). Jones & Bartlett.

Fereidouni, Z., Sabet Sarvestani, R., Hariri, G., Kuhpaye, S. A., Amirkhani, M., & Kalyani, M. N. (2019). Moving into action: The master key to patient education. *The Journal of Nursing Research: JNR, 27*(1), 1-8. https://doi.org/10.1097/jnr.0000000000000280

Iriarte-Roteta, A., Lopez-Dicastillo, O., Mujika, A., Ruiz-Zaldibar, C., Hernantes, N., Bermejo-Martins, E., & Pumar-Mendez, M. J. (2020). Nurses' role in health promotion and prevention: A critical interpretive synthesis. *Journal of Clinical Nursing, 29*(21-22), 3937-3949. https://doi.org/10.1111/jocn.15441

Ross, A., Yang, L., Wehrlen, L., Perez, A., Farmer, N., & Bevans, M. (2019). Nurses and health-promoting self-care: Do we practice what we preach? *Journal of Nursing Management, 27*(3), 599-608. https://doi.org/10.1111/jonm.12718

5610　　　　　　　　　**教育：術前**

Teaching: Preoperative

定義：患者が手術と術後の回復期を理解し，精神的に備えるための患者の準備を援助すること

行動

□ 患者と家族に手術の予定日，時間，部位を伝える
□ 患者と家族に手術の予定所要時間を伝える
□ 患者の過去の手術体験，背景，文化，手術関連の知識のレベルを確認する
□ 手術に関連する患者と家族の不安を評価する
□ 懸念についての質問をし，話し合うための時間を患者に提供する
□ 術前に実施することを説明する（例：麻酔，食事，腸管準備，検査，排尿，皮膚の準備，点滴療法，衣服，家族の待機場所，手術室への移動）［**適切な場合**］
□ 術前投薬とその効果，薬剤を使用する根拠について説明する
□ 家族が手術結果を聞くために待つ場所を伝える［**適切な場合**］
□ 術後病棟や待機場所を案内する［**適切な場合**］
□ 手術と術後のケアにかかわるスタッフを患者に紹介する［**適切な場合**］
□ 患者にかかわるスタッフへの信頼を強化する［**適切な場合**］
□ 術中に聞こえる，におう，みえる，味わう，感じるものに関する情報を提供する
□ 使用できる疼痛のコントロール法について話し合う
□ 頻回に術後の評価をする目的を説明する
□ 術後に行う決まったこと（例：薬剤や呼吸療法，ライン類，機器類，弾性ストッキング，術衣，移動，食事，家族の面会）や使用するものおよびその目的を説明する
□ 患者に離床の方法を説明する［**適切な場合**］
□ 患者が実際に離床する能力を評価する［**適切な場合**］
□ 患者に固定方法，咳嗽，深呼吸の方法を説明する

204　　Part 3　介入

□ 切開部の固定や咳嗽，深呼吸を患者が実際にやる能力を評価する

□ 呼吸練習器の使い方を患者に説明する

□ 実際に患者が呼吸練習器を使用する能力を評価する

□ 下肢の運動法を患者に説明する

□ 患者が実際に下肢の運動をする能力を評価する

□ 早期離床と呼吸器ケアの重要性を強調する

□ 患者が療養生活において受けられる支援について伝える

□ 他の医療従事者から患者に与えられた情報の補足をする［適切な場合］

□ 患者の手術への期待度を測る

□ 手術への非現実的な期待を修正する［適切な場合］

□ 起こりうる出来事に対して備えるための時間を患者に提供する［適切な場合］

□ 特定の経験をコントロールすることを目的としたコーピング技法の使用について説明する（例：リラクセーションやイメージ法）［適切な場合］

□ 禁煙について患者に説明する［適切な場合］

□ 全体的アプローチや教材を使用して，患者の学習方法に合わせた方法で説明する［適切な場合］

□ 患者の教育に対する反応も含めて，記録に残す

第 1 版：1992。改訂：2013

参考文献

deWit, S. C. (2009). *Medical-surgical nursing: Concepts & practice*. Saunders Elsevier.

Kruzik, N. (2009). Benefits of preoperative education for adult elective surgery patients. *AORN Journal*, *90*(3), 381-387.

Lewis, S., Dirksen, S., Heitkemper, M., Bucher, L., & Camera, I. (2011). *Medical-surgical nursing: Assessment and management of clinical problems* (8th ed.). Elsevier Mosby.

Potter, P. A., Perry, A. G., Stockert, P. A., & Hall, A. M. (2013). *Fundamentals of nursing* (8th ed.). Elsevier Mosby.

Selimen, D., & Andsoy, II. (2011). The importance of a holistic approach during the perioperative period. *AORN Journal*, *93*(4), 482-490.

5618	**教育：処置または治療**
	Teaching: Procedures or Treatments

定義：処方された処置または治療について理解し，精神的に備えるために個人の準備をすること

行動

□ 学習の最良の方法を決定する

□ いつ，どこで処置や治療が実施されるのか情報提供する［適切な場合］

□ 処置や治療がどの程度の時間かかるのか情報提供する

□ 治療や処置を誰が実施するのか情報提供する

□ スタッフに対する信頼を強化する［適切な場合］

□ 処置や治療に関する以前の経験と知識レベルを明らかにする

□ 処置や治療の目的を説明する

□ 前処置や治療について説明する

□ 処置や治療について説明する

□ 施設の基準にのっとって，治療や処置についてのインフォームドコンセントを確認する［適切な場合］

□ 処置や治療の際，協力し参加する方法を指導する［適切な場合］

□ 処置や治療に関し小児の参画を奨励する

□ 治療や処置が行われる部屋と待合室に案内する［適切な場合］

□ 治療や処置にかかわるスタッフを紹介する［適切な場合］

Part 3 介入 **205**

□ 機器の必要性や機能を説明する（例：モニター装置）
□ 治療や処置の際の特別な手技の必要性について話し合う [**適切な場合**]
□ 治療や処置の際に聞こえる，におう，みえる，味わう，感じるものに関する情報を提供する
□ 治療や処置後のアセスメント／活動と根拠を説明する
□ 健康を回復する方法についての情報を提供する
□ 他のヘルスケアチームメンバーから提供された情報を強化する [**適切な場合**]
□ 起こりうる出来事に対して備えるための時間を提供する [**適切な場合**]
□ 体験することの具体的状況をコントロールするコーピング技法が利用できるよう指導する（例：リラクセーション法，イメージ法）[**適切な場合**]
□ 処置から子どもの気を紛らわせる遊びを提供する
□ 結果が得られる日時と場所，および誰がそれを説明するのかに関する情報を提供する
□ 処置や治療に対して何を期待するのかを明らかにする
□ 処置や治療に対する非現実的な期待は訂正する [**適切な場合**]
□ 代替処置の選択肢について話し合う [**適切な場合**]
□ 治療や処置に対する疑問，怖さ，認識を共有することを奨励する
□ 家族と重要他者に参加してもらう [**適切な場合**]
□ 理解を確実にするためにティーチバックを用いる

第 1 版：1992。改訂：2000，2024

参考文献

Bastable, S. B. (2020). *Nurse as educator: Principles of teaching and learning for nursing practice* (5th ed.). Jones & Bartlett.
Cutilli, C. C. (2020). Excellence in patient education: Evidence-based education that "sticks" and improves patient outcomes. *The Nursing Clinics of North America*, *55*(2), 267-282. https://doi.org/10.1016/j.cnur.2020.02.007
Fereidouni, Z., Sabet Sarvestani, R., Hariri, G., Kuhpaye, S. A., Amirkhani, M., & Kalyani, M. N. (2019). Moving into action: The master key to patient education. *The Journal of Nursing Research: JNR*, *27*(1), 1-8. https://doi.org/10.1097/jnr.0000000000000280
Keçeci, A., Toprak, S., & Kiliç, S. (2019). How effective are patient education materials in educating patients? *Clinical Nursing Research*, *28*(5), 567-582. https://doi.org/10.1177/1054773817740521
Kozier, B., Erb, G., Berman, A., & Snyder, S. (2020). Teaching. In *Fundamentals of nursing: Concepts, process, and practice* (11th ed., pp. 295-318). Pearson Education.
Pinchera, B., DelloIacono, D., & Lawless, C. A. (2018). Best practices for patient self-management: Implications for nurse educators, patient educators, and program developers. *Journal of Continuing Education in Nursing*, *49*(9), 432-440. https://doi.org/10.3928/00220124-20180813-09

5612 **教育：処方された運動**

Teaching: Prescribed Exercise

定義：処方されたレベルの運動を達成または維持するための，患者の準備

行動

□ 患者の現在の運動レベルと処方された運動の知識を評価する
□ 患者の背景および文化と同じように，生理学的および心理的な制限についても観察する
□ 処方された運動の目的と利点の情報を患者に提供する
□ 運動をゆっくりと，着実に増やすための目標を患者が設定できるように援助する
□ 運動前に鎮痛剤の使用や疼痛管理の代替方法について患者に指導する [**必要な場合**]
□ 処方された運動を実行する方法を患者に指導する
□ 運動への耐性を観察する方法を患者に指導する
□ 運動の記録をつけるように患者に指導する [**適切な場合**]
□ 身体状況に応じて，どのような運動が適切であるかという情報を患者に提供する

206　　Part 3　介入

□ 能力を過大評価することの危険性について患者に注意をする [適切な場合]
□ 極端な暑さと寒さの影響を患者に警告する [適切な場合]
□ エネルギーを節約する方法を患者に指導する [適切な場合]
□ 運動前後の正しいストレッチ方法と理論的根拠について，患者に指導する [適切な場合]
□ ウォームアップと運動の前後に冷却する方法とそうすることの重要性を患者に指導する [適切な場合]
□ よい姿勢とボディメカニクスについて，患者に指導する [適切な場合]
□ 起こりうる問題の徴候を，ヘルスケア提供者に報告するよう患者に指導する（例：痛み，めまい，および腫脹）
□ 患者が処方された運動を行っているのを観察する
□ 必要な技術の性能を容易にするために，使用可能な支援機器に関する情報を提供する [適切な場合]
□ 補助器具の組み立て，使用，およびメンテナンスを患者に指導する [適切な場合]
□ 日常生活のなかに運動療法を組み込めるよう患者を援助する
□ 患者が休息と活動の時間を適切に交互に行えるように援助する
□ 理学療法士，作業療法士，または運動生理学者に患者を紹介する [適切な場合]
□ 他のヘルスケアチームのメンバーによって提供された情報を強化する [適切な場合]
□ 継続的に参照するために，情報が書き込まれた文書または図を提供する
□ 悪い習慣が形成されるのを防止するために，頻繁なフィードバックを提供する
□ 家族に参加してもらう [適切な場合]
□ 運動と患者のコンプライアンスを高めるために，有効なコミュニティの資源とサポートグループに関する情報を提供する [適切な場合]
□ リハビリテーションセンターに患者を紹介する [適切な場合]

第 1 版：1992。改訂：2013

参考文献

Berman, A., Snyder, S., Kozier, B., & Erb, G. (2008). Activity and exercise. In *Kozier & Erb's fundamentals of nursing: Concepts, processes, and practice* (8th ed., pp. 1104-1162). Prentice Hall.

deWit, S. C. (2009). *Medical-surgical nursing: Concepts & practice*. Saunders Elsevier.

Perme, C., & Chandrashekar, R. (2009). Early mobility and walking program for patients in intensive care units: Creating a standard of care. *American Journal of Critical Care, 18*(3), 212-221.

Potter, P. A., Perry, A. G., Stockert, P. A., & Hall, A. M. (2013). *Fundamentals of nursing* (8th ed.). Elsevier Mosby.

Pryor, J. (2009). Coaching patients to self-care: A primary responsibility of nursing. *International Journal of Older People Nursing, 4*(2), 79-88.

5614	**教育：処方された食事**

Teaching: Prescribed Diet

定義：処方された食事に正しく従うための患者の準備

行動

□ 処方された食事に関する患者の現在の知識レベルを評価する
□ 患者の好きな食事や現在の食習慣，現在と過去の食事パターンを評価する
□ 処方された食事に従う患者の意欲に影響する可能性のある，患者と家族の視点，文化的背景，その他の要因を明らかにする
□ 食品の購入に影響を与える可能性のある経済的制約を明らかにする
□ 処方された食事療法の正式名称を患者に指導する
□ 全体的な健康に対する，ダイエット順守の目的を説明する
□ ダイエットの継続期間についての情報を患者に提供する
□ 食事日記を維持する方法について患者に指導する [適切な場合]

Part 3 介入 **207**

□ 許可食品と禁止食品を患者に指導する

□ 可能性のある薬物と食物の相互作用の情報を患者に提供する［**適切な場合**］

□ 処方された食事に患者の好みが取り入れられるように援助する

□ お気に入りの調理法に合わせて処方された食事を用意するために，食材の代用について患者を援助する

□ ラベルを読み，適切な食品を選択する方法について患者を指導する

□ 処方された食事に適切な食品を患者が選択できているか観察する

□ 適切な食事を計画する方法について，患者に指導する

□ 食事プランを文書にして提供する［**適切な場合**］

□ 食事と合ったレシピを含む料理本を勧める［**適切な場合**］

□ 他のヘルスケアチームのメンバーによって提供された情報を強化する［**適切な場合**］

□ 継続的な観察の重要性，食事ケアプランの追加変更が必要になるかもしれないニーズ変化の重要性を強化する

□ 栄養士に患者を紹介する［**適切な場合**］

□ 家族に参加してもらう［**適切な場合**］

第 1 版：1992。改訂：2013

参考文献

deWit, S.C. (2009). Medical-surgical nursing: Concepts and practice. Saunders Elsevier.
Dossey, B. M., & Keegan, L. (2009). *Holistic nursing: A handbook for practice* (5th ed.). Jones & Bartlett.
Dudek, S. G. (2007). *Nutrition essentials for nursing practice* (5th rev ed.). Lippincott Williams & Wilkins.
Lewis, S., Dirksen, S., Heitkemper, M., Bucher, L., & Camera, I. (2011). *Medical-surgical nursing: Assessment and management of clinical problems* (8th ed.). Elsevier Mosby.
Potter, P. A., Perry, A. G., Stockert, P. A., & Hall, A. M. (2013). *Fundamentals of nursing* (8th ed.). Elsevier Mosby.

5616	**教育：処方された薬剤**

Teaching: Prescribed Medication

定義：処方された薬剤を安全に使用し，その効果を確かめるための個人の準備

行動

□ 処方薬，非処方薬，食事およびハーブサプリメントを含むすべての薬剤情報を引き出すために標準化されたツールを使用する

□ 視覚補助，簡単な言葉またはその人の言語で書かれた指導ブックレット，またはビデオを使用して，個別の指導方法を提供する［**適切な場合**］

□ 追加の指導セッションを行えるようにするため，できるだけ早く指導を開始する［**適切な場合**］

□ 情報が健康リテラシーのレベルに合っているか確認する

□ 学習を促進するために問題シナリオを使用する（例：副作用（有害でないものも含む），汚染された注射器）

□ 指導の際には，家族や友人ではなくプロの通訳を提供する［**必要な場合**］

□ 非処方薬の使用方法とそれが今の状態にどのように影響するかについて情報を提供する

□ 文化に基づいた家庭療法を使用しているかどうかを確認する

□ 家庭療法が非処方薬および処方薬の使用に与える可能性のある影響について情報を提供する

□ それぞれの薬剤の特徴を識別できるよう説明する［**適切な場合**］

□ 各薬剤の後発薬と先発薬の両方について説明する

□ 各薬剤の目的と効果について説明する

□ ヘルスケア提供者が最も適切な薬剤を選択する方法を説明する

208 Part 3 介入

- □ 各薬剤の用量，投与経路，投与期間について説明する
- □ 各薬剤の適切な投与，塗布について説明する
- □ 薬剤に関する知識について復習する
- □ 薬剤に関する知識を認識する
- □ 薬剤の自己管理能力を評価する
- □ 投薬前に必要な手順（例：脈や血糖値を調べる等）を説明する［適切な場合］
- □ 薬剤の用量を間違えた際の対処法を伝える
- □ 薬剤の用量や投与スケジュールを変更することを決めるときの基準について説明する［適切な場合］
- □ 投薬しなかったり，突然中止した場合の影響について説明する［適切な場合］
- □ 薬剤を使用した際に守るべき特定の予防策について説明する（例：車を運転しない，電動工具を使用しない）［適切な場合］
- □ 各薬剤の起こりうる副作用（有害でないものも含む）について説明する
- □ 副作用（有害でないものも含む）の緩和や予防法について説明する［適切な場合］
- □ 副作用（有害でないものも含む）が生じた場合の適切な対処法について説明する
- □ 過剰投与や投与量不十分な場合の徴候と症状について説明する
- □ 起こりうる薬剤や食物との相互作用について情報提供する［適切な場合］
- □ 不調のときの薬剤管理のプロセスに関する情報を提供する
- □ 薬剤の適切な保管方法について説明する
- □ 薬剤投与に使用する機器の適切なケアについて説明する
- □ そのコミュニティでの鋭利物入りのゴミ箱を捨てる場所や針とシリンジの適切な廃棄について説明する［適切な場合］
- □ 薬剤の作用，目的，副作用（有害でないものも含む），必要な資料等について書面の情報を提供する
- □ 投薬スケジュールを記録する援助をする
- □ 服薬順守や服薬の記憶の手がかりが必要かどうかを確認する（例：時間と曜日ごとに整理された薬剤の容器）
- □ 処方された投薬計画についての記録を持ち歩くよう説明する
- □ 処方薬を調合する方法を説明する［適切な場合］
- □ 後発薬が処方された場合，起こりうる外観の変化や用量について情報提供する
- □ 使用期限が過ぎた薬剤の使用に関連したリスクについて警告する
- □ 治療薬を他者に渡さないように注意しておく
- □ 必要な薬剤を入手する能力について判断する
- □ 医療費の払い戻しについて情報提供する［適切な場合］
- □ 薬剤や薬剤用の物品を手に入れるときの費用を抑えられるプログラムや機関に関する情報提供をする［適切な場合］
- □ 薬剤治療に関する警告内容を示すもの（お薬手帳・アレルギーカード等）とその入手方法について情報提供する
- □ 他の医療従事者から患者に与えられた正確な情報の補足をする［適切な場合］
- □ 理解を確実にするためにティーチバックを用いる

第1版：1992。改訂：1996，2004，2024

参考文献

Berman, A., Snyder, S. J., & Frandsen, G. (2018). Medications. In *Kozier and Erb's Fundamentals of nursing: Concepts, process and practice* (10th ed., pp. 750-829). Pearson.

Craven, R. F., Hirnle, C. J., & Henshaw, C. J. (2021). Medication administration (Chapter 20). In *Fundamentals of nursing: Human health and function* (8th ed.). Wolters-Kluwer.

Potter, P. A., Ostendorf, W. R., & LaPlante, N. (2018). Safe medication preparation. In *Clinical nursing skills and techniques* (9th ed., pp. 501-522). Mosby.

Sanoski, C. A., & Vallerand, A. H. (2021). *Davis's drug guide for nurses* (17th ed.). F.A. Davis.

Tomlinson, J., Cheong, V., Fylan, B., Silcock, J., Smith, H., Karban, K., & Blenkinsopp, A. (2020).

Successful care transitions for older people: A systematic review and meta-analysis of the effects of interventions that support medication continuity. *Age and Ageing, 49*(4), 558-569. https://doi-org.ezp. waldenulibrary.org/10.1093/ageing/afaa002

Williams, P. (2020). Medications and older adults. In *Basic geriatric nursing* (7th ed., pp. 132-149). Elsevier.

6648 | **教育：スポーツ傷害予防**

Teaching: Sports-Injury Prevention

定義：スポーツ関連の傷害予防に関する指導

行動

- □ 特定されたニーズに適切な書面資料を提供する
- □ 前提として一般的なフィットネスについて指導する
- □ 参加者の年齢や能力に応じてルールを変更することについて教育する
- □ 興味や能力に合ったスポーツをみつけるための選択肢を探る
- □ 現実的な目標を設定する
- □ 競技者を年齢，体重，身体の成熟度に応じて適切にマッチングすることについて教育する
- □ 安全ルール，トレーニングガイドライン，および正しい生体力学について指導する
- □ 安全なプレイ条件について教育する
- □ 安全装備の正しい使用方法と状態について教育する
- □ レクリエーションおよび競技イベントのトレーニング時には適切な監督が必要であることを指導する
- □ 参加前に身体の検査が必要であることを指導する
- □ ウォームアップとクールダウンの重要性を情報提供する
- □ すべてのスポーツにおいて保護具とサポート衣類を使用するよう指導し，保護具をもたない選手が接触状況におかれないよう確認する
- □ 競技スポーツには認定アスレチックトレーナーへの相談を推奨する
- □ 競技スポーツイベントにおいて，医療保険を必要とすることを指導する[適切な場合]
- □ 重傷の場合の救急対応計画を策定する
- □ 選手，家族，およびコーチのためのプレシーズンセミナーの実施を推奨し，傷害予防の意識を高める
- □ けが予防に関連するプログラムの計画において他の専門家と協力する
- □ けがを防ぐために親と選手がとることができるステップを指導する
- □ やりすぎによるけが，脱水症状，熱による疲労，パフォーマンス強化薬（筋肉増強剤，サプリメント等）の使用，摂食障害，月経障害，およびストレスの徴候と症状について教育する
- □ けがの種類，発生率，治療，および紹介についてデータを収集するよう指導する
- □ 選手の長期的な健康状態およびけがをした選手の復帰を監視し，再発を防止するよう指導する
- □ けがを経験している選手に対して感情的なサポートを提供するよう教育する
- □ コーチに，年1回のCPRおよび頭部外傷に重点をおいたファーストエイドのトレーニングを受けるよう奨励する
- □ スポーツにおいて「楽しさ」を強調することの重要性をコーチに伝える
- □ コーチが選手の正常な発達および身体的，感情的，社会的ニーズについて十分に理解していることを確認する
- □ 個々の選手の特別な健康問題について，適切に情報を伝える[適切な場合]
- □ 学校およびボランティアのコーチの教育を確実にするために監視グループを設置する
- □ 親に対して，コーチの資格やコーチに期待される行動について教育する
- □ 親が子どものスポーツプログラムに参加するよう奨励する
- □ 選手のストレスの徴候や症状を監視することの重要性を指導する

210 Part 3 介入

☐ 感情的または心理社会的な心配事を抱える選手に対して紹介先を提供する
☐ 選手，コーチ，親にリラクセーション技術や対処方略を教育する
☐ 理解を確実にするためにティーチバックを用いる

第3版：2000。改訂：2024

参考文献

Ercan, S., & Önal, O. (2021). Development, validity and reliability of the Sports Injury Prevention Awareness Scale. *Spor Hekimligi Dergisi/Turkish Journal of Sports Medicine, 56*(3), 138-145. https://doi.org/10.47447/tjsm.0546

Knapik, J. J., Hoedebecke, B. L., Rogers, G. G., Sharp, M. A., & Marshall, S. W. (2019). Effectiveness of mouthguards for the prevention of orofacial injuries and concussions in sports: Systematic review and meta-analysis. *Sports Medicine, 49*(8), 1217-1232. https://doi.org/10.1007/s40279-019-01121-w

Nyland, J., Cecil, A., Singh, R., & Raj Pandey, C. (2020). Protective and supportive garments and bracing to enhance extreme sport performance and injury prevention. *Muscles, Ligaments & Tendons Journal (MLTJ), 10*(2), 325-332. https://doi.org/10.32098/mltj.02.2020.18

Rebmann, T., Weaver, N. L., Elliott, M. B., DeClue, R. W., Patel, N. J., & Schulte, L. (2018). Factors related to injury prevention programming by Missouri school nurses. *Journal of School Nursing, 34*(4), 292-3001.

Robinson, M. L. (2021). Management of patients with musculoskeletal trauma. In J. L. Hinkle, K. H. Cheever, K. Overbaugh, Brunner & Suddarth's (Eds.), *Textbook of Medical Surgical Nursing* (15th ed). Wolters Kluwer.

5620	**教育：精神運動技能**

Teaching: Psychomotor Skill

定義：精神運動技能を実践するための患者の準備

行動

☐ ラポール（信頼関係）を構築する
☐ 教育者としての信頼を確立する[**適切な場合**]
☐ 患者の教育ニーズを明らかにする
☐ 患者のレディネス（学習準備状態）を明らかにする
☐ 技能を実施する患者の能力レベルを確認する
☐ 患者の年齢と能力に見合う教育方法を調整する[**必要な場合**]
☐ 患者に技能を実演してみてもらう
☐ 明確で段階を追った指示をする
☐ 1回に1段階ずつ，技能を実施できるよう患者を指導する
☐ 特定の方法で技能を実践する根拠を患者へ説明する
☐ 正しい動作に伴う身体感覚を体験できるように患者の身体を動かす[**適切な場合**]
☐ 記述された文書または図表を提供する[**適切な場合**]
☐ 練習をする機会を設ける（例：疲労を予防できる間隔，しかしすべて忘れてしまわない頻度で）[**適切な場合**]
☐ 課題を習得するのに十分な時間を提供する
☐ 患者が技能を実践するのを観察する
☐ 悪い習慣がつくられないように，患者が正しく実施していること，間違って実施していることを患者へ頻回にフィードバックする
☐ 必要な技能の実践を促すために，利用可能な補助具に関する情報を提供する[**適切な場合**]
☐ 補助具の組み立て，使用，維持管理に関して患者を指導する[**適切な場合**]
☐ 家族に参加してもらう[**適切な場合**]

第1版：1992。改訂：2013

Part 3　介入　**211**

参考文献

Falvo, D. R. (2011). *Effective patient education: A guide to increased adherence.* Jones and Bartlett.

Friedman, A. J., Cosby, R., Boyko, S., Hatton-Bauer, J., & Turnbull, G. (2011). Effective teaching strategies and methods of delivery for patient education: A systematic review and practice guideline recommendations. *Journal of Cancer Education, 26*(1), 12-21.

Potter, P. A., Perry, A. G., Stockert, P. A., & Hall, A. M. (2013). *Fundamentals of nursing* (8th ed.). Elsevier Mosby.

5674	教育：青年期の安全（12 〜 21 歳）
	Teaching: Adolescent Safety 12-21 Years

定義：青年期の安全促進に関する指導

行動

- □ 特定されたニーズに応じた書面資料を提供する
- □ 親に，青年とのオープンなコミュニケーションを維持するよう奨励する
- □ 親に対して，明確な家庭のルールを確立し，一貫して実践するよう教育する
- □ 親に対して，門限を設定するよう指導する
- □ 親に対して，自動車の安全性の模範を示し，青年の一般的な危険行動（例：気を散らした運転，スピード違反，夜間運転，シートベルトの不使用）について話し合うよう指導する
- □ 自動車の安全計画を確立するよう奨励する
- □ 親に対して，家に銃を置かないか，弾薬と銃を別々に施錠された箱に保管するよう指導する
- □ 親に対して，健全な人間関係（例：青年の友人関係，恋愛関係）を強調し，いじめに注意するよう奨励する
- □ 動力付きまたは非動力付きの活動およびスポーツに従事する際には，適切な安全装備を使用するよう奨励する
- □ 水の安全を奨励する（例：1 人で泳がない，泳ぐときに飲酒や薬物を使用しない，深さが不明な水に入るときは足から入る）
- □ 親に対して，ハイリスク行動の徴候（例：薬物等乱用，安全でない関係，自傷行為，摂食障害，気分の乱れ，抑うつ）を監視するよう指導する
- □ 親に対して，青年のソーシャルメディア活動に精通し，安全な使用を強化するよう指導する
- □ 青年と親を一緒に指導に巻き込む［**必要な場合**］
- □ 理解を確実にするためにティーチバックを用いる

第 8 版：2024

参考文献

Garzon Maaks, D. L., Barber Starr, N., Brady, M. A., Gaylord, N. M., Driessnack, M., & Duderstadt, K. (2021). *Burns' pediatric primary care* (7th ed.). Elsevier.

Hagan, J.F., Shaw, J.S., & Duncan, P.M. (2017). Bright futures: Guidelines for health supervision of infants, children, and (4th ed.). American Academy of Pediatrics.

Hockenberry, M. J., Wilson, D., & Rodgers, C. (2019). *Wong's nursing care of infants and children* (11th ed.). Elsevier.

Perry, S. E., Hockenberry, M. J., Lowdermilk, D. L., & Wilson, D. (2018). *Maternal child nursing care* (6th ed.). Elsevier.

Richardson, B. (2020). *Pediatric primary care: Practice guidelines for nurses* (4th ed). Jones & Bartlett Learning.

212 Part 3 介入

5672	教育：青年期の栄養（12 〜 21 歳）
	Teaching: Adolescent Nutrition 12-21 Years

定義：青年期の栄養と食事の実践に関する指導

行動

- ☐ 特定されたニーズに応じた書面資料を提供する
- ☐ 親に対して，健康的な食習慣の模範となるよう奨励する
- ☐ 食材の選択や食事の準備に参加するよう奨励する
- ☐ できるだけ家族で食事を続けるよう指導する
- ☐ さまざまな健康的な食品を奨励する
- ☐ 健康的な食事と水分摂取の重要性を強調する
- ☐ 過剰なカフェイン，糖分の高い食品および飲料，エナジードリンクを控えるよう指導する
- ☐ フッ素入り歯みがき粉で1日2回歯をみがくよう奨励する
- ☐ 親に対して，年に2回の歯科検診を促進するよう指導する
- ☐ 良好な歯の衛生習慣の実践を，親が青年に奨励するよう指導する
- ☐ 減量のためのダイエットや摂食障害の危険性について教育する
- ☐ サプリメントの使用について観察する[**適応がある場合**]
- ☐ 青年と親を一緒に指導に巻き込む[**必要な場合**]
- ☐ 理解を確実にするためにティーチバックを用いる

第8版：2024

参考文献

Garzon Maaks, D. L., Barber Starr, N., Brady, M. A., Gaylord, N. M., Driessnack, M., & Duderstadt, K. (2021). *Burns' pediatric primary care* (7th ed.). Elsevier.

Hagan, J.F., Shaw, J.S., & Duncan, P.M. (2017). Bright futures: Guidelines for health supervision of infants, children, and (4th ed.). American Academy of Pediatrics.

Hockenberry, M. J., Wilson, D., & Rodgers, C. (2019). *Wong's nursing care of infants and children* (11th ed.). Elsevier.

Perry, S. E., Hockenberry, M. J., Lowdermilk, D. L., & Wilson, D. (2018). *Maternal child nursing care* (6th ed.). Elsevier.

Richardson, B. (2020). *Pediatric primary care: Practice guidelines for nurses* (4th ed). Jones & Bartlett Learning.

5670	教育：青年期の発達（12 〜 21 歳）
	Teaching: Adolescent Development 12-21 Years

定義：青年期の身体的，認知的，社会的発達を促進するための適切な活動に関する指導

行動

- ☐ 特定されたニーズに応じた書面資料を提供する
- ☐ 親に対して，明確な家庭のルールを確立し，一貫して実践するよう指導する
- ☐ 親に対して，青年とのオープンなコミュニケーションを維持するよう指導する
- ☐ 定期的な身体活動を奨励する
- ☐ 親に対して，過度なスクリーンタイム（例：ビデオゲーム，テレビ，コンピュータ，携帯電話）を監視し，控えるよう指導する
- ☐ 毎晩9〜10時間の睡眠を奨励する
- ☐ 親に対してメディア装置を寝室から除くよう指導する[**適切な場合**]
- ☐ 親に対して，達成を褒めて奨励するよう指導する

Part 3 介入 **213**

□ 親に対して，肯定的な身体イメージと自尊心を促進するよう指導する

□ 予期される思春期の変化について教育し，正直で年齢に適した安心感のある話し合いを奨励する

□ 安全な性行為の実践と潜在的なリスクについて教育し，正直で年齢に適した話し合いを奨励する

□ 家庭においてプライバシーが保たれるように親を指導する[**適切な場合**]

□ 親に対して，よい友人の選択と健全な人間関係を促進するよう指導する

□ 親に対して，道徳的行動と市民性の模範を示し続けるよう指導する

□ 親に対して，目標設定を奨励し，青年が将来の計画を立て始めるのを支援するよう指導する

□ 親に対して，バランスをとるための方略を教えるよう指導する（例：学校，仕事，社会生活）

□ コミュニケーションスキル，怒りのマネジメント，対立解決を強化する

□ 能力，自立，自己責任を奨励する

□ 親に対して，青年の責任と特権を確立するよう指導する

□ 健康的な趣味や活動を奨励する

□ 青年と親を一緒に指導に巻き込む[**必要な場合**]

□ 理解を確実にするためにティーチバックを用いる

第8版：2024

参考文献

Garzon Maaks, D. L., Barber Starr, N., Brady, M. A., Gaylord, N. M., Driessnack, M., & Duderstadt, K. (2021). *Burns' pediatric primary care* (7th ed.). Elsevier.

Hagan, J.F., Shaw, J.S., & Duncan, P.M. (2017). Bright futures: Guidelines for health supervision of infants, children, and (4th ed.). American Academy of Pediatrics.

Hockenberry, M. J., Wilson, D., & Rodgers, C. (2019). *Wong's nursing care of infants and children* (11th ed.). Elsevier.

Perry, S. E., Hockenberry, M. J., Lowdermilk, D. L., & Wilson, D. (2018). *Maternal child nursing care* (6th ed.). Elsevier.

Richardson, B. (2020). *Pediatric primary care: Practice guidelines for nurses* (4th ed) Jones & Bartlett Learning.

5624	**教育：セクシャリティ**
	Teaching: Sexuality

定義：性に関する成長と発達の身体的・心理社会的な側面を理解できるよう援助すること

行動

□ 受容的な，批判的ではない雰囲気をつくる

□ 男性と女性の身体の解剖と生理について説明する

□ 人間の生殖に関する解剖と生理について説明する

□ 生殖能力（排卵と月経周期に関連した）の徴候について話し合う

□ 小児期と思春期の情動的発達について説明する

□ 小児期，思春期の子ども，親の間のコミュニケーションを促進する

□ 子どもの最初の性教育者としての親の役割を支援する

□ 生涯にわたる性的な成長と発達について親を教育する

□ 性教育教材の文献目録を親に提供する

□ 価値観とは何か，どうやって獲得するのか，人生の選択においてどのように影響を及ぼすのかについて話し合う

□ 家族，仲間，社会，メディアが価値観に及ぼす影響を，小児期や思春期の子どもが自覚することを促進する

□ 個人的に重要なことについて考える小児期や思春期の子どもを，適切な質問を用いて援助する

□ 性行為に対する仲間や社会からの圧力について話し合う

214 Part 3 介入

- □ 性的役割の意味について調べる
- □ 性行動および自分の気持ちや欲求を適切に表出する方法について話し合う
- □ 性行為を先延ばしにすることの利点に関する情報を，小児期や思春期の子どもに提供する
- □ 若年出産による否定的な結果について，小児期や思春期の子どもを教育する（例：貧困，教育機会と職業経歴の喪失）
- □ 性感染症とエイズについて教育する
- □ 性行動に対する責任感を促進する
- □ 禁欲の利点について話し合う
- □ 効果的な避妊方法に関する情報を提供する [適切な場合]
- □ 入手しやすい避妊具や避妊具の入手方法について指導する
- □ 最適な避妊方法の選択を援助する [適切な場合]
- □ 性行動に対する仲間や社会からの圧力に抵抗するために，意思決定能力や主張的なコミュニケーション能力を発揮できるよう，ロールプレイ法を促す
- □ 仲間とのロールモデルやロールプレイを通して自尊感情を強化する
- □ 加齢による変化がどのように性的な欲望や行動に影響を与えうるかを話し合う（例：服薬，病状，慢性疾患）[適切な場合]
- □ 信頼できる組織によって提供されたインターネット上の役立つ情報を明らかにする（例：Center for Parent Education and Resources, Health World Education, National Association of School Nurses, Planned Parenthood of Northern New England）

第 2 版：1996。改訂：2018

参考文献

Center for Parent Information and Resources. (2016). *Sexuality education for students with disabilities.* http://www.parentcenterhub.org/respository/sexed/

Kazer, M. W. (2012). Issues regarding sexuality. In M. Boltz, E. Capezuti, T. Fulmer, & D. Zwicker (Eds.), *Evidence-based geriatric nursing protocols for best practice* (4th ed., pp. 500-515). Springer.

McLaughlin, L., & Broer, E. (2014). Effectiveness of sexual health promotion in adolescents. *RN Journal.* http://rn-journal.com/journal-of-nursing/effectiveness-of-sexual-health-promotion-in-adolescents

Steinke, E., Jaarsma, T., Barnason, S., Byrne, M., Doherty, S., Dougherty, C., Fridlund, B., Kautz, D. D., Mårtensson, J., Mosack, V., Moser, D. K., & Moser, D. (2013). Sexual counseling for individuals with cardiovascular disease and their partners. *European Heart Journal, 34*(41), 3217-3235.

5634	教育：トイレ訓練

Teaching: Toilet Training

定義：子どもが自立してトイレで排泄する技能を学べるよう支援するために，子どものレディネス（準備状態）とその方略を明確にできるよう指導すること

行動

- □ トイレトレーニングに向けて子どもの身体的なレディネス（準備状態）を確認する方法を親に指導する（例：子どもが少なくとも 18 ～ 24 か月である。排尿前に尿をためておくことができる証拠を示している。トイレに行きたい衝動を子どもが認識できる，排尿・排便したときに子どもがそれを認識できる。排泄パターンがある程度規則的である。トイレ／おまるに自ら行って座り，終了したらトイレ／おまるから降りることができる。排泄の前後で着ているものの着脱ができる。排泄後に拭き，手を洗うことができる）
- □ トイレトレーニングに向けて子どもの心理社会的なレディネスを明確にする方法を親へ指導する（例：子どもがトイレでの排泄に対して参加／協力することに興味を示し，やりたがる。排泄への欲求を伝える語彙力がある。子どもが親を喜ばせたいと思っている。子どもが他人の行動をまねする）
- □ トイレトレーニングに向けて親／家族のレディネスを確認する方法を親に指導する（例：トイレトレーニングの過程に専念する知識と時間が親にある。トイレトレーニングの最中や直後に転職や転居，離婚，新たな子どもの誕生のような大きな変化が起こらない。子どもの発達について現実的な期待をもち，トイレトレーニングの成功のための時間と気力が親にある。ストレス下や病気のときに子どもが退行することがあることを親／家族が理解している）

Part 3 介入 **215**

- ☐ トイレトレーニングを促進するためにその方略についての情報提供をする
- ☐ 締めつけがなく，簡単に脱ぐことができる服を着せる
- ☐ 訓練の過程においていつでも同じ言葉を使うよう情報提供する
- ☐ トイレで排泄する過程において他人を観察することを情報提供をする
- ☐ トイレの設備や方法について説明するために子どもをトイレに連れて行く
- ☐ 子どもを規則的間隔でトイレに連れて行き座らせる
- ☐ どの訓練過程においても子どもの成功を褒める
- ☐ トイレトレーニングを計画するときは子どもの気質や行動様式を考慮する
- ☐ 失敗を予期し，大きな問題としない方法について情報提供をする
- ☐ 他のケア提供者へトイレトレーニング方略，予測，進捗を伝える
- ☐ トイレトレーニングの過程において親を支援する
- ☐ トイレトレーニング方略を展開し実行するためには柔軟で創造的になれるよう，親を支援する
- ☐ 希望があり必要な場合，追加の情報を提供する

第 4 版：2004。改訂：2008

き

参考文献

Brazelton, T. B., Christophersen, E. R., Frauman, A. C., Gorski, P. A., Poole, J. M., Stradler, A. C., & Wright, C. D. (1999). Instruction, timelines, and medical influences affecting toilet training. *Pediatrics, 103*(6), 1353-1358.

Doran, J., & Lister, A. (1998). Toilet training: Meeting the needs of children and parents. *Community Practitioner, 71*(5), 179-180.

Hockenberry, M. J., & Wilson, D. (Eds.). (2007). *Wong's nursing care for infants and children* (8th ed.). Elsevier Mosby.

Hockenberry, M. J., Wilson, D., & Winkelstein, M. (Eds.). (2005). *Wong's essentials of pediatric nursing* (7th ed.). Elsevier Mosby.

Kinservik, M. A., & Friedhoff, M. M. (2000). Control issues in toilet training. *Pediatric Nursing, 26*(3), 267-274.

Pillitteri, A. (2007). *Maternal and child health nursing: Care of the childbearing and childrearing family* (5th ed.). Lippincott Williams & Wilkins.

Stadler, A. C., Gorski, P. A., & Brazelton, T. B. (1999). Toilet training methods, clinical interventions, and recommendations. *Pediatrics, 103*(6 pt. 2), 1359-1361.

5645	**教育：乳児の安全（0 ～ 3 か月）**
	Teaching: Infant Safety 0-3 Months

定義：生後 3 か月の安全について指導すること

行動

- ☐ ニーズに合った書籍を提供する
- ☐ 製造会社が推奨するチャイルドシートを装備し使用するよう指導する
- ☐ 乳児は仰臥位に 1 人で寝かせ，余分な布団や枕，おもちゃはベビーベッドから取り除くよう指導する
- ☐ 親に対して，乳児の適切な体温調節のための服装について指導する
- ☐ 現在の安全基準に適合したベビーベッドだけを使用するよう指導する
- ☐ 宝石類，ひも，鎖等の乳児への使用は避けるよう指導する
- ☐ すべての用具を適切に使用し，管理するよう指導する（例：ゆりかご，ベビーカー，ベビーサークル，ベビーベッド）
- ☐ 熱い飲み物を飲んでいるときや喫煙時は乳児を抱かないよう指導する
- ☐ 授乳をするときは乳児を抱き，哺乳瓶を乳児にもたせず，調製乳の温度を確認するよう指導する
- ☐ 経験がある／訓練を受けた保育提供者を観察するよう指導する
- ☐ 転倒・転落予防方法について指導する
- ☐ 沐浴のお湯の温度を確認するよう指導する

216　　Part 3　介入

□ 誰もいないところで乳児をベットのそばに置き去りにしないよう指導する

□ 家庭に煙探知器が設置され，正常に機能していることを確認するよう指導する

□ 日光への曝露に対する適切な予防策について知らせる

□ 4 ～ 6 か月まで固形食を避けるよう指導する

□ CPR（心肺蘇生法）のトレーニングを完了するよう奨励する

□ 絶対に子どもを揺さぶったり，空中に投げあげたりしないよう指導する

□ 理解を確実にするためにティーチバックを用いる

第 5 版：2008。改訂：2024

参考文献

Garzon Maaks, D. L., Barber Starr, N., Brady, M. A., Gaylord, N. M., Driessnack, M., & Duderstadt, K. (2021). *Burns' pediatric primary care* (7th ed.). Elsevier.

Hagan, J. F., Shaw, J. S., & Duncan, P. M. (2017). *Bright futures: Guidelines for health supervision of infants, children, and adolescents* (4th ed.). American Academy of Pediatrics.

Hockenberry, M. J., Wilson, D., & Rodgers, C. (2019). *Wong's nursing care of infants and children* (11th ed.). Elsevier.

Perry, S. E., Hockenberry, M. J., Lowdermilk, D. L., & Wilson, D. (2018). *Maternal child nursing care* (6th ed.). Elsevier.

Richardson, B. (2020). *Pediatric primary care: Practice guidelines for nurses* (4th ed). Jones & Bartlett Learning.

5646	**教育：乳児の安全（4 ～ 6 か月）**

Teaching: Infant Safety 4-6 Months

定義：生後 4 ～ 6 か月の安全について指導すること

行動

□ ニーズに合った書籍を提供する

□ 損傷の危険や筋肉発達に有害なウォーカーやジャンパー（子どもを立位で腰部を固定し上からつるしたゴム製のひもの伸縮でジャンプができるよう設計された器具）の使用は避けるよう指導する

□ 絶対に子どもを風呂やショッピングカート，ハイチェア，ソファに放置しないよう指導する

□ ベビーベッドにぶら下がっているおもちゃを点検するよう指導する

□ 乳児が座れるようになったら安全なハイチェアを使用するよう指導する

□ 軟らかくすりつぶした食物だけを与えるよう指導する

□ 乳児の手の届く範囲からは小さなものを取り除くよう指導する

□ 6 か月になるまでは日焼け止めを使用しないよう指導する

□ 理解を確実にするためにティーチバックを用いる

第 5 版：2008。改訂：2024

参考文献

Garzon Maaks, D. L., Barber Starr, N., Brady, M. A., Gaylord, N. M., Driessnack, M., & Duderstadt, K. (2021). *Burns' pediatric primary care* (7th ed.). Elsevier.

Hagan, J. F., Shaw, J. S., & Duncan, P. M. (2017). *Bright futures: Guidelines for health supervision of infants, children, and adolescents* (4th ed.). American Academy of Pediatrics.

Hockenberry, M. J., Wilson, D., & Rodgers, C. (2019). *Wong's nursing care of infants and children* (11th ed.). Elsevier.

Perry, S. E., Hockenberry, M. J., Lowdermilk, D. L., & Wilson, D. (2018). *Maternal child nursing care* (6th ed.). Elsevier.

Richardson, B. (2020). *Pediatric primary care: Practice guidelines for nurses* (4th ed). Jones & Bartlett Learning.

Part 3 介入 **217**

5647	教育：乳児の安全（7 ～ 9 か月）

Teaching: Infant Safety 7-9 Months

定義：生後 7 ～ 9 か月の安全について指導すること

行動

□ ニーズに合った書籍を提供する
□ 鉛中毒を引き起こすものは避けるよう指導する
□ 乳児の手の届く範囲からは危険なものを取り除くよう指導する
□ 危険な区域には柵を設置するよう指導する
□ 乳児の活動を常に監視するよう指導する
□ 禁煙環境を維持するよう指導する
□ 毒物管理センターの電話番号を手元に置いておくよう指導する
□ 理解を確実にするためにティーチバックを用いる

第 5 版：2008。改訂：2024

参考文献

Garzon Maaks, D. L., Barber Starr, N., Brady, M. A., Gaylord, N. M., Driessnack, M., & Duderstadt, K. (2021). *Burns' pediatric primary care* (7th ed.). Elsevier.

Hagan, J. F., Shaw, J. S., & Duncan, P. M. (2017). *Bright futures: Guidelines for health supervision of infants, children, and adolescents* (4th ed.). American Academy of Pediatrics.

Hockenberry, M. J., Wilson, D., & Rodgers, C. (2019). *Wong's nursing care of infants and children* (11th ed.). Elsevier.

Perry, S. E., Hockenberry, M. J., Lowdermilk, D. L., & Wilson, D. (2018). *Maternal child nursing care* (6th ed.). Elsevier.

Richardson, B. (2020). *Pediatric primary care: Practice guidelines for nurses* (4th ed) Jones & Bartlett Learning.

5648	教育：乳児の安全（10 ～ 12 か月）

Teaching: Infant Safety 10-12 Months

定義：生後 10 ～ 12 か月の安全について指導すること

行動

□ ニーズに合った書籍を提供する
□ ガラス製の家具，鋭利な角，不安定な家具，電気器具には保護材を取りつけるよう指導する
□ すべての掃除用品，薬剤，ケア製品は乳児の手の届くところから遠ざけ，しまっておくよう指導する
□ 食器棚にはチャイルドロックを使用するよう指導する
□ 上層部の窓，バルコニー，階段へ乳児が近づかないよう指導する
□ 溺れるのを予防するために池，プール，トイレ，液体が入ったすべての入れ物に乳児を近づけないよう指導する
□ 製造会社の推奨する年齢にふさわしいおもちゃを選択するよう指導する
□ プールや熱い風呂の区画へは複数の柵を確実に設置するよう指導する
□ 体重制限を守り，幼児用の後ろ向きのカーシートを検討するよう指導する
□ 屋外や車内で乳児を 1 人にしないよう指導する
□ 理解を確実にするためにティーチバックを用いる

第 5 版：2008。改訂：2024

参考文献

Garzon Maaks, D. L., Barber Starr, N., Brady, M. A., Gaylord, N. M., Driessnack, M., & Duderstadt, K.

(2021). *Burns' pediatric primary care* (7th ed.). Elsevier.

Hagan, J. F., Shaw, J. S., & Duncan, P. M. (2017). *Bright futures: Guidelines for health supervision of infants, children, and adolescents* (4th ed.). American Academy of Pediatrics.

Hockenberry, M. J., Wilson, D., & Rodgers, C. (2019). *Wong's nursing care of infants and children* (11th ed.). Elsevier.

Perry, S. E., Hockenberry, M. J., Lowdermilk, D. L., & Wilson, D. (2018). *Maternal child nursing care* (6th ed.). Elsevier.

Richardson, B. (2020). *Pediatric primary care: Practice guidelines for nurses* (4th ed). Jones & Bartlett Learning.

5640	教育：乳児の栄養（0～3か月）

Teaching: Infant Nutrition 0-3 Months

定義：生後 3 か月の栄養と授乳の実践について指導すること

行動

☐ ニーズに合った書籍を提供する

☐ 最初の 1 年間は母乳か調製乳のみを与えるよう指導する（調整乳や母乳を牛乳と置き換えることをしない）

☐ 哺乳瓶で授乳するときは常に乳児を縦に抱いて半ばリクライニングした姿勢をとるよう指導する

☐ 授乳中および授乳後に乳児にげっぷをさせるよう情報提供する

☐ 適切な調整乳や母乳の準備と保存方法について指導する

☐ 哺乳瓶を支えたり，寝床で哺乳瓶を与えないように指導する

☐ 哺乳瓶のなかにシリアルを入れないよう情報提供する（調製乳か母乳のみとする）

☐ 水分摂取量は 1 回に約 15～30mL，1 日に約 120mL とするよう指導する

☐ はちみつやコーンシロップの使用は避けるよう指導する

☐ 栄養とは関係のない吸啜運動をさせるよう指導する

☐ 授乳ごとに残った調製乳は捨て，哺乳瓶を洗浄するよう指導する

☐ ビタミン D サプリメントを投与するように指導する [**適切な場合**]

☐ 理解を確実にするためにティーチバックを用いる

第 5 版：2008。改訂：2024

参考文献

Garzon Maaks, D. L., Barber Starr, N., Brady, M. A., Gaylord, N. M., Driessnack, M., & Duderstadt, K. (2021). *Burns' pediatric primary care* (7th ed.). Elsevier.

Hagan, J. F., Shaw, J. S., & Duncan, P. M. (2017). *Bright futures: Guidelines for health supervision of infants, children, and adolescents* (4th ed.). American Academy of Pediatrics.

Hockenberry, M. J., Wilson, D., & Rodgers, C. (2019). *Wong's nursing care of infants and children* (11th ed.). Elsevier.

Perry, S. E., Hockenberry, M. J., Lowdermilk, D. L., & Wilson, D. (2018). *Maternal child nursing care* (6th ed.). Elsevier.

Richardson, B. (2020). *Pediatric primary care: Practice guidelines for nurses* (4th ed). Jones & Bartlett Learning.

5641	教育：乳児の栄養（4～6か月）

Teaching: Infant Nutrition 4-6 Months

定義：生後 4～6 か月の栄養と食事の実践について指導すること

行動

☐ ニーズに合った書籍を提供する

☐ 乳児が準備ができた合図を示すとき，塩分や糖分の入っていない固形の離乳食を開始するよう指導す

Part 3　介入　**219**

る
- [ ] 鉄分豊富な食材を開始するよう指導する
- [ ] 1回に1種類の新たな食物を開始するよう指導する
- [ ] ジュースや甘い飲み物は与えないよう指導する
- [ ] スプーンでのみ食べるよう指導する
- [ ] 理解を確実にするためにティーチバックを用いる

第5版：2008。改訂：2024

参考文献

Garzon Maaks, D. L., Barber Starr, N., Brady, M. A., Gaylord, N. M., Driessnack, M., & Duderstadt, K. (2021). *Burns' pediatric primary care* (7th ed.). Elsevier.

Hagan, J. F., Shaw, J. S., & Duncan, P. M. (2017). *Bright futures: Guidelines for health supervision of infants, children, and adolescents* (4th ed.). American Academy of Pediatrics.

Hockenberry, M. J., Wilson, D., & Rodgers, C. (2019). *Wong's nursing care of infants and children* (11th ed.). Elsevier.

Perry, S. E., Hockenberry, M. J., Lowdermilk, D. L., & Wilson, D. (2018). *Maternal child nursing care* (6th ed.). Elsevier.

Richardson, B. (2020). *Pediatric primary care: Practice guidelines for nurses* (4th ed). Jones & Bartlett Learning.

5642	**教育：乳児の栄養（7～9か月）**

Teaching: Infant Nutrition 7-9 Months

定義：生後7～9か月の栄養と食事の実践について指導すること

行動

- [ ] ニーズに合った書籍を提供する
- [ ] 乳児が座位をとれるようになったら手でつかめる食物を開始するよう指導する
- [ ] 乳児が座位をとれるようになったらコップを使い始めるよう指導する
- [ ] 乳児が食事の時間を家族と一緒にするよう指導する
- [ ] 散らかることを予期するよう指導する
- [ ] 満腹のサインを観察するよう指導する
- [ ] 乳児に自分自身で食べさせ始め，窒息防止のために観察をするよう指導する
- [ ] 離乳食の後は水分を与えるよう指導する
- [ ] 甘すぎる食品や飲料（例：風味付きのミルク，ソーダ）は与えないよう指導する
- [ ] 食品ピラミッドに従ってさまざまな食物を与えるよう指導する
- [ ] ジュースを避けるよう指導する
- [ ] 新しい食べ物を受け入れるまでに何度か提供が必要な場合があることを説明する
- [ ] 理解を確実にするためにティーチバックを用いる

第5版：2008。改訂：2024

参考文献

Garzon Maaks, D. L., Barber Starr, N., Brady, M. A., Gaylord, N. M., Driessnack, M., & Duderstadt, K. (2021). *Burns' pediatric primary care* (7th ed.). Elsevier.

Hagan, J. F., Shaw, J. S., & Duncan, P. M. (2017). *Bright futures: Guidelines for health supervision of infants, children, and adolescents* (4th ed.). American Academy of Pediatrics.

Hockenberry, M. J., Wilson, D., & Rodgers, C. (2019). *Wong's nursing care of infants and children* (11th ed.). Elsevier.

Perry, S. E., Hockenberry, M. J., Lowdermilk, D. L., & Wilson, D. (2018). *Maternal child nursing care* (6th ed.). Elsevier.

Richardson, B. (2020). *Pediatric primary care: Practice guidelines for nurses* (4th ed). Jones & Bartlett Learning.

220 Part 3 介入

5643	教育：乳児の栄養（10 〜 12 か月）

Teaching: Infant Nutrition 10-12 Months

定義：生後 10 〜 12 か月の栄養と食事の実践について指導すること

行動

□ ニーズに合った書籍を提供する

□ 3 回の食事と健康的なおやつを与えるよう指導する

□ 哺乳瓶からコップに離脱させ始めるよう指導する

□ 甘すぎる食料や飲料（例：風味付きのミルク，ソーダ）は避けるよう指導する

□ 食卓での食事を開始するよう指導する

□ 乳児が自分でスプーンですくって食べられるよう指導する

□ 子どもは 1 歳から全乳を飲み始めることができると指導する

□ 理解を確実にするためにティーチバックを用いる

第 5 版：2008。改訂：2024

参考文献

Garzon Maaks, D. L., Barber Starr, N., Brady, M. A., Gaylord, N. M., Driessnack, M., & Duderstadt, K. (2021). *Burns' pediatric primary care* (7th ed.). Elsevier.

Hagan, J. F., Shaw, J. S., & Duncan, P. M. (2017). *Bright futures: Guidelines for health supervision of infants, children, and adolescents* (4th ed.). American Academy of Pediatrics.

Hockenberry, M. J., Wilson, D., & Rodgers, C. (2019). *Wong's nursing care of infants and children* (11th ed.). Elsevier.

Perry, S. E., Hockenberry, M. J., Lowdermilk, D. L., & Wilson, D. (2018). *Maternal child nursing care* (6th ed.). Elsevier.

Richardson, B. (2020). *Pediatric primary care: Practice guidelines for nurses* (4th ed). Jones & Bartlett Learning.

5655	教育：乳児の発達（0 〜 3 か月）

Teaching: Infant Development 0-3 Months

定義：生後 3 か月までの乳児の発達を促進するための適切な感覚活動を指導すること

行動

□ 正常な乳児の発達について説明する

□ 乳児の刺激に対するレディネス（準備状態）と反応を明らかにできるよう援助する

□ 過度な刺激から乳児を守る

□ 乳児への刺激を日々繰り返すことができるよう援助する

□ 運動を勧める，または感覚刺激を与える活動を実行できるよう指導する

□ 教育の際に学んだ技法を実際にやってもらう

□ 乳児と対面での交流を促進するよう指導する

□ ケアを行っているときは乳児に話しかけたり，歌を歌ったり，笑いかけるよう教育する

□ 刺激へ反応しようとしたすべての動作に対して乳児を褒めるよう情報提供する

□ 頻回に乳児の名前をよびかけるよう指導する

□ 赤ちゃんへは，ささやきかけるよう指導する

□ 頻回に乳児に触れたり抱きしめたりするよう指導する

□ 泣いている乳児に対して抱きしめ，揺り動かし，歌を歌い，話しかけ，歩き，姿勢を変え，背中をなで／マッサージし，くるんだりして応答するよう奨励する［適切な場合］

□ 縦抱きまたは横抱きのどちらの場合も乳児を優しく揺り動かすよう教育する

Part 3　介入　**221**

□ 柔らかい布かスポンジでさまざまなマッサージをしながら清拭したりお風呂に入れ，柔らかいタオルで拭き取り乾かすよう指導する

□ 優しくしっかりとした圧で乳児にローションを擦り込み，マッサージするよう情報提供する

□ 乳児の身体に柔らかいおもちゃを触れさせるよう指導する

□ 乳児が異なった素材を感じとり，それを認識できるよう教育する

□ 乳児の腕や足，おなかに円状に息を吹きかけて注意を引くよう指導する

□ 乳児が柔らかいおもちゃや保育提供者の指をつかむことができるよう情報提供する

□ ラトル（ガラガラ）を振るよう勧め，音に対する反応を促進するよう奨励する

□ 乳児がものに対して手を伸ばす機会をつくるよう親を指導する

□ 乳児がものを目で追えるよう教育する

□ 眠っているとき以外，1時間おきに乳児の姿勢を変えるよう指導する［適切な場合］

□ 頭の持ち上げを強化するために乳児が覚醒している間は腹臥位にするよう情報提供する

□ 乳児がクレイドルジム（上からおもちゃがぶら下がっているベビーマット）にいるときは仰臥位にするよう教育する

□ 絵本等の鮮やかな色の絵をみせるように指導する

□ 乳児が鏡をみられるよう指導する

□ 理解を確実にするためにティーチバックを用いる

第5版：2008。改訂：2024

参考文献

Garzon Maaks, D. L., Barber Starr, N., Brady, M. A., Gaylord, N. M., Driessnack, M., & Duderstadt, K. (2021). *Burns' pediatric primary care* (7th ed.). Elsevier.

Hagan, J. F., Shaw, J. S., & Duncan, P. M. (2017). *Bright futures: Guidelines for health supervision of infants, children, and adolescents* (4th ed.). American Academy of Pediatrics.

Hockenberry, M. J., Wilson, D., & Rodgers, C. (2019). *Wong's nursing care of infants and children* (11th ed.). Elsevier.

Perry, S. E., Hockenberry, M. J., Lowdermilk, D. L., & Wilson, D. (2018). *Maternal child nursing care* (6th ed.). Elsevier.

Richardson, B. (2020). *Pediatric primary care: Practice guidelines for nurses* (4th ed). Jones & Bartlett Learning.

5658	**教育：乳児の発達（4〜6か月）**

Teaching: Infant Development 4-6 Months

定義：生後4〜6か月の乳児の発達を促進するための適切な感覚活動を指導すること

行動

□ 正常な乳児の発達を説明する

□ 乳児の準備のサインと刺激に対する反応を特定するのを支援する

□ 乳児を過剰な刺激から守る

□ 乳児の刺激のためのルーチンを設定するのを支援する

□ 運動を促進したり，感覚刺激を与える活動を行うよう指導する

□ 乳児が仰向けになり，足で蹴るように奨励するよう指導する

□ おもちゃを乳児の手が届かない場所に置くよう指導する

□ 乳児に握るよう奨励するおもちゃを与えるよう指導する

□ 乳児を仰向けまたはうつぶせにし，寝返りするのを助けるよう指導する

□ 乳児が布製または柔らかいプラスチック製の本を探索する機会を与えるよう指導する

□ 乳児に歯固め用のおもちゃを使うのを奨励するよう指導する

□ 乳児におもちゃを叩き合わせたり，おもちゃを手から手へと移動させたりするのを奨励するよう指導する

222 Part 3 介入

- □ 乳児を座位で支えるよう指導する
- □ 乳児にスプーンで食事を与えるよう指導する
- □ 乳児に話しかけたり歌を歌ったりするよう教育する
- □ 乳児と一緒に歌や動きのある遊び（例：パット・ア・ケーキ（手遊び））をするよう指導する
- □ 理解を確実にするためにティーチバックを用いる

第8版：2024

参考文献

Garzon Maaks, D. L., Barber Starr, N., Brady, M. A., Gaylord, N. M., Driessnack, M., & Duderstadt, K. (2021). *Burns' pediatric primary care* (7th ed.). Elsevier.

Hagan, J. F., Shaw, J. S., & Duncan, P. M. (2017). *Bright futures: Guidelines for health supervision of infants, children, and adolescents* (4th ed.). American Academy of Pediatrics.

Hockenberry, M. J., Wilson, D., & Rodgers, C. (2019). *Wong's nursing care of infants and children* (11th ed.). Elsevier.

Perry, S. E., Hockenberry, M. J., Lowdermilk, D. L., & Wilson, D. (2018). *Maternal child nursing care* (6th ed.). Elsevier.

Richardson, B. (2020). *Pediatric primary care: Practice guidelines for nurses* (4th ed). Jones & Bartlett Learning.

5656	**教育：乳児の発達（7〜9か月）**

Teaching: Infant Development 7-9 Months

定義：生後7〜9か月の乳児の発達を促進するための適切な感覚活動を提供するよう指導すること

行動

- □ 正常な乳児の発達について説明する
- □ 乳児の刺激に対するレディネス（準備状態）と反応を明らかにできるよう援助する
- □ 過度な刺激から乳児を守る
- □ 乳児への刺激を日々繰り返すことができるよう援助する
- □ 運動を勧める，または感覚刺激を与える活動を実行できるよう教育する
- □ 乳児を腹臥位にし，手のひらを乳児の足底にあて，優しく前へ押し出すよう教育する
- □ 膝の上に乳児を立たせ，左右に揺り動かすよう指導する
- □ 乳児に身体の各部分を教えるよう教育する
- □ 乳児と一緒にかくれんぼや「いないいないばぁ」遊びをするよう指導する
- □ 乳児をハイチェアに座らせ，乳児が食物を触ったり自分自身で食べることを勧めるよう教育する
- □ 乳児にスプーンとカップをもたせるよう指導する
- □ 乳児を縦抱きにしながら，一緒にダンスをするよう奨励する
- □ 理解を確実にするためにティーチバックを用いる

第5版：2008。改訂：2024

参考文献

Garzon Maaks, D. L., Barber Starr, N., Brady, M. A., Gaylord, N. M., Driessnack, M., & Duderstadt, K. (2021). *Burns' pediatric primary care* (7th ed.). Elsevier.

Hagan, J. F., Shaw, J. S., & Duncan, P. M. (2017). *Bright futures: Guidelines for health supervision of infants, children, and adolescents* (4th ed.). American Academy of Pediatrics.

Hockenberry, M. J., Wilson, D., & Rodgers, C. (2019). *Wong's nursing care of infants and children* (11th ed.). Elsevier.

Perry, S. E., Hockenberry, M. J., Lowdermilk, D. L., & Wilson, D. (2018). *Maternal child nursing care* (6th ed.). Elsevier.

Richardson, B. (2020). *Pediatric primary care: Practice guidelines for nurses* (4th ed). Jones & Bartlett Learning.

Part 3　介入　**223**

5657	教育：乳児の発達（10 〜 12 か月）

Teaching: Infant Development 10-12 Months

定義：生後 10 〜 12 か月の乳児の発達を促進するための適切な感覚活動を提供するよう指導すること

行動

□ 正常な乳児の発達について説明する

□ 乳児の刺激に対するレディネス（準備状態）と反応を明らかにできるよう援助する

□ 過度な刺激から乳児を守る

□ 乳児への刺激を日々繰り返すことができるよう援助する

□ 運動を勧める／感覚刺激を与える活動を実行できるよう教育する

□ 両手を把持して安定させながら乳児を立ち上がらせるよう指導する

□ 頭上にあげた手や手首をつかんで支えながら，乳児に歩行を促すよう指導する

□ ボール遊びを推奨するよう教育する（例：転がす，つかむ，止める，返す）

□ 乳児がまねをするのを促進するために，乳児に向かってバイバイの手振りをするよう指導する

□ 乳児をつれて家のなかを案内し，ものや部屋を認識できるよう教育する

□ リーダーのまね遊びをし，乳児が音や動物，歌のまねを実践できるよう指導する

□ 乳児に向かって言葉を発し，乳児がそれをまねできるよう指導する

□ 容器からものを取り出したり，もとに戻したりする方法を実際にやってみせるよう教育する

□ ものを積み重ねることを実際にやってみせるよう指導する

□ 理解を確実にするためにティーチバックを用いる

第 5 版：2008。改訂：2024

参考文献

Garzon Maaks, D. L., Barber Starr, N., Brady, M. A., Gaylord, N. M., Driessnack, M., & Duderstadt, K. (2021). *Burns' pediatric primary care* (7th ed.). Elsevier.

Hagan, J. F., Shaw, J. S., & Duncan, P. M. (2017). *Bright futures: Guidelines for health supervision of infants, children, and adolescents* (4th ed.). American Academy of Pediatrics.

Hockenberry, M. J., Wilson, D., & Rodgers, C. (2019). *Wong's nursing care of infants and children* (11th ed.). Elsevier.

Perry, S. E., Hockenberry, M. J., Lowdermilk, D. L., & Wilson, D. (2018). *Maternal child nursing care* (6th ed.). Elsevier.

Richardson, B. (2020). *Pediatric primary care: Practice guidelines for nurses* (4th ed). Jones & Bartlett Learning.

5684	教育：幼児期の安全（1 〜 5 歳）

Teaching: Early Childhood Safety 1-5 Years

定義：幼児および未就学児の安全に関する指導

行動

□ 特定されたニーズに応じた書面資料を提供する

□ 子どもが食事中に静かに座るよう指導する

□ 車のなかで子どもに食べさせることを避けるよう教育する

□ 窒息の危険がある食品を避けるよう指導する（例：ポップコーン，ホットドッグ，硬い食品，丸ごとのぶどう，ガム，大きな生の果物や野菜の塊）

□ 推奨されるカーシートの使用方法について指導する

□ 子どもを屋外や車内に 1 人で残さないよう指導する

224　　Part 3　介入

□ 家のなかの銃器を安全な場所に保管するか，施錠するよう指導する
□「良い触れ合い，悪い触れ合い」と見知らぬ人の安全性について教え，強調するよう奨励する
□ 日焼けを防ぐために頻繁に日焼け止めを塗るよう指導する
□ 子どもが安全に生活し，遊べる環境を維持するよう指導する
□ 水の安全について教え，強調するよう教育する
□ 水の近くでは決して子どもから目を離さないよう指導する
□ 車輪付きのおもちゃに乗る際は，子どもにヘルメットを着用させるよう指導する
□ 理解を確実にするためにティーチバックを用いる

第 8 版：2024

参考文献

Garzon Maaks, D. L., Barber Starr, N., Brady, M. A., Gaylord, N. M., Driessnack, M., & Duderstadt, K. (2021). *Burns' pediatric primary care* (7th ed.). Elsevier.
Hagan, J. F., Shaw, J. S., & Duncan, P. M. (2017). *Bright futures: Guidelines for health supervision of infants, children, and adolescents* (4th ed.). American Academy of Pediatrics.
Hockenberry, M. J., Wilson, D., & Rodgers, C. (2019). *Wong's nursing care of infants and children* (11th ed.). Elsevier.
Perry, S. E., Hockenberry, M. J., Lowdermilk, D. L., & Wilson, D. (2018). *Maternal child nursing care* (6th ed.). Elsevier.
Richardson, B. (2020). *Pediatric primary care: Practice guidelines for nurses* (4th ed) Jones & Bartlett Learning.

5682	**教育：幼児期の栄養（1 ～ 5 歳）**
	Teaching: Early Childhood Nutrition 1-5 Years

定義：幼児および未就学児の栄養と食事に関する指導

行動

□ 特定されたニーズに応じた書面資料を提供する
□ 健康的な食習慣の模範を示すように指導する
□ 家族として規則正しい食事環境を提供するように情報提供する
□ 食事の時間にカップや食器を提供するよう指導する
□ 幼児に自分で食べさせ，自分でつまめる食べ物を提供するよう指導する
□ 栄養価の高い食事やおやつを定期的な時間に提供し，つまみ食いを避けるよう指導する
□ 食欲が低下する時期を予期し，健康的な食品を提供し続けるよう情報提供する
□ 選択肢を提供し，食べ物で実験することを許すよう指導する
□ 落ち着いた座位で子どもに食事を与えるよう指導する
□ 砂糖入りの食品や飲料を制限するよう指導する
□ 1 ～ 2 歳の間に全乳を導入し，その後は低脂肪乳を提供するよう情報提供する
□ 寝床での哺乳瓶を避けるよう指導する
□ 窒息の危険がある食品を避けるよう指導する（例：ポップコーン，ホットドッグ，硬い食品，ガム，丸ごとのぶどう）
□ フッ素入り歯みがき粉で子どもの歯をみがくよう指導する
□ 理解を確実にするためにティーチバックを用いる

第 8 版：2024

参考文献

Garzon Maaks, D. L., Barber Starr, N., Brady, M. A., Gaylord, N. M., Driessnack, M., & Duderstadt, K. (2021). *Burns' pediatric primary care* (7th ed.). Elsevier.
Hagan, J. F., Shaw, J. S., & Duncan, P. M. (2017). *Bright futures: Guidelines for health supervision of infants, children, and adolescents* (4th ed.). American Academy of Pediatrics.
Hockenberry, M. J., Wilson, D., & Rodgers, C. (2019). *Wong's nursing care of infants and children* (11th

ed.). Elsevier.

Perry, S. E., Hockenberry, M. J., Lowdermilk, D. L., & Wilson, D. (2018). *Maternal child nursing care* (6th ed.). Elsevier.

Richardson, B. (2020). *Pediatric primary care: Practice guidelines for nurses* (4th ed). Jones & Bartlett Learning.

5680	教育：幼児期の発達（1 ～ 5 歳）

Teaching: Early Childhood Development 1-5 Years

定義：幼児および未就学児の発達を促進するための適切な活動に関する指導

行動

- ☐ 特定された知識のニーズに応じた書面資料を提供する
- ☐ 同年齢の子ども同士で遊ぶ機会を提供するよう指導する
- ☐ 選択肢を提供するよう教育する [適切な場合]
- ☐ 子どもが自己表現をする際にその試みに対しポジティブに褒めたりフィードバックしたりして子どもを奨励するよう指導する
- ☐ それぞれの子どもが個人としての重要性を認識するのを支援するよう指導する
- ☐ 行動管理や修正の方略において一貫性を保ち，構造化するよう教育する
- ☐ 子どもに話しかけ，読み聞かせ，歌を歌うよう指導する
- ☐ 何が起こっているかを説明することを奨励する（例：「手を洗いましょう」）
- ☐ 子どもが感情表現する方法を学ぶのを助けるよう指導する
- ☐ ルールを制限しつつも一貫して実践するよう教育する
- ☐ スクリーンタイムを最小限に抑えることを奨励する
- ☐ 行儀の悪い子どもには休憩や「タイムアウト」をとらせるよう指導する
- ☐ 子どもに安心感を与えるよう教育する
- ☐ 「ダメ」という言葉の使用を制限し，注意を他のことに向けるよう指導する [必要な場合]
- ☐ 大きな運動および細かい運動の活動機会を提供するよう指導する
- ☐ 一貫した就寝時のルーチンを確立するよう教育する
- ☐ トイレトレーニングの準備サインとトレーニング方略について指導する
- ☐ テーブルマナーを教え，模範を示すよう指導する
- ☐ 子どもが他人と交流するよう奨励し，交流スキルを模範として示すよう指導する
- ☐ 自助スキル（例：食事，トイレ，歯みがき，手洗い，着替え）を教えるよう教育する
- ☐ 必要なときに他人からの助けを求める方法を子どもに教えるよう指導する
- ☐ 子どもが共有することや順番待ちをするのを助けるよう指導する
- ☐ ロールプレイや想像力を使った遊びを促進するよう指導する
- ☐ 理解を確実にするためにティーチバックを用いる

第 8 版：2024

参考文献

Garzon Maaks, D. L., Barber Starr, N., Brady, M. A., Gaylord, N. M., Driessnack, M., & Duderstadt, K. (2021). *Burns' pediatric primary care* (7th ed.). Elsevier.

Hagan, J. F., Shaw, J. S., & Duncan, P. M. (2017). *Bright futures: Guidelines for health supervision of infants, children, and adolescents* (4th ed.). American Academy of Pediatrics.

Hockenberry, M. J., Wilson, D., & Rodgers, C. (2019). *Wong's nursing care of infants and children* (11th ed.). Elsevier.

Perry, S. E., Hockenberry, M. J., Lowdermilk, D. L., & Wilson, D. (2018). *Maternal child nursing care* (6th ed.). Elsevier.

Richardson, B. (2020). *Pediatric primary care: Practice guidelines for nurses* (4th ed). Jones & Bartlett Learning.

226　Part 3　介入

5665	教育：幼児の安全（13 〜 18 か月）

Teaching: Toddler Safety 13-18 Months

定義：生後 13 〜 18 か月の安全について指導すること

行動

- □ 知識ニーズに合った書籍を親に提供する
- □ 戸外では子どもを監視するよう親／保育提供者を指導する
- □ 投げたり打ったりすることの危険性を子どもへ教育するよう親／保育提供者を指導する
- □ 電気コンセント，コードや電気機器／器具／道具に子どもを接近させないよう親／保育提供者を指導する
- □ 武器や武器に準ずる装備は鍵のかかった場所に保管するよう親／保育提供者を指導する
- □ 安全にペットと触れ合う方法を子どもへ教育するよう親／保育提供者を指導する
- □ 子どもが危険な区域へ行けないようにドア／柵を確実に設置するよう親／保育提供者を指導する（例：道路，車道，プール）
- □ 使用していない冷蔵庫やアイスボックス，その他の気密性の高い容器は破棄するか，かつ／または扉を取り除いておくよう親／保育提供者を指導する
- □ コンロは奥の列を使用し，取っ手カバーをつけ，子どもが台所へ入らないよう親／保育提供者を指導する
- □ 家庭用温水器の温度は 49 〜 54℃に設定するよう親／保育提供者を指導する

第 5 版：2008

参考文献

American Academy of Pediatrics. (1994a). *1 to 2 years: Safety for your child* [brochure].
American Academy of Pediatrics. (1994b). *2 to 4 years: Safety for your child* [brochure].
California Center for Childhood Injury Prevention. (1997). *Safe home assessment program.*
California Department of Health Services Childhood Lead Poisoning Prevention Branch. (1994). *Lead: Simple things that you can do to prevent childhood lead poisoning* [brochure].
Hockenberry, M. J., & Wilson, D. (Eds.). (2007). *Wong's nursing care for infants and children* (8th ed.). Elsevier Mosby.
Hockenberry, M. J., Wilson, D., & Winkelstein, M. (Eds.). (2005). *Wong's essentials of pediatric nursing* (7th ed.). Elsevier Mosby.
Pillitteri, A. (2007). *Maternal and child health nursing: Care of the childbearing and childrearing family* (5th ed.). Lippincott Williams & Wilkins.

5666	教育：幼児の安全（19 〜 24 か月）

Teaching: Toddler Safety 19-24 Months

定義：生後 19 〜 24 か月の安全について指導すること

行動

- □ 知識ニーズに合った書籍を親に提供する
- □ 製造会社が推奨するチャイルドシートを装備し使用するよう親／保育提供者を指導する
- □ 鋭利なものや器具や台所用品は子どもの手の届くところには置かないよう親／保育提供者を指導する
- □ 子どもへ道路の危険性について教えるよう親／保育提供者を指導する
- □ すべての掃除用品，薬，ケア製品は子どもの手の届くところから遠ざけ，しまっておくよう親／保育提供者を指導する
- □ プール／熱い風呂の区画へは複数の柵を確実に設置するよう親／保育提供者を指導する

第 5 版：2008

参考文献

American Academy of Pediatrics. (1994a). *1 to 2 years: Safety for your child* [brochure].
American Academy of Pediatrics. (1994b). *2 to 4 years: Safety for your child* [brochure].
California Center for Childhood Injury Prevention. (1997). *Safe home assessment program.*
California Department of Health Services Childhood Lead Poisoning Prevention Branch. (1994). *Lead: Simple things that you can do to prevent childhood lead poisoning* [brochure].
Hockenberry, M. J., & Wilson, D. (Eds.). (2007). *Wong's nursing care for infants and children* (8th ed.). Elsevier Mosby.
Hockenberry, M. J., Wilson, D., & Winkelstein, M. (Eds.). (2005). *Wong's essentials of pediatric nursing* (7th ed.). Elsevier Mosby.
Pillitteri, A. (2007). *Maternal and child health nursing: Care of the childbearing and childrearing family* (5th ed.). Lippincott Williams & Wilkins.

5667	教育：幼児の安全（25 ～ 36 か月）
	Teaching: Toddler Safety 25-36 Months

定義：生後 25 ～ 36 か月の安全について指導すること

行動

☐ 知識ニーズに合った書籍を親に提供する

☐ 子どもへ武器の危険性について教えるよう親／保育提供者を指導する

☐ 製造会社の推奨する年齢にふさわしいおもちゃを選択するよう親／保育提供者を指導する

☐ よじ登ったり乗って遊ぶ大きな遊具の安全な使用方法について指導し，監視するよう親／保育提供者を指導する

☐ マッチ／ライターは子どもの手の届かないところに保管し，火や火をつける道具の危険性について子どもに教えるよう親／保育提供者を指導する

☐ スイミングプールや池，熱い風呂の周りでは常に子どもを監視するよう親／保育提供者を指導する

☐ 見知らぬ人の危険性や，好ましい接触／好ましくない接触について子どもに教えるよう親／保育提供者を指導する

☐ 自転車に乗るために認可されたヘルメットを与え，常にかぶるように子どもに教えるよう親／保育提供者を指導する

☐ 上層部の窓，バルコニー，階段へ子どもが近づかないよう親／保育提供者を指導する

☐ 公共の場所へ出かけたときは子どもをしっかりと監視するよう親／保育提供者を指導する

☐ 子どもが怖いと感じたり危険だと感じたときに大人に助けを求める方法を子どもに教えるよう親／保育提供者を指導する

第 5 版：2008

参考文献

American Academy of Pediatrics. (1994). *2 to 4 years: Safety for your child* [brochure].
California Center for Childhood Injury Prevention. (1997). *Safe home assessment program.*
California Department of Health Services Childhood Lead Poisoning Prevention Branch. (1994). *Lead: Simple things that you can do to prevent childhood lead poisoning* [brochure].
Hockenberry, M. J., & Wilson, D. (Eds.). (2007). *Wong's nursing care for infants and children* (8th ed.). Elsevier Mosby.
Hockenberry, M. J., Wilson, D., & Winkelstein, M. (Eds.). (2005). *Wong's essentials of pediatric nursing* (7th ed.). Elsevier Mosby.
Pillitteri, A. (2007). *Maternal and child health nursing: Care of the childbearing and childrearing family* (5th ed.). Lippincott Williams & Wilkins.

228　Part 3　介入

5660	教育：幼児の栄養（13 ～ 18 か月）

Teaching: Toddler Nutrition 13-18 Months

定義：生後 13 ～ 18 か月の栄養と食事の実践について指導すること

行動

☐ 知識ニーズに合った書籍を親に提供する

☐ 哺乳瓶での食事の提供をやめるよう親／保育提供者を指導する

☐ 歯ごたえのある食物を与えるよう親／保育提供者を指導する

☐ スプーンを使用して自分で食べることが継続できるよう親／保育提供者を指導する

☐ 乳製品の摂取を開始するよう親／保育提供者を指導する

☐ 健康的なおやつを与えるよう親／保育提供者を指導する

☐ 少量ずつ頻回に食べさせるよう親／保育提供者を指導する

☐ 低カロリー食品に関連した食物／飲料は与えないよう親／保育提供者を指導する（例：無脂肪牛乳，合成甘味料入り炭酸飲料）

☐ 食欲減退につながるので無理に食べさせないよう親／保育提供者を指導する

第 5 版：2008

参考文献

Barness, L. A. (Ed.). (1993). *Pediatric nutrition handbook* (3rd ed.). American Academy of Pediatrics.

California Department of Health Services WIC Supplemental Nutrition Branch. (1998). *Feeding your baby 1-3 years old* [brochure].

Formon, S. J. (1993). *Nutrition of normal infants*. Mosby.

Hockenberry, M. J., & Wilson, D. (Eds.). (2007). *Wong's nursing care for infants and children* (8th ed.). Elsevier Mosby.

Hockenberry, M. J., Wilson, D., & Winkelstein, M. (Eds.). (2005). *Wong's essentials of pediatric nursing* (7th ed.). Elsevier Mosby.

Pillitteri, A. (2007). *Maternal and child health nursing: Care of the childbearing and childrearing family* (5th ed.). Lippincott Williams & Wilkins.

Satter, E., & Sharkey, P. B. (1997). *Ellyn Satter's nutrition and feeding for infants and children: Handout masters*. Ellen Satter Associates.

5661	教育：幼児の栄養（19 ～ 24 か月）

Teaching: Toddler Nutrition 19-24 Months

定義：生後 19 ～ 24 か月の栄養と食事の実践について指導すること

行動

☐ 知識ニーズに合った書籍を親に提供する

☐ 口渇時には水を飲ませるよう親／保育提供者を指導する

☐ 食事前には水分摂取を制限するよう親／保育提供者を指導する

☐ 高鉄分，高蛋白の食物を与えるよう親／保育提供者を指導する

☐ 規則的な食事時間をつくり，家族の一員として食事をするよう親／保育提供者を指導する

☐ 食物の増量，減量をするよう親／保育提供者を指導する［適切な場合］

☐ フルーツ飲料やフレーバーミルクは避けるよう親／保育提供者を指導する

☐ 含有されている栄養素について書かれたラベルを読むよう親／保育提供者を指導する

☐ 哺乳瓶での食事の提供をやめるよう親／保育提供者を指導する

第 5 版：2008

参考文献

Barness, L. A. (Ed.). (1993). *Pediatric nutrition handbook* (3rd ed.). American Academy of Pediatrics.

California Department of Health Services WIC Supplemental Nutrition Branch. (1998). *Feeding your baby 1-3 years old* [brochure].

Formon, S. J. (1993). *Nutrition of normal infants.* Mosby.

Hockenberry, M. J., & Wilson, D. (Eds.). (2007). *Wong's nursing care for infants and children* (8th ed.). Elsevier Mosby.

Hockenberry, M. J., Wilson, D., & Winkelstein, M. (Eds.). (2005). *Wong's essentials of pediatric nursing* (7th ed.). Elsevier Mosby.

Pillitteri, A. (2007). *Maternal and child health nursing: Care of the childbearing and childrearing family* (5th ed.). Lippincott Williams & Wilkins.

Satter, E., & Sharkey, P. B. (1997). *Ellyn Satter's nutrition and feeding for infants and children: Handout masters.* Ellen Satter Associates.

5662	教育：幼児の栄養（25 ～ 36 か月）

Teaching: Toddler Nutrition 25-36 Months

定義：生後 25 ～ 36 か月の栄養と食事の実践について指導すること

行動

□ 知識ニーズに合った書籍を親に提供する

□ 健康的な食物を選択するよう親／保育提供者を指導する

□ 生野菜／調理された野菜を勧めるよう親／保育提供者を指導する

□ 食事と食事の間には健康的なおやつを与えるよう親／保育提供者を指導する

□ 好き嫌いをする子どもへは食物の調理に工夫をするよう親／保育提供者を指導する

□ 少量ずつ食べさせるよう親／保育提供者を指導する

□ 脂肪分の含まれた食物を制限するよう親／保育提供者を指導する

□ 食物の調理に子どもを参加させるよう親／保育提供者を指導する

□ 鉄分付加されたシリアルを与え，糖分の高いシリアルは避けるよう親／保育提供者を指導する

□ 蛋白質を含んだ食物を増やすよう親／保育提供者を指導する

□ すべての食品群を含有するよう親／保育提供者を指導する

□ 食物をご褒美として使用することは避けるよう親／保育提供者を指導する

第 5 版：2008

参考文献

Barness, L. A. (Ed.). (1993). *Pediatric nutrition handbook* (3rd ed.). American Academy of Pediatrics.

California Department of Health Services WIC Supplemental Nutrition Branch. (1998). *Feeding your baby 1-3 years old* [brochure].

Formon, S. J. (1993). *Nutrition of normal infants.* Mosby.

Hockenberry, M. J., & Wilson, D. (Eds.). (2007). *Wong's nursing care for infants and children* (8th ed.). Elsevier Mosby.

Hockenberry, M. J., Wilson, D., & Winkelstein, M. (Eds.). (2005). *Wong's essentials of pediatric nursing* (7th ed.). Elsevier Mosby.

Pillitteri, A. (2007). *Maternal and child health nursing: Care of the childbearing and childrearing family* (5th ed.). Lippincott Williams & Wilkins.

Satter, E., & Sharkey, P. B. (1997). *Ellyn Satter's nutrition and feeding for infants and children: Handout masters.* Ellen Satter Associates.

5340	共在

Presence

定義：必要なときに物理的にも心理的にもそばにいること

行動

□ その人とその状況に対して無条件の肯定的関心を伝える意図を確立する

230 Part 3 介入

- □ 思いやり，共感，慈悲，理解を育み，伝える
- □ 文化的慣例，信念，行為に対して敏感に対応する
- □ その人を1人の人間として理解するよう努める
- □ その人が価値を感じ，理解されていると感じられるように伝える
- □ 開かれた態度，誠実さ，真実を伝える
- □ 心配事を意図的に積極的に傾聴する
- □ 沈黙を用いる［適切な場合］
- □ 気にかけていることを伝えるために慎重に優しく触れる［適切な場合］
- □ 援助を提供するために物理的にそばにいる［必要な場合］
- □ 相互的な反応を期待できなくとも，物理的にそばに付き添う
- □ プライバシーを保つ［必要な場合］
- □ その人と一緒にいることを申し出る［必要な場合］
- □ 利用可能性について情報提供する
- □ 安全の確保と恐怖の軽減をする
- □ 親に安心感を与え，他者を支える役割を果たすための支援を行う
- □ 他の支援者と連絡をとることを提案する［適切な場合］

第1版：1992。改訂：1996，2000，2024

参考文献

Lazenby, M. (2018). *Caring matters most: The ethical significance of nursing.* Oxford University Press.
Martin, N. M. (2021). Practicing presence with authenticity. *Journal of Christian Nursing, 38*(4), 259. https://doi.org/10.1097/CNJ.0000000000 0008
Maniago, J. D. (2017). Therapeutic presencing in nursing. *IARS' International Research Journal, 7*(2). https://doi.org/10.51611/iars.irj.v7i2.2017.81
Newman, M. (2008). *Transforming presence: The difference nursing makes.* F.A. Davis.
Parse, R. (2021). *The human becoming paradigm: An everchanging horizon.* A Discovery International.
Schaffer, M., & Norlander, L. (2009). *Being present: A nurse's resource for end-of-life communication.* Sigma Theta Tau International.
Watson, J. (2021). *Caring science as sacred science (revised ed.).* Lotus Library.

7280	きょうだい支援
	Sibling Support

定義：疾患・慢性的状態や障害に対処する子どもを援助すること

行動

- □ 臨床状態について知っていることを確かめる
- □ 状態に関連したストレスを評価する
- □ コーピングの過程を確かめる
- □ 家族の患児の兄弟姉妹の感情への気づきを促進する
- □ よくある反応について情報を提供する
- □ 擁護の役割を引き受ける（生命にかかわる状況の場合，不安が強く，親や他の家族がその役割を担えないとき）［適応がある場合］
- □ それぞれの子どもの反応が違うことを認識する
- □ 誠実な情報を提供する
- □ 幼い兄弟姉妹に対しての自宅でのケアを奨励する［可能な場合］
- □ 通常の生活や日常生活活動（ADL）を維持もしくは修正する支援をする［必要な場合］
- □ 兄弟姉妹間のコミュニケーションを促す
- □ 比較はせず，子どもを個別に評価する

Part 3　介入　**231**

- ☐ 子どもが自身と特別な支援を必要とする兄弟姉妹間での違いや共通点を見いだす支援をする
- ☐ 患児への面会を奨励する
- ☐ 患児のケアを説明する
- ☐ 患児のケアへの兄弟姉妹の参加を奨励する**［適切な場合］**
- ☐ 患児とのかかわり方を兄弟姉妹に指導する
- ☐ 兄弟姉妹が自身の問題に取り組めるようにする
- ☐ 患児と面会をするこころの準備ができていない兄弟姉妹を見分け，尊重する
- ☐ 特別な支援が必要な患児と一緒にいたり，活動することに対する兄弟姉妹のためらいを尊重する
- ☐ 親や家族の相互作用のパターンの維持を奨励する
- ☐ 懸念や恐怖を明確にし，探求し，さらけ出すのを支援する
- ☐ 出来事をどのように理解しているか知るために，お絵かきや人形遊び，劇を用いる
- ☐ 患児の病気に自分もかかる懸念を明確にし，その懸念に対処するための方略を開発する
- ☐ 発達段階と学習方法に応じて，病状に関して説明する
- ☐ 患児に面会できない兄弟姉妹には具体的な代替品を使用する（例：写真，ビデオ）
- ☐ 彼らが病気の原因ではないことを説明する
- ☐ 自身の感情や発達のニーズに合わせた方略について，指導する
- ☐ 我慢をしたり，犠牲になったり，特に役に立ったときには褒める
- ☐ 個人的な強みやストレスへの効果的な対処能力を認める
- ☐ 同じような兄弟姉妹のグループに紹介をする**［適切な場合］**
- ☐ コミュニティの資源へ紹介する**［必要な場合］**
- ☐ 両親の希望に合わせて，支援を向上させるために学校の看護師に状況を伝える
- ☐ 親が兄弟姉妹と個別の時間をもつよう奨励する

第1版：1992。改訂：2000, 2024

参考文献

Aita, M., Héon, M., Savanh, P., De Clifford-Faugère, G., & Charbonneau, L. (2021). Promoting family and siblings' adaptation following a preterm birth: A quality improvement project of a family-centered care nursing educational intervention. *Journal of Pediatric Nursing*, 58, 21-27. https://doi.org/10.1016/j.pedn.2020.11.006

Havill, N., Fleming, L. K., & Knafl, K. (2019). Well siblings of children with chronic illness: A synthesis research study. *Research in Nursing & Health*, 42(5), 334-348. https://doi.org/10.1002/nur.21978

Hill, K., & Brenner, M. (2019). Well siblings' experiences of living with a child following a traumatic brain injury: A systematic review protocol. *Systematic Reviews*, 8(1), 81. https://doi.org/10.1186/s13643-019-1005-9

Hockenberry, M. J., & Wilson, D. M. S. (Eds.). (2018). *Wong's nursing care of infants and children* (11th Ed.). Elsevier.

Leane, M. (2019). Siblings caring for siblings with intellectual disabilities: Naming and negotiating emotional tensions. *Social Science & Medicine*, 230, 264-270. https://doi.org/10.1016/j.socscimed.2019.04.022

Wakimizu, R., Fujioka, H., Nishigaki, K., & Matsuzawa, A. (2020). Quality of life and associated factors in siblings of children with severe motor and intellectual disabilities: A cross-sectional study. *Nursing & Health Sciences*, 22(4), 977-987. https://doi.org/10.1111/nhs.12755

4410	共同目標設定
	Mutual Goal Setting

定義： ケアの目標を明確にし，優先順位をつけ，さらに目標達成のために計画を立案することで患者と共同すること

行動

- ☐ 具体的な人生における価値の明確化を奨励する
- ☐ 患者と重要他者がそれぞれの役割を果たすうえで現実的な期待ができるよう援助する

232 Part 3 介入

☐ 患者自身の問題に対する認識を明確にする

☐ 患者自身の強みと能力を明確にすることを奨励する

☐ 現実的で達成可能な目標を明らかにできるよう患者を援助する

☐ 目標達成尺度を構築し，使用する［適切な場合］

☐ ケアの目標を患者とともに明確にする

☐ 肯定的な言葉で目標を記述する

☐ 複雑な目標を，細かく管理しやすい手順に分割するよう患者を援助する

☐ 目標を設定するときには患者の価値と信念を理解する

☐ 目標を明確に記述し，代替手段に頼らないことを患者に奨励する

☐ 目標設定時に患者への個人的な価値観の押しつけを避ける

☐ 1度に変容する行動は1つであるべきことを患者に説明する

☐ 明確な目標に優先順位をつける（重みをつける）ことができるよう患者を援助する

☐ ヘルスケア提供者の役割と患者の役割それぞれを患者と一緒に明確にする

☐ 目標を達成するための最善の方法を患者とともに探索する

☐ 目標を達成するための入手可能な資源を吟味できるよう患者を援助する

☐ 目標を達成するために計画立案ができるよう患者を援助する

☐ 現実的な期間設定ができるよう患者を援助する

☐ 目標到達のために活用する行動に優先順位がつけられるよう患者を援助する

☐ それぞれの目標に関する患者の現時点での機能レベルを評価する

☐ それぞれの目標に対しての個別化された期待される結果を明確にできるよう患者を支援する

☐ それぞれの目標に対しての具体的な測定指標を明らかにできるよう患者を援助する（例：行動，社会的出来事）

☐ 目標達成度の測定に用いられる行動的アウトカム指標を準備する

☐ 望んでいる結果よりも確信をもって予期できる結果に焦点が絞れるよう患者を支援する

☐ 部分的な目標の達成でも受け入れることを奨励する

☐ それぞれの目標に対する期待される結果に関連する上位レベルと下位レベルの尺度を開発する

☐ それぞれの目標に対して行動または社会的出来事によって定義される測定レベルを明確にする

☐ それぞれの指標を測定する期間を特定できるよう患者を援助する

☐ 目標への進捗を測定する方法を患者とともに探索する

☐ 目標への進捗をアセスメントする定時の検討日を患者とともに調整する

☐ 進捗をアセスメントする検討日に（患者とともに開発したように）その尺度を再度見直す

☐ 目標到達スコアを計算する

☐ 目標と計画を再評価する［適切な場合］

第1版：1992。改訂：2000

参考文献

Boyd, M. A. (2005). Psychiatric-mental health nursing interventions. In M. A. Boyd (Ed.), *Psychiatric nursing: Contemporary practice* (3rd ed., pp. 218-232). Lippincott Williams & Wilkins.

Hefferin, E. A. (1979). Health goal setting: Patient-nurse collaboration at Veterans Administration facilities. *Military Medicine, 144*(12), 814-822.

Horsley, J. A., Crane, J., Haller, K. B., & Reynolds, M. A. (1982). Mutual goal setting in patient care. *CURN Project*. Grune & Stratton.

Simons, M. R. (1992). Interventions related to compliance. *Nursing Clinics of North America, 27*(2), 477-494.

Stanley, B. (1984). Evaluation of treatment goals: The use of goal attainment scaling. *Journal of Advanced Nursing, 9*(4), 351-356.

Webster, J. (2002). Client-centered goal planning. *Nursing Times, 98*(6), 36-37.

Part 3 介入 **233**

5300	ギルトワーク（罪悪感緩和作業）の促進
	Guilt Work Facilitation

定義：現実にある，または存在すると知覚している負担からくる苦痛に対処できるよう支援すること

行動

□ 苦痛な罪悪感を明確にできるよう患者／家族を導く

□ 経験した感情とそれが生じた状況を明らかにし，検討する患者／家族を支援する

□ 罪悪感が生じる状況における自らの行動を明らかにできるよう患者／家族を援助する

□ 罪悪感は心的外傷，虐待，悲嘆，重度障害，事故においてはよくある反応であると理解できるよう患者／家族を支援する

□ 可能性のある不合理な信念を明らかにする患者／家族を支援するために現実検討を用いる

□ ある状況において，他者に責任転嫁する感情を見分けるよう患者／家族を支援する

□ ある状況が家族関係に与える影響について話し合えるようにする

□ 遺伝カウンセリングを受けられるようにする［適切な場合］

□ 教育と支援のため，患者／家族に適切な心的外傷，虐待，疾病，ケア提供者，サバイバーグループを紹介する

□ スピリチュアルサポートを受けられるようにする［適切な場合］

□ 罪悪感に絶えず悩まされるときには，思考停止の技法や思考置換と併せて，ゆったりと時間をかけた筋弛緩法を用いるよう患者を指導する

□ 患者の罪悪感の根拠が確実になった場合，自らを許す段階に患者を導く

□ 予防・回復・償い・決意のための選択肢を明らかにできるよう患者／家族を援助する［適切な場合］

第1版：1992。改訂：2008

参考文献

Antai-Otong, D. (2003). Crisis intervention management: The role of adaptation. In *Psychiatric nursing: Biological and behavioral concepts* (pp. 841-862). Thomson Delmar Learning.

Kemp, C. (2004). Grief and loss. In K. M. Fortinash & P. A. Holloday Worret (Eds.), *Psychiatric mental health nursing* (3rd ed., pp. 573-588). Mosby.

Stuart, G. (2005). Self-concept responses and dissociative disorders. In G. W. Stuart & M. T. Laraia (Eds.), *Principles and practice of psychiatric nursing* (8th ed., pp. 303-329). Mosby.

Sundeen, S. (2005). Psychiatric rehabilitation and recovery. In G. W. Stuart & M. T. Laraia (Eds.), *Principles and practice of psychiatric nursing* (8th ed., pp. 239-257). Mosby.

Veenema, T. G., & Schroeder-Bruce, K. (2002). The aftermath of violence: Children, disaster, and posttraumatic stress disorder. *Journal of Pediatric Health Care, 16*(5), 235-244.

7920	記録
	Documentation

定義：医療情報における関連データの書面または電子的な記録

行動

□ 記録を行う前に正しい情報であることを確認する

□ 初期かつ継続するアセスメント結果を記録する

□ 看護アセスメント，看護診断，看護介入，ケアの成果を含める

□ 原則に基づいて記録を行う（例：事実に基づく，正確，完全，適時）

□ 標準化されていて，系統的，かつ施設により要求される記録の方針を使用する

□ ベンダーおよび機関固有のフォームおよびフローチャートを使用する（例：ブレーデンスケール，転倒リスク）［適応がある場合］

234 Part 3 介入

☐ できるだけ早くすべての記入項目を記録する

☐ 情報の重複を避ける

☐ 承認された略語を使用する

☐ すべての事柄の正確な日時を確認する

☐ 引用を使用しながら，行動を客観的かつ正確に記載する［**必要な場合**］

☐ 看護介入に対する反応を記録する

☐ 医師に状態の変化を知らせた際には，その旨を記録する

☐ 期待された成果からの逸脱があった場合を含める［**適切な場合**］

☐ 安全策を講じた際には，その旨を記録する［**適切な場合**］

☐ 写真も含める［**施設の方針に従って**］

☐ 重要他者とのかかわりを記録する［**適切な場合**］

☐ 家庭環境の観察について記録する［**適切な場合**］

☐ 判明した問題の現状について記録する

☐ 退院時に記録がすべて揃っていることを確認する

☐ 正式な署名と資格，役職名をもって記録する

☐ 記録のプライバシーと守秘義務を順守する

☐ 法に従い，状況を記録し報告する

第2版：1996。改訂：2000, 2024

参考文献

Ali, R., Syed, S., Sastry, R. A., Abdulrazeq, H., Shao, B., Roye, G. D., Doberstein, C. E., Oyelese, A., Niu, T., Gokaslan, Z. L., & Telfeian, A. (2021). Toward more accurate documentation in neurosurgical care. *Neurosurgical Focus, 51*(5), E11. https://doi.org/10.3171/2021.8.FOCUS21387

Berman, A., Snyder, S. J., & Frandsen, G. (2018). *Kozier and Erb's fundamentals of nursing: Concepts, process and practice.* (10th ed.). Pearson.

Craven, R. F., Hirnle, C. J., & Henshaw, C. J. (2021). *Fundamentals of nursing: Human health and function* (8th ed.). Wolters-Kluwer.

Limandri, B. J. (2021). Efficient and effective documentation in nursing care. *Oregon State Board of Nursing Sentinel, 40*(3), 4-7.

Potter, P. A., Perry, A. G., Stockert, P. A., & Hall, A. M. (2021). *Fundamentals of nursing* (10th ed.). Elsevier.

Shiells, K., Holmerova, I., Steffl, M., & Stepankova, O. (2019). Electronic patient records as a tool to facilitate care provision in nursing homes: An integrative review. *Informatics for Health & Social Care, 44*(3), 262-277. https://doi.org/10.1080/17538157.2018.1496091

Sievers, V., & Faugno, D. (2021). Best practice forensic photo-documentation: Show me the injuries! *Journal of Legal Nurse Consulting, 32*(4), 26-31.

Steinkamp, J., Kantrowitz, J., Sharma, A., & Bala, W. (2021). Beyond notes: Why it is time to abandon an outdated documentation paradigm. *Journal of Medical Internet Research, 23*(4), e24179. https://doi.org/10.2196/24179

7926	記録：ミーティング

Documentation: Meetings

定義：公的な議事録を作成するために，職場の会議，もしくは専門職会議の簡単な控えを記録しておくこと

行動

☐ ラップトップ，タブレット，さらにあらゆる記録媒体を使用して，議事録を作成する

☐ あらゆる電子機器およびマスメディアと接続し，作動が良好であることを確認する

☐ 質問が容易にでき，明快な回答が得られるように，司会者の近くに座る

☐ ミーティングの名前と日付が記載された出席リストを配布する

☐ 出席者の名前が不明な場合は前もってネームタグまたはプラカードを得る

Part 3　介入　**235**

- [ ] 施設の名前または組織委員会の名前と同様にミーティングが開催された場所，時間，所在地，日付の記録から始める
- [ ] 出席者の名前と，可能であれば欠席者と退出者の名前のリストを作成する
- [ ] ミーティングの目的と司会者を明確にする
- [ ] 議事録を構成するために予定表を利用するが，実際の出来事の進行を反映した議事録を記録する（例：前回のミーティングにおける議事録の承認，議事日程の承認，完結していない議題，新たな議題）
- [ ] 議決事項のすべての動議と成果を記録する
- [ ] 任務と行動計画表を含んで合意された重要議題事項および活動を含めて考える
- [ ] ミーティングの告知および延期といったあらゆる追加事項を記録する
- [ ] ミーティングについて分類したあらゆる記録のリストの添付書類を作成する
- [ ] 明確で客観的で簡潔な文章を維持する
- [ ] 自分の記憶のなかで会議の詳細が明瞭なうちに，できるだけ早く議事録の作成を終える
- [ ] 議事録の記録者として，最後に自分の名前を記載する
- [ ] 記録を校正し，承認を得るために議長へ送る
- [ ] 次回のミーティングの前に，全会員へ議事録を配布する
- [ ] 組織の方針に従って承認された議事録を整理して保管する
- [ ] 会議のプロトコルおよび議事録をとる際の情報を得るために，最新版のロバート議事規則（アメリカ陸軍のヘンリー・ロバート将軍が作成した英米議会の運営規則を基に民間団体に適応できるようにした会議運営のルールブック）を参考にする

第7版：2018

参考文献

Manion, J., & Huber, D. L. (2014). Team building and working with effective groups. In D. L. Huber (Ed.), *Leadership and nursing care management* (5th ed., pp. 138-142). Elsevier Saunders.

Robert, H., III., Honemann, D. H., & Balch, T. (2011). *Robert's rules of order newly revised* (11th ed.). Da Capo Press.

Schirling, J. (2011). Effective meeting management. In C. A. Gassiot, V. L. Searcy, & C. W. Giles (Eds.), *The medical staff services handbook: Fundamentals and beyond* (2nd ed., pp. 325-354). Jones & Bartlett.

4490	禁煙支援
	Smoking Cessation Assistance
定義：禁煙のための支援をすること	

行動

- [ ] 現在の喫煙状況と喫煙歴を，毎回，電子たばこ等を含め記録する
- [ ] スクリーニングツールを使用して，ニコチン依存の要因（例：衝動性，離脱の可能性，環境ストレス要因）を特定する［適応がある場合］
- [ ] 禁煙についてレディネス（学習準備状態）を判断する
- [ ] 喫煙をやめようとしているレディネス（準備状態）を観察する
- [ ] 喫煙関連疾患の存在について話し合う
- [ ] 現在喫煙しているすべての患者に対し，入院中および退院時に禁煙治療を提供する
- [ ] 禁煙を試みている人に対してフォローアップを提供する［可能な場合］
- [ ] 喫煙をやめるための明確で強い，一貫した助言をする
- [ ] 妊娠中の喫煙者に対して特別なカウンセリングと心理社会的介入を提供する
- [ ] 禁煙をする理由と禁煙を妨げるものを明確にできるように支援する
- [ ] 禁煙の動機づけができている人に対して，禁煙日の設定ができるよう支援する
- [ ] 喫煙（電子たばこ等含む）を続けることのリスクと結果，禁煙の報酬と利益について話し合う

236　　Part 3　介入

- ☐ 将来的な禁煙の試みを促すために動機づけの介入を提供する
- ☐ ニコチン離脱による身体症状について指導する（例：頭痛，めまい，悪心，苛立ち，不眠）
- ☐ 治療中に禁煙の症状を監視する
- ☐ ニコチン離脱による身体症状は一過性であると説明する
- ☐ 禁煙を継続するうえでの可能な課題を調査する
- ☐ たばこ喫煙を置き換えるための代替喫煙方法の使用を検討する（例：電子たばこ，パイプ）
- ☐ 代替方法としての電子たばこ等の危険性について知らせる（例：同じニコチンの健康問題，依存性，ニコチン濃度が高い）
- ☐ ニコチン離脱による身体症状を軽減するために，ニコチン代替製品についての情報を提供する（例：貼付剤，ガム，点鼻スプレー，吸入）
- ☐ 喫煙行動に影響を及ぼす心理社会的側面を認識できるよう援助する（例：喫煙に付随する肯定的・否定的な感情）
- ☐ 喫煙行動に影響を及ぼす心理社会的側面に対応した禁煙計画を立案できるよう，援助する
- ☐ 喫煙を誘発されるきっかけを認識できるよう援助する（例：喫煙をしている人のそばに行く，喫煙所に頻回に行く）
- ☐ 渇望に抵抗する実践的な方法を構築できるよう援助する（例：非喫煙者の友人との時間を過ごす，喫煙が禁止されている場所に頻回に行く，リラクセーションの練習）
- ☐ 特定の禁煙期間に自分自身に褒美をあげることを奨励する（例：1週間，1か月，6か月）
- ☐ 喫煙のないライフスタイルが維持できるよう励ます
- ☐ 毎週開催される禁煙サポートグループに参加することを奨励する
- ☐ 自助的な方法を使えるよう援助する
- ☐ 具体的なコーピング方略を計画し，禁煙の結果生じる問題を解決できるよう支援する
- ☐ 禁煙の機会を脅かすため，喫煙をやめようとしている時期のダイエットは避けるように助言する
- ☐ 喫煙者に対処し，喫煙者の近くに行かない計画を遂行できるよう助言をする
- ☐ 口渇，咳，のどの瘙痒，イライラ感は禁煙後に起こりうる症状であり，貼付剤やガムが渇望を和らげるという情報を提供する
- ☐ 中毒を引き起こし，口腔がんや歯周病，歯の喪失，心疾患等の健康問題を引き起こすことがあるため，無煙たばこやディッピングたばこ（口腔内に停留させて唾液と混ぜ合わせるたばこ），かみたばこは避けるよう助言する
- ☐ ニコチン代替療法のようなたばこ依存の薬剤を服用する[**適切な場合**]
- ☐ フォローアップのため連絡をとる（例：禁煙は難しいと認識し，節制し続けることの重要性を強化し，進捗に対してお祝いを言うために）
- ☐ 禁煙治療の間，社会的支援を提供する
- ☐ 喫煙のない環境を確立し，禁煙環境を強制する方針を促進する
- ☐ 再発や再発しそうになったときの原因と，そこから学べることを記録するために，日記をつけるように助言する
- ☐ ちょっとした失敗にも対処できるよう支援する
- ☐ 他のサービスへの紹介を提供する[**適切な場合**]
- ☐ 資料を得るために全国的・地域的な社会資源組織に連絡をとる

第1版：1992。改訂：2000，2004，2024

参考文献

Barua, R. S., Rigotti, N. A., Benowitz, N. L., Cummings, K. M., Jazayeri, M. A., Morris, P. B., Ratchford, E. V., Sarna, L., Stecker, E. C., & Wiggins, B. S. (2018). 2018 ACC expert consensus decision pathway on tobacco cessation treatment: A report of the American College of Cardiology Task Force on Clinical Expert Consensus Documents. *Journal of the American College of Cardiology, 72*(25), 3332-3365. https://doi.org/10.1016/j.jacc.2018.10.027

Corvalán, B., María Paz, Véjar M., Leonardo, Bambs S., Claudia, Pavié G., Juana, Zagolin B., & Mónica, & Cerda L., Jaime. (2017). Clinical practice guidelines for smoking cessation. *Revista medica de Chile, 145*(11), 1471-1479. https://doi.org/10.4067/s0034-98872017001101471

The Royal Australian College of General Practitioners. (2019). *Supporting smoking cessation: A guide for health professionals* (2nd ed.). RACGP.

US Preventive Services Task Force, Krist, A. H., Davidson, K. W., Mangione, C. M., Barry, M. J., Cabana, M., Caughey, A. B., Donahue, K., Doubeni, C. A., Epling, J. W., Jr, Kubik, M., Ogedegbe, G., Pbert, L., Silverstein, M., Simon, M. A., Tseng, C. W., & Wong, J. B. (2021). Interventions for tobacco smoking cessation in adults, including pregnant persons: US Preventive Services Task Force Recommendation Statement. *JAMA, 325*(3), 265-279. https://doi.org/10.1001/jama.2020.25019

Verbiest, M., Brakema, E., van der Kleij, R., Sheals, K., Allistone, G., Williams, S., McEwen, A., & Chavannes, N. (2017). National guidelines for smoking cessation in primary care: A literature review and evidence analysis. *NPJ Primary Care Respiratory Medicine, 27*, 2. https://doi.org/10.1038/s41533-016-0004-8

World Health Organization. (2014). *Toolkit for delivering the 5A's and 5R's brief tobacco interventions in primary care.* https://apps.who.int/iris/bits tream/handle/10665/112835/9789241506953_eng.pdf;jsessionid=B0B8C EF43A471878B490FAF8BE2E3EB7?sequence=1

6170	緊張緩和管理

De-Escalation Management

定義：潜在的に危険な状況が暴力的なエピソードに発展しないようにするために，非身体的な対人スキルとコミュニケーションスキルを使用すること

行動

☐ 人物と環境を含む全体の状況を調査し，興奮のレベルと暴力の可能性を判断する

☐ 本人，自己，スタッフ，およびバイスタンダーの安全を確保し，バイスタンダーを退避させる [**可能な場合**]

☐ 他のスタッフを援助のために招集し，チームワークを活用する（例：1人のスタッフが本人と対話し，他のスタッフが全員の環境安全を管理する）

☐ 対話している人全員を開けた空間に保つ

☐ 本人が言葉でコミュニケーションスキルを確認し，本人の希望する名前を使用する

☐ 自己紹介をし，なぜ本人がそこにいるのかを説明する（例：カウンセリングや薬物のレビューのために精神科ユニットにいる）

☐ 落ち着いた，穏やかで明瞭な声で話しかけ，文を短くシンプルに保つ

☐ 本人の望みとその緊急度を確認し，実際のストレス要因と潜在的なストレス要因を特定する

☐ 明確な選択肢やオプションを提供し，スタッフの管理範囲を超える問題や不満に対して意見を述べないようにする [**可能な場合**]

☐ 境界を設定する際に，判断的な態度を避けながら安心感と援助を提供する

☐ 要求的や権威的にならずに状況を制御する

☐ 状況に過剰反応しない

☐ 常に共感的で誠実で対立しないアプローチで懸念を聞く

☐ 沈黙と傾聴を使って，考え，感情，懸念を表現することを奨励する

☐ 脅威を与えない言葉や非言語的コミュニケーションパターンを使用し，過剰な刺激，攻撃的な姿勢，長時間のアイコンタクトを避ける（例：肩をリラックスさせ，腕を下にし，手を外側に開く）

☐ パーソナルスペースに侵入しない

☐ 否定的なボディランゲージを模倣しない

☐ 妄想や幻覚を抱いている人に対して，笑顔やしかめ面をみせない

☐ 突然の動きや威圧的な姿勢（例：身振り，指差し，腕を組む，腰に手をあてる）を避ける

☐ コミュニケーションスキルを高めるために，落ち着かせる薬剤を投与する [**適応があり必要な場合**]

☐ 薬剤の種類や投与経路の選択肢を提供する [**可能な場合**]

☐ 安全の懸念について，頻繁に本人と環境を再評価する

☐ 医療問題，特に痛みや不快感等に対処する

☐ 状況がコントロールされた後，適切なレベルのケアを提供する（例：隔離，拘束，部屋への戻り）

238　Part 3　介入

□ 社会的および支援ネットワークとのかかわりを促進する［**適切な場合**］
□ 他の医療従事者との間でエピソードに関する効果的なコミュニケーションを確保する
□ 組織のガイドラインに従ってエピソードを記録する

第 8 版：2024

参考文献

Adams, J. (2017). Assessing the effectiveness of clinical education to reduce the frequency and recurrence of workplace violence. *Australian Journal of Advanced Nursing, 34*(3), 6-15. https://doi.org/10.3316/informit.9466 27915561528

Frauenfelder, F. (2019). *Psychiatric adult inpatient nursing described in the NANDA-I and NIC: A systematic evaluation of nursing classifications* [Doctoral dissertation. Radbound University] Radbound Repository. https://repository.ubn.ru.nl/handle/2066/203856

Halter, M. J. (2019). *Manual of care plans in psychiatric nursing: An interprofessional approach.* Elsevier.

Halter, M. J. (2022). *Varcarolis' foundations of psychiatric mental health nursing: A clinical approach* (9th ed.). Elsevier.

Nizum, N., Yoon, R., Ferreira-Legere, L., Poole, N., & Lulat, Z. (2020). Nursing interventions for adults following a mental health crisis: A systematic review guided by trauma-informed principles. *International Journal of Mental Health Nursing, 29*(3), 348-363. https://doi.org/10.1111/inm.12691

Patel, M.X., Sethi, F.N., Barnes, T.R. E., Dix, R., Dratcu, L., Fox, B., Garriga, M., Haste, J., C., Kahl, G., Lingford-Hughes, A., McAllister-Williams, H., O'Brien, A., Parker, C., Paterson, B., Paton, C., Posporelis, S., Taylor, D.M., Vieta, E., Völlm, B., Wilson-Jones, C., & Woods, L. (2018). Joint BAP NAPICU evidence-based consensus guidelines for the clinical management of acute disturbance: De-escalation and rapid tranquillization. Journal of Psychiatric Intensive Care, 14(2), 89-132. https://doi.org/10.20299/jpi.2018.008

6420	区域の制限

Area Restriction

定義：安全や行動管理を目的として，患者の移動に最低限の制限をかけること

行動

☐ 最低限の制限方法で開始されていることを確認する（下位レベルを実施済みであれば，次のレベルの制限に進む前にそれが非効果的であったことを証明する）

☐ 施設の方針や行政等の規定に基づいた選択方法により必要とされる，免許をもつ独立した医師からの指示を得る

☐ 患者や重要他者に介入が必要な行動がないか確認する

☐ 介入の方法と目的，時間を患者と重要他者にわかりやすく，懲罰的でない用語を用いて説明する

☐ 患者および重要他者が介入終了に必要な適切な行動をとれているか確認し，必要に応じて繰り返す

☐ 適切にデザインされた範囲に制限する

☐ 決められた範囲内での人および環境からの感覚刺激を調整する（例：面会，視覚，聴覚，光，温度）**[必要な場合]**

☐ 保護のための器具や方法を用いる（例：動作感知装置，アラーム，柵，門扉，ベッドの柵，ミトン，制限のある椅子，ドアの施錠，抑制器具）

☐ 患者を適切なレベルで監視／監督し，治療行動をとる**[必要な場合]**

☐ 頓用剤を投与する（例：抗不安剤，抗精神病剤，鎮静剤）**[適切な場合]**

☐ 処置に対する患者の反応を観察する

☐ 患者の身体的ニーズと安全を提供する（例：心血管系，呼吸器系，神経系，栄養と排泄，皮膚統合性）**[適切な場合]**

☐ 患者の精神的安楽と安全を提供する

☐ 決められた範囲内で構造化された行動を提案する**[適切な場合]**

☐ 患者が制御でき，制限を継続する必要があるような不適切な行動について即座にフィードバックを行う

☐ 決められた範囲に居続けられるように思い出せるような言葉をかける**[必要な場合]**

☐ 患者が不適切な行動を改善する支援をする**[可能な場合]**

☐ 適切な行動を積極的に促す

☐ 定期的に制限方法変更の必要性について観察する（例：下位または上位のレベルの方法，継続するか中止するか）

☐ 制限方法の変更の決定に患者も巻き込む（例：下位または上位のレベルの方法，継続するか中止するか）**[適切な場合]**

☐ 介入終了後に患者とスタッフで報告会を行う（例：制限法につながる対象の行動，介入に関する患者の心配）

☐ 施設の方針・行政等の要求に従ってケアの適切な時点で記録を残す（例：制限法の論理的根拠，患者の身体および精神的状態，提供される看護ケア，介入終了の論理的根拠）

第 1 版：1992。改訂：2008

参考文献

American Psychiatric Nurses Association. (2000). *Position statement on the use of seclusion and restraint.*

Clark, M. A. (2005). Involuntary admission and the medical inpatient: Judicious use of physical restraint. *Medsurg Nursing, 14*(4), 213-218.

Gillies, J., Moriarty, H., Short, T., Pesnell, P., Fox, C., & Cooney, A. (2005). An innovative model for restraint use at the Philadelphia Veterans Affairs Medical Center. *Nursing Administration Quarterly, 29*(1), 45-56.

Harper-Jaques, S., & Reimer, M. (2005). Management of aggression and violence. In M. A. Boyd (Ed.), *Psychiatric nursing: Contemporary practice* (3rd ed., pp. 802-822). Lippincott Williams & Wilkins.

McCloskey, R. M. (2004). Caring for patients with dementia in an acute care environment. *Geriatric Nursing, 25*(3), 139-144.

Park, M., Hsiao-Chen, T. J., & Ledford, L. (2005). *Changing the practice of physical restraint use in acute care.* The University of Iowa, College of Nursing, Gerontological Nursing Interventions Research Center.

Rickelman, B. L. (2006). The client who displays angry, aggressive, or violent behavior. In W. K. Mohr (Ed.), *Psychiatric mental health nursing* (6th ed., pp. 659-686). Lippincott Williams & Wilkins.

2720	クモ膜下出血対策
	Subarachnoid Hemorrhage Precautions

定義：破裂した動脈瘤を止血する手術や血管内治療の前に再出血のリスクを最小限にするために内部および外部の刺激やストレス因子を軽減すること

行動

☐ 患者を個室に入れる

☐ ポータブルトイレを使用して安静にする［**適切な場合**］

☐ 部屋を暗い状態にしておく

☐ 患者の周囲の刺激を減らす

☐ テレビやラジオ，その他の刺激となるものを制限する

☐ 面会者に対する反応を観察する

☐ 面会者を制限する［**適応がある場合**］

☐ 環境の改善と面会制限の必要性について患者／家族に情報提供する

☐ 鎮静をかける［**必要な場合**］

☐ 鎮痛剤を投与する

☐ 神経学的状態を観察する

☐ 医師に神経学的な状態の悪化を報告する

☐ 脈拍と血圧をモニタリングする

☐ 指示された範囲内に血行動態指標を維持する

☐ 頭蓋内圧（ICP）および脳灌流圧（CPP）をモニタリングする［**適応がある場合**］

☐ 脳脊髄液の流出量と性状を観察する［**適応がある場合**］

☐ 緩下剤を投与する

☐ 直腸刺激を避ける

☐ カんだり，バルサルバ法を行わないよう患者に説明する

☐ けいれん発作の予防をする

☐ 抗けいれん剤を投与する［**適切な場合**］

第1版：1992。改訂：2008

参考文献

Ackerman, L. L. (1992). Interventions related to neurologic care. *Nursing Clinics of North America, 27*(2), 325-346.

Barker, E. (2002). Cranial surgery. In E. Barker (Ed.), *Neuroscience nursing—A spectrum of care* (2nd ed., pp. 303-349). Mosby.

Hickey, J. V., & Buckley, D. M. (2003). Cerebral aneurysms. In J. V. Hickey (Ed.), *The clinical practice of neurological and neurosurgical nursing* (5th ed., pp. 523-548). Lippincott Williams & Wilkins.

Hickle, J. L., Guanci, M. M., Bowman, L., Hermann, L., McGinty, L. B., & Rose, J. (2004). Cerebrovascular events of the nervous system. In M. K. Bader & L. R. Littlejohns (Eds.), *AANN core curriculum for neuroscience nursing* (4th ed., pp. 536-585). Saunders.

Lee, K. (1980). Aneurysm precautions: A physiologic basis for minimizing rebleeding. *Heart & Lung, 9*(2), 336-343.

Part 3　介入　**241**

5290	グリーフワーク促進（悲嘆緩和作業促進）
	Grief Work Facilitation

定義：重大な喪失を解決できるよう支援すること

行動

- ☐ プライベートと確実な守秘を提供する
- ☐ 誠実さ，温かさ，本物らしさ，興味，無条件のケアリングを伝える
- ☐ 自己紹介をして，相手が"快"であるようにする
- ☐ 喪失を明確にする
- ☐ 喪失したものや人に対する愛着の性質を認識できるよう援助する
- ☐ その人の喪失体験の社会的ストーリーを考慮する
- ☐ 喪失に対する最初の反応を明らかにするよう援助する
- ☐ 喪失に関する感情を表出するよう奨励する
- ☐ 悲嘆の表出を積極的に傾聴する
- ☐ 罪悪感を表現できるよう助ける
- ☐ 以前の喪失経験について話し合うよう奨励する
- ☐ 過去と現在の両方の喪失に関する記憶を表現することを奨励する
- ☐ 悲嘆は喪失経験の自然な反応であることだと安心させる
- ☐ 誰もがそれぞれ悲しみを経験することだと安心させる
- ☐ 悲嘆に対して共感的な意見を述べる
- ☐ 喪失に関する最も大きな恐怖を明確にすることを奨励する
- ☐ 悲嘆プロセスの各段階について説明する[**適切な場合**]
- ☐ その人個人の悲嘆の段階の進展を支援する
- ☐ 話し合いや意思決定に重要他者を参加させる[**適切な場合**]
- ☐ 個人のコーピング方略をみつけられるよう援助する
- ☐ 喪失に関連する文化的，宗教的，社会的習慣の実行を奨励する
- ☐ 喪失について話し合うことへの受容を伝える
- ☐ 喪失に関連した子どもの質問に答える
- ☐ 婉曲的な表現ではなく「死んでいる」や「死んだ」のような明確な言葉を用いる
- ☐ 自分の感情について話し合えるよう子どもを奨励する
- ☐ 文章を書くこと，絵を描くこと，遊び等のような子どもにとってやりやすい方法での感情の表出を奨励する
- ☐ 勘違いや思い違いを認識できるよう子どもを援助する
- ☐ コミュニティの支援資源を明確にする
- ☐ 悲嘆の支援グループに参加することを勧める[**適切な場合**]
- ☐ 過去の葛藤を解決するための奮闘を支援する[**適切な場合**]
- ☐ 悲嘆プロセスによって得られた進展を強化する
- ☐ 必要とされるライフスタイルの変容を明らかにできるよう援助する

第1版：1992。改訂：2004，2024

参考文献

Harrop, E., Morgan, F., Longo, M., Semedo, L., Fitzgibbon, J., Pickett, S., Scott, H., Seddon, K., Sivell, S., Nelson, A., & Byrne, A. (2020). The impacts and effectiveness of support for people bereaved through advanced illness: A systematic review and thematic synthesis. *Palliative Medicine, 34*(7), 871-888.

Milman, E., Neimeyer, R. A., Fitzpatrick, M., MacKinnon, C. J., Muis, K. R., & Cohen, S. R. (2019). Prolonged grief and the disruption of meaning: Establishing a mediation model. *Journal of Counseling*

242 Part 3 介入

Psychology, 66(6), 714-725.
Thacker, N. E., & Duran, A. (2020). Operationalizing intersectionality as a framework in qualitative grief research. *Death Studies*, 1-11.

5294	グリーフワーク促進（悲嘆緩和作業促進）：周産期死亡
	Grief Work Facilitation: Perinatal Death

定義：周産期における喪失を解決できるように援助すること

行動

☐ 喪失が避けられない場合，もしくは喪失が起こりうる場合，何が起こるかを親や家族と話し合う

☐ 生命維持装置の中止に関する決定への参加を奨励する

☐ 親が到着するまで乳児が生命維持できるように援助する

☐ 乳児に洗礼を施す [**適切な場合**]

☐ 乳児が息を引き取るまで，親が抱くことを奨励する [**適切な場合**]

☐ 妊娠や胎児への愛着の有無にかかわらず，親や家族を支援する

☐ 胎児死亡または乳児死亡がどのように，いつ診断されたのかを確認する

☐ 予定されている計画について話し合う（例：埋葬，葬儀，乳児の名前）

☐ 葬儀の手配，病理解剖，遺伝カウンセリング，家族の参列等の意思決定が必要となる事柄について話し合う

☐ 足型，手型，写真，帽子，ガウン，毛布，おむつ，血圧測定カフ等，持ち帰れる遺品について説明する [**適切な場合**]

☐ 有効なサポートグループについて話し合う [**適切な場合**]

☐ 男性と女性の悲嘆パターンの違いについて話し合う [**適切な場合**]

☐ 乳児の足型，手型，身長，体重の情報を得る [**必要な場合**]

☐ 対面準備のために乳児の沐浴と更衣を行い，その活動に親を参加させる [**適切な場合**]

☐ 家族が希望するだけの時間，乳児に会い，抱くことを奨励する

☐ 死亡時の在胎週数に基づいた乳児の外観について話し合う

☐ 形態異常について話し合う際は十分に配慮し，乳児の正常な容貌に焦点をあてる

☐ 乳児と家族だけの時間を過ごすことを奨励する [**必要な場合**]

☐ 牧師，ソーシャルサービス，グリーフカウンセラー，遺伝カウンセラーに紹介する [**適切な場合**]

☐ 退院前に遺品をつくり，家族に贈る [**適切な場合**]

☐ 出生証明書が必要とされる妊娠週数でなかった場合，記念のための出生証明書を作成することを提案する（必要に応じて，記念のための書類を用意する）

☐ 悲しみの感情に落ち込むきっかけ等，正常な悲嘆と異常な悲嘆の特徴について話し合う

☐ 検査部門または葬儀場に遺体の処置を依頼する [**適切な場合**]

☐ 遺体保管所に乳児を移送するか，家族が葬儀場に遺体を運ぶための準備をする

第2版：1996。改訂：2018

参考文献

Broderick, S., & Cochraine, R. (2013). *Perinatal loss: A handbook for working with women and their families*. Radcliffe.
Hochberg, T. (2011). Moments held—photographing perinatal loss. *The Lancet, 377*(9774), 1310-1311.
Johnson, O., & Langford, R. W. (2010). Proof of life: A protocol for pregnant women who experience pre-20-week perinatal loss. *Critical Care Nursing Quarterly, 33*(3), 204-211.
Lang, A., Fleiszer, A., Duhamel, F., Sword, W., Gilbert, K., & Corsini-Munt, S. (2011). Perinatal loss and parental grief: The challenge of ambiguity and disenfranchised grief. *OMEGA-Journal of Death and Dying, 63*(2), 183-196.
Limbo, R., & Kobler, K. (2010). The tie that binds: Relationships in perinatal bereavement. *MCN: The American Journal of Maternal/Child Nursing, 35*(6), 316-321.
Musters, A., Taminiau-Bloem, E., van den Boogaard, E., van der Veen, F., & Goddijn, M. (2011).

Supportive care for women with unexplained recurrent miscarriage: Patients' perspectives. *Human Reproduction, 26*(4), 873-877.

7640	クリティカルパスの開発

Critical Path Development

定義：期待される患者の成果を費用対効果の高い方法で向上するために，ケア活動の時系列表を作成し活用すること

行動

- ☐ 標的患者集団への現行のケアパターンを明らかにするために，診療記録の検証を行う
- ☐ 標的患者集団に対する現行の標準ケアを見直す
- ☐ クリティカルパスを開発するために他の医療従事者と協働する
- ☐ 時間枠を設け，適切な中間の成果または最終的な成果を設定する
- ☐ 決定木に関連する変数を配置する（例：成果，介入，臨床検査や診断検査，専門家への相談，患者教育や家族教育）
- ☐ 臨床事象が複雑な場合でも，できるかぎり決定木を簡潔に保つ（重要な詳細は提供するが，くどい言い回しや長い文章は最小限にする）
- ☐ 医師の判断が重要となる場面では，判断の鍵となるポイントを含める
- ☐ 時間枠を設け，適切な介入を明確にする
- ☐ クリティカルパスを患者と家族に共有する［適切な場合］
- ☐ 設定された成果に対する患者の進捗状態を定期的に評価する
- ☐ クリティカルパスとの不一致を判断し，適切なルートで報告する
- ☐ 設定された成果に対する患者の進捗状態を記録する［施設の方針に従って］
- ☐ 予定された介入や期待される成果との不一致が生じた場合は，その理由を記録する
- ☐ クリティカルパスとの不一致を是正するための行動をとる［適切な場合］
- ☐ クリティカルパスの改訂をする［適切な場合］

第2版：1996。改訂：2018

参考文献

Abrams, M.N., Hage, D., & Abrams, E.R. (2011, November 29). Engaging physicians in predictive care paths. *Hospitals and Health Networks Daily.* http://www.hhnmag.com/articles/4784-engaging-physicians-inpredictive-care-paths

Evans-Lacko, S., Jarrett, M., McCrone, P., & Thronicroft, G. (2010). Facilitators and barriers to implementing clinical care pathways. *BMC Health Services Research, 10*, 182. https://doi.org/10.1186/1472-6963-10-182

Huber, D. L. (2014). *Leadership and nursing care management* (5th ed.). Elsevier Saunders.

Kinsman, R. T., Machotta, J. E., Willis, G. H., Snow, P., & Kugler, J. (2010). Clinical pathways: Effects on professional practice, patient outcomes, length of stay and hospital costs. *Cochrane Database of Systematic Reviews, 2010*(3). https://doi.org/10.1002/14651858.CD006632.pub2

Vanhaect, K., Panella, M., van Zelm, R., & Sermeus, W. (2010). An overview on the history and concept of care pathways as complex interventions. *International Journal of Care Pathways, 14*(3), 117-123.

5450	グループセラピー

Therapy Group

定義：グループメンバー間の相互作用を利用する等，グループに対して心理療法テクニックを適用すること

行動

- ☐ グループの目的とグループプロセスの本質を明らかにする（例：現実検討の維持，コミュニケーショ

244　Part 3　介入

ンの円滑化，対人関係スキルの検査と支援）

☐ 5 ～ 12 人の最適なサイズのグループを形成する

☐ すべてのメンバーが準拠できるように，具体的なグループのルールやガイドラインを作成する（例：守秘義務，礼儀正しいコミュニケーションや行動，出席，グループ外でのメンバーとの交流，参加）

☐ 初回のグループセッション前に，新たなグループメンバーそれぞれに対して個別のオリエンテーションセッションを提供する

☐ グループメンバー全員に，グループのルールとガイドラインを含むマニュアルを提供する

☐ 積極的な参加への意欲があり，自分の問題に責任をもって取り組めるグループメンバーを選出する

☐ グループセラピーの恩恵を受けるために，モチベーションが十分に高いレベルにあるかどうかを確認する

☐ 共通のリーダーを用いる [**適切な場合**]

☐ 義務的な参加を議題としてあげる

☐ 新メンバーがいつでも参加できるかどうかを議題としてあげる

☐ グループミーティングの時間と場所を設定する

☐ 1 ～ 2 時間のセッションを行う [**適切な場合**]

☐ 時間どおりに開始，終了し，参加者には終了まで残るよう求める

☐ 椅子を近づけて円状に配置する

☐ できるだけ早くグループを作業段階に移行させる

☐ 治療的達成基準が形成できるようグループを援助する

☐ 変化に対する抵抗感を克服できるようにグループを支援する

☐ 発達の各段階を明確にし，解決できるようにするための方向づけをグループに示す

☐ メッセージの重要な意味の探索を進めるために「プロセス解明法（process illumination）」の技法を用いる

☐ グループの機能と目的に関連するときにかぎり，過去の自己開示や話し合いを奨励する

☐ 一般的なものから個人的なものへ，抽象的なものから具体的なものへ焦点を変えるために，「今ここに集中する」技法を用いる

☐ 共通点を互いに共有することをメンバーに奨励する

☐ メンバーそれぞれの怒り，悲しみ，ユーモア，不信感，その他の感情を互いに共有することを奨励する

☐ グループのリーダーや他のメンバーに対する怒りの感情を探究し，受容する過程にあるメンバーを援助する

☐ グループの団結を脅かす行動と向き合う（例：遅刻，欠席，分裂を誘発する交流，下位集団の形成，スケープゴート（身代わり，生贄）の形成）

☐ 望ましい行動／反応に社会的強化（例：言語的および非言語的）を与える

☐ グループ機能と洞察を促進するために構造的なグループ訓練を行う [**適切な場合**]

☐ ロールプレイと問題解決法を用いる [**適切な場合**]

☐ グループメンバーが自らの行動への洞察力を発達させられるように，メンバー同士でフィードバックを行うよう支援する

☐ グループの目的と機能に見合う場合，リーダーなしでのセッションを組み込む

☐ セッションの最後に進行の要約を行う

☐ 途中中断を希望するメンバーに対して，中断の理由を聞くために個人面談を行う

☐ グループから抜けるためにメンバーを援助する [**適切な場合**]

☐ グループメンバーの誰かが抜ける場合には，過去の出来事や抜けるメンバーとグループの関係性を見直すことができるよう，グループを援助する

☐ グループの帳尻を合わせるために新たなメンバーを採用する [**適切な場合**]

第 1 版：1992。改訂：1996, 2018

参考文献

Boyd, M. A. (2015). Group interventions. In M. A. Boyd (Ed.), *Psychiatric nursing: Contemporary practice* (5th ed., pp. 186-194). Lippincott Williams & Wilkins.

Jung, X. T., & Newton, R. (2009). Cochran reviews of non-medication-based psychotherapeutic and other interventions for schizophrenia, psychosis, and bipolar: A systematic literature review. *International Journal of Mental Health Nursing, 18*(4), 239-249.

Puskar, K., McClure, E., & McGinnis, K. (2007). Advanced practice nurse's role in alcohol abuse group therapy. *Australian Journal of Advanced Nursing, 25*(1), 64-69.

Stuart, G. W. (2013). Therapeutic groups. In *Principles and practice of psychiatric nursing* (10th ed., pp. 617-627). Mosby.

Yalom, I. D., & Leszcz, M. (2005). *The theory and practice of group psychotherapy* (5th ed.). Basic Books.

246 Part 3 介入

5000	ケアリング相互作用促進

Caring Interaction Development

定義：思いやりのある交流，コミュニケーション，倫理的価値観の尊重，受容，共感に基づいた援助的関係の構築

行動

☐ 人と状況に対する態度と自己の感情を明らかにする

☐ 人間関係の倫理的な境界を明らかにする

☐ 相互作用を行う前に身体的な安楽を提供する

☐ プライバシーと守秘を提供する

☐ 温かいケアリングと，無条件の受容的な雰囲気をつくり出す

☐ 気がかりを気にしていることを伝える

☐ 自己開示をする［**適切な場合**］

☐ 関係における責任について話し合い，受け入れ可能な行動の限界を設定する［**適切な場合**］

☐ 話し合いの時間と期間について相互の合意をとる［**適切な場合**］

☐ 対等な関係を築く

☐ 信頼感と関心を示すため，約束の時間を守る

☐ 開かれた姿勢，物理的距離，および適切な非言語的表現を確立する

☐ 非言語的なコミュニケーションを観察する

☐ 非言語的メッセージに対し応答する［**適切な場合**］

☐ 明らかになった問題を探索し，変化に対する方略を開発する準備状態（レディネス）を確認する

☐ 主なアイデアを反映し，会話を中心的テーマに戻す［**必要な場合**］

☐ 内省と行動変容を促す

☐ 自分の表出に必要なだけ時間をかけることを奨励する

☐ 他者と相互作用する能力の妨げとなる感情を明らかにすることを援助する（例：怒り，不安，敵意，悲しみ）

☐ コミュニケーションのための代替の方法を展開する（例：イメージ，他の言葉）［**必要な場合**］

☐ 懸念や考えを積極的に聴く

☐ 話し合いにおいて，対処すべきニーズの領域を明らかにすることを援助する

☐ 関係形成を達成したことへの認識を伝える

☐ 積極的な姿勢で他者との相互交流をしようとすることを支援する

☐ 治療的人間関係の経験についての振り返りをしてみることを促す

☐ 話し合いの最後に内容を要約する

☐ 次回の話し合いの出発点として要約を用いる

☐ 毎回，話し合いの終了前に次回の相互作用の時間を設定する

☐ 人間関係の終結の準備をする［**適切な場合**］

第2版：1996。改訂：2004, 2008, 2024

参考文献

Allande, R. (2019). *Construcción y validación de una escala de evaluación del nivel de competencia en la interacción de cuidado para estudiantes de Grado en Enfermería [Development and validation of a scale to assess the level of caring interaction competence of nursing students]* [Doctoral Dissertation, University of Seville].

Allande-Cussó, R., Fernández-Garcia, E., & Porcel-Gálvez, A. M. (2021). Defining and characterizing the nurse-patient relationship: A concept analysis. *Nursing Ethics, 29*(2), 462-484. https://doi.org/10.1177/09697330211046651

Allande-Cussó, R., Gómez-Salgado, J., Fenández-García, E., & Porcel-Gálvez, A. M. (2022). Understanding the nurse-patient relationship: A predictive approach to caring interaction. *Collegian,*

29(5), 663-670. https://doi.org/10.1016/j.colegn.2022.04.003

Allande-Cussó, R., Gómez-Salgado, J., Macías-Seda, J., & Porcel-Gálvez, A. M. (2021). Assessment of the nurse-patient interaction competence in undergraduate nursing students. *Nurse Education Today, 96*, 104627. https://doi.org/10.1016/j.nedt.2020.104627

Allande-Cussó, R., Macías Seda, J., & Porcel Gálvez, A. M. (2020). La relación enfermera-paciente: identidad histórica, metodológica y terapéutica en los cuidados de enfermería [The nurse-patient relationship: Historical, methodological and therapeutic identity in nursing cares]. *Cultura De Los Cuidados*, (55), 78-84. http://ciberindex.com/c/cc/55078cc

Allande-Cussó, R., Siles, J., Ayuso, D., & Gómez, J. (2020). A new conceptualization of the nurse-patient relationship construct as caring interaction. *Nursing Philosophy*. 22(2), e12335. https://doi.org/10.1111/nup.12335

Egan, G., & Reese, R. J. (2019). *The skilled helper: A problem-management and opportunity-management approach to helping*. Cengage.

Salehian, M., Heydari, A., Aghebati, N., & Karimi Moonaghi, H. (2017). Faculty-student caring interaction in nursing education: An integrative review. *Journal of Caring Sciences, 6*(3), 257-267. https://doi.org/10.15171/jcs.2017.025

4200	経静脈（IV）療法

Intravenous (IV) Therapy

定義：静脈点滴治療において薬液投与と観察をすること

行動

☐ 薬剤投与前に各薬剤投与記録（MAR）の正確性と完全性を確認する

☐ 薬剤投与の６つの原則（例：適切な人，適切な薬剤，適切な量，適切な経路，適切な時間，適切な記録）を順守する

☐ 少なくとも２つの識別子（例：名前，生年月日）を使用して確認する

☐ 病歴とアレルギー歴を確認する

☐ 薬剤に関する知識と投与方法の理解度を確認する

☐ 必要な投薬前評価を実施する（例：血圧，脈拍）

☐ 薬剤投与中の特別な監視の要件に関する施設のガイドラインに従う（例：心臓薬の場合はモニター装着する）

☐ 標準化された濃度と用量の経静脈薬液および薬剤を使用し，薬局で準備・調剤されたものや市販品を使用する**[可能な場合]**

☐ 手順を説明する

☐ 現在服用中の薬剤が指示された薬剤との互換性について確認する

☐ 溶液を安全に投与する方法に関する情報を確認する**[必要な場合]**

☐ 注入速度を計算する

☐ 他の看護師と計算および速度を確認する**[適応がある場合]**

☐ 静脈注入ポンプを選択し準備する**[適応がある場合]**

☐ 血流に接触する可能性のある供給品（例：静脈針，静脈針挿入部位，静脈チューブ接続部，静脈チューブアクセスポート，経静脈薬液）に対して厳密な無菌技術を維持する

☐ 点滴剤の種類，量，使用期限，特徴，容器に破損がないかを確かめる

☐ 適切なチューブを容器に接続する

☐ ドリップチャンバーを１〜２度押す

☐ チューブクランプをゆっくりと開いてチューブに液を満たす

☐ 静脈点滴剤の投与前に，静脈点滴ラインが開通している状態か確認する

☐ 処方されたとおりに静脈点滴剤を投与し，点滴中の観察をし，効果を観察する

☐ 点滴ラインを接続または再接続する前に，患者と点滴ボトルの間のすべてのライン，投与セット，追加デバイスをたどる

☐ 患者側接続部付近と溶液ボトル側付近の両方に注入液や薬剤をラベルづけする

248　　Part 3　介入

- [ ] デバイスや点滴を実際にもしくは認識されたデバイスや点滴を接続する，または，はずす必要があるときはいつでも，資格のあるスタッフから援助を得るよう，患者，介護者，資格のない補助スタッフを指導する（患者や介護者が自立して点滴薬剤を管理する場合を除く）（例：在宅ケアの場）
- [ ] 複数の血管アクセスデバイスやカテーテルルーメンが使用される場合，どのデバイスまたはルーメンを通じてどの溶液や薬剤が注入されているかを記録する
- [ ] 異なる目的をもつチューブは異なる方向にルートする（例：静脈ラインは頭部に向け，栄養チューブは足部に向ける）
- [ ] 組織の方針と手順に従ってテクノロジーを使用する（例：バーコード，投与エラー削減ソフトウェアを搭載したスマートポンプ，量調節投与セット，ミニ注入投与セット）[可能な場合]
- [ ] 点滴中の静脈点滴の流速と刺入部を監視する
- [ ] 経静脈療法の考えられる合併症（例：体液過剰，アレルギー反応，刺入部の不快感，注入性静脈炎，局所感染）を監視する
- [ ] バイタルサインをモニタリングする[適応がある場合]
- [ ] 点滴刺入部を無菌的に維持し，ドレッシング材で密閉状態を保つ
- [ ] 静脈点滴ラインの刺入部の確認とケアを行う[施設のプロトコルに従って]
- [ ] 刺入部の交換，チューブの交換，およびドレッシングケアの交換を行う[**施設のプロトコルに従って**]
- [ ] ハイリスク点滴薬剤（例：ヘパリン，ドパミン，ドブタミン，ニトログリセリン，カリウム，抗生物質，マグネシウム）を投与する際は，厳格な薬剤ガイドラインに従う
- [ ] 配合禁忌の薬剤の投与前・投与後に静脈点滴ラインをフラッシュする
- [ ] 経静脈薬剤が投与中の薬剤と配合変化を起こすとき，経静脈薬液を停止し，静脈ラインをクランプする（例：チューブ内のIV液が濁る）
- [ ] もし現在のチューブ内に配合変化があった場合，新しいチューブで経静脈薬液を再開する
- [ ] 水分の摂取量と排出量を記録する[適切な場合]
- [ ] 処方された治療を記録する[施設のプロトコルに従って]
- [ ] 注入療法の前，途中，および後の静脈刺入部の状態を記録する
- [ ] 静脈刺入部のケアや治療を行うときはスタンダードプリコーション（標準的感染予防策）を維持する
- [ ] 患者および介護者に対して，輸液療法の管理方法や，医療機関を離れた後に発生する可能性のある徴候や症状を報告するよう教育する

第1版：1992。改訂：2004，2024

参考文献

Infusion Nursing Society. (2021). *Policies and procedures for infusion therapy: Acute care* (6th ed.).
Infusion Nursing Society. (2021). *Standards of practice* (8th ed.).
Perry, A. G., & Potter, P. A. (2020). *Fundamentals of nursing* (10th ed.). Elsevier.
Perry, A. G., Potter, P. A., Ostendorf, W., & LaPlante, N. (2021). *Clinical nursing skills and techniques* (10th ed). Elsevier.

1056	経腸栄養
	Enteral Tube Feeding

定義：消化管に挿入されたチューブを通じて栄養素や液体を供給すること

行動

- [ ] 経腸栄養の種類と濃度の選択について，栄養士と相談する
- [ ] 正しい調合，消費期限，および容器の破損がないかを確認する
- [ ] 製造元のガイドラインに従って調合液を準備し，室温に保つ
- [ ] 栄養投与を開始する前に適切な腹部評価を行う（例：腸音，触診での硬さ，腹囲の拡大）
- [ ] チューブの適切な位置を監視する[施設のプロトコルに従って]
- [ ] 胃酸抑制薬を服用している人や持続的栄養投与を受けている人に対しては，チューブの位置確認のた

Part 3 介入 **249**

めの pH テストを避ける

☐ 適切な配置を維持するために，チューブの出口にマークし，1度レントゲンで位置確認したら定期的に位置が動いていないか確認する

☐ 初めて，チューブを介して栄養や薬剤を投与する前には，X線検査によってチューブの位置を確認する[**施設のプロトコルに従って**]

☐ 栄養チューブの位置確認のため，定期的な胸部および腹部X線写真のレポートを監視する

☐ ベッドサイドでの評価によりチューブの位置に疑問が生じた場合は，再度X線写真で位置確認を行う

☐ 間欠的な栄養投与の直前や，施設のプロトコルによっては持続的な栄養投与の前も，チューブの位置を確認する

☐ 誤ってIVラインにアクセスする可能性を減らすため，チューブに栄養や溶液を投与する際にはIV注射器を避ける

☐ 薬剤投与前および経腸栄養の変更前に，医療従事者の指示または施設の方針に従って残留物を確認する

☐ チューブまたは口からの薬剤投与後，少なくとも1時間経過してから位置確認を行う

☐ 栄養剤の注入中は，ベッドの頭部側を30～45度に挙上する

☐ 患者が仰臥位を維持する必要がある場合は，栄養投与中に逆トレンデレンブルグ体位（頭側を高く）にする

☐ 栄養剤を注入する際に，乳児におしゃぶりを与える[**適切な場合**]

☐ 通常の哺乳のように，乳児を抱いて話しかける

☐ 栄養投与中に呼吸困難の徴候や症状（例：咳，窒息，酸素飽和度の低下）を監視する

☐ 呼吸困難が認められた場合は，栄養投与を停止してX線検査を行う[**施設のプロトコルに従って**]

☐ 栄養剤を注入してからベッドを下げる前に，30～60分の時間を置く

☐ 本人のベッドを30度未満に下げておく必要がある処置や移動がある場合は，栄養剤注入を1時間前には止めておく

☐ チューブの詰まりを防ぐために，持続的な栄養投与中は4～6時間ごと，間欠的な栄養投与の前後，薬剤投与後，チューブ栄養をはずす際にチューブを洗浄する[**施設のプロトコルに従って**]

☐ 栄養チューブの詰まりを解除するためには，蛋白分解酵素と水の溶液（例：30mLの温水に1杯の酵素）を使用し，5分間放置してから，温水でフラッシュする[**施設のプロトコルに従って**]

☐ 栄養士の推奨に基づいて，1日の総自由水の必要量を投与する

☐ 経管栄養の管理では，チューブ接続は無菌的に行い，清潔操作を用いる

☐ 細菌の繁殖を防ぐために，栄養ルートにむやみに触れたり，缶の開け口や容器の開口部，スパイクやスパイクポート（接続部）に触れないようにする

☐ 自然滴下点滴速度またはポンプ速度を1時間ごとに確認する

☐ チューブ栄養専用のポンプのみを使用する

☐ 袋にチューブ栄養の種類，濃度，量，日付，時間，イニシャルを記入する

☐ 下痢をコントロールするため，経腸栄養の速度を遅くする，または濃度を薄める

☐ 膨満感，悪心，嘔吐を観察する

☐ 開封した経腸栄養剤の容器は，冷蔵保管する

☐ 挿入部位と栄養チューブを定期的に変更する[**施設のプロトコルに従って**]

☐ 器具の周りの皮膚を，刺激の少ない石けんで毎日洗い，完全に乾燥させる

☐ 経腸栄養用容器と投与セットは24時間ごとに廃棄する

☐ 毎月の身長または体重の変化を観察する[**適切な場合**]

☐ 浮腫または脱水の徴候を観察する

☐ チューブの移動や脱落のリスクを高める状態（例：嘔吐，嘔気，経鼻気管吸引，興奮状態）を監視する

☐ 水分の摂取量と排出量を観察する

☐ 最初は，カロリー，脂肪，炭水化物，ビタミン，ミネラルの摂取量が十分かどうかを週に2回観察し，その後は月1回に減らす（または栄養士に示す）

250　　Part 3　介入

☐ 気分の変化を観察する
☐ 在宅での経腸栄養のための個人や家族の準備をする［**適切な場合**］

第 1 版：1992。改訂：1996, 2000, 2004, 2024

参考文献

Berman, A., Snyder, S. J., & Frandsen, G. (2018). Nutrition. In *Kozier and Erb's fundamentals of nursing: Concepts, process and practice*. (pp. 1127-1167) (10th ed.). Pearson.

Miller, T. (2021). Nutrition. In A. Perry, P. Potter, P. Stockert, & A. Hall (Eds.), *Fundamentals of Nursing* (10th ed., pp. 1120-1147). Elsevier.

Potter, P. A., Ostendorf, W. R., & LaPlante, N. (2018). Enteral nutrition. In *Clinical nursing skills and techniques* (pp. 830-860) (9th ed.). St. Louis: Mosby.

Rebar, C. R. (2021). Concepts of care for patients with malnutrition: Undernutrition and obesity. In D. Ignativicius, M. L. Workman, C. R. Rebar, & N. M. Heimgaartner, (Eds.), *Medical-Surgical nursing: Concepts for interprofessional collaborative care*. (10th ed., pp. 1205-1208). Elsevier.

St. Onge, J. L. (2021). Nutrition. In R. F. Craven, C. J. Hirnle, & C. J. Henshaw (Eds.), *Fundamentals of nursing: Human health and function* (8th ed., pp. 410-471). Wolters-Kluwer.

Williams, P. (2020). Maintaining fluid balance and meeting nutritional needs. In *Basic geriatric nursing*. (pp. 104-130) (7th ed.). Elsevier.

Yang, G., Zheng, B., & Yu, Y. (2021). Risk assessment of intermittent and continuous nasogastric enteral feeding methods in adult inpatients: A metaanalysis. *Evidence-based Complementary & Alternative Medicine (eCAM), 2021*, 1-10.

5328	傾聴訪問

Listening Visits

定義：うつ状態の症状を軽減するための解決策を明確にし，創案するために何回も家庭訪問をし，協力して活動し，個人の状況を真に理解し，共感的に傾聴すること

行動

☐ ベースラインを設定するためにうつ状態のスクリーニングを行う
☐ 傾聴訪問の目的と提案した訪問回数を決める
☐ 訪問に好ましい場所と時間を決める
☐ 患者に関心があることを示す
☐ 患者の機密性を保持し，プライバシーを守る
☐ 患者との関係を確立するために個人の長所を活かす
☐ 思考，感情，懸念の表出を促すために自由回答式の質問を用いる
☐ 思考，感情，懸念の表出を促すために沈黙を用いる
☐ 積極的傾聴の障壁となるものを避ける（例：感情を抑える，簡単な解決法を提示する，話の中断，自分自身のことを語る，早めに話を切り上げる）
☐ 偏見，先入観，思い込み，個人的な関心，注意散漫を抑制することによって，相互作用に完全に焦点を合わせる
☐ コミュニケーション促進のために非言語的行動を用いる（例：非言語的メッセージが伝達する身体的なふるまいに注意を払う）
☐ 会話の内容と同様に表出されていないメッセージや感情も傾聴する
☐ 状況における患者の行動，感情，認知を探索する
☐ 状況に関連した感情や情動に名前を付けるよう患者を援助する
☐ 質問やフィードバックを用いてメッセージを明確化する
☐ 中心となるテーマを明確にする
☐ 最新の問題の包括的なリストを作成できるよう，患者を援助する
☐ 最も重要な問題を明らかにできるよう，患者を援助する
☐ 解決策のリストを作成できるよう，患者を援助する
☐ 作成されたリストの不利な点と利点を評価できるよう，患者を援助する

Part 3　介入　**251**

□ 希望する解決策の選択を患者に奨励する
□ 解決策を実行する計画を策定できるよう，患者を援助する
□ 継続的に訪問をすることで，問題解決に向けた進捗を調査する
□ 適切な期間をおいてうつ症状の評価をする
□ 他のヘルスケア提供者へ患者を紹介する[**必要な場合**]

第6版：2013

け

参考文献

Cooper, P. J., Murray, L., Wilson, A., & Romaniuk, H. (2003). Controlled trial of the short- and long-term effect of psychological treatment of post-partum depression. Impact on maternal mood. *British Journal of Psychiatry, 182*(5), 412-419.

Holden, J. M., Sagovsky, R., & Cox, J. L. (1989). Counselling in a general practice setting: Controlled study of health visitor intervention in treatment of postnatal depression. *British Medical Journal, 298*(6668), 223-226.

Morrell, C. J., Slade, P., Warner, R., Paley, G., Dixon, S., Walters, S. J., Brugha, T., Barkham, M., Parry, G., & Nicholl, J. (2009). Clinical effectiveness of health visitor training in psychologically informed approaches for depression in postnatal women: Pragmatic cluster randomised trial in primary care. *British Medical Journal, 338*, a3045. https://doi.org/10.1136/bmj.a3045

Segre, L. S. (2011). Postpartum depression. In M. C. Rosenberg & S. R. Pehler (Eds.), *Encyclopedia of family health* (pp. 833-835). Sage.

Wickberg, B., & Hwang, C. P. (1996). Counselling of postnatal depression: A controlled study on a population based Swedish sample. *Journal of Affective Disorders, 39*(3), 209-216.

1540	**経皮的電気神経刺激（TENS）**
	Transcutaneous Electrical Nerve Stimulation (TENS)

定義：制御された低電圧電気パルスにより，皮膚および下層組織を刺激すること

行動

□ TENS の根拠と限界と潜在的な問題について，患者と家族と話し合う
□ TENS の推奨が適切であるかどうかを判定する
□ 患者がペースメーカーをもっている場合は TENS を使用しない
□ 医師とこの療法について話し合い，TENS の処方箋を入手する[**適切な場合**]
□ TENS ユニットが十分に充電されていることを確認する
□ ワイヤーの磨耗の最初の徴候を点検し，交換する[**必要な場合**]
□ 直接適用が不可能な場合の代替部位を考慮し，刺激部位を選択する（例：患部の周囲，末梢側，患部と脳との中間，および痛みの対側に，部位に隣接して，遠位に，部位をブラケッティングする）
□ 刺激部位に使い捨てまたは再使用可能な電極を適用する
□ 電極と TENS ユニットへの配線が，必ずしっかり接続に差し込まれた状態であることを確認する
□ 治療の電流の大きさ，回数，パルス幅を決定する
□ 指示された所定の設定値に，電流の大きさ，回数，パルス幅を調整する
□ 所定の間隔の刺激を維持する（例：連続的または断続的）
□ 患者に TENS ユニットを固定する（例：患者のベルトやパンツのウエストバンドに）[**連続アプリケーションが必要な場合**]
□ 感覚が強すぎて許容できない場合，使用を中止する
□ 望ましい反応を得るため，個別の耐性に基づいて部位と設定を調整する
□ すべての適用時または少なくとも 12 時間ごとに，皮膚の炎症の可能性を確認するため，電極の部位を調べる
□ TENS の使用およびその運用に関して口頭および説明書を提供する
□ TENS を単独，または他の手段と併用する[**適切な場合**]

252　　Part 3　介入

☐ TENS の有効性を記録する

第 1 版：1992。改訂：2013

参考文献

DeSantana, J. M., Walsh, D. M., Vance, C., Rakel, B. A., & Sluka, K. A. (2008). Effectiveness of transcutaneous electrical nerve stimulation for treatment of hyperalgesia and pain. *Current Rheumatology Reports, 10*(6), 492-499.

Herr, K. A., & Kwekkeboom, K. L. (2003). Assisting older clients with pain management in the home. *Home Health Care Management and Practice, 15*(3), 237-250.

Lynn, P. (2011). *Taylor's clinical nursing skills: A nursing process approach* (3rd ed.). Wolters Kluwer Health/Lippincott Williams & Wilkins.

Sluka, K. S., & Walsh, D. M. (2003). Transcutaneous nerve stimulation: Basic science mechanisms and clinical effectiveness. *Journal of Pain, 4*(3), 109-121.

2680	けいれん発作管理

Seizure Management

定義：けいれん発作中および発作後の患者のケアをすること

行動

☐ 気道を確保する

☐ 側臥位にする

☐ 損傷を予防するため，動きを制限する

☐ 発作中の頭部と目の方向を観察する

☐ 衣服を緩める

☐ 発作中は患者の側を離れない

☐ 静脈ラインを確保する[**適切な場合**]

☐ 酸素投与を行う[**適切な場合**]

☐ 神経学的状態を観察する

☐ バイタルサインをモニタリングする

☐ 発作後体位を再調整する

☐ 発作の長さを記録する

☐ 発作の特徴を記録する（例：発作の起こった部位，動き方，発作の進行）

☐ 発作に関する情報を記録する

☐ 薬剤を投与する[**適切な場合**]

☐ 抗けいれん剤を投与する[**適切な場合**]

☐ 抗てんかん剤の濃度を監視する[**適切な場合**]

☐ 発作後状態の存続時間と特性を観察する

第 1 版：1992。改訂：2013

参考文献

American Association of Neuroscience Nurses. (2009). *Care of the patient with seizures. AANN Clinical Practice Guidelines Series* (2nd ed. rev.).

Clore, E. (2010). Seizure precautions for pediatric bedside nurses. *Pediatric Nursing, 36*(4), 191-194.

Fitzsimmons, B., & Bohan, E. (2009). Common neurosurgical and neurological disorders. In P. Morton & D. Fontaine (Eds.), *Critical care nursing: A holistic approach* (9th ed., pp. 873-918). Lippincott Williams & Wilkins.

French, J., Kanner, A., Bautista, J., Abou-Kalil, B., Browne, T., Harden, C., Theodore, W. H., Bazil, C., Stern, J., Schachter, S. C., Bergen, D., Hirtz, D., Montouris, D., Nespeca, M., Gidal, B., Marks, W. J., Jr., Turk, W. R., Fischer, J. H., Bourgeois, B., Wilner, A., & Glauser, T. A. (2004). Efficacy and tolerability of the new antiepileptic drugs I: Treatment of new onset epilepsy. *Neurology, 62*(8), 1252-1260.

Smeltzer, S., Bare, B., Hinkle, J., & Cheever, K. (2010). Management of patients with neurological dysfunction. In *Brunner & Suddarth's textbook of medical-surgical nursing* (12th ed., pp. 1881-1888).

Part 3　介入　**253**

Lippincott Williams & Wilkins.

2690	けいれん発作対策

Seizure Precautions

定義：けいれん発作性疾患があるとわかっている患者が抱える損傷リスクの予防とリスクの最小化をすること

け

行動

☐ 低床ベッドを用意する［**適切な場合**］

☐ 病棟外で活動する際，患者に付き添う［**適切な場合**］

☐ 投薬スケジュールを観察する

☐ 抗てんかん剤を指示どおりに服用できているか監視する

☐ 患者または保護者が服用した薬剤と発作の記録をつけられるようにする

☐ 患者に車の運転をしないよう説明する

☐ 薬剤と副作用（有害でないものも含む）について患者に説明する

☐ 家族または保護者に発作時の応急処置について説明する

☐ 抗てんかん剤の量を確認する［**適切な場合**］

☐ 患者にメディカルアラートカードを持ち歩くよう説明する

☐ 患者の周りから害を与えうるものをなくす

☐ ベッドサイドに吸引器を置いておく

☐ ベッドサイドにアンビューバッグ（BVM）を置いておく

☐ ベッドサイドに経口または経鼻挿管チューブを置いておく

☐ パッドを用いて柵を保護する

☐ 柵を上げておく

☐ 患者に発作の誘因となりうることについて説明する

☐ 前兆があれば伝えるように，患者に説明する

第1版：1992。改訂：2013

参考文献

American Association of Neuroscience Nurses. (2009). *Care of the patient with seizures. AANN Clinical Practice Guidelines Series* (2nd ed. rev.).

Clore, E. (2010). Seizure precautions for pediatric bedside nurses. *Pediatric Nursing, 36*(4), 191-194.

Fitzsimmons, B., & Bohan, E. (2009). Common neurosurgical and neurological disorders. In P. Morton & D. Fontaine (Eds.), *Critical care nursing: A holistic approach* (9th ed., pp. 873-918). Lippincott Williams & Wilkins.

French, J., Kanner, A., Bautista, J., Abou-Kalil, B., Browne, T., Harden, C., Theodore, W. H., Bazil, C., Stern, J., Schachter, S. C., Bergen, D., Hirtz, D., Montouris, D., Nespeca, M., Gidal, B., Marks, W. J., Jr., Turk, W. R., Fischer, J. H., Bourgeois, B., Wilner, A., & Glauser, T. A. (2004). Efficacy and tolerability of the new antiepileptic drugs I: Treatment of new onset epilepsy. *Neurology, 62*(8), 1252-1260.

Smeltzer, S., Bare, B., Hinkle, J., & Cheever, K. (2010). Management of patients with neurological dysfunction. In *Brunner & Suddarth's textbook of medical-surgical nursing* (12th ed., pp. 1881-1888). Lippincott Williams & Wilkins.

254　Part 3　介入

7320	ケースマネジメント
	Case Management

定義：個人および家族に対するケアを，施設内および施設間で擁護，計画，実施，監視，評価する

行動

- ☐ ケースマネジメントが必要な個人や集団を特定する（例：高額なケア，ニーズが多い，ハイリスク）
- ☐ ケースマネージャーの役割を説明する
- ☐ ケア提供の前に費用を説明する
- ☐ ケースマネジメントサービスにかかる費用の財源を明確にする
- ☐ ケースマネジメント管理プログラムを受けることについて許諾を得る[**適応がある場合**]
- ☐ 個人，家族，他のヘルスケア提供者の関係性を築く[**必要な場合**]
- ☐ 効果的なコミュニケーションスキルを用いる
- ☐ 尊厳を尊重し，敬意をもって接する
- ☐ 守秘とプライバシーを保証する
- ☐ 身体的・精神的な状態，機能，公的および非公的のサポートシステム，財政的資源，家庭環境を評価する[**必要な場合**]
- ☐ 個人および家族の意見を取り入れて，治療計画と目標を個別化する
- ☐ 個人と家族へのケアの計画を説明する
- ☐ 個人および家族と望ましい結果を確認する
- ☐ ケアプランと設定した成果について医療従事者と話し合う
- ☐ ケア管理に関する情報や見直された介入を，申し送りやグループミーティングに統合する[**必要な場合**]
- ☐ 設定した目標への進捗状況を評価する
- ☐ ニーズを満たせるように，目標と介入の見直しをする[**必要な場合**]
- ☐ 必要な資源やサービスの提供を調整する
- ☐ 他の関連する医療従事者（例：かかりつけの医療従事者，看護師，高度実践看護師，医師，ソーシャルワーカー，薬剤師，理学療法士，行政機関や保険会社）とケアを調整する
- ☐ セルフケアの重要性について，教育する
- ☐ 適切な意思決定行動を奨励する
- ☐ すべてのケースマネジメント活動を記録する
- ☐ サービスの質・量・適時性・有効性について，ケア計画を監督する
- ☐ ヘルスケア配信システムを利用できるように援助する
- ☐ ヘルスケア配信システムを通じて指導する
- ☐ ヘルスケアに関する情報を得たうえで意思決定ができるよう援助する
- ☐ 擁護する[**必要な場合**]
- ☐ 意思決定に関し臨床上および経済上の懸念を包括する
- ☐ サービスの変更・終了やケースマネジメントプログラムの解除を伝える
- ☐ 資源の有効利用を促進する
- ☐ ケアの費用対効果を観察する
- ☐ コストを低下させるためにケアを改善する[**適応がある場合**]
- ☐ ケースマネジメント活動を評価するために，質改善プログラムを確立する
- ☐ ケースマネジメントの費用対効果について記録する
- ☐ 保険会社および第三者支払機関に対し，ケアの成果を報告する

Part 3 介入 **255**

□ 個人・家族・保険会社・雇用者に対してケースマネジメントサービスを売り込む

第 3 版：2000。改訂：2024

参考文献

Joo, J. Y., & Liu, M. F. (2017). Case management effectiveness in reducing hospital use: a systematic review. *International Nursing Review, 64*(2), 296-308.

Joo, J. Y., & Liu, M. F. (2018). Experiences of case management with chronic illnesses: a qualitative systematic review. *International Nursing Review, 65*(1), 102-113.

Joo, J. Y., & Liu, M. F. (2019). Effectiveness of Nurse-Led Case Management in Cancer Care: Systematic Review. *Clinical Nursing Research, 28*(8), 968-991.

Joo, J. Y., & Huber, D. L. (2019). Case management effectiveness on health care utilization outcomes: A systematic review of reviews. *Western Journal of Nursing Research, 41*(1), 111-133.

Powell, S. K., & Tahan, H. M. (2019). *Case management: A practical guide for education and practice.* (4th ed.). Wolters Kluwer.

Tahan, H. M., & Treiger, T. M. (2017). CMSA Core curriculum for case management (3rd ed.). Wolters Kluwer.

4030	血液製剤投与
	Blood Products Administration

定義：血液／血液製剤の投与をし，それによる反応を観察すること

行動

□ 医療従事者の指示を確認する

□ 輸血歴を確認する

□ 識別バンドが装着されていることを確認する

□ インフォームドコンセントを得る，または確認する

□ 血液製剤が準備され，同じ血液型であり，交差適合試験がされていることを確認する［該当する場合］

□ 正しい人，ABO 血液型，Rh 血液型，製剤番号，使用期限を 2 人の有資格者で確認する

□ 記録を検証する［施設のプロトコルに従って］

□ 輸血の代替，リスク・ベネフィットに関し指導する

□ 輸血反応の徴候や症状について説明する（例：めまい，胸痛，瘙痒，丘疹，皮疹，呼吸困難，窒息感，腹痛，背部痛，血尿）

□ 前投薬を行う［適応がある場合］

□ 輸血開始の準備ができたことを確認する

□ 血液製剤を準備する前によい静脈アクセスを確認する

□ 輸血のために専用の IV ラインと適切な太さの IV 針を提供する

□ 血液製剤と患者の免疫能の状態に合わせたフィルター付きの投与ラインを使う

□ まずは生理食塩水を投与する

□ 血液製剤投与に対応している静脈点滴用ポンプを準備する［適応がある場合］

□ 厳密な無菌技術を維持する

□ 血液バンクから取り出してから 30 分以内に輸血を開始する

□ レシピエントの状態に必要でないかぎり，同時に 1 単位以上の血液，血液成分，または血液製剤を輸血しない

□ 静脈ラインの刺入部に漏れや静脈炎，局所感染の徴候や症状がないか観察する

□ 状態とバイタルサインをモニタリングする（例：患者のベースライン，輸血中，輸血後）

□ 輸血後反応がないか観察する（例：熱，悪寒，ふるえ，最初の体温から 1℃上昇）

□ 体液量過剰を監視する

□ 輸血中，投与速度を監視し，調整する

□ 血液または血液製剤のなかに生理食塩水以外の薬剤や点滴が入らないようにする

256 Part 3 介入

- ☐ 4時間以上冷蔵管理がなされていなかった血液製剤は使用しない
- ☐ フィルターと投与セットを4時間ごとに交換する
- ☐ 輸血終了後は生理食塩水を投与する
- ☐ 輸血にかかった時間を記録する
- ☐ 輸血された量を記録する
- ☐ 輸血後反応が起きたら,輸血を中止し,生理食塩水で静脈ラインを確保しておく
- ☐ 輸血後反応の後は,採血と初回排尿の検査をする
- ☐ 輸血後反応の後に,検査室に血液バッグ,チューブを返す調整をする
- ☐ 輸血後反応の発症をただちに検査室に伝える
- ☐ 輸血後反応と輸血を受けた人の状態を記録する[施設のプロトコルに従って]

第1版:1992。改訂:1996, 2004, 2024

参考文献

Akyol, A. (2019). Evaluating nurses' knowledge of blood transfusion in Turkey. *International Journal of Caring Sciences, 12*(1), 521-528.

American Association of Blood Banks (AABB). (2018). *Standards for blood banks and transfusion services (31st ed.).* American Association of Blood Banks.

Bezerra, C. M., Cardoso, M. V. L. M. L., Silva, G. R. F. D., & Rodrigues, E. D. C. (2018). Creation and validation of a checklist for blood transfusion in children. *Brazilian Nursing Journal, 71*(6), 3020-3026.

Infusion Nursing Society. (2021). *Policies and procedures for infusion therapy: Acute care* (6th ed.).

Infusion Nursing Society. (2021). *Standards of practice* (8th ed.).

Mirzaei, S. (2019). Association between adverse clinical outcomes after coronary artery bypass grafting and perioperative blood transfusions. *Critical Care Nurse, 39*(1), 26-35.

Perry, A. G., & Potter, P. A. (2020). *Fundamentals of nursing* (10th ed.). Elsevier.

Perry, A. G., Potter, P. A., Ostendorf, W., & LaPlante, N. (2021). *Clinical nursing skills and techniques* (10th ed.). Elsevier.

2100	血液透析療法

Hemodialysis Therapy

定義:透析装置によって患者の血液が体外に通過するのを管理すること

行動

- ☐ 処置前に,血液サンプルを採取し,血液化学物質を確認する(例:血中尿素窒素値(BUN),血清クレアチニン値(Cr),血清ナトリウム値(Na),血清カリウム値(K),血清リン値)
- ☐ ベースラインとなるバイタルサインを記録する(体重,体温,脈拍,呼吸,血圧)
- ☐ 血液透析手順とその目的を説明する
- ☐ 機器や薬液を確認する[プロトコルに従って]
- ☐ 血液透析を開始し,針の挿入およびカテーテル接続する際は無菌操作を用いる
- ☐ 血液との直接接触を防ぐために,手袋,アイシールド,予防衣を使用する
- ☐ 血液透析を開始する[プロトコルに従って]
- ☐ 接続部とチューブをしっかりと固定する
- ☐ 患者の安全性を確保するために,システムのモニター類を確認する(例:速度,圧力,温度,pHレベル,導電率,血栓,空気検出器,限外濾過のための陰圧,血液センサー)
- ☐ 透析中,血圧,脈拍,呼吸,体温,および患者の反応をモニタリングする
- ☐ ヘパリンを投与する[プロトコルに従って]
- ☐ 凝固時間を観察し,適切にヘパリン投与を調整する
- ☐ 適切な体液量を排出するために,濾過圧を調整する
- ☐ 患者が低血圧になった場合,適切なプロトコルを実施する
- ☐ 血液透析を中止する[プロトコルに従って]

Part 3　介入　**257**

- □ 透析後のバイタルおよび血液化学の値を，透析前値と比較する
- □ 内シャントのある腕での血圧測定や静脈穿刺を避ける
- □ カテーテルまたは内シャントケアを提供する[**プロトコルに従って**]
- □ 治療間の水および電解質の変化を調整するため，食事制限，水分制限，内服調整を患者と協働して行う
- □ 医学的治療の必要性を示す徴候および症状を自己モニタリングできるよう，患者を指導する（例：発熱，出血，内シャントの閉塞，血栓性静脈炎，不整脈）
- □ 病気や治療の副作用（有害でないものも含む）からの不快感を軽減するために，患者と協働する（例：けいれん，疲労，頭痛，瘙痒感，貧血，骨の脱塩化，ボディイメージの変化，役割の破綻）
- □ 治療の最適な効果を得るために，透析時間，食事制限，疼痛，気分転換に対するニーズの調整を患者と協働して行う

第1版：1992。改訂：1996, 2004

参考文献

Fearing, M. O., & Hart, L. K. (1992). Dialysis therapy. In G. M. Bulechek & J. C. McCloskey (Eds.), *Nursing interventions: Essential nursing treatments* (2nd ed., pp. 587-601). W.B. Saunders.

Smeltzer, S. C., & Bare, B. G. (2004). Management of patients with upper or lower urinary tract dysfunction (10th ed.) *Brunner & Suddarth's textbook of medical surgical nursing* (Vol. 2, pp. 1271-1308). Lippincott Williams & Wilkins.

Thompson, J. M., McFarland, G. K., Hirsch, J. E., & Tucker, S. M. (1998). *Mosby's clinical nursing* (4th ed.). Mosby.

2110	血液濾過療法

Hemofiltration Therapy

定義：患者の静脈圧によってコントロールされる血液濾過装置を介し，急性疾患患者の血液を浄化すること

行動

- □ ベースラインとなるバイタルサインと体重を明らかにする
- □ 処置前に血液サンプルを採取し，血液化学物質を確認する（例：血中尿素窒素値（BUN），血清クレアチニン値（Cr），血清ナトリウム値（Na），血清カリウム値（K），血清リン値）
- □ 患者の血行動態を決定し，記録する
- □ 患者や重要他者に手順を説明する[**適切な場合**]
- □ 書面による同意を得る
- □ 患者の多臓器系統の病態に合わせて技術を調整する（例：患者を空気循環式ベッドに寝かせる）
- □ 動脈チューブ，静脈チューブ，血液フィルターをヘパリン加生理食塩水でフラッシュし，必要に応じて他のチューブに接続するために無菌操作を用いる
- □ 血液濾過システムからすべての気泡を除去する
- □ 負荷量のヘパリンを投与する[**プロトコルまたは医師の指示に従って**]
- □ 血液汚染を防ぐために，マスク，手袋，エプロンを使用する
- □ 静脈および動脈アクセスを開始するために，無菌操作を用いる[**プロトコルに従って**]
- □ アンカー接続およびチューブを安全に固定する
- □ 拘束具を適応する[**適切な場合**]
- □ 限外濾過率を調整し，限外濾過率を監視する[**プロトコルまたは医師の指示に従って**]
- □ 接続部の漏れと，フィルターやチューブの凝固について，血液濾過システムを監視する
- □ 患者の多臓器系統のパラメータをモニタリングする[**プロトコルに従って**]
- □ アクセス部位とラインの観察とケアをする[**プロトコルに従って**]
- □ 感染の徴候や症状を観察する

258 Part 3 介入

□ 治療後の処理について患者／家族に指導する

第3版：2000

参考文献

Gutch, C., Stoner, M., & Corea, A. (1993). *Review of hemodialysis for nurses and dialysis personnel* (5th ed.). Mosby.

Holloway, N. (1988). *Nursing the critically ill adult* (3rd ed.). Addison-Wesley.

Kinney, M., Packa, D., & Dunbar, S. (1998). *AACN's reference for critical-care nursing* (4th ed.). Mosby.

Smeltzer, S. C., & Bare, B. G. (2004). Management of patients with upper or lower urinary tract dysfunction (10th ed.) *Brunner & Suddarth's textbook of medical surgical nursing* (Vol. 2, pp. 1271-1308). Lippincott Williams & Wilkins.

1440	月経前症候群（PMS）管理
	Premenstrual Syndrome (PMS) Management

定義：月経周期の黄体期に発生する身体的または行動的な症状を緩和または軽減すること

行動

□ 月経前の主要な症状（例：膨満感，けいれん，苛立ち）を識別し，予測カレンダーのチェックリストや症状記録を用いて，各症状の起こるタイミングや重症度の記録について指導する

□ 症状記録またはチェックリストを検討する

□ 最も問題の症状を明らかにするため，協働する

□ 個々の症状を緩和するために，段階的なアプローチの必要性や管理の複雑さについて話し合う

□ 症状を排除する段階的なアプローチを選択し，開始するために協働する

□ 症状に特定したセルフケア対策に関する情報を提供する（例：運動やカルシウム補給）

□ 症状に応じた薬剤を処方する（例：NSAIDs，ホルモン療法）[実践レベルに応じて]

□ 症状の変化を観察する

□ PMS サポートグループに参加するよう奨励する [可能な場合]

□ 専門家を紹介する [適切な場合]

□ 身体運動，認知行動療法，および食事の変更を奨励する

□ 代替または補完療法に関する情報を提供する（例：カルシウム，ビタミン D，チェストツリー，イチョウ葉のサプリメント）

□ 痛みを軽減するための非薬物療法を検討する（例：温湿布，温浴，腹部に枕を置いてうつ伏せになる）

□ ストレスと不安を軽減するための方略を促進する

第4版：2004。改訂：2024

参考文献

Chin, L. N., & Nambiar, S. (2017). Management of premenstrual syndrome. *Obstetrics, Gynaecology & Reproductive Medicine, 27*(1), 1-6.

Gnanasambanthan, S., & Datta, S. (2019). Premenstrual syndrome. *Obstetrics, Gynaecology & Reproductive Medicine, 29*(10), 281-285.

Gudipally, P. R., & Sharma, G. K. (2020). Premenstrual syndrome. In *StatPearls*. StatPearls Publishing. https://www.ncbi.nlm.nih.gov/books/NBK560698/

Heydari, N., Abootalebi, M., Jamalimoghadam, N., Kasraeian, M., Emamghoreishi, M., & Akbarzaded, M. (2018). Evaluation of aromatherapy with essential oils of Rosa damascena for the management of premenstrual syndrome. *International Journal of Gynecology & Obstetrics, 142*(2), 156-161.

Simsek Kucukkelepce, D., Unver, H., Nacar, G., & Tashan, S. T. (2021). The effects of acupressure and yoga for coping with premenstrual syndromes on premenstrual symptoms and quality of life. *Complementary Therapies in Clinical Practice, 42*, 101282. https://doi.org/10.1016/j.ctcp.2020.101282

Part 3 介入 259

4150	血行動態調節

Hemodynamic Regulation

定義：心拍数，前負荷，後負荷，収縮能を最適化すること

行動

☐ 血行動態の総合的な評価を行う（血圧，心拍数，脈拍，頸静脈圧，中心静脈圧，左右の心房および心室内圧，肺動脈圧）[**適切な場合**]

☐ 患者の臨床状態を決定する複数の指標を用いる（脈圧比は信頼性の高い指標である）

☐ 脈圧比をモニタリングし，記録する（収縮期血圧から拡張期血圧を引いたものを収縮期血圧で割ったものが脈圧差の割合またはパーセンテージになる）

☐ ハイリスク集団には身体検査を頻回に行う（例：心不全患者）

☐ 適切な情報を提供し，誤解があれば修正することで患者の不安を軽減する

☐ 血行動態モニタリングについて患者と家族に指導する（例：薬剤，治療，機器の目的）

☐ ケアの目的と予測される経過を説明する

☐ 血行動態系の異常を示す初期徴候や症状に気づく（例：呼吸困難や運動能力の低下，起座呼吸，強い疲労，めまい，立ちくらみ，浮腫，動悸，発作性夜間呼吸困難，急激な体重増加）

☐ 循環血液量の状態を確かめる（患者は循環血液量過剰状態か，循環血液量減少状態か，体液バランスは問題ないのか？）

☐ 循環血液量の問題を示す徴候や症状をモニタリングする（例：頸静脈怒張，右内頸静脈圧上昇，腹部頸静脈反射の陽性反応，浮腫，腹水，湿性ラ音の聴取，呼吸困難，起座呼吸，夜間発作性呼吸困難）

☐ 患者の灌流状態を確認する（患者の体が冷たいか，ほのかに温かいか，温かいか？）

☐ 灌流異常を示す徴候や症状をモニタリングする（症候性低血圧，上下肢を含む末梢の冷感，精神鈍麻または眠気の持続，血清クレアチニン値（Cr）および血中尿素窒素値（BUN）の上昇，低ナトリウム血症，脈圧比が小さい，脈圧比が 25% 以下）

☐ 湿性ラ音や他の副雑音がないか肺を聴診する

☐ 副雑音だけが血行動態の異常を示唆するものではないことを認識する

☐ 心音を聴診する

☐ 血圧，心拍数，リズム，脈拍をモニタリングし，記録する

☐ ペースメーカーの機能を確認する[**適切な場合**]

☐ 全身および肺の血管抵抗をモニタリングする[**適切な場合**]

☐ 心拍出量（CO），心係数（CI），左室 1 回仕事量係数をモニタリングする[**適切な場合**]

☐ 強心剤や筋収縮剤を投与する

☐ 抗不整脈剤を投与する[**適切な場合**]

☐ 薬剤の効果をモニタリングする

☐ 末梢脈拍，毛細血管の再充満，体温および末梢の色調をモニタリングする

☐ ベッドの頭側を挙上する[**適切な場合**]

☐ ベッドの足側を挙上する[**適切な場合**]

☐ 末梢の浮腫，頸静脈の怒張，S₃ および S₄ 領域の心音，呼吸困難，体重増加，特に肺や肝臓等の臓器の膨張がないかモニタリングする

☐ 肺の毛細血管および動脈の楔入圧，中心静脈および右房圧をモニタリングする

☐ 電解質量をモニタリングする

☐ 輸液や利尿剤の投与によって体液バランスを維持する[**適切な場合**]

☐ 血管拡張剤や血管収縮剤を投与する[**適切な場合**]

☐ 水分の摂取量と排出量，排尿量，体重のモニタリングをする[**適切な場合**]

☐ 輸液療法の効果を評価する

260　　Part 3　介入

- □ 膀胱留置カテーテルを挿入する［適切な場合］
- □ 環境のストレッサーを最小限にする
- □ 医師と協働する［適応がある場合］

第1版：1992。改訂：2013

参考文献

Albert, N., Trochelman, K., Li, J., & Lin, S. (2010). Signs and symptoms of heart failure: Are you asking the right questions? *American Journal of Critical Care, 19*(5), 443-453.

American Association of Critical-Care Nurses. (2006). In J. G. Alspach (Ed.), *Core curriculum for critical care nursing* (6th ed.). Saunders Elsevier.

Blissitt, P. (2006). Hemodynamic monitoring in the care of the critically ill neuroscience patient. *AACN Advanced Critical Care, 17*(3), 327-340.

Whitlock, A., & MacInnes, J. (2010). Acute heart failure: Patient assessment and management. *British Journal of Cardiac Nursing, 5*(11), 516-525.

4270	血栓溶解療法の管理

Thrombolytic Therapy Management

定義：血栓を溶解する薬剤を安全で適切に投与するために，患者データを収集し分析すること

行動

- □ 患者のIDを確認する
- □ 現病歴および既往歴を調べる
- □ 身体検査をする（例：一般所見，心拍数，血圧，呼吸数，体温，疼痛のレベル，身長，体重）
- □ 患者および重要他者にすべての工程を説明する
- □ 重要他者がベッドサイドにいることを許諾する［可能な場合］
- □ パルスオキシメーターを装着し，酸素投与する［適切な場合］
- □ 既往歴や現病歴から示唆される身体システムに焦点をあてたアセスメントを実施する
- □ 12誘導心電図を測定する［適切な場合］
- □ 静脈点滴ラインを確保し，検査用に採血をする
- □ 迅速に頭部CTスキャンを撮影する［適切な場合］
- □ 換気／血流スキャンを撮影する［適切な場合］
- □ 治療の選択肢のガイドラインを考慮する（例：基準の適用内および適用外の治療）
- □ 患者が治療を受け入れられるかどうかを判断する
- □ インフォームドコンセントを得る
- □ 血栓溶解法の準備をする［適応がある場合］
- □ 追加で静脈点滴ラインを確保する
- □ 出血性の合併症を予防するため，動脈血採血は避ける
- □ 血栓溶解剤を準備する［施設のプロトコルに従って］
- □ 血栓溶解剤を投与する［規定のガイドラインに従って］
- □ 追加の薬剤を投与する［指示に従って］
- □ 心調律，バイタルサイン，疼痛のレベル，心音，肺音，意識レベル，末梢の灌流，水分の摂取量と排出量，神経学的状態の変化，症状の改善を継続してモニタリングする［適応がある場合］
- □ 出血の徴候がないか観察する
- □ 追加のX線検査を行う（例：胸部X線）［適応がある場合］
- □ 1次救命および2次救命法を開始できるよう準備する［適応がある場合］
- □ 的確なケアをできる場所への移送の準備をする（例：心臓カテーテル検査室やICU）

第5版：2008

参考文献

Emergency Nurses Association. (1994). *Standards of emergency nursing practice* (4th ed.). W.B. Saunders.
Emergency Nurses Association. (2000). *Emergency nursing core curriculum* (5th ed.). W.B. Saunders.
Hazinski, M. F., Cummins, R. O., & Field, J. M. (Eds.). (2002). *2000 handbook of emergency cardiovascular care for healthcare providers*. Dallas, TX: American Heart Association.
Lacy, C. F., Armstrong, L. L., Goldman, M. P., & Lance, L. L. (2005). *Drug information handbook* (13th ed.). Lexi-Comp.

0460	下痢管理
	Diarrhea Management

定義：頻回で軟らかい排便を管理，緩和すること

行動

☐ 診断，手術，排便習慣等を含む健康歴を確認する

☐ 下痢の原因または一因となる可能性のある要因を特定する（例：薬物，運動，睡眠，ストレス，食事）

☐ 下痢に関する病歴を明確にする（例：急性，持続，慢性）

☐ 下痢が続く場合，培養と感受性試験のために，オーダーによって便を採取する

☐ 胃腸の副作用（有害でないものも含む）について，投薬履歴を評価する

☐ 排便の頻度，性状，量，色を観察する

☐ 下痢止め薬の適切な使用を指導する

☐ 便の頻度，性状，量，色を記録するよう指導する

☐ 問題の病因と行動の理由を説明する

☐ 記録された摂取量の栄養成分について評価する

☐ 皮膚の張り，その他の脱水症状（例：くぼんだ目，乾燥した粘膜）を観察する

☐ 肛門周囲皮膚に炎症や潰瘍がないか観察する

☐ 体重を定期的に測定する

☐ 頻繁に少量の淡白な食事を摂るように促し，徐々に量を増やすよう奨励する

☐ 乳糖，辛い食べ物，脂っこい食べ物，カフェインを除去するよう指導する

☐ 下痢の原因や，下痢を引き起こしうる要因を明確にする（例：薬，細菌，経管栄養）

☐ 下痢の徴候や症状が持続する場合は医療従事者に相談する

☐ 低繊維，高蛋白，高カロリーの食事をとるよう指導する[**適切な場合**]

☐ 栄養士に相談する[**必要な場合**]

☐ 緩下剤を避けるように指示する

☐ 食事日記を継続させる方法を指導する

☐ ストレス緩和法を指導する[**適切な場合**]

☐ 安全で清潔な調理法かどうかを監視する

☐ 腸を休ませられる行動を実行する（例：絶食，流動食）

☐ 理解を確実にするためにティーチバックを用いる

第1版：1992。改訂：2000, 2004, 2024

参考文献

Craven, R. F., Hirnle, C. J., & Henshaw, C. J. (2021). *Fundamentals of nursing: Human health and function* (8th ed.). Wolters-Kluwer.
Guarino, A., Lo Vecchio, A., Dias, J. A., Berkley, J. A., Boey, C., Bruzzese, D., Cohen, M. B., Cruchet, S., Liguoro, I., Salazar-Lindo, E., Sandhu, B., Sherman, P. M., & Shimizu, T. (2018). Universal recommendations for the management of acute diarrhea in nonmalnourished children. *Journal of Pediatric Gastroenterology and Nutrition*, *67*(5), 586-593. https://doi.org/10.1097/MPG.0000000000002053

Motamedi, H., Fathollahi, M., Abiri, R., Kadivarian, S., Rostamian, M., & Alvandi, A. (2021). A worldwide systematic review and meta-analysis of bacteria related to antibiotic-associated diarrhea in hospitalized patients. *PloS One*, *16*(12), e0260667. https://doi.org/10.1371/journal.pone.0260667

Potter, P. A., Perry, A. G., Stockert, P. A., & Hall, A. M. (2021). *Fundamentals of nursing* (10th ed.). Elsevier.

Thabit, A. K., Alsolami, M. H., Baghlaf, N. A., Alsharekh, R. M., Almazmumi, H. A., Alselami, A. S., & Alsubhi, F. A. (2019). Comparison of three current Clostridioides difficile infection guidelines: IDSA/SHEA, ESCMID, and ACG guidelines. *Infection*, *47*(6), 899-909. https://doi.org/10.1007/s15010-019-01348-9

van Erp, L. W., Roosenboom, B., Komdeur, P., Dijkstra-Heida, W., Wisse, J., Horjus Talabur Horje, C. S., Liem, C. S., van Cingel, R. E. H., Wahab, P., & Groenen, M. J. M. (2021). Improvement of fatigue and quality of life in patients with quiescent inflammatory bowel disease following a personalized exercise program. *Digestive Diseases and Sciences*, *66*(2), 597-604. https://doi.org/10.1007/s10620-020-06222-5

0940	牽引／固定ケア

Traction/Immobilization Care

定義：牽引／身体の一部を固定して安定化させる装置を使用している患者を管理すること

行動

☐ 適切な身体のアライメント（姿勢）に体位を整える

☐ 牽引効果を高めるために，ベッド上で適切な身体のアライメント（姿勢）を維持する

☐ 適切な重りが適用されていることを確認する（例：牽引力，反対牽引力）

☐ ロープと滑車が適切に作動し，床につかないでつるされていることを確認する

☐ ロープと重りの牽引力が，骨折した骨の軸に沿っていることを確認する

☐ 患者を移動させる際は，牽引の重りを支える

☐ 常に牽引されている状態を維持する

☐ 少なくとも各シフトで1回，牽引システムを確認する

☐ 牽引中のセルフケア能力を観察する

☐ 創外固定装置を観察する

☐ ピン挿入部位を観察する

☐ 皮膚観察と清潔ケアのために，少なくとも1日に1回は皮膚牽引装置をはずす

☐ 皮膚損傷の徴候がないか，皮膚や骨突出部を観察する

☐ 牽引している四肢の循環・運動・感覚を観察する

☐ 固定による合併症がないか観察する（例：深部静脈血栓症，肺感染症，筋肉の萎縮，尖足）

☐ 疼痛の適切な緩和方法を提供する

☐ 少なくとも1日1回はピン挿入部位のケアを行う

☐ 摩擦が生じる部位には適切なスキンケアを行う

☐ ベッド上で動けるようにモンキーバー（トラピーズ）を提供する**[適切な場合]**

☐ 装具のケア方法を指導する**[必要な場合]**

☐ 創外固定装置のケア方法を指導する**[必要な場合]**

☐ ピン挿入部のケア方法を指導する**[必要な場合]**

☐ 骨治癒のために十分な栄養摂取が重要であることを指導する

☐ ボディイメージの混乱，カウンセリングの必要性を観察する

第1版：1992。改訂：1996, 2018

参考文献

Clarke, S., & Santy-Tomlinson, J. (2014). *Orthopaedic and trauma nursing: An evidence-based approach to musculoskeletal care*. John Wiley and Sons.

Halstead, J., & Stoten, S. (2010). *Orthopedic nursing: Caring for patients with musculoskeletal disorders* (2nd ed.). Brockton, MA: Western Schools.

Part 3 介入 **263**

Harvey, C., David, J., Eckhouse, D., Kurkowski, T., Mains, C., & Roberts, D. (2013). The National Association of Orthopaedic Nurses (NAON) scope and standards of orthopaedic nursing practice, 3rd edition. *Orthopedic Nursing, 32*(3), 139-152.

Whiteing, N. (2008). Fractures: Pathophysiology, treatment and nursing care. *Nursing Standard, 23*(2), 49-57.

6510	幻覚管理
	Hallucination Management

定義：幻覚を経験している患者の安全，安楽，現実見当識（リアリティオリエンテーション）を促進すること

行動

- ☐ 患者との信頼関係を構築する
- ☐ 活動と環境内における刺激のレベルを観察し調整する
- ☐ 安全な環境を維持する
- ☐ 患者を観察するために適切なレベルの監督を行う
- ☐ 幻覚をきたしている患者の行動を記録する
- ☐ 首尾一貫した日常的な活動を維持する
- ☐ 毎日，同質のケア提供者を業務につかせる
- ☐ 明確で率直なコミュニケーションを促す
- ☐ 患者に話しかけるときは抽象的な言葉よりも具体的な言葉を用いる
- ☐ 幻覚について患者と一緒に話し合う機会を提供する
- ☐ 患者の適切な感情の表出を奨励する
- ☐ 患者のコミュニケーション方法が状況に適していない場合は話の主題に再度注目させる
- ☐ 幻覚のなかに暴力または自傷に関する内容が存在しているかどうか観察する
- ☐ 自分の行動をコントロールし，責任を負うことを患者に奨励する [**能力があれば**]
- ☐ 感情と衝動を行動に移すのではなく，感情と衝動について話し合うことを患者に奨励する
- ☐ 信頼できる他者と一緒に幻覚を検証するよう，患者に奨励する（例：現実検討）
- ☐ もし質問を受けた場合，自分は同じ刺激を経験していないということを指摘する
- ☐ 幻覚の妥当性について，患者との議論を避ける
- ☐ 幻覚の内容よりもその下に隠れている感情に関する討議に焦点をあてる
- ☐ 定時処方または屯用で抗精神病剤および抗不安剤を投与する
- ☐ 患者と重要他者に服薬指導を提供する
- ☐ 患者に薬剤に対する副作用（有害でないものも含む）と治療上期待される効果を観察する
- ☐ 患者が自分自身の行動を制御できないときは，患者と他者に対して安全と安楽を確保する（例：限界設定，区域制限，身体拘束，隔離）
- ☐ 幻覚を引き起こす可能性のある薬剤について，（薬剤処方をしているヘルスケア提供者と相談後に）中止または減量する
- ☐ 幻覚が疾患によるものである場合，患者と重要他者に対して疾患に関する情報を提供する（例：妄想，統合失調症，うつ病）
- ☐ 幻覚を経験している患者に対処する方法について，家族と重要他者を教育する
- ☐ セルフケア能力を観察する
- ☐ セルフケアを援助する [**必要な場合**]
- ☐ 患者の身体的状態を観察する（例：体重，水分の摂取量と排出量，歩き回る患者の足底部）
- ☐ 十分な休息と栄養をとらせる

264　　Part 3　介入

□ 幻覚から注意をそらすことができるような現実に基づいた活動に患者を参加させる（例：音楽鑑賞）

第 1 版：1992。改訂：1996，2018

参考文献

Bostrum, A. C., & Boyd, M. A. (2005). Schizophrenia. In M. A. Boyd (Ed.), *Psychiatric nursing: Contemporary practice* (3rd ed., pp. 265-310). Lippincott Williams & Wilkins.

Fortinash, K., & Worret, P. (2012). Schizophrenia and other psychotic disorders. In *Psychiatric mental health nursing* (pp. 259-299) (5th ed.). Mosby Elsevier.

Moller, M. (2009). Neurobiological responses and schizophrenia and psychotic disorders. In G. W. Stuart (Ed.), *Principles and practice of psychiatric nursing* (9th ed., pp. 334-368). Mosby Elsevier.

Varcarolis, E. M. (2006). Schizophrenia and other psychotic disorders. In *Manual of psychiatric nursing care plans* (pp. 232-237) (3rd ed.). Saunders Elsevier.

Yang, C., Lee, T., Lo, S., & Beckstead, J. (2015). The effects of auditory hallucination symptom management programme for people with schizophrenia: A quasi-experimental design. *Journal of Advanced Nursing, 71*(12), 2886-2897.

8130	研究プロトコル管理

Research Protocol Management

定義：研究プロトコルの実施と調整

行動

□ インフォームドコンセントと倫理委員会（IRB）の承認が完了していることを確認する

□ 指定された研究プロトコルの実施を確認する

□ 参加者が研究のリスクと利益を理解していることを確認する

□ 研究観察中の参加者に対して通常の活動を実施する

□ データを記録する［**手順および研究プロトコルに従って**］

□ インタビューをしたりデータ収集するときプライベート空間を確保する［**必要な場合**］

□ 研究のアンケートやその他のデータ収集ツールの記入を支援する［**研究プロトコルに従って**］

□ スタッフおよび関心のある研究参加者のために研究結果の要約を取得する

□ データ収集の進捗状況について，研究者と定期的に連絡をとる［**適切な場合**］

□ 研究への参加頻度を監視する

□ 参加者の研究プロトコルへの反応を監視する

□ いかなる有害事象も研究者に報告する

第 8 版：2024

参考文献

American Nurses Association. (2015). *Code of ethics for nurses with interpretive statements.*

American Nurses Association. (2021). *Nursing: Scope and standards of practice* (4th ed.).

Guido, G. W. (2020). *Legal and ethical issues in nursing* (7th ed.). Pearson.

Polit, D. F., & Beck, C. T. (2019). *Nursing research: Generating and assessing evidence for nursing practice* (11th ed.). Wolters Kluwer.

5510	健康教育

Health Education

定義：個人，家族，集団，コミュニティの健康に資する行動に自発的に変化できるように，指導と学習の機会を構築し，提供すること

行動

□ 健康教育から最も利益を得られると考えられるハイリスク集団と年齢層に標的を絞る

□「国連の SDGs：ヘルシーピープル 2030 国家的健康促進と疾病予防目標」によって明確にされている

Part 3 介入 **265**

ニーズ，または他の地域・州・国のニーズに標的を絞る

- [ ] 健康的な行動の動機を強化または低下させると考えられる，個人，集団，またはコミュニティにおける内的または外的な要因を明確にする
- [ ] 健康教育プログラムの種類と焦点を決定する（例：身体的健康，社会的健康，情動および精神的健康，スピリチュアル健康）
- [ ] 健康行動に関する個人背景や文化社会的変遷を明らかにする
- [ ] 現在の健康に関する知識とライフスタイル行動を明らかにする
- [ ] 健康に関する信念や価値を認識できるよう，個人・家族・地域社会を援助する
- [ ] 民族および文化的背景，家族やコミュニティの支援，社会環境，住環境，宗教，信仰，ライフスタイルの要因を特定する
- [ ] 学習方略の選択に影響を及ぼす標的集団の特徴を明確にする
- [ ] 個人の好みとニーズ，看護師の技能，利用可能な資源，目標達成成功への見込みに基づいて，個々の学習者のニーズに優先順位をつける
- [ ] 健康教育プログラムの明確で達成可能な目標を策定する
- [ ] プログラムを実施するために必要な資源を明確にする（例：人員，場所，機器，予算）
- [ ] プログラムの計画において交通手段，消費者の好み，費用を考慮する
- [ ] 標的集団に注意を引きつける魅力的な広告を方略的に配置する
- [ ] 健康行動またはライフスタイル行動を変えるために人を動機づける方略を用いる
- [ ] 健康教育プログラムを開始する前にグループのルールを話し合う
- [ ] ライフスタイル行動によって長期間かけて得られる恩恵やノンコンプライアンスによる否定的な影響よりも，即時または短期間で得られる肯定的な健康への恩恵を強調する
- [ ] 教育セッションのモデル，方法論，形態（個人またはグループ），および長さを決定する
- [ ] 個人，家族や介護者，コミュニティ，医療従事者のニーズを考慮して，健康教育介入のモジュール，セッション数，スケジュールを設計する
- [ ] 最良の情報（例：質の高い研究）を使用し，理解しやすく，言語や文化のニーズに合わせ，促進的なカウンセリングと講義的な教育スキルを使用する
- [ ] 標的集団の自尊感情を強化するための方略を導入する
- [ ] 標的集団のレベルに見合う読みやすい教材を開発する
- [ ] 健康に有害な行動やリスクをとることに対する抵抗方略を取り入れる
- [ ] 対話，相互作用，社会的学習，支援の場，グループ介入での協力を促進する
- [ ] 特定の疾患に関する知識を提供する（例：疾患の経過，原因・要因，結果と影響，一般的な症状，治療の役割，特定の疾患に関する迷信と誤解）**[必要な場合]**
- [ ] 薬物管理に関する指導をする（例：薬物について教える，服薬順守と副作用（有害なもの），治療を受けるべきタイミングと方法，質問に答える，自己管理の準備をする）**[必要な場合]**
- [ ] 再発に関連する知識を提供する（例：誘発物の特定と管理，結果，早期の徴候と症状，再発の徴候の早期の特定）**[必要な場合]**
- [ ] プレゼンテーションは焦点を絞り短くし，最初と最後に主要な論点を置く
- [ ] 支援を提供し，不安を軽減するためにグループ活動を奨励する
- [ ] 医療従事者や大人の言うことを聞きそうにない集団（例：思春期）に対してプログラムを実施する際は，彼らにとってのリーダー，教師，サポートグループを活用する**[適切な場合]**
- [ ] 個人的な経験の交換を奨励する
- [ ] 最大量の情報を伝えるために講義を用いる**[適切な場合]**
- [ ] 健康に関する信念，姿勢，価値に影響を与えるために，グループディスカッションやロールプレイを用いる
- [ ] 精神運動技法を指導するときには，実演や実演の反復，学習者の参加，資料の取り扱いを活用する
- [ ] 情報伝達のために，コンピュータを利用した学習支援システム（CAI），テレビ，対話型ビデオ，その他のテクノロジーを用いる

266 Part 3 介入

- ☐ 遠隔学習のために電話会議や遠距離通信，コンピュータ技術を利用する
- ☐ ライフスタイル行動や健康行動変容のために計画の立案や実施に参加させる
- ☐ 健康に資する行動に対する家族，仲間，コミュニティの支援を明確にする
- ☐ ライフスタイルまたは健康行動の変容による効果を高めるために社会的支援や家族サポートのシステムを活用する
- ☐ 食事，睡眠，運動の健康行動の重要性について，それらの重要性の価値観や行動の模範を他者，特に子どもたちへ示すモデルとなるような人々に向けて強調する
- ☐ 教育プログラムにさまざまな方略や介入事項を用いる
- ☐ 理解を確実にするためにティーチバックを用いる
- ☐ 健康行動とライフスタイルの変容を強化するために長期間の経過観察を計画する
- ☐ プログラムの遂行中と完了後に定期的に成果を測定するための方略を実施する
- ☐ 教育のプログラムと費用効果を測定する方略を実施し，これらのデータを以降のプログラムの効果をあげるために利用する
- ☐ 雇用者の利益としての健康教育を保証する政策策定に影響を与える
- ☐ 健康的なライフスタイルを実践する人々に対して保険会社が特別な保険料の減額や給付金を考慮できるような政策を奨励する

第 2 版：1996。改訂：2000，2024

参考文献

Aşık, E., & Ünsal, G. (2020). An evaluation of a psychoeducation programme for emotion identification and expression in individuals diagnosed with schizophrenia. *International Journal of Mental Health Nursing, 29*(4), 693-702. https://doi.org/10.1111/inm.12703

Bastable, S. B. (2020). *Nurse as educator: Principles of teaching and learning for nursing practice* (5th ed.). Jones & Bartlett.

Iriarte-Roteta, A., Lopez-Dicastillo, O., Mujika, A., Ruiz-Zaldibar, C., Hernantes, N., Bermejo-Martins, E., & Pumar-Méndez, M. J. (2020). Nurses' role in health promotion and prevention: A critical interpretive synthesis. *Journal of Clinical Nursing, 29*(21-22), 3937-3949. https://doi.org/10.1111/jocn.15441

Magill, M., Martino, S., & Wampold, B. (2021). The principles and practices of psychoeducation with alcohol or other drug use disorders: A review and brief guide. *Journal of Substance Abuse Treatment, 126*, 108442. https://doi.org/10.1016/j.jsat.2021.108442

McElroy, K. G., Gilden, R., & Sattler, B. (2021). Environmental health nursing education: One school's journey. *Public Health Nursing, 38*(2), 258-265. https://doi.org/10.1111/phn.12815

Sarkhel, S., Singh, O. P., & Arora, M. (2020). Clinical practice guidelines for psychoeducation in psychiatric disorders general principles of psychoeducation. *Indian Journal of Psychiatry, 62*(Suppl 2), S319-323.

Sharpe, L., Jones, E., Ashton-James, C. E., Nicholas, M. K., & Refshauge, K. (2020). Necessary components of psychological treatment in pain management programs: A Delphi study. *European Journal of Pain, 24*(6), 1160-1168. https://doi.org/10.1002/ejp.1561

Ramos, C., Araruna, R., Lima, C., Santana, C., & Tanaka, L. H. (2018). Education practices: Research-action with nurses of Family Health Strategy. *Revista brasileira de enfermagem, 71*(3), 1144-1151. https://doi.org/10.1590/0034-7167-2017-0284

Ross, A., Yang, L., Wehrlen, L., Perez, A., Farmer, N., & Bevans, M. (2019). Nurses and health-promoting self-care: Do we practice what we preach? *Journal of Nursing Management, 27*(3), 599-608. https://doi.org/10.1111/jonm.12718

Whitehead, D. (2018). Exploring health promotion and health education in nursing. *Nursing Standard, 33*(8), 38-44. https://doi.org/10.7748/ns.2018.e11220

5305	健康コーチング
	Health Coaching

定義：全体的な健康や安寧状態を高める個人の選択および行動変容を支援すること

行動

- ☐ 信頼と親交を促進できる関係をつくる
- ☐ 対象者自身の健康と安寧に対する権利を尊重する

Part 3　介入　**267**

- ☐ 注意深く傾聴し，対象者が経験したことに対する理解を確認する
- ☐ 健康を増進するために，対象者の生活に関連したすべての状況を検討する
- ☐ 他の専門家およびサービスに対象者を紹介する [**適切な場合**]
- ☐ 行動変容への準備段階を考慮できるよう対象者を支援する（例：無関心期，関心期，準備期，実行期，維持期）
- ☐ 対象者個人の長所，資源，変化への障壁を考慮できるよう対象者を支援する
- ☐ コーチングの過程に焦点をあて，目標の明確化を促す方法で対象者の関心を追跡する
- ☐ 具体的で測定可能で現実的で時系列に沿った目標を設定する作業に対象者を参加させる
- ☐ 対象者個人の内なる知恵，直観力，対象者自身にとって何が最適なのかを認識する内在的な能力を支援する
- ☐ 目標達成のための方略を明確にするよう，対象者を援助する
- ☐ 明確に示された手段および期待される結果を含んだ行動計画を対象者とともにつくる
- ☐ 対象者の長所および方向性と行動選択のための資源を強化する
- ☐ 計画立案に対する対象者の関与および前進するための行動実行を対象者に要請する
- ☐ リスクを負うことまたは失敗への懸念を含む，新たな考え・態度・行動の支援を提供する
- ☐ 希望した目標の到達へと導き，後退を防ぐ行動ができるよう対象者を支援する
- ☐ 期待目標の達成に関連する行動の効果を評価できるよう，対象者を援助する
- ☐ 自らが進歩と成功のための決定因子であることを認識させることによって，対象者の自律性を支援する
- ☐ 健康コーチングの目標に対する進歩と達成の評価を記録する

第7版：2018

参考文献

Hayes, E., & Kalmakis, K. (2007). From the sidelines: Coaching as a nurse practitioner strategy for improving health outcomes. *Journal of the American Academy of Nurse Practitioner*, *19*(11), 555-562.

Heinen, M., Bartholomew, L., Wensing, M., van de Kerkhof, P., & van Achterberg, T. (2006). Supporting adherence and healthy lifestyles in leg ulcer patients: Systematic development of the Lively Legs program for dermatology outpatient clinics. *Patient Education and Counseling*, *61*(2), 279-291.

Hess, D., Dossey, B., Southard, M., Luck, S., Schalb, B., & Bark, L. (2013). *The art and science of nurse coaching: the provider's guide to coaching scope and competencies*. American Nurses Association.

Kreitzer, M. J., & Sierpina, V. (2008). Health coaching: Innovative education and clinical programs emerging. *Explore: The Journal of Science and Healing*, *4*(2), 154-155.

6520	健康スクリーニング
	Health Screening

定義：病歴の聴取，検査，その他の処置によって，健康リスクや健康問題を明らかにすること

行動

- ☐ 健康スクリーニングの対象となる集団を明らかにする
- ☐ 一般の認識を促すために健康スクリーニングサービスを宣伝する
- ☐ 健康スクリーニングへの参加を促すために健康スクリーニングサービスに関する詳細を周知する（例：特別なスクリーニングツール，上級専門家の存在）
- ☐ スクリーニングサービスへの受診をしやすくする（例：時間と場所）
- ☐ 効果的で個別性のあるケアを確立するために予約を組み込む
- ☐ 実際の状態に合わせた効果的で信頼性の高い健康スクリーニング手段を用いる（例：循環器系疾患，予防接種，健康情報活用，うつ病，栄養失調，肥満，薬物や飲酒，妊娠期の健康，健康に関連したQOL，パートナーからの暴力，リスクアセスメント）[**適応がある場合**]
- ☐ 適切な時間設定およびスクリーニングの種類に関して，直接関連のある団体（例：政府機関，専門組織，臨床診療）からの適切なガイドラインに従う

268　　Part 3　介入

☐ スクリーニングを開始する前に，患者の理解のレベルを確認する

☐ スクリーニングの面接において文化の多様性と事実の解釈に配慮する

☐ 健康スクリーニングとセルフモニタリングの原理および目的について指導する

☐ 健康スクリーニングの処置に関するインフォームドコンセントを得る[適切な場合]

☐ プライバシーと秘密の保持をする

☐ スクリーニングの処置が行われている間，安楽が得られるようにする

☐ 健康習慣に関すること，危険因子，薬物療法を含む詳細な健康歴を聴取する[適切な場合]

☐ 家族の健康歴を聴取する[適切な場合]

☐ 血圧，身長，体重，体脂肪率，コレステロール値，血糖値を測定し，尿検査を行う[適切な場合]

☐ 子宮頸がん検査，マンモグラフィー，前立腺検査，心電図検査，精巣検査，視力検査を実施する（または検査機関に紹介する）[適切な場合]

☐ 分析のために検体を採取する[アセスメントによって適応がある場合]

☐ 高血圧のような異常結果の観察のために，適切な検査部や他の記録を集約する

☐ スクリーニングが実施されている間における，適切なセルフモニタリングに関する情報を提供する

☐ 患者に健康スクリーニングの結果を提示する

☐ 特定のスクリーニング検査には限界と誤差が生じることを患者に知らせる

☐ 異常な結果が出た患者に対して，治療の選択肢や精密検査の必要性について助言する

☐ 他のヘルスケア提供者に患者を紹介する[必要な場合]

☐ 全患者に対してフォローアップを提供する

第1版：1992。改訂：1996，2018

参考文献

Comrie, R. (2013). Health assessment and physical examination. In P. Potter, A. Perry, P. Stockert, & A. Hall (Eds.), *Fundamentals of nursing* (8th ed., pp. 487-564). Elsevier Mosby.

Hinkle, J., & Cheever, K. (2014). Adult health and nutritional assessment (13th ed.) *Brunner &s Suddarth's textbook of medical surgical nursing* (Vol. 1, pp. 56-73). Wolters Kluwer Health/Lippincott Williams & Wilkins.

Kauschinger, E., & Trybulski, J. (2013). Routine health screening and immunizations. In T. Buttaro, J. Trybulski, P. Bailey, & J. Sandberg-Cook (Eds.), *Primary care: A collaborative practice* (4th ed., pp. 142-158). Elsevier Mosby.

Perry, A., Potter, P., & Ostendorf, W. (Eds.). (2014). *Clinical nursing skills and techniques* (8th ed.). Elsevier Mosby.

7970	健康政策モニタリング

Health Policy Monitoring

定義：質の高い患者ケアを保証するために，看護システムや看護実践にかかわる政府や組織の規制・規則・基準の監視を行い，影響を及ぼすこと

行動

☐ 組織，専門職団体，政府機関の文書や一般のメディアを通して提案されている政策と基準を検討する

☐ 患者ケアに影響を及ぼしうる継続中の政策変更のために，オンラインの関連サイトを監視する（例：Centers for Medicare and Medicaid Services，政府の政策）

☐ 新たな政策と基準の要件を現在の実践と比較する

☐ 健康政策と基準が看護実践，患者，費用結果に及ぼす否定的，肯定的な影響を確認する

☐ 保健政策および基準と現行の看護実践との不一致を明らかにし，解消を図る

☐ 患者の福祉に関して，現行の政策と基準および提案された政策と基準がもたらす影響について，政策立案者に知らせる

☐ 患者に利益をもたらす保健政策と基準に変更するように，政策立案者に働きかける

☐ 健康政策に関連する保留中のルールや行動について，コメントを提出する

Part 3　介入　**269**

□ 患者に利益をもたらす保健政策と基準の策定に影響を与えるために，組織，専門職団体，公開フォーラムにおいて証言する

□ 看護の専門職団体や国の健康政策に対する応答と影響等について，看護の組織化の試みをサポートし参加する

□ ヘルスケア理事会や委員会での重要な指導的立場に看護師を立てる

□ 現行の政策と基準の変更および提案された政策と基準の変更についての情報と，その変更が健康上の成果に及ぼす影響について，情報が提供されるよう，消費者を援助する

第 2 版：1996。改訂：2018

け

参考文献

Institute of Medicine. (2011). *The future of nursing: Leading change, advancing health.* The National Academies Press.

Mason, D. J., Leavitt, J. K., & Chaffee, M. W. (2007). *Policy and politics in nursing and health care* (5th ed.). Saunders Elsevier.

Stanhope, M., & Lancaster, J. (2012). *Public health nursing* (8th ed.). Elsevier Mosby.

5515	健康リテラシー強化

Health Literacy Enhancement

定義：健康と疾病に関連した情報を入手し，分析し，理解する能力に限界がある人を援助すること

行動

□ 識字能力障害をもつ人が恥じたり非難されていると感じることなく支援を求められるようなヘルスケア環境を創造する

□ 適切で明確なコミュニケーションを用いる

□ 平易な言葉を用いる

□ 言葉を単純化する[可能な場合は常に]

□ ゆっくりとしたペースで話す

□ 医学的な専門用語や略語の使用は避ける

□ 文化，年齢，性別にふさわしい方法を考慮してコミュニケーションをとる

□ ヘルスプロモーション，ヘルスプロテクション，疾病予防，ヘルスケアと健康管理，ヘルスケアシステム検索を含む，患者のヘルスケアシステムに関する経験を明らかにする

□ 非公式／公式のアセスメントを通して患者との初回の面談での健康リテラシー（健康情報活用能力）を明らかにする

□ 患者の学習スタイルを明らかにする

□ 健康リテラシー（健康情報活用能力）障害の手がかりを観察する（例：書類への記入ミス，予約を守れない，薬剤の服用が適切でない，薬剤の服用時にどれを服用すべきかわからない，服用理由を説明できない，健康状態に関する情報を家族に任せる，すでにパンフレットや小冊子で確認した話題について何度も質問をする，ヘルスケア提供者の前では読もうとしない）

□ 通訳サービスをつける[必要な場合]

□ 重要な書類での通知や口頭での報告は，患者の母国語で行う

□ 患者が健康状態またはリスクに関してすでに知っていることを明らかにし，新たな情報を関連づける

□ できるかぎり 1 対 1 の教育やカウンセリングを行う

□ 理解可能な書面で資料を提供する（少ない語句で一般的な言葉を用いて短い文章にする，重要な点を強調する，元気な声を出す，大きな印字を用いる，使用者がわかりやすいレイアウトとデザインにする，それぞれの項目を同じ内容のものに系統的に分類する，行うべき行動や活動を強調する，絵や図表を用いて明快にし，文字を読む負担を軽減する）

□ 理解を促す方略を用いる（最も重要な情報から始める，重要なメッセージに焦点をあて何度も繰り返す，1 度に与える情報量を制限する，重要な点には説明図で例を示す，個人の経験に関連づける，物語形式の方法を用いる）

270 Part 3 介入

☐ 複数のコミュニケーション手段を用いる（例：オーディオテープ，ビデオテープ，デジタルビデオ機器，コンピュータ，絵文字や図表，模型，図）

☐ 患者に自分自身の言葉で繰り返してもらったり，実演してもらうことによって患者の理解度を評価する

☐ 患者に質問して明確化を促す（例：私の主要な問題は何ですか？　私は何をするべきですか？　なぜ私にとってそれをすることが重要なのですか？）

☐ ヘルスケアシステムでどんなことができるかを前もって知ることができるよう，患者を援助する（例：質問されること，別の医療従事者を探すこと，情報を理解できないときにヘルスケア提供者に知らせることの必要性，検査の結果を入手する，予約を守る）

☐ 健康リテラシー（健康情報活用能力）障害に対処するための効果的な方法を奨励する（例：支援を求めるときは根気強く行う，初めてのヘルスケア提供者と面談するときは質問や心配事を書いたリストを持参する，口頭での説明と課題の実演に依拠する，健康に関する情報を入手するために家族や友人の支援を求める）

第5版：2008

参考文献

Baker, D. W. (2006). The meaning and measure of health literacy. *Journal of General Internal Medicine*, *21*(8), 878-883.

DeWalt, D. A., Berkman, N. D., Sheridan, S., Lohr, K. N., & Pignone, M. P. (2004). Literacy and health outcomes: A systematic review of the literature. *Journal of General Internal Medicine*, *19*(12), 1228-1239.

Doak, C. C., Doak, L. G., & Root, J. H. (1996). *Teaching patients with low literacy skills* (2nd ed.). J.B. Lippincott.

Dubrow, J. (2004). *Adequate literacy and health literacy: Prerequisites for informed health care decision making*. AARP Public Policy Institute.

Institute of Medicine. (2004). In L. Nielsen-Bohlman, A. Panzer, & D. Kindig (Eds.), *Health literacy: A prescription to end confusion*. National Academies Press.

Osborne, H. (2005). *Health literacy from A to Z. Practical ways to communicate your health message*. Jones and Bartlett.

Schwartzberg, J. G., VanGeest, J. B., & Wang, C. (Eds.). (2005). *Understanding health literacy: Implications for medicine and public health*. American Medical Association.

Speros, C. (2005). Health literacy: Concept analysis. *Journal of Advanced Nursing*, *50*(6), 633-640.

Weiss, B. D., Mays, M. Z., Martz, W., Castro, K. M., DeWalt, D. A., Pignone, M. P., Mockbee, J., & Hale, F. A. (2005). Quick assessment of literacy in primary care: The newest vital sign. *Annals of Family Medicine*, *3*(6), 514-522.

7690	検査データ解釈

Laboratory Data Interpretation

定義：臨床における意思決定を援助するために，患者の検査データを批判的に分析すること

行動

☐ 施設内で使用が認められている略語に精通する

☐ 検査を実施している検査室からの参考範囲を使用する

☐ 人種・性別・年齢・妊娠・月経周期・食事（特に水分摂取）・時間帯・活動レベル・ストレス等の，検査値に影響を与える生理学的因子を認識する

☐ 処方薬や市販薬等，薬剤が検査値に及ぼす影響を認識する

☐ 検体採取の時間と採取部位を記録する**［適応がある場合］**

☐ 薬剤の毒性を検査する場合は，薬剤の最高血中濃度（ピーク値）を用いる

☐ 薬剤の最低血中濃度（トラフ値）は，血中濃度が十分な治療有効濃度であることを実証するのに有用であることを知っておく

☐ 薬剤の毒性発現濃度および治療有効濃度を評価する際に，薬物動態の影響を考慮する（例：半減期，ピーク，蛋白質結合，排泄）

☐ 1つの検査で異常値を示すよりも，複数の検査で異常値を示すほうがより重要であることを考慮する

☐ 関連する他の臨床検査や診断検査と，手もとの検査結果を比較する

Part 3 介入 **271**

□ ベースライン値を決定するために，（入手できれば）罹患前の患者の検査データと比較する
□ 傾向や全体の変化を知るために，検査結果を連続的に観察する
□ 精通していない検査の臨床的な意味は，適切な参考文献で調べる
□ 不正確な検査結果のほとんどが，事務的な誤りによるものであることを認識する
□ 検査結果が極端な異常値を示した場合，患者と検体の同定・検体の状態・迅速な検査室への移送に，十分注意を払っていたか確認する
□ 検査結果を患者に報告する[**適切な場合**]
□ 検査結果を検証するために検体を分割して検査室に送る[**適切な場合**]
□ 検査結果に突然の変化があった場合は，ただちに医師に報告する
□ 検査結果が（施設で定められた）緊急異常値を示した場合には，ただちに医師に報告する
□ 検査結果が患者の言動や臨床症状と一致しているかを分析する

第2版：1996。改訂：2018

参考文献

Amarillo Medical Specialists. (2010). *How to interpret and understand your blood test results.* http://www.amarillomed.com/howto

Chernecky, C. C., & Berger, B. J. (2013). *Laboratory tests and diagnostic procedures* (6th ed.). Elsevier Saunders.

Pagana, K. D., & Pagana, T. J. (2014). *Mosby's manual of diagnostic and laboratory tests* (5th ed.). Elsevier Mosby.

Xiong Lian, J. (2010). Interpreting and using blood gas analysis. *Nursing 2010 Critical Care, 5*(3), 26-36.

7680	**検査補助**

Examination Assistance

定義：処置中や検査中に患者および他のヘルスケア提供者を補助すること

行動

□ 同意が得られていることを確認する[**適切な場合**]
□ 検査が必要な根拠を説明する
□ 検査時に受ける感覚に備えるための情報（感覚準備情報）を提供する[**適切な場合**]
□ 検査について子どもに説明する場合には，発達段階に見合った言葉を用いる
□ 検査前に，緊急用の設備と薬剤が使用できる状態であることを確認する
□ 検査に必要な機器を組み立てる
□ 患者に脅威を感じさせるような機器は，患者からみえない場所に設置する[**適切な場合**]
□ プライバシーが確保できる環境を提供する
□ 親または重要他者を参加させる[**適切な場合**]
□ 異常所見があれば患者から離れたところで医師に知らせる（例：検査値，X線の結果，患者・家族の懸案事項）[**適切な場合**]
□ 患者の体位を調整し覆布をかける[**適切な場合**]
□ 患者を拘束する[**適切な場合**]
□ 拘束の必要性を説明する[**適切な場合**]
□ 検査部位の前処置を行う[**適切な場合**]
□ スタンダードプリコーション（標準的感染予防策）を維持する
□ 厳密な無菌操作を維持する[**適切な場合**]
□ 検査の各段階について患者に説明する
□ 検査中の患者の状態を観察する
□ 患者の精神的なサポートを行う[**適応がある場合**]

272　　Part 3　介入

- ☐ 検査中に気晴らしを提供する［適切な場合］
- ☐ 検査中，体位を保持できるよう患者を援助する
- ☐ 検査中の子どもが期待どおりの行動をした場合は，それを繰り返すよう促す
- ☐ 機器の使用を介助する［適切な場合］
- ☐ 採取された体液の量や性状を記録する［適切な場合］
- ☐ 検体を採取し，ラベルを貼付して，移送を手配する［適切な場合］
- ☐ 検査部位をケアし，ドレッシング材をあてる［適切な場合］
- ☐ フォローアップ検査が実施されたことを確認する（例：X線検査，臨床検査）
- ☐ 検査後のケアについて，患者を指導する
- ☐ 検査後の患者を観察する［適切な場合］
- ☐ 検査室が清掃されているか，消毒されているかを確認する［必要な場合］

第2版：1996。改訂：2018

参考文献

Comrie, R. (2013). Health assessment and physical examination. In P. Potter, A. Perry, P. Stockert, & A. Hall (Eds.), *Fundamentals of nursing* (8th ed., pp. 487-564). Elsevier Mosby.

Jarvis, C. (2012). *Student laboratory manual for physical examination and health assessment* (6th ed.). Elsevier Saunders.

Seidel, H., Ball, J., Dains, J., Flynn, J., Solomon, B., & Stewart, R. (2011). *Mosby's guide to physical examination* (7th ed.). Mosby Elsevier.

7820	検体管理
	Specimen Management

定義：検査のために検体を入手，準備，保存すること

行動

- ☐ 必要な検体を採取する［プロトコルに従って］
- ☐ 検体の採取方法と保存方法を患者に指導する［適切な場合］
- ☐ 必要な検体容器を提供する
- ☐ 乳児，幼児や障害のある成人には特別な検体採取装置を用いる［必要な場合］
- ☐ 組織や臓器の生検を援助する［適切な場合］
- ☐ 体腔からの体液の吸引を援助する［適切な場合］
- ☐ 採取した検体を一定期間保存する［プロトコルに従って］
- ☐ 検体の漏出や汚染を防ぐために，すべての検体容器を密封する
- ☐ 検体の採取後，患者から離れる前に検体容器に適切なデータラベルを貼付する
- ☐ 移送のために，検体を適切な容器に格納する
- ☐ 検体を検査室に移送するための手配をする
- ☐ 検体を用いた定期検査を指示する［適切な場合］

第1版：1992。改訂：2008

参考文献

Perry, A. G., & Potter, P. A. (2006). *Clinical nursing skills and techniques* (6th ed.). Elsevier Mosby.

Potter, P. A., & Perry, A. G. (2005). *Fundamentals of nursing* (6th ed.). Mosby.

Taylor, C., Lillis, C., LeMone, P., & Lynn, P. (2008). *Fundamentals of nursing: The art and science of nursing care* (6th ed.). Lippincott Williams and Wilkins.

Part 3　介入　**273**

1630	更衣
	Dressing

定義：自分で服を着ることができない人に対して，服の選択，着用，脱衣を手助けすること

行動

□ 着替えの活動を促進する際には，文化や年齢を考慮する

□ 疲れていない時間，通常入浴のときに，衣服の着脱をスケジュールし実施する

□ 鎮痛剤を提供する［**必要な場合**］

□ 十分な時間を確保してケアを行う

□ 不要な脱衣を避け，本人の羞恥心を保護する

□ 脱衣時にはドアを閉めるかカーテンを引く

□ 快適さを保つために部屋を暖かく保つ

□ 本人が自分で着替えできる部分を特定する

□ 可能なかぎり，自立を促し，士気を高める［**適切な場合**］

□ 着脱中に本人と話をして不安や恥ずかしさを和らげる

□ 認知障害のある人には，明確で簡単な指示を使用する

□ 手順を急がない

□ 選択可能な衣服について知らせ，私服を提供する［**適切な場合**］

□ 衣類の選択への参加を奨励する

□ 衣服を手の届きやすい場所（例：ベッドサイド）に用意する

□ 衣服を順番に並べ，簡単に手が届く場所に置く

□ 着替えの手助けができるようにそばにいる［**必要な場合**］

□ 更衣のなかで，援助を必要とする援助領域を明確にする

□ 自分で更衣をする能力を観察する

□ 個人衛生が完了した後に更衣を行う

□ 自助具や簡単な着替え補助具（例：着替えに使う棒，長い柄の靴べら，長い柄の棒）の使用を奨励する［**適切な場合**］

□ 最も障害がある四肢から着衣する［**適切な場合**］

□ 影響を受けた腕の肩までできるだけ高くシャツの袖を置き，着脱を容易にする

□ 動きを妨げない，快適で緩い服を着せる［**適切な場合**］

□ 動作は優しく行い，服を引っ張り，四肢を引っ張らない

□ 普段着ている服（例：ベッドではパジャマ，起きているときは下着と外出着）を着るように促す［**適切な場合**］

□ ウォーキングや安全な歩行を助ける靴またはスリッパを選択する

□ 腕の動きが制限されている場合，背中で留める服やタイトな服は避ける

□ 座ったときに使いやすいように，前ポケットのある服を提供する

□ 関節炎のある手や脳卒中後のリハビリ中の女性には，前で留めるブラジャーを使用する

□ 汗をよりよく吸収するために，可能なかぎり綿の服を使用する

□ 靴ひも，ボタン，ファスナーの手助けをする［**必要な場合**］

□ 衣服を引っ張るための延長器具を使用する［**適切な場合**］

□ 脱いだ服を洗濯物に入れる

□ 服をハンガーにかけるか，引き出しに入れることを申し出る

□ ナイロンのような特別な衣類をすすぐことを申し出る

□ 自分で着替えようとする努力を強化する

274 Part 3 介入

☐ 完全に自己の更衣の責任を果たせるようになるまで，援助を提供する

第1版：1992。改訂：2000, 2024

参考文献

Craven, R. F., Hirnle, C. J., & Henshaw, C. J. (2021). Self-care and hygiene. In *Fundamentals of nursing: Human health and function* (8th ed.). Wolters-Kluwer.

Esmail, A., Poncet, F., Auger, C., Rochette, A., Dahan-Oliel, N., Labbé, D., Kehayia, E., Billebaud, C., de Guise, É., Lessard, I., Ducharme, I., Vermeersch, O., & Swaine, B. (2020). The role of clothing on participation of persons with a physical disability: A scoping review. *Applied Ergonomics, 85,* 103058.

Hawkins, B., Ventresco, C., Cummings, M., McCaffrey, K., Willwerth, A. J., Blume, E. D., & VanderPluym, C. (2022). Design and pilot testing of therapeutic clothing for hospitalized children. *Journal for Specialists in Pediatric Nursing, 27*(2), 1-8.

Hou, Y.-J., Zeng, S.-Y., Lin, C.-C., Yang, C.-T., Huang, H.-L., Chen, M.-C., Tsai, H.-H., Liang, J., & Shyu, Y.-I. L. (2022). Smart clothes-assisted home-nursing care program for family caregivers of older persons with dementia and hip fracture: a mixed-methods study. *BMC Geriatrics, 22*(1), 1-10.

Keane, J. M., Franklin, N. F., & Vaughan, B. (2020). Simulation to educate healthcare providers working within residential age care settings: A scoping review. *Nurse Education Today, 85,* 104228.

Perry, A. G., Potter, P. A., Ostendorf, W. R., & LaPlante, N. (2021). *Clinical nursing skills and technique* (10th ed.). Mosby.

1710	口腔衛生維持
	Oral Health Maintenance

定義：口腔または歯の病変を発症するリスクのある人の，口腔衛生および歯科衛生を維持・促進すること

行動

☐ 口腔健康ツールを使用した定期的な口腔検査を含む，口腔ケアのルーチンを確立する

☐ 唇や口腔粘膜を湿らせる潤滑剤を塗布する [必要な場合]

☐ 色調，輝き，および歯垢の有無について，歯を観察する

☐ 口をすすぐように奨励し，支援する [可能な場合]

☐ 定期的に歯みがきとフロッシングを促す（例：食後，寝る前）

☐ 親に，子どもが就学前に定期的な歯みがきやフロスを始めることを奨励する

☐ 柔らかい毛の歯ブラシの使用を勧める

☐ 歯，歯茎，舌をみがくように指導する

☐ 口腔衛生のために必要な適切な歯のブラッシング技術（例：歯肉溝ブラッシング，バス歯ブラッシング，スティルマン・チャーター歯ブラッシング）の指導を行う

☐ 食後や必要な場合に，口腔衛生を実行するよう指導し，援助する

☐ 歯ブラシとフロスを使用した口腔衛生を最低でも1日2回行う

☐ リスクのある人に口腔消毒液を使用した歯みがきと組み合わせる

☐ 歯がきれいになっていることを確認するために口腔を検査する [必要な場合]

☐ 歯みがきやフロスができない場合は，口を水で強くすすぐ

☐ 舌炎や口内炎の徴候や症状，細菌の定着を観察する

☐ ワイヤーおよび歯列矯正器具により口腔粘膜の炎症が起こっている場合，再調整と口腔ケアの代替方法を，医療従事者や歯科医に相談する

☐ 口腔乾燥，炎症，不快感，細菌や酵母の定着が続く場合は医療従事者に相談する

☐ 粗く繊維質の多い食品（例：果物，野菜）と，フッ化物を含む適切な水分摂取を伴う，健康的な食事を推奨する

☐ フッ素添加の水が利用できない場合，フッ素の局所的な塗布をスケジュールに組み込むことを推奨する

☐ 局所麻酔剤，経口保護ペースト，および局所または全身鎮痛剤の治療効果を観察する [適切な場合]

☐ 薬物療法後に口内炎を起こすリスクを明確にする

Part 3 介入 **275**

□ 歯科検診を手配する（例：半年ごと）[**必要な場合**]

□ 人工歯の種類を確認する（例：下顎義歯，上顎義歯，ブリッジ，総義歯）

□ 人工歯を歯みがきのために取り外す必要があるか確認する（例：固定ブリッジ）

□ 人工歯が適切に合っていて，不必要な不快感を引き起こさないようにする

□ 現在の歯みがきルーチンを確認する（例：毎日，食後，浸け置き，ブラッシング）

□ 歯に適した歯みがき粉や浸け置き材料（例：歯みがき剤，発泡性タブレット）および義歯に適した洗浄剤を使用する

□ 義歯を浸け置く時間や頻度，夜間の保管方法に関するメーカーの指示に従う

□ 義歯が緩んでいるまたは合っていない場合は歯科医に連絡する

□ 毎日，歯肉と舌をみがき，口腔内をすすぐことを義歯装着者に奨励する

□ 義歯のケアと使用方法について指導する

□ 喫煙やかみたばこ，食間の高糖分食品や飲料の過剰摂取をやめるよう勧める

□ 唾液の分泌を増やし，歯を清潔にするために，食間にシュガーレスガムをかむよう指導する[**適応がある場合**]

□ 理解を確実にするためにティーチバックを用いる

第 1 版：1992。改訂：2004，2024

参考文献

Berman, A., Snyder, S. J., & Frandsen, G. (2018). Hygiene. In *Kozier and Erb's fundamentals of nursing: Concepts, process and practice* (pp. 669-685) (10th ed.). Pearson.

Craven, R. F., Hirnle, C. J., & Henshaw, C. J. (2021). Self-care and hygiene. In *Fundamentals of nursing: Human health and function* (8th ed.). Wolters-Kluwer.

Hockenberry, M. J., Rodgers, C. C., & Wilson, D. (2022). *Wong's essentials of pediatric nursing* (11th ed.). Elsevier.

Lim, C., Lee, H., & Park, G. (2021). Effects of oral care interventions on oral health and oral health-related quality of life among denture-wearing older adults. *Korean Journal of Adult Nursing, 33*(1), 76-86.

Perry, A. G., Potter, P. A., Ostendorf, W. R., & LaPlante, N. (2021). *Clinical nursing skills and technique* (10th ed.). Mosby.

Potter, P. A., Perry, A. G., Stockert, P. A., & Hall, A. M. (2021). *Fundamentals of Nursing* (10th ed.). Elsevier.

Williams, P. (2020). *Basic geriatric nursing* (7th ed). Elsevier.

Winning, L., Lundy, F. T., Blackwood, B., McAuley, D. F., & Karim, I. E. (2021). Oral health care for the critically ill: A narrative review. *Critical Care, 25*, 1-8. https://doi.org/10.1186/s13054-021-03765-5

1730	口腔衛生修復

Oral Health Restoration

定義：口腔粘膜または歯の病変を有する人の治癒を促進すること

行動

□ 異常徴候（例：大きさ，色調，内部または外部の病変，炎症部位，感染徴候）を含む，口腔（例：口唇，舌，粘膜，歯，歯肉，歯科器具とその装着感）の状態を観察する

□ 味覚・嚥下・声質・安楽の変化を観察する

□ ルーチンの口腔衛生を実行するためにヘルスケア提供者から指示を受ける[**該当する場合**]

□ 特定された口腔衛生スケジュールの維持を奨励する

□ 柔らかい毛先歯ブラシや，使い捨ての口腔用のスポンジを使用するよう，指導する

□ フロスの種類と使用方法について指導する（組織損傷を防ぐためにワックスを塗ったフロスを使う，出血のリスクがある場合は使用を避ける）

□ 口内洗浄剤を投与する（例：麻酔剤，発泡剤，生理食塩水，コーティング剤，抗真菌剤，抗菌剤）

□ 薬物療法を行う（例：鎮痛剤，麻酔剤，抗菌剤，抗炎症剤）[**必要な場合**]

□ 食事だけに使用することを奨励し，入れ歯を取り外す

276   Part 3 介入

- [ ] 唇や口腔粘膜を湿らせる潤滑剤を塗布する[**必要な場合**]
- [ ] 喫煙やかみたばこ，電子たばこ，アルコールをやめさせる
- [ ] 適切な口腔ケアの頻度と質について指導する
- [ ] グリセリン，アルコール，または他の乾燥剤を含有する口腔衛生製品を避けるよう，指導する
- [ ] 歯ブラシやその他の口腔ケア器具を清潔に保つよう，指導する
- [ ] 十分な栄養摂取の重要性について話し合う（葉酸，亜鉛，鉄，ビタミンＢ複合体の不足に起因する栄養失調に注目する；高蛋白，高ビタミンＣ含有食品の消費を奨励する）
- [ ] スパイシーなもの，塩味が強い，酸っぱいもの，乾燥したもの，粗大なもの，硬い食品を避ける
- [ ] アレルギー反応を引き起こす食品を避ける（例：コーヒー，チーズ，ナッツ，柑橘類，グルテン，ジャガイモ）[**該当する場合**]
- [ ] 水の摂取量を増やすよう奨励する
- [ ] 熱い食物や液体を避けるよう指導する
- [ ] ヘルスケア提供者に報告する時期を含めて，口内炎の徴候と症状について指導する
- [ ] 専門家を紹介する[**適応がある場合**]
- [ ] 理解を確実にするためにティーチバックを用いる

第 1 版：1992。改訂：2013，2024

参考文献

Cromar, K. C., & Rebar, C. R. (2021). Care of patients with oral cavity problems. In D. D. Ignatavicius, M. L. Workman, C. R. Rebar, & N. M. Heimgartner (Eds.), *Medical-surgical nursing: Concepts for interprofessional collaborative care* (10th ed.). Elsevier.

Hazara, R. (2020). Oral health in older adults. *British Journal of Community Nursing, 25*(8), 396-401. https://doi.org/10.12968/bjcn.2020.25.8.396

Jenson, H. (2018). Improving oral care in hospitalized non-ventilated patients: Standardizing products and protocol. *MEDSURG Nursing, 27*(1), 38-45.

Martin, K., Johnston, L., & Archer, N. (2020). Oral conditions in the community patient: part 2—systemic complications of poor oral health. *British Journal of Community Nursing, 25*(11), 532-536. https://doi.org/10.12968/bjcn.2020.25.11.532

Pai, R. R., Ongole, R., & Banerjee, S. (2019). Oral care in cancer nursing: Practice and barriers. *Indian Journal of Dental Research, 30*(2), 226-230. https://doi.org/10.4103/ijdr.IJDR_343_17

1720	口腔衛生促進
	Oral Health Promotion

定義：通常の口腔および歯の健康を有する人の口腔衛生・歯科治療を促進すること

行動

- [ ] 口の状態を観察する（例：口唇，舌，粘膜，歯，歯肉，歯科器具およびそのフィット）
- [ ] 定期的な口腔の健康スクリーニングおよびリスクアセスメントを提供する
- [ ] 通常の歯科衛生行為を明らかにし，対処すべき領域を特定する[**必要であれば**]
- [ ] 適切な口腔ケアの頻度と質について指示する（例：フロッシング，ブラッシング，すすぎ，適切な栄養，フッ化物含有水，サプリメント，または他の予防製品の使用，発達レベルおよび自己ケア能力に基づく他の考慮事項）
- [ ] 歯・歯肉・舌をみがき，すすぎ，フロスができるように援助する[**必要な場合**]
- [ ] 義歯を含め口腔ケアを援助する（例：義歯を取り外し，清浄化し，再挿入する。歯肉，残っている歯，舌をみがく。歯肉をブラシまたは指でマッサージする）[**必要な場合**]
- [ ] 適切な注意を払って，口腔ケアを提供する（頭を横に向けたり，可能であれば側臥位にし，バイトブロックや舌圧子を挿入したり，口のなかを指で押さないようにし，少量の液体を使用し，バルブシリンジ等の吸引器具を使用する）
- [ ] 乾いたガーゼやタオルを使用して乳児の口元をきれいにする
- [ ] 口唇や口腔粘膜を湿らせる潤滑剤を塗布する[**必要な場合**]

Part 3 介入 **277**

- [ ] ニーズを満たすため，最も適した口腔ケア製品を識別し，入手できるように援助する（例：握りやすいハンドル付き歯ブラシ，電動歯ブラシ，デンタルフロスホルダー，入れ歯用浸漬クレンザー，アスレチックマウスガード）
- [ ] 虫歯の発生における糖の役割について話し合う（例：砂糖の摂取量を制限するよう指導する。特にキシリトール，食事中の人工甘味料の使用を勧め，ボトルやシッピーカップとその内容の適切な使用について親を指導する）
- [ ] 喫煙やかみたばこをやめるよう指導する（例：たばこ使用防止対策を実施し，たばこ使用の影響を指導し，禁煙の援助をする）
- [ ] 子どもが初めての歯科を受診する時期を含め，定期的な歯科検診の重要性について話し合う
- [ ] コミュニティレベルのサービスを提供する（移動，通訳サービス，教育の機会として健康フェアや文化イベントに参加し，公共サービスの告知が得られるように支援する）
- [ ] 専門家を紹介する [**必要な場合**]
- [ ] 理解を確実にするためにティーチバックを用いる

第 1 版：1992。改訂：2013，2024

参考文献

Berman, A., Snyder, S. J., & Frandsen, G. (2018). Hygiene. In *Kozier and Erb's fundamentals of nursing: Concepts, process and practice* (pp. 669-685) (10th ed.). Pearson.

Craven, R. F., Hirnle, C. J., & Henshaw, C. J. (2021). Self-care and hygiene. In *Fundamentals of nursing: Human health and function* (8th ed.). Wolters-Kluwer.

Hockenberry, M. J., Rodgers, C. C., & Wilson, D. (2022). *Wong's essentials of pediatric nursing* (11th ed.). Elsevier.

Perry, A. G., Potter, P. A., Ostendorf, W. R., & LaPlante, N. (2021). *Clinical nursing skills and technique* (10th ed.). Mosby.

Potter, P. A., Perry, A. G., Stockert, P. A., & Hall, A. M. (2021). *Fundamentals of Nursing* (10th ed.). Elsevier.

Williams, P. (2020). *Basic geriatric nursing* (7th ed). Elsevier.

Winning, L., Lundy, F. T., Blackwood, B., McAuley, D. F., & Karim, I. E. (2021). Oral health care for the critically ill: A narrative review. *Critical Care, 25*, 1-8. https://doi.org/10.1186/s13054-021-03765-5

4162	高血圧管理

Hypertension Management

定義：ベースラインよりも高い血圧値を予防し，治療すること

行動

- [ ] 患者のリスクレベルを確認するために，薬剤の使用を含む，患者の詳細な健康歴を明らかにする
- [ ] 高血圧を引き起こす可能性のある因子を明らかにする
- [ ] 関連する危険因子および因子を評価する（例：糖尿病，脂質異常，肥満，メタボリックシンドローム，60 歳以上の年齢，性別，人種，喫煙，高尿酸血症，デスクワークのライフスタイル，高血圧の家族歴，心臓血管系疾患，脳卒中の既往）
- [ ] 高血圧の存在を明らかにするために血圧を測定する（至適：120/80 未満，正常：120 〜 129/80 〜 89，正常高値：130 〜 139/80 〜 89，Ⅰ度高血圧：140/90 またはそれ以上*）
- [ ] 血圧が適切にアセスメントされていることを確認する（例：平均 2 回以上の正確な計測に基づいた分類，座位での計測，それぞれ 2 回以上の外来受診による血圧の解析）
- [ ] 因子が存在している際に，分類を行うための血圧測定は避ける（例：カフェイン摂取，片頭痛，不眠，興奮）
- [ ] 高血圧分類に基づいて，患者に対し適切な看護ケアを実施する
- [ ] 将来的な高血圧への発展リスク低減のためのライフスタイル変容を実践するために，前高血圧段階であると分類された患者を援助する（例：運動の増進，体重の減量，食事の改善，十分な睡眠の確保）
- [ ] 血圧を 130/80mmHg 以下に低下させるためにライフスタイルの変容をしようとする努力が失敗した場合，適切な薬物療法が模索できるように，前高血圧段階であると分類され，他の疾患を併発している患者（例：心疾患，糖尿病，腎疾患）に対し助言を行う

278 Part 3 介入

☐ ライフスタイル変容を実践し，適切な薬物療法（例：ほとんどがチアジド系利尿剤または ACE 阻害剤，アンギオテンシン受容体拮抗剤，β遮断剤，カルシウム拮抗剤，以前の薬剤との併用）を行うために，高血圧ステージ1に分類され，他の疾患（例：心疾患，糖尿病，腎疾患）の併発がない患者を援助する

☐ ライフスタイル変容を実践し，適切な薬物療法（例：ACE 阻害剤の併用，アンギオテンシン受容体拮抗剤，β遮断剤，カルシウム拮抗剤）を行うために，高血圧ステージ2に分類され，他の疾患（例：心疾患，糖尿病，腎疾患）の併発がない患者を援助する

☐ 高血圧を併発した患者のための推奨された薬物療法を行えるようにプロトコルに従って，高血圧ステージ1か2に分類された併存疾患患者（例：心疾患，糖尿病，腎疾患）がライフスタイル変容を実践するのを援助する

☐ 高血圧緊急症の徴候と症状をきたし，危険な状態にある患者を観察する（例：重篤な頭痛，眩暈感，悪心または嘔吐，蒼白，発汗，皮膚冷感，視覚の変調，鼻出血，錯乱，不安感，不穏，視力障害，意識レベルの変化，胸痛，けいれん，心停止）

☐ 合併症の早期識別のために心拍数・呼吸数・酸素飽和度・体温・血液検査等のバイタルサインをモニタリングする

☐ 心電図検査，心エコー検査，電解質検査，尿検査等を含む予防的な健康スクリーニング検査を定期的に受けるようにリスクがある患者に指導する［適応がある場合］

☐ 処方された高血圧用剤投与後の高血圧または低血圧の徴候と症状について患者を観察する

☐ 健康的な食事パターンに関する指導をする

☐ 適切な身体活動に関した指導を行う（例：1日30 ～ 45分の運動）

☐ 生活習慣に関連した避けるべき因子について指導する（例：あらゆる形態でのたばこ，およびアルコールの使用）

☐ 睡眠および休息のパターンに関連したライフスタイルの変容について患者を指導する（例：夜間の8時間睡眠の推奨）

☐ 将来的に起こりうる合併症を回避し，疾患の進行を管理するため，必要なライフスタイル変容が可能にする情報を提供する

☐ ライフスタイルの変容の目的と利点に関連した情報を提供する

☐ 血圧の自己測定に関する指導を行い，異常発見時には報告するよう指導する

☐ 高血圧を引き起こす可能性のある因子について指導する

☐ 疾病の進行を管理するために，積極的な役割を担うよう患者と家族を指導する（例：薬物の適応と投与，適切な食事の維持，運動および健康的な習慣，禁煙，ストレスの軽減，ナトリウム摂取の減量，アルコール消費の減量，運動量の増加）［適応がある場合］

☐ 薬剤の用法と適応について患者と家族を指導する

☐ 現在の薬剤療法・定期的な健康チェック・通院・入院を管理するよう，患者と家族に奨励する

☐ 血圧を上昇させる原因となる状況を認識し，その状況を避けるよう患者を指導する（例：ストレスまたは薬物療法の急激な中断）

第7版：2018

＊：高血圧治療ガイドライン2019より。

参考文献

American Association of Critical Care Nurses. (2006). In J. G. Alspach (Ed.), *Core curriculum for critical care nursing* (6th ed.). W.B. Saunders.

Chummun, H. (2009). Hypertension: A contemporary approach to nursing care. *British Journal of Nursing, 18*(13), 784-789.

Hacihasanoğlu, R., & Gözüm, S. (2011). The effect of patient education and home monitoring on medication compliance, hypertension management, healthy lifestyle behaviors and BMI in a primary health care setting. *Journal of Clinical Nursing, 20*(5/6), 692-705.

Margolius, D., & Bodenheimer, T. (2010). Controlling hypertension requires a new primary care model. *The American Journal of Managed Care, 16*(9), 648-650.

U.S. Department of Health and Human Services, National Institutes of Health, National Heart, & Lung and Blood Institute. (2004). *Seventh report of the Joint National Committee on prevention, detection, evaluation and treatment of high blood pressure*. National Institute of Health.

Whelton, P. K., Carey, R. M., Aronow, W. S., Casey, D. E. Jr., Collins, K. J., Himmelfarb, C, D., DePalma, S. M., Gidding, S., Jamerson, K. A., Jones, D. W., MacLaughlin, E. J., Munter, P., Ovbiagele, B., Smith, S. C., Jr., Spencer, C. C., Stanford, R. S., Taler, S. J., Thomas, R. J., Williams, K.

A. Sr., Williamson, J. D., & Wright, J. T. Jr. (2017). ACC/AHA/AAPA/ABC/ACPM/AGS/APhA/ASH/ASPC/NMA/PCNA Guideline for the Prevention, Detection, Evaluation, and Management of High Blood Pressure in Adults. *Journal of the American College of Cardiology, 71*(19), e127-e248. https://doi.org/10.1016/j.jacc.2017.11.006

2120	高血糖管理
	Hyperglycemia Management

定義：正常血糖値以上にならないように予防・治療をすること

行動

□ 高血糖のリスクがある人を特定する

□ 高血糖の徴候や症状を認識する能力を確認する

□ 血糖値をモニタリングする[**適応がある場合**]

□ 高血糖症の徴候や症状を観察する(例：多尿症，多飲症，多食症，衰弱，嗜眠，倦怠感，目のかすみ，または頭痛)

□ 尿中ケトン値をモニタリングする[**適応がある場合**]

□ 動脈血ガス分析(ABG)，電解質，糖化またはグリコシル化ヘモグロビン(HbA1C)をモニタリングする[**適応がある場合**]

□ 起立時の血圧と脈拍をモニタリングする[**適応がある場合**]

□ 薬剤を投与する(例：インスリン，経口血糖降下薬)[**処方に従って**]

□ 経口水分摂取を奨励する

□ 摂取量および排出量を含む体液状態を監視する[**適切な場合**]

□ 輸液経路を確保する[**適切な場合**]

□ 静脈内輸液を投与する[**必要な場合**]

□ 静脈投与の電解質を管理する[**適切な場合**]

□ 高血糖症の徴候や症状が持続したり，悪化する場合は医療従事者に相談する

□ 起立性低血圧がある場合，歩行を援助する

□ 口腔衛生を提供する[**必要であれば**]

□ 高血糖の原因を明確にする

□ インスリンの必要量が増加する状況を予測する(例：ストレス，疾患)

□ 血糖値が250mg/dLを超える場合，特に尿ケトンが存在する場合，運動を制限する

□ 高血糖症の予防，認識，管理について，本人と重要他者に指導する

□ 血糖値の自己モニタリングを奨励する

□ 血糖値と高血糖の徴候や症状を解釈できるよう援助する

□ 本人と家族と血糖値の記録を検討する

□ 尿ケトン試験について指導する[**適切な場合**]

□ 尿ケトン試験の意義について指導する[**適切な場合**]

□ 尿ケトン値が中等度または高値の場合は，医療従事者に報告するよう指導する

□ 療養中の糖尿病管理と高ストレスのエピソード(例：インスリンまたは経口剤の使用，水分摂取量の監視，炭水化物の置き換え，医療従事者の援助を求めるための時期)について指導する[**適切な場合**]

□ 高血糖を予防し，治療するための治療計画を調整できるよう支援する(例：インスリンまたは経口剤を増やす)[**適応がある場合**]

□ 食事療法と運動療法への順守を促進する

□ 血糖認識トレーニングに関する教育介入を提供する

□ 高血糖の自己管理の適切さについてフィードバックする

□ 高血糖の徴候や症状，危険要因，治療法について指導する

280   Part 3　介入

☐ 適切な緊急識別情報を取得し，携帯または着用するよう指導する
☐ 薬剤，資材，通院に関する教育の必要性を確認する
☐ フォローアップの順守を促進する
☐ リソースとサポートを促進する
☐ 理解を確実にするためにティーチバックを用いる

第 1 版：1992。改訂：2004，2024

参考文献

American Diabetes Association. (2021). *Standards of medical care in diabetes.*
American Diabetes Association. (2021). *Blood sugar testing and control: Hyperglycemia (high blood glucose).* https://www.diabetes.org/healthyliving/medication-treatments/blood-glucose-testing-and-control/hyperglycemia
Bellary, S., Kyrou, I., Brown, J. E., & Bailey, C. J. (2021). Type 2 diabetes mellitus in older adults: clinical considerations and management. *National Review of Endocrinology, 17*(9), 534-548. https://doi.org/10.1038/s41574-021-00512-2
Perry, A. G., & Potter, P. A. (2020). *Fundamentals of nursing* (10th ed.). Elsevier.
Perry, A. G., Potter, P. A., Ostendorf, W., & LaPlante, N. (2021). *Clinical nursing skills and techniques* (10th ed.). Elsevier.
Peter, P. R., & Lupsa, B. C. (2019). Personalized management of type 2 diabetes. *Current Diabetes Reports, 19*(115). https://doi.org/10.1007/s11892-019-1244-0
Ryan, D., Burke, S. D., Lichtman, M. L., Bronich-Hall, L., Kolb, L., Rinker, J., & Yehl, K. (2020). Competencies for diabetes care and education specialists. *The Diabetes Educator, 46*(4), 384-397.

6926	**光線療法：気分調節**

Phototherapy: Mood Regulation

定義：気分を高めるため，サーカディアンリズムを整えるために，明るい線量の光線を投与すること

行動

☐ 頻度，距離，強度，時間を含む，光線療法のための処方箋を得る［適切な場合］
☐ 光線療法について指導する（例：適応，治療方法）
☐ 適切な明るさ，強度，ルクス，紫外線光のフィルター装着を含む，光線療法のための適切な光源の入手を援助する（白色光を発している蛍光灯が好ましい光源である）
☐ 低ルクスの光源の光線治療時間を増やす
☐ 適切な距離や強度を含む，光線療法の準備として，処方された光源をセットできるよう援助する
☐ 光線療法を受けるのを奨励する
☐ 気分のレベルを監視する（例：長期に及ぶ悲しみ，エネルギーの喪失，睡眠パターンの変化，易怒性）
☐ 光線療法中は見守る［必要な場合］
☐ 光線療法の副作用（有害でないものも含む）を観察する（例：頭痛，眼精疲労，悪心，不眠，活動亢進）
☐ 光線治療が症状や副作用（有害なもの）を悪化させていないかどうかを識別するため，ベースラインの症状を熟知する
☐ 副作用（有害でないものも含む）が発現した場合，光線療法を中断する
☐ 医療従事者に副作用（有害でないものも含む）について報告する
☐ 副作用（有害でないものも含む）を減少，または，取り除くために光線療法を変更する［指示に従って］
☐ 2 〜 4 週間の間に症状の改善をみない場合に，治療計画に用量の増加や夕方の実施を加えることを検討する
☐ 光線療法と反応について記録する

第 4 版：2004。改訂：2024

参考文献

D'Agostino, A., Ferrara, P., Terzoni, S., Ostinelli, E. G., Carrara, C., Prunas, C., Gambini, O., & Destrebecq, A. (2020). Efficacy of triple chronotherapy in unipolar and bipolar depression: A systematic review of the available evidence. *Journal of Affective Disorders, 276*, 297-304. https://doi.org/10.1016/j.jad.2020.07.026

Keltner, N. L., & Steele, D. (2019). *Psychiatric nursing* (8th ed.). Elsevier.

Leahy, L. G. (2017). Overcoming seasonal affective disorder. *Journal of Psychosocial Nursing & Mental Health Services, 55*(11), 10-14. https://doi.org/10.3928/02793695-20171016-03

Mitolo, M., Tonon, C., La, M. C., Testa, C., Carelli, V., & Lodi, R. (2018). Effects of light treatment on sleep, cognition, mood, and behavior in Alzheimer's Disease: A systematic review. *Dementia & Geriatric Cognitive Disorders, 46*(5/6), 371-384. https://doi.org/10.1159/000494921

Varcarolis, E. M., & Fosbre, C. D. (2021). *Essentials of psychiatric-mental health nursing* (4th ed.). Elsevier.

6924	光線療法：新生児

Phototherapy: Neonate

定義：新生児のビリルビン値を減少するために光線療法を用いること

行動

□ 高ビリルビン血症の危険因子となる母親および児の既往歴を確認する（例：Rh または ABO 血液型不適合，多血症，敗血症，早産，胎位異常）

□ 黄疸の徴候がないか観察する

□ 血清ビリルビン値検査を依頼する [適切な場合に，プロトコルまたは主治医の指示に従って]

□ 検査値を担当医に報告する

□ 新生児を保育器やラジアントウォーマーに入れる

□ 家族に光線療法とケアについて説明する

□ 過度な圧迫がかからないように，両方の眼を覆うためのアイマスクを着ける

□ 4 時間ごと，または親との接触や授乳のためにライトを切る際にアイマスクをはずす

□ 浮腫，排膿，色調について眼を観察する

□ 新生児の上の適切な高さに光線療法の光源を設置する

□ 毎日光線の輝度を確認する

□ 3 時間ごとにバイタルサインをモニタリングする [プロトコルに従って，または必要な場合]

□ 3 時間ごとに体温を確認する [必要な場合]

□ 新生児の体位を変える [3 時間ごと，またはプロトコルに従って]

□ 血清ビリルビン値を観察する [プロトコル，または主治医の指示に従って]

□ 神経学的状態を評価する [4 時間ごと，またはプロトコルに従って]

□ 脱水の徴候がないか観察する（例：大泉門，小泉門の陥没，弾力性の低下，体重減少）

□ 毎日体重を測定する

□ 1 日 8 回の授乳を奨励する

□ 光線療法への家族の参加を奨励する

□ 在宅での光線療法について家族に説明する [適切な場合]

第 2 版：1996。改訂：2000, 2024

参考文献

Chu, L., Qiao, J., & Xu, C. (2020). Home-based phototherapy versus hospitalbased phototherapy for treatment of neonatal hyperbilirubinemia: A systematic review and meta-analysis. *Clinical Pediatrician, 59*(6), 588-595. https://doi.org/10.1177/0009922820916894

Faulhaber, F. R. S., Procianoy, R. S., & Silveira, R. C. (2019). Side effects of phototherapy on neonates. *American Journal of Perinatology, 36*(3), 252-257. https://doi.org/10.1055/s-0038-1667379

Hockenberry, M. J., Rodgers, C. C., & Wilson, D. (2022). *Wong's essentials of pediatric nursing*. Elsevier.

Itoh, S., Okada, H., Kuboi, T., & Kusaka, T. (2017). Phototherapy for neonatal hyperbilirubinemia. *Pediatrics International, 59*(9), 959-966. https://doi.org/10.1111/ped.13332

Matson, S., & Smith, J. E. (2016). *Core curriculum for maternal-newborn nursing*. Elsevier.

Mitra, S., & Rennie, J. (2017). Neonatal jaundice: Etiology, diagnosis and treatment. *British Journal of Hospital Medicine, 78*(12), 699-704. https://doi.org/10.12968/hmed.2017.78.12.699

282 Part 3 介入

3510	光線療法：皮膚

Phototherapy: Skin

定義：慢性の，または複雑な皮膚障害の治療や炎症のコントロールのための線量の光線を投与すること

行動

☐ 治療すべき状態の種類を決定する

☐ 頻度，距離，強度，時間を含む光線療法のための処方箋を得る［適切な場合］

☐ 光線療法について指導する（例：適応，治療方法，治療部位の準備）

☐ 初めに処方された光源で小さな肌の部位をテストする

☐ 治療時間を増やす［耐えられる場合，プロトコルに従って］

☐ 光線治療中，監視する［必要な場合］

☐ 光線治療の副作用（有害でないものも含む）を観察する（例：過敏症部位の増加，感染症の徴候と症状）

☐ 光線治療が効果的かどうかを識別するため，ベースラインの症状を熟知する

☐ 予定された光線治療を受けることができることを保障する（例：週に1回，週に2〜3回，毎月）

☐ 予期せぬ副作用（有害でないものも含む）が生じた場合，光線治療を中止または変更する［指示に従って］

☐ 望ましい効果に達した後に，増悪期の光線治療を減らす

☐ 訪問の間の治療部位のケアに関して教育する

☐ 理解を確実にするためにティーチバックを用いる

☐ 光線療法と反応を記録する

第8版：2024

参考文献

Bell, A. (2018). Ensuring adherence to the British Association of Dermatologists' service guidance and standards for phototherapy units. *Dermatological Nursing*, *17*(4), 39-42.

Grove, J. (2017). The use of intense pulsed light therapy in the treatment of acne vulgaris. *Journal of Aesthetic Nursing*, *6*(8), 400-405.

Torres, A. E., Lyons, A. B., Hamzavi, I. H., & Lim, H. W. (2021). Role of phototherapy in the era of biologics. *Journal of the American Academy of Dermatology*, *84*(2), 479-485. https://doi.org/10.1016/j.jaad.2020.04.095

Zhang, P., & Wu, M. X. (2018). A clinical review of phototherapy for psoriasis. *Lasers in Medical Science*, *33*(1), 173-180. https://doi.org/10.1007/s10103-017-2360-1

3786	高体温管理

Hyperthermia Management

定義：感染や過度の熱への長時間の曝露による高体温に関連する症状と状態を管理すること

行動

☐ 高体温の原因を特定する（例：感染，熱中症，脱水，風雨に曝される）

☐ 体温，心拍数，呼吸数，精神状態，温度快適性，最近の微生物学的検査や免疫学的検査を含む，発熱反応を観察する

☐ 内服薬または点滴薬の投与を実施する（例：解熱剤，抗菌剤，悪寒戦慄の予防薬）

☐ 子どもへのアスピリンの投与を避ける

☐ 身体的活動を中止し，熱源から涼しい環境へ移動する

☐ 衣類を緩めたり脱がせる

☐ 体外から冷却する（例：アイスパックを首や胸，腹部，頭部，腋窩，鼠径にあてる，ハイドロジェル

や空気の循環，冷却用ブランケット）[適切な場合]
- [ ] 解熱剤とともに水湿布やスポンジを活用する
- [ ] 効果を高めるために物理的な冷却とともに解熱剤や悪寒戦慄の予防薬を使用する
- [ ] 悪寒戦慄を避けながら，体表を湿らせ，風をあてる
- [ ] アルコールのスポンジバスは避ける
- [ ] 体内からの冷却方法を使う（例：冷えた溶液での胃や膀胱，腹膜，胸腔内の洗浄）[適切な場合]
- [ ] 経口の水分補給液（例：スポーツドリンク）や他の冷たい水分を用意する
- [ ] 乾燥した唇と鼻腔粘膜を潤す
- [ ] 酸素を投与する[適切な場合]
- [ ] 空気の循環を増やす
- [ ] 水分摂取を促す
- [ ] 活動を制限し，休憩を支援する[必要な場合]
- [ ] 発熱に関連する合併症や発熱の原因となる状況の徴候，症状を観察する（例：けいれん，意識レベルの低下，電解質異常，酸塩基平衡異常，不整脈）
- [ ] 感染している間に発熱がみられないかもしれないので，高齢者の他の感染症の徴候を監視する
- [ ] 落ち着きがない，または，せん妄的な状態になった場合，適切な安全手段をとる
- [ ] 深部体温が39℃になったら，冷却を中止する
- [ ] 合併症を観察する（例：腎機能障害，酸塩基平衡異常，血液凝固異常，肺水腫，脳浮腫，多臓器不全症候群）
- [ ] 熱中症の危険因子について説明する（例：高温環境，高湿度，脱水，肉体労働，高齢）
- [ ] 熱中症の予防策について説明する（例：過度な日光浴をしない，適切な水分を確実に摂取する，エアコンを使用できる場所を探す，軽くて，薄い色のゆったりとした衣類を身に着ける）
- [ ] 熱中症の初期徴候と症状，どの段階で医療従事者の支援を求めるべきかについて，患者を指導する
- [ ] 理解を確実にするためにティーチバックを用いる

第6版：2013。改訂：2024

参考文献

LaPierre, L., & Mondor, E. E. (2017). The ups and downs of fever: Where are we at with targeted temperature management in the ICU? *Canadian Journal of Critical Care Nursing, 28*(2), 39.

Moreda, M., Beacham, P. S., Reese, A., & Mulkey, M. A. (2021). Increasing the effectiveness of targeted temperature management. *Critical Care Nurse, 41*(5), 59-63. https://doi.org/10.4037/ccn2021637

Rodway, G. W., & Suether, S. E. (2019). Pain, temperature, sleep, and sensory function. In S. E. Huether & K. L. McCance (Eds.), *Understanding Pathophysiology*. Elsevier.

Schell-Chaple, H. (2018). Fever suppression in patients with infection. *Nursing Critical Care, 13*(5), 6-13. https://doi.org/10.1097/01.CCN.0000534921.93547.1a

Souza, M. V., Damião, E. B. C., Buchhorn, S. M. M., & Rossato, L. M. (2021). Non-pharmacological fever and hyperthermia management in children: An integrative review. *Acta Paul Enferm., 34*, eAPE00743.

Turan, N., Çulha, Y., Aydın, G. Ö., & Kaya, H. (2020). Persistent fever and nursing care in neurosurgical patients. *Journal of Neurological & Neurosurgical Nursing, 2*, 80-85. https://doi.org/10.15225/PNN.2020.9.2.6

6581	好中球減少症対策
	Neutropenic Precautions

定義：免疫障害をもつ個人における感染性因子の侵入と伝播の最小化と排除

行動

- [ ] リスクレベルを判断するために，既往歴，投薬，治療を含む健康歴を確認する
- [ ] 血液検査や身体検査（フィジカルイグザミネーション）を通して，ベースラインの免疫システムの状況を確認する
- [ ] 保護的隔離対策を行う[適応がある場合]

284 Part 3 介入

- [ ] 個室を提供する，または，個室の提供ができない場合，CDC ガイドラインが求める適切な 1 人当たりの面積（平方フィート）を確保する [**適応がある場合**]
- [ ] ドアに入室者に対する必要事項を示す掲示をする（例：手洗い，個人防護具（PPE））
- [ ] 陽圧隔離室を使用して，環境内の微生物を制限する（例：清潔な空気を持続的に室内に送り込み，微生物が侵入できないように空気圧をつくり出す）[**可能な場合**]
- [ ] 高性能なエアフィルター（HEPA フィルター）システムをもつ隔離室を使用する [**可能な場合**]
- [ ] 室内のすべての機材と家具を消毒するようにする
- [ ] 使い捨てで専用の機材を使用する [**可能な場合**]
- [ ] 室内に再利用可能な機材を置き，それぞれを使用した後に消毒する（例：体温計，血圧計，心電図，点滴スタンド）
- [ ] 常時，チームメンバーは厳格な無菌操作を順守するようにする
- [ ] 入室前に石けんと水，または，抗菌剤での手洗いを義務づける [**適応がある場合**]
- [ ] すべての入室者に適切な個人防護具（PPE）の装着を義務づける [**適応がある場合**]
- [ ] 子どもや感冒，インフルエンザや他の疾患をもつ人の訪問の制限や拒否をする [**適応がある場合**]
- [ ] 入退室を必要な人員にだけ許可することで，部屋の往来を最小化する
- [ ] 常時，ドアを閉めたままにする
- [ ] 常時，免疫障害の状態を注意深く意識するために，体温，血液検査，バイタルサインを観察する
- [ ] 38.3℃の体温で 1 回，38.0℃の体温で 4 時間あけて 2 回の発熱の検査を受ける（例：血液培養，尿培養，開放創の培養）
- [ ] 発熱の検査の 2 時間以内に経験的抗菌療法を行う
- [ ] 好中球減少症の食事を守るようにする（例：よく調理された食品；洗わない果物のような細菌を含む食品をとらない）
- [ ] 水分摂取のためにボトルに入った，または，濾過した水を提供する [**耐えられる場合**]
- [ ] 水分摂取に水道水の使用を避ける
- [ ] 個人の皮膚を掻いたり，切ったり，傷つけたりすることを避ける
- [ ] 機能的，または，量的な好中球減少症のときに，永久的，または，半永久的な静脈アクセスデバイスを避ける
- [ ] 点滴ラインより血液，脂質，非経口栄養剤が注入されている場合を除き，点滴チューブを交換し，その後，毎日点滴チューブを交換する [**組織のプロトコルに基づいて**]
- [ ] 直腸からの医療処置を避ける（例：浣腸，坐剤）
- [ ] 歯みがきややさしいフロスを含む頻回の口腔ケアを実施する [**耐えられる場合**]
- [ ] 口腔衛生が不十分，または，歯肉炎があるとき，抗菌性の洗口液を使用する
- [ ] 部屋から出る必要がある場合はいつでも，マスクを着用する（例：X 線，CT スキャン，手術室）
- [ ] 花，鉢植え，花瓶に水を入れたフラワーアレンジメント，ドライフラワーアレンジメントを制限する
- [ ] 水拭きを含む定期的な部屋の清掃を行う
- [ ] 隔離に関連する高まる不安や脅威の出来事に対する感情の状態を観察する
- [ ] 感情的なニーズに対する支援を行う [**適応がある場合**]
- [ ] 退院後の環境を適切に清掃する
- [ ] 感染性因子の侵入と伝播に関する現在の知識レベルを判断する
- [ ] 現在の感染管理の実践を判断し，学習のニーズに対する教育を調整する
- [ ] 感染リスクを増加させる既往歴について指導する
- [ ] 隔離の状況とニーズ，対策に従う方法について指導する
- [ ] 退院後に家での隔離対策の実施について指導する [**必要な場合**]
- [ ] できるだけ清潔に保つことを指導する
- [ ] 食事やトイレの使用の前後に，頻回に手洗いすることを指導する
- [ ] 毎日シャワーを浴びることを説明し，足や腋下，鼠径部のような汗をかきやすい場所を清潔に保つ

Part 3　介入　**285**

□ 特に友人や家族を訪問するときに，他者に頻回に手洗いをするようお願いする

□ 性交しないように，もしも性交をする場合には常に水溶性の潤滑剤を使用するよう指導する

□ 軽度の感冒であっても，病気をもつ人を避けるよう指導する

□ 子どもであろうと大人であろうと，直近にワクチン接種を受けた人を避けるよう指導する

□ 公共交通機関，レストラン，店舗等，大きな人混みを避けるよう説明する

□ 完全に動物を避け，特に動物の排泄物に触れることを避けるよう指導する[可能な場合]

□ 便秘によるいきみは直腸部を刺激するため，便秘の予防策を指導する（例：十分な食物繊維をとり，毎日コップ5〜6杯の水を飲む）

□ 生の植物を避けるよう指導する[可能な場合]

□ 屋外の庭や芝生を植えた場所では，手袋を使用するよう指導する

□ 毒素性ショック症候群のリスクを下げるため，タンポンを避け，パッドを使用するよう指導する

□ 良好な口腔ケアの実践を指導する（例：食後，寝る前の歯みがき，柔らかめの歯ブラシを使用し，やさしくみがく）

□ 常に日焼け防止指数（SPF値）の高い日焼け止めを塗るよう指導する

□ 点滴ラインを清潔に保つことを指導する（例：点滴を常に乾燥させ，清潔にし，毎日，発赤や疼痛がないようにする）

□ 切り傷やひっかき傷のような創傷を避けるよう指導する（例：鋭利なものを避ける，清掃中は手袋をつけるようにする）

□ 医療従事者の承認がない場合，歯科治療やワクチン接種を延期するか，避けるよう指導する

□ 食事を準備するとき，台所の衛生状態を保つことを実践するよう指導する（例：食事の準備や食事の前後に手洗いをする，清潔な調理器具，コップ，皿を使用し，それらを使用した後に洗浄する，新鮮な果物や野菜をよく洗う）

□ 調理していない食品や生の食品を避けるよう指導する（例：生のまたは洗っていない果物や野菜，牛，豚，鶏，魚を含む生のまたは加熱が不十分な肉類，調理していない穀物，生のナッツ，蜂蜜）

□ 確認のために食品温度計を用いて，肉を安全な内部温度まで調理することを指導する

□ 食品を準備するとき，調理した食品から生肉を遠ざけることで，交差汚染を避けるよう指導する

□ 他者と食品や飲物をシェアしないように，また，大容量の容器，ビュッフェ，サラダバーといったセルフサービスの場所を避けるよう指導する

□ 好中球減少症の間に生じる感染症は生命を脅かし，救急処置を必要とするため，もしも感染症の徴候と症状が生じた場合，ただちに医療処置を受けるよう説明する

□ 1日に2回，体温を測定するよう指導する

□ 感染症の徴候と症状を指導する（例：発熱，寒気と発汗，持続性の咳嗽，喉の痛み，呼吸困難，あらゆる新たな痛み，嘔吐，下痢，血尿，皮膚の発疹，点滴挿入部の発赤や腫れ）

□ すべてのフォローアップの予約に出席し，感染した人に曝露した場合は医療従事者に会うよう説明する

□ 理解を確実にするためにティーチバックを用いる

第8版：2024

参考文献

Alsharawneh, A. (2021). Effect of under-triage on the outcomes of cancer patients with febrile neutropenia, sepsis, and septic shock. *Clinical Nursing Research, 30*(8), 1127-1134. https://doi.org/10.1177/1054773821999688

Blackburn, L. B., Bender, S., & Brown, S. (2019). Acute leukemia: diagnosis and treatment. *Seminars in Oncology Nursing, 35*(6), 150950. https://doi.org/10.1016/j.soncn.2019.150950

Beaudry, J., & Scotto DiMaso, K. (2020). Central line care: Reducing central line-associated bloodstream infections on a hematologic malignancy and stem cell transplant unit. *Clinical Journal of Oncology Nursing, 24*(2), 148-152. https://doi.org/10.1188/20.CJON.148-152

Carrico, R. M., Garrett, H., Balcom, D., & Burton-Glowicz, J. (2019). Infection prevention and control core practices: A roadmap for nursing practice. *The Nurse Practitioner, 44*(3), 50-55.

Centers for Disease Control and Prevention. (2017). *Core infection prevention and control practices for safe healthcare delivery in all settings: Recommendations of the Healthcare Infection Control Practices Advisory Committee.* www.cdc.gov/hicpac/pdf/core-practices.pdf

Patel, P. K., Popovich, K. J., Collier, S., Lassiter, S., Mody, L., Ameling, J. M., & Meddings, J. (2019).

286 Part 3 介入

Foundational elements of infection prevention in the STRIVE curriculum. *Annals of Internal Medicine, 171*(7), S10-S19.

Tavakoli, A., & Carannante, A. (2021). Nursing care of oncology patients with sepsis. *Seminars in Oncology Nursing, 37*(2), 151130. https://doi.org/10.1016/j.soncn.2021.151130

4350	行動管理
	Behavior Management

定義：否定的な行動を管理できるように個人を支援すること

行動

- □ 望ましくない否定的な行動を明らかにする
- □ 個人の望ましくない行動のパターンを明らかにするために家族とともに相談する
- □ なぜ，いつ，どのように望ましくない行動が生じるのか判断する
- □ 問題行動の引き金となる，または，維持する出来事を明らかにする
- □ 自分自身の行動に対する責任を個人にもたせる
- □ 自己コントロールの努力を褒める
- □ 個人と一緒に否定的な行動に制限を設定する
- □ 設定した制限について議論や取引の交渉をすることは控える
- □ 行動管理計画を展開する
- □ 個人が自分自身を統制できると期待していることを伝える
- □ 指導に関連する具体的な一連の段階を展開する
- □ おのおのの具体的な期待に合うように肯定的な強化を提供する
- □ 望ましい行動を増やすための肯定的な強化を使用する
- □ 協創型（シェーピング型）方略を用いて考える（例：望ましい行動に向かっての小さな改善や段階を繰り返し強化することにより，新しい行動の発達を徐々に促す）
- □ モデルとなる行動を模倣するための個人の状況を創造する
- □ 望ましい行動のモデルの場合，肯定的な強化を行う
- □ 望ましい行動のモデルではないとき，肯定的な強化を行うことを控える
- □ ルーチンを設定する
- □ 環境や日常的なケアの一貫性をもたせる
- □ 健康のためのルーチンを確立させる手段として，同じ行為を繰り返し行う
- □ 中断を避ける
- □ 身体活動を増やす **[適切な場合]**
- □ 介護者の人数を制限する
- □ 落ち着いた低い声で話しかける
- □ 個人を追い詰めないようにする
- □ 動揺の原因から注意をそらす
- □ 脅威となるイメージを提示しないようにする
- □ 不適切な行動を無視する
- □ 受動的 - 攻撃的行動を阻止する
- □ 投薬する **[処方に従って]**
- □ 自傷や他傷を予防するため抑制する **[施設のプロトコルに従って]**

第 1 版：1992。改訂：2000，2024

参考文献

de la Fuente, M., Schoenfisch, A., Wadsworth, B., & Foresman-Capuzzi, J. (2019). Impact of behavior

Part 3 介入　**287**

management training on nurses' confidence in managing patient aggression. *Journal of Nursing Administration*, 49(2), 73-78. https://doi.org/10.1097/NNA.0000000000000713

Hasani, S. M., Askary, P., Heidari, A., & Zadeh, P. E. (2020). The comparative effectiveness of parental behavior management training and schema therapy on aggression and oppositional defiant in adolescents. *Journal of Nursing & Midwifery Sciences*, 7(3), 146-152. https://doi.org/10.4103/JNMS. JNMS_6_20

Maag, J. W. (2018). Behavior management: From theoretical implications to practice application (3rd ed). Cengage Learning.

Martin, G., & Pear, J. J. (2019). *Behavior modification: What it is and how to do it* (11th ed.). Routledge.

Tuyen, L. T. T., & Gunawan, J. (2018). Behavior management in the field of nursing: A concept analysis. *Nursing Forum*, 53(4), 481-488. https://doi.org/10.1111/nuf.12275

4354	行動管理：自傷行為

Behavior Management: Self-Harm

定義：自傷行為，または自己虐待行為を減少，または排除するために援助すること

行動

□ 行動の動機，理由，または基本的な原動力を明らかにする

□ 以前の自傷行為や自虐行為の行動歴を明らかにする

□ 認知機能と自己管理能力のレベルに基づいて，適切な行動期待とその結果を展開する

□ 予期される行動とその結果を個人に伝える

□ 周囲から危険な物品は取り除く

□ 自傷行為を引き起こす可動性と可能性を制限するために，ミトン，副子，ヘルメット，抑制器具を適応する[**必要な場合**]

□ 自殺企図や自殺の素振りに進む可能性のある自傷行為の衝動を監視する

□ 自傷行為のリスクを他のケア提供者に伝える

□ 自傷行為行動の前兆となるきっかけを明らかにする

□ 自傷行為を引き起こしうる状況を予測し，それを防ぐために介入する

□ 自傷行為行動に対処する場合は，穏やかな非懲罰的なアプローチを用いる

□ 自傷行為を促す可能性のある，または自傷行為行動が促された状況と感情を明らかにするよう援助する

□ より適切なコーピング方略とその結果を明らかにするよう援助する

□ 個人が物理的に安全でいられるように，「自傷行為をしない」ことについて約束をする

□ 個人とその環境について継続した監視を行う

□ 安全を維持するために，1対1の個人の観察を密接に行う[**必要な場合**]

□ 自傷の衝動に駆られたときに，ケア提供者を探して話すことを奨励する

□ 効果的なコーピング行動と適切な感情表出について説明し強化する

□ 望ましくない自傷行為行動を防ぐための目標を含め，ケアプランを個人と一緒に立てる

□ 人間関係によるサポートや不安軽減活動への取り組み等，代替行動を提案する

□ コーピング方略を指導する（例：アサーティブネストレーニング（主張訓練法），衝動コントロール訓練，漸進的筋弛緩法）[**適切な場合**]

□ 行動管理技術を用いる（例：異なる強化，断絶，反応の中断，向き直し）[**適切な場合**]

□ 弁証法的行動療法（DBT）の適切な方略を用いる（例：心理的教育，問題解決，社交的能力のトレーニング，気分モニタリングの練習，セラピストによるモデリング，宿題，瞑想）

□ 単独のセラピーとグループセラピーに参加してもらう[**適切な場合**]

□ 不安を軽減し，気分を安定させ，自己刺激を軽減するための薬剤を投与する[**適切な場合**]

□ 薬剤の副作用（有害でないものも含む）と望ましい効果を観察する

□ 個人と重要他者に服薬指導を提供する

288 Part 3 介入

- ☐ 自己損傷行動を実行している場合，事前に決めた責任を負ってもらう
- ☐ 自己損傷の衝動や行動が拡大した場合，より保護的な環境に置く（例：区域制限，隔離）
- ☐ 行動の結果の責任を負うよう援助する（例：自分のせいで受けた損傷を自分で手当てする）
- ☐ 自傷行為行動に対する肯定的な強化を避ける
- ☐ 中立的で事実に即した手段によって，懲罰的，過度な同情的な反応，過剰な注意を向けることを避け，創傷ケアを提供する
- ☐ ケア環境外において自己損傷行動を管理するための指針を家族または重要他者へ提供する
- ☐ 自己損傷行動が疾患由来である場合，疾患についての教育を個人または重要他者に行う（例：境界性人格障害，自閉症）
- ☐ 自傷行為行動や自虐行為行動を減少する，または除去する肯定的な行動を強化する
- ☐ 自宅環境において，望ましくない行動の前兆に効果的に対処するために，安全のための計画を立てる

第 2 版：1996。改訂：2018，2024

参考文献

Griffin, E., Bonner, B., O'Hagan, D., Kavalidou, K., & Corcoran, P. (2019). Hospital-presenting self-harm and ideation: Comparison of incidence, profile and risk of repetition. *General Hospital Psychiatry*, *61*, 76-81. https://doi.org/10.1016/j.genhosppsych.2019.10.009

Iyengar, U., Snowden, N., Asarnow, J. R., Moran, P., Tranah, T., & Ougrin, D. (2018). A further look at therapeutic interventions for suicide attempts and self-harm in adolescents: an updated systematic review of randomized controlled trials. *Frontiers in Psychiatry*, *9*, 583. https://doi.org/10.3389/fpsyt.2018.00583

Morrissey, J., Doyle, L., & Higgins, A. (2018). Self-harm: from risk management to relational and recovery-oriented care. *Journal of Mental Health Training, Education & Practice*, *13*(1), 34-43. https://doi.org/10.1108/JMHTEP-03-2017-0017

Stewart, A., Hughes, N. D., Simkin, S., Locock, L., Ferrey, A., Kapur, N., Gunnell, D., & Hawton, K. (2018). Navigating an unfamiliar world: how parents of young people who self-harm experience support and treatment. *Child & Adolescent Mental Health*, *23*(2), 78-84. https://doi.org/10.1111/camh.12205

Wand, A. P. F., Draper, B., Brodaty, H., & Peisah, C. (2019). Self-harm in the very old one year later: has anything changed? *International Psychogeriatrics*, *31*(11), 1559-1568. https://doi.org/10.1017/S1041610219000632

4356	行動管理：性的
	Behavior Management: Sexual

定義：社会的に許容されない性行動を詳しく説明し，予防すること

行動

- ☐ 特定の状況や集団を想定して，許容できない性行動を明確にする（例：公共の場で不適切な発言をする，知人に不適切な発言をする，無理やり言い寄る，触る，ハグする，適切以上に他者とキスをする，他者との性交渉を試みる，公共の場で露出や自慰行為をする）
- ☐ 同じ環境内にいる他者やものに向けられる可能性のある性行動や性的な発言に関する明確な期待を確認する（発達段階，認知機能と自制能力の程度に基づいて）
- ☐ 社会的に許容されない性行動と性的な発言をすることによる結果について話し合う
- ☐ 性行動に適切な年齢について，親に情報を提供する
- ☐ インターネットの安全性と性的な題材へのアクセス防止の重要性を，親や子どもと話し合う
- ☐ 規範的な性行動に対して罰したり叱ったりしないよう親に奨励する
- ☐ 行動の方向を修正するために，手をつなぐように求める等，優しく子どもの気を紛らわせるよう親を指導する
- ☐ 発達段階や認知能力に基づいて，社会的に許容されない性行動が他者へ及ぼしうる有害な衝撃について話し合う［適切な場合］
- ☐ 意思疎通の困難な人，不適切な性行動をとった経験がある人，非常に傷つきやすい人を同室にしないようにする
- ☐ 社会的に許容されない性行動をとるリスクが高いと評価された場合，個室に入れる

Part 3 介入　289

□ 社会的に許容されない性行動の機会を減少させるために身体可動性を制限する［必要な場合］
□ 他のケア提供者にリスクを伝える
□ 個人を観察するために，適切なレベルの監督を行う
□ 社会的に許容されない性的な発言や行動に対応する場合は，穏やかに冷静な態度で接する
□ 社会的に許容されない性行動や性的な発言から別のことに注意を向けさせる
□ 性行動や性的な発言が許容されない理由を話し合う
□ 認知のひずみに対処するため，おのおのの行動の背後の意図や否定的な調整の技術を明らかにする
□ 望ましくない性行動に対してあらかじめ決めていた責任を課す
□ 適切な社交的能力を強化する
□ 発達段階に見合った性教育を行う［適切な場合］
□ 個人的な性的欲求をひそかに満たすための受け入れられる方法について話し合う
□ 重度のストレス下にある間は，性的または親密な関係を始めないよう指導する
□ 過去の状況的な危機または心的外傷を伴う危機に関する感情を，適切に表出することを奨励する
□ 性的虐待を受けていた個人に対してカウンセリングを行う［必要な場合］
□ 薬物療法を考慮に入れる［必要な場合］
□ 許容されない性行動を理解し管理するよう家族を援助する
□ 社会的に許容されない性行動に対して，スタッフが感情を整理するための機会を提供する
□ 理解を確実にするためにティーチバックを用いる

第 2 版：1996。改訂：2018，2024

参考文献

Cranbourne, R. M., Campbell, M., Pilkington, L., & Carthy, N. (2020). The role of presence when working with children and young people demonstrating harmful sexual behaviour. *Counselling & Psychotherapy Research*, *20*(4), 580-590. https://doi.org/10.1002/capr.12338

Falligant, J. M., & Pence, S. T. (2020). Interventions for inappropriate sexual behavior in individuals with intellectual and developmental disabilities: A brief review. *Journal of applied behavior analysis*, *53*(3), 1316-1320.

Keltner, N. L., & Steele, D. (2019). *Psychiatric nursing* (8th ed.). Elsevier.

Resnick, B., Galik, E., Kolanowski, A., VanHaitsma, K., Boltz, M., Zhu, S., Ellis, J., Behrens, L., & Eshraghi, K. (2021). Gender differences in presentation and management of behavioral and psychological symptoms associated with dementia among nursing home residents with moderate to severe dementia. *Journal of Women & Aging*, *33*(6), 635-652. https://doi.org/10.1080/08952841.2020.17 35925

Pritchard, D., Penney, H., & Mace, F. C. (2018). The ACHIEVE! program: A point and level system for reducing severe problem behavior. *Behavioral Interventions*, *33*(1), 41-55.

Varcarolis, E. M., & Fosbre, C. D. (2021). *Essentials of psychiatric-mental health nursing* (4th ed.). Elsevier.

4352	行動管理：不注意と多動
	Behavior Management: Inattention and Hyperactivity

定義：最適な機能を促進しながら，不注意と多動に対して安全に対処する治療方略を提供すること

行動

□ 望ましくない不注意または多動行動を明らかにする
□ 不注意や多動行動の個人のパターンを明らかにするため家族と相談する
□ 望ましくない不注意や多動行動を引き起こす，または維持する要因を判断する
□ 不注意や多動行動を緩和する要因を明らかにする
□ 個人の認知機能と自己管理能力のレベルを考慮し，適切な行動期待とその結果を明らかにする
□ 構造化された物理的に安全な環境を提供する

290　　Part 3　介入

- ☐ 穏やかで冷静な，安心を与える対応をする
- ☐ すべてのケア提供者が一貫して実行できる，根拠に基づく行動管理計画を立案する
- ☐ 規則・行動期待・その結果について，単純な言葉と視覚的な合図を用いて伝える [**必要な場合**]
- ☐ 設定した制限について議論や取引をすることは控える
- ☐ 個人が行動を管理できるようにスタッフが援助するという安心感を与える [**必要な場合**]
- ☐ 望ましい行動がとれたことや自己管理しようとした努力を称賛する
- ☐ 望ましい行動に対しても望ましくない行動に対しても，一貫性のある責任を課す
- ☐ 言葉で伝える前に個人の注意をひく（例：名前でよび，アイコンタクトをとる）
- ☐ 指示や説明はゆっくりと，簡単で具体的な言葉を用いて行う
- ☐ 活動を始める前に指示を復唱するよう個人に依頼する
- ☐ 課題に複数の段階が生じる場合は，1 段階ずつ指示を分ける
- ☐ 次の指示が与えられる前に，個人が 1 つの段階を実行できるようにする
- ☐ 活動を完了できるように援助する [**必要な場合**]
- ☐ 各段階を完了したことに対して，肯定的にフィードバックをする
- ☐ 活動に対する環境の構造化・集中力・注意力を高めるための補助具を提供する（例：時計，カレンダー，サイン，書面による段階的な指示）
- ☐ 言葉による合図や身体的な合図は，必要がなくなったら減らすか中止する
- ☐ 環境における活動レベルと刺激レベルを観察し，調整する
- ☐ 構造化された時間（例：身体的活動と非身体的活動）と安静時間のバランスがとれた定期的なスケジュールを維持する
- ☐ 選択肢を制限する [**必要な場合**]
- ☐ 過剰な刺激から注意をそらす，または患者を引き離す（例：仲間，問題の状況）
- ☐ 個人が落ち着くように外的統制方法を用いる（例：タイムアウト，隔離，身体的な拘束）[**必要な場合**]
- ☐ 多動な個人の身体状態を観察する（例：体重，水分の摂取量と排出量，歩きまわる患者の足の状態）
- ☐ 水分と栄養の摂取量を観察する
- ☐ 「動きながら」摂取可能な，高蛋白・高カロリーな指でつまんで食べられるもの（軽食）と水分を患者に提供する
- ☐ 食物と水分の過剰摂取を制限する
- ☐ カフェイン含有の食物と水分の摂取を制限する
- ☐ 問題解決能力について指導する
- ☐ 適切な方法で感情を表出することを奨励する
- ☐ 適切な社交的能力を強化する
- ☐ 押しつけがましい態度や妨害行動を制限する
- ☐ 疾患に関する情報を個人や重要他者に提供する（例：注意欠陥障害，多動，躁病，統合失調症）[**適切な場合**]
- ☐ 望ましい行動変容を促進するために投薬を行う（例：刺激剤，抗精神病剤）
- ☐ 薬剤の副作用（有害でないものも含む）と望ましい行動変容を観察する
- ☐ 個人や重要他者に服薬指導を行う
- ☐ 望ましい行動を促進するための代替療法を使用する [**適切な場合**]
- ☐ 家族や重要他者とともに，個人の妥当な期待行動を支援する
- ☐ 重要他者に対して行動管理法を実演する
- ☐ 家庭・職場・学校の環境を，慢性的な不注意や多動によって強いられる制限に適応させられるように，個人とその関係者（例：家族・雇用者・教員）を援助する
- ☐ サポートグループ，レスパイトケア，家族カウンセリングを通して家族のコーピングを支援する [**適切な場合**]
- ☐ 治療管理を強化するために，校内のケア提供者やコミュニティの他者と協力する

Part 3　介入　**291**

□ 理解を確実にするためにティーチバックを用いる

第 2 版：1996。改訂：2018，2024

参考文献

Carbray, J. A. (2018). Attention-deficit/hyperactivity disorder in children and adolescents. *Journal of Psychosocial Nursing and Mental Health Services*, *56*(12), 7-10. https://doi.org/10.3928/02793695-20181112-02

Caye, A., Swanson, J. M., Coghill, D., & Rohde, L. A. (2019). Treatment strategies for ADHD: An evidence-based guide to select optimal treatment. *Molecular Psychiatry*, *24*(3), 390-408.

Nicholson, T. (2019). A nurse's introduction to attention deficit hyperactivity disorder. *British Journal of Nursing*, *28*(11), 678-680. https://doi.org/10.12968/bjon.2019.28.11.678

Oliva, F., Malandrone, F., di Girolamo, G., Mirabella, S., Colombi, N., Carletto, S., & Ostacoli, L. (2021). The efficacy of mindfulness-based interventions in attention-deficit/hyperactivity disorder beyond core symptoms: A systematic review, meta-analysis, and meta-regression. *Journal of Affective Disorders*, *292*, 475-486. https://doi.org/10.1016/j.jad.2021.05.068

Padilha, S. C. O. S., Tonin, F. S., Borba, H. H. L., Virtuoso, S., & Pontarolo, R. (2018). Efficacy and safety of drugs for attention deficit hyperactivity disorder in children and adolescents: A network meta-analysis. *European Child & Adolescent Psychiatry*, *27*(10), 1335-1345. https://doi.org/10.1007/s00787-018-1125-0

Vaag, J. R., Lara-Cabrera, M. L., Hjemdal, O., Gjervan, B., & Torgersen, T. (2019). Psychoeducational groups versus waitlist in treatment of attention-deficit hyperactivity/impulsivity disorder (ADHD) in adults: A protocol for a pilot randomized waitlist-controlled multicenter trial. *Pilot and Feasibility Studies*, *5*, 17. https://doi.org/10.1186/s40814-019-0401-1

4420	行動契約
	Behavior Contracting

定義：特定の行動変容を強化するために患者の同意を得ること

行動

□ 行動と望まれる変化を明らかにすることを支援する

□ 精神的・認知的な能力を確認する

□ 自分の強みと能力を明らかにすることを支援する

□ 目標の明確化を援助する際に，診断や疾患経過に焦点をあてないようにする

□ 契約書作成のために，開放的で受け入れられる環境を培う

□ 現実的で達成可能な目標を明らかにするよう援助する

□ 容易に観察される行動と肯定的な言葉で，適切な短期目標と長期目標を明らかにするよう援助する

□ 目標を記録することを奨励する［可能な場合］

□ 医療従事者の役割と個人の役割をそれぞれ明確にする

□ 目標達成のための資源と方法を探求する

□ 障壁を明らかにすることや乗り越えることを支援する

□ 目標達成を評価する方法を探求する

□ 契約のプロセスにおいて重要他者の参加を促進する［必要な場合］

□ すべての事項に合意を得た契約書の作成を進める

□ 行動と活動を実行するための時間や頻度の設定ができるように援助する

□ 現実的な制限時間を設定するように援助する

□ 契約の終了日時の設定を明確にする

□ 契約内容と目標の見直しをする機会を調整する

□ 契約期間の再調整を進める［必要な場合］

□ 契約に関する気持ちについて話し合えるよう援助する

□ 契約の遂行に対する不一致の徴候や関与の不足を観察する

□ 契約が果たされなかったことに対する結果または罰則を明らかにする［必要な場合］

292 Part 3 介入

- □ 契約書には関連したすべての人が署名をする
- □ サインと日付が記入された契約書のコピーを提供する
- □ 適切で意味のある強化因子／報酬を明らかにするよう奨励する
- □ 行動の持続に対して強化因子や報酬を選択するよう奨励する
- □ 強化因子や報酬を与えるタイミングを決定する
- □ 行動を観察し，記録するための多様な方法を指導する
- □ 目標に対する進捗の確認を支援するためのフローチャートの作成を援助する
- □ 理解を確実にするためにティーチバックを用いる

第 1 版：1992。改訂：2004，2024

参考文献

Bargmann, A. L., & Brundrett, S. M. (2020). Implementation of a multicomponent fall prevention program: Contracting with patients for fall safety. *Military Medicine*, 185, 28-34. https://doi.org/10.1093/milmed/usz411

Call, C. C., Schumacher, L. M., Rosenbaum, D. L., Convertino, A. D., Zhang, F., & Butryn, M. L. (2019). Participant and interventionist perceptions of challenges during behavioral weight loss treatment. *Journal of Behavioral Medicine*, 42(2), 353-364. https://doi.org/10.1007/s10865-018-9965-0

Fisher, E., Bromberg, M. H., Tai, G., & Palermo, T. M. (2017). Adolescent and parent treatment goals in an internet-delivered chronic pain self-management program: Does agreement of treatment goals matter?. *Journal of Pediatric Psychology*, 42(6), 657-666. https://doi.org/10.1093/jpepsy/jsw098

McAuliffe Staehler, T. M., & Palombi, L. C. (2020). Beneficial opioid management strategies: A review of the evidence for the use of opioid treatment agreements. *Substance Abuse*, 41(2), 208-215. https://doi.org/10.1080/08897077.2019.1692122

Rager, J. B., & Schwartz, P. H. (2017). Defending opioid treatment agreements: Disclosure, Not promises. *Hastings Center Report*, 47(3), 24-33.

Wickenbergh, E., Nilsson, L., Bladh, M., Kjølhede, P., & Wodlin, N. B. (2020). Agreements on perceived use of principles for Enhanced Recovery After Surgery between patients and nursing staff in a gynecological ward. *European Journal of Obstetrics & Gynecology & Reproductive Biology*, 250, 216-223. https://doi.org/10.1016/j.ejogrb.2020.04.014

4360	行動変容
	Behavior Modification

定義：行動変容を促進すること

行動

- □ 変化に対する動機を明確にする
- □ 長所を明らかにし，強化できるよう援助する
- □ 行動における問題点を明確にする
- □ 変化可能な行動（標的行動）を，明確で具体的な言葉で特定する
- □ 変化可能な行動をより小さな，測定可能な行動単位に分ける（例：禁煙，喫煙本数）
- □ 行動単位を測定するときには具体的な時間設定をする（例：1 日当たりの喫煙本数）
- □ 特定された標的行動を増加・減少・学習する必要があるのかを明確にする
- □ 行動を増加するほうが，行動を減少するよりも容易であることを考慮する
- □ 行動目標を書面にする
- □ 行動変容プログラムを設ける
- □ 行動変容を開始させる前に行動頻度のベースラインを設定する
- □ 行動とその変化を記録するための方法を開発する（例：グラフや表）
- □ 望ましくない習慣を望ましい習慣に変換することを奨励する
- □ 同じ経験をし，成功している個人または集団を紹介する
- □ モデリング技法を用いることで望ましい行動の学習を促進する
- □ すべてのスタッフによる変化のための方略の実行の一貫性を保証する

Part 3　介入　**293**

□ 健康ニーズに関する建設的な自己決定を強化する
□ 症状がないと認められ，リラックスしていると考えられたときにフィードバックする
□ 患者が行動を変えようと苦心している間，拒絶や軽視を示す態度を避ける
□ 自立して自己決定をしたときには肯定的な強化を与える
□ 自分自身の行動を考察できるよう奨励する
□ 小さな成功でも認識できるよう援助する
□ 行動の観察と記録に参加することを奨励する
□ すべての関係者と一緒に行動変容過程について話し合う
□ 変容過程に他のヘルスケア提供者の参加を促進する[**適切な場合**]
□ 変容過程に家族の参加を促進する[**適切な場合**]
□ トークン(メダル)またはポイントシステムの実行を支援するために治療契約を結ぶ
□ 技術または課題の単純な構成要素を系統的に強化することによって技術の獲得を促進する
□ 望ましい行動のためにあらかじめ決められたスケジュール(継続的または断続的)について肯定的な強化をする
□ 望ましくない行動については肯定的な強化を控え，より望ましい代替行動に関して強化を行う
□ 意味のある強化因子の選択に関与することを奨励する
□ 制御できる強化因子を選択する(例：変化させるべき行動が起きたときにのみ用いられる)
□ 複雑なまたは複合的な行動に対する強化に関してはトークン(メダル)やポイントシステムを設定する
□ 基準となる行動の発生と介入後に発生した行動を比較することによって行動の変化を明らかにする
□ 変容過程について記録し，治療チームに伝える[**必要な場合**]
□ 電話または個人的に連絡をとることによって長期間にわたって再強化をフォローアップする
□ 理解を確実にするためにティーチバックを用いる

第1版：1992。改訂：2013，2024

参考文献

Gonzalez, T. M., Katic, B. J., Torres-Págán, L., Divney, A., & Echeverria, S. E. (2020). Report of health behavior modification among Latinos diagnosed with multiple cardiovascular risk factors. *Medical Care, 58*(1), 59-64.

Hooker, S. A., Punjabi, A., Justesen, K., Boyle, L., & Sherman, M. D. (2018). Encouraging health behavior change: Eight evidence-based strategies: Using these brief interventions, you can help your patients make healthy behavior changes. *Family Practice Management, 25*(2), 31-36.

Martin, G., & Pear, J. (2019). *Behavior modification: What it is and how to do it.* Taylor and Francis.

Oral, A. (2020). Are environmental and behavioural modifications useful for improving food and liquid intake in individuals with dementia? A Cochrane Review summary with commentary. *Australasian Journal on Ageing, 39*(3), 313-316.

Piatkowski, C., Faulkner, G. E., Guhn, M., & Mâsse, L. C. (2020). User characteristics and parenting practices associated with adolescents' initial use of a lifestyle behavior modification intervention. *Childhood Obesity, 16*(6), 367-378.

Townsend, M. C., & Morgan, K. L. (2018). *Psychiatric mental health nursing: Concepts of care in evidence-based practice* (9th ed.). F.A. Davis.

Videbeck, S. L. (2020). *Psychiatric-mental health nursing* (8th ed.). Wolters Kluwer.

4362	行動変容：社交的な能力
	Behavior Modification: Social Skills

定義：社交的な能力を高め，改善するために行動的方略を使用すること

行動

□ こころから心配しながらアプローチする
□ 社交的な行動の問題に関する話題を話すように尋ねる
□ 他者とのかかわり方から生じる行動的な問題を明らかにすることを支援する

294 Part 3　介入

☐ 行動的なエビデンスに基づく対人能力の訓練プログラムを使用する

☐ 対人関係の問題に関連して生じる（否定的かつ肯定的な）感情を共有することを奨励する

☐ 問題のある対人関係や状況に陥った場合の，望ましい成果や目標を明確にできるよう援助する

☐ 望ましい目標が現実的で達成可能かどうか，または，よりよい目標が必要かどうかを判断できるよう援助する

☐ 新しい人間関係の目標のために経験しそうな変化を含む，可能性のある行動の選択肢またはその行動の社会的・対人的な結果を明確にできるよう援助する

☐ 新しい対人関係の目標に到達しようとしている人の変化を明確にすることを支援する

☐ 誘導型のディスカッションや例を用いて，訓練の中心となる具体的な社交的な能力を明確にする

☐ 個人がやろうとしている変化を含む標的となる社交的な能力のための行動段階を明確にできるよう援助する

☐ 意味のある状況をもとに，行動段階を実演する方法を紹介する（例：ロールプレイ，ビデオの提示）

☐ ロールプレイが苦痛のないものであるならば，行動段階をロールプレイできるよう援助する

☐ 社交的な能力のための訓練セッション（例：ロールプレイ）に重要他者を参加させる［**適切な場合**］

☐ 標的となる社交的な能力についてフィードバックをする（例：称賛または報酬）

☐ 社交的な能力の訓練目的と一連の過程について重要他者を指導する（例：家族，同僚，雇用主）［**適切な場合**］

☐ 訓練で設定した状況での社会的反応が適切であったかどうかフィードバックをする

☐ ロールプレイ，ビデオ，または書面の情報を用いた教材を含む，目標到達を助ける対人関係の変化の理解を支援するための教材を提供する

☐ 社会的相互作用の成果を自己評価し，肯定的な成果に対して自ら報酬を与え，望ましくない成果については問題解決を行うことを奨励する

☐ 理解を確実にするためにティーチバックを用いる

第 2 版：1996。改訂：2018，2024

参考文献

Clarke, J., Sanatkar, S., Baldwin, P. A., Fletcher, S., Gunn, J., Wilhelm, K., Campbell, L., Zwar, N., Harris, M., Lapsley, H., Hadzi-Pavlovic, D., Christensen, H., & Proudfoot, J. (2019). A web-based cognitive behavior therapy intervention to improve social and occupational functioning in adults with type 2 diabetes (The Springboard Trial): Randomized Controlled Trial. *Journal of Medical Internet Research*, *21*(5), e12246.

Gates, J. A., Kang, E., & Lerner, M. D. (2017). Efficacy of group social skills interventions for youth with autism spectrum disorder: A systematic review and meta-analysis. *Clinical Psychology Review*, *52*, 164-181.

Mikami, A. Y., Smit, S., & Khalis, A. (2017). Social skills training and ADHD-what works? *Current Psychiatry Reports*, *19*(12), 93.

Savarithmuthu, D. (2020). The potential role of nurses in leading positive behavior support. *British Journal of Nursing*, *29*(7), 414-418.

Turner, D. T., McGlanaghy, E., Cuijpers, P., van der Gaag, M., Karyotaki, E., & MacBeth, A. (2018). A meta-analysis of social skills training and related interventions for psychosis. *Schizophrenia Bulletin*, *44*(3), 475-491.

Varcarolic, E. M., & Halter, M. J. (2018). *Foundations of psychiatric mental health nursing*. Saunders/Elsevier.

3200	誤嚥の予防
	Aspiration Precautions

定義：誤嚥リスクのある患者の誤嚥予防・危険因子の最小化をすること

行動

☐ 意識レベル，咳嗽反射，嘔吐反射，嚥下機能を観察する

☐ 嚥下障害がないか検査する［**適切な場合**］

☐ 気道を確保する

Part 3　介入　**295**

□ 麻酔剤や鎮静剤の使用は最小限にする

□ 消化機能を阻害することで知られる薬剤の使用は最小限にする［**適切な場合**］

□ 肺機能の状態を観察する

□ 腹部ケアが必要か観察する

□ 直立姿勢，または 30 度（経管栄養時）～ 90 度以上の姿勢で，できるかぎり体位を整える

□ 食後は 30 ～ 45 分はベッドの頭側を挙上する

□ 気管内のカフを膨らませておく［**適切な場合**］

□ 吸引機器を使用できるように準備する

□ 食事の監視または，介助する［**必要な場合**］

□ 少量ずつ食物を口に運ぶ

□ 経管栄養投与前に経管栄養チューブまたは胃瘻の位置確認をする

□ 経管栄養投与前に経管栄養チューブまたは胃瘻の残留物がないか確認する

□ 残留物が多い場合，投与をやめる（例：経管栄養チューブなら 250mL 以上，胃瘻チューブなら 100mL 以上）

□ 重力や急速投与の代わりに経管栄養の持続ポンプを用いる［**適切な場合**］

□ 腸管の促進剤を使用する［**適切な場合**］

□ 水分の多いものを避け，増粘剤を使用する

□ 嚥下前に急速投与用の食物や水分を提案する

□ 食物を小さく切り分ける

□ エリキシル剤を依頼する

□ 投与前に錠剤を割るか粉砕する

□ 食物や薬剤が口腔内に残っていないか確認する

□ 口腔ケアを実施する

□ 言語療法医への相談を提案する［**適切な場合**］

□ バリウムクッキーの嚥下または VF（X 線透視下撮影）を提案する［**適切な場合**］

第 1 版：1992。改訂：2013

参考文献

Bowman, A., Greiner, J. E., Doerschug, K. C., Little, S. B., Bombei, C. L., & Comried, L. M. (2005). Implementation of an evidence-based feeding protocol and aspiration risk reduction algorithm. *Critical Care Nursing Quarterly*, *28*(4), 324-333.

Eisenstadt, E. S. (2010). Dysphagia and aspiration pneumonia in older adults. *Journal of the American Academy of Nurse Practitioners*, *22*(1), 17-22.

Evans-Smith, P. (2005). *Taylor's clinical nursing skills: A nursing process approach.* Lippincott Williams & Wilkins.

Maas, M., Buckwalter, K., Hardy, M., Tripp-Reimer, T., Titler, M., & Specht, J. (Eds.). (2001). *Nursing care of older adults: Diagnoses, outcomes, and interventions* (pp. 167-168). Mosby.

Perry, L., & Love, C. P. (2001). Screening for dysphagia and aspiration in acute stroke: A systematic review. *Dysphagia*, *16*(1), 7-18.

6140	コードブルー（救命救急コード）管理
	Code Management

定義：救命のための救急処置を調整すること

行動

□ 適切な行動を判断するため，患者の反応を評価する

□ 呼吸停止や異常呼吸，無反応の場合，援助を要請する

□ 自動体外式除細動器（AED）を手に入れるとき，または他の人が AED を取りに行っていることを確認しているとき，施設の基準に従ったコードを発令する

296　Part 3　介入

☐ 患者の気道を確保する

☐ 成人には胸骨圧迫，小児には胸骨圧迫と人工呼吸といった心肺蘇生法を行う[**適切な場合**]

☐ できるかぎりすぐに，電気的除細動器または除細動器を使用する

☐ 胸骨圧迫停止とショックを与える間の時間が最小限になるようにする[**適応がある場合**]

☐ ベッドサイドに救急カートを運ぶ

☐ 実施された心肺蘇生法の質を観察する

☐ 除細動の邪魔にならないように心電図モニターを装着し，リズムを確認する

☐ 誰かが患者に酸素投与しながら，挿管の介助をしていることを確かめる[**適応がある場合**]

☐ 静脈投与ラインを確保し，薬液投与をする[**適応がある場合**]

☐ 薬剤を用意する人，薬剤を投与する人，心電図を読み取り，必要に応じて除細動を実施する人，ケアを記録する人がいることを確かめる

☐ 最新の2次救命処置のことを職員に思い出させる[**適切な場合**]

☐ 特別な蘇生手順を確実に実施する（例：喘息，アナフィラキシー，妊娠，病的肥満，肺塞栓，電解質異常，有毒物質の摂取，外傷，偶発的低体温，雪崩，溺水，電気ショックや落雷，経皮的冠動脈インターベンション，心タンポナーデ，心臓の手術）[**適切な場合に適切な場所で**]

☐ 患者の利益を最優先にして蘇生中に家族や重要他者がそばにいられる機会を申し出る

☐ 蘇生中にそばにいる家族をサポートする（安全な環境を確保する，説明や解説をする，患者との適切なコミュニケーションを許可する，継続的にニーズを評価する，のちに蘇生努力の評価の機会を提供する）

☐ 病棟における他の患者のケアの調整をする人がいることを確かめる

☐ 患者の状況に応じてコードを解除する[**適応がある場合**]

☐ 心停止後のケアを確実に計画する（例：心肺および神経学的な支援，低体温療法，有害な酸素過剰投与を避けるための吸入酸素濃度の漸減，過換気の予防）

☐ 家族や患者の希望にとってタイミングよく，効果的・支持的に，組織や臓器提供可能性を適切な方法で実施する

☐ コード解除後，よかったところ，改善すべきところを特定し，振り返る

☐ 出来事の後にチームメンバーがチームの報告や救命処置の振り返りに参加する機会を与える

☐ 救急カートの点検を行う[**施設のプロトコルに従って**]

第1版：1992。改訂：2008，2013

参考文献

American Association of Critical Care Nurses. (2006). In J. G. Alspach (Ed.), *Core curriculum for critical care nursing* (6th ed.). Saunders.

Boucher, M. (2010). Family witnessed resuscitation. *Emergency Nurse*, *18*(5), 10-14.

Carlson, K. (Ed.). (2009). *AACN Advanced critical care nursing*. Saunders Elsevier.

Field, J., Hazinski, M., Sayre, M., Chameides, L., Schexnayder, S., Hemphill, R., Samson, R. A., Kattwinkel, J., Berg, R. A., Bhanji, F., Cave, D. M., Jauch, E. C., Kudenchuk, P. J., Neumar, R. W., Peberdy, M. A., Perlman, J. M., Sinz, E., Travers, A. H., berg, M. D., Billi, J. E., & Hoek, T. (2010). Part 1: Executive summary: 2010 American Heart Association guidelines for cardiopulmonary resuscitation and emergency cardiovascular care. *Circulation*, *122*(18 Suppl. 3), S640-S656.

Hazinski, M. F. (Ed.). (2010). *Highlights of the 2010 American Heart Association guidelines for CPR and ECC*. American Heart Association.

Urden, L., Stacy, K. M., & Lough, M. E. (2010). *Critical care nursing: Diagnosis and management* (6th ed.). Mosby Elsevier.

Wiegand, D. (Ed.). (2011). *AACN procedure manual for critical care* (6th ed.). Elsevier Saunders.

Part 3　介入　**297**

5230	コーピング強化
	Coping Enhancement

定義：生活上の要求と役割の充足を阻害すると知覚されたストレス因子や変化，脅威を管理する
　　　ために認知的努力および行動的努力を促進すること

行動

□ 適切な短期目標・長期目標を明らかにできるよう患者を援助する
□ 目標を達成するために入手可能な資源を検討できるよう患者を援助する
□ 複雑な目標は，細かく，処理しやすい段階に分割できるよう患者を援助する
□ 共通の関心と共通の目標をもった人と交流をもつことを奨励する
□ 建設的な方法で問題解決ができるよう患者を援助する
□ ボディイメージの変化に対する患者の適応を評価する［**適応がある場合**］
□ 患者の生活状況が役割と関係性に与える影響を評価する
□ 役割の変化について，現実に即した説明ができるよう患者に奨励する
□ 疾患の進行に対する患者の理解を評価する
□ 状況に対する代替の反応を評価し，話し合う
□ 落ち着いた，安心するような働きかけを行う
□ 受容的な雰囲気を与える
□ 出来事への客観的な評価を展開できるよう患者を援助する
□ 最も入手したい情報を明確にできるよう患者を支援する
□ 診断，治療，予後に関する事実に基づいた情報を提供する
□ ケアの一部の選択権を患者へ提供する
□ 孤立無援感に対処するために現実的な希望へ取り組む姿勢を奨励する
□ 患者の意思決定能力を評価する
□ ストレスがかかる状況に対する患者の展望を理解するように努める
□ 患者が深刻なストレス下にあるときは意思決定をしないようにする
□ 状況を徐々に把握できるよう奨励する
□ 人間関係を発展させるなかで忍耐力を養えるよう奨励する
□ 社会活動やコミュニティ活動を奨励する
□ 他者の限界を受け入れることを奨励する
□ 患者のスピリチュアルな背景や文化的な背景を認める
□ スピリチュアル資源の利用を奨励する［**必要な場合**］
□ 患者の過去の功績を探索する
□ 患者の自己批判の理由を探索する
□ 患者のアンビバレントな感情（怒りまたは抑うつ）に対峙する
□ 怒りと敵意を積極的に発散できる場をつくる
□ 患者の自律性を促す状況を設定する
□ 他人からの肯定的な反応を認識できるよう患者を援助する
□ 具体的な人生における価値の明確化を奨励する
□ 過去に，人生における問題に対処した方法を患者とともに探索する
□ 同じ経験をし，成功した人（またはグループ）を患者に紹介する
□ 適切な防衛機制を使うことができるよう支援する
□ 感情や知覚，恐怖を言語化することを奨励する
□ 罪悪感と恥の感覚に対処しない場合の結果について話し合う

298 Part 3 介入

- □ 患者自身の長所と能力を明確にすることを奨励する
- □ 脅威だと誤解されうる環境内の刺激を減らす
- □ 個人の社会的支援へのニーズ／希求を評価する
- □ 有効なサポートシステムを認識できるよう患者を援助する
- □ 患者に自己損傷のリスクがあるか明らかにする
- □ 家族の参加を奨励する[**適切な場合**]
- □ 疾病を抱えている家族についての感情を言語化することを家族に奨励する
- □ 適切な社会的技能訓練をする
- □ 限界に対処し，必要なライフスタイルの変化や役割変化に対応する現実的な方略を明らかにできるよう患者を援助する
- □ リラクセーション法を用いることができるよう，患者を指導する[**必要な場合**]
- □ 慢性疾患／障害による喪失を悲嘆し，向き合うことができるよう患者を援助する[**適切な場合**]
- □ 誤解を明確にできるよう患者を援助する
- □ 患者自身の行動を評価することを奨励する

第 1 版：1992。改訂：2013

参考文献

Boyd, M. A. (Ed.). (2008). *Psychiatric nursing: Contemporary practice* (4th ed.). Lippincott Williams & Wilkins.

Carroll-Johnson, R., Gorman, L., & Bush, N. (Eds.). (2006). *Psychosocial nursing care along the cancer continuum* (2nd ed.). Pittsburgh, PA: Oncology Nursing Society.

Clarke, P., & Black, S. E. (2005). Quality of life following stroke: Negotiating disability, identity, and resources. *Journal of Applied Gerontology, 24*(4), 319-336.

Garcia, C. (2009). Conceptualization and measurement of coping during adolescence: A review of the literature. *Journal of Nursing Scholarship, 42*(2), 166-185.

Lorenz, R. (2010). Coping with preclinical disability: Older women's experiences of everyday activities. *Journal of Nursing Scholarship, 42*(4), 439-447.

Meadus, R. J. (2007). Adolescents coping with mood disorder: A grounded theory study. *Journal of Psychiatric and Mental Health Nursing, 14*(2), 209-217.

Pavlish, C., & Ceronsky, L. (2009). Oncology nurses' perceptions of nursing roles and professional attributes in palliative care. *Clinical Journal of Oncology Nursing, 13*(4), 404-412.

Peek, G., & Melnyk, B. (2010). Coping interventions for parents of children newly diagnosed with cancer: An evidence review with implications for clinical practice and future research. *Pediatric Nursing, 36*(6), 306-313.

Stuart, G. W. (Ed.). (2009). *Principles and practice of psychiatric nursing* (9th ed.). Mosby Elsevier.

3350	呼吸モニタリング
	Respiratory Monitoring

定義：気道開通性および適切なガス交換が確実になされるために患者情報を収集・分析すること

行動

- □ 呼吸の回数，リズム，深さ，努力呼吸がないかモニタリングする
- □ 対称性，呼吸補助筋の使用，鎖骨上の筋肉と肋間筋の陥没がないか，胸郭の動きに注意する
- □ 喘鳴やいびきのような音を伴う呼吸がないか観察する
- □ 呼吸のパターンを観察する（例：徐呼吸，頻呼吸，過換気，クスマウル呼吸，チェーンストークス呼吸，無呼吸，ビオー呼吸，失調性呼吸）
- □ 鎮静中の患者は持続的に酸素飽和度をモニタリングする（例：動脈血酸素飽和度（SaO_2），混合静脈血酸素飽和度（SvO_2），酸素飽和度（SpO_2））[**適応がある場合，施設の方針に従って**]
- □ （病的肥満や閉塞性睡眠時無呼吸の診断，酸素療法を必要とする呼吸器疾患の既往，高齢のような）危険因子のある患者には適切なアラーム設定をして，（指や鼻，前額部に装着できるような）非侵襲的持続酸素センサーを用意する[**適応がある場合，施設の方針に従って**]
- □ 肺が均等に拡張しているか触診する

Part 3　介入　**299**

□ 左右ともに肺尖部から底部まで胸郭の前後を打診する

□ 気管の位置に注意する

□ 非対称な動きからわかるような横隔膜の疲労がないか観察する

□ 換気が減弱または消失している部位，副雑音の有無に注意して呼吸音を聴診する

□ 主要な気道にラ音が聴診される場合，吸引の必要性があるか判断する

□ 結果を確認するため，処置後肺音を聴診する

□ 肺機能検査の値，特に肺活量，最大吸気圧，1秒量，1秒率等をできるかぎりモニタリングする

□ 吸気圧の上昇や1回換気量の減少に注意して，機械的換気の数値をモニタリングする[適切な場合]

□ 不穏や不安，空気飢餓感が増していないか観察する

□ 動脈血酸素飽和度（SaO_2），混合静脈血酸素飽和度（SvO_2），終末呼気二酸化炭素の変化や動脈血ガス分析（ABG）に注意する[適切な場合]

□ 効果的な咳嗽ができるか患者を観察する

□ 咳嗽の開始，特徴，持続時間に注意する

□ 患者の呼吸器に分泌物がないか確認する

□ リスクのある患者は呼吸状態の頻繁な断続的モニタリングを行う（例：オピオイド治療中，新生児，機械的換気，顔面または胸部の熱傷，神経筋の障害）

□ 呼吸困難やそれを改善したり，増悪させる出来事がないか観察する

□ 顔面熱傷の患者では嗄声や声の変化がないか，1時間ごとに観察する

□ 捻髪音がないか観察する[適切な場合]

□ 胸部X線写真を観察する

□ 顎挙上または下顎挙上法で気道を確保する[適切な場合]

□ 誤嚥予防のため，患者を側臥位にする。頸部での誤嚥が疑われる場合は，ログロール法で患者を側臥位にする[適応がある場合]

□ 蘇生法を開始する[必要な場合]

□ 呼吸療法を開始する（例：ネブライザー）[必要な場合]

第1版：1992。改訂：2013

参考文献

Becker, D. E., & Casabianca, A. B. (2009). Respiratory monitoring: Physiological and technical considerations. *Anesthesia Progress, 56*(1), 14-22.

Bodin, D. A. (2003). Telemetry: Beyond the ICU. *Nursing Management, 34*(8), 46-50.

Carbery, C. (2008). Basic concepts in mechanical ventilation. *Journal of Perioperative Practice, 18*(3), 106-114.

Fetzer, S. J. (2011). Vital signs. In P. A. Potter, A. G. Perry, P. Stockert, & A. Hall (Eds.), *Basic nursing* (7th ed., pp. 278-280). Mosby Elsevier.

Hutchinson, D., & Whyte, K. (2008). Neuromuscular disease and respiratory failure. *Practical Neurology, 8*(4), 229-237.

Maddox, R. R., Williams, C. K., Oglesby, H., Butler, B., & Colclasure, B. (2006). Clinical experience with patient-controlled analgesia using continuous respiratory monitoring and a smart infusion system. *American Journal of Health-System Pharmacy, 63*(2), 157-164.

Pratt, E. S. (2011). Oxygenation. In P. A. Potter, A. G. Perry, P. Stockert, & A. Hall (Eds.), *Basic nursing* (7th ed., pp. 800-813). Mosby Elsevier.

3230	呼吸理学療法
	Chest Physiotherapy

定義：タッピングや振動法，体位ドレナージによって気道内分泌物除去を支援すること

行動

□ 肺理学療法適用の禁忌があるか判断する（例：COPDの急性増悪，痰の過剰分泌を伴わない肺炎，骨粗鬆症，肺がん，脳浮腫）

300　　Part 3　介入

- ☐ 食後最低 2 時間はあけてから肺理学療法を行う
- ☐ 患者に肺理学療法の目的と手順を説明する
- ☐ 必要物品をそばに置いておく（例：吸引用物品，ガーグルベースン，ティッシュ）
- ☐ 呼吸および心臓の状態を観察する（例：回数，リズム，呼吸音，呼吸の深さ）
- ☐ 分泌物の量および性状を観察する
- ☐ 痰の貯留している肺野を決定する
- ☐ 指示された体位を維持するのが難しい患者には工夫をして，ドレナージする肺野が上になるように患者の体位を整える（息切れや頭蓋内圧，ストレスを増強させる COPD，急性頭部外傷，心疾患の患者をトレンデレンブルグ位にはしない）
- ☐ 指示された体位を維持するために枕を利用する
- ☐ 脊椎，腎臓，女性の乳房，切開創，肋骨骨折部位は避け，ドレナージしたい部位をリズミカルかつ素早く，3 ～ 5 分間，お椀型にした手で連続して打つ
- ☐ 空気式，音響式，電気式の胸部叩打法を用いる
- ☐ 肩と腕をまっすぐにして手関節を固く保ち，患者の吸気や咳嗽に合わせて 3 ～ 4 回，ドレナージするために素早くかつ力強く手をふるわせる
- ☐ 深呼吸によって軟らかくした分泌物を吐き出すよう，患者を指導する
- ☐ 処置中と処置後に咳嗽を促す
- ☐ 軟らかくなった分泌物を吸引する
- ☐ 処置中，処置後の患者の耐性を観察する（例：パルスオキシメーター，バイタルサイン，患者の訴える安楽のレベル）

第 1 版：1992。改訂：2013

参考文献

Cantin, A. M., Bacon, M., & Berthiaume, Y. (2006). Mechanical airway clearance using the frequencer electro-acoustical transducer in cystic fibrosis. *Clinical & Investigative Medicine*, 29(3), 159-165.

Craven, R. F., & Hirnle, C. J. (2009). Oxygenation: Respiratory function. In *Fundamentals of nursing: Human health and function* (pp. 816-876) (6th ed.). Lippincott Williams & Wilkins.

Nelson, D. M. (1992). Interventions related to respiratory care. *Nursing Clinics of North America*, 27(2), 301-323.

Smith, S. F., Duell, D. J., & Martin, B. C. (2008). Respiratory function. In *Clinical nursing skills: Basic to advanced skills* (pp. 939-1002) (7th ed.). Pearson Prentice Hall.

Workman, M. L. (2010). Care of patients with noninfectious lower respiratory problems. In D. D. Ignatavicius & M. L. Workman (Eds.), *Medical-surgical nursing: Patient-centered collaborative care* (6th ed., pp. 609-652). Saunders Elsevier.

Yang, M., Yan, Y., Yin, X., Wang, B. Y., Wu, T., Liu, G. J., & Don, B. R. (2010). Chest physiotherapy for pneumonia in adults. *Cochrane Database of Systematic Reviews*, (2), CD006338. https://doi.org/10.1002/14651858.CD006338.pub2

0470	鼓腸緩和
	Flatulence Reduction

定義：腸内ガスの生成を予防し，過剰なガスの排出を促進すること

行動

- ☐ 腸内ガスの生成と緩和の方法について，患者に指導する
- ☐ 1 日 13 ～ 21 回のガスの排出は正常であることを患者に知らせる
- ☐ 過剰な空気の嚥下を引き起こす状況を避けるように患者に指導する（チューインガムをかむ，炭酸飲料を飲む，急速に食べる，ストローを吸う，口を開けてかむ，口に食物を入れたまま話す，合っていない義歯をつける）
- ☐ 豆，キャベツ，大根，タマネギ，カリフラワー，キュウリ等，鼓腸を引き起こす食品を避けるよう患者に指導する
- ☐ 乳製品の使用について話し合う

Part 3　介入　**301**

□ 人工甘味料を含む一部の砂糖不使用物，ガム，キャンディの摂取をやめるよう助言する

□ 揚げ物や脂肪の多い食物を減らすよう助言する

□ 繊維含量の高い食品の一時的な削減と，ガスの増加をモニタリングしながら，徐々にそれらをもとに戻すことについて話し合う

□ コップ1杯の水と一緒に食物繊維のサプリメントを摂取し，たくさんの水分をとるよう助言する

□ 膨張感，腹部膨満，けいれんの痛み，口や肛門からのガスの過度の通過を監視する

□ 食物や飲物の摂取と1日で排出されたガスの回数の記録を継続するよう，患者に助言する

□ バイタルサインをモニタリングする

□ 適度な運動を提供する（例：歩行）

□ 潤滑油を塗布した経鼻胃管または直腸チューブを直腸内に挿入して，テープで固定し，チューブの遠位端を容器に挿入する［**適切な場合**］

□ 緩下剤，坐剤の投与，または浣腸を行う［**適切な場合**］

□ 投薬の副作用（有害でないものも含む）を監視する

□ 下部消化システムがアクティブでない場合は，経口摂取を制する

□ 両膝を曲げ，左側臥位をとらせる［**適切な場合**］

□ 抗鼓脹剤を提供する（例：α－ガラクトシダーゼ酵素，ジメチコン，乳糖分解酵素）［**適切な場合**］

□ 異常な腸内ガスの発生を減少させるための，プロバイオテック食品（例：醬油，ヨーグルト，野菜のピクルス）と身体によいバクテリア（例：プロバイオティクスサプリメント）の使用について話し合う

□ ガスが長期にわたる腹痛，血便，体重減少，胸痛，持続性の悪心や嘔吐を伴う場合は医師に知らせる

第1版：1992。改訂：1996，2018

参考文献

Mayo Clinic Staff. (2014). *Gas and gas pains*. http://www.mayoclinic.org/diseases-conditions/gas-and-gas-pains/basics/definition/con-20019271NIC7e Part 3 D-G.doc

Morgan, M.E. (2014). *Review: The best probiotics for eliminating gas*. http://beneficialbacteria.net/the-best-probiotics-for-eliminating-gas/

National Institute of Diabetes and Digestive and Kidney Diseases. (2016). *Gas in the digestive tract*. http://digestive.niddk.nih.gov/ddiseases/pubs/gas/

Savino, F., Cordisco, L., Tarasco, V., Locatelli, E., Di Gioia, D., Oggero, R., & Matteuzzi, D. (2011). Antagonistic effect of Lactobacillus strains against gas-producing coliforms isolated from colicky infants. *BMC Microbiology*, *11*(1), 157. https://doi.org/1186/1471-2180-11-157

Winham, D. M., & Hutchins, A. M. (2011). Perceptions of flatulence from bean consumption among adults in 3 feeding studies. *Online Nutrition Journal*, *10*(128). https://doi.org/1186/1475-2891-10-128

0560	骨盤底筋運動

Pelvic Muscle Exercise

定義：ストレス，衝動，またはさまざまなタイプの尿失禁を減らすために，随意的かつ反復的な収縮による肛門挙筋・泌尿生殖筋の強化と訓練をすること

行動

□ 尿意を認識する能力を明らかにする

□ 排尿や排便を阻止するときのように，尿道と肛門の周囲の輪状筋を弛緩させ，緊張させるように指導する

□ 運動を行う際は，腹部，大腿，殿部を収縮させたり，息を止めたりしないように指導する

□ 筋肉収縮と必要な排尿の中断，必要のない力みを，患者が区別できることを確認する

□ 腟内に指を挿入し，さらに押し込むことによって，肛門挙筋や泌尿生殖器の筋肉を識別するように，女性患者に指導する

□ 骨盤底筋を引き締め10秒維持したあと，10秒完全に筋肉を緩めることを指導し，これを8～12回繰り返すことを1日3～5回行うことを指導する（例：朝，昼，夜）

□ 運動の効果が現れるまでに8～12週間かかるという情報を患者に提供する

302 Part 3 介入

☐ 処方された運動を行うことへの肯定的なフィードバックを提供する
☐ 週に1回以下の範囲で，排尿を止めようとすることによって，運動に及ぼす効果を観察するよう指導する
☐ 正しい筋肉が収縮し，筋収縮することの望ましい強度を引き出すことができるよう，選択された患者にバイオフィードバックや電気刺激を組み込む
☐ 介入や推奨される反復数を記述した指導書を提供する
☐ 強化のために，日々の失禁の記録について話し合う
☐ ブリッジやスクワット運動を奨励する[**適切な場合，指導の下で**]
☐ 理解を確実にするためにティーチバックを用いる

第2版：1996。改訂：2000，2004，2024

参考文献

Jacomo, R. H., Nascimento, T. R., Lucena da Siva, M., Salata, M. C., Alves, A. T., da Cruz, P. R. C., & Batista de Sousa, J. (2020). Exercise regimens other than pelvic floor muscle training cannot increase pelvic muscle strength: A systematic review. *Journal of Bodywork & Movement Therapies*, 24(4), 568-574. https://doi.org/10.1016/j.jbmt.2020.08.005

Jebakani, B., & Sameul, R. (2017). Effectiveness of pelvic floor exercises for stress urinary incontinence among the postpartum women. *Indian Journal of Physiotherapy & Occupational Therapy*, 11(3), 46-50. https://doi.org/10.5958/0973-5674.2017.00071.5

Okechukwu, C. E. (2021). Supervised pelvic floor muscle exercise for the treatment of female urinary incontinence. *Journal of Nursing & Midwifery Sciences*, 8(1), 66.

Robson, M. (2017). The squeezy pelvic floor muscle exercise app: User satisfaction survey. *Journal of Pelvic, Obstetric & Gynaecological Physiotherapy*, 121, 64-68.

Romero-Franco, N., Molina-Mula, J., Bosch-Donate, E., & Casado, A. (2021). Therapeutic exercise to improve pelvic floor muscle function in a female sporting population: a systematic review and meta-analysis. *Physiotherapy*, 113, 44-52. https://doi.org/10.1016/j.physio.2021.04.006

Sacomori, C., Berghmans, B., de Bie, R., Mesters, I., & Cardoso, F. L. (2020). Predictors for adherence to a home-based pelvic floor muscle exercise program for treating female urinary incontinence in Brazil. *Physiotherapy Theory & Practice*, 36(1), 186-195.

8274	子どもケア

Child Care

定義：身体的，認知的，社会的，情緒的な成長を支援するための適切なケアを発展的に促すこと

行動

☐ 子どもや介護者と信頼し合える治療的な関係性を築く
☐ 子どもと1対1の関係性を築く
☐ 1人の人間として自分は大切であると気づけるように子どもを支援する
☐ 子どもの特別なニーズや必要な適応を特定する[**適切な場合**]
☐ 罹患している間や慢性疾患の管理中の共有された意思決定やセルフケアを奨励する
☐ 発達を促進する活動を介護者に実演してみせる
☐ コミュニティの資源に接触することを介護者に促す[**適切な場合**]
☐ 子どものケアに介護者が参加することを促す[**適切な場合**]
☐ 子どものケア計画における家族と専門家の協力を促す
☐ 介護者を子どもや家族に対する支援グループに紹介する[**適切な場合**]
☐ 身振りと話し言葉が必ず一致するようにする
☐ 子どもが仲間とかかわる機会を提供する[**適切な場合**]
☐ 肯定的な褒め言葉やフィードバックをすることで，子どもの自己表現を奨励する
☐ 特に動揺しているときには，抱きしめるか揺らして，子どもを安心させる
☐ 子どもが探検したり学べるような安全かつ明確に分けられた空間をつくる
☐ 他人に助けを求める方法を子どもに指導する[**必要な場合**]

Part 3 介入 **303**

□ 夢をみることや空想することを奨励する［**適切な場合**］

□ 年齢に見合う玩具や道具を提供する

□ 子どもが自立能力を実行し，習得する支援をする（例：食事，排泄，歯みがき，手洗い，更衣）

□ 子どもと話し，歌い，ダンスをする

□ 行動の管理や修正方略を一貫して構造化する

□ 意識の方向を変える［**必要な場合**］

□ 行儀の悪い子どもには「ちょっと待て」「もうおしまい」と言う［**適切な場合**］

□ 創造的な表現の機会と道具を提供する（例：工作，お絵かき，粘土遊び，塗り絵，接着剤，切断，着色）

□ 学業や発展的な適切な教育活動を達成するための機会を提供する

□ 運動の機会を設け，運動を奨励する

□ 運動場で遊ぶ機会を提供する［**適切な場合**］

□ 子どもと散歩に行く

□ 処方された薬物療法を監視する［**適切な場合**］

□ 医療検査や治療がタイミングよく行われるように確認する［**適切な場合**］

□ 誠実で発展的に適切な情報を提供する

□ 予防接種の状況を再検討し，重要性を強化し，実施する［**必要な場合**］

□ 手洗いの重要性を強化する

□ 年に１度の歯科受診を奨励する

□ 健康的な食習慣を奨励する

□ 毛先の柔らかい歯ブラシと豆粒大の量のフッ素配合歯みがき粉を用いた口腔衛生を奨励する

□ 子どもの成長と発達を評価するため，定期的なスクリーニングツールを実施する

□ 毎年，聴覚と視覚のスクリーニングを評価する

第３版：2000。改訂：2024

参考文献

Garzon Maaks, D. L., Barber Starr, N., Brady, M. A., Gaylord, N. M., Driessnack, M., & Duderstadt, K. (2021). *Burns' pediatric primary care*. (7th ed.). Elsevier.

Hagan, J. F., Shaw, J. S., & Duncan, P. M. (2017). *Bright futures: Guidelines for health supervision of infants, children, and Adolescents* (4th ed.). American Academy of Pediatrics.

Hockenberry, M. J., Wilson, D., & Rodgers, C. (2019). *Wong's nursing care of infants and children*. (11th ed.). Elsevier.

Perry, S. E., Hockenberry, M. J., Lowdermilk, D. L., & Wilson, D. (2018). *Maternal child nursing care*. (6th ed.). Elsevier.

Richardson, B. (2020). *Pediatric primary care: Practice guidelines for nurses* (4th ed). Jones & Bartlett Learning.

4976	コミュニケーション強化：言語障害
	Communication Enhancement: Speech Deficit

定義：言語障害のある人に対しコミュニケーション能力を高める方略を用いること

行動

□ 会話の速度，圧迫感，ペース，量，口数，言葉づかいを観察する

□ 言語能力に関連した認知的，解剖学的，生理学的な関連性を観察する（例：記憶，聴覚，言語）

□ 言語能力に関連した認知的，解剖学的，生理学的な関連性を患者または家族に指導する

□ 言語能力障害に対する欲求不満，怒り，抑うつ，またはその他の反応について患者を観察する

□ コミュニケーションの形態としての情動的，身体的行動を理解する

□ 言語的コミュニケーションの代替方法を提供する（例：書き込み式タブレット，絵・文字カード，まばたき，絵と文字が書かれているコミュニケーションボード，手での合図やジェスチャー，コンピュー

304 Part 3 介入

タ）

□ 書く，読む等の代替方法を提供する [**適切な場合**]

□ 患者のニーズに見合うコミュニケーション方法を調整する（会話時は患者の正面に立つ，注意深く聞く，1度に1つずつアイデアや考えを伝える，叫ぶことなくゆっくりと会話する，筆記でコミュニケーションをとる，患者との会話を理解するために家族の支援を求める）

□ 構築された環境と日課を維持する（決まった1日のスケジュールを守る，頻繁に思い出させるものを提供する，カレンダーやその他環境的な手がかりを提供する）

□ 過剰な音は最小限にし，情動的な苦悩を減らすことができるよう，環境を調整する（面会者を制限し過剰な危機の音を制限する）

□ ナースコールを患者の手元に置き，中央のナースコールシステムには患者は話すことができない旨を示しておく

□ 正確性を期するために患者の発言を繰り返す

□ ゆっくり話すよう，患者を指導する

□ 運動性失語症の患者は不正確な返答を自動的にすることがあるということを考慮し，患者が単純に「はい」「いいえ」を用いて答えられるような質問をする

□ 効果的なコミュニケーションのための計画を立案するために，家族と言語療法医または言語聴覚士と協働する

□ 気管切開部のチューブを指で閉鎖させる代わりに，気管切開のある患者にワンウェイバルブを使用する

□ 咽頭摘出術後にスピーチエイドの使用について患者または家族へ指導する（例：食道発声，電気式人工咽頭，気管食道瘻）

□ 音声言語を頻回に患者に聞いてもらう [**適切な場合**]

□ 肯定的な強化を与える [**適切な場合**]

□ 通訳を利用する [**必要な場合**]

□ コミュニティサポートシステムを患者に紹介する

□ 言語療法医または言語聴覚士に紹介する

□ リハビリテーションチーム活動と協調する

第2版：1996。改訂：2013

参考文献

Craven, R., & Hirnle, C. (2009). Cognitive processes. In *Fundamentals of nursing: Human health and function*, (pp. 1237-1268) (6th ed.). Lippincott Williams & Wilkins.

Ignatavicius, D. D., & Workman, M. L. (2010). *Medical-surgical nursing: Patient-centered collaborative care* (6th ed.). Saunders Elsevier.

Kelly, H., Brady, M. C., & Enderby, P. (2010). Speech and language therapy for aphasia following stroke. *Cochrane Database of Systematic Reviews, 2010*(5). https://doi.org/10.1002/14651858.CD000425.pub2

Law, J., Garrett, Z., & Nye, C. (2003). Speech and language therapy interventions for children with primary speech and language delay or disorder. *Cochrane Database of Systematic Reviews, 2003*(3). https://doi.org/10.1002/14651858.CD004110

4978	コミュニケーション強化：視覚障害
	Communication Enhancement: Visual Deficit

定義：視覚障害のある人に対しコミュニケーション能力を高める方略を用いること

行動

□ 日常的な視覚アセスメントとスクリーニングを実施する，または調整する

□ 視力低下の機能的影響を観察する（例：損傷リスク，抑うつ，不安，日常生活活動や意義のある活動を行う能力）

□ 患者の空間に入るときには自分自身が誰であるかを明確にする

□ 他の感覚の刺激を高められるよう，患者を援助する（例：食物のかおり，味，食感）

Part 3 介入　305

- ☐ 患者の眼鏡またはコンタクトレンズは最新の処方のもので，清潔にし，使用していないときには正しく保管する
- ☐ 十分な室内照明にする
- ☐ まぶしい光を最小限にする（サングラスを提供する，カーテンを閉める）
- ☐ 大きい文字でプリントされた印刷物を提供する
- ☐ 患者に周囲の環境について説明する
- ☐ 整った環境を維持する
- ☐ 患者への説明なしに患者周囲の環境を変更しないようにする
- ☐ 日常生活補助具を提供する（例：大きな数字が書かれた時計や電話）
- ☐ 頻繁に使用する物品を識別するためにラベルを貼る（家電製品にカラーコードのダイヤルをつける，薬剤のボトルを目立つ色にするかゴムバンドをつける，似た色の衣服には安全ピンをつける）
- ☐ 環境内において，鮮やかで濃淡のある色調を用いる
- ☐ メールや新聞，その他の関連した情報を患者に読んで聞いてもらう
- ☐ トレイ上の食物を時計回りに示す
- ☐ 簡単に認識できるよう，紙幣は種類によって折り方を変える
- ☐ 拡大機器を提供する（例：手持ち式，スタンド式，動画式拡大鏡）
- ☐ 視覚の代用となるものを提供する（例：点字資料，オーディオブック，音声時計，触覚で目印となるもの）
- ☐ 親，家族，教育者，ケア提供者が，視力が低下した子どもに関する必要な情報を満たすことができるよう援助する（例：子どもの教育方法，予期ガイダンス，発達についての配慮）
- ☐ コミュニケーションに関する非伝統的な表現形式を認知し反応できるように親，家族，教育者，ケア提供者を指導する（例：動作や顔の表情）
- ☐ 信頼のおける機能的な通信システムを展開できるよう，親，家族，教育者，ケア提供者を援助する（例：マイクロスイッチ，音声誘導機器）
- ☐ 視覚リハビリテーションのために有効な資源をみつけられるよう，患者または家族を援助する
- ☐ 手術や他の医療処置が必要な患者に対して紹介を行う
- ☐ 支援事業を紹介する（例：社会的，職業的，心理的）

第1版：1992。改訂：2013

参考文献

American Academy of Ophthalmology Vision Rehabilitation Committee. (2007). *Preferred practice pattern guidelines: Vision rehabilitation for adults.*

Craven, R., & Hirnle, C. (2009). *Fundamentals of nursing: Human health and function* (6th ed.). Lippincott Williams & Wilkins.

Maas, M., Buckwalter, K., Hardy, M., Tripp-Reimer, T., Titler, M., & Specht, J. (Eds.). (2001). *Nursing care of older adults: Diagnoses, outcomes, & interventions* (pp. 483-485). Mosby.

Parker, A. T., Grimmett, E. S., & Summers, S. (2008). Evidence-based communication practices for children with visual impairments and additional disabilities: An examination of single-subject design studies. *Journal of Visual Impairment & Blindness, 102*(9), 540-552.

4974　**コミュニケーション強化：聴覚障害**

Communication Enhancement: Hearing Deficit

定義：聴覚障害のある人に対しコミュニケーション能力を高める方略を用いること

行動

- ☐ 日常的な聴覚アセスメントとスクリーニングを実施する，または調整する
- ☐ 過剰な耳垢の蓄積がないか観察する
- ☐ 耳垢の除去に患者の指先よりも小さいものを使用しないよう，患者に指導する（例：綿棒，ヘアピン，つまようじ，その他鋭利なもの）
- ☐ 耳介を引き下げ，ねじった洗面用タオルの断端で過剰な耳垢を取り除く

306　Part 3　介入

- [ ] 観察，用手除去，耳垢溶解剤の作用が効果的ではなかった場合，過剰な耳垢を取り除くために耳洗浄を考慮に入れる
- [ ] 患者の好みのコミュニケーション方法に注目し，ケアプランに記録する（例：言語，記述，読唇，手話）
- [ ] 話しかける前に患者の注意をひく（患者に触れることで注意をひく）
- [ ] コミュニケーションをとっているときは周囲の騒がしさを避ける
- [ ] 患者とコミュニケーションをとるときは 60 ～ 90cm 以上は離れないようにする
- [ ] ジェスチャーを用いる **[必要な場合]**
- [ ] 注意深く聞き，伝達と応答の処理に患者が十分な時間をとれるようにする
- [ ] 患者に対して叫ばないようにする
- [ ] 十分な照明の下で患者と直接向かい合うことで読唇術を促す
- [ ] コミュニケーション改善のための方略の提案を患者に依頼する（例：聞こえがよいほうの耳に向かって話しかける，明るい場所へ移動する）
- [ ] 患者と直接向かい合い，アイコンタクトをし，文章の途中で顔をそむけないようにする
- [ ] 言葉を単純化する（俗語は使わない，短く単純な文章を用いる）**[適切な場合]**
- [ ] 話しかけるときは低く太い声を用いる
- [ ] 赤ちゃん言葉や大げさな表現は避ける
- [ ] 話しかけるときは喫煙や食物・ガムをかむこと，口元を覆うことは避ける
- [ ] 継続前に，患者の反応を活用して，言われたことや書かれたことを確認する
- [ ] 補聴器や聴覚補助器具の使用を促す（例：通話用のアンプ，配線機器，周波数変調器，コンピュータ）
- [ ] 補聴器を適切に着脱する
- [ ] 数日間補聴器を使用しないときは補聴器の電池を取り除く
- [ ] 取り外すことのできるイヤーモールド（補聴器のハウリングを予防する耳栓）は石けん水を用い，柔らかい布で水分やゴミを取り除いて清潔にする。イソプロピルアルコールや溶剤，油の使用は避ける
- [ ] 取り外すことのできないイヤーモールド（補聴器のハウリングを予防する耳栓）は湿らせた布を用い，水分やゴミを柔らかい布で取り除いて清潔にする。イソプロピルアルコールや溶剤，油の使用は避ける
- [ ] 補聴器の電池は日常的に確認し，必要に応じて電池交換をする
- [ ] 補聴器と聴覚補助器具の適切な使用，ケア方法，メンテナンスについてメーカーのガイドラインを参照する
- [ ] 補聴器と聴覚補助器具の適切な使用，ケア方法，メンテナンスについて，患者，看護スタッフ，家族を指導する
- [ ] 補聴器と聴覚補助器具の習得ができるよう，患者または家族を援助する
- [ ] 評価，治療，聴覚リハビリテーションのためにプライマリケア提供者または専門医を紹介する

第 1 版：1992。改訂：2000，2013

参考文献

Adams-Wendling, L., & Pimple, C. (2008). Nursing management of hearing impairment in nursing facility residents [S. Adams & M. G. Titler, Eds.]. *Journal of Gerontological Nursing, 34*(11), 9-17.

Lindblade, D., & McDonald, M. (1995). Removing communication barriers for the hearing-impaired elderly. *MedSurg Nursing, 4*(5), 377-385.

Maas, M., Buckwalter, K., Hardy, M., Tripp-Reimer, T., Titler, M., & Specht, J. (Eds.). (2001). *Nursing care of older adults: Diagnoses, outcomes, & interventions*, (pp. 485). Mosby.

Smeltzer, S. C., & Bare, B. G. (2004). (10th ed.) *Brunner & Suddarth's textbook of medical surgical nursing* (Vol. 2). Lippincott Williams & Wilkins.

Part 3　介入　**307**

8500	**コミュニティの健康開発**

Community Health Development

定義：コミュニティのメンバーが，健康問題を特定し，資源を動員し，解決策を実施できるような支援

行動

- □ コミュニティの健康問題・強み・優先順位を地域住民と一緒に明確にする
- □ コミュニティのメンバーが参加できる機会を提供する
- □ 健康問題や健康上の懸念に対する意識を高めるための援助をする
- □ 健康問題の優先順位を明らかにできるようコミュニティと対話する
- □ コミュニティのメンバーと方略的構想を共同開発する
- □ コミュニティの計画の実施と修正を促す
- □ 必要な資源の開発と調達に関して，コミュニティのメンバーを援助する
- □ コミュニティの支援ネットワークを強化する
- □ コミュニティの指導者となりうる人物を育成する
- □ コミュニティのメンバーや組織とのオープンなコミュニケーションを維持する
- □ 共通または競合する関心事項について話し合うために，集団間の連絡を強化する
- □ コミュニケーション能力および交渉力を高めるための体系的な枠組みを提供する
- □ 安全な意見表明を提供する環境を育てる
- □ 対立関係にうまく対処する方略を立てる
- □ 共通の使命の下でコミュニティのメンバーに団結してもらう
- □ コミュニティのメンバーが意思決定をコントロールできるようにする
- □ 活動への参加が個人の生活にもたらす影響と成果を示し，住民のコミュニティへのかかわりを構築する
- □ 健康問題に関する地区や国レベルの活動への参加の仕組みを開発する
- □ 無料から低価格の医療を提供する地域保健センターへのアクセスを支援する
- □ コミュニティの健康ニーズに関連した教育プログラムを提供する

第3版：2000。改訂：2024

参考文献

Davis, S. M., Jones, A., Jaynes, M. E., Woodrum, K. N., Canaday, M., Allen, L., & Mallow, J. A. (2020). Designing a multifaceted telehealth intervention for a rural population using a model for developing complex interventions in nursing. BMC Nursing, 19(1), 1-9. https://doi.org/10.1186/s12912-020-0400-9

Han, E., Quek, R. Y. C., Tan, S. M., Singh, S. R., Shiraz, F., Gea-Sánchez, M., & Legido-Quigley, H. (2019). The role of community-based nursing interventions in improving outcomes for individuals with cardiovascular disease: A systematic review. *International Journal of Nursing Studies*, *100*, 103415. https://doi.org/10.1016/j.ijnurstu.2019.103415

Layton, H., Bendo, D., Amani, B., Bieling, P. J., & Van Lieshout, R. J. (2020). Public health nurses' experiences learning and delivering a group cognitive behavioral therapy intervention for postpartum depression. *Public Health Nursing*, *37*(6), 863-870. https://doi.org/10.1111/phn.12807

Macduff, C., Marie Rafferty, A., Prendiville, A., Currie, K., Castro-Sanchez, E., King, C., Carvalho, F., & Iedema, R. (2020). Fostering nursing innovation to prevent and control antimicrobial resistance using approaches from the arts and humanities. *Journal of Research in Nursing*, *25*(3), 189-207. https://doi.org/10.1177/1744987120914718

Palm, R., & Hochmuth, A. (2020). What works, for whom and under what circumstances? Using realist methodology to evaluate complex interventions in nursing: A scoping review. *International Journal of Nursing Studies*, *109*, 103601. https://doi.org/10.1016/j.ijnurstu.2020.103601

Nies, M. A., & McEwan, M. (2022). *Community and Public Health Nursing: Promoting the health of populations* (7th ed). Elsevier.

Stanhope, M., & Lancaster, J. (2022). *Foundations for population health in Community/Public Health Nursing* (5th ed.). Elsevier.

308 Part 3 介入

8510	コミュニティの健康擁護

Community Health Advocacy

定義：特定のヘルスケア事項について，考えや姿勢を変容するために公的支援を開発すること

行動

- □ 健康擁護の目的と援助すべき特定のコミュニティを明確にする
- □ ヘルスケアシステムについて案内するコミュニティのメンバーを援助する（例：低価格または無料のケアへのアクセス，支払い問題の解決，患者の権利に関する理解）
- □ 翻訳サービスの入手法を提供する［必要な場合］
- □ ニーズの明確化およびサービスの提供をするために，本職ではないコミュニティの市民健康アドバイザーおよびコミュニティの指導者と活動する
- □ ニーズに関するアセスメントを行うためにコミュニティの指導者を援助し，ニーズに優先順位をつけ，活動を明確にする
- □ 特定のコミュニティのメンバーの健康に対する文化的な信念と習慣を理解する
- □ 目標達成に役立つコミュニティの資源の流通を援助する
- □ 連携が確立できるように，コミュニティにおける活動擁護のためのコンサルテーション，訓練および支援を探求する
- □ 一般の人々の認知を得るためにマスメディアのキャンペーンに参加する
- □ 生徒の健康状態を観察する学校看護師の人員が十分ではないことによる悪影響を周知するために，学校理事会議に出席する
- □ ヘルスケアサービス，プロジェクト，法律制定を発議することに対するよい影響に関して，公共の集会へ出席し，発言する
- □ 一般人および立法府議員に対し，適切なヘルスケアの情報と教育を提供する
- □ スポンサーを探すこと，または可能性がある共同スポンサーを説得することによって，ヘルスケアに関する法の導入と議会での通過を援助する
- □ 患者のニーズおよび患者ケアにおける公共の政策に関する成果を明示するために，臨床実践から実生活における実例を活用する
- □ 成功を阻む障害を明確にし，障壁を軽減する方略を実行する

第7版：2018

参考文献

Center for Healthy Communities. (2015). *Community health advocate program*. https://medicine.wright.edu/center-for-healthy-communities/community-health-advocate-program

Loue, S. (2006). Community health advocacy. *Journal of Epidemiology & Community Health*, *60*(6), 458-463.

Maryland, M. A., & Gonzalez, R. I. (2012). Patient advocacy in the community and legislative arena. *Online Journal of Issues in Nursing*, *17*(1). https://doi.org/10.3912/OJIN.Vol12N001Man02

Porter-O'Grady, T., & Malloch, K. (2011). *Quantum leadership advancing innovation transforming healthcare* (3rd ed.). Jones & Bartlett Learning.

8840	コミュニティの災害準備

Community Disaster Preparedness

定義：大規模災害への有効な対応策の準備

行動

- □ 地域で発生しうる災害の種類を特定する（例：産業関連，環境関連）
- □ 災害時に有効なコミュニティの医療機関資源と社会事業資源を明確にしておく
- □ 災害時の計画を立てる際には，他機関と連携する（例：救急医療サービス（EMS），地方，政府機関）

Part 3 介入 **309**

- ☐ 事前に取り決められた役割，十分な可用性，指定された指令センターをもった災害リーダーシップチームを構築する
- ☐ 特定の災害に対する計画を立てる（例：大規模な負傷事故，爆発，竜巻，台風，洪水，化学薬品の流出）**[適切な場合]**
- ☐ 住民に警告を発するための災害警報ネットワークを構築する
- ☐ トリアージ（治療優先度の識別）実施手順を作成する
- ☐ 被災者救護のための集合場所を決めておく
- ☐ ヘルスケア職員のための別の集合場所を決めておく
- ☐ 十分な人員を確保する
- ☐ 現場に残る人員への住居を用意する**[必要な場合]**
- ☐ 災害用の機器や備品がどこに備蓄されているかを知っておく
- ☐ さまざまな災害のシナリオ（例：地震，台風，洪水，テロ）に対する内部（例：事業所，自宅）および外部（例：市区町村，都道府県）避難経路を開発する
- ☐ コミュニティ全体を通して，内部および外部の避難経路の定期的な評価を奨励する
- ☐ すべての建物に避難計画を掲示することを奨励する
- ☐ 避難民への避難所（例：防空壕，洪水避難所）と避難所までの場所を示す標識を設置する
- ☐ 災害用機器の定期的な点検を実施する
- ☐ 避難所備品の定期的な点検補充を行う
- ☐ 災害へのコミュニティの準備を展開させる
- ☐ 避難所や救急処置所の準備を援助する
- ☐ 災害時の安全・自助・避難所の場所・避難経路・救急処置法に関してコミュニティの住民を教育する
- ☐ コミュニティの住民に対して，個人レベルでの災害準備を促す（例：緊急時用電話番号，電池式ラジオ，懐中電灯，応急処置セット，医療情報，医療提供機関の情報，緊急時の連絡先リスト，個人の医薬品）
- ☐ 災害計画について，定期的にヘルスケア職員を教育する
- ☐ 毎年または適宜，災害訓練を実施する
- ☐ 災害後または災害訓練後に防災担当者の能力を評価する
- ☐ 災害後のヘルスケア職員に対する報告手順を明確にする
- ☐ 災害後に起こりうる心理的影響についてヘルスケア職員の意識を高める（例：うつ状態，悲嘆，恐れ，怒り，恐怖症，罪悪感，苛立ち，不安）
- ☐ 災害後に紹介する資源を明確にする（例：リハビリテーション，回復期ケア，カウンセリング）
- ☐ 災害後のニーズを特定する（例：継続的な災害関連のヘルスケアニーズ，疫学データの収集，災害原因の分析，再発防止策）
- ☐ 災害計画を更新する**[必要な場合]**

第3版：2000。改訂：2024

参考文献

Federal Emergency Management Agency (FEMA). (2021). *Developing and maintaining emergency operations plans: Comprehensive preparedness guide (CPG) 101* (ver. 3). https://www.fema.gov/sites/default/files/documents/fema_cpg-101-v3-developing-maintaining-eops.pdf

Smith, S. F., Duell, D. J., Martin, B. C., Aebersold, M. L., & Gonzales, L. (2017). *Clinical nursing skills: Basic to advanced skills* (9th ed.). Pearson.

United States Department of Health and Human Services, Center for Disease Control. (2021, January 25). *Public health emergency preparedness and response capabilities: National standards for state, local, tribal, and territorial public health.* https://www.cdc.gov/cpr/readiness/capabilities.htm

Veenema, T. G. (2019). *Disaster nursing and emergency preparedness.* (4th ed). Springer.

310 Part 3 介入

7910	コンサルテーション

Consultation

定義：個人・家族・集団・機関が定めた目標を達成できるように専門的知識を用いること

行動

- □ 相談の目的を明確にする
- □ 好ましいコミュニケーション方法を決定する（例：対面，電話，ビデオ，ウェブベース）
- □ 建設的な関係性を構築する際は，文化，民族性，事情を考慮する
- □ 問題の本質を特定するためにデータを収集する
- □ 関与するすべての当事者がもつ期待を明確にする
- □ 説明責任の構図を明確にする
- □ 使用に適した相談のモデルを決定する（例：専門技能モデルの導入，プロセス相談モデル）
- □ 予想される費用を明確にする [適切な場合]
- □ 問題解決を目的とした望ましい成果を相互に確認する
- □ 同意内容を明示し，誤解を避けるために契約書を作成する
- □ できるだけ主体的な決定と責任の下で物事を進めていけるように促進する
- □ 支援を求める人に専門的な知識を提供する
- □ 支援を求める人を相談の全過程に関与させる
- □ 望ましい成果の達成のために合意された活動や方略を計画する
- □ 推奨事項の受け入れまたは拒否に対して，専門家としてふさわしい態度で応じる
- □ 同意された活動を実行するため，意思決定者から言質を得る
- □ 最終的な提言書の準備をする

第3版：2000。改訂：2024

参考文献

Arvelos Mendes, D. I., & Clemente Ferrito, C. R. (2021). Preoperative nursing consultations: Implementation and evaluation. *Revista de Enfermagem Referência*, 8, 1-8. https://doi.org/10.12707/RV20216

da Silva Emiliano, M., da Costa Lindolpho, M., Cavalcanti Valente, G. S., Marinho Chrizóstimo, M., Chaves Sá, S. P., & Moraes da Rocha, I. da C. (2017). Perception of nursing consultation by elderly people and their caregivers. *Journal of Nursing UFPE / Revista de Enfermagem UFPE*, 11(5), 1791-1797. https://doi.org/10.5205/reuol.11077-98857-1-SM.1105201706

de Castro Júnior, A. R., de Abreu, L. D. P., de Lima, L. L., de Araújo, A. F., Martins Torres, R. A., & Ferreira da Silva, M. R. (2019). Nursing consultation in the outpatient care of youths. *Journal of Nursing UFPE / Revista de Enfermagem UFPE*, 13(4), 1157-1166. https://doi.org/10.5205/1981-8963-v13i04a239115p1157-1166-2019

Elwyn, G., Durand, M. A., Song, J., Aarts, J., Barr, P. J., Berger, Z., Cochran, N., Frosch, D., Galasiński, D., Gulbrandsen, P., Han, P., Härter, M., Kinnersley, P., Lloyd, A., Mishra, M., Perestelo-Perez, L., Scholl, I., Tomori, K., Trevena, L., Witteman, H. O., & Van der Weijden, T. (2017). A three-talk model for shared decision making: Multistage consultation process. *British Medical Association (Clinical Research ed.)*, 359, j4891.

Gomes da Rocha, C. G., Buss Heidemann, I. T. S., Fernandes Rumor, P. C., Oliveira Antonini, F., Kuntz Durand, M., & Bitencourt Magagnin, A. (2019). Social determinants of health in prenatal nursing consultation. *Journal of Nursing UFPE / Revista de Enfermagem UFPE*, 13, 944-950. https://doi.org/10.5205/1981-8963.2019.241571

Vasconcelos Sobral, M., Mendes de Paula Pessoa, V., Sampaio Florêncio, R., Alves Braga Solon, A., de Castro Bento, J., Ribeiro Feitosa Cestari, V., & de Menezes, L. (2018). Essential elements of the child and adolescent nursing consultation. *Journal of Nursing UFPE / Revista de Enfermagem UFPE*, 12(12), 3464-3475.

Part 3　介入　**311**

1620	コンタクトレンズのケア

Contact Lens Care

定義：コンタクトレンズを適切に使用できるよう，患者を援助すること

行動

☐ 開放創と斑状出血について，目と周辺領域を観察する

☐ 必要なレンズケアに関する患者の理解を明らかにする

☐ 必要なレンズケアを学び実践するために，患者の身体的・情緒的な機能を明らかにする

☐ レンズに触れる前に，手指を清潔にするよう患者を指導する

☐ コンタクトレンズの種類に応じた適切なケアを患者に指導する（例：ハードまたはソフト）

☐ 適切な間隔でレンズをはずすよう，患者を指導する（例：デイリー装着のレンズは夜にははずす，使い捨てレンズを複数回使用しない）

☐ リスクを増大させるコンタクトレンズの連続装着について患者に指導する（例：角膜潰瘍および感染に起因する発疹）

☐ ハイリスクなハードコンタクトの装着について患者に指導する（例：角膜浮腫・角膜上皮剥離）

☐ ヘルスケア専門職に報告すべき症状について患者に指導する（例：目や結膜発赤，不快感，疼痛，過度の流涙，および視覚的な変化）

☐ レンズをきれいにし，湿らせ，すすぎ，消毒するために，推奨された溶液を使用するよう患者を指導する

☐ 保存前後には，推奨された溶液を使ってレンズの汚れを拭き取り，洗い流すよう患者を指導する

☐ リコールされたコンタクトレンズケア製品を確認し，使用を中断することの重要性について患者を指導する

☐ 唾液，水道水，またはヘルスケア機関にあった滅菌生理食塩水をコンタクトレンズの洗浄や保管のために使用しないよう患者を指導する

☐ レンズを装着するとき，目をプールの水，温泉水，水道水につけないよう患者を指導する

☐ 推奨溶液の入ったレンズ容器内でレンズを保管するよう患者に指導する

☐ レンズ容器のケアについて指導する（例：毎日きれいにし，空気に触れるようにし，定期的に交換する）

☐ レンズの損傷を確認するための方法を患者に指導する

☐ 目に化粧をする患者に，その選択と適用に注意を払うよう，指導する（刺激性のない化粧品を選択し，レンズ装着前に化粧する）

☐ 損傷を受けること・刺激性の環境汚染物質への曝露や使用を避けるよう患者を指導する（例：ほこり，煙，石けん，ローション，クリーム，スプレー）

☐ レンズの種類とケア方法を適切に識別するよう患者を指導する

☐ 自分ではできない患者のために，レンズケアを提供する（例：除去，クリーニング，保管，装着）

☐ 眼科専門医への紹介を行う［適切な場合］

第 1 版：1992。改訂：2013

参考文献

Craven, R. F., & Hirnle, C. J. (2009). Self-care and hygiene. In *Fundamentals of nursing: Human health and function* (pp. 703-755) (6th ed.). Lippincott Williams & Wilkins.

Craven, R. F., & Hirnle, C. J. (2009). Sensory perception. In *Fundamentals of nursing: Human health and function* (pp. 1216-1236) (6th ed.). Lippincott Williams & Wilkins.

Smith, S. F., Duell, D. J., & Martin, B. C. (2008). Personal hygiene. In *Clinical nursing skills: Basic to advanced skills* (pp. 208-248) (7th ed.). Pearson: Prentice Hall.

Sweeney, D., Holden, B., Evans, K., Ng, V., & Cho, P. (2009). Best practice contact lens care: A review of the Asia Pacific Contact Lens Care Summit. *Clinical & Experimental Optometry*, *92*(2), 78-89.

Workman, M. L. (2010). Care of patients with eye and vision problems. In D. D. Ignatavicius & M. L. Workman (Eds.), *Medical-surgical nursing: Patientcentered collaborative care* (6th ed., pp. 1084-1108). Saunders Elsevier.

312　Part 3　介入

7850	コンピテンシー管理

Competency Management

定義：知識と技術のレベルを改善し，豊かにし，観察すること

行動

☐ 学習ニーズを特定する（例：新しい方針や手順またはそれらの変更，練習への移行，機器）

☐ 学習対象者の特徴を明らかにする（例：識字能力，使用言語，学歴，経験，年齢，動機，態度）

☐ 仕事上の問題点を明らかにする（例：知識不足，技術不足，意欲不足）**［適切な場合］**

☐ 教育の目標，目的，学習活動を明らかにする

☐ 教育を支援するための資源を特定する（例：専門家への相談，教材資料，時間，財源）

☐ 教育内容を開発する

☐ 学習前後のアセスメント方法をデザインする

☐ 教育プログラムを提供する（例：自己学習型パッケージ，講義，オンライン，シミュレーション）

☐ 教育の有効性を評価する

☐ スタッフ開発の結果を適切な人物にフィードバックする

☐ 知識と技術の評価頻度を決定する

☐ 教育プログラムに参加するための資金援助と休暇を提供する**［業務上必要な場合］**

第3版：2000。改訂：2024

参考文献

Barton, G., Bruce, A., & Schreiber, R. (2018). Teaching nurses teamwork: Integrative review of competency-based team training in nursing education. *Nurse Education in Practice, 32*, 129-137. https://doi.org/10.1016/j.nepr.2017.11.019

Chen, T., Hsiao, Chia-Chi Hsiao, Tsui-Ping Chu, Chen, S., Mei-Nan, Liao, & Chang-Chiao, H. (2021). Exploring core competencies of clinical nurse preceptors: A nominal group technique study. *Nurse Education in Practice, 56*, 03200. https://doi.org/10.1016/j.nepr.2021.103200

Konrad, S., Fitzgerald, A., & Deckers, C. (2021). Nursing fundamentals - supporting clinical competency online during the COVID-19 pandemic. *Teaching and Learning in Nursing: Official Journal of the National Organization for Associate Degree Nursing, 16*(1), 53-56. https://doi.org/10.1016/j.teln. 2020.07.005

Potter, P. A., Perry, A. G., Stockert, P. A., & Hall, A. M. (2021). *Fundamentals of nursing* (10th ed.). Elsevier.

Rees, S., Farley, H., & Moloney, C. (2021). How registered nurses balance limited resources in order to maintain competence: a grounded theory study. *BMC Nursing, 20*(1), 1-10. https://doi.org/10.1186/s12912-021-00672-6

Song, Y., & McCreary, L. L. (2020). New graduate nurses' self-assessed competencies: An integrative review. *Nurse Education in Practice, 45*, 102801. https://doi.org/10.1016/j.nepr.2020.102801

Part 3 介入 **313**

6650	サーベイランス

Surveillance

定義：情報を意図的に，継続的に対面で収集し，解析し，統合すること

行動

☐ 正常な行動とルーチンについての情報を含む，健康リスクと健康状態の認識を判断する［**適切な場合**］

☐ 直近の徴候・症状・問題について尋ねる

☐ 状態に基づき，継続的なモニタリングのための適切な指標を選択する

☐ 状態に合わせて，頻繁な情報収集と解析をする

☐ 不安定または危篤状態の人の継続的な観察を提供する

☐ 即時型反応のために，引き金となる領域の存在を継続的に観察する（例：低酸素レベル，心拍数の低下または上昇，血圧の低下または上昇，ベッドアラーム）

☐ 引き金となる部位がある場合，緊急対応チームを稼働させる［**施設のプロトコルに従って**］

☐ コーピング方略を観察する

☐ 状態の改善や悪化をみつけるために現在の状態と以前の状態を観察する（例：行動パターン，出血傾向，神経学的状態，酸素化の状態，バイタルサイン）

☐ 臨床検査データを含む診断のための検査の収集と解釈を支援する［**適切な場合**］

☐ 信頼できるデータの取得を強化するため，機器を監視する

☐ 医療従事者に重要な変化を知らせる

☐ 確立されたまたは有効なプロトコルに従って医療従事者の指示の範囲内にパラメーターを維持できるように治療を開始または変更する

☐ 状態に合わせて，優先順位を立てる

☐ データが治療の変更の必要性を示唆している場合，医療従事者に相談をする

☐ 安全性を確実にするために状態に合わせて医療従事者の指示を分析する

☐ 新しい治療の開始や現行の治療の変更のために適切な医療従事者からの知恵を借りる

☐ 望ましい結果が得られるのに適した環境を提供する（例：ケアニーズに看護師の能力を合わせる，個人が必要とする比率の看護師を配置する，適切な援助スタッフを配置する，継続的なケアを保証する）

☐ 診断検査の結果を個人と家族に説明する

☐ 監視活動に個人と家族を参加させる［**適切な場合**］

☐ 学際的サービスの取得を促進する［**適切な場合**］

第1版：1992。改訂：2004，2013，2024

参考文献

Jahrsdoerfer, M. (2019). Clinical Surveillance, a concept analysis: Leveraging real-time data and advanced analytics to anticipate patient deterioration. Bringing theory in practice. *Online Journal of Nursing Informatics (OJNI) HIMSS*, 23(1). https://www.himss.org/resources/clinical-surveillance-concept-analysis-leveraging-real-time-data-and-advanced-analytics-anticipate

Milhomme, D., Gagnon, J., & Lechasseur, K. (2018). The clinical surveillance process as carried out by expert nurses in a critical care context: A theoretical explanation. *Intensive & Critical Care Nursing*, 44, 24-30. https://doi.org/10.1016/j.iccn.2017.07.010

Moreira, A. P. A., Escudeiro, C. L., Christovam, B., Silvino, Z. R., de Carvalho, M. F., & da Silva, R., Carlos Lyra. (2017). Use of technologies in intravenous therapy: Contributions to a safer practice. *Revista Brasileira De Enfermagem*, 70(3), 623-629, 595-601. https://doi.org/10.1590/0034-7167-2016-0216

Peet, J., Theobald, K. A., & Douglas, C. (2022). Building safety cultures at the frontline: An emancipatory Practice Development approach for strengthening nursing surveillance on an acute care ward. *Journal of Clinical Nursing (John Wiley & Sons, Inc.)*, 31(5/6), 642-656. https://doi.org/10.1111/jocn.15923

Stotts, J. R., Lyndon, A., Chan, G. K., Bekmezian, A., & Rehm, R. S. (2020). Nursing surveillance for deterioration in pediatric patients: An integrative review. *Journal of Pediatric Nursing*, 50, 59-74. https://doi.org/10.1016/j.pedn.2019.10.008

Sun, C., & Cato, K. (2020). How much time do nurses spend using electronic devices at work. *Nursing*

Management (Springhouse), 51(3), 22-29. https://doi.org/10.1097/01.NUMA.0000651184.19361.4e

Urden, L. D., Stacy, K. M., & Lough, M. E. (2018). *Critical care nursing* (8th ed.). Elsevier. ISBN: 9780323447522.

6658	**サーベイランス：遠隔監視**
	Surveillance: Remote Monitoring

定義：技術を用いて個人の健康データを収集し，送信し，評価すること

行動

☐ 医療従事者とともに，監視の理由を判断する

☐ 適切なデータ収集の許可と認可が得られたことを確認する

☐ 使用されている遠隔サーベイランス方法からのあらゆるリスクを知らせる

☐ 訓練され，権限を与えられた人員だけに監視装置と個人のデータのアクセスを制限する

☐ 権限を与えられ，訓練を受けた人員によって技術装置が組み立てられ，接続されることを保証する

☐ 技術の使用について心地よいレベルを保証する

☐ 装置の使用について指導する（例：ウェアラブル機器，携帯機器，スマートフォンのアプリ）**[適応がある場合]**

☐ データ収集と解釈の頻度を確立する**[適応がある場合]**

☐ 個人や介護者にデータ収集の役割について指導する（例：機器の作動，質問への回答，毎日同じ時間でのデータの記録）

☐ データ移送の重要性の理解を確実にする

☐ 可能なかぎり個人からデータを確実に得られるようにする（例：介護者が個人の代弁をしたり，データを報告することを避ける**[適切な場合]**）

☐ 受信データの妥当性と信頼性を監視する

☐ データの解析から健康リスクを明らかにする（例：バイタルサイン，ブドウ糖測定値，心電図）**[適切な場合]**

☐ 通常の行動や習慣に関する情報を得る

☐ 改善または悪化を検出する状態を監視する

☐ 主介護者と，協働・相談する**[必要な場合]**

☐ 主治医によって処方された治療を始める，または，変更する

☐ 主介護者の指示を現在の個人の状態と併せて分析し，患者の安全を確保する

☐ 検査結果と介入について説明する

☐ データの信頼性を高めるために，すべての機器とシステムの不具合を修理する

☐ 機器と資材の設置，交換，セットアップを調整する

☐ 新しい治療を開始する，または既存の治療を変更するために，適切なヘルスケア職員に相談する**[適応がある場合]**

☐ 守秘義務とデータの安全性を順守する

☐ 個人に自身のデータへのアクセスを提供する**[適切な場合]**

☐ 個人に関するアセスメント・助言・指示・その他の情報を記録する**[規定のガイドラインに従って]**

☐ 今後のサーベイランスのため，個人または家族への連絡のとり方を決める**[適切な場合]**

☐ プログラム化する意義のあるデータ，または集団にとって有意なデータを明確にする，または集計する

第3版：2000。改訂：2024

参考文献

Jahrsdoerfer, M. (2019). Clinical surveillance, a concept analysis: Leveraging real-time data and advanced analytics to anticipate patient deterioration. Bringing theory in practice. *Online Journal of Nursing Informatics (OJNI) HIMSS*, 23(1). https://www.himss.org/resources/clinical-surveillance-concept-analysis-leveraging-real-time-data-and-advanced-analytics-anticipate

Kay, R., Rosen, M., & Ron, R. (2020). Digitally-enabled remote care for cancer patients: Here to stay. *Seminars in Oncology Nursing, 36*, 1-6.

Lambe, C. (2020). Providing safe virtual health care: Nurses must be fully aware of how to maintain patient safety and confidentiality when providing health care via a virtual platform. *Kai Tiaki Nursing New Zealand, 26*(9), 37.

Nieman, C. L., & Oh, E. S. (2020). Connecting with older adults via telemedicine. *Annals of Internal Medicine, 173*(10), 831-832. https://doi.org/10.7326/M20-1322

Speyer, R., Denman, D., Wilkes-Gillan, S., Chen, Y., Bogaardt, H., Kim, J., Heckathorn, D., & Cordier, R. (2018). Effects of telehealth by allied health professionals and nurses in rural and remote areas: A systematic review and meta-analysis. *Journal of Rehabilitative Medicine, 50*, 225-235.

6652	サーベイランス：コミュニティ

Surveillance: Community

定義：コミュニティの意思決定のために，目的をもって継続的にデータの監視・収集・解釈・報告・統合を行うこと

行動

- ☐ 義務および任意の健康データ報告システムの目的・手順・報告制度を明確にする
- ☐ 出先機関や医療従事者によって明らかとなったコミュニティのニーズのサーベイランスに焦点をあてる（例：コミュニティの健康ニーズ評価）
- ☐ 報告されるべき疾病や損傷のような健康上の出来事に関連するデータを収集する
- ☐ コミュニティの住民に医療サービスへのアクセスに制限がある人や障壁のある人への健康情報の収集を奨励する
- ☐ データ収集と分析の頻度を確立する
- ☐ 標準化された方法で適切な機関にデータを報告する
- ☐ 情報の正確性と有用性を確実にするために報告をする
- ☐ 追加のデータ収集・分析・解釈の必要性を認識するために，報告書を活用する
- ☐ データの収集，報告，コミュニケーションのために用具やアプローチを適用する
- ☐ 伝染性疾患治療のフォローアップの重要性について指導する
- ☐ コミュニティのデータ収集と報告に関するプログラム開発に参画する（例：教育，政策立案，ロビー活動）
- ☐ 持続可能性を促進するため，定期的な訓練，監督，報奨金（インセンティブ）を提供する
- ☐ 持続可能性のため，コミュニティのサーベイランスを強化する
- ☐ 情報のフィードバックとコミュニティとのコミュニケーションのための仕組みを確立する
- ☐ コミュニティに対する観察可能な利益にかかわる定期的な報告を提供する

第3版：2000。改訂：2024

参考文献

Pusey-Reid, E., Quinn, L., & Foley, C. A. (2021). Review of COVID-19 for nurses. *MEDSURG Nursing, 30*(5), 297-333.

Rector, C. & Stanley, M.J. (2022). Community and public health nursing: Promoting the public's health (10th ed.). Wolter Kluwer.

Smolinski, M., Crawley, A., Olsen, J., Jayaraman, T., & Libel, M. (2017). Participatory disease surveillance: Engaging communities directly in reporting, monitoring, and responding to health threats. *Journal of Medical Internet Research: Public Health Surveillance, 3*(4), e62. https://doi.org/10.2807/1560-7917.ES.2019.24.2.1800681

St. John, J., Mayfield-Johnson, S. L., & Hernandex-Gordon, W. D. (2021). *Promoting the health of the community: Community health workers describing their roles, competencies and practice.* Springer.

Taylor, M. (2021). Advancing disease surveillance: Public Health Nursing and infectious disease epidemiology. *DNA Reporter, 46*(3), 14.

Technical Contributors to the June 2018 WHO meeting. (2019). A definition for community-based surveillance and a way forward: Results of the WHO global technical meeting, France, 26 to 28 June 2018. *Euro Surveillance, 24*(2). https://doi.org/10.2807/1560-7917.ES.2019.24.2.1800681

Tehrani, N., & Anderson-Cole, L. (2021). Screening and surveillance. *Occupational Health & Wellbeing*,

316 Part 3 介入

73(4), 18-21.

6656	**サーベイランス：妊娠後期**
	Surveillance: Late Pregnancy

定義：治療，観察，入院のために，目的をもって継続的に母親と胎児のデータを収集し解釈し統合すること

行動

☐ 産科の受診歴を検討する［**可能な場合**］

☐ 患者との面接を通して，母親と胎児の健康リスクを明らかにする

☐ 受診歴の検討や最終月経からの出産予定日の計算によって在胎週数を明らかにする

☐ 母親と胎児のバイタルサインをモニタリングする

☐ 母親と支援者の行動を観察する

☐ 胎児モニタリング機器を用いて胎児のモニタリングを行う［**適切な場合**］

☐ 胎動の有無と質を調べる

☐ 早産の徴候を観察する（例：妊娠 20 〜 37 週における 1 時間に 4 回未満の陣痛，背部痛，急激な腹痛，産徴，骨盤圧迫）［**適切な場合**］

☐ 妊娠高血圧症候群の徴候を観察する（例：高血圧，頭痛，霧視，悪心，嘔吐，視覚の変調，反射亢進，浮腫，蛋白尿）［**適切な場合**］

☐ 排泄パターンを観察する［**適切な場合**］

☐ 尿路感染症の徴候を観察する［**適切な場合**］

☐ 診断的検査の獲得を促進する［**適切な場合**］

☐ 診断的検査の結果を解釈する［**適切な場合**］

☐ 検査部のデータを再度取得し，解釈をし，医師と連絡をとる［**適切な場合**］

☐ 患者と家族に診断的検査の結果を説明する

☐ 静脈内輸液療法，急速輸液，薬剤投与による介入を開始する［**必要な場合**］

☐ 安楽が得られるようにする［**必要な場合**］

☐ 栄養状態を観察する［**適切な場合**］

☐ 睡眠パターンの変化を観察する［**適切な場合**］

☐ 性感染症の既往と性交の頻度に関する情報を入手する［**適切な場合**］

☐ 子宮の動きを観察する（例：陣痛の頻度，持続時間，強さ）

☐ 胎児の位置を明確にするためにレオポルド触診法を実施する

☐ 腟分泌物の種類，量，開始に留意する

☐ 明白な出血の根拠がないかぎり，羊膜破裂の診断のために腟鏡検査を実施する

☐ 羊水検査を行う（例：ニトラジン法（羊水の pH 測定），シダ状結晶形成試験，腟内の水溶性液体の貯留）［**適切な場合**］

☐ 子宮頸部培養検体を採取する（例：β 溶血性レンサ球菌感染やヘルペスの罹患歴，破水の遷延）［**適切な場合**］

☐ 子宮頸管の開大，頸管成熟度，柔軟性，位置，胎児の下降度について検査する

☐ 胎位や胎盤の位置を明らかにするために，超音波検査を実施する［**適切な場合**］

☐ 確立されたプロトコルを用いて適切な治療を行う

☐ 患者の状態に基づいて，行動に優先順位をつける（例：治療，観察の継続，入院，退院）

第 2 版：1996。改訂：2018

参考文献

American College of Nurse-Midwives. (2012). *Core competencies for basic midwifery practice*. http://www.

midwife.org/ACNM/files/ACNMLibraryData/UPLOADFILENAME/000000000050/Core%20
Comptencies%20Dec%202012.pdf

Berghella, V., Baxter, J. K., & Chau, S. P. (2009). Evidence-based labor and delivery management. *American Journal of Obstetrics and Gynecology, 199*(5), 445-454.

Davidson, M., London, M., & Ladewig, P. (2012). *Old's maternal-newborn nursing and women's health across the lifespan* (9th ed.). Pearson.

6660	サーベイランス：ビデオ監視

Surveillance: Video Monitoring

定義：安全性を高めるための，継続的な視覚による行動の監視

行動

☐ 医療従事者とともに，監視の理由を判断する

☐ ビデオ監視の目的，過程，リスクを指導する

☐ 同意書を得る

☐ 訓練され，権限を与えられた人員だけに監視装置と個人のデータのアクセスを制限する

☐ 権限を与えられ，訓練を受けた人員によって技術装置が組み立てられ，接続されることを保証する

☐ すべてのビデオ技術者と介護者が装置と観察された行動に対する反応について訓練を受けていることを確認する

☐ それぞれのシフトが開始される前に，ビデオ技術者へ報告を提供する

☐ ビデオ技術者が監視の目的を理解していることを確認する（例：転倒・転落リスク，認知障害，脱走のリスク，発作の潜在性，薬物離脱，行動上の問題）

☐ ビデオ技術者からの安全ではない活動に関する報告に対応する

☐ 個人が伝達困難，混乱，せん妄がある場合，ビデオ技術者がビデオのマイクを通して個人と通信しないように，代わりに看護師に第一に知らせるように通知する

☐ リスクのある活動を観察したときはいつでも看護師に通知するようビデオ技術者に指導する

☐ プライバシーを提供する（例：ケアを提供する場合は監視を切る，可能ならば記録しない監視を要求する，ビデオ技術者数を制限する）

☐ ビデオ監視の使用を記載する［施設の方針に従って］

☐ 各シフトでの継続的な監視の必要性を判断し，必要がなくなれば中止する

第 8 版：2024

参考文献

Abbe, J. R., & O'Keeffe, C. (2021). Continuous video monitoring: Implementation strategies for safe patient care and identified best practices. *Journal of Nursing Care Quality, 36*(2), 137-142. https://doi.org/10.1097/NCQ.0000000000000502

Canfield, C., & Galvin, S. (2018). Bedside nurse acceptance of intensive care unit telemedicine presence. *Critical Care Nurse, 8*(6), e1-e4.

Kroll, D., Stanghellini, E., DesRoches, S., Lydon, C., Webster, A., O'Reilly, M., Hurwitz, S., Aylward, P., Cartright, J., McGrath, E., Delaporta, L., Meyer, A., Kristan, M., Falaro, L., Murphy, C., Karno, J., Pallin, D., Schaffer, A., Shah, S., & Lakatos, B. (2020). Virtual monitoring of suicide risk in the general hospital and emergency department. *General Hospital Psychiatry, 63*, 33-38.

Lambe, C. (2020). Providing safe virtual health care: Nurses must be fully aware of how to maintain patient safety and confidentiality when providing health care via a virtual platform. *Kai Tiaki Nursing New Zealand, 26*(9), 37.

Silven, A. V., Petrus, A., Villalobos-Quesada, M., Dirikgil, E., Oerlemans, C. R., Landstra, C. P., Boosman, H., van Os, H., Blanker, M. H., Treskes, R. W., Bonten, T. N., Chavannes, N. H., Atsma, D. E., & Teng, Y. (2020). Telemonitoring for patients with COVID-19: Recommendations for design and implementation. *Journal of Medical Internet Research, 22*(9), e20953. https://doi.org/10.2196/20953

318 Part 3 介入

4234	採血：献血

Phlebotomy: Blood Acquisition

定義：ドナーから血液や血液成分を採取すること

行動

☐ ドナー検査と受け入れに関する施設のプロトコルを順守する（例：薬物乱用，HIV 保持，刺青）

☐ ドナーから人口統計情報と同意書を得る

☐ 静脈穿刺に関連する可能性のあるリスクを判断する（例：抗凝固療法，出血性疾患）

☐ 献血の 4 〜 6 時間前に食事をしていることを確認する

☐ ヘモグロビン値とヘマトクリット値，体重，バイタルサインを確認する

☐ 緊急セットが利用可能であることを確認する

☐ 適切な部位を確認する（例：乳腺切除術側の腕や透析シャントのある腕を避ける）

☐ テープ，ラテックス，洗浄液に対するアレルギーの存在を判断する

☐ 静脈穿刺部位の皮膚損傷がないことを確認する

☐ 厳密な無菌操作を維持する

☐ 必要物品を準備する

☐ 献血中は患者を半側臥位の体位にする

☐ プライバシーと守秘義務を守る

☐ 静脈穿刺前に皮膚を清潔にする［施設のプロトコルに従って］

☐ バッグに集められた血液製剤が正しい添加剤と混合されていることを確認する

☐ 血液製剤の持続的投与を維持する

☐ 献血終了後 2 〜 3 分間，腕を上げ，しっかりと圧迫することを説明する

☐ 静脈穿刺部位に止血帯を巻く［適切な場合］

☐ 献血後，または気分不快や失神の可能性がある場合は横になっておくように説明する［施設の規則に従って］

☐ 献血後，座っているように促す［施設の規則に従って］

☐ 献血後すぐに食事や水分を摂取するように，その後数日間は水分摂取量を増やすよう説明する

☐ 血液にラベルをつけ，保管する［施設のプロトコルに従って］

☐ 採血中と直後は献血者のそばにいる

☐ 献血後数時間は止血帯をつけ，乾燥したままにするよう説明する

☐ 献血後数時間は激しい運動や重いものを持ち上げるのを避けるように説明する

☐ 頭がくらくらする場合，その感覚がやむまで足を上げて横になるように説明する

☐ 止血帯を取った後に出血した場合，刺入部位を圧迫し，出血が止まるまで腕を上げておくように説明する

☐ あざが生じた場合，最初の 24 時間は定期的に部位にコールドパックをあてるよう説明する

☐ 献血後の鉄分の喪失を回復するため，鉄分が豊富な食品を食事に加えるよう推奨する

☐ 理解を確実にするためにティーチバックを用いる

第 2 版：1996。改訂：2004，2024

参考文献

Garza, D., & Becan-McBride, K. (2018). *Phlebotomy handbook: Blood collection essentials* (10th ed.). Pearson.

Muegge, S. (2017). Stick to procedure when performing phlebotomy. *AAACN Viewpoint, 39*(3), 1-11.

Perry, A. G., Potter, P. A., Ostendorf, W. R., & Laplante, N. (2018). *Clinical nursing skills and techniques* (9th ed.). Elsevier.

Skarparis, K., & Ford, C. (2018). Venipuncture in adults. *British Journal of Nursing, 27*(22), 1312-1315. https://doi.org/10.12968/bjon.2018.27.22.1312

Part 3 介入 **319**

4238	採血：静脈血

Phlebotomy: Venous Blood Sample

定義：カテーテル留置されていない静脈から採血すること

行動

□ プライバシーが確保された環境を提供する

□ 採取すべき検体に対する指示を確認する

□ 正しい患者を特定する

□ 手順や理由を説明することで不安を最小にする [**適切な場合**]

□ 過去の静脈穿刺経験と希望する穿刺部位を確認する

□ 必要な採血量・精神状態・安楽・年齢・使用できる血管とその状態・動静脈瘻またはシャントの存在を考慮し，血管を選択する

□ 静脈穿刺に関連する可能性のあるリスクを判断する（例：抗凝固療法，出血性疾患）

□ テープ，ラテックス，洗浄液に対するアレルギーの存在を判断する

□ 神経損傷を起こしやすい部位を避ける

□ 適切な採血用スピッツ，針の大きさと種類を選択する

□ 標的の四肢を心臓の高さよりも低い位置にする

□ 駆血帯や重力を使用したり，温めたり，血管をしごいたり，手を握ったり開いたりして，血管の拡張を促進する

□ 検体の溶血を最小にするために，1分以上の駆血帯の装着を避ける

□ 適切な消毒剤で採血部位を消毒する [**施設のプロトコルに従って**]

□ 針を刺入する予定の部位を中心に，外側に向かって円を描くように消毒する

□ 厳密な無菌操作を維持する

□ 静脈穿刺中は動かないよう依頼する

□ 静脈の走行方向に向かって針を刺入する

□ 針への逆血を確認する

□ 血液検体を採取する

□ 血管から針を抜き，圧迫し，ドレッシング材を貼る

□ 少なくとも1時間はドレッシング材をはずさないよう助言する

□ 検体に正しい名前・採血した日時がついているか確認する [**施設のプロトコルに従って**]

□ ラベルを貼付した検体を適切な検査室に送る

□ 器材を適切に廃棄する

第2版：1996。改訂：2018，2024

参考文献

Garza, D., & Becan-McBride, K. (2018). *Phlebotomy handbook: Blood collection essentials* (10th ed.). Pearson.

Muegge, S. (2017). Stick to procedure when performing phlebotomy. *AAACN Viewpoint, 39*(3), 1-11.

Perry, A. G., Potter, P. A., Ostendorf, W. R., & Laplante, N. (2018). *Clinical nursing skills and techniques* (9th ed.). Elsevier.

Skarparis, K., & Ford, C. (2018). Venipuncture in adults. *British Journal of Nursing, 27*(22), 1312-1315. https://doi.org/10.12968/bjon.2018.27.22.1312

Part 3 介入

4232　　　　　　　　　　　**採血：動脈血**

Phlebotomy: Arterial Blood Sample

定義：酸素値や二酸化炭素値，酸塩基平衡を評価するため，動脈から血液サンプルを採取すること

行動

□ 動脈からの採血か，または A ラインからの採血かどうか判断する

□ 手技と期待されることを説明する

□ 脈拍を測定するために，橈骨動脈，上腕動脈，または大腿動脈を触診する

□ 橈骨動脈穿刺前にアレンテストを施行する

□ 抗凝固薬が入ったシリンジを用意する

□ 適切な溶液を用いて穿刺部位を消毒する

□ アクセスのため四肢を適切な位置に置く（例：手を巻いた布の上で過伸展させる，四肢を過外転，外旋させる）

□ 利き手ではない手で刺入部位の近くの動脈を触診する

□ 皮膚をピンと引っ張って動脈を安定させる

□ 利き手で 45 ～ 60 度の角度で，血液の流出がみられるまで針を挿入する

□ 適切なレベルまでシリンジが満たされるようにする，吸引具の引き戻しを避ける

□ 動脈からの流出がない場合，わずかにシリンジを引き戻し，針の位置を変える

□ 血液検体を採取する

□ 検体を採取してから針を抜きとり，滅菌ガーゼですぐに刺入部を圧迫する

□ 止血に至るまで圧迫する [**方針に従って**]

□ 穿刺部位に圧迫包帯を適用する [**適切な場合**]

□ サンプルを直立させ，優しく叩き，すべての空気をシリンジから放出する

□ 両手でゆっくりシリンジを回転させる

□ 検体にラベルをつける [**施設のプロトコルに従って**]

□ 検察室へ検体を即時に輸送するよう手配する

□ 輸送が遅れる場合，シリンジを氷のなかに入れる

□ 適切に道具や個人用保護物品を廃棄する

□ 穿刺後の体温，酸素濃度，検体の移送方法，穿刺部位，循環評価等を記録する

第 2 版：1996。改訂：2004，2024

参考文献

Brown, J. M. (2021). Arterial puncture. In American Association of Critical Care Nurses & D. L. Weigand (Eds.), *AACN Procedure Manual for High Acuity, Progressive, and Critical Care* (7th ed.). Elsevier.

Markewitz, B. A. (2018). Improved success rate of arterial puncture for blood gas analysis through standardization. *Labmedicine, 49*(2), 175-178. https://doi.org/10.1093/labmed/lmx082

Vahedian-Azimi, A., Rahimi-Bashar, F., Pourhoseingholi, M., Salesi, M., Shamsizadeh, M., Jamialahmadi, T., Gohari-Moghadam, K., & Sahebkar, A. (2021). Effect of the specific training course for competency in doing arterial blood gas sampling in the Intensive Care Unit: Developing a standardized learning curve according to the procedure's time and socioprofessional predictors. *BioMed Research International, 2021*(2), 1-10.

Part 3　介入　**321**

8550	**財源管理**
	Fiscal Resource Management

定義：財源の調達と管理

行動

☐ 事業計画を立てる

☐ プログラムとサービスの費用対効果分析を行う

☐ 提供されるサービスに見合う予算を維持する

☐ 財政的支援サービスの提供元を明確にする

☐ 助成金の申請書を作成する

☐ プログラム強化のためのマーケティング活動を明確にする

☐ プログラムやサービスを支援するためのマッチング拠出（例：確定拠出年金制度において，従業員の拠出した金額に応じて企業がその一定割合を上乗せして拠出すること）を請願する

☐ 社会動向を踏まえて財政的な面におけるプログラムの実行可能性を分析する

☐ 払い戻しを確実にするために，関連する政策や処理を実行する

☐ 払い戻しの可能性を最大限にする（例：プログラムの認定，有資格者の確保）

☐ 助成金を正確に規定に従って保証するために，適切な会計処理法を用いる

☐ 受託者責任の対応に適切な方法を用いる

☐ プログラムの成果と費用対効果を評価する

☐ 評価に対応して，財政管理を適切に変更する

第3版：2000。改訂：2024

参考文献

Brydges, G., Krepper, R., Nibert, A., Young, A., & Luquire, R. (2019). Assessing executive nurse leaders' financial literacy level: A mixed-methods study. *JONA: The Journal of Nursing Administration*, *49*(12), 596-603. https://doi.org/10.1097/NNA.0000000000000822

Dion, K. W., Oerther, D. B., & Davidson, P. M. (2021). Nurse leaders and financial literacy: Learning to become CFO of me. *Nursing Economic$*, *39*(3), 151-155.

Dion, K. W., Oerther, D. B., & White, K. M. (2021). Mastering the health savings account. *Nursing Economic$*, *39*(5), 255-259.

Huber, D. L., & Joseph, M. L. (2021). *Leadership and nursing care management* (7th ed.). Elsevier.

Marquis, B. L., & Huston, C. J. (2021). *Leadership roles and management functions in nursing: Theory and applications* (10th ed.). Wolters Kluwer.

McFarlan, S. (2020). An experiential educational intervention to improve nurse managers' knowledge and self-assessed competence with health care financial management. *Journal of Continuing Education in Nursing*, *51*(4), 181-188. https://doi.org/10.3928/00220124-20200317-08

Raftery, C., Sassenberg, A.-M., & Bamford-Wade, A. (2021). Business acumen for nursing leaders, optional or essential in today's health system? A discussion paper. *Collegian*, *28*(6), 610-615. https://doi.org/10.1016/j.colegn.2021.08.001

Welch, T. D., & Smith, T. B. (2022). Anatomy of a business case. *Nursing Administration Quarterly*, *46*(1), 88-95. https://doi.org/10.1097/NAQ.0000000000000498

7380	**財源補助**
	Financial Resource Assistance

定義：必要なヘルスケアを受けるための財源の確保と管理ができるような，個人への支援

行動

☐ 現在使用しているヘルスケアシステムと経済的な影響を明確にする

☐ 資産や負債の分析を含む経済的ニーズを明確化できるよう支援する

☐ 読む・書類の記入・金銭管理に関する認知能力を決定する

322　Part 3　介入

- [ ] 日々の生活費を決定する
- [ ] 日常生活のニーズに優先順位をつけるための計画策定を支援する
- [ ] 最も費用対効果の高い方法で適切なレベルのケアを個人や家族が受けられるようなケアプランを立てる
- [ ] 国や地方自治体のプログラムによって利用可能となるサービスについて伝える
- [ ] 保険料免除の対象であるかどうかを判断する
- [ ] 国や地方自治体からの個人への資金援助プログラムに，対象となりうる個人を紹介する
- [ ] 有効な資源プログラムの情報を提供し，利用できるよう支援する（例：薬剤支援プログラム，自治体等の救済プログラム）
- [ ] 予算を組めるように，援助する，または，適切な専門家に紹介する（例：フィナンシャルプランナー，不動産プランナー，消費者相談員）[**必要な場合**]
- [ ] 利用可能な財政的資源プログラムの申請を援助する[**必要な場合**]
- [ ] 長期ケア施設への入所計画中の個人を支援する[**必要な場合**]
- [ ] 金銭を安全な場所に保管できるよう支援する（例：銀行）[**必要な場合**]
- [ ] 葬儀費用を準備できるよう，支援する[**適切な場合**]
- [ ] 家族が経済的な管理に関与するように促す[**適切な場合**]
- [ ] 多専門職カンファレンスで経済的ニーズを説明する[**必要な場合**]
- [ ] 必要なサービスを提供するために，コミュニティの機関と協働する

第3版：2000。改訂：2024

参考文献

Brandow, C. L., Swarbrick, M., & Nemec, P. B. (2020). Rethinking the causes and consequences of financial wellness for people with serious mental illness. *Psychiatric Services*, 71, 89-91. https://doi.org/10.1176/appi.ps.20190032

Crawford, C. A. (2021). Studying social workers' roles in natural disasters during a global pandemic: What can we learn? *Qualitative Social Work*, 20(1/2), 456-462. https://doi.org/10.1177/1473325020973449

Lechuga-Peña, S., Becerra, D., Mitchell, F. M., Lopez, K., & Sangalang, C. C. (2019). Subsidized housing and low-income mother's school-based parent involvement: Findings from the fragile families and child wellbeing study wave five. *Child & Youth Care Forum*, 48(3), 323-338. https://doi.org/10.1007/s10566-018-9481-y

McMullen, L. (2019). Patient Assistance Programs: Easing the burden of financial toxicity during cancer treatment. *Clinical Journal of Oncology Nursing*, 23(5), 36-40. https://doi.org/10.1188/19.CJON.S2.36-40

Nedjat-Haiem, F. R., Cadet, T., Parada, H., Jr, Jones, T., Jimenez, E. E., Thompson, B., Wells, K. J., & Mishra, S. I. (2021). Financial hardship and health related quality of life among older Latinos with chronic diseases. *American Journal of Hospice & Palliative Medicine*, 38(8), 938-946.

Semin, J. N., Palm, D., Smith, L. M., & Ruttle, S. (2020). Understanding breast cancer survivors' financial burden and distress after financial assistance. *Supportive Care in Cancer*, 28(9), 4241-4248.

Shankaran, V., Linden, H., Steelquist, J., Watabayashi, K., Kreizenbeck, K., Leahy, T., & Overstreet, K. (2017). Development of a financial literacy course for patients with newly diagnosed cancer. *The American Journal of Managed Care*, 23(3 Suppl), S58-S64.

Spencer, J. C., Samuel, C. A., Wheeler, S. B., Rosenstein, D. L., Reeder-Hayes, K. E., Manning, M. L., & Sellers, J. B. (2018). Oncology navigators' perceptions of cancer-related financial burden and financial assistance resources. *Supportive Care in Cancer*, 26(4), 1315-1321.

7470	再入院予防
	Readmission Prevention

定義：ハイリスクの人が急性期医療施設に繰り返し入院することを減少させること

行動

- [ ] 状態，過去の入院，救急施設の受診，健康の社会的決定要因に基づいて，再入院のリスクが高い人を明らかにする（例：LACE基準[L：入院中の入院期間の長さ指標，A：急性（緊急入院），C：チャールソン併存疾患指標，E：救急機関受診]）

Part 3　介入　　**323**

- [ ] ケアの継続を通して，継続した柔軟な退院計画を開始する
- [ ] できるだけ早く，家族や介護者の可用性を含む在宅での資源を判断する
- [ ] 在宅ケアや退院ニーズに関するすべての相互作用における早期の関与を奨励する
- [ ] 退院のための目標を導き出す
- [ ] 医療従事者の目標と個人の目標を一致させるようにする
- [ ] 退院前と退院後の期間中の複数の時点における退院計画の取り組みに焦点をあて，継続中の家族や介護者の関与を保証する
- [ ] 継続中の経過として，退院のための準備を評価する
- [ ] 健康リテラシー，ヘルスケア，社会的，文化的，経済的ニーズを考慮した退院計画を立案する
- [ ] 退院後のケアを提供する必要のある支援的な環境のための計画立案を支援する
- [ ] 有益な介入を含む，退院後の状況の考えられる徴候や症状の説明を提供する
- [ ] 自宅で問題が生じた場合に，何をするかを検討する
- [ ] 投薬，食事の指示，治療や外来ケアを含む，退院計画全体についての理解の程度を判断する [**適応がある場合**]
- [ ] 再入院を予防する必要のある特定領域について指導する（例：服薬のアドヒアランスと管理，食事のニーズ，症状の監視と報告，身体活動の維持）
- [ ] 医薬品名，いつ，どのように内服するかを記載した服薬カレンダーを提供する
- [ ] 医療従事者のフォローアップ中に，服薬カレンダーを持参することを奨励する
- [ ] 何が緊急性を構築するかについての信念を導き出す
- [ ] 緊急時に何をするかを説明する（例：119 をダイヤルするときか，民間の医療者をよぶときか）
- [ ] 説明中のすべての理解不足の領域を検討する
- [ ] 好みの言語で，すべての情報の写しを提供する
- [ ] 退院の指示とともに，適切な連絡先，医療施設や施設の連絡先を提供する
- [ ] 健康の悪化について，いつ医療従事者に通報する必要があるかを知るための活動計画を立案する
- [ ] 退院の前に，退院教育や計画に対するどのような領域の懸念も医療従事者に報告する
- [ ] 簡単に退院指示にアクセスできるように，退院指示をポータルサイトに入れる [**適切な場合**]
- [ ] リスクのある人に対する適切な退院ケアの環境を保証する
- [ ] リスクの高い人の選択のために適切な医療チームを参加させる（例：15 以上の薬剤を投与されている人に対する薬局，ホームレスの人に対する社会サービス）
- [ ] 薬剤の調整のための退院後の訪問やリスクのある人（例：LACE 得点が高い心不全）へのアドヒアランスの確認を考慮する
- [ ] 30 日間の再入院予防プログラムや移行ケアプログラムに適格と登録する
- [ ] プライマリケアの提供者や学際的ケアチームとともに，継続的で適切な情報の流れを保証する
- [ ] 学際的チームとリスクのある人が連携するために，指定された退院支援者を確保する [**適応がある場合**]
- [ ] 包括的で正確な退院サマリーをまとめる
- [ ] その人のケアを受け入れた医師に退院サマリーを迅速に移送する
- [ ] 退院時の臨床検査や保留中の検査からの結果のフォローアップを計画する
- [ ] 退院後の外来患者サービスや医療器具を計画する
- [ ] 懸念する領域のある人に在宅医療支援や健康指導を推奨する
- [ ] 退院後 48 時間以内に退院計画の電話での強化を提供する
- [ ] 自信と能力を強化するため，接触している間，電話での肯定的なフィードバックを提供する
- [ ] 退院情報，フォローアップ，病院後のケアを高めるため，在宅医療機関と連携する [**適応がある場合**]
- [ ] リスクがあり，適格とする人に対し，在宅監視技術を考慮する（例：遠隔管理，ワイヤレスセンサー，ビデオ訪問，音声と聴診監視）
- [ ] 緩和ケアやホスピス紹介のニーズを判断する [**適応がある場合**]

324　　Part 3　介入

☐ 理解を確実にするためにティーチバックを用いる
☐ 再入院予防計画や更新を記載する [**施設の方針に従って**]

第 8 版：2024

参考文献

Agency for Healthcare Research and Quality. (2017). Preventing avoidable readmissions: Improving the hospital discharge process. https://www.ahrq.gov/professionals/quality-patient-safety/patient-safety-resources/resources/impptdis/index.html

Bell, J. F., Whitney, R. L., Reed, S. C., Poghosyan, H., Lash, R. S., Kim, K. K., Davis, A., Bold, R. J., & Joseph, J. G. (2017). Systematic review of hospital readmissions among patients with cancer in the United States. *Oncology Nursing Forum*, *44*(2), 176-191.

Bradley, D. M. (2019). A day in the life of a readmission prevention nurse. *Home Healthcare Now*, *37*(4), 236.

Lodhi, M. K., Ansari, R., Yao, Y., Keenan, G. M., Wilkie, D., & Khokhar, A. A. (2017). Predicting hospital re-admissions from nursing care data of hospitalized patients. *Advances in Data Mining: Applications and Theoretical Aspects*, *10357*, 181-193.

Ingles, A. (2020). Heart failure nurse navigator program interventions based on LACE scores reduce inpatient heart failure readmission rates. *Heart & Lung*, *49*(2), 219.

Mafouz, E. M. (2019). Prevention of early readmission after acute decompensated heart failure. *International Journal of Cardiology*, *255*, 202-203.

Savoy, M., Davis, J., & Bittner-Fagan, H. (2017). Improving patient safety: Prevention of hospital readmission. *Family Practice Essentials*, *463*, 21-26.

Teh, R., & Janus, E. (2018). Identifying and targeting patients with predicted 30-day hospital readmissions using the revised LACE index score and early post-discharge intervention. *International Journal of Evidence-Based Healthcare*, *16*(3), 174-181.

5235	**再発予防**

Relapse Prevention

定義：維持期，安定期，回復期の間の，精神的健康状態における行動，徴候，症状の再発のリスクを弱めること

行動

☐ 徴候と症状の資質と重症度を明らかにする [**必要な場合**]

☐ 治療，疾患，セルフケア，利用可能な資源の現在の知識レベルを判断する

☐ 回復過程を自立して実行できるように，身体的，心理的，認知的能力を確立する

☐ 治療計画への参加意欲を判断する

☐ 過去の逸脱，再発の出来事や再発の夢，再発の空想を探求する [**必要な場合**]

☐ 疾患に対する認識，意識，態度や健康を変えることへの態度や動機を探求する

☐ 民族的，文化的背景やコミュニティの支援，社会環境，宿泊施設，宗教，霊的信念やライフスタイルの要因を明らかにする

☐ 個人の保護装置 (例：対処メカニズム，リスクの高い状況における自己効力感)，環境的保護装置や増強装置を探求する [**必要な場合**]

☐ 個人的な脆弱性の要因，リスクの高い行動，認知的要因を探求する (例：否定的な思考，自己破壊的なパターン，合理化，否定，一時の快楽の欲望)

☐ 再発を引き起こすかもしれない状況，ストレッサー，危機的出来事 (例：発達的，状況的，偶発的) を明らかにする

☐ リスクの高い状況における非現実的な期待を判断する (例：否定的な感情の対処を助けるための薬物使用を期待する)

☐ 再発の警告徴候を探求する [**必要な場合**]

☐ 再発の経過を説明する [**必要な場合**]

☐ 症状認識計画に参加するための社会的支援 (ソーシャルサポート)，レディネス，実際の能力やあらゆるネットワークの特徴の程度を調査する (例：表出された感情のレベル)

☐ 人や家族，ソーシャルネットワークとともに再発予防計画を確立する (例：情報，早期発見，協力，合意，

Part 3　介入　**325**

活動，監視，短期・中期・長期の現実的な目的）[**必要な場合**]

☐ リスクの高い状況への対処を強化するための特定の介入方略を使用する（例：自己効力感の強化，再発管理，認知的再構築）

☐ エビデンスに基づく自己管理プログラムへの参加をサービス使用に推奨することを考慮する

☐ 認知的，感情的，行動的自己意識についての特定の介入に焦点をあてる

☐ 疾患予防，ヘルスプロモーション，治療，リハビリテーションプログラムへの参加を促す[**適切な場合**]

☐ 人，家族，社会的ネットワークに対する心理教育を実施する（例：疾患の経過，再発の早期徴候，併存疾患，治療，睡眠，対処技能，人間関係の管理）[**必要な場合**]

☐ 投薬を実施する[**適切な場合**]

☐ 学際的アプローチを使用し，異なるレベルのケアの間で連携を促す

☐ 出来事の重症度や自己または他者に対しリスクのレベルがサービスや他のコミュニティのチームの能力を超えている場合，第一線のサービスとして危機解決や在宅療養のチームを要請する

☐ 在宅ケアと監視を提供する[**必要な場合**]

☐ 連絡とフォローアップを維持する[**必要な場合**]

☐ 非難や価値判断を避ける

☐ 将来への希望を促進する[**必要な場合**]

☐ 家族介入を行う[**必要な場合**]

☐ 感情，認識，恐怖の表出を奨励する[**必要な場合**]

☐ 治療や治療的計画の順守（アドヒアランス）に対する困難の表出を促進する[**必要な場合**]

☐ 日常生活動作とセルフケアへの責任を担うことを奨励する

☐ 健康的なライフスタイルを奨励する（例：状況に適応した身体運動の実践，健康的な食事，余暇活動への参加，睡眠衛生）[**必要な場合**]

☐ 治療の一致を促進する[**必要な場合**]

☐ アルコール，たばこ，処方薬と処方箋なしで購入可能な薬剤，違法な薬物と治療の影響とそれらが治療を妨げる可能性を議論する

☐ 長期にわたる薬物使用を持続的に断つことを促進する

☐ 補完療法を含むあらゆる非薬物療法について議論する（例：治療の安全性と効果，処方薬の治療効果を妨げる可能性，心理学的介入）

☐ リスクの高い状況での適切な対処方略の使用を促す（例：状況から立ち去るような行動的な方略，肯定的な独り言や自己を安心させる言葉のような認知的方略）[**適切な場合**]

☐ コミュニケーションと問題解決技能のトレーニングを提供する[**必要な場合**]

☐ 警戒信号を認識し，観察するよう説明する（例：ストレス，ライフスタイルのバランスの欠如，強力な肯定的な期待）

☐ 早期の警戒信号の観察について，家族と社会的支援（ソーシャルサポート）に指導する[**必要な場合**]

☐ 不安とストレスの管理に対する技術を指導し，奨励する（例：マインドフルネスに基づく技術，リラクセーション技術，刺激コントロール技術）[**必要な場合**]

☐ 動機づけの技術について指導し，奨励する[**必要な場合**]

☐ 強みと能力を明らかにし，使用することを支援する

☐ コミュニティの資源とつながる[**必要な場合**]

☐ セルフケアや支援のグループとつながる[**必要な場合**]

☐ バイタルサインを観察する[**必要な場合**]

☐ 血清，尿，呼気のレベルを観察する[**必要な場合**]

☐ 薬理学的な観察を行う[**必要な場合**]

☐ 再発を引き起こすかもしれない不測の逸脱を観察する[**必要な場合**]

☐ 特に，早期の徴候がすでに現れている場合，定期的に再発の徴候と症状（例：行動の増加，薬剤の変更，中断）を観察する

326 Part 3 介入

☐ 理解を確実にするためにティーチバックを用いる

第 8 版：2024

参考文献

Johansen, K. K., Hounsgaard, L., Frandsen, T. F., Fluttert, F. A. J., & Hansen, J. P. (2021). Relapse prevention in ambulant mental health care tailored to patients with schizophrenia or bipolar disorder. *Journal of Psychiatric and Mental Health Nursing*, *28*(4), 549-577. https://doi.org/10.1111/jpm.12716

Menon, J., & Kandasamy, A. (2018). Relapse prevention. *Indian Journal of Psychiatry*, *60*(Suppl 4), S473-S478. https://doi.org/10.4103/psychiatry.IndianJPsychiatry_36_18

Moriarty, A. S., Coventry, P. A., Hudson, J. L., Cook, N., Fenton, O. J., Bower, P., Lovell, K., Archer, J., Clarke, R., Richards, D. A., Dickens, C., Gask, L., Waheed, W., Huijbregts, K. M., van der Feltz-Cornelis, C., Ali, S., Gilbody, S., & McMillan, D. (2020). The role of relapse prevention for depression in collaborative care: A systematic review. *Journal of Affective Disorders*, *265*, 618-644. https://doi.org/10.1016/j.jad.2019.11.105

Sharpe, L., Jones, E., Ashton-James, C. E., Nicholas, M. K., & Refshauge, K. (2020). Needed components of psychological treatment in pain management programs: A Delphi study. *European Journal of Pain*, *24*(6), 1160-1168. https://doi.org/10.1002/ejp.1561

5920	催眠
	Hypnosis

定義：感覚・思考・行動に変化を生じさせるために，周囲に対する意識を中断させ，注意深い，焦点をあてた集中状態に到達できるよう，患者を援助すること

行動

☐ 催眠によって治療される問題の病歴の情報を得る

☐ 催眠の目標を患者とともに確認する

☐ 催眠を利用することに対する患者の受容を確認する

☐ 催眠に対する根拠のない社会通念や誤解を是正する

☐ 患者が治療を受容していることを確認する

☐ 催眠による暗示への患者のかかりやすさについてアセスメントすることによって，患者の治療への適合性を評価する

☐ 白昼夢や「高速道路催眠」（高速道路を同一の速度で長時間運転していると，一定の弱い刺激を連続的に受ける結果，半睡状態になること）のような患者の過去のトランス状態（催眠による通常とは異なる精神状態）について確認する

☐ 信頼関係の存在を確認する

☐ 静かで心地よい環境を整える

☐ 邪魔が入らないような対策をとる

☐ 催眠介入の目的について患者に指導する

☐ トランス状態に引き込まれても自己コントロールを維持できることを患者に指導する

☐ 患者に心地よく座ってもらい，横顔を向ける [**適切な場合**]

☐ 催眠導入前に使用する催眠誘発について患者とともに話し合う

☐ 催眠導入技法を選択する（例：シェブルール振子錯覚，リラクセーション，階段を歩いて降りることの想像，閉眼，腕の浮揚，単純筋弛緩法，明視化運動，呼吸への集中，キーワード／キーフレーズの繰り返し，その他）

☐ できるだけ患者の使用言語を用いる

☐ 断定的に少数の暗示を与える

☐ 自然に発生する事象と提案を結びつける

☐ トランス状態に誘導するために寛容な態度で接する

☐ 患者の誘導中は，リズミカルで気持ちを落ち着かせるような単調な声を用いる

☐ 患者の呼吸に合わせたペースで話す

Part 3 介入 **327**

□ リラクセーションを促し，緊張を和らげるために深呼吸をすることを奨励する

□ 誘導イメージ法を用いて快適な場所に逃げられるよう患者を援助する

□ 適切な催眠深化法を明確にするよう患者を援助する（例：手を顔に近づける，イメージ段階的拡大法，細分化，その他）

□ 患者が考えていることを推測しないようにする

□ 催眠の過程で全感覚を利用できるよう患者を援助する

□ 指示的イメージ法または非指示的イメージ法のどちらを用いるか患者とともに決定する［**適切な場合**］

□ 経験に基づく特定の（言語的または視覚的な）合図を通して速やかに誘導する

□ 催眠の成功にトランス状態のレベルは重要ではないことを患者に指導する

□ 事前に準備した数字を数えてもらうことによって患者のトランス状態からの脱出を促す［**適切な場合**］

□ 自分のペースでトランス状態から脱出できるよう患者を援助する［**適切な場合**］

□ それぞれの場面ごとに患者に肯定的なフィードバックを行う

□ 治療中の問題を管理するために，看護師が関与しない患者自身の自己誘導法を用いることを奨励する

□ 効果的な誘導のために，痛みを伴う手順についての状況や追加のスタッフによるサポートを必要とする状況を明らかにする

第1版：1992。改訂：2008

参考文献

Fontaine, K. L. (2005). Hypnotherapy and guided imagery. In K. L. Fountaine (Ed.), *Complementary & alternative therapies for nursing practice* (2nd ed., pp. 301-338). Prentice Hall.

Freeman, L. (Ed.). (2004). Hypnosis. In *Mosby's complementary & alternative medicine: A research-based approach* (2nd ed., pp. 237-274). Mosby.

Lynn, S. J., & Kirsch, I. (2006). *Essentials of clinical hypnosis: An evidence-based approach.* American Psychological Association.

Rankin-Box, D. (2001). Hypnosis. In D. Rankin-Box (Ed.), *The nurse's handbook of complementary therapies* (2nd ed., pp. 208-214). Edinburgh: Bailliere Tindall.

Zahourek, R. P. (1985). *Clinical hypnosis and therapeutic suggestion in nursing.* Grune & Stratton.

7840	サプライチェーンマネジメント（物流プロセス管理）
	Supply Chain Management

定義：患者ケア提供のために，適切な物品を購入し管理すること

行動

□ 患者ケアに一般的に使用されている物品を明らかにする

□ 物品ごとの必要な在庫数を明らかにする

□ 新しい物品を在庫リストに追加する［**適切な場合**］

□ 製品の仕様を標準化し，供給数を削減するために，医師と協働する

□ 一定の間隔を設け，物品の使用期限を確認する

□ 滅菌包装の完全性を点検する

□ 物流領域が定期的に清掃されていることを確認する

□ 高額物品の余剰在庫を避ける

□ 過剰な在庫や消費を避けるために，在庫管理の自動化と維持を援助する

□ 新品あるいは代替の器具を発注する［**必要な場合**］

□ コスト削減のために他部署とまとめて購入するよう調整する［**適切な場合**］

□ 最良の製品を最低のコストで入手するため，供給会社や販売会社と協働する［**必要な場合**］

□ 特定の器具に必要な保守点検が完了していることを確認する

□ 患者教育教材を発注する［**適切な場合**］

□ 物品が患者の自宅に直接届くようにする［**適切な場合**］

328　Part 3　介入

☐ 患者のために特定の物品を発注する [適切な場合]
☐ 物品の費用を患者に請求する [適切な場合]
☐ 病棟と施設の器具に目印をつける [適切な場合]
☐ 物流予算と在庫費用を見直す [適切な場合]
☐ 適正な製品が適正価格か確認するため，価値分析プロセスに参加する
☐ 運営機関の統合供給チェーン管理プロセスに参加する [適切な場合]
☐ GS1 グローバル追跡可能標準を用いて品目と場所を明らかにすることで，患者の安全性を向上させ，供給コストを削減する方法を理解する

第 2 版：1996。改訂：2018

参考文献

Dudas, J. (2010). Keeping an eye on the big picture: Mayo Clinic's integrated supply chain management. In *GS1 Healthcare Reference Book 2010-2011* (pp. 21-24). Brussels, Belgium: GS1 Global Office.
GS1. (2012). *GS1 standards document: Business process and system requirements for full supply chain traceability* (Issue 1.3.0). http://www.gs1.org/docs/gsmp/traceability/Global_Traceability_Standard.pdf
Jarousse, L. (2011). Strategic supply chain management. *Hospitals and Health Networks.* http://www.hhnmag.com/articles/4522-strategic-supply-chainmanagement
Milburn, A. B., Mason, J., & Spicer, J. (2012). Characterizing the home health care supply chain. *Home Healthcare Management & Practice, 24*(6), 267-275.

5430	サポートグループ
	Support Group

定義： メンバーに対して情動的な支援や健康に関連した情報の提供をするためにグループ（共通点をもつ人の集団）の環境を活用すること

行動

☐ 患者の現在のサポートシステムのレベルと適合性を確認する
☐ 新たなライフスタイルへの移行期間においては，患者が適応できるようにするための援助として，サポートグループを活用する
☐ グループの目的とグループ進行の本質を確認する
☐ グループミーティングに最もふさわしい開催場所を決定する（例：対面またはオンライン）
☐ 患者のために参加可能な選択肢として，宗教的信念に基づいたグループをみつける [適切な場合]
☐ リラックスした，受容的な雰囲気をつくる
☐ グループの目標，グループメンバーおよびグループリーダーの責務を早い時期に明確にする
☐ 共同のリーダーを決める [適切な場合]
☐ 書面での契約を結ぶ [適切な場合]
☐ グループでの相互作用に貢献し，相互作用から利益を得ることのできるメンバーを選ぶ
☐ 適切な規模のグループをつくる（例：5 ～ 12 人）
☐ 出席を義務とするかどうかを議題として挙げる
☐ 新メンバーがいつでも参加できるかどうかを議題として挙げる
☐ グループミーティングの時間と場所を設定する
☐ 1 ～ 2 時間のセッションとする [適切な場合]
☐ 開始・終了の時間を守り，参加者には終了までの参加を求める
☐ 椅子を近づけて円状に配置する
☐ グループとしての作業が達成できるよう，セッション数を制限したスケジュールを組む（例：6 ～ 12 回）
☐ グループの発展とともに起こりうる問題を回避するために，会員規約を公表する
☐ グループメンバーの積極的な参加を観察し，指示をする
☐ 経験から得た知識を語り，分かち合うことを奨励する

Part 3 介入 **329**

□ 相互扶助の発想を奨励する
□ 情報を得るために専門家への適切な紹介を奨励する
□ 個人の責任と自制を重視する
□ 行動の変化に対して肯定的な圧力を維持する
□ 積極的に対処することの重要性を強調する
□ グループディスカッションにおいて生じた話題のテーマを明らかにする
□ グループが非生産的な社会的集団にならないようにする
□ オリエンテーションから団結，解散にいたるまで，集団の発展段階を通して向上できるよう，集団を援助する
□ 集団全体のニーズだけでなく，個々のメンバーのニーズにも気を配る
□ 患者を他の専門家に紹介する[**適切な場合**]

第 1 版：1992。改訂：2013

参考文献

American Psychiatric Nurses Association. (2007). *Psychiatric-mental health nursing: Scope and standards of practice.*
Cincinnati Children's Hospital Medical Center. (2009). *Best evidence statement (BESt) inpatient support groups for families of children with intractable epilepsy.*
Dundon, E. (2006). Adolescent depression: A metasynthesis. *Journal of Pediatric Health Care, 20*(6), 384-392.
Kurlowicz, L., & Harvath, T. (2008). Depression. In E. Capezuti, D. Zwicker, M. Mezey, & T. Fulmer (Eds.), *Evidence-based geriatric nursing protocols for best practice* (3rd ed., pp. 57-82). Springer.
McQueen, K., Montgomery, P., Lappan-Gracon, S., Evans, M., & Hunter, J. (2008). Evidence-based recommendations for depressive symptom in postpartum women. *Journal of Obstetric, Gynecologic and Neonatal Nursing, 37*(2), 127-136.
Percy, C. A., Gibbs, T., Potter, L., & Boardman, S. (2009). Nurse-led peer support group: Experiences of women with polycystic ovary syndrome. *Journal of Advanced Nursing, 65*(10), 2046-2055.

5440	サポートシステム強化
	Support System Enhancement

定義：家族・友人・コミュニティによる患者のサポートを促進すること

行動

□ サポートシステムの状況と有効性に対する心理的反応を明らかにする
□ 現行のソーシャルネットワークの適切さを確認する
□ 家族の支援，経済的支援，他の資源の程度を明らかにする
□ 未使用のサポートシステムおよび利用中のサポートシステムに対する障壁を確認する
□ 家族が現在置かれている状況とサポートネットワークを観察する
□ 社会活動およびコミュニティ活動に参加することを患者に奨励する
□ 共通の興味と目標をもつ人とのかかわり合いを奨励する
□ 自助グループまたはインターネットを利用した資源に問い合わせる[**適切な場合**]
□ コミュニティ資源の長所と弱点を明らかにし，変化を擁護する[**適切な場合**]
□ コミュニティを基盤とした予防プログラムと治療プログラムに紹介する[**適切な場合**]
□ 思いやりのある，支持的な態度でサービスを提供する
□ 家族や重要他者，友人をケアとその計画に参加させる
□ 介護者の支援のために有効な資源を明らかにする
□ 支援に参加するための方法を，関心のある人に説明する

第 1 版：1992。改訂：2013

330 Part 3 介入

参考文献

Commission on Social Determinants of Health. (2008). *Closing the gap in a generation: Health equity through action on the social determinants of health.* World Health Organization.

Dossey, B. M., & Keegan, L. (2009). *Holistic nursing: A handbook for practice* (5th ed.). Jones & Bartlett.

Häggman-Laitila, A., Tanninen, H. M., & Pietilä, A. M. (2010). Effectiveness of resource-enhancing family-oriented intervention. *Journal of Clinical Nursing, 19*(17-18), 2500-2510.

Hudson, D. B., Campbell-Grossman, C., Keating-Lefler, R., & Cline, P. (2008). New mothers' network: The development of an internet-based social support intervention for African American mothers. *Issues in Comprehensive Pediatric Nursing, 31*(1), 23-35.

Stuart, G. W. (Ed.). (2009). Prevention and mental health promotion. In *Principles and practice of psychiatric nursing* (9th ed., pp. 172-183). Mosby Elsevier.

1910	酸塩基平衡管理
	Acid-Base Management

定義：酸塩基平衡の促進および酸塩基異常に起因する合併症の予防をすること

行動

☐ 気道の開通性を維持する

☐ 換気を十分に促せるような体位にする（例：気道を開いた状態にして，ベッドの頭側を挙上する）

☐ 静脈ラインを確保する

☐ 特定のタイプの酸塩基異常（例：呼吸性または代謝性）および代償性生理学的機構（例：肺または腎臓の代償，生理学的緩衝液）を決定するために，動脈の pH，$PaCO_2$ および HCO_3 の傾向を観察する

☐ 正確な治療計画のための動脈血の pH および血漿電解質の同時検査を維持する

☐ 動脈血ガス分析，血清，尿中電解質を観察する [**適切な場合**]

☐ 酸塩基平衡の分析を検査室で行うために，指示された検体を採取する（例：動脈血ガス分析（ABG），尿，血清）[**適切な場合**]

☐ 不均衡よりも病因を治療するほうが効果的であるため，酸塩基平衡異常の治療前に潜在的な病因を観察する

☐ 支持療法が必要とされる病態に対して，直接介入が必要な病態を確認する

☐ 酸塩基異常の補正による合併症を観察する（例：慢性呼吸性アルカローシスの急速な補正により生じる代謝性アシドーシス）

☐ 混合型酸塩基平衡異常を観察する（例：1 次呼吸性アルカローシスおよび 1 次代謝性アシドーシス）

☐ 呼吸パターンを観察する

☐ 組織への酸素供給の決定因子を観察する（例：動脈血酸素分圧（PaO_2），動脈血酸素飽和度（SaO_2），ヘモグロビン値，心拍出量）[**可能な場合**]

☐ 呼吸不全の症状を観察する（例：PaO_2 の低下，$PaCO_2$ の上昇，呼吸筋疲労）

☐ 酸素消費量の決定因子を観察する（例：SvO_2 値と $avDO_2$ 値）[**可能な場合**]

☐ 水分の摂取量と排出量を観察する

☐ 中心静脈圧値，平均動脈圧値，肺動脈圧値，肺動脈楔入圧値を含む血行動態をモニタリングする [**可能な場合**]

☐ 酸の喪失を観察する（例：嘔吐，経鼻胃管，下痢，および利尿）[**適切な場合**]

☐ 重炭酸塩の喪失を観察する（例：瘻孔ドレナージおよび下痢）[**適切な場合**]

☐ 神経学的状態を観察する（例：意識と混乱のレベル）

☐ 機械的換気補助を提供する [**必要な場合**]

☐ 適切に水分投与と通常の体液量の補正をする [**必要な場合**]

☐ 電解質値を正常化する（例：カリウムおよびクロール）[**必要な場合**]

☐ 動脈の pH，$PaCO_2$，HCO_3，および血清電解質の動向に基づいて処方薬を投与する [**適切な場合**]

☐ HCO_3 を含む薬剤の過度な使用を避けるよう，患者に指導する [**適切な場合**]

Part 3 介入　**331**

□ 過換気の緩和のために患者を落ち着かせる［**適切な場合**］

□ 発熱に対処する［**適切な場合**］

□ 鎮痛剤を投与する［**適切な場合**］

□ 酸素療法を行う［**適切な場合**］

□ 抗菌剤と気管支拡張剤を投与する［**適切な場合**］

□ 慢性高二酸化炭素血症の場合，低流量の酸素を投与し，CO_2 ナルコーシスをモニタリングする

□ 酸塩基異常を治療するための行動について，患者／家族を指導する

第 1 版：1992。改訂：2013

参考文献

American Association of Critical-Care Nurses, & Alspach, J. G. (2006). *Core curriculum for critical care nursing* (6th ed.). Elsevier.

Appel, S. J., & Downs, C. A. (2007). Steady a disturbed equilibrium: Accurately interpret the acid-base balance of acutely ill patients. *Nursing Critical Care, 2*(4), 45-53.

Clancy, J., & McVicar, A. (2007). Intermediate and long-term regulation of acid-base homeostasis. *British Journal of Nursing, 16*(17), 1076-1079.

Isenhour, J. L., & Slovis, C. M. (2008). Arterial blood gas analysis: A 3-step approach to acid-base disorders. *The Journal of Respiratory Diseases, 29*(2), 74-82.

Kraut, J. A., & Madeas, N. E. (2001). Approach to patients with acid-base disorders. *Respiratory Care, 46*(4), 392-402.

Lian, J. X. (2010). Interpreting and using the arterial blood gas analysis. *Nursing Critical Care, 5*(3), 26-36.

Porth, C. M. (2007). *Essentials of pathophysiology: Concepts of altered health states* (2nd ed.). Lippincott Williams & Wilkins.

Powers, F. (1999). The role of chloride in acid-base balance. *Journal of Intravenous Nursing, 22*(5), 286-290.

Smeltzer, S. C., & Bare, B. G. (2004). *Brunner & Suddarth's textbook of medical surgical nursing* (Vol. 1) (10th ed.). Lippincott Williams & Wilkis.

1913	**酸塩基平衡管理：呼吸性アシドーシス**
	Acid-Base Management: Respiratory Acidosis

定義：酸塩基平衡の改善および $PaCO_2$ がベースラインよりも高い，または血清水素イオン値が
　　　ベースラインよりも高いことから起こる合併症を予防すること

行動

□ 気道の開通性を維持する

□ 気道クリアランスを維持する（例：吸入，人工的気道の挿入または維持，胸部の理学療法，咳と深呼吸）
　［**適切な場合**］

□ 呼吸パターンを観察する

□ 静脈ラインを確保する

□ 酸塩基平衡の分析を検査室で行うために，指示された検体を採取する（例：動脈血ガス分析（ABG），尿，
　血清）［**適切な場合**］

□ 酸塩基異常の治療の前に，潜在的な病因を観察する（異常よりも病因を治療するほうが効果的）

□ 二酸化炭素過剰および呼吸性アシドーシスの可能性のある原因を観察する（例：気道閉塞，換気低下，
　中枢神経系（CNS）抑制，神経疾患，慢性肺疾患，筋骨格疾患，胸部外傷，気胸，呼吸器感染症，急性
　呼吸窮迫症候群（ARDS），心不全，急性オピオイド摂取，呼吸抑制剤の使用，肥満性低換気症候群）

□ 支持療法が必要とされる病態に対して，直接介入が必要な病態を確認する

□ 二酸化炭素過剰および呼吸性アシドーシスの徴候および症状を観察する（例：腕の伸展に伴う手の振
　戦，混乱，昏睡に進行する傾眠，頭痛，言語反応の遅れ，悪心，嘔吐，頻脈，温かい汗ばんだ四肢，
　pH 値が 7.35 未満，$PaCO_2$ 値が 45mmHg を超える，関連する低血圧，可能性のある HCO_3 過剰）

□ 呼吸性アシドーシスおよび $PaCO_2$ 値の上昇下での，換気および気道の開通をサポートする［**適切な場
　合**］

□ 酸素療法を行う［**適切な場合**］

332 Part 3 介入

- ☐ 抗菌剤と気管支拡張剤を投与する［適切な場合］
- ☐ 不適切な鎮静剤の効果を拮抗させることを目的とした投薬療法を施行する（例：麻薬に拮抗するナロキソン，ベンゾジアゼピンに拮抗するフルマゼニル）［適切な場合］
- ☐ ベンゾジアゼピンの作用に拮抗する際は，拮抗作用が強すぎる場合にけいれん発作が起こらないように注意を払う
- ☐ 慢性高二酸化炭素血症の場合，低流量の酸素を投与し，CO_2 ナルコーシスをモニタリングする（例：COPD）
- ☐ 肥満性低換気症候群または筋骨格疾患に関連する高二酸化炭素血症のための，非侵襲的の陽圧換気法を行う（例：経鼻持続陽圧換気，経鼻二相性換気）
- ☐ 低換気を観察し，原因を治療する（例：不適切な低換気回数，肺胞換気の慢性的減少，COPD，急性オピオイド摂取，閉塞性または拘束性気道疾患）
- ☐ pH 値低下の動脈血ガス分析（ABG）を観察する［適切な場合］
- ☐ 慢性呼吸器アシドーシスの徴候を観察する（例：樽胸，ばち指，口すぼめ呼吸，および呼吸補助筋の使用）［適切な場合］
- ☐ 動脈酸素供給の適切さを確認するために，組織への酸素供給の決定因子を観察する（例：動脈血酸素分圧（PaO_2），動脈血酸素飽和度（SaO_2），ヘモグロビン値，心拍出量）
- ☐ 呼吸不全の症状を観察する（例：PaO_2 値の低下，$PaCO_2$ 値の上昇，呼吸筋疲労）
- ☐ 換気 - 循環が適切になる体位に患者をポジショニングする（例：健側の肺を下にする，腹臥位，セミファウラー位）［適切な場合］
- ☐ 呼吸労作を観察する（例：呼吸数，心拍数，呼吸補助筋の使用，発汗）
- ☐ 機械的換気補助を提供する［必要な場合］
- ☐ 二酸化炭素の産生を減少させるために，低炭水化物，高脂肪食を提供する
- ☐ 頻繁に口腔衛生を行う
- ☐ 横隔膜運動の低下を防ぐために，消化管機能や腹部膨満を観察する［適切な場合］
- ☐ 十分な休息期間を促進する（例：邪魔の入らない 90 分間の睡眠，看護ケア，面会者の制限，相談の調整）［適切な場合］
- ☐ 神経学的状態をモニタリングする（例：意識と混乱のレベル）
- ☐ 呼吸性アシドーシスの治療のための行動について，患者／家族を指導する
- ☐ 呼吸障害の軽減のために，十分な休息期間を確保できるよう，面会時間の制限の取り決めを患者の訪問者と交わす［適応がある場合］

第 1 版：1992。改訂：2004，2013

参考文献

Appel, S. J., & Downs, C. A. (2007). Steady a disturbed equilibrium: Accurately interpret the acid-base balance of acutely ill patients. *Nursing Critical Care, 2*(4), 45-53.

Clancy, J., & McVicar, A. (2007). Intermediate and long-term regulation of acid-base homeostasis. *British Journal of Nursing, 16*(17), 1076-1079.

Isenhour, J. L., & Slovis, C. M. (2008). Arterial blood gas analysis: A 3-step approach to acid-base disorders. *The Journal of Respiratory Diseases, 29*(2), 74-82.

Kraut, J. A., & Madias, N. E. (2001). Approach to patients with acid-base disorders. *Respiratory Care, 46*(4), 392-403.

Lian, J. X. (2010). Interpreting and using the arterial blood gas analysis. *Nursing Critical Care, 5*(3), 26-36.

Lynch, F. (2009). Arterial blood gas analysis: Implications for nursing. *Paediatric Nursing, 21*(1), 41-44.

Porth, C. M. (2007). *Essentials of pathophysiology: Concepts of altered health states* (2nd ed.). Lippincott Williams & Wilkins.

Ruholl, L. (2006). Arterial blood gases: Analysis and nursing responses. *MEDSURG Nursing, 15*(6), 343-351.

Part 3 介入 **333**

1914 | **酸塩基平衡管理：呼吸性アルカローシス**
Acid-Base Management: Respiratory Alkalosis

定義：酸塩基平衡を改善し，血清 $PaCO_2$ 値が望ましい値よりも低いことから起こる合併症を予防すること

行動

☐ 気道の開通性を維持する

☐ 呼吸パターンを観察する

☐ 静脈ラインを確保する

☐ 酸塩基異常の治療の前に，潜在的な病因を観察する（異常よりも病因を治療するほうが効果的）

☐ 支持療法が必要とされる病態に対して，直接介入が必要な病態を明らかにする

☐ 過換気を観察し，原因を治療する（例：不適切に多い機械的換気数，不安，低酸素血症，肺病変，重度の貧血，サリチル酸毒性，CNS 損傷，代謝亢進状態，消化管膨満，痛み，高地，敗血症，ストレス）

☐ 過呼吸を最小限にするために，安楽を促進し，発熱をコントロールし，不安を軽減し，酸素消費量を減少させる［適切な場合］

☐ 患者に過換気用のリブリーザーマスクを提供する［適切な場合］

☐ 過換気の緩和のために患者を落ち着かせる［適切な場合］

☐ 機械的換気で過換気になった患者には，換気を減らす（例：速度，モード，1 回換気量）［適切な場合］

☐ 呼気終末二酸化炭素濃度をモニタリングする［適切な場合］

☐ 少なくとも 90 分間の邪魔が入らない睡眠による適切な休息期間を促進する（例：看護ケア，面会者の制限，相談の調整）［適切な場合］

☐ 呼吸性アルカローシスの原因を是正するときは，HCO_3 を減らすために非経口的塩化物液を投与する［適切な場合］

☐ 動脈の pH，$PaCO_2$，および HCO_3 の傾向を観察し，介入の有効性を決定する

☐ 呼吸性アルカローシスの悪化の症状を観察する（例：無呼吸と過換気の交互の期間，不安の増加，血圧の上昇を伴わない心拍数の増加，息苦しさ，めまい，四肢のうずき，頻繁な溜息とあくび，視覚のぼやけ，発汗，口渇，7.45 以上の pH 値，35mmHg 未満の $PaCO_2$，随伴性高クロール血漿，HCO_3 欠乏）

☐ 酸塩基平衡の分析を検査室で行うために，指示された検体を採取する（例：動脈血ガス分析（ABG），尿，および血清）［適切な場合］

☐ 正確な治療計画のための動脈血の pH および血漿電解質の同時検査を維持する

☐ 動脈血ガス分析（ABG），血清，尿中電解質値を観察する［適切な場合］

☐ 呼吸性アルカローシスを伴う低リン血症や低カリウム血症を観察する［適切な場合］

☐ 酸塩基異常の補正による合併症を観察する（例：慢性呼吸性アルカローシスの急速な補正により生じる代謝性アシドーシス）

☐ 不適切な呼吸代償として 1 次代謝障害を隠す，混合型酸塩基平衡異常を観察する（例：1 次呼吸性アルカローシスおよび 1 次代謝性アシドーシスの混合）

☐ 混合型酸塩基異常の存在を確認するため，観測される $PaCO_2$ と予測される $PaCO_2$ の変化の差を計算する

☐ 起こりうる呼吸不全の徴候を観察する（例：動脈血酸素分圧（PaO_2）値の低下，呼吸筋疲労，動脈血酸素飽和度（SaO_2）／混合静脈血酸素飽和度（SvO_2）の低下）

☐ 酸素療法を行う［必要な場合］

☐ 機械的換気補助を提供する［必要な場合］

☐ 換気を十分に促せるような体位にする（例：気道を開いた状態にして，ベッドの頭側を挙上する）

☐ 水分の摂取量と排出量を観察する

☐ 神経学的／呼吸性アルカローシスの神経筋症状を観察する（例：感覚異常，テタニー，けいれん発作）［適切な場合］

334 Part 3 介入

☐ 呼吸性アルカローシスによる心肺症状を観察する（例：不整脈，心拍出量の減少，過換気）

☐ 精神安定剤，鎮痛剤，解熱剤を投与する[適切な場合]

☐ 患者が機械的に換気されている場合にかぎり，神経筋遮断剤を投与する[適応がある場合]

☐ ストレス緩和を促進する

☐ 頻繁に口腔衛生を行う

☐ 見当識を促進する

☐ 呼吸性アルカローシスの治療のための行動について，患者／家族に指導する

☐ 呼吸障害の軽減のために，十分な休息期間を確保できるよう，面会時間の制限の取り決めを患者の訪問者と交わす[適応がある場合]

第 1 版：1992。改訂：2013

参考文献

Appel, S. J., & Downs, C. A. (2007). Steady a disturbed equilibrium: Accurately interpret the acid-base balance of acutely ill patients. *Nursing Critical Care, 2*(4), 45-53.

Clancy, J., & McVicar, A. (2007). Intermediate and long-term regulation of acid-base homeostasis. *British Journal of Nursing, 16*(17), 1076-1079.

Foster, G. T., Vaziri, N. D., & Sassoon, C. S. (2001). Respiratory alkalosis. *Respiratory Care, 46*(4), 384-391.

Isenhour, J. L., & Slovis, C. M. (2008). Arterial blood gas analysis: A 3-step approach to acid-base disorders. *The Journal of Respiratory Diseases, 29*(2), 74-82.

Kraut, J. A., & Madias, N. E. (2001). Approach to patients with acid-base disorders. *Respiratory Care, 46*(4), 392-403.

Lian, J. X. (2010). Interpreting and using the arterial blood gas analysis. *Nursing Critical Care, 5*(3), 26-36.

Lynch, F. (2009). Arterial blood gas analysis: Implications for nursing. *Paediatric Nursing, 21*(1), 41-44.

Ruholl, L. (2006). Arterial blood gases: Analysis and nursing responses. *MEDSURG Nursing, 15*(6), 343-351.

1911	酸塩基平衡管理：代謝性アシドーシス
	Acid-Base Management: Metabolic Acidosis

定義：酸塩基平衡の改善を促進し，血漿 HCO_3 値がベースラインよりも低い，または血清水素イオン値がベースラインよりも高いことから生じる合併症を予防すること

行動

☐ 気道の開通性を維持する

☐ 呼吸パターンを観察する

☐ 静脈ラインを確保する

☐ 酸塩基異常を治療する前に，潜在的な病因を観察する（異常よりも病因を治療するほうが効果的）

☐ 支持療法が必要とされる病態に対して，直接介入が必要な病態を確認する

☐ HCO_3 不足の原因や水素イオン過剰の原因を観察する（例：メタノールまたはエタノール摂取，尿毒症，糖尿病性ケトアシドーシス，アルコール性ケトアシドーシス，乳酸アシドーシス，敗血症，低血圧，低酸素症，虚血，イソニアジドまたは鉄摂取，サリチル酸毒性，下痢，高カロリー輸液，副甲状腺機能亢進症）

☐ 代謝性アシドーシスの原因を明らかにするために，アニオンギャップを計算する（例：非アニオンギャップは電解質影響の原因を示す。アニオンギャップは，重炭酸喪失が原因であると示す）

☐ 代謝性アシドーシスの原因解明を助けるために，ニーモニック（簡略記憶記号）を用いる（例：MUDPILES（メタノール摂取／尿毒症／糖尿病／アルコール中毒／飢餓性ケトアシドーシス／パラアルデヒド摂取／イソニアジドまたは鉄中毒／乳酸アシドーシス／エチレングリコール摂取／サリチル酸摂取。HARDUP：過栄養作用／アセタゾラミド／腎尿細管アシドーシス，腎不全／下痢および利尿剤／子宮摘出術／膵臓瘻））

☐ 代謝性アシドーシスに関連する電解質異常を観察する（例：低ナトリウム血症，高カリウム血症または低カリウム血症，低カルシウム血症，低リン血症，低マグネシウム血症）[適切な場合]

Part 3　介入　**335**

- [ ] HCO₃欠損または水素イオン過剰を悪化させる徴候および症状を観察する（例：クスマウルの呼吸，脱力，見当識障害，頭痛，食欲不振，昏睡，尿中pH値が6未満，血漿HCO₃値が22mEq/L未満，血漿pH値が7.35未満，塩基過剰が－2mEq/L未満，関連する高カリウム血症，可能性のあるCO₂欠乏）
- [ ] 基礎状態からの過度な喪失に対して，適用に従って水分を投与する（例：下痢，利尿剤，高エネルギー療法）
- [ ] HCO₃薬剤を経口または非経口で投与する**[適切な場合]**
- [ ] 未熟児，新生児，幼児には，非経口HCO₃を使用する
- [ ] HCO₃値を低下させる薬剤の投与を避ける（例：塩化物含有溶液および陰イオン交換樹脂）**[適切な場合]**
- [ ] 過剰HCO₃投与による合併症を予防する（例：代謝性アルカローシス，高ナトリウム血症，容量過負荷，酸素供給の減少，心収縮性の低下，乳酸産生増加）
- [ ] 糖尿病性ケトアシドーシスの治療のために，処方インスリン，水分補正剤（等張性および低張）とカリウムを投与する**[適切な場合]**
- [ ] 不適切な物質の摂取または腎不全の治療のために，処方薬を投与する（例：アルコール，サリチル酸，エチレングリコール）
- [ ] 水分の摂取量と排出量を観察する
- [ ] 組織への酸素供給の決定因子を観察する（例：動脈血酸素分圧（PaO₂），動脈血酸素飽和度（SaO₂），ヘモグロビン値，心拍出量）**[適切な場合]**
- [ ] 酸素消費量を減少させる（例：快適性，発熱のコントロール，不安を軽減）**[適切な場合]**
- [ ] 消化管からの重炭酸ナトリウムの喪失を観察する（例：下痢，膵臓瘻，小腸瘻，および回腸導管）**[適切な場合]**
- [ ] 過剰な非揮発性酸からの重炭酸ナトリウムと酸の蓄積の減少を観察する（例：腎不全，糖尿病性ケトアシドーシス，組織低酸素症，飢餓）**[適切な場合]**
- [ ] 腎不全の患者に透析の準備をする（透析用カテーテル留置の援助）**[適切な場合]**
- [ ] 透析を援助する（例：血液透析または腹膜透析）**[適切な場合]**
- [ ] けいれん発作の対策をする
- [ ] 頻繁に口腔衛生を行う
- [ ] 床上安静を維持する**[適応がある場合]**
- [ ] 代謝性アシドーシス増悪の中枢神経症状を観察する（例：頭痛，眠気，精神作用，けいれん発作，昏睡）**[適切な場合]**
- [ ] 代謝性アシドーシス増悪の心肺症状を観察する（例：低血圧，低酸素症，不整脈，およびクスマウル呼吸）**[適切な場合]**
- [ ] 代謝性アシドーシス増悪の消化器系症状を観察する（例：食欲不振，悪心，嘔吐）**[適切な場合]**
- [ ] 慢性代謝性アシドーシスをきたしている患者に，十分な栄養を提供する
- [ ] 代謝性アシドーシスの消化器系の影響に対処するために，快適な対策を提供する
- [ ] 二酸化炭素を減少させるために，炭水化物の少ない食事を奨励する（例：高カロリー輸液と完全静脈栄養の投与）**[適切な場合]**
- [ ] 骨塩の喪失を防ぐために，慢性代謝性アシドーシスをきたした患者のカルシウム値とリン酸値を観察する
- [ ] 代謝性アシドーシスの治療のための行動について，患者／家族を指導する

第1版：1992。改訂：2013

参考文献

Appel, S. J., & Downs, C. A. (2007). Steady a disturbed equilibrium: Accurately interpret the acid-base balance of acutely ill patients. *Nursing Critical Care*, 2(4), 45-53.

Aschner, J. L., & Poland, R. L. (2008). Sodium bicarbonate: Basically useless therapy. *Pediatrics*, 122(4), 831-835.

Clancy, J., & McVicar, A. (2007). Intermediate and long-term regulation of acid-base homeostasis. *British Journal of Nursing*, 16(17), 1076-1079.

Isenhour, J. L., & Slovis, C. M. (2008). Arterial blood gas analysis: A 3-step approach to acid-base disorders. *The Journal of Respiratory Diseases*, 29(2), 74-82.

Jones, M. B. (2010). Pediatric care: Basic interpretation of metabolic acidosis. *Critical Care Nurse*, 30(5), 63-70.

336　Part 3　介入

Kovacic, V., Roguljic, L., & Kovacic, V. (2003). Metabolic acidosis of chronically hemodialyzed patients. *American Journal of Nephrology*, *23*(3), 158-164.

Lian, J. X. (2010). Interpreting and using the arterial blood gas analysis. *Nursing Critical Care*, *5*(3), 26-36.

Porth, C. M. (2007). *Essentials of pathophysiology: Concepts of altered health states* (2nd ed.). Lippincott Williams & Wilkins.

Powers, F. (1999). The role of chloride in acid-base balance. *Journal of Intravenous Nursing*, *22*(5), 286-290.

1912	酸塩基平衡管理：代謝性アルカローシス
	Acid-Base Management: Metabolic Alkalosis

定義：酸塩基平衡を改善し，血清HCO₃値が望ましい値よりも高いことから生じる合併症を予防すること

行動

☐ 気道の開通性を維持する

☐ 呼吸パターンを観察する

☐ 静脈ラインを確保する

☐ 酸塩基異常を治療する前に，潜在的な病因を観察する（異常よりも病因を治療するほうが効果的）

☐ 支持療法が必要とされる病態に対して，直接介入が必要な病態を確認する

☐ HCO₃の蓄積または水素イオンの喪失原因を観察する（例：胃液喪失，嘔吐，経鼻胃管ドレナージ，持続性の下痢，ループまたはチアジド利尿剤，囊胞性線維症，機械的に換気された患者における高二酸化炭素血症後症候群，原発性アルドステロン症，甘草（ハーブ）の過剰摂取）

☐ 代謝性アルカローシスの原因を確認するために，尿中クロール濃度を計算する（例：尿中クロール濃度が15mmol/Lよりも低い場合に生理食塩水応答性が示され，25mmol/Lよりも高い場合に非生理食塩水応答性が示される）

☐ 代謝性アルカローシスの原因解明を助けるために，ニーモニック（簡略記憶記号）を用いる（例：DAMPEN：利尿剤／分泌腺腫／バーター症候群，ペニシリン，カリウム欠乏症，過食症等／高二酸化炭素血症後／嘔吐／経鼻胃管。A BELCH：糸球体濾過過低下を伴うアルカリ摂取／11-B-ヒドロキシラーゼ欠損症／外因性ステロイド／甘草（リコリス）摂取／クッシング症候群およびクッシング病／原発性アルドステロン症）

☐ 酸塩基平衡の分析を検査室で行うために，指示された検体を採取する**［適切な場合］**

☐ 動脈血ガス分析（ABG），血清，尿中電解質値を観察する**［適切な場合］**

☐ 希釈した酸を投与する（例：等張塩酸塩，アルギニンヒドラジン一塩酸塩）**［適切な場合］**

☐ 胃からの塩酸塩分泌を適切にブロックするために，H₂受容体拮抗剤を投与する（例：ラニチジンおよびシメチジン）**［適切な場合］**

☐ HCO₃の排泄を増加させるために，炭酸脱水酵素阻害利尿剤を投与する（例：アセタゾラミドとメタゾラミド）**［適切な場合］**

☐ 不十分な陰イオンを置換するために塩化物を投与する（例：塩化アンモニウム，塩酸アルギニン，生理食塩水）**［適切な場合］**

☐ 根本的な低カリウム血症が是正されるまで，処方された塩化カリウム輸液を投与する

☐ カリウム保持性利尿剤を投与する（例：スピロノラクトンおよびトリアムテレン）**［適切な場合］**

☐ 嘔吐による塩酸の損失を低減するために，制吐剤を投与する**［適切な場合］**

☐ 生理食塩水の静脈注射によって細胞外液の不足を補う**［適切な場合］**

☐ 電解質の流出を回避するために，経鼻胃管から等張生理食塩水を摂る**［適切な場合］**

☐ 水分の摂取量と排出量を観察する

☐ 酸塩基異常の補正による合併症を観察する（例：慢性呼吸性アルカローシスの急速な補正により生じる代謝性アシドーシス）

☐ 不適切な代謝性代償が1次的な呼吸性障害を覆い隠している混合型酸塩基平衡障害をモニターする（例：1次代謝性アルカローシスおよび1次性呼吸性アシドーシスの混合）

Part 3　介入　**337**

☐ 混合型酸塩基平衡障害の存在を確認するため，観察される HCO_3 と予測される HCO_3 の変化の差を計算する

☐ 組織への酸素供給の決定因子を観察する（例：動脈血酸素分圧（PaO_2），動脈血酸素飽和度（SaO_2），ヘモグロビン値，心拍出量）[**可能な場合**]

☐ アルカリ性物質の投与を避ける（例：重炭酸ナトリウムの静脈投与，制酸剤の経口または経鼻投与）[**適切な場合**]

☐ 代謝性アルカローシスに関連する電解質異常を観察する（例：低カリウム血症，高カルシウム血症，低クロール血症）[**適切な場合**]

☐ 随伴性重炭酸ナトリウムの過剰を観察する（例：高アルドステロン症，グルココルチコイド過剰，甘草（ハーブ）の乱用）[**適切な場合**]

☐ 腎臓からの酸の喪失を観察する（例：利尿療法）[**適切な場合**]

☐ 消化管からの酸の喪失を観察する（例：嘔吐，経鼻吸引，高塩化物含有下痢）[**適切な場合**]

☐ 代謝性アルカローシスに関連した低カリウム血症に起因する毒性について，ジギタリスを服薬中の患者を観察する[**適切な場合**]

☐ 代謝性アルカローシスの神経学的／神経筋症状を観察する（例：けいれん発作，混乱，昏迷，昏睡，テタニー，多動反射）

☐ 代謝性アルカローシスの呼吸器系症状を観察する（例：気管支けいれん，低換気）

☐ 代謝性アルカローシスの循環器系症状を観察する（例：不整脈，収縮減少，心拍出量の減少）

☐ 代謝性アルカローシスの消化器系症状を観察する（例：悪心，嘔吐，下痢）

☐ 代謝性アルカローシスの治療のための行動について，患者／家族に指導する

第1版：1992。改訂：2004，2013

参考文献

Appel, S. J., & Downs, C. A. (2007). Steady a disturbed equilibrium: Accurately interpret the acid-base balance of acutely ill patients. *Nursing Critical Care*, 2(4), 45-53.

Clancy, J., & McVicar, A. (2007). Intermediate and long-term regulation of acid-base homeostasis. *British Journal of Nursing*, 16(17), 1076-1079.

Huang, L.H., & Priestley, M.A. (2008). *Pediatric metabolic alkalosis*. http://emedicine.medscape.com/article/906819-overview

Isenhour, J. L., & Slovis, C. M. (2008). Arterial blood gas analysis: A 3-step approach to acid-base disorders. *The Journal of Respiratory Diseases*, 29(2), 74-82.

Khanna, A., & Kurtzman, N. A. (2001). Metabolic alkalosis. *Respiratory Care*, 46(4), 354-365.

Kraut, J. A., & Madias, N. E. (2001). Approach to patients with acid-base disorders. *Respiratory Care*, 46(4), 392-403.

Lian, J. X. (2010). Interpreting and using the arterial blood gas analysis. *Nursing Critical Care*, 5(3), 26-36.

Lynch, F. (2009). Arterial blood gas analysis: Implications for nursing. *Paediatric Nursing*, 21(1), 41-44.

Porth, C. M. (2007). *Essentials of pathophysiology: Concepts of altered health states* (2nd ed.). Lippincott Williams & Wilkins.

Ruholl, L. (2006). Arterial blood gases: Analysis and nursing responses. *MEDSURG Nursing*, 15(6), 343-351.

1920	酸塩基モニタリング
	Acid-Base Monitoring

定義：酸塩基平衡を調整するため，患者データの収集と分析をすること

行動

☐ リスク集団の酸塩基平衡の分析（例：動脈血ガス分析（ABG），尿，血清）を検査室で行うために，指示された検体を採取する[**適切な場合**]

☐ 動向を確認するために，検体を連続して採取する

☐ pH 値での効果が高まっている患者の，血清 pH の傾向を分析する（例：過換気患者，糖尿病，アルコール性ケトアシドーシス患者，敗血症患者）

☐ リスク集団での血清 pH の傾向を分析する（例：侵害呼吸状態，腎機能障害，糖尿病，長引く下痢や嘔

338　Part 3　介入

吐を伴う患者，クッシング症候群）

- [ ] 動脈 pH 値が平均（7.35 ～ 7.45）よりアルカリまたは酸性側にあるかどうかに注意する
- [ ] $PaCO_2$ 値が，呼吸性アシドーシス，呼吸性アルカローシス，または正常を示すかどうかに注意する
- [ ] 重炭酸ナトリウム値が，代謝性アシドーシス，代謝性アルカローシス，または正常性を示しているかに注意する
- [ ] アシドーシスまたはアルカローシスが代償性であるか，非代償性であるかを明らかにするため，$PaCO_2$ および HCO_3 の傾向と併せて，血清 pH の傾向を調べる
- [ ] 代償が呼吸性か代謝性か，または生理学的緩衝であるかに注意する
- [ ] 不均衡よりも病因を治療するほうが効果的であるため，酸塩基平衡異常の治療前に潜在的な病因を観察する
- [ ] 酸生成物の産生増加または排泄減少を示す，アニオンギャップ（14mEq/L 以上）の有無を確認する
- [ ] HCO_3 の欠損および代謝性アシドーシスの徴候および症状を観察する（例：クスマウル呼吸，衰弱，見当識障害，頭痛，食欲不振，昏睡，尿中 pH 値が 6 未満，血漿 HCO_3 値が 22mEq/L 未満，血漿 pH 値が 7.35 未満，塩基過剰が－2mEq/L 未満，関連する高カリウム血症，可能性のある CO_2 欠乏）
- [ ] 代謝性アシドーシスの原因を観察する（例：メタノールまたはエタノール摂取，尿毒症，糖尿病性ケトアシドーシス，アルコール性ケトアシドーシス，パラアルデヒドの摂取，乳酸アシドーシス，敗血症，低血圧，低酸素症，虚血，栄養失調，下痢，腎不全，高カロリー輸液，副甲状腺機能亢進症，サリチル酸毒性，エチレングリコール摂取）
- [ ] HCO_3 過剰および代謝性アルカローシスの徴候および症状を観察する（例：四肢のしびれとうずき，筋肉の高張性，中断を伴う浅い呼吸，徐脈，テタニー，尿の pH7 値以上，血漿 HCO_3 値 26mEq/L 以上，血漿 pH 値 7.45 以上，BE（ベースエクセス）が 2mEq/L 以上，関連する低カリウム血症，可能性のある二酸化炭素の保持）
- [ ] 代謝性アルカローシスの原因を観察する（例：利尿剤，嘔吐，経鼻胃管，高二酸化炭素血症後，カリウム欠乏症，アルカリ摂取，クッシング症候群，高アルドステロン症，低クロール血症，重炭酸ナトリウム含有薬物の過剰摂取）
- [ ] 動脈血二酸化炭素分圧の欠乏および呼吸性アルカローシスの徴候および症状を観察する（例：頻繁な溜息とあくび，テタニー，感覚異常，筋肉のけいれん，動悸，うずきやしびれ，めまい，視力のぼやけ，発汗，口渇，けいれん，血清 pH7.45 以上，$PaCO_2$ が 35mmHg 未満，関連する高クロール血症，可能性のある重炭酸ナトリウムの欠乏）
- [ ] 呼吸性アルカローシスの原因を観察する（例：過換気，機械的換気過剰，肝疾患，妊娠，敗血症，疼痛，中枢神経系病変，発熱）
- [ ] 動脈血二酸化炭素分圧過剰および呼吸性アシドーシスの徴候および症状を観察する（例：腕を伸展した際の手指の振戦，混乱，昏睡に進行する傾眠，頭痛，言語反応の遅れ，悪心，嘔吐，頻脈，汗ばんだ四肢，血清 pH7.35 未満，$PaCO_2$ が 45mmHg 以上，随伴性低クロール血症，可能性のある HCO_3 過剰）
- [ ] 呼吸性アシドーシスの原因を観察する（例：気道閉塞，換気の低下，中枢神経系抑制，神経疾患，慢性肺疾患，筋骨格疾患，胸部外傷，感染症，急性呼吸窮迫症候群，心不全，急性オピオイド摂取，呼吸抑制剤の使用）
- [ ] 患者の状態の改善や劣化を検出するために，以前の状態と現在の状態を比較する
- [ ] 患者のパラメーターを医師が指示した範囲内で維持するために，確立されたプロトコルを用いて治療を開始／変更する

第 1 版：1992。改訂：2013

参考文献

Appel, S. J., & Downs, C. A. (2007). Steady a disturbed equilibrium: Accurately interpret the acid-base balance of acutely ill patients. *Nursing Critical Care, 2*(4), 45-53.

Clancy, J., & McVicar, A. (2007). Intermediate and long-term regulation of acid-base homeostasis. *British Journal of Nursing, 16*(17), 1076-1079.

Coombs, M. (2001). Making sense of arterial blood gases. *Nursing Times, 97*(27), 36-38.

Isenhour, J. L., & Slovis, C. M. (2008). Arterial blood gas analysis: A 3-step approach to acid-base disorders. *The Journal of Respiratory Diseases, 29*(2), 74-82.

Lian, J. X. (2010). Interpreting and using the arterial blood gas analysis. *Nursing Critical Care, 5*(3), 26-36.

Powers, F. (1999). The role of chloride in acid-base balance. Journal of *Intravenous Nursing, 22*(5), 286-290.

Smeltzer, S. C., & Bare, B. G. (2004). *Brunner & Suddarth's textbook of medical surgical nursing* (Vol. 1) (10th ed.). Lippincott Williams & Wilkis.

6930	産褥期ケア

Postpartal Care

定義：分娩直後から 6 週間までの女性にケアを提供すること

行動

☐ バイタルサインをモニタリングする

☐ 悪露の色調，量，におい，凝血塊の有無を観察する

☐ 産後の確認の前およびそれ以降頻繁に母親に排尿を促す

☐ 触診中は子宮下部を支えながら，子宮底の位置・長さ・張りを観察する

☐ 硬くなるまで優しく子宮底をマッサージする[**必要な場合**]

☐ 会陰・会陰切開部・周辺組織を観察する（例：発赤，浮腫，斑状出血，分泌物，創縁の縫合部を観察する）

☐ 早期に頻繁な歩行を奨励する[**必要な場合，介助しながら**]

☐ 手術後の患者に呼吸リハビリテーションを奨励する[**必要な場合，介助しながら**]

☐ 患者の疼痛を観察する

☐ 悪寒を感じている患者の安楽を守る（例：温かいブランケットを用意し，飲物を提供する）

☐ 鎮痛剤を投与する[**必要な場合**]

☐ 患者に薬剤を使用しない疼痛緩和方法を説明する（腰湯，歩行，マッサージ，イメージ法，冷罨法，ウィッチヘーゼルパッド，気を紛らわす）

☐ 感染を予防し，不快感を軽減する会陰のケアについて患者に説明する

☐ 会陰ケアを行う，またはケアを援助する（例：アイスパックをあてる，座浴を奨励する，乾式加熱をする）

☐ 乳房の温度，色調，乳首の状態を観察する

☐ 乳房の変化について患者に説明する

☐ 水分摂取量と排出量を含め，膀胱を観察する（例：排尿状態，触知可能性，色調，におい，摂取量と排出量）

☐ 通常の排尿機能の回復を促進する（例：座浴を援助する，水分摂取を促す，会陰に温かい湯をかける，歩行を奨励する）

☐ 腸を観察する（例：最後に腸が動いた日時，腸蠕動音，放屁の有無）

☐ 通常の腸管機能の回復を促進する（例：緩下剤または下剤を投与する，水分や食物繊維を多くとるように患者を指導する，歩行を奨励する）

☐ 深部静脈血栓症発症の可能性を軽減させる方法を行う（例：下肢の運動やフットポンプの装着）

☐ 下肢のホーマンズ徴候を観察し，さらに検査する[**必要な場合**]

☐ 患者の情動状態を観察する

☐ 分娩経験についての話し合いを母親に奨励する

☐ 母親が自身と児のケアをする能力があることについて安心できるような声掛けをする

☐ さらなる評価や治療を必要とする症状を含め，気分の変化に関する情報を提供する（例：産後ブルーや産後うつ，産褥期精神疾患）

☐ 産後うつや精神疾患の症状を観察する

☐ 精神的な変化やその管理方法について，あらかじめ説明をしておく

☐ 活動と休息の必要性について話し合う

☐ 性行為と避妊具の選択について話し合う

☐ 親子の愛着形成行動を観察する

☐ 最適な親子の愛着形成を促進する

☐ バランスのとれた食事や必要であればサプリメントの使用等を含め，栄養必要量について患者に説明

340　Part 3　介入

する［適応がある場合］

☐ 乳児の栄養必要量について患者に説明する

☐ 適切な教育を行い，選択した授乳方法の支援をする

☐ 授乳相談を紹介する［適応がある場合］

☐ 早急な報告を必要とする危険な徴候について患者に説明する（例：熱，うつ）

☐ Rh 免疫グロブリンや風疹ワクチンを投与する［適応がある場合］

☐ 新生児の検査や産後の検査の予定を立てる支援をする

☐ コミュニティの支援やフォローアップケアのための適切な資源を紹介する

第 1 版：1992。改訂：2013

参考文献

Brockington, I. (2004). Postpartum psychiatric disorders. *The Lancet, 363*(9405), 303-310.

Morten, A., Kohl, M., O' Mahoney, P., & Pelosi, K. (1991). Certified nursemidwifery care of the postpartum client: A descriptive study. *Journal of Nurse-Midwifery, 36*(5), 276-288.

Ward, S. L., & Hisley, S. M. (2009). Caring for the postpartal woman and her family. In *Maternal-child nursing care: Optimizing outcomes for mothers, children, & families* (pp. 469-509). F.A. Davis.

3320	酸素療法
	Oxygen Therapy

定義：酸素投与とその効果を測定すること

行動

☐ 実施の前に酸素療法の指示を確認する［適応がある場合］

☐ 酸素療法，送気の役割，喫煙を避ける必要性を指導する

☐ 酸素療法への反応を観察するため，パルスオキシメーターを使用できるようにする［適応がある場合］

☐ 酸素飽和度，呼吸数，血圧，脈拍を含むベースラインの観察を記述する

☐ 気道の開通性を維持する

☐ 努力呼吸，皮膚色，意識レベルを観察する

☐ 気道の開通性を最適化するため，口腔内・鼻腔内・気管内の分泌物を除去する

☐ 呼吸の効果を最適化するように適切な場所に配置する（例：座位またはセミファーラー位）

☐ 出口に流量計を挿入し，適切な酸素チューブや送気装置を取りつける（例：マスク，鼻カニューレ，経鼻チューブ）

☐ 年齢に合わせて，送気方法を適用する（例：小さな子どもや新生児のための酸素テントや保育器）

☐ 流量計に加湿器を取りつける（例：口腔をバイパスして送気するときや 1 分間に 6L 以上のレベルの送気をするときには粘膜の乾燥を避けるために酸素を加湿しなくてはならない）［適応がある場合］

☐ 流量計を適切な量にする

☐ 適切な看板を部屋の周りや自宅に設置する

☐ 酸素流量をモニタリングする

☐ 酸素供給機器の位置を確認する

☐ 酸素レベルの低下を防ぐために，できるだけ短くテントや保育器に入るよう看護計画を立案する

☐ テントを怖がる場合は，お気に入りの玩具や毛布を子どもに提供する

☐ 酸素供給機器の電源を入れたままにしておくことの重要性を指導する（酸素は容易に呼吸困難や不快を軽減する）

☐ 鼻カニューレを使用している場合は，鼻で息をするように推奨する

☐ 酸素使用に関連する安全性の注意について指導する

☐ 処方された濃度の酸素が確実に供給されるために定期的に酸素供給機器を点検する（チューブがねじれていない，マスクやカニューレが誤った位置にある）

Part 3　介入　　**341**

□ 酸素療法の効果を観察する（例：パルスオキシメーター，動脈血ガス分析（ABG））

□ 機器をはずすたびに，酸素マスクまたはカニューレに交換する

□ 食事時に酸素をはずしていても問題なく呼吸することができるかどうかを観察する

□ 食事中は酸素療法機器をマスクからカニューレに交換する［**耐えられる場合**］

□ 酸素投与が引き起こす低換気の徴候がないか観察する（例：不安，意識レベルの低下，集中できない，疲労，めまい，不整脈，顔面蒼白，チアノーゼ，呼吸困難）

□ 酸素毒性および吸収性無気肺の徴候を観察する

□ 自発呼吸を妨げていないか確認するため，酸素供給機器を確認する

□ 酸素療法の必要性に関連する不安がないか観察する

□ 酸素供給機器の摩擦により皮膚損傷を生じていないか観察する

□ 移送中も酸素供給する

□ 飛行機への搭乗や高地への旅行の前に追加の酸素処方を受けるよう指導する［**適切な場合**］

□ 活動中や睡眠中の追加の酸素使用に関して他の医療専門職に相談する

□ 家庭での酸素の使用について指導する（例：装置の使用方法，酸素の補充の時期，禁煙）

□ 装置の使用，維持についての指導の訓練を受けた人員，24時間の緊急サービス，装置の維持，指導のために毎月のフォローアップの訪問を含む，酸素供給業者を使用するよう奨励する

□ 動きやすいように酸素療法機器の調整をし，適切な指導をする

□ 安楽を促進するために他の酸素療法機器と交換する［**適切な場合**］

□ 酸素療法に関する恐怖や懸念を共有するよう奨励する

□ 在宅で酸素を使用している現地のサポートグループを紹介する

□ 理解を確実にするためにティーチバックを用いる

第1版：1992。改訂：2000，2024

参考文献

Atkinson, D. (2017). Ambulatory and short- burst oxygen for interstitial lung disease. *Nursing Standard*, *32*(14), 41-42. https://doi.org/10.7748/ns.2017.e11008

Craven, R. F., Hirnle, C. J., & Henshaw, C. J. (2021). Oxygen therapy. In *Fundamentals of nursing: Human health and function* (pp. 925-927) (9th ed.). Wolters-Kluwer.

Duan, L., Xie, C., & Zhao, N. (2022). Effect of high-flow nasal cannula oxygen therapy in patients with chronic obstructive pulmonary disease: A meta-analysis. *Journal of Clinical Nursing*, *31*(1/2), 87-98. https://doi.org/10.1111/jocn.15957

Ford, C., & Robertson, M. (2021). Oxygen therapy in a hospital setting. *British Journal of Nursing*, *30*(2), 96-100. https://doi.org/10.12968/bjon.2021.30.2.96

Karabey, T., & Aybek, S. D. (2021). Oxidative stress, COVID-19 and nursing care. *International Journal of Caring Sciences*, *14*(3), 1763-1770.

Perry, A. G., Potter, P. A., Ostendorf, W. R., & LaPlante, N. (2021). *Clinical nursing skills and techniques* (10th ed.). Mosby.

Pruitt, B. (2021). High-flow oxygen therapy and BiPAP: Two complementary strategies to fight respiratory failure. *RT: The Journal for Respiratory Care Practitioners*, *34*(3), 26-29.

Pruitt, B. (2021). Pediatric oxygen therapy and humidification. *RT: The Journal for Respiratory Care Practitioners*, *34*(6), 8-11.

Siela, D., & Kidd, M. (2017). Oxygen requirements for acutely and critically ill patients. *Critical Care Nurse*, *37*(4), 58-70.

342　Part 3　介入

1320	指圧療法

Acupressure

定義：治療効果を得るために，身体の特定のポイント（つぼ）に持続的な圧力をかけること

行動

- ☐ 禁忌のスクリーニングを行う（例：動脈硬化のような重篤な健康状態，心疾患，挫傷，瘢痕組織，感染，幼児）
- ☐ 特定の個人に対して，予防のためか治療のためか，指圧の目的を決める（例：疼痛，頭痛，悪心，睡眠，かぜやインフルエンザ，関節炎，アレルギー，神経性緊張，月経痛，副鼻腔炎，捻挫，テニス肘）
- ☐ 有効な指圧療法の根拠，利点，限界，種類を説明する（例：指圧，推拿（中国の治療手技を用いた整体術），スジョク，仁神術）
- ☐ 選択された指圧技法の詳細な説明を提供する
- ☐ タッチングに対する心理的な安楽の程度を個別に確認する
- ☐ 望ましい成果を決定する
- ☐ 望ましい成果に応じて，刺激するツボを決定する
- ☐ 静かで邪魔が入らない環境をつくる[可能な場合]
- ☐ 緩い服を着て快適な体位をとるよう助言する
- ☐ これから疼痛部位を探すことを説明する
- ☐ 刺激中はリラックスするよう，患者に奨励する
- ☐ 組織の層の反応が得られるように，安定した指の圧力をゆっくりとリズミカルに加える
- ☐ 母指，指，手掌，手の側面，手首を用いて，全身の圧力感知点に体重を傾けて圧迫を適応する
- ☐ 疼痛を和らげ緩和するために，徐々に圧迫し，数分間に1回，そのまま動かさず保持する
- ☐ 疼痛のために過度に緊張した筋肉組織に，弛緩が感じられるまで，または疼痛が軽減されたという報告があるまで，通常は15～20秒間一定の圧力をかける
- ☐ 体の反対側上の同じポイントにも，手技を繰り返して行う
- ☐ 悪心があるとき，または悪心が予想される際は，治まるまで安定した圧力をかけるか，リストバンドをつけたままにする
- ☐ 望ましいポイントや場所を明らかにするために，言葉もしくは姿勢による合図を観察する（例：ウインク，「痛い」）
- ☐ いずれかのポイントで極端な圧痛があるときは，反対側のポイントを治療する
- ☐ 痛みの治療を始めた最初の週は，毎日指圧を行う
- ☐ 治療の間に，プログレッシブリラクセーション法および／またはストレッチ体操を使用することを推奨する
- ☐ 指圧治療を家族／他の重要な他者に指導する
- ☐ 処置や反応を記録する

第2版：1996。改訂：2018

参考文献

Chen, Y. W., & Wang, H. H. (2014). The effectiveness of acupressure on relieving pain: A systematic review. *Pain Management Nursing, 15*(2), 539-550.

Gach, M. (2014). *Acupressure.com*. http://acupressure.com/index.htm

Matsubara, T., Arai, Y-C. P., Shiro, Y., Shimo, K., Nishihara, M., Santo, J., & Ushida, T. (2011). Comparative effects of acupressure at local and distal acupuncture points on pain conditions and autonomic function in females with chronic neck pain. *Evidenced Based Complementary and Alternative Medicine, 2011.* https://doi.org/10.1155/2011/543291

Robinson, N., Lorenc, A., & Liao, X. (2011). The evidence for Shiatsu: A systematic review of Shiatsu and acupressure. *BMC: Complementary & Alternative Medicine, 11*, 1-15.

†Yeung, W., Chung, K., Poon, M., Ho, F., Zhang, S., Zhang, Z., Ziea, E. T-C., & Wong, V. (2012). Acupressure, reflexology, and auricular acupressure for insomnia: A systematic review of randomized controlled trials. *Sleep Medicine, 13*(8), 971-984.

Part 3 　介入 　**343**

1770	死後ケア
	Postmortem Care

定義：亡くなった患者および家族へのケアを提供すること

行動

☐ 身体に装着しているものを除去する（例：衣類，チューブ，モニター）[**必要な場合**]

☐ 遺体を洗浄する

☐ 殿部の下と下肢の間に，失禁パッドを敷く

☐ 頭部や顔への体液貯留を予防するためにベッドの頭側をわずかに挙上する

☐ 義歯を装着する[**可能な場合**]

☐ 眼を閉じる

☐ 遺体のアライメント（体軸）を正しく維持する

☐ 関連部署と担当者に通知する[**方針に従って**]

☐ 私物にラベルを貼って保管する

☐ 家族から要求があった場合，聖職者に連絡する

☐ 訪問者の数を制限しない

☐ 写真を手配する

☐ 遺体と家族の対面を促し，サポートする

☐ 家族の宗教的信念や儀式を尊重する

☐ 家族のプライバシーとサポートを提供する

☐ 臓器提供に関する質問に答える

☐ 剖検に関する質問に答える

☐ 家族が去った後，方針に従って遺体にラベルをつける

☐ 遺体安置所に遺体を移送する

☐ 葬儀屋に連絡する

☐ 検視官に連絡する[**適切な場合**]

第1版：1992。改訂：2013

参考文献

Ackerman, M. J. (2009). State of postmortem genetic testing known as the cardiac channel molecular autopsy in the forensic evaluation of unexplained sudden cardiac death in the young. *Pacing & Clinical Electrophysiology, 32*(Suppl. 2), S86-S89.

De Lisle-Porter, M., & Podruchny, A. M. (2009). The dying neonate: Familycentered end-of-life care. *Neonatal Network, 28*(2), 75-83.

Kozier, B., Erb, G., Berman, A., & Snyder, S. (2004). Loss, grieving, and death. In *Fundamentals of nursing: Concepts, process, and practice* (pp. 1032-1058) (7th ed.). Prentice Hall.

Perry, A. G., & Potter, P. A. (2006). *Clinical nursing skills and techniques* (6th ed.). Elsevier Mosby.

Smith, T., Basa, E., Ewert-Flanagan, P., & Tilley, C. (2009). Incorporating spirituality into end-of-life and postmortem care. *Oncology Nursing Forum, 36*(3), 18.

2860	自己血輸血
	Autotransfusion

定義：術中または術後に清潔な創傷から失われた血液を回収し再輸血すること

行動

☐ 自己血の回収や自己血輸血を行うための必要条件・訓練・手順では，組織の方針を順守する

☐ 適切な職員が実施することを治療開始前に確認する

344　　Part 3　介入

- ☐ 回収に適切な血液であるかを検査する（敗血症，感染，血液関連の腫瘍，輸血不可能な洗浄剤を含む血液，止血剤，微結晶コラーゲンといった禁忌）
- ☐ 患者のインフォームドコンセントを行う
- ☐ 手順について患者を指導する
- ☐ 適切な採血システムを用いる［施設の方針に従って］
- ☐ 患者氏名・ID番号・日付・採血開始時間を採血容器に記載する
- ☐ 採血中は患者と採血システムを頻繁に観察する
- ☐ 採血前，採血中，採血後の採血システムの完全性を維持する
- ☐ 再輸血に適しているか血液を検査する（汚染物質，薬剤，悪性度，出血性疾患等の禁忌）
- ☐ 血液の回収と再輸血の間，血液の完全性を維持する
- ☐ 再輸血のための血液を準備する
- ☐ 採血の開始時間，血液の状態，抗凝固剤の種類と量，再輸血の量を記録する
- ☐ 採血後6時間以内に再輸血する
- ☐ スタンダードプリコーション（標準的感染予防策）を維持する

第2版：1996。改訂：2008，2018

参考文献

American Association of Blood Banks. (2014). *Standards for perioperative autologous blood collection and administration* (6th ed.).

Conner, R., Spruce, L., & Burlingame, B. (2013). *Perioperative standards and recommended practices.* Association of periOperative Registered Nurses.

Esper, S. A., & Waters, J. H. (2011). Intraoperative cell salvage: A fresh look at the indications and contraindications. *Blood Transfusion, 9*(2), 139-147.

Rothrock, J. C. (Ed.). (2015). *Alexander's care of the patient in surgery* (15th ed.). Elsevier Mosby.

Waters, J., Dyga, R., & Yazer, M. (2010). Guidelines for blood recovery and reinfusion in surgery and trauma. American Association of Blood Banks.

5395	自己効力感強化

Self-Efficacy Enhancement

定義：健康行動を実践する自分自身の能力への自信を強化すること

行動

- ☐ 望ましい行動を実践するための自分の能力に対する自覚を探索する
- ☐ 望ましい行動を実践することによって得られるベネフィットに対する患者の自覚を探索する
- ☐ 望ましい行動を実践しないことでのリスクに対する自覚を明らかにする
- ☐ 行動変容するうえでの障壁を明らかにする
- ☐ 望ましい行動に関する情報提供をする
- ☐ 行動変容のための行動計画に参画できるよう，患者を援助する
- ☐ 行動を変えようとすること，実際に行動に移ることに対する自信を強化する
- ☐ 行動を実践するために必要な知識と技術を学ぶための支援的な環境を提供する
- ☐ 文化的に適切で年齢に見合う教育方略を用いる（例：ゲーム，コンピュータ支援教育，カンバセーションマップ：同じ境遇にいる患者同士の知識や体験から互いに学び合うこと）
- ☐ 望ましい行動のモデルとなる／実践する
- ☐ 望ましい行動を習熟させるためにロールプレイを行う
- ☐ 学習過程において，および行動を実践している間は肯定的な強化と情動的な支援を行う
- ☐ 習熟したことを体験する機会を提供する（例：行動実践が成功する）
- ☐ 行動を実践する個人の能力に関して，肯定的で説得力のある説明をする
- ☐ 行動変容を成功させた人と交流できるように援助することを奨励する（例：サポートグループ，グルー

プ教育への参加）

□ 新たな行動を実践し始める段階で経験しうる生理的状態・情動的状態に備えられるようにする

第5版：2008

参考文献

Bandura, A. (1997). Self-efficacy: *The exercise of control.* W. H. Freeman.

Fisher, K. (2006). School nurses' perceptions of self-efficacy in providing diabetes care. *Journal of School Nursing, 22*(4), 223-228.

Lau-Walker, M. (2006). A conceptual care model for individualized care approach in cardiac rehabilitation-combining both illness representation and self-efficacy. *British Journal of Health Psychology, 11*(pt. 1), 103-117.

Litarowsky, J. A., Murphy, S. O., & Canham, D. L. (2004). Evaluation of an anaphylaxis training program for unlicensed assistive personnel. *Journal of School Nursing, 20*(5), 279-284.

Long, J. D., & Stevens, K. R. (2004). Using technology to promote self-efficacy for healthy eating in adolescents. *Journal of Nursing Scholarship, 36*(2), 34-139.

Pender, N. J., Murdaugh, C. L., & Parsons, M. A. (2002). *Health promotion in nursing practice* (4th ed.). Prentice Hall.

5922	自己催眠促進

Self-Hypnosis Facilitation

定義：治療的な利益を得るために自己導入による催眠状態の利用を指導し観察すること

行動

□ 自己催眠に適切な状態に患者があるかどうかを確認する

□ 他の治療法の補助として自己催眠を活用する（例：セラピストによる個別催眠法，個別精神療法，グループセラピー，家族療法）

□ 治療法としての自己催眠の概念を患者に紹介する

□ 自己催眠による治療に感受性が高い問題／案件を患者とともに明らかにする

□ 自己催眠によって治療される問題の病歴の情報を得る

□ 自己催眠の目標を患者とともに決定する

□ 自己催眠を利用することに対する患者の受容を明らかにする

□ 自己催眠に対する根拠のない社会通念や誤解を是正する

□ 患者が治療を受容していることを確認する

□ 催眠による暗示への患者のかかりやすさについてアセスメントすることによって，患者の治療への適合性を評価する

□ 患者の具体的なニーズや目標を反映した自己催眠法に適合させた個別の手技を患者に提供する

□ 適切な自己催眠導入技法を明確にするよう，患者を援助する（例：シェブルール振子錯覚，リラクセーション，階段を歩いて降りることを想像する，閉眼，腕の浮揚，単純筋弛緩法，明視化運動，呼吸への集中，キーワード／キーフレーズの繰り返し，その他）

□ 適切な催眠深化法を明確にするよう，患者を援助する（例：手を顔に近づける，イメージ段階的拡大法，細分化，その他）

□ 自己催眠法を実践することによって自己催眠に熟達することを患者に奨励する

□ 患者とともに実践スケジュールの取り決めを交わす［必要な場合］

□ 継続的に患者の自己催眠に対する反応を観察する

□ 自己催眠の手技とその体験の安楽さに対するフィードバックを患者から得る

□ 自己催眠をかけた結果，起こったことに対処し，解釈できるよう患者を援助する

□ 患者の反応および安楽のレベルに準じて自己催眠の実践を修正するよう勧める（頻度，強度，具体的な技法）

□ 治療の目標に対する達成状況を評価できるよう患者を援助する

第4版：2004。改訂：2008

346 Part 3 介入

参考文献

Fontaine, K. L. (2005). Hypnotherapy and guided imagery. In K. L. Fontaine (Ed.), *Complementary & alternative therapies for nursing practice* (2nd ed., pp. 301-338). Prentice Hall.

Freeman, L. (Ed.). (2004). Hypnosis. In *Mosby's complementary & alternative medicine: A research-based approach* (2nd ed., pp. 237-274). Mosby.

Fromm, E., & Kahn, S. (1990). *Self-hypnosis. The Chicago paradigm*. The Guilford Press.

Lynn, S. J., & Kirsch, I. (2006). *Essentials of clinical hypnosis: An evidencebased approach*. Washington, DC: American Psychological Association.

Rankin-Box, D. (2001). Hypnosis. In D. Rankin-Box (Ed.), *The nurse's handbook of complementary therapies* (2nd ed., pp. 208-214). Edinburgh: Bailliere Tindall.

Sanders, S. (1991). *Clinical self-hypnosis: The power of words and images*. The Guilford Press.

Zahourek, R. P. (1985). *Clinical hypnosis and therapeutic suggestion in nursing*. Grune & Stratton.

Zarren, J. I., & Eimer, B. N. (2002). *Brief cognitive hypnosis: Facilitating the change of dysfunctional behavior*. Springer.

4340	自己主張訓練（アサーション・トレーニング）
	Assertiveness Training

定義：他者の権利を尊重しながらも，効果的な感情・欲求・考えを表現できるよう援助すること

行動

☐ 自己主張の障壁を明らかにする（例：発達段階，慢性疾患または精神状態，知識の欠如，女性の社会進出）

☐ 自己主張の妨げとなる認知の歪曲を自覚し，歪曲を改善できるよう患者を支援する

☐ 自己主張的行動，攻撃的行動，受動的行動，受動的攻撃的行動を区別する

☐ 個人の権利，責任，相反する規範を明確にできるよう支援する

☐ 対人関係で問題となる部分を明確にできるよう支援する

☐ 肯定的・否定的の両面的な思考表現と感情表現を促進する

☐ 自滅的な思考を明らかにできるよう支援する

☐ 思考と現実を区別できるよう患者を援助する

☐ 自己主張のためのさまざまな方法について患者を指導する

☐ 自己主張行動を実践するための方略について患者を指導する（例：要求をする，不合理な要求は拒否する，対話を開始し終結させる）

☐ 対話やモデリング，ロールプレイを用いて実践の機会を設ける

☐ 会話能力や社交的な能力の実践を支援する（例：「私は」と自分を中心においた話し方，非言語的な行動，率直さ，褒め言葉を受け入れること）

☐ 自己主張の助けになる，または妨げになる非言語コミュニケーションを明らかにできるよう支援する（例：笑顔，アイコンタクト，声のトーンと大きさ）

☐ 正確にはっきりと情報を伝えるためのコミュニケーション方法の構築を支援する

☐ 感情や考えを表出しようとする努力を称賛する

☐ 行動変容に関連する不安のレベルや不快感を観察する

第 1 版：1992。改訂：1996，2018

参考文献

Chitty, K. K. (2004). Mood disorders. In C. R. Kneisl, H. S. Wilson, & E. Trigoboff (Eds.), *Contemporary psychiatric-mental health nursing* (pp. 334-365). Pearson Prentice Hall.

McCabe, C., & Timmins, F. (2003). Teaching assertiveness to undergraduate nursing students. *Nurse Education in Practice, 3*(1), 30-42.

Prochaska, J. O., & Norcross, J. C. (2010). *Systems of psychotherapy: A transtheoretical analysis* (pp. 252-254) (7th ed.). Brooks/Cole.

Sadock, B. J., & Sadock, V. A. (2007). *Kaplan & Sadock's synopsis of psychiatry: Behavioral sciences/ clinical psychiatry* (pp. 955) (10th ed.). Wolters Kluwer Health/Lippincott, Williams, & Wilkins.

Stuart, G. W. (Ed.). (2013). *Principles and practice of psychiatric nursing* (10th ed., pp. 580-581). Elsevier Mosby.

Vanel, S., & Morris, B. (2010). Staff's perceptions of voluntary assertiveness skills training. *Journal for Nurses in Staff Development, 26*(6), 256-259.

Wheeler, K. (2008). *Psychotherapy for the advanced practice psychiatric nurse* (pp. 185). Mosby Elsevier.

4480	自己責任促進

Self-Responsibility Facilitation

定義：自分自身の行動に対して，より多くの責任を負うよう患者に奨励すること

行動

- □ 患者に自分自身の行動に対する責任を課す
- □ 現在の健康状態に対する責任の範囲を患者と話し合う
- □ 患者にヘルスケアの状況に関する十分な知識があるかどうかを確認する
- □ 責任を負うことに関する感情・認識・恐怖を言葉にすることを奨励する
- □ より多くの責任を無理なく負うことができる領域を明確にするよう患者を援助する
- □ 目標の設定を奨励する
- □ ケアに関して選択をするよう患者や家族を促す[**適切な場合**]
- □ 患者の自立を奨励し，自立ができなくなったときは援助する
- □ より責任を負うために適切な情報源を，患者や家族が確実に入手できるようにする
- □ 自分自身の責任に対処できなくなった場合の結果について話し合う
- □ 自己評価や内省の機会を提供する
- □ 患者が負うこととなる責任のレベルを観察する
- □ 行動変容によって新たに加わる責任を受け入れられるよう，肯定的で建設的なフィードバックをする
- □ 誤った行為を認めるよう，奨励する[**適切な場合**]
- □ 操作的な行動に制限を設ける
- □ 患者と一緒に設定した制限について議論や取引をすることは控える
- □ 自分のセルフケアに対して，できるだけ多くの責任を引き受けることを患者に奨励する
- □ 子どもが責任を負えるような，年齢に見合った課題を明確にするよう親を援助する[**適切な場合**]
- □ 子どもに求められる責任ある行動について明確に伝えることを親に奨励する[**適切な場合**]
- □ 子どもに求められる責任ある行動を最後まで貫くためのフォローを親に奨励する[**適切な場合**]
- □ 患者が求める責任，または患者が達成するべき新たな責任のレベルに対して家族の支援を促す
- □ 将来の責任増大に対する指針となる予定表の作成を援助する

第1版：1992。改訂：1996，2018

参考文献

Betancourt, J. R., & Quinlan, J. (2007). Personal responsibility versus responsible options: Health care, community health promotion, and the battle against chronic disease. *Preventing Chronic Disease, 4*(3). http://www.cdc.gov/pc/issues/2007/jul/07_0017.htm

Fortinash, K., & Worret, P. (2012). *Psychiatric mental health nursing* (5th ed.). Elsevier Mosby.

Horton, S. (2014). What is personal health responsibility? *ABNF Journal, 25*(1), 5-9.

Schmidt, H. (2009). Just health responsibility. *Journal of Medical Ethics, 35*(1), 21-26.

Snelling, P. C. (2012). Say something interesting about responsibility for health. *Nursing Philosophy, 13*(3), 161-178.

348 Part 3 介入

5400	自己尊重強化
	Self-Esteem Enhancement

定義：自己価値に対する自身の判断力を高めるために患者を支援すること

行動

☐ 患者の自己価値に関する主張を観察する

☐ 患者のローカスオブコントロール（locus of control；統制の所在）を確認する

☐ 患者の自分自身の判断に対する自信を確認する

☐ 患者の長所を明らかにすることを奨励する

☐ 自己受容ができるように患者を援助する

☐ 他人とのコミュニケーションではアイコンタクトをとることを奨励する

☐ 患者が確認した患者自身の長所を強化する

☐ 患者が自分について語り，自分の日常に関する肯定的な思考を言葉にすることを奨励する

☐ 患者の自律性を高めるような体験を提供する**［適切な場合］**

☐ 他者からの肯定的な反応を認識できるよう患者を援助する

☐ 否定的に批評することを避ける

☐ いじめやからかいに対処できるように患者を援助する

☐ 状況に対処するための患者の能力に対する信頼を伝える

☐ より高い段階の自尊感情に到達するために，現実的な目標が設定できるよう援助する

☐ 他者に依存することを受け入れるよう患者を援助する**［適切な場合］**

☐ 自分自身に対する否定的な認識を再度見直すことができるよう患者を援助する

☐ 自分の責任を増やすことを奨励する**［適切な場合］**

☐ 患者の自己価値に対する感情がピアグループ（仲間集団）に及ぼす影響を明らかにできるよう患者を援助する

☐ 過去の成功事例を探索する

☐ 自己批判や罪悪感の根拠を探索する

☐ 自分の行動を評価することを患者に奨励する

☐ 新たな挑戦を受け入れるよう患者に奨励する

☐ 目標達成への患者の進歩に対して報酬を提供したり褒めたりする

☐ 自尊感情を高めるような環境や活動を促進する

☐ 自尊感情における文化，宗教，人種，性別，年齢の重要性を認識できるよう患者を援助する

☐ 子どもの肯定的な自己概念の発達に関する親の関心と支援の重要性について親に指導する

☐ 明確な期待を子どもとともに設定し，制限を設けるよう親に指導する

☐ 子どもの成し遂げたことを認めるよう親に指導する

☐ 自分を否定するような発言頻度を観察する

☐ 目標達成に向けて最後まで遂行するための能力の欠如について観察する

☐ 自尊感情のレベルを経時的に観察する**［適切な場合］**

☐ 患者について肯定的な発言をする

第 1 版：1992。改訂：2013

参考文献

Bode, C., van der Heij, A., Taal, E., & van de Laar, M. A. (2010). Body-self unity and self-esteem in patients with rheumatic diseases. Psychology, *Health & Medicine*, *15*(6), 672-684.

Bunten, D. (2001). Normal changes with aging. In M. Maas, K. Buckwalter, M. Hardy, T. Tripp-Reimer, M. Titler, & J. Specht (Eds.), *Nursing care of older adults: Diagnoses, outcomes, & interventions* (pp. 518-520). Mosby.

Lai, H., Lu, C., Jwo, J., Lee, P., Chou, W., & Wen, W. (2009). The effects of a self-esteem program incorporated into health and physical education classes. *Journal of Nursing Research, 17*(4), 233-240.

Lim, J., Kim, M., Kim, S., Kim, E., Lee, J., & Ko, Y. (2010). The effects of a cognitive-behavioral therapy on career attitude maturity, decision making style, and self-esteem of nursing students in Korea. *Nurse Education Today, 30*(8), 731-736.

Weber, S., Puskar, K., & Ren, D. (2010). Relationships between depressive symptoms and perceived social support, self-esteem, & optimism in a sample of rural adolescents. *Issues in Mental Health Nursing, 31*(9), 584-588.

2400　自己調節鎮痛法（PCA）の援助

Patient-Controlled Analgesia (PCA) Assistance

定義：鎮痛剤の投与と調節について，患者のコントロールを促進すること

行動

- ☐ 使用する麻薬の種類選択の際，医師，患者，家族と協力する
- ☐ 麻薬にアスピリンや非ステロイド性抗炎症剤を混ぜて投与するよう推奨する[**適切な場合**]
- ☐ 他の投与経路からのオピオイド投与の中止を推奨する
- ☐ ペチジン塩酸塩の使用を避ける
- ☐ 投与される鎮痛剤のアレルギーが患者にないことを確認する
- ☐ 疼痛の強さ，質，期間を観察するよう患者と家族に指導する
- ☐ 呼吸数と血圧を観察するよう患者と家族に指導する
- ☐ 経鼻胃管，静脈ライン，皮下または脊髄投与用ラインを確保する[**適切な場合**]
- ☐ 患者がPCAポンプを使用できることを確認する（コミュニケーションをとることができ，説明を理解し，指示に従うことができるということ）
- ☐ 適切な自己調節鎮痛剤投与機器の種類の選択において，患者や家族と協力する
- ☐ PCAポンプの使用方法を患者と家族に指導する
- ☐ PCAポンプから1時間当たりに投与される薬剤量を考慮し，適切な薬剤濃度を計算するよう患者と家族を援助する
- ☐ 適切な量の鎮痛剤を急速投与（ボーラス投与）できるよう患者と家族を援助する
- ☐ PCAポンプの基本投与速度を適切に設定するよう患者と家族に説明する
- ☐ PCAポンプのロックアウト間隔の適切な設定について，患者と家族を援助する
- ☐ 適切な必要投与量をPCAポンプで設定できるよう患者と家族を援助する
- ☐ 患者の反応に応じて，ロックアウト間隔，持続投与速度，必要薬液量を調整するために，患者，家族，医師と相談する
- ☐ 呼吸数や疼痛の強さ，疼痛の状態に応じて，薬液量を増減する方法を患者に説明する
- ☐ 鎮痛剤の効果と副作用（有害でないものも含む）について患者と家族に指導する
- ☐ 患者の疼痛，薬剤の投与量と頻度，疼痛治療に対する患者の反応を疼痛のフローシートに記録する
- ☐ リスクの高い患者は注意して呼吸抑制の有無を観察する（例：70歳以上の高齢者，睡眠時無呼吸の既往，中枢神経系抑制剤とPCAの併用，肥満，腹部上部または胸部の手術後でPCAボーラス投与量が1mgより多い腎臓・肝臓・肺・心臓の障害の既往等）
- ☐ 便秘の予防のため，排便対策を推奨する
- ☐ 疼痛コントロールが困難な患者について，疼痛管理の専門家に相談する

第1版：1992。改訂：2013

参考文献

Berman, A., Snyder, S., Kozier, B., & Erb, G. (2008). Pain management. In *Kozier & Erb's fundamentals of nursing: Concepts, processes, and practice* (pp. 1187-1230) (8th ed.). Prentice Hall.

Chumbley, G., & Mountford, L. (2010). Patient-controlled analgesia infusion pumps for adults. *Nursing Standard, 25*(8), 35-40.

Craft, J. (2010). Patient-controlled analgesia: Is it worth the painful prescribing process? *Baylor*

University Medical Center Proceedings, 23(4), 434-438.

Franson, H. (2010). Postoperative patient-controlled analgesia in the pediatric population: A literature review. *AANA Journal, 78*(5), 374-378.

4470	自己変容補助
	Self-Modification Assistance

定義：患者にとって重要な目標を達成するための自主的な変化を強化すること

行動

☐ 個人的な価値観・信念と満足感の検討を患者に奨励する

☐ 患者が変化を望む理由を評価する

☐ 変化に対する具体的な目標を明らかにできるよう患者を援助する

☐ 望ましい目標へ到達するために変えるべき行動を明らかにできるよう患者を援助する

☐ 行動が社会的状況や取り巻いている環境に与える影響を明らかにできるよう患者を援助する

☐ 望ましい変化に関連する現在の患者の知識と技能のレベルを評価する

☐ 変化の段階を明らかにできるよう患者を援助する（無関心期，関心期，準備期，実行期，維持期，終結）

☐ 患者を取り巻く社会的環境や物理的環境が望ましい行動に対する支援範囲を評価する

☐ 行動変容の障壁となりうるものを患者とともに探索する

☐ 行動変容のために最も効果的な方略を患者とともに明らかにする

☐ 行動変容を試みる段階において自分自身を観察することの重要性を患者に説明する

☐ 特定の行動が生じる頻度を明らかにできるよう患者を援助する

☐ 行動を記録するのに役立つ，持ち運びやすく，使いやすいコード表（グラフや表）を作成できるよう患者を援助する

☐ 少なくとも3日間，2～3週間を限度として，行動の発生率を記録するよう患者に指導する

☐ 適切で意味のある強化因子や報酬を明らかにすることを患者に奨励する

☐ 行動の持続に十分な，重要な強化因子や報酬を選択することを患者に奨励する

☐ 価値のある外的・内的な報酬に関するリストを作成する患者を援助する

☐ 外的報酬から始めて，内的報酬まで進展するよう患者を励ます

☐ 行動変容をしようとしている患者を看護師や家族，友人が支援するための手段が報酬リストに含まれている可能性があることを患者に指導する

☐ 行動変容のための体系化した計画を立案できるよう患者を援助する

☐ 管理できる範囲で，一定の時間内で達成可能な段階を明らかにすることを患者に奨励する

☐ 褒賞を得るために，家族または看護師に依存せず，自己強化の方向に促す

☐ 継続的な強化から断続的な強化に移行するための方法について患者を指導する

☐ 過去の行動の記録と現在の行動を比較することで進捗状況を評価できるよう患者を指導する

☐ 行動の変化を視覚的に示すことを患者に奨励する（例：グラフ）

☐ 次の段階へ進む前に1つの段階を完全に熟達するよう促し，計画を具体化する際は柔軟に対応する

☐ 行動変容を強化するために計画を具体的に調整するよう患者に奨励する（例：段階や報酬の大きさ）[**必要な場合**]

☐ 行動が生じる環境や状況を明らかにできるよう患者を援助する（例：きっかけ，引き金）

☐ 小さな成功であってもそれが成功であると認識できるよう患者を援助する

☐ 行動を生じさせる合図やきっかけの作用を患者に説明する

☐ 合図や引き金に関して，その身体的状況や社会的状況，対人状況における存在を評価するよう患者を援助する

☐ きっかけと行動の関係が図式化された「きっかけ分析シート」を作成することを患者に奨励する

Part 3 介入 **351**

☐ 望ましい行動を導くきっかけの頻度を増加する「きっかけ拡充」を用いるよう患者を指導する

☐ 望ましくない行動を導くきっかけの頻度を減少するために,「きっかけ制限,きっかけ限定」を用いるよう患者を指導する

☐ 行動のきっかけをコントロールする方法を明らかにできるよう患者を援助する

☐ 既存の習慣的・自動的な行動を明らかにするよう患者を援助する(例:歯みがきや靴ひもを結ぶこと)

☐ 既存の刺激と習慣の組み合わせを明らかにするよう患者を援助する(例:食事摂取後の歯みがき)

☐ 既存の刺激またはきっかけを望ましい行動と組み合わせるよう患者を支援する(例:毎日の仕事後に運動をする)

☐ 既存の刺激と望ましい行動の組み合わせが自動的または習慣的に定着するまで継続することを患者に奨励する

☐ コードシートやデータ変化,きっかけ分析,変化の視覚的測定を統合するためにハイテクノロジー機器を利用する選択肢を患者とともに探索する(例:コンピュータ,スマートフォン)

☐ 行動変容を試みるときに,イメージ法や瞑想,段階的なリラクセーション法の潜在的利用を患者とともに探索する

☐ 行動を明確にするためにロールプレイを利用する可能性を患者とともに探索する

第 1 版:1992。改訂:2013

参考文献

Antony, M. M. (2005). Cognitive behavior therapy. In M. Hersen (Ed.), *Encyclopedia of behavior modification and cognitive behavior therapy* (pp. 186-195). Sage.

Franklin, P. D., Farzanfar, R., & Thompson, D. D. (2009). E-health strategies to support adherence. In S. A. Shumaker, J. K. Ockene, & K. A. Riekert (Eds.), *Handbook of health behavior change* (3rd ed., pp. 169-190). Springer.

Karoly, P. (2005). Self-control. In M. Hersen & J. Rosqvist (Eds.), *Encyclopedia of behavior modification and cognitive behavior therapy* (pp. 504-508). Sage.

Karoly, P. (2005). Self-monitoring. In M. Hersen & J. Rosqvist (Eds.), *Encyclopedia of behavior modification and cognitive behavior therapy* (pp. 521-525). Sage.

Prochaska, J. O., Johnson, S., & Lee, P. (2008). The transtheoretical model of behavior change. In S. A. Shumaker, J. K. Ockene, & K. A. Riekert (Eds.), *Handbook of health behavior change* (3rd ed., pp. 59-84). Springer.

Stuart, G. W. (Ed.). (2009). *Principles and practice of psychiatric nursing* (9th ed.). Mosby Elsevier.

Watson, D. L., & Tharp, R. G. (2007). *Self-directing behavior: Self-modification for personal adjustment* (9th ed.). Wadsworth.

6340	自殺予防
	Suicide Prevention

定義:命を絶つための自傷行為のリスクを低減すること

行動

☐ 有効な自殺評価尺度を用いて,自殺のリスクの有無を確認する

☐ 自殺計画があるか確認する

☐ 自殺計画を実行に移すための手段があるか確認する

☐ 自殺行動の深刻なリスクにある人の入院を検討する

☐ 個人を自殺に追い込むような精神疾患・症状を治療・管理する(例:気分障害,幻覚,妄想,パニック,薬物乱用,悲嘆,人格障害,器質的障害,危機)

☐ 不安や動揺,精神疾患を緩和する薬剤や気分が安定する薬剤を投与する[適切な場合]

☐ 生活の質や疼痛コントロール問題を擁護する

☐ 後で過剰投与を試みるために個人が薬剤を頰に隠していないことを確かめるために,薬剤投与後の口腔内を確認する

☐ 自殺の機会を減少させるため,リスクのある患者には死をまねきうる処方薬を少量ずつ投与する[適切な場合]

352 Part 3 介入

□ 薬剤の副作用（有害でないものも含む）や望ましい成果を観察する

□ 治療計画を立てる際，個人を巻き込む［**適切な場合**］

□ コーピング方略を説明する（例：自己主張の訓練，衝動の制御，漸進的筋弛緩法）［**適切な場合**］

□ 思いやりや寛容さを伝えることや感情に関して話す機会を提供するために定期的に交流する

□ 自殺について話し合う際には直接的で批判的なアプローチを避ける

□ 自傷行為の衝動に駆られた際に話ができるケア提供者をみつけるよう奨励する

□ 現在や未来に焦点をあてて話し合いを続けることで，過去の自殺企図について繰り返し話し合うことを避ける

□ 将来の自殺に関する思考に対処するための計画について話し合う（例：促進させる要因，連絡をとるべき相手，助けを求めるべき場所，自傷行為をしたいという感情を和らげる方法）

□ 支援してくれる人や資源を探すよう援助する（例：聖職者，家族，介護者）

□ 自殺への深刻なリスクがある場合，自殺予防策を開始する（継続的な個人の観察と監視，保護的な環境の提供）

□ 必要なレベルの観察が可能な環境に置く

□ 適切な自殺予防策を調整するために自殺のリスクを定期的に評価し続ける（最低毎日）

□ 自殺予防策を変更する前に治療チームに相談する

□ 入院手続き時に新しく入院してきた個人やその所持品に武器や武器となりうるものがないか確認する［**適切な場合**］

□ 危険なものがない状態を維持するため，環境を定期的に点検し，危険なものを取り除く

□ 施錠されていたり，飛散防止ガラスでないかぎり，窓へ近づかないよう制限する［**適切な場合**］

□ 武器になりうるものの使用を制限する（例：鋭利物，ひも状のもの）

□ 武器となりうるものの使用中は監視する（例：カミソリ）

□ 自傷行為の抑制が欠けている場合，保護的な介入を用いる（例：区域の制限，隔離，身体拘束）［**必要な場合**］

□ 他の介護者にリスクと関連する安全性の問題について伝える

□ 観察が簡単なナースステーション近くの部屋を割り当てる［**適切な場合**］

□ 職員の配置数が少なくなると予想できるときに，観察回数を増やす（例：職員会議，申し送り時，職員の食事時間，夜間，週末，病棟が混乱している時間帯）

□ 孤独や有害な考えを行動に移す機会を減らすための方略を検討する（例：付添人をつける）

□ 自殺のリスクの上昇を示す可能性のある気分の変化や行動を観察，記録，報告する

□ 定期的な観察の結果を記録する

□ 自殺の予防策や関連する安全性の問題について説明する（例：目的，期間，予期される行動，行動の結果）

□ 家族や友人のサポートを促進する

□ 退院計画に家族も巻き込む（例：疾患や薬剤に関する教育，自殺のリスク上昇の認識，自傷行為に対する考えへの対処に関する計画，コミュニティ資源）

□ 自殺に関する思考や行動の評価と治療のため，精神医療を提供する施設に紹介する（例：精神科医や精神科の専門の開業看護師）［**必要な場合**］

□ 使用できるコミュニティの資源や福祉計画について情報を提供する

□ 理解を確実にするためにティーチバックを用いる

□ 精神保健サービスへのアクセスを改善する

□ 自殺は予防できる健康問題として，社会の認識を高める

第 1 版：1992。改訂：2000，2004，2024

参考文献

American Psychiatric Nurses Association. (2014). *Scope and standards of psychiatric-mental health nursing* (2nd ed.).

Butcher, H. K., & Ingram, T. (2018). Secondary suicide prevention in later life. *Journal of Gerontological Nursing, 44*(11), 20-32.

Chauliac, N., Leaune, E., Gardette, V., Poulet, E., & Duclos, A. (2020). Suicide prevention interventions for older people in nursing homes and longterm care facilities: A systematic review. *Journal of Geriatric Psychiatry & Neurology, 33*(6), 307-315. https://doi.org/10.1177/0891988719892343

Keltner, N. L., & Steele, D. (2019). Psychiatric nursing (8th ed.). Elsevier.

Kinsley, K., & Pritchett, W. (2021). Ambulatory Care Nurses: Suicide causes and prevention. *AAACN Viewpoint, 43*(2), 13-15.

Lindstrom, A. C., & Earle, M. (2021). Improving suicidal ideation screening and suicide prevention strategies on adult nonbehavioral health units. *Journal of Doctoral Nursing Practice, 14*(2), 122-129.

Manister, N. N., Murray, S., Burke, J. M., Finegan, M., & McKiernan, M. E. (2017). Effectiveness of nursing education to prevent inpatient suicide. *Journal of Continuing Education in Nursing, 48*(9), 413-419. https://doi.org/10.3928/00220124-20170816-07

Navin, K., Kuppili, P. P., Menon, V., & Kattimani, S. (2019). Suicide prevention strategies for general hospital and psychiatric inpatients: A narrative review. *Indian Journal of Psychological Medicine, 41*(5), 403-412.

Varcarolis, E. M., & Fosbre, C. D. (2021). *Essentials of psychiatric-mental health nursing* (4th ed.). Elsevier.

2125	脂質異常症管理

Hyperlipidemia Management

定義：ベースラインよりも高い血中コレステロール値および血中トリグリセリド値を予防し，治療すること

行動

☐ 脂質異常症の有無や患者のリスクレベルを確認するために，薬剤の使用と検査値を含む，患者の詳細な既往歴を引き出す

☐ 代謝の状態および脂質代謝に影響する薬物（例：甲状腺機能低下症，肝疾患または腎疾患，神経性無食欲症，無治療の糖尿病，糖質コルチコイド，エストロゲン）を含む，高脂血症を引き起こす可能性のある因子（例：高飽和脂肪食，赤身の肉，揚げ物，乳製品，食物繊維の少ない食事，喫煙，肥満，デスクワークのライフスタイル，高コレステロール値の家族歴）を明らかにする

☐ バイタルサイン，身長，体重，ウエスト・ヒップ比，BMIを含む，徹底的な身体検査を行う

☐ リスクのある患者を明らかにする（例：高飽和脂肪食・赤身の肉・揚げ物・乳製品および食物繊維の少ない食事，肥満，デスクワークのライフスタイル，高コレステロール値の家族歴，喫煙またはたばこの煙への曝露）

☐ リスクの分類と治療の選択肢を確認するために，National Cholesterol Education Expert Adult Treatment Panel III のガイドラインを利用する

☐ 患者のリスクのレベルを確認する

☐ 治療目標を明らかにするために，治療ガイドラインを適用する（例：予防をするためのライフスタイルの変容と薬物を併用したライフスタイルの変容）

☐ 脂質異常症を増悪させるリスクを軽減するために，ライフスタイルの変容が実践できるように，リスクのある患者に助言をする（例：運動の増進，体重の減量，食事の改善，喫煙を避けるまたは禁煙，アルコールの過量摂取を避ける）

☐ 危険水準から脂質異常症を改善させるためにライフスタイル変容をしようとする努力が失敗した場合，適切な薬物療法が模索できるようにリスクのある患者に助言をする

☐ ライフスタイル変容の実践と適切な薬物療法の実施のために，指示された治療ガイドラインに従って脂質異常症患者を援助する

☐ コレステロール値・トリグリセリド値・LDL値・HDL値を含む血液生化学検査値を観察する[**適応がある場合，治療指針に従って**]

☐ 体重とウエスト・ヒップ比を観察する

☐ コレステロール値を含む定期的な予防的健康スクリーニング検査を受けるようリスクのある患者に指導する

☐ 日本動脈硬化学会が推奨するコレステロール検査を20歳から4～6年ごとに受けるよう，患者に奨励する

☐ 健康的な食事パターンについて指導をする（例：身長と体重に合致したカロリー摂取；十分な食物繊維の摂取，飽和脂肪酸の除去，植物油を使用した調理，脂肪分の少ない肉の切り身の選択，赤身の肉

354　　Part 3　介入

の制限，乳製品の制限，中等量から少量のアルコール摂取）
- [ ] 適切な体重，体重管理，体重と脂質異常症の関係について指導する
- [ ] 適切な身体活動について指導する（例：1 日に 30 ～ 45 分の中等度の運動）
- [ ] 生活習慣に関連した避けるべき因子について指導する（例：あらゆる形態でのたばこ，およびアルコールの過剰摂取）
- [ ] 将来的に起こりうる合併症を回避し，疾患の進行を管理するために必要なライフスタイル変容に関する情報を提供する
- [ ] ライフスタイル変容の目的と利点に関連した情報を提供する
- [ ] 脂質異常症を引き起こす可能性のある原因および続発症について患者を指導する
- [ ] 通常は症状がないことを説明し，長期間にわたるフォローアップと治療の必要性を指導する
- [ ] 疾病の進行を管理するために，積極的な役割を担うよう患者と家族に指導する
- [ ] 薬剤の用法と適応について患者と家族に指導する［**適切な場合**］
- [ ] 脂質異常症は冠状動脈疾患および脳卒中の制御可能な主要危険因子であることを患者に知らせる
- [ ] 現在の薬剤療法・定期的な健康チェック・通院・入院を管理するよう患者と家族に奨励する

第 7 版：2018

参考文献

American Association of Critical Care Nurses. (2006). In J. G. Alspach (Ed.), *Core curriculum for critical care nursing* (6th ed.). W.B. Saunders.

Pease, D. (2013). Metabolic syndrome. In T. M. Buttaro, J. Trybulski, P. P. Bailey, & J. Sandberg-Cook (Eds.), *Primary care: A collaborative practice* (4th ed., pp. 1112-1117). . Elsevier Mosby.

Stanhope, M., & Lancaster, J. (2010). *Foundations of nursing in the community: Community-oriented practice* (3rd ed.). Mosby Elsevier.

Stone, N., Robinson, J., Lichtenstein, A., Merz, N., Blum, C., Eckel, R., goldberg, A. C., Gordon, D., Levy, D., Lloyd-Jones, D. M., McBride, P., Schwartz, J. S., Shero, S. T., Smith, S. C., Jr., Watson, K., & Wilson, P. W. F. (2014). 2013 ACC/AHA guideline on the treatment of blood cholesterol to reduce atherosclerotic cardiovascular risk in adults. *Circulation*, 129(Suppl. 2), S1-S45.

Young, M. (2013). Lipid disorders. In T. M. Buttaro, J. Trybulski, P. P. Bailey, & J. Sandberg-Cook (Eds.), *Primary care: A collaborative practice* (4th ed., pp. 1101-1111). Elsevier Mosby.

7800	質モニタリング
	Quality Monitoring

定義：組織の質を示す指標を系統的に収集・分析すること

行動

- [ ] 患者ケアの問題点またはケア改善の機会を明らかにする
- [ ] 臨床の場と患者集団に適した質の指標の選択と開発に参加する
- [ ] 構造，プロセス，成果を質指標に含める
- [ ] 適切な専門家グループの基準を組み込む
- [ ] あらかじめ設けた基準に沿ってデータを収集する
- [ ] 患者，家族，スタッフと面接をする［**適切な場合**］
- [ ] データの収集，交換，分析のために，電子カルテの使用を促す
- [ ] ケアの文書化のために患者ケア記録を見直す［**必要な場合**］
- [ ] データ分析を行う［**適切な場合**］
- [ ] 収集したデータの結果を，事前に確立した基準と比較する
- [ ] 行動計画立案のために，看護スタッフや他の医療従事者と相談する［**適切な場合**］
- [ ] 現場の作業負担を認識し，解決について交渉する
- [ ] 調査結果に基づいた実務上の変更点を提案する
- [ ] スタッフミーティングで調査結果を報告する

Part 3 介入 **355**

□ 基準の見直しと改訂を行う[**適切な場合**]

□ 根拠に基づいた実践・質改善委員会に参加する[**適切な場合**]

□ 新しい職員のための質改善に関するオリエンテーションを部署ごとに行う

□ 分野横断的な問題解決チームに参加する

第2版：1996。改訂：2018

参考文献

Castle, N. G., & Ferguson, J. C. (2010). What is nursing home quality and how is it measured? *The Gerontologist, 50*(4), 426-442.

Cipriano, P. F. (2011). The future of nursing and health IT: The quality elixir. *Nursing Economic$, 29*(5), 282, 286-289.

Muller, A. C., Hujcs, M., Dubendorf, P., & Harrington, P. T. (2010). Sustaining excellence: Clinical nurse specialist practice and magnet designation. *Clinical Nurse Specialist, 24*(5), 252-259.

Stanhope, M., & Lancaster, J. (2014). *Public health nursing: Populationcentered health care in the community* (8th ed.). Elsevier Mosby.

5215	死別ケア
	Bereavement Care

定義：愛する人の喪失に伴う感情的，実際的な問題を経験した人へのケアと支援を提供すること

行動

□ 喪失について議論する意思を判断する

□ 家族や重要他者への霊的支援を促進する[**適切な場合**]

□ 開放的で信頼できる人間関係を促進する

□ 支援的な療養環境を創造する

□ 批判的な態度における価値観を受け入れる

□ 特定のケアの要求を尊重する

□ プライバシーのニーズを尊重する

□ 気持ちや感情を共有し，表出することを促進する

□ 好きな思い出の共有を促進する

□ 悲嘆と喪失の気持ちに対する予備的ガイダンスを提供する

□ 共有された喪失の意味を明らかにすることを支援する

□ 現実的な希望を発展させる

□ 悲嘆の個人的な段階を通して，個々の家族を支援する

□ 文化的，宗教的，社会的慣習の実行を奨励する

□ 文化的に多様な悲嘆反応を受け入れる

□ 追悼の準備の議論を促すことを提案する（例：宗教上の指導者に連絡する）

□ 死別サービスへの紹介を支援する

□ 適切な方法で弔意を表出する（例：カードを贈る，追悼式に参列する，電話）

第8版：2024

参考文献

Blackburn, P., & Dwyer, K. (2017). A bereavement common assessment framework in palliative care: Informing practice, transforming care. *American Journal of Hospice and Palliative Medicine, 34*(7), 677-684. https://doi.org/10.1177/1049909116647403

Egerod, I., Kaldan, G., Albarran, J., Coombs, M., Mitchell, M., & Latour, J. M. (2019). Elements of intensive care bereavement follow-up services: A European survey. *Nursing in Critical Care, 24*(4), 201-208. https://doi.org/10.1111/nicc.12459

Erikson, A., Puntillo, K., & McAdam, J. (2019). Family members' opinions about bereavement care after cardiac intensive care unit patients' deaths. *Nursing in Critical Care, 24*(4), 209-221. https://doi.org/10.1111/nicc.12439

356　Part 3　介入

Jensen, J., Weng, C., & Spraker-Perlman, H. L. (2017). A provider-based survey to assess bereavement care knowledge, attitudes, and practices in pediatric oncologists. *Journal of Palliative Medicine, 20*(3), 266-272. https://doi.org/10.1089/jpm.2015.0430

5100	社会化強化
	Socialization Enhancement
定義：他者と相互作用をするための能力を促進すること	

行動

☐ すでに確立されている人間関係に対して，かかわりの強化を奨励する

☐ 人間関係を発展させていくなかで忍耐力を養うことを奨励する

☐ 共通の興味や目標がある人とのかかわり合いを促進する

☐ 社会活動やコミュニティ活動を奨励する

☐ 共通の問題を他者と分かち合うことを促進する

☐ 他者へ自己紹介をするときは正直であるように奨励する

☐ まったく新しい関心への参加を促進する

☐ 他人の権利を尊重することを奨励する

☐ 眼鏡や補聴器等の感覚障害補助具の使用を勧める

☐ 集団／個人の回想法への参加を奨励する

☐ 語りグループへの参加を患者に促す

☐ 相互作用への理解が深まるよう，対人スキルグループやプログラムに患者を紹介する [適切な場合]

☐ 対人関係の限界を検証するように促す

☐ 身だしなみや他の活動に対するケアに改善があればフィードバックをする

☐ 他者とのコミュニケーションにおける自分の長所や限界についての自覚を深められるよう患者を支援する

☐ 改善されたコミュニケーション能力と技法を実践するためにロールプレイを用いる

☐ 怒りを適切に表現しているロールモデルを示す

☐ 患者に誤った判断と対峙してもらう [適切な場合]

☐ 言語的なコミュニケーションを要求し，期待する

☐ 患者が他者へ働きかけを行ったときは肯定的なフィードバックをする

☐ 散歩や映画のための外出等，環境を変えることを患者に奨励する

☐ 将来的な活動に関して，患者の意見や計画を促す

☐ 特別な活動のために小グループで計画立案することを奨励する

☐ 現在の人間関係のネットワークの長所と短所を探索する

第 1 版：1992。改訂：2000, 2004, 2008

参考文献

Frisch, N. (2006). Group therapy. In N. Frisch & L. Frisch (Eds.), *Psychiatric mental health nursing* (3rd ed., pp. 756-769). Delmar.

Hawkins, J., Kosterman, R., Catalano, R., Hill, K., & Abbott, R. (2005). Promoting positive adult functioning through social development intervention in childhood. *Archives of Pediatric and Adolescent Medicine, 159*(1), 25-31.

Kopelowicz, A., & Liberman, R. (2003). Integrating treatment with rehabilitation for persons with major mental illnesses. *Psychiatric Services, 54*(11), 1491-1498.

Resnick, B., & Fleishell, A. (2002). Developing a restorative care program: A five-step approach that involves the resident. *American Journal of Nursing, 102*(7), 91-95.

Swanson, E., & Drury, J. (2001). Sensory/perceptual alterations. In M. Maas, K. Buckwalter, M. Hardy, T. Tripp-Reimer, M. Titler, & J. Specht (Eds.), *Nursing care of older adults: Diagnoses, outcomes and interventions* (pp. 476-491). Mosby.

Varcarolis, E. (2006). Mood disorders/depression. In E. Varcarolis, V. Carson, & N. Shoemaker (Eds.),

Foundations of psychiatric/mental health nursing: A clinical approach (pp. 326-358). Saunders Elsevier.

Waterman, J., Blegen, M., Clinton, P., & Specht, J. (2001). Social isolation. In M. Maas, K. Buckwalter, M. Hardy, T. Tripp-Reimer, M. Titler, & J. Specht (Eds.), *Nursing care of older adults: Diagnoses, outcomes, & interventions* (pp. 651-663). Mosby.

Weiss, S. (2004). Children. In C. Kneisl, H. Wilson, & E. Trigoboff (Eds.), *Contemporary psychiatric-mental health nursing* (pp. 589-614). Prentice Hall.

8740	社会正義促進

Social Justice Facilitation

定義:多様性,公平性,包摂(インクルージョン)の概念を取り巻く最適な医療環境を促進することを企画した実践に携わること

行動

☐ 社会的公平性を明らかにし,健康の成果の格差にどのように寄与しているかを判断する

☐ 社会的排除(例:植民地主義の歴史,誤認識,軽蔑,スティグマ,相違への恐怖,支配,抑圧)が健康の成果の格差にどのように寄与しているかを評価する

☐ 上流の要因(例:低い教育的地位と機会,収入格差,差別,社会的疎外化)が,広範な不公平な方法で,どれだけ肯定的な健康の成果を妨げているか評価する

☐ 中流の要因(例:ホームレス,食料不安,トラウマ)が個人的な要因や健康に影響を与えるかもしれない社会的ニーズにどれだけ寄与するか評価する

☐ 構造的な不平等や構造的な暴力がどれだけ健康格差につながるかを理解するために,植民地独立後のアプローチや交差性の視野を使用する

☐ 人種,階級,性差別の反映として,健康の不公平を認識する

☐ 社会的な不正によって,直接,影響を受ける人と協働する

☐ 包括的なアプローチを適用する

☐ すべての人において人間の尊厳への尊重を伝える

☐ 価値ある認識は人間の尊厳の基礎的な条件であるため,個人やグループの相違に対する尊重と無条件の肯定的配慮を伝える

☐ 性別,人種,階級,性的指向性,能力,年齢,境遇に基づく判断を控える

☐ 人にかかわるときに,社会的な不正や医療の不平等に寄与する偏見,思い込み,偏見を抱かせる態度,ステレオタイプを認識する

☐ 所属と安全の感覚を促進するよう意図された機会を設けることによって社会的な連帯を促す

☐ 人間の尊厳に配慮し,思いやりのある正直さと機知に富んだ非階層的なパートナーシップを確立する

☐ 文化の問題,政治,人種差別,地理的な位置,暴力や宗教を探求するため,また,それらの健康の不公平への寄与を探求するため,コミュニティでのミーティング,タウンミーティング,市民サロン,対話のためのグループ内のプログラムを創造し,参加する

☐ 安寧(ウェルビーイング)に影響を与える不正に関連する根本的な社会的,環境的,教育的,経済的状況をみつけだすために,パートナーシップを用いて働く

☐ 不平等を持続させ,誰かには利益を,他の誰かには不利益を永続させる社会的,制度的な不正を正すことを要求された具体的な社会的,構造的な変化を明らかにする

☐ より多くの資源や支援を提供するため,最も大きなニーズを有する個人やグループに向けてケアを調整する

☐ 不公平な状況によって影響されている個人,家族,コミュニティ,集団の既存の肯定的な強みと特徴を明らかにする

☐ 人間の反映を妨げる抑圧的な権力の力学と非人間的な状況を正すために共同方略を開発する

☐ 社会的不平等や健康に対する不平等に責任のある社会的,政治的,経済的構造を解体するための多方面からの方略を開発するために,他の看護師,医療専門職,利害関係のあるステークホルダー(例:政治家,事業主,慈善家,教師,コミュニティのまとめ役,聖職者,弁護士,エンジニア)と協働する

358 Part 3 介入

☐ 個人，家族，コミュニティに対して保健サービスや連邦管轄の資格要件を満たした保健センター（FQHCs），小売店舗内の簡易診療所，在宅医療，訪問看護，遠隔医療，学校看護，学校ベースの保健センターを含む看護師が勤務する施設や看護師が管理する保健センターへのアクセスを促進する

☐ 質の高いケア，構造的不平等，暗黙の偏見に対する障壁を乗り越えるために，方略（例：ケアマネジメント，人を中心としたケア（パーソンセンタードケア），文化への謙虚さ）を開発し，使用する

☐ 文化的に尊重され，適切な多様なコミュニティにケアを提供するため，異文化間看護の原則を使用する

☐ 人種差別，差別，不正に対して主張し，正々堂々と意見をいう

☐ 健康格差に影響を与える健康に関連した公共政策を変革するために，公共政策立案者や組織のリーダーと連携することによって健康の公平性を促進する

第8版：2024

参考文献

Chinn, P. L., & Kramer, M. (2021). Integrated theory and knowledge development in nursing: *Chapter 3. Emancipatory knowledge development* (11th ed.). Elsevier.

da Silva, K. L., Moura Rabelo, A. R., Gandra, E. C., Siqueira Costa Schreck, R., Assunção Guimarães, R., Marques, M. F., & Belga, S. (2021). Social inequalities in Brazilian nursing discourse: Social commitment and hegemonic struggle. *Revista de Enfermagem Referência, 5*, 1-7. https://doi.org/10.12707/RV20089

Falk-Rafael, A., & Betker, C. (2012). Witnessing social injustice downstream and advocating for health equity upstream: "The trombone slide" of nursing. *Advances in Nursing Science, 35*(2), 98-112.

National Academies of Sciences, Engineering, and Medicine. (2021). *The Future of Nursing 2020-2030: Charting a Path to Achieve Health Equity.* The National Academies Press. https://doi.org/10.17226/25982

Nemetchek, B. (2019). A concept analysis of social justice in global health. *Nursing Outlook, 67*(3), 244-251.

Sadarangani, T. R. (2020). The nurse's role in promoting health equity and improving racial justice in older adults through elimination of unconscious bias. *Geriatric Nursing, 41*(6), 1025-1027.

Stonehouse, D. P. (2021). Understanding nurses' responsibilities in promoting equality and diversity. *Nursing Standard*, 27-33. https://doi.org/10.7748/ns.2021.e11531

Yanicki, S. M., Kushner, K. E., & Reutter, L. (2015). Social inclusion/exclusion as matters of social (in)justice: A call for nursing action. *Nursing Inquiry, 22*, 121-133.

5422	宗教依存の治療

Religious Addiction Therapy

定義：健康的な宗教的な生活スタイルを促すこと

行動

☐ 宗教指導者と実践に過度な依存を明らかにする

☐ 宗教依存における文化的，背景的な影響を認識する

☐ 文化または宗教的背景について知識の豊富な人の指導を求める

☐ バランスのとれた関係，信念の観点から宗教的な実践を検討する

☐ 文化または信念体系と一致する成長と信仰の発展への一助となる行動を奨励する

☐ 宗教依存のさまざまな要素を探索する

☐ 有益な信仰心の形成の自由について探求する

☐ 宗教や他の依存的過程から守る方法を指導する

☐ 自分自身や神やより崇高な力，他者との間に健康的で活力のある関係をもてるように祈る[**適切な場合**]

☐ 継続的な信仰の発展過程を個人とともに探究する

☐ 他者を支配するために宗教を用いることの危険性を教育する

☐ 宗教的なバランスを発展させるために個人にかかわる自助グループやサポートグループの形成を促進する

☐ コミュニティにおいてグループカウンセリングおよび専門的カウンセリングの資源をみつけて共有す

Part 3　介入　**359**

る

☐ 理解を確実にするためにティーチバックを用いる

第 3 版：2000。改訂：2024

参考文献

American Psychiatric Nurses Association. (2014). *Psychiatric-mental health Nursing: Scope and Standards of Practice.* (2nd ed.).

Holtzhausen, L. (2017). Addiction - a brain disorder or a spiritual disorder. *Mental Health and Addiction Research*, *2*(1). https://doi.org/10.15761/MHAR.1000128

Jones, C. L. C. (2020). Spiritual well-being in older adults: A Concept Analysis. *Journal of Christian Nursing*, *37*(4), E31-E38. https://doi.org/10.1097/CNJ.0000000000000770

Keltner, N. L., & Steele, D. (2019). *Psychiatric nursing* (8th ed.). Elsevier.

Rebar, C. R., Gersch, C., & Heimgartner, N. M. (2020). *Psychiatric nursing made incredibly easy.* Wolters Kluwer.

Rousselet, M., Duretete, O., Hardouin, J. B., & Grall-Bronnec, M. (2017). Cult membership: What factors contribute to joining or leaving? *Psychiatry Research*, *257*, 27-33. https://doi.org/10.1016/j.psychres.2017.07.018

Timmins, F., & Caldeira, S. (2017). Understanding spirituality and spiritual care in nursing. *Nursing Standard*, *31*(22), 50-57.

Varcarolis, E. M., & Fosbre, C. D. (2021). *Essentials of psychiatric-mental health nursing* (4th ed.). Elsevier.

Weinandy, J. T. G., & Grubbs, J. B. (2021). Religious and spiritual beliefs and attitudes towards addiction and addiction treatment: A scoping review. *Addictive Behaviors Reports*, *14*, 100393. https://doi.org/10.1016/j.abrep.2021.100393

5424	宗教儀式強化
	Religious Ritual Enhancement

定義：好みの宗教的な実践への参加を促進すること

行動

☐ 尊厳と尊重をもって患者と接する

☐ さまざまな信念体系について話し合う機会を提供する

☐ 宗教的な関心について話し合うことを奨励する

☐ 健康に有害ではない，または，安全な宗教儀式または宗教的な実践に参加することを奨励する

☐ 宗教的な表現に関する希望を明らかにする（例：ろうそくをつける，断食，割礼儀式，食生活）

☐ 霊的ケア（パストラルケア）や宗教指導者へのアクセスを提供する

☐ 個人や訪問者に穏やかな，または，神聖な空間を提供する[**可能な場合**]

☐ 宗教的な参加に関連する物品（例：聖書，コーラン，祈祷用の敷物，ロザリオ，チャドール，ベール，キッパ，祈祷用のショール）へのアクセスを提供する

☐ 宗教的な物品が展示されたり贈られた場合，敬意を表する

☐ 宗教儀式への計画立案，積極的な参加，出席を奨励する[**適切な場合**]

☐ 礼拝所への移送を調整する，または，提供する[**実践的な場合**]

☐ 宗教的なサービスにアクセスするためのビデオや音声を提供する[**可能な場合**]

☐ 住んでいる場所や他の場所において，ヒーリングサービス・聖体拝領・瞑想・祈りに参加できるよう調整する，または，提供する

☐ 礼拝以外の選択肢を探求する

☐ 過去の重要な霊的な経験を回顧するよう奨励する

☐ 中断を避けるため，祈りや宗教儀式を行うために適当な時期について発展させる

☐ 望ましい変化をもたらすことを支援する

第 3 版：2000。改訂：2004，2024

参考文献

American Psychiatric Nurses Association. (2014). *Psychiatric-mental health Nursing: Scope and*

360 Part 3 介入

Standards of Practice. (2nd ed.).

Ayyari, T., Salehabadi, R., Rastaghi, S., & Rad, M. (2020). Effects of spiritual interventions on happiness level of the female elderly residing in nursing home. *Journal of Evidence-based Care, 10(1)*, 36-43.

Jones, C. L. C. (2020). Spiritual well-being in older adults: A concept analysis. *Journal of Christian Nursing, 37*(4), E31-E38. https://doi.org/10.1097/CNJ.0000000000000770

Keltner, N. L., & Steele, D. (2019). *Psychiatric nursing* (8th ed.). Elsevier.

Lopes de Souza, P. T., de Araújo Ferreira, J., Cassia Silva de Oliveira, E., Alves de Lima, N. B., da Rocha Cabral, J., & de Oliveira, R. C. (2019). Basic human needs in intensive care. *Revista de Pesquisa: Cuidado e Fundamental, 11*(4), 1011-1016. https://doi.org/10.9789/2175-5361.2019.v11i4.1011-1016

Rebar, C. R., Gersch, C., & Heimgartner, N. M. (2020). Psychiatric nursing made incredibly easy (rd ed.). Wolters Kluwer.

Timmins, F., & Caldeira, S. (2017). Understanding spirituality and spiritual care in nursing. *Nursing Standard, 31*(22), 50-57.

Varcarolis, E. M., & Fosbre, C. D. (2021). *Essentials of psychiatric-mental health nursing* (4th ed.). Elsevier.

2910	手術器材管理
	Surgical Instrumentation Management

定義：器材・機器・器具・手術野の無菌性に関する要件を管理すること

行動

☐ 手術の日程を相談し，手術室の割り当てを確認し，手術法および麻酔法の情報を取得する

☐ 手術患者のケアに必要な設備・機器・物品を確認し，使用可能状態に手配する

☐ 手術のために機器・器具・物品を集める

☐ 手術室に入る前に手術用の手洗い，履物，帽子，マスクに変える

☐ 手術器具を載せた台を適切な位置に置く

☐ 器具を確認し，使用順に並べる

☐ 準備中の身体損傷を避けるために鋭利な器具は他の物品と離す（例：メスや針）

☐ 患者のケアに必要な器具の安全性と適正に使用できることを確認する（例：手術台，灌流用ポンプ，温度制御装置，電気メス）

☐ 物品・薬剤・点滴を準備する［適応がある場合］

☐ 無菌操作の使用を観察し，手術に適した消毒された物品を入手する

☐ 梱包の密封性，使用期限，無菌管理を確かめ，病院の規制に従って，物品の履歴管理をする

☐ 手術の種類に応じた使い捨ての衣類や物品を準備する

☐ 照明をつけ，位置を調整する

☐ 清潔な布または防水のもので，物品を置く台，メイヨーテーブル，補助台を覆う［適切な場合］

☐ 他の専門領域で非無菌領域である場合，テーブルと物品の周囲に安全な境界を確立する

☐ 手を乾かせるように，タオル／パッドを手術チームに提供する

☐ 手術野で機器を確保する（例：ケーブル，有線カメラ，吸引器）

☐ 手術の終了後は，手術台から器具と物品を取り除く

☐ 手術の結果に伴い，手術野から鉗子，吸引チューブ，電気メスや他の器具を取り除く

☐ 手術で使用したシートや覆布を，空気の汚染が拡大しないように丸め，適切な容器に破棄する

☐ ハンドルからメスの刃や針，他の鋭利物を取り除き，適切な容器に破棄する

☐ 洗浄・消毒・のちの滅菌を促進するため，清潔な物品と汚染物・汚染の強い物品を分ける

☐ 次の患者のために，手術室の清掃や準備を手配し，援助する（例：機器の回収と片付け，補助，他の物品）

第6版：2013

参考文献

Association of periOperative Registered Nurses. (2010). *Perioperative standards and recommended practices.*

Fuller, J. (2008). *Surgical technology: Principles and practice* (4th ed.). Madrid: Panamericana.

Gruendemann, B. J., & Mangum, S. S. (2001). *Infection prevention in surgical settings*. W. B. Saunders.

Phippen, M., Ulmer, B. C., & Wells, M. M. (2009). *Competency for safe patient care during operative and invasive procedures*. Competency & Credentialing Institute.

Rothrock, J. C. (Ed.). (2011). *Alexander's care of the patient in surgery* (14th ed.). Elsevier Mosby.

Rothrock, J. C., & Siefert, P. C. (Eds.). (2009). *Assisting in surgery: Patient centered care*. Competency & Credentialing Institute.

2930	手術準備
	Surgical Preparation

定義：手術直前に患者にケアを提供し，臨床記録のなかの必要な処置／検査の記録を確認すること

行動

☐ 手術に関する患者の不安や恐怖の程度を確かめる

☐ 術前教育の情報を強化する

☐ 患者に理解しやすい方法で処置について説明する

☐ 術前チェックリストを確認する

☐ 患者の絶食を確認する[**適切な場合**]

☐ カルテに病歴と身体的検査がすべて記録されていることを確認する

☐ 手術の同意書に適切に署名がされていることを確認する

☐ 医師によって消えにくいマーカーで術野に印がつけられていることを確認する[**適応がある場合**]

☐ 術野に印をつけることについて，患者に関与してもらう[**適応がある場合**]

☐ 必要な検査と診断結果がカルテ内にあることを確認する

☐ 輸血が可能であることを確認する[**適切な場合**]

☐ 心電図が完了していることを確認する[**適切な場合**]

☐ カルテの一番前のページにアレルギーをリスト化する

☐ すべての懸念を外科医に伝える（例：検査や診断検査の結果の異常，予定されている処置に対する患者の理解に関連する問題）

☐ 視覚障害，聴覚障害，ハンディキャップのような特別なケアを必要とする患者の情報を手術室のスタッフに伝える[**適切な場合**]

☐ 健康に関する患者の希望がわかっているか確認する（例：事前の指示，臓器提供カード）

☐ 患者確認バンド，アレルギーバンド，血液型バンドが読める状態で装着されているか確認する

☐ アクセサリーをはずしたり，指輪をテープで止める[**適切な場合**]

☐ マニキュアや化粧，髪留めをはずす[**適切な場合**]

☐ 義歯，眼鏡，コンタクトレンズ，その他の装具をはずす[**適切な場合**]

☐ 金銭や貴重品が安全な場所にあることを確認する[**適切な場合**]

☐ 腸管の前処置薬を投与する[**適切な場合**]

☐ 使用する術前薬について説明する[**適切な場合**]

☐ 術前薬を投与し，記録する[**適切な場合**]

☐ 静脈輸液を開始する[**適応がある場合**]

☐ 使用する薬剤や機器を患者と一緒に手術室に移送する[**適切な場合**]

☐ 胃管または膀胱留置カテーテルを挿入する[**適切な場合**]

☐ 準備活動に関連するチューブや物品の説明をする

☐ 剃毛，手洗い，シャワー浴，浣腸，洗浄を行う[**適切な場合**]

☐ 弾性ストッキングを装着する[**適切な場合**]

☐ 間欠的空気圧迫装置を装着する[**適切な場合**]

362 Part 3 介入

□ 術前投薬の直前に排泄をするよう患者に説明する[**適切な場合**]
□ 患者が適切な衣服を身に着けているか確認する[**施設の方針に従って**]
□ 不安や恐怖の強い患者の支援をする
□ ストレッチャーに移乗する患者を援助する[**適切な場合**]
□ 移送する前に患者が家族と会話できる時間を設ける
□ 手術室まで子どもに付き添うことを親に奨励する[**適切な場合**]
□ 待機室や手術患者の面会時間に関する情報を家族に提供する
□ 家族をサポートする[**適切な場合**]
□ 術後患者が戻ってくる部屋の準備をする

第1版：1992。改訂：2000，2018

参考文献

Association of periOperative Registered Nurses. (2015). *Guidelines for perioperative practice.*
Kozier, B., Erb, G., Berman, A., & Snyder, S. (2015). Perioperative nursing. In A. Berman, S. Snyder, & G. Frandsen (Eds.), *Kozier & Erb's fundamentals of nursing: Concepts, process, and practice* (10th ed., pp. 959-998). Prentice Hall.
Potter, P., Perry, A., Stockert, P., & Hall, A. (Eds.). (2013). *Fundamentals of nursing* (8th ed.). Elsevier Mosby.
Rothrock, J. C. (Ed.). (2015). *Alexander's care of the patient in surgery* (15th ed.). Elsevier Mosby.

2920	手術対策

Surgical Precautions

定義：患者に起こりうる手術に関連する医原性損傷の可能性を最小限に抑制すること

行動

□ アースモニターを確認する
□ 酸素供給および人工換気の機器と器具を手配する（例：喉頭鏡，挿管チューブ，吸引器，マスク，マギール鉗子，補強のワイヤー，拡声聴診器）
□ 器具が適切に作動することを確認する
□ 求められる手術時の体位に必要な附属品を確認する（例：サポーター，あぶみ，ファスナー）
□ 吸引圧が適切かどうか確認し，吸引瓶とチューブ，カテーテルをすべて接続する
□ 安全でない物品はすべて取り除く
□ 手術や他の治療に対する同意を確認する[**適切な場合**]
□ 他のメンバーとともに，術前説明に参加する[**施設の方針に従って**]
□ 患者を迎え入れ，信頼関係を確立し，助言をする
□ 患者またはその他の適切な人と術式および術野を確認する
□ 患者ID識別バンドと血液型バンドが正しいことを確認する
□ 患者の氏名と生年月日を，患者または適切な他者に尋ねる
□ 患者，術式，術野の正確性を確認するため，術前の「タイムアウト」*に参加する[**施設の方針に従って**]
□ どんなアレルギーでも，記録および口頭で確認する
□ 手術台に移乗する患者を援助する際には，器具を確認する
□ 不必要な露出や寒さを避け，患者のプライバシーを保護する
□ 術前，術中，術後に，スポンジ，鋭利物，物品の数を数えて確認する[**施設の方針に従って**]
□ 数えた結果を記録する[**施設の方針に従って**]
□ 適切に人工器官をはずし，保管する
□ 鋭利物を破棄するための清潔な容器を提供する
□ 電気メス装置，対極板，アクティブ電極を提供する[**適切な場合**]

Part 3 介入　**363**

□ 電気系統のコードが接続されていることを確認する

□ 電気メス装置が適切に機能することを確認する

□ 電気メス装置を禁忌とする心臓ペースメーカー，他の電気式埋め込み機器・金属製人工器官がないことを確認する

□ 患者が金属に接触していないことを確認する

□ 対極板をあてている部分の皮膚を調べる

□ 対極板は，乾燥した傷のない，体毛の少ない皮膚に，できるかぎり術野の近くの筋肉量が多い部位を覆うようにあてる

□ 前処理の液体が不燃性であること，もしくは覆布をかける前に可燃性の前処理剤が蒸発していることを確認する

□ 手術開始前に，可燃性の前処理剤を取り除く

□ 手術用ドレープの下から酸素を除去する

□ 手術開始前に，電離放射線に対する予防策をとる，または必要に応じて保護物品を用いる

□ 前処理剤，点滴溶液，損傷から対極板を保護する

□ 手術中，アクティブ電極を保管するためのホルスターを使用する

□ 凝固，カッティングを調整する［医師または施設の方針に従って］

□ 電気メスの使用後は，患者の皮膚損傷がないか調べる

□ 使用済み物品を適切な容器に破棄する

□ 患者の移乗を援助する際には，チューブやカテーテル，ドレーン類が適切な位置にあることを確認し，手術に適した体位を整える

□ 不要な露出と体温の低下を防ぐため，患者を覆う

□ 手術記録には適切な情報を記載する

□ 術後報告に参加する［施設の方針に従って］

第2版：1996。改訂：2013

＊：［訳注］手術を始める前に，執刀医，麻酔科医，看護師等の全員が手を止め，患者名・病名・術式・手術部位・患者情報（アレルギーの有無等）について確認作業を行うこと。

参考文献

Association of periOperative Registered Nurses. (2010). *Perioperative standards and recommended practices.*

Emergency Care Research Institute (ECRI). (2007). Electrosurgery. In *Healthcare Risk Control Risk Analysis (Vol. 4).*

Fuller, J. (2008). *Surgical technology: Principles and practice* (4th ed.). Madrid: Panamericana.

Gruendemann, B. J., & Mangum, S. S. (2001). *Infection prevention in surgical settings.* W. B. Saunders.

Phippen, M., Ulmer, B. C., & Wells, M. M. (2009). *Competency for safe patient care during operative and invasive procedures.* Competency & Credentialing Institute.

Rothrock, J. C. (Ed.). (2011). *Alexander's care of the patient in surgery* (14th ed.). Elsevier Mosby.

Rothrock, J. C., & Siefert, P. C. (Eds.). (2009). Assisting *in surgery: Patient centered care.* Competency & Credentialing Institute.

World Alliance for Patient Safety. (2008). *Surgical safety checklist and implementation manual.* World Health Organization.

2900	**手術補助**
	Surgical Assistance

定義：医師または歯科医師の手術を援助し，手術を受ける患者のケアをすること

行動

□ 手術用手指消毒を行う［病院のプロトコルや規則に従って］

□ 無菌操作を用いて消毒されたガウンと手袋を着用する

□ ガウンや手袋を装着する手術チームのメンバーを援助する

364 Part 3 介入

- [ ] 手術中は術野がみえる位置を選んで立つ
- [ ] 手術中は，必要とされているものを予測し，提供する
- [ ] 適切な物品および機器が清潔で，正常に使えることを確かめる
- [ ] メスまたは皮膚描記ペンを医師に渡す[適切な場合]
- [ ] 適切かつ安全な方法で器具を提供する
- [ ] 組織を把持する[適切な場合]
- [ ] 組織を切開する[適切な場合]
- [ ] 術創の洗浄，吸引をする[適切な場合]
- [ ] 組織を保護する[適切な場合]
- [ ] 止血する[適切な場合]
- [ ] 汚染されたものは破棄し，手術の完全性と無菌状態を維持するための手段をとり，手術中の術野の清潔を保つ
- [ ] 汚れたスポンジを適切な場所に破棄し，清潔なものと交換する
- [ ] 手術創，血液，分泌物，残留した皮膚消毒液をきれいにする
- [ ] 手術創の閉鎖を援助する
- [ ] 手術創とドレーン挿入部の皮膚を乾燥させる
- [ ] 手術創に補強用のバンドまたはドレッシング材，包帯を装着する
- [ ] 失血量が算出できるように援助する
- [ ] ドレーンを吸引器に接続し，適切な位置に設置する
- [ ] 検体の準備とケアをする[適切な場合]
- [ ] 手術チームで情報を共有する[適切な場合]
- [ ] 患者の状態と経過を家族に連絡する[適切な場合]
- [ ] 術直後に必要な機器を手配する
- [ ] ストレッチャーやベッドに移乗させ，麻酔後や術後の管理に適切な場所へ移送する
- [ ] 麻酔後または術後管理をする看護師に，患者および手術の経過に関する情報を申し送る
- [ ] 情報を記録する[施設の方針に従って]

第2版：1996。改訂：2013

参考文献

Association of periOperative Registered Nurses. (2010). *Perioperative standards and recommended practices*.

Fuller, J. (2008). *Surgical technology: Principles and practice* (4th ed.). Panamericana.

Phippen, M., Ulmer, B. C., & Wells, M. M. (2009). *Competency for safe patient care during operative and invasive procedures*. Competency & Credentialing Institute.

Rothrock, J. C. (Ed.). (2011). *Alexander's care of the patient in surgery* (14th ed.). Elsevier Mosby.

Rothrock, J. C., & Siefert, P. C. (Eds.). (2009). *Assisting in surgery: Patient centered care*. Competency & Credentialing Institute.

4020	出血軽減
	Bleeding Reduction

定義：出血中の出血量を抑制すること

行動

- [ ] 出血原因を特定する
- [ ] 出血について，患者をよく観察する
- [ ] 直接圧迫するか圧迫包帯を用いる[適切な場合]
- [ ] 患部を冷やす[適切な場合]

Part 3 介入　　**365**

□ 出血の量と性状を観察する

□ 血腫があれば，その大きさと性状を観察する

□ 出血前後のヘモグロビン値またはヘマトクリット値に注意する

□ 血圧および血行動態指標の動向を観察する（例：中心静脈圧，肺動脈／動脈楔入圧）[**可能な場合**]

□ 水分の摂取量と排出量を含む体液状態を観察する

□ プロトロンビン時間（PT），部分トロンボプラスチン時間（PTT），フィブリノーゲン，フィブリン・フィブリノゲン分解産物，血小板数を含む，凝固検査結果を観察する[**適切な場合**]

□ 組織酸素供給の決定因子を観察する（例：動脈血酸素分圧（PaO_2），動脈血酸素飽和度（SaO_2），ヘモグロビン値，心拍出量）[**可能な場合**]

□ 神経学的機能を観察する

□ 粘膜からの出血，小さい外傷後のあざ，穿刺部位ににじむ出血，点状出血の有無を調べる

□ 持続性出血の徴候および症状を観察する（例：すべての分泌物について，顕性／不顕性の出血を確認する）

□ 輸血可能な血液製剤を手配する[**必要な場合**]

□ 静脈ラインを確保する

□ 血液製剤を投与する（例：血小板や新鮮凍結血漿）[**適切な場合**]

□ すべての排泄物の潜血検査をし，吐物，痰，便，尿，経鼻胃管ドレーン，創部ドレーンに血液が混入していないか観察する[**適切な場合**]

□ 血液製剤または血性の分泌物を扱う際は適切な予防策をとる

□ 出血に対する患者の心理的反応および出来事の認識を評価する

□ 出血の徴候と再出血が起こった場合の適切な対処について，患者と家族を指導する（例：看護師に知らせる）

□ 行動制限について患者を指導する

□ 出血の重症度と出血中の適切な行動について，患者と家族を指導する

第 1 版：1992。改訂：2008，2013

参考文献

American Association of Critical-Care Nurses. (2006). In J. G. Alspach (Ed.), *Core curriculum for critical care nursing* (6th ed.). Saunders Elsevier.

Berman, A., Snyder, S., Kozier, B., & Erb, G. (2008). *Kozier & Erb's fundamentals of nursing: Concepts, processes, and practice* (8th ed.). Prentice Hall.

Monahan, F., Sands, J., Neighbors, M., Marek, J., & Green, C. (2007). *Phipps' medical-surgical nursing: Health and illness perspectives* (8th ed.). Mosby.

Smeltzer, S. C., Bare, B. G., Hinkle, J. L., & Cheever, K. H. (2010). Emergency nursing. In *Brunner & Suddarth's textbook of medical-surgical nursing* (pp. 2153-2190) (12th ed.). Lippincott Williams & Wilkins.

4022	出血軽減：消化管

Bleeding Reduction: Gastrointestinal

定義：上部消化管・下部消化管からの出血量と，出血による合併症を抑制すること

行動

□ 出血に対する患者の心理的反応および出来事の認識を評価する

□ 気道を確保する[**必要な場合**]

□ 組織酸素供給の決定因子を観察する（例：動脈血酸素分圧（PaO_2），動脈血酸素飽和度（SaO_2），ヘモグロビン値，心拍出量）[**可能な場合**]

□ 持続性出血の徴候および症状を観察する（例：すべての分泌物について，顕性／不顕性の出血を確認する）

□ 水分の摂取量と排出量を含む体液状態を観察する[**適切な場合**]

366 Part 3 介入

- □ 静脈点滴を投与する[**適切な場合**]
- □ 血液量減少性ショックの徴候がないか観察する(例:血圧低下,微弱な頻脈,頻呼吸,発汗,不穏,寒冷皮膚)
- □ 腹囲を測定する[**適切な場合**]
- □ すべての排泄物の潜血検査をし,吐物,痰,便,尿,経鼻胃管ドレーン,創部ドレーンに血液が混入していないか観察する[**適切な場合**]
- □ 便の色調,量,性状を記録する
- □ 白血球分画差を伴う,凝固検査と全血球計算(全血算)を観察する[**適切な場合**]
- □ 抗凝固剤の投与を避ける
- □ プロトロンビン時間(PT),部分トロンボプラスチン時間(PTT),フィブリノーゲン,フィブリン・フィブリノゲン分解産物,血小板数を含む,凝固検査結果を観察する[**適切な場合**]
- □ 薬剤を投与する(例:ラクツロースまたはバソプレシン)[**適切な場合**]
- □ 適切な薬剤を投与することによって,胃内pH値の極度の低下や上昇を避ける(例:抗酸剤またはH$_2$ブロッカー)[**適切な場合**]
- □ 胃内分泌物の吸引と観察のため,経鼻胃管を挿入する[**適切であれば**]
- □ 経鼻胃管のカフ/バルーンの圧を維持する[**適切であれば**]
- □ 経鼻胃洗浄を実施する[**適切な場合**]
- □ ストレスの軽減を促進する
- □ 患者の栄養状態を評価する
- □ 患者や家族と支援的な関係を確立する
- □ 行動制限と経過について,患者と家族を指導する
- □ 処置について患者/家族を指導する(例:内視鏡検査,硬化療法,手術)[**適切な場合**]
- □ 輸血の必要性について,患者/家族を指導する[**適切な場合**]
- □ 抗炎症剤の使用を避けるよう患者/家族を指導する(例:アスピリンやイブプロフェン)
- □ 患者/家族が相談できるよう調整する(例:聖職者やアルコール依存症者の会)[**適切な場合**]

第1版:1992。改訂:2008

参考文献

Cullen, L. (1992). Interventions related to circulatory care. *Nursing Clinics of North America*, *27*(2), 445-476.

DeLaune, S., & Ladner, P. (2006). *Fundamentals of nursing: Standards & practice* (3rd ed.). Thomson Delmar Learning.

Kozier, B., Erb, G., Berman, A., & Snyder, S. (2004). *Fundamentals of nursing: Concepts, process, and practice* (7th ed.). Prentice Hall.

Monahan, F., Sands, J., Neighbors, M., Marek, J., & Green, C. (2007). *Phipps' medical-surgical nursing: Health and illness perspectives* (8th ed.). Mosby.

4028	**出血軽減:創傷**
	Bleeding Reduction: Wound

定義:外傷・切開・チューブやカテーテルの交換によって起こりうる創傷からの出血量を抑制すること

行動

- □ 出血部位や出血の可能性のある部位を用手圧迫する
- □ 患部を冷やす
- □ 出血部位に圧迫包帯を用いる
- □ 長時間の圧迫が可能な器具を用いる(例:C型クランプ)[**適切な場合**]
- □ 圧迫包帯の交換・追加をする[**適切な場合**]

Part 3 介入 **367**

- [ ] バイタルサインをモニタリングする[**適切な場合**]
- [ ] 適切な水分の摂取量と排出量を観察する
- [ ] 出血部位を挙上する
- [ ] 持続膀胱洗浄を行う[**適切な場合**]
- [ ] 血腫があれば，その大きさと性状を観察する
- [ ] 出血部位より遠位で脈拍を観察する
- [ ] くしゃみや咳等をするときには，患部を圧迫するよう患者を指導する
- [ ] 行動制限について患者を指導する[**適切な場合**]
- [ ] 出血の徴候と再出血が起こった場合の適切な対処について，患者と家族を指導する（例：看護師に知らせる）

第 1 版：1992。改訂：2008

参考文献

American Association of Critical-Care Nurses. (2006). In J. G. Alspach (Ed.), *Core curriculum for critical care nursing* (6th ed.). Saunders Elsevier.

Cullen, L. (1992). Interventions related to circulatory care. *Nursing Clinics of North America, 27*(2), 445-476.

Kozier, B., Erb, G., Berman, A., & Snyder, S. (2004). *Fundamentals of nursing: Concepts, process, and practice* (7th ed.). Prentice Hall.

Monahan, F., Sands, J., Neighbors, M., Marek, J., & Green, C. (2007). *Phipps' medical-surgical nursing: Health and illness perspectives* (8th ed.). Mosby.

4021	出血軽減：妊娠中の子宮

Bleeding Reduction: Antepartum Uterus

定義：妊娠第 3 期の子宮からの血液喪失量を抑えること

行動

- [ ] 腟からの出血歴を患者から聴取する（例：出血の始まり，出血量，生理用ナプキンの交換頻度，血液の色調，疼痛の有無と場所，凝血塊の有無）
- [ ] 妊娠後期の出血の危険因子を評価する（例：胎盤早期剝離，喫煙，コカインの使用，高血圧，糖尿病，複数の出産，帝王切開の既往，過去と現在の前置胎盤，不妊治療，多胎妊娠，短い間隔での妊娠，35 歳以上）
- [ ] 最終月経または前回の超音波検査報告書，産科の過去の記録から適当な胎児齢の目安を計算する[**可能な場合**]
- [ ] 出血の量と性状をみるために会陰部，衣類，シートやナプキンを確認する
- [ ] 失血量を測るために，血で濡れた材料と凝血の重さを測定する
- [ ] 出血の特性と量を継続的に観察する
- [ ] 母体のバイタルサインを頻繁に確認する
- [ ] 継続的な胎児モニタリングを開始する
- [ ] 子宮収縮または弛緩の増大について触診する
- [ ] 子宮胎盤機能不全の根拠がないか胎児の心拍数を観察する（例：遅発性徐脈，胎児心拍数基線変動の減少，一過性頻脈がない）
- [ ] 膜の破裂を観察する
- [ ] 出血の量と頻度について，患者の状態とすべての変化を報告する[**適切な場合**]
- [ ] 子宮胎盤機能不全の異常な（安心できない）徴候のある胎児の蘇生を始める
- [ ] 超音波検査で胎盤の位置が確認できるまで，子宮頸部の内診を延期する
- [ ] 胎児監視検査を援助する
- [ ] 失血量と子宮頸部の状態を視覚化するため，腟鏡診を行うまたは介助する
- [ ] 補液のための静脈ラインを確保する

368 Part 3 介入

☐ 酸素を投与する［指示に従って］
☐ 診断に用いる血液検査を入手する（例：全血球計算，凝固検査，Rh，血液型と交差適合試験（クロスマッチ），クライハウエル・ベトケ試験））［指示に従って］
☐ 水分の摂取量と排出量を観察する
☐ 重要臓器と胎児に対する血液循環増加のために下肢を挙上する
☐ 血液製剤を投与する［適切な場合］
☐ 安全対策を始める（例：厳格な床上安静と側臥位）
☐ 入院中，腟からの出血が増加した場合は報告するように患者に説明する（例：大量の出血や凝血塊，滴る出血）
☐ 共感，理解，情動的なサポートを提供する
☐ 処置，診断検査，治療についての情報を提供する
☐ 古い出血と新しい出血の区別を女性に指導する
☐ 胎児の健康を評価するために胎児の動きをモニタリングするよう女性に伝える
☐ さらなる出血の機会を減らすために生活様式の変更について患者に指導する（例：禁煙の支援，性交の自制，ベッド上安静，便秘のコントロール，栄養管理，コーピングの強化）［適切な場合］
☐ 訪問看護師の紹介も含め，退院後計画を提供する
☐ 妊娠中の胎児検査のフォローアップの予定を立てる
☐ 再入院が必要となる理由について話し合う
☐ 救急搬送の使用について話し合う［適切な場合］

第 2 版：1996。改訂：2018

参考文献

Ladewig, P., London, M., & Davidson, M. (2014). *Contemporary maternalnewborn nursing care* (pp. 423-427) (8th ed.). Boston, MA: Pearson.

Quantification of blood loss: AWHONN Practice Brief Number 1. (2015). *Journal of Obstetric, Gynecologic, & Neonatal Nursing*, 44(1), 158-160.

Rhynders, P., Sayers, C., Presley, R., & Thierry, J. (2014). Providing young women with credible health information about bleeding disorders. *American Journal of Preventative Medicine*, 47(5), 674-680.

Ricci, S. (2013). *Essentials of maternity, newborn, & women's health nursing* (pp. 616-624) (3rd ed.). Wolters Kluwer Health/Lippincott Williams & Wilkins.

4024	**出血軽減：鼻**
	Bleeding Reduction: Nasal

定義：鼻腔からの出血量を抑制すること

行動

☐ 鼻筋を用手圧迫する
☐ 出血原因を特定する
☐ 出血の量と性状を観察する
☐ 中咽頭に入った出血量を観察する
☐ 患部を冷やす
☐ 鼻腔に詰め物をする［適切な場合］
☐ 血液製剤を投与する（例：血小板や新鮮凍結血漿）［適切な場合］
☐ 出血前後のヘモグロビン値／ヘマトクリット値に注意する［適応がある場合］
☐ ストレスの軽減を促進する
☐ 疼痛の緩和または安楽のための手段を提供する
☐ 気道を確保する
☐ 口腔ケアを援助する［適切な場合］

Part 3　介入　**369**

☐ 加湿した酸素を投与する[**適切な場合**]

☐ バイタルサインをモニタリングする[**適切な場合**]

☐ 患者をセミファーラー位にする[**適切な場合**]

☐ 行動制限について患者を指導する[**適切な場合**]

☐ 鼻孔を傷つけないよう患者を指導する(例:ひっかく,鼻をかむ,触るのを避ける)

☐ 出血の徴候と再出血が起こった場合の適切な対処について,患者と家族を指導する(例:看護師に知らせる)

第 1 版:1992。改訂:2008

参考文献

American Association of Critical-Care Nurses. (2006). In J. G. Alspach (Ed.), *Core curriculum for critical care nursing* (6th ed.). Saunders Elsevier.

Cullen, L. (1992). Interventions related to circulatory care. *Nursing Clinics of North America, 27*(2), 445-476.

Kozier, B., Erb, G., Berman, A., & Snyder, S. (2004). *Fundamentals of nursing: Concepts, process, and practice* (7th ed.). Prentice Hall.

Monahan, F., Sands, J., Neighbors, M., Marek, J., & Green, C. (2007). *Phipps' medical-surgical nursing: Health and illness perspectives* (8th ed.). Mosby.

4026	**出血軽減:分娩後の子宮**
	Bleeding Reduction: Postpartum Uterus

定義:分娩後の子宮からの出血量を抑制すること

行動

☐ 分娩後出血の危険因子となる産科の既往歴と分娩記録を検討する(例:分娩後出血の既往,子宮の過剰拡張,分娩第 3 期の長期化,子宮内感染,裂創,遺残胎盤,誘発分娩,麻酔の使用,子癇前症,分娩第 2 期の長期化,介助分娩,帝王切開,切迫早産)

☐ 子宮底マッサージを行い,子宮の硬度を確保する

☐ 子宮が硬くなるまで,子宮底マッサージの頻度を増やす

☐ 会陰切開時の出血量を確認する

☐ 会陰に冷却材を貼布する

☐ 胎盤に損傷がないか,欠けている断片はないか検査する

☐ 膀胱拡張の評価をする

☐ 排泄を促す,または膀胱が拡張している場合には導尿を行う

☐ 悪露の性状を観察する(例:色調,凝血塊,量)

☐ 出血量を計測する

☐ 過度の出血は担当医師に知らせる

☐ 緊急時の介助および新生児のケアをできるように他の看護師をよぶ

☐ 下肢を挙上する

☐ 輸血に適切な針を使用して静脈点滴を開始する

☐ 予備の静脈ラインを確保する[**適切な場合**]

☐ 子宮収縮剤を投与する[**プロトコルまたは指示に従って**]

☐ 15 分ごとかそれよりも頻繁に母体のバイタルサインをモニタリングする[**適切な場合**]

☐ 暖かい毛布をかける

☐ 母親の皮膚の色調・意識レベル・疼痛・不安の程度を観察する

☐ マスクによる酸素療法を 6 〜 8L/ 分で開始する

☐ 尿量を観察するため,測定器付きの膀胱留置カテーテルを挿入する[**適切な場合**]

☐ 緊急検査または輸血を指示する

370 Part 3 介入

- □ 血液製剤を投与する［**適切な場合**］
- □ 母親の輸血に対する信念を明確にする
- □ 担当医が子宮の圧迫・血腫の除去・裂傷部の縫合をするのを援助する［**適切な場合**］
- □ 臨床症状とその管理に関する情報を常に患者と家族に提供する
- □ 会陰部のケアを行う［**必要な場合**］
- □ 外科的介入のための手術室への移動に備えてもらう
- □ 産後の母体状態の適切な観察の準備について，看護師チームで話し合う

第2版：1996。改訂：2018

参考文献

Bringham, D. (2012). Eliminating preventable, hemorrhage-related maternal mortality and morbidity. *Journal of Obstetric, Gynecologic, & Neonatal Nursing, 41*(4), 529-530.

Guidelines for oxytocin administration after birth: AWHONN Practice Brief Number 2. (2015). *Journal of Obstetric, Gynecologic, & Neonatal Nursing, 44*(1), 161-163.

Ladewig, P., London, M., & Davidson, M. (2014). *Contemporary maternal-newborn nursing care* (pp. 734-741) (8th ed.). Pearson.

Quantification of blood loss: AWHONN Practice Brief Number 1. (2015). *Journal of Obstetric, Gynecologic, & Neonatal Nursing, 44*(1), 158-160.

Ricci, S. (2013). *Essentials of maternity, newborn, & women's health nursing* (pp. 746-755) (3rd ed.). Wolters Kluwer Health/Lippincott Williams & Wilkins.

4010	出血予防
	Bleeding Precautions

定義：リスク患者に対して出血を引き起こす可能性のある刺激を減少させること

行動

- □ 患者の既往歴から特定の危険因子を検討する（例：手術，外傷，潰瘍，血友病，低凝固能，投薬による凝固抑制）
- □ 内的・外的な出血の徴候や症状がないか患者を注意深く観察する（例：患部の鼓張や膨張，サージカルドレーンからの排液の性状や量の変化，ドレッシング材の血性浸潤，患者下の血だまり）
- □ 出血前後のヘモグロビン値とヘマトクリット値に注意する［**適応がある場合**］
- □ 遷延する出血の徴候および症状を観察する（例：低血圧，微弱な頻脈，冷たく湿った皮膚，頻呼吸，不穏，尿量の減少）
- □ 水分の摂取量と排出量に注意を払う
- □ 静脈ラインを確保する［**適切な場合**］
- □ プロトロンビン時間，部分トロンボプラスチン時間，フィブリノーゲン，フィブリン・フィブリノゲン分解産物，血小板数を含む，凝固能検査の結果をモニタリングする［**適切な場合**］
- □ 起立時のバイタルサインをモニタリングする
- □ 活動性出血がある間は，ベッド上安静を保つ
- □ 血液製剤を投与する（例：血小板や新鮮凍結血漿）［**適切な場合**］
- □ 出血を起こしうる外傷から患者を保護する
- □ 注射（筋肉注射や皮下注射）を避ける［**適切な場合**］
- □ 凝固時間を延長させるような薬剤の投与を避ける（例：クロピドグレル，ヘパリン，ワルファリンやアスピリン等の非ステロイド性抗炎症剤（NSAIDs））
- □ 凝固時間を延長させるような薬剤の投与を避けるよう，患者を指導する（例：クロピドグレル，ヘパリン，ワルファリンやアスピリン等の非ステロイド性抗炎症剤（NSAIDs））［**適切な場合**］
- □ 外来患者に靴を履くよう指導する
- □ 口腔ケアには柔らかい歯ブラシまたはスポンジブラシを使用する
- □ 髭剃りには西洋カミソリの代わりに電気カミソリを使用する

Part 3 介入　**371**

☐ 患者には侵襲的な処置をしないことを指導する。もし必要な場合には，出血がないかよく観察をする

☐ 血小板や新鮮凍結血漿の輸血をして侵襲的処置のタイミングを調整する[**適切な場合**]

☐ 出血している口や耳等の開口部にものを挿入しない

☐ 直腸温の測定を避ける

☐ 重いものを持ち上げることを避けるよう患者を指導する

☐ 薬剤を投与する（例：制酸剤）[**適切な場合**]

☐ ビタミンKを多く含む食物の摂取を増やすよう患者を指導する（例：ホウレンソウやキャベツ，カリフラワー，ブロッコリー，枝豆のような緑黄色の葉野菜）[**適切な場合**]

☐ 皮膚損傷を最小限にするように治療用のマットレスを使用する

☐ 便秘を予防するよう患者を指導する（例：水分の摂取や緩下剤の投与を促す）[**適切な場合**]

☐ 出血の徴候について患者と家族を指導する（例：あざができやすい，鼻出血，歯肉出血，尿や便中の血液，著しく重い月経）また出血が起こった際の適切な対処を指導する（例：看護師に知らせる）

第1版：1992。改訂：1996，2018

参考文献

Brown, C. G. (2010). *A guide to oncology symptom management.* Oncology Nursing Society.

Malli, S. (2005). Keep a close eye on vacuum-assisted wound closure. *Nursing, 35*(7), 25.

Nix, D. (2012). Skin and wound inspection and assessment. In R. Bryant & D. Nix (Eds.), *Acute and chronic wounds: Current management concepts* (4th ed.). Elsevier Mosby.

Potter, P., Perry, A., Stockert, P., & Hall, A. (Eds.). (2013). *Fundamentals of nursing* (8th ed.). Elsevier Mosby

6720	出産
	Birthing

定義：胎児を娩出すること

行動

☐ 分娩に関しての予期ガイダンスを実施する

☐ 支援者にも出産経験に参加してもらう[**適切な場合**]

☐ 胎位と胎児の下降度を明らかにするために腟内診を行う

☐ 分娩中は，静かな環境で産婦の安心感とプライバシーを維持する

☐ 分娩の管理に関する産婦の要望が周産期ケアの標準に合致するものであれば，産婦の要望に沿う

☐ 分娩室に他の医療関係者が入る際は産婦とパートナーの許可を得る

☐ 分娩の体位をとる産婦を援助する

☐ 会陰切開の必要性について妊婦に情報を提供する

☐ 分娩または会陰切開の前に局所麻酔剤を投与する[**適応がある場合**]

☐ 会陰切開を行う[**適切な場合**]

☐ 胎児の頭部娩出時は浅い呼吸を産婦に促す（例：あえぐ）

☐ 頭頂骨が出てくるまで屈曲位を保持し，胎児の頭をゆっくり娩出する

☐ 分娩の間，会陰を支持する

☐ 臍帯巻絡の有無を確認する

☐ 臍帯巻絡を解除する（例：臍帯を鉗子で挟み切断するまたは頭部から抜く）[**適切な場合**]

☐ 頭部娩出後にシリンジで乳児の鼻腔と口腔から分泌物を吸引する

☐ 胎便羊水染色液を吸引する[**適切な場合**]

☐ 肩部の娩出を援助する

☐ 肩甲難産を解除するための手技を実施する（例：恥骨上を圧迫する，マックロバーツ手技）[**適切な場合**]

☐ 新生児の体幹部をゆっくり娩出させる

し

372　　Part 3　介入

- ☐ 新生児の体幹部を支える
- ☐ 拍動が消失した後に臍帯を鉗子で挟み切断する［禁忌でない場合］
- ☐ Rh マイナス型の血液または臍帯血ガス分析に必要な場合，臍帯血を採取する
- ☐ 胎盤の自然娩出に備える
- ☐ 産後 1 分のアプガースコアの評価をする
- ☐ 子宮底を保護しながら臍帯の牽引をコントロールする
- ☐ 胎盤の娩出後に子宮頸部の裂傷を視診する
- ☐ 外科的修復の実施前に局所麻酔剤を投与する［適応がある場合］
- ☐ 会陰切開部または裂傷部を縫合する［適切な場合］
- ☐ 組織統合性を確認するために直腸診を行う
- ☐ 分娩後に胎盤，羊膜，臍帯を視診する
- ☐ 分娩後の出血量を評価する
- ☐ 会陰部を洗浄する
- ☐ 会陰パッドをあてる
- ☐ 母親と支援者の努力を褒める
- ☐ 新生児の外観と状態に関する情報を提供する
- ☐ 出産経験と新生児に関する疑念，不安を言葉にすることを奨励する
- ☐ 実在するまたは潜在する合併症について，主治医に相談する
- ☐ 分娩中の出来事を記録する
- ☐ 出生証明書に署名をする［適切な場合］

第 1 版：1992。改訂：1996，2018

参考文献

Aasheim, V., Nilsen, A., Lukasse, M., & Reiner, L. (2011). Perineal techniques during the second stage of labour for reducing perineal trauma. *Cochrane Database of Systematic Reviews*, *2011*(12). https://doi.org/10.1002/14651858.CD006672.pub2

Davidson, M., London, M., & Ladewig, P. (2012). *Old's maternal-newborn nursing and women's health across the lifespan* (9th ed.). Pearson.

Minnesota Midwives Guild. (2013). *The Minnesota Midwives' Guild' standards of care.*

Romano, A., Emesis, C., Bailey, J., Robuck, E., & Rothman, M. (2014). *Promoting physiological birth: Putting birthTOOLS.org into action.* Paper presented at the Midwifery Works! Conference October 17 in Chicago, IL. http://www.midwife.org/acnm/files/ccLibraryFiles/Filename/000000004513/BirthTOOLSforMidwiferyWorks.pdf

---

6760	出産準備
	Childbirth Preparation

定義：出産を促進し，親役割を発展させ実践する能力を強化するために，情報と支援を提供すること

行動

- ☐ 分娩の生理機能に関して母親とパートナーに指導を行う
- ☐ 分娩に関する出産プランを探究する（例：分娩の環境，誰が母親を支援するか，誰が立ち会うか，どのような技術を用いるか，誰が臍帯を切断するか，哺乳に関する選択，退院計画）
- ☐ 分娩の徴候について母親とパートナーを教育する
- ☐ 分娩準備のために来院する時期に関する情報を母親に提供をする
- ☐ 疼痛コントロールの選択肢について，母親と話し合う
- ☐ 会陰マッサージやケーゲル練習法（骨盤底筋トレーニング），最適な栄養摂取，腟炎に対する迅速な治療のような，会陰切開を回避したいという希望がある際に講じる手段について母親に指導する
- ☐ 合併症が生じた場合の分娩の選択肢に関する情報を母親に提供をする

Part 3　介入　**373**

□ 分娩の際に実施すると予測される一連の観察方法について説明する

□ 分娩の最中に用いる呼吸法とリラクセーション法について母親とパートナーに指導する

□ 分娩中に母親を安楽にさせる方法についてパートナーを指導する（例：背部マッサージ，背部圧迫，体位）

□ 分娩中に母親に指示を与えることができるようパートナーに備えてもらう

□ 母乳哺育について関連学会の推奨を検討する

□ 母乳栄養と瓶哺乳の長所と短所について話し合う

□ 母乳哺育のための乳頭の準備を母親に指導する [**適応がある場合**]

□ 分娩後，新生児を乳房に密着させるよう，母親に奨励する

□ 産後の入院期間中に親子間の愛着形成や母乳哺育を促進するために，母親が新生児のすぐ近くにいられるような機会を提供する

□ ペアレンティングに関する親の知識と態度を確認する

□ 親役割を担うことに対する親の自己効力感を促す

□ 親役割についての予期ガイダンスを行う

□ 入院中の兄姉のケアの手配について話し合う

□ 新たに赤ちゃんがやってくることに対して，親が兄姉にしている準備を確認する [**適切な場合**]

□ 新生児に対して兄姉に準備させるための方略を計画するよう親を援助する

□ 兄姉が（新生児に対して）備えるための教室を親に紹介する

□ 新生児に対する健康管理を受けるために，医師やクリニックの選択ができるよう親を援助する

□ 病院から家に新生児を移動させるために，認可されている安全なチャイルドシートを入手するよう母親に奨励する

第 1 版：1992。改訂：2008

参考文献

American Academy of Pediatrics. (2005). Policy statement: Breastfeeding and the use of human milk. *Pediatrics, 115*(2), 496-506.

Bradley, L., Horan, M. J., & Molloy, P. (2004). Pregnancy and childbearing. In M. C. Condon (Ed.), *Women's health: Body, mind, sprit: An integrated approach to wellness and illness* (pp. 463-499). Prentice Hall.

Institute for Clinical Systems Improvement (ICSI). (2005). *Health care guideline: Routine prenatal care.*

Kirkham, C., Harris, S., & Grzybowski, S. (2005). Evidence-based prenatal care: Part l. General prenatal care and counseling issues. *American Family Physician, 71*(7), 1307-1316.

Littleton, L. Y., & Engebertson, J. C. (2002). *Maternal, neonatal, and women's health nursing* (pp. 477-489). Delmar.

Wong, D. L., Perry, S. E., & Hockenberry, M. J. (2002). *Maternal child nursing care* (2nd ed.). Mosby.

6960	出生前ケア
	Prenatal Care

定義：妊娠期間を通してヘルスケアを提供すること

行動

□ 個人のニーズ，関心事，好みを明確にし，意思決定への関与を促進し，ケアの障壁となるものを特定し，その問題に取り組む

□ 全妊娠期間を通して出生前ケアへの関与が重要であることを話し合い，妊婦のパートナーや他の家族の参加を奨励する

□ 出生前教室への参加を奨励する

□ 体重増加を観察する

□ 高血圧性障害を観察する（例：血圧，踵部，手背，顔面の浮腫，蛋白尿）

□ 胎児心拍を観察する

374　　Part 3　介入

- □ 子宮底長を測定し，在胎週数との比較をする
- □ 胎動を観察する
- □ 胎動を感じる時期と胎動の観察の重要性について親を指導する
- □ 胎位を観察する
- □ 胎児の発育と状態に注意して，妊婦の変化を検討する
- □ 即座に報告すべき危険な徴候について妊婦を指導する
- □ 栄養ニーズと懸念について話し合う（例：バランスのとれた食事，葉酸，食の安全性，サプリメント）
- □ 有害な物質への曝露または摂取の影響について妊婦を指導する（例：アルコール，違法薬物，催奇形物質，薬物，ハーブ，たばこ）
- □ 活動レベルについて，妊婦と話し合う（例：適切な運動，避けるべき活動，休息の重要性）
- □ 遺伝カウンセリングと遺伝子検査を提供する［適応がある場合］
- □ 妊娠期間を通じて実施される通常の検査について妊婦を指導する（例：尿検査，ヘモグロビン値，超音波検査，妊娠糖尿病，HIV検査）
- □ 通常では行われない検査や治療について妊婦を指導する（例：ノンストレステスト，バイオフィジカル・プロファイル，Rh免疫グロブリン，膜切除）［必要な場合］
- □ 検査結果について妊婦と一緒に検討する
- □ 口腔ケアについて話し合う
- □ 性について話し合う
- □ 妊婦とそのパートナーの心理社会的状態を観察する
- □ 妊婦または胎児の健康状態へ影響する危険因子について観察する（例：精神衛生障害，親密なパートナーからの暴力）
- □ 非計画妊娠または望まない妊娠をしている妊婦に対するサポートとカウンセリングを提供する
- □ 生理的・心理的な変化や不快に関する予期ガイダンスを提供する（例：悪心，嘔吐，筋骨格系の変化，恐れ，乳房の圧痛）
- □ 妊娠に関連する変化に対処し，不快感を軽減するための方略を明らかにするよう妊婦を援助する
- □ 変化するボディイメージについて，妊婦と話し合う
- □ 妊娠期間中にとるべき安全措置について検討する（例：シートベルトの使用，熱い浴槽やサウナを避ける，旅行制限）
- □ 予防接種のリスクや利点，禁忌，副作用（有害でないものも含む）に関する正確な情報を提供する［必要な場合］
- □ 分娩に備えられるよう妊婦を援助する（例：疼痛管理の選択肢について話し合う，分娩の徴候と症状について検討する，医療介入が必要となる特別な状況について話し合う，妊婦のパートナーまたは家族の計画的な関与を支援する）
- □ 新生児に対するケアと考慮すべき事柄について予期ガイダンスを実施する（例：割礼，授乳，小児科ヘルスケア提供者の選択）
- □ 分娩後の懸念や考慮すべき事柄について話し合う（例：家族計画と避妊，復職または復学，生理的・心理的な変化）
- □ 適切なサービスへ紹介をする（例：補助的栄養プログラム，薬物依存治療，メンタルヘルスカウンセリング）［必要な場合］

第1版：1992。改訂：2013

参考文献

Department of Health and Human Services. (1989). *Caring for our future, the content of prenatal care: A report of the Public Health Service Expert Panel on the content of prenatal care*. Public Health Service.

Hanson, L., VandeVusse, L., Roberts, J., & Forristal, A. (2009). A critical appraisal of guidelines for antenatal care: Components of care and priorities in prenatal education. *Journal of Midwifery & Women's Health*, 54(6), 458-468.

Novick, G. (2009). Women's experience of prenatal care: An integrative review. *Journal of Midwifery & Women's Health*, 54(3), 226-237.

Pillitteri, A. (2007). *Maternal and child health nursing: Care of the childbearing and childrearing family* (5th ed.). Lippincott Williams & Wilkins.

Part 3 介入 **375**

2880	術前調整

Preoperative Coordination

定義：入院前の診断検査および手術患者の準備を促進すること

行動

☐ 予定されている手術を検討する

☐ 患者が理解できる方法で手術手順を説明する

☐ 患者の既往歴を得る［**適切な場合**］

☐ 全身のフィジカルアセスメントをする［**適切な場合**］

☐ 医師の指示を確認する

☐ 診断検査を依頼する，または調整をする［**適切な場合**］

☐ 入院前処置と診断検査を説明する

☐ 診断検査を解釈する［**適切な場合**］

☐ 採血をする［**適切な場合**］

☐ 検尿をする［**必要な場合**］

☐ すべての懸念事項を外科医に伝える（例：検査値の異常や診断検査の結果，計画されている手術に対する患者の理解に関する問題）

☐ 手術の日時・来院時間・入院手続きについて，患者と重要他者に説明する

☐ 術後に移る病棟・手術室・待機室の場所について，患者と重要他者に説明する

☐ 手術に対する患者の期待を明らかにする

☐ 手術に関係する意思決定に患者にも参加してもらう

☐ 他のヘルスケア提供者からの情報を強化する［**適切な場合**］

☐ 治療の同意書を得る［**適切な場合**］

☐ 質問や懸念事項を表出するための時間を患者と重要他者に提供する

☐ 第三者支払人からの経済的な決済を得る［**必要な場合**］

☐ 術後の退院計画について話し合う

☐ 術後，帰宅のための移動等のニーズに沿える重要他者が患者にいるかどうかを確認する［**適応がある場合**］

☐ 介護者の能力を確認する

☐ 手術予定を確認するために患者に電話をかける

第2版：1996。改訂：2000，2018

参考文献

Association of periOperative Registered Nurses. (2015). Guidelines for perioperative practice.

Kozier, B., Erb, G., Berman, A., & Snyder, S. (2015). Perioperative nursing. In A. Berman, S. Snyder, & G. Frandsen (Eds.), *Kozier & Erb's fundamentals of nursing: Concepts, process, and practice* (10th ed., pp. 959-998). Prentice Hall.

Potter, P., Perry, A., Stockert, P., & Hall, A. (Eds.). (2013). *Fundamentals of nursing* (8th ed.). Elsevier Mosby.

Rothrock, J. C. (Ed.). (2015). *Alexander's care of the patient in surgery* (15th ed.). Elsevier Mosby.

376　　Part 3　介入

4064	循環ケア：機械的援助器具

Circulatory Care: Mechanical Assist Device

定義：機械やポンプの使用を管理することによって，一時的に循環を補助すること

行動

- ☐ 末梢循環を判断する（例：末梢脈拍，浮腫，毛細血管再充満試験，色調，体温の確認）
- ☐ 感覚および認知の能力を観察する
- ☐ 胸部不快感または疼痛の程度を観察する
- ☐ 肺動脈圧，全身の血圧，心拍出量，全身の血管抵抗を評価する[**適応がある場合**]
- ☐ 装置が状態と必ず一致するように，装置の表示と禁忌を一致させる
- ☐ 機器の挿入または埋め込みを援助する
- ☐ 装置の拡大，縮小を用いて，波形を調整する[**適応がある場合**]
- ☐ 溶血がないか観察する（例：尿中の血液や溶血検査，血清ヘモグロビン値の上昇，顕性出血，高カリウム血症，腎不全）
- ☐ カニューレのねじれ，はずれがないか観察する
- ☐ 1時間ごとに活性凝固時間を確認する[**適切な場合**]
- ☐ 抗凝固剤または抗血小板剤を投与する[**処方に従って**]
- ☐ 適切に機能することを確認するため，定期的に機器を点検する（例：波形，警告ノート，カテーテルの位置情報）
- ☐ バックアップ用の機器は常時使用可能にしておく
- ☐ 強心剤を投与する[**適切な場合**]
- ☐ 6時間ごとの血液凝固のデータを観察する[**適切な場合**]
- ☐ 血液製剤を投与する[**適切な場合**]
- ☐ 1時間ごとのバイタルサインや尿量を観察する
- ☐ 電解質値，血中尿素窒素（BUN），クレアチニン値（Cr）を毎日モニタリングする
- ☐ 1時間ごとの水分の摂取量と排出量を観察する[**指示に従って**]
- ☐ 体重を毎日観察する
- ☐ 大腿部や腋下部に装置を設置して，1時間ごとの末梢循環を観察する
- ☐ 胸部X線を撮影する[**指示に従って**]
- ☐ ドレッシング材の交換のため，厳密な無菌操作を用いる
- ☐ 抗生物質を予防投与する[**指示に従って**]
- ☐ 発熱や白血球増多を観察する
- ☐ 発熱のある場合は，血液，尿，痰，傷の培養検査をする[**指示に従って**]
- ☐ 経口抗真菌剤を投与する
- ☐ 非経口の栄養を投与する[**適切な場合**]
- ☐ 鎮痛剤を投与する[**必要な場合**]
- ☐ 腋下装置の挿入による早期の歩行に向けた計画を立案する
- ☐ 装置について指導する
- ☐ 情動的なサポートを提供する
- ☐ 装置の目的と管理に関する教育を提供する
- ☐ 理解を確実にするためにティーチバックを用いる

第2版：1996。改訂：2000，2024

参考文献

Asber, S. R., Shanahan, K. P., Lussier, L., Didomenico, D., Davis, M., Eaton, J., Esposito, M., & Kapur, N.

K. (2020). Nursing management of patients requiring acute mechanical circulatory support devices. *Critical Care Nurse*, *40*(1), e1-e11. https://doi.org/10.4037/ccn2020764

Hyotala, K. (2018). Caring for pediatric heart failure patients with long-term mechanical circulatory support. *Critical Care Nurse*, *38*(5), 44-56. https://doi.org/10.4037/ccn2018313

Runyan, C., Marshall, C., Aronow, H., Vongkavivathanakul, S., Daniels, L., Currey, J., & Coleman, B. (2021). Evaluation of team-based learning to increase nurses' knowledge of the ventricular assist device. *Journal of Continuing Education in Nursing*, *52*(1), 13-20. https://doi.org/10.3928/00220124-20201215-06

Urden, L. D., Stacy, K. M., & Lough, M. E. (2022). Pulmonary therapeutic management. *In Critical care nursing: Diagnosis and management* (pp.502-503) (9th ed.). Elsevier.

Wiegand, D. (2017). *AACN procedural manual for high acuity, progressive, and critical care* (7th ed.). Elsevier.

4066	循環ケア：静脈機能不全
	Circulatory Care: Venous Insufficiency

定義：静脈循環を促進すること

行動

☐ 末梢循環を評価する（例：脈拍，浮腫，毛細血管再充満試験，色調，体温）

☐ うっ血性潰瘍や組織損傷がないか皮膚を調べる

☐ 併存疾患の病歴を評価する（例：高血圧，心不全，末梢血管疾患，喘息，閉塞性気道疾患，炎症性腸疾患，現存または過去のがんの既往，貧血，栄養失調，可動性の喪失）

☐ 静脈性の潰瘍の危険因子を明らかにする（例：下肢静脈瘤，深部静脈血栓症，慢性静脈不全，不十分なふくらはぎの筋機能，動静脈瘻，肥満，下肢の骨折の既往）

☐ 食生活の改善，栄養補助食品，禁煙，減量，不動の回避，健康的な心臓の状態を維持することを考慮する［適切な場合］

☐ 静脈のうっ血状態に関係する可能性のある身体的，感情的，ライフスタイルの状態を検査する

☐ 下肢の浮腫の一貫した管理を含む予防的なセルフケア手段を実施する可能性を判断する

☐ 個人と家族の意見を取り入れながら，セルフケアのためのケアの計画の要点を述べる

☐ 心理社会的，経済的，医療制度の支援を促進する［適切な場合］

☐ 洗浄，デブリードマン，細菌バランスの管理と水分バランスの管理を通して，局所創傷の環境を最適化する［適切な場合］

☐ 温めた生理食塩水で潰瘍を洗浄する［必要な場合］

☐ 創傷の大きさと種類に合うドレッシング材をあてる［適応がある場合］

☐ 抗凝固剤または抗血小板剤を投与する［処方に従って］

☐ 損傷から影響を受ける四肢を保護する（例：下肢や足に羊の毛皮をあてる，フットボードまたは離被架をベッドの足側に置く，サイズの合った靴を履く）

☐ 血液の粘性を軽減するため，体液状態を適切に維持する

☐ 水分の摂取量と排出量を含む体液状態と栄養状態を観察する

☐ 感染症，蜂窩織炎，深部静脈血栓症，関節の拘縮の徴候を観察する

☐ 不快感や疼痛の程度を観察する

☐ 疼痛緩和法を実施する（例：圧迫療法，運動，下肢挙上，鎮痛）

☐ 圧迫療法を適用する（例：低伸縮または高伸縮包帯を巻く）［適切な場合］

☐ 副作用（有害でないものも含む）が生じた場合，圧迫を解除し助言を求めるよう指導する（例：しびれ，うずき，疼痛，足趾の変色）

☐ 患肢を心臓より上の位置にくるように，20度以上に挙上する［適切な場合］

☐ 少なくとも2時間ごとに体位変換をする［適切な場合］

☐ ベッド上安静の期間は，特に下肢を中心に，補助的または能動的な関節可動域運動を奨励する

☐ 何らかの形態の圧迫システムを能動的に装着したままにするよう推奨する

378　Part 3　介入

□ 圧迫療法，日常的な足の挙上の重要性，生涯にわたる圧迫の必要性について指導する
□ 適切なフットケアについて指導する
□ 毎日着用する場合，6か月ごとにストッキングを交換する必要があることを含め，圧迫ストッキングの管理と活用について指導する
□ 血管の収縮を軽減するため，拘束性のある着衣を取り除くこと，足を組まずに座ること，長時間の座位や立位を避けることを指導する
□ 損傷の予防法について指導する
□ 理解を確実にするためにティーチバックを用いる

第3版：2000。改訂：2004，2024

参考文献

Atkln, L. (2019). Venous leg ulcer prevention 3: Supporting patients to selfmanage. *Nursing Times*, *115*(8), 23.

Clarke, C. (2019). Improving venous leg ulcer care in community services. *Nursing Times*, *115*(9), 24.

Evans, R., Kuhnke, J.L., Burrows, C., Kayssi, A., Labreque, C., O'Sullivan-Drombolis, D., & Houghton, P. (2019). Best practice recommendations for the prevention and management of venous leg ulcers. In: Foundations of Best Practice for Skin and Wound Management. A supplement of Wound Care Canada. https://www.woundscanada.ca/docman/public/health-careprofessional/bpr-workshop/1521-wc-bpr-prevention-and-managementof-venous-leg-ulcers-1874e-final/file

Guest, J. F., Fuller, G. W., & Vowden, P. (2018). Venous leg ulcer management in clinical practice in the UK: Costs and outcomes. *International Wound Journal*, *15*(1), 29-37.

Love, S., White, J. R., & Vestal, B. (2021). Using compression therapy in a primary care setting to treat complications of chronic venous insufficiency. *Journal of the American Association of Nurse Practitioners*, *33*(6), 484-490.

Perpetua, E., & Keegan, P. (2020). *Cardiac nursing* (7th ed.). Wolters Kluwer.

Todd, M. (2018). Assessment and management of older people with venous leg ulcers. *Nursing Older People*, *30*(5), 39-48.

Trivellato, M., Kolchraiber, F., Frederico, G., Morales, D., Silva, A., & Gamba, M. (2018). Advanced practices in comprehensive nursing care for people with skin ulcers. Acta *Paulista de Enfermagem*, *31*(6), 600-608.

4062	循環ケア：動脈機能不全
	Circulatory Care: Arterial Insufficiency
定義：動脈循環を促進すること	

行動

□ 末梢循環を包括的に評価する（すべての末梢脈拍，浮腫，毛細血管再充満試験，色調，末梢の体温の確認）
□ 病歴や身体診察（フィジカルイグザミネーション）の徹底的な評価を実施する
□ 頸動脈波の触診を行う
□ 足関節上腕血圧比（ABI）を確認する[適切な場合]
□ 両腕で血圧を測定する
□ 動脈性潰瘍または組織損傷，特に治癒不良や治療しない創傷のために皮膚を調べる
□ 運動時・安静時の，不快感，疲労または疼痛の程度をモニタリングする
□ 鎮痛剤，ベッドサイドに足をかけることや椅子で眠ることによって疼痛の緩和を提供する[適切な場合]
□ 一定の間隔で疼痛を観察する
□ 圧迫を軽減するために支持体表面を使用する
□ 間欠性跛行が示唆された場合，労作による下肢の症状を評価する
□ 患側を下にする[適切な場合]
□ スタチン療法，降圧剤，抗凝固剤または抗血小板剤を投与する[処方に従って]
□ 少なくとも2時間ごとに体位変換をする[適切な場合]
□ 運動を奨励する[耐性がある場合]

- □ 健康的な食事摂取と減量を奨励する［適切な場合］
- □ 動脈疾患の危険因子の存在を評価する（例：高齢，糖尿病，喫煙，脂質異常症，高血圧，肥満，高ホモシステイン血症）
- □ 禁煙を勧める［適切な場合］
- □ ワクチン接種を奨励する
- □ 四肢を損傷から保護する（例：下肢や足に羊の毛皮をあてる，フットボードまたは離被架をベッドの足側に置く，サイズの合った靴を履く）
- □ 温める（例：身体にかける毛布等を追加する，室温を上げる）［適切な場合］
- □ ベッドの頭部を 15 ～ 30 度挙上する
- □ 寒さ，熱さ，外傷から四肢を保護する
- □ 血液の粘性を軽減するため，体液状態を適切に維持する
- □ 栄養状態と水分の摂取量と排出量を含む体液状態を観察する
- □ 低刺激の創傷ケアと洗浄を実施する［適切な場合］
- □ 起こりうる感染症を制御するため，動脈潰瘍における皮膚の血液量を回復させる［適切な場合］
- □ 創傷への十分な酸素の運搬を促進する
- □ 循環を阻害する因子について指導する（例：身体を締めつける衣類，冷気の曝露，脚を組む）
- □ 適切なフットケアについて指導する
- □ 理解を確実にするためにティーチバックを用いる

第 3 版：2000。改訂：2004，2024

参考文献

Arnett, D. K., Blumenthal, R. S., Albert, M. A., Buroker, A. B., Goldberger, Z. D., Hahn, E. J., Himmelfarb, C. D., Khera, A., Lloyd-Jones, D., McEvoy, J. W., Michos, E. D., Miedema, M. D., Muñoz, D., Smith, S. C., Virani, S. S., Jr, Williams, K. A., Sr, Yeboah, J., & Ziaeian, B. (2019). 2019 ACC/AHA Guideline on the primary prevention of cardiovascular disease: A report of the American College of Cardiology/American Heart Association task force on clinical practice guidelines. *Circulation, 140*(11), e596-e646.

Gerhard-Herman, M. D., Gornik, H. L., Barrett, C., Barshes, N. R., Corriere, M. A., Drachman, D. E., Fleisher, L. A., Fowkes, F. G., Hamburg, N. M., Kinlay, S., Lookstein, R., Misra, S., Mureebe, L., Olin, J. W., Patel, R. A., Regensteiner, J. G., Schanzer, A., Shishehbor, M. H., Stewart, K. J., Treat-Jacobson, D., & Walsh, M. E. (2017). 2016 AHA/ACC Guideline on the management of patients with lower extremity peripheral artery disease: A report of the American College of Cardiology/American Heart Association task force on clinical practice guidelines. *Circulation, 135*(12), e726-e779.

Lim, S., Chung, R., Holloway, S., & Harding, K. G. (2021). Modified compression therapy in mixed arterial-venous leg ulcers: An integrative review. *International Wound Journal, 18*(6), 822-842.

Logan, J. G., Kim, S., & Mijung, M. (2018). Effects of static stretching exercise on lumbar flexibility and central arterial stiffness. *The Journal of Cardiovascular Nursing, 33*(4), 322-328.

Perpetua, E., & Keegan, P. (2020). *Cardiac nursing* (7th ed.). Wolters Kluwer.

4070	循環対策
	Circulatory Precautions

定義：血流障害のある局所を保護すること

行動

- □ 末梢循環を包括的に評価する（例：末梢脈拍，浮腫，毛細血管再充満試験，色調，末梢の体温の確認，足関節上腕血圧比）
- □ リスク患者を包括的な末梢評価および危険因子改善の標的にする（例：糖尿病，喫煙，高齢，高血圧に高コレステロールを伴う患者）
- □ 患肢では静脈注射や採血をしない
- □ 患肢で血圧測定をしない
- □ 患肢の圧迫，止血帯の装着を控える

380 Part 3 介入

☐ 血液の粘性を軽減するため，体液状態を適切に維持する

☐ 患部の損傷を避ける

☐ 創部感染を予防する

☐ 熱傷を避けるため，入浴前にお湯の温度を確かめるよう患者を指導する

☐ フットケアや爪のケアについて，患者を指導する

☐ 患部の外傷予防について，患者／家族を指導する

☐ 跛行のある患者に禁煙と定期的な運動を奨励する

☐ 下肢の側副血行路の発達を促進するため，跛行になるまで，毎回ほんの少しずつ歩く時間を延ばすことを奨励する

☐ 血圧コントロール・抗凝固・コレステロール値の低下のための薬物療法について，患者と家族を指導する

☐ 末梢血管の収縮を引き起こし，跛行を悪化させるため，血圧コントロールに β 遮断剤を使用しないよう，患者を指導する

☐ 循環を改善させるための食事について，患者を指導する

☐ 血糖の適切な管理の必要性を糖尿病患者に指導する

☐ 適切なスキンケアについて，患者を指導する（例：乾燥した下肢の皮膚の保湿，創傷や潰瘍の可能性のある部位に対する注意）

☐ 禁煙情報を患者／家族に提供する［**該当する場合**］

☐ 熱感，発赤，疼痛，浮腫について，四肢を観察する

☐ 緊急ケアを必要とするような徴候や症状について，患者を指導する（例：安静にしても解消されない疼痛，創傷合併症，感覚喪失）

☐ 血管リハビリテーションプログラムへの参加を患者に奨励する

第 1 版：1992。改訂：2013

参考文献

Bonham, P. A., Flemister, B. G., Goldberg, M., Crawford, P. E., Johnson, J. J., & Varnado, M. F. (2009). What's new in lower-extremity arterial disease? WOCN's 2008 clinical practice guideline. *Journal of Wound, Ostomy & Continence Nursing, 36*(1), 37-44.

Conen, D., Everett, B., Kurth, T., Creager, M., Buring, J., Ridker, P., & Pradhan, A. (2011). Smoking, smoking status, and risk for symptomatic peripheral artery disease in women: A cohort study. *Annals of Internal Medicine, 154*(11), 719-726.

Lawson, G. (2005). The importance of obtaining ankle-brachial indexes in older adults: The other vital sign. *Journal of Vascular Nursing, 23*(2), 46-51.

Selby, M. (2008). Peripheral arterial disease. *Practice Nurse, 36*(7), 33-34, 36-37.

Sieggreen, M. (2008). Understanding critical limb ischemia. *Nursing, 38*(10), 50-56.

Ward, C. (2010). Peripheral arterial disease. *MEDSURG Nursing, 19*(4), 247-248.

5580	準備的感覚情報提供
	Preparatory Sensory Information

定義：実施予定のストレスの多いヘルスケア処置または治療に伴う典型的な感覚体験や出来事を，具体的で客観的な用語を用いて説明すること

行動

☐ 説明や説明文を準備する

☐ 処置や治療に伴う実施予定の一連のイベントと環境について説明する

☐ 処置や治療に伴う典型的な感覚を説明する（例：視覚，触覚，嗅覚，味覚，聴覚）

☐ 経験することの前に経験することの説明をする

☐ 緊急事態にある個人に処置とそれが生じる根拠をともに説明する［**可能な場合**］

☐ 経験した順序で，感覚，処置や治療について説明する

☐ 通訳を用いて，具体的な言葉で説明を提供する［**必要な場合**］

Part 3　介入　　**381**

□ 小児科の患者に年齢に応じた道具を使用する（例：人形，カラフルな玩具）
□ 描写的な言葉と適切な時間の長さを用いて，感覚について説明する
□ 感覚の程度や情動的な反応を反映した評価的な形容詞を避ける
□ 不明な場合，感覚とその原因を結びつける
□ 質問と誤解の明確化のための機会を提供する

第 1 版：1992。改訂：2000, 2024

参考文献

Association of PeriOperative Registered Nurses. (2021). 2021 Guidelines for perioperative practice.
Hall, A. (2021). Patient education. In P. A. Potter, A. G. Perry, P. A. Stockert, & A. M. Hall. (Eds.), *Fundamentals of nursing* (10th ed., pp. 328-348). Elsevier.
Nguyen, M. H., Smets, M. A., Bol, N., Loos, E. F., Hanneke, W., Geijsen, D., Henegouwen, M., Tytgat, K., & van Weert, J. (2019). Tailored web-based information for younger and older patients with cancer: Randomized controlled trial of a preparatory educational intervention on patient outcomes. *Journal of Medical Internet research*, *21*(10), e14407. https://doi.org/10.2196/14407
Perry, A. G., Potter, P. A., Ostendorf, W. R., & Laplante, N. (2018). *Clinical nursing skills and techniques*. Elsevier.
Rebar, C., & Bashaw, M. (2021). Concepts of care for perioperative patients. In D. D. Ignatavicius, M. L. Workman, C. Rebar, & N. M. Heimgartner (Eds.), *Medical-Surgical nursing: Concepts for interprofessional collaborative care* (10th ed., pp. 417-500). Elsevier.
Reid-Searl, K., O'Neill, B., Dwyer, T., & Crowley, K. (2017). Using a procedural puppet to teach pediatric nursing procedures. *Clinical Simulation in Nursing*, *13*(1), 15-23.
Rothrock, J., & McEwen, D. R. (2019). *Alexander's care of the patient in surgery* (16th ed.). Elsevier.

8100	**紹介**
	Referral
定義：他のヘルスケア提供者または施設によるサービスを手配すること	

行動

□ 紹介の必要性を判断するために，継続的にモニタリングを行う
□ 紹介先の施設の優先性を判断する
□ 紹介のためのヘルスケア提供者からの推奨事項を特定する [**必要な場合**]
□ 必要なケアを特定する
□ 在宅またはコミュニティにおいて，適切な支援ケアが有効かどうかを明確にする
□ 在宅で利用できるリハビリテーションサービスがあるかどうかを明確にする
□ ケアの責任に関して，家族または重要他者の強みと弱みを評価する
□ 自宅またはコミュニティを，患者の環境ニーズを踏まえて利用しやすさの観点から評価する
□ 退院後に使用する適切な器具を明確にする [**必要な場合**]
□ 他のヘルスケア提供者に支払うための患者の経済的資源を明確にする
□ 適切な在宅ケアサービスを手配する [**必要な場合**]
□ 退院後の使用に適切なインターネットサイトの情報を患者に伝える
□ 受け入れ先の施設や他のケア提供者によるアセスメントのための面会を促す [**適切な場合**]
□ 適切な施設またはヘルスケア提供者と連絡をとる
□ 退院から退院後に担当するヘルスケア提供者との面会予約までの期間を最短にする
□ 紹介文書を適切に作成する
□ 紹介文書と患者のケアプランを電子的に送信する [**適切な場合**]
□ 紹介に関する情報のコピーを患者または家族に渡す [**適切な場合**]
□ 移送手段を手配する
□ 患者のケアプランについて，次に担当するヘルスケア提供者と話し合う

第 1 版：1992。改訂：2013

382　　Part 3　介入

参考文献

Berta, W., Barnsley, J., Bloom, J., Cockerill, R., Davis, D., Jaakkimainen, L., Mior, A., Talbot, Y., & Vayda, E. (2008). Enhancing continuity of information: Essential components of a referral document. *Canadian Family Physician, 54*(10), 1432-1433.

Cummings, E., Showell, C., Roehrer, E., Churchill, B., Turner, B., Yee, K. C., Wong, M. C., & Turner, P. (2010). *A structured evidence-based literature review on discharge, referral and admission. University of Tasmania.* Australia: ehealth Services Research Group.

Edwards, N., Davies, B., Ploeg, J., Virani, T., & Skelly, J. (2007). Implementing nursing best practice guidelines: Impact on patient referrals. *Online BMC Nursing, 6*(4). https://doi.org/10.1186/1472-6955-6-4

Heimly, V. (2009). Electronic referrals in healthcare: A review. In K. Adlassnig, B. Blobel, J. Mantas, & I. Masic (Eds.), *Medical informatics in a united and healthy Europe: Proceedings of MIE 2009* (pp. 321-331). Amsterdam, Netherlands: IOS Press.

Kim, Y., Chen, A. H., Keith, E., Yee, H. F., Jr., & Kushel, M. B. (2009). Not perfect, but better: Primary care providers' experiences with electronic referrals in a safety net health system. *Journal of General Internal Medicine, 24*(5), 614-619.

4364	称賛
	Commendation

定義：個人・家族・コミュニティにおいて，明確な長所や能力をみつけて強化するために，賛美と称賛の言葉を用いること

行動

☐ 現状に対処し工夫に富んでいることを認める

☐ 長所・潜在能力・才能を十分に自覚できるよう個人を援助する

☐ 個人や家族に対する評価を実際に示す

☐ 個人や家族との協力関係を構築する

☐ 学習のサポートをし奨励する

☐ 状況に対処するために行動変容をする際の個人の長所を認める

☐ 新たな行動に関して励まし維持するため，肯定的なフィードバックを提供する

☐ 慢性的な長期間に及ぶ健康上の問題または疾病とともに生きるための能力を認識する［**適切な場合**］

☐ 改善された成果の達成を祝う

☐ 行動または成果が維持される可能性を高めるためにそれらを強化する

☐ 主要な目標を達成するために，よりよい行動変容を持続しようとする動機づけを促進する

☐ 学習強化のための方略を適用し，学習者の自信と学習価値を促進する

☐ 称賛の言葉を記載し，個人または他者に送る（例：監督者，表彰事業）［**適切な場合**］

第6版：2013

参考文献

Abualrub, R. F., & Al-Zaree, I. M. (2008). Job stress, recognition, job performance, and intention to stay at work among Jordanian hospital nurses. *Journal of Nursing Administration, 16*(3), 227-236.

Day, R. A., Paul, P., Williams, B., Smeltzer, S. C., & Bare, B. (2010). *Brunner and Suddarth's textbook of Canadian medical-surgical nursing* (2nd ed.). Lippincott Williams & Wilkins.

Kozier, B., Erb, G., Berman, A., Snyder, S. J., Bouchal, S. R., Hirst, S., Yiu, L., Stamler, L. L., & Buck, M. (2010). *Fundamentals of Canadian nursing: Concepts, process and practice* (2nd ed.). Toronto: Pearson Education Canada.

McElheran, N. G., & Harper-Jacques, S. R. (1994). Commendations: A resource intervention for clinical practice. *Clinical Nurse Specialist, 8*(1), 7-10.

Psychological Associates and DAISY Foundation. (2009). *Literature review on meaningful recognition in nursing.* Psychological Associates.

Stone, C. L., & Rowles, C. J. (2002). What rewards do clinical preceptors in nursing think are important? *Journal for Nurses in Staff Development, 18*(3), 162-166.

Tourangeau, A. E., & Cranley, L. A. (2006). Nurse intention to remain employed: Understanding and strengthening determinants. *Journal of Advanced Nursing, 55*(4), 497-509.

Part 3 介入　**383**

0740	床上安静ケア
	Bed Rest Care

定義：ベッドから出られない患者において，快適性と安全性を促進し，合併症を予防すること

行動

- ☐ 床上安静が必要な理由を説明する
- ☐ 適切な治療用マットレスやベッドに寝かせる
- ☐ 適切な身体のアライメント（姿勢）にする
- ☐ 肌触りの悪いベッドリネンの使用を避ける
- ☐ ベッドリネンを，清潔で乾燥したしわのない状態に保つ
- ☐ ベッドにフットボードを取りつける
- ☐ 患者を保護する器具をベッド上で使用する
- ☐ 尖足を予防するための器具を取りつける
- ☐ ベッド柵を上げる[**適切な場合**]
- ☐ 手の届きやすいところに，ベッドの操作スイッチを置く
- ☐ 手の届くところにナースコールを置く
- ☐ 患者の手の届くところに，ベッドサイドテーブルを置く
- ☐ ベッドにモンキーバー（トラピーズ）を取りつける[**適切な場合**]
- ☐ 皮膚の状態に応じて体位変換を行う
- ☐ 少なくとも2時間ごとに，体動制限がある患者の体位変換を行う[**具体的なスケジュールに従って**]
- ☐ 皮膚状態を観察する
- ☐ ベッド上でできる運動を指導する[**適切な場合**]
- ☐ 体重の小移動を促す
- ☐ 受動的かつ能動的な関節可動域運動を実施する
- ☐ 衛生対策を援助する（例：デオドラントや香水の使用）
- ☐ 日常生活活動（ADL）を援助する
- ☐ 塞栓予防にストッキングを用いる
- ☐ 床上安静の合併症を監視する（例：筋緊張の喪失，腰痛，便秘，ストレスの増加，うつ病，混乱，睡眠サイクルの変化，尿路感染症，排尿困難，肺炎）
- ☐ ベッドから出られない患者を毎日間欠的に直立姿勢にして，起立不耐症を予防する

第1版：1992。改訂：2013

参考文献

Cheng, K. (2010). Prolonged bed rest duration after percutaneous coronary intervention. CONNECT: *The World of Critical Care Nursing, 7*(2), 111-114.

Dunn, L. L., Handley, M. C., & Carter, M. R. (2006). Antepartal bed rest: Conflicts, costs, controversies, and ethical considerations. *Online Journal of Health Ethics, 3*(1). https://doi.org/10.18785//ojhe.0301.04

Fox, M. T., Sidani, S., & Brooks, D. (2010). The relationship between bed rest and sitting orthostatic intolerance in adults residing in chronic care facilities. *Journal of Nursing and Healthcare of Chronic Illness, 2*(3), 187-196.

Norton, L., Coutts, P., Fraser, C., Nicholson, T., & Sibbald, R. G. (2007). Is bed rest an effective treatment modality for pressure ulcers?. In D. L. Kesner, G. Rodeheaver, & R. G. Sibbald (Eds.), *Chronic wound care: A clinical source book for healthcare professionals* (4th ed., pp. 99-110). HMP Communications.

Sprague, A. E. (2004). The evolution of bed rest as a clinical intervention. *Journal of Obstetric, Gynecologic, & Neonatal Nursing, 33*(5), 542-549.

384 Part 3 介入

4370	衝動コントロールの訓練
	Impulse Control Training

定義：社会的・対人的な状況において問題解決方略を用い，衝動的な行動をコントロールできるよう患者を援助すること

行動

- ☐ 患者の発達レベルや認知機能に見合う問題解決方略を選択する
- ☐ 教育されている問題解決方略を強化するために行動変容計画を利用する [**適切な場合**]
- ☐ よく考えたうえでの行動が必要とされる問題や状況を明確にできるよう患者を援助する
- ☐ 衝動的に行動する前に，「立ち止まって考える」きっかけを自分自身でつくることができるよう指導する
- ☐ 衝動的な行動をとる前に自分の思いや気持ちを考えるよう患者を指導する
- ☐ 患者にとって意味のある状況下で，問題解決方略の手順を実演する
- ☐ 予想される一連の行動およびそれらにかかる犠牲／利益を明確にできるよう患者を援助する
- ☐ 最も有益な一連の行動を選択できるよう患者を援助する
- ☐ 成功した成果に対して肯定的な強化を提供する（例：称賛，報酬）
- ☐ 成功した成果に対して自分に報酬を与えることを患者に奨励する
- ☐ 違う行動を選択することによって，不成功となった成果がどのように回避できたのかを評価できるよう，患者を援助する
- ☐ 治療的環境のなかで問題解決を練習するための機会を設ける（例：ロールプレイ）
- ☐ 治療的環境外での社会生活および対人関係の場面において，衝動コントロール方略の練習をすることを患者に奨励し，その後，成果の評価を行う

第 2 版：1996。改訂：2018

参考文献

Fujita, K. (2011). On conceptualizing self-control as more than the effortful inhibition of impulses. *Personality and Social Psychology Review, 15*(4), 352-366.

Hofmann, W., Friese, M., & Strack, F. (2009). Impulse and self-control from a dual-systems perspective. *Perspectives on Psychological Science, 4*(20), 162-176.

Limandri, B. J., & Boyd, M. A. (2005). Personality and impulse control disorders. In M. A. Boyd (Ed.), *Psychiatric nursing: Contemporary practice* (3rd ed., pp. 420-469). Lippincott Williams & Wilkins.

Oberle, E., Schonert-Reichl, K., Lawlor, M., & Thomson, K. (2012). Mindfulness and inhibitory control in early adolescence. *The Journal of Early Adolescence, 32*(4), 565-588.

5270	情動支援
	Emotional Support

定義：ストレス下において，保証・受容・激励を提供すること

行動

- ☐ 信憑性，温かさ，誠実さ，関心，無条件の思いやりを伝える
- ☐ プライバシーを提供し，確実に機密を保持する
- ☐ 自己紹介をし，相手を安心させる
- ☐ 会話を誘導することや議論が起こることを支援するために，自由回答式の質問を使用する（例：何が起きましたか，それがどのようにあなたを感じさせましたか，次に何をしたいですか）
- ☐ 懸念，思考，感情，信念について注意深く聞く
- ☐ 経験について判断することを控える
- ☐ 経験の理解に焦点をあてる

Part 3 介入　**385**

- [ ] 情動のきっかけとなるものを探索する
- [ ] 支援的で共感的な言葉がけを行う
- [ ] 理解を得るための関心事を再び述べ，共感を伝える（例：あなたが言ったことは…のように聞こえる，または，私が聞いたことは…である）
- [ ] 感情的に支援するために触れることを使用する [適切な場合]
- [ ] 不安・怒り・悲嘆の感情を表出するよう奨励する
- [ ] 経験に共感し，正当と考える（例：大仕事ですね，これが生じたことは残念です，本当にあなたを傷つけたようですね，わかりました，それは私も怒るでしょう）
- [ ] 恐怖に対処する際の通常の反応パターンを明らかにする手助けをする
- [ ] 状況に対処するための行動を探求する
- [ ] 意思決定の援助を提供する
- [ ] 罪悪感と羞恥心に対処しない場合の起こりうる結果を話し合う
- [ ] 否定・怒り・交渉・受容の悲嘆の各段階で支援を提供する
- [ ] 怒り・フラストレーション・激怒が及ぼす作用を明らかにする
- [ ] 情動反応を表出し，解放するための手段として，話すことや泣くことを奨励する
- [ ] 不安を感じている間は個人に付き添い，安心と安全を提供する
- [ ] 不調や疲労を感じているときは認知機能に対する負担を軽減する
- [ ] カウンセリングを紹介する [適切な場合]

第 1 版：1992。改訂：2004，2024

参考文献

Arnold, J. L., & Baker, C. (2018). The role of mental health nurses in supporting young people's mental health: A review of the literature. *Mental Health Review Journal, 23*(3), 197-220. https://doi.org/10.1108/MHRJ-09-2017-0039

Cole, E. (2019). "Many nurses don't know what to say to someone in distress." *Nursing Standard, 34*(1), 40-42. https://doi.org/10.7748/ns.34.1.40.s18

Duarte Bard, N., Olizsewski Feijó, I., Ramires Ipuchima, J., Aparecida Paz, A., & da Costa Linch, G. F. (2020). Nursing diagnoses and interventions in mental health used in hospital admissions units: Integrative review. *Revista de Pesquisa: Cuidado e Fundamental, 12*(1), 1165-1171. https://doi.org/10.9789/2175-5361.rpcfo.v12.8029

Joo, S., Chai, H. W., Jun, H. J., & Almeida, D. M. (2020). Daily stressors facilitate giving and receiving of emotional support in adulthood. *Stress & Health: Journal of the International Society for the Investigation of Stress, 36*(3), 330-337. https://doi.org/10.1002/smi.2927

Levy-Storms, L., & Chen, L. (2020). Communicating emotional support: family caregivers' visits with residents living with dementia in nursing homes. *Journal of Women & Aging, 32*(4), 389-401. https://doi.org/10.1080/08952841.2020.1787787

4190	静脈（Ⅳ）穿刺
	Intravenous (IV) Insertion

定義：補液・血液製剤・薬剤の投与のために，末梢静脈にカニューレ針を刺入すること

行動

- [ ] 静脈点滴療法の処方を確認する
- [ ] 処置について指導する
- [ ] 厳密な無菌操作を維持する
- [ ] 何らかの薬剤やヨード，テープに対するアレルギーを確認する
- [ ] 凝固系の問題があるか，または凝固に影響を及ぼす薬剤を服用していないか確認する
- [ ] 情緒的な支援を提供する [適切な場合]
- [ ] 仰臥位にする
- [ ] 子どもが安心するように，抱くことを親に依頼する [適切な場合]

386　　Part 3　介入

☐ 安楽な体位にあることを確認する

☐ 静脈穿刺時は動かないよう依頼する

☐ 穿刺部位の四肢の衣類を取り除く

☐ 好み・静脈点滴の過去の経験・利き手でない側等を考慮し，穿刺に適した静脈を選択する

☐ カニューレを留置する血管を探す際には，さまざまなアセスメント因子を考慮する（例：年齢，管を留置する目的，留置針の太さ，留置針の種類，関節までの距離，四肢の状態，状態，施術者の技能）

☐ 動静脈瘻・シャント・静脈点滴禁忌がある腕の反対側の腕で静脈点滴を開始する（例：リンパ浮腫がある患者，乳腺を切除した患者，放射線療法中の患者）

☐ 目的や使用期間に基づく針を選択する（例：血液製剤投与のための大きめの内径）

☐ 血管を確認しやすいように血流を増加させ，温めながら圧迫する（例：温かく乾いたタオルを使用する）**［必要な場合］**

☐ 局所麻酔を適用する**［適応がある場合，施設のプロトコルに従って］**

☐ 穿刺部に1％または2％のリドカインを投与する**［施設のプロトコルに基づいて］**

☐ 局所麻酔の効果出現時間を守る（効果が出るまで2時間かかる局所麻酔もある）

☐ 穿刺部位の7～10cm上に駆血帯を巻く**［適切な場合］**

☐ 静脈を駆血し，動脈血流の妨げにならない程度の適切な圧で駆血帯を巻く

☐ 穿刺する部位への血流量が最大になるように末梢を心臓より低くするよう説明する

☐ 腕を近位から遠位端に向かってマッサージする**［適切な場合］**

☐ 駆血帯を巻いた後，穿刺部位を軽く叩く**［適切な場合］**

☐ 手を数回握ったり開いたりするよう求める**［適切な場合］**

☐ 適切な消毒液で穿刺部位を洗浄する**［施設のプロトコルに従って］**

☐ 静脈内アクセスが困難な個人に対し，超音波ガイドによる末梢静脈内カテーテル挿入法を使用する**［施設のプロトコルに従って］**

☐ 針刺し事故防止機能付きの針を使用し，メーカーの指示書に従って針を穿刺する

☐ フラッシュチェンバーやチューブ内への逆血を観察し，適切な位置に挿入できているかを確認する

☐ カニューレが挿入された静脈から血液サンプルを得る**［指示に従って］**

☐ できるかぎり早く駆血帯をはずす

☐ 正しい位置にしっかりとカニューレを固定する

☐ 静脈点滴のチューブ，もしくは生食ロックにカニューレを接続し，フラッシュする**［適切な場合，施設のプロトコルに従って］**

☐ 挿入部位に小さな透明のドレッシング材をあてる

☐ 部位のドレッシング材に，日時・針の太さ・患者のイニシャルを記載したラベルを貼る**［施設のプロトコルに従って］**

第1版：1992。改訂：2013，2024

参考文献

Coventry, L. L., Jacob, A. M., Davies, H. T., Stoneman, L., Keogh, S., & Jacob, E. R. (2019). Drawing blood from peripheral intravenous cannula compared with venupuncture: A systematic review and meta-analysis. *Journal of Advanced Nursing, 75*(11), 2313-2339. https://doi.org/10.1111/jan.14078

Davis, E. M., Feinsmith, S., Amick, A. E., Sell, J., McDonald, V., Trinquero, P., Moore, A., Gappmaier, V., Colton, K., Cunningham, A., Ford, W., Feinglass, J., & Barsuk, J. H. (2021). Difficult intravenous access in the emergency department: Performance and impact of ultrasound-guided IV insertion performed by nurses. *American Journal of Emergency Medicine, 46*, 539-544. https://doi.org/10.1016/j.ajem.2020.11.013

Infusion Nursing Society. (2021). *Policies & procedures for infusion therapy: Acute care* (6th ed.).

Infusion Nursing Society. (2021). Standards of practice (8th ed.).

Kleidon, T., Schults, J., Rickard, C., & Ullman, A. (2021). Techniques and technologies to improve peripheral intravenous catheter insertion success and outcomes: A systematic review and meta-analysis. *Infection, Disease & Health, 26*(Sppl. 1), S10. https://doi.org/10.1016/j.idh.2021.09.035

Morata, L., & Bowers, M. (2020). Ultrasound-Guided peripheral intravenous catheter insertion: The Nurse's Manual. *Critical Care Nurse, 40*(5), 38-46. https://doi.org/10.4037/ccn2020240

Nickel, B. (2019). Peripheral intravenous access: Applying Infusion Therapy Standards of Practice to

Part 3　介入　**387**

improve patient safety. *Critical Care Nurse, 39*(1), 61-71. https://doi.org/10.4037/ccn2019790
Perry, A. G., Potter, P. A., Ostendorf, W., & LaPlante, N. (2021). *Clinical nursing skills and techniques* (10th ed.). Elsevier.

1020	食事療法の段階
	Diet Staging

定義：必要な食事制限を設定し，その後の食生活の進行を耐性に応じて許容すること

行動

☐ 腸音の有無を確認する

☐ 絶食にする [**必要な場合**]

☐ 経鼻胃管をクランプし，耐性を観察する [**適切な場合**]

☐ 覚醒と嘔吐反射の有無を観察する [**適切な場合**]

☐ 氷片や水の摂取に対する耐性を観察する

☐ 放屁があるかどうかを確認する

☐ 合併症を起こさずにできるかぎり迅速に食事療法を進めるために，他のヘルスケアチームのメンバーと協働する

☐ 成人と小児には，耐性に応じて，流動食，おもゆ，軟食，普通食，特別食へと進行する

☐ 乳児には，ブドウ糖液や経口電解質溶液，1/2 濃度の調製乳，全濃度の調製乳へと進行する

☐ 食事療法の進行に対する耐性を観察する

☐ 3 回よりも 6 回に分けた分割食を提供する [**適切な場合**]

☐ 処方された食事に患者の好みを含めるための方法をみつける

☐ できるだけ楽しく食事を提供する環境をつくる

☐ ベッドサイド・患者記録・ケアプランに食事制限について記入する

第 1 版：1992。改訂：2013

参考文献

Dudek, S. G. (2007). Feeding patients: Hospital food and enteral and parenteral nutrition. In *Nutrition essentials for nursing practice* (pp. 417-456) (5th rev. ed.). Lippincott Williams & Wilkins.
Holloway, N. M. (2004). *Medical-surgical care planning* (pp. 689) (4th ed.). Lippincott, Williams & Wilkins.
Nyberg, M., & Olsen, T. D. (2010). Meals at work: Integrating social and architectural aspects. *International Journal of Workplace Health Management, 3*(3), 222-232.
Stanfield, P., & Hui, Y. H. (2010). *Nutrition and diet therapy: Self-instructional approaches* (pp. 266) (5th ed.). Jones & Bartlett.

1024	食事療法の段階：体重減少手術
	Diet Staging: Weight Loss Surgery

定義：肥満手術後の漸進的な段階において，必要な食事療法を設定すること

行動

☐ 手術後最初の 24 〜 48 時間は，絶食または少量の水から食事を始める [**施設のプロトコルに従って**]

☐ 十分な栄養を提供するために，デキストロース・生理食塩水または乳酸リンゲル液を最初の 24 時間かつ患者が完全な流動食に耐えられるまで提供する

☐ 2 〜 3 週間かけて流動食へと進行する

☐ 1 度に約 50 〜 90mL ずつ，室温の飲物をゆっくりと飲むよう，患者を指導する（例：スープ，無糖ジュース，牛乳）

☐ 無糖の飲料を携帯し，頻繁に飲むよう，患者を指導する

388 Part 3 介入

□ 患者の身体が水分に順応できたら，裏ごしした食物を食事に含める（例：十分に加熱された豆，魚またはひき肉，ヨーグルト，ブレンドフルーツ）

□ 術後6～8週間は，すりつぶした固形食物を食事に加える（例：細かくさいの目に切った肉，缶詰の果物，オートミール，卵）

□ 蛋白質含有が豊富な食物を最初に食べるよう，患者を指導する

□ 糖分・飽和／トランス脂肪が少なく，良質な蛋白質を含むより硬い食物へと進み，この食事療法を生涯にわたって維持する

□ 毎日，朝食と少なくとも4～5回の少量の食事を患者に奨励する

□ 十分に加熱された固形物を，少しずつゆっくりと食べ，咀嚼するよう患者を指導する

□ 水分と食物の摂取時に，新鮮な果物や野菜を含めるよう患者を指導する

□ 起こりうる術後合併症として，乳糖不耐症を観察する

□ 蛋白質栄養が最適であることを保証するために，術後引き続き栄養士と協働し，必要に応じて食事を変更する

□ 処方された食事に患者の好みを含めるための方法をみつける

□ できるだけ楽しく食事を提供する環境をつくる

□ ベッドサイド・患者記録・ケアプランに食事制限について記入する

□ ダンピング症候群を引き起こす可能性があるため，大量の糖分が含まれる食物や飲料を避けるよう患者を指導する（例：ソーダ，果汁飲料，ミルクシェイク，アイスクリーム）

□ 嘔吐や下痢を減少させるために，食前・食事中・食後の約30分は水分摂取を避けるよう患者を指導する

□ 鉄・ビタミンB複合体・カルシウムを含有する成人用の強力マルチビタミン剤を摂取する必要性について，患者を指導する

□ 食事療法の進行に対する耐性を観察する

□ 不快感・苦痛・不耐症の原因となる食物の種類と量を記録するよう患者に奨励する

□ 良好な代謝率を維持するために，週3回，少なくとも1日35分間の有酸素運動を行うことを患者に奨励する

□ 術後数か月は，サポートグループへの出席を奨励する

第6版：2013

参考文献

Dowd, J. (2005). Nutrition management after gastric bypass surgery. *Diabetes Spectrum, 18*(2), 82-84.

Elliot, K. (2003). Nutritional considerations after bariatric surgery. *Critical Care Nursing Quarterly, 26*(2), 133-138.

Farraye, F. A., & Forse, R. A. (Eds.). (2006). *Bariatric surgery: A primer for your medical practice* (pp. 148-153). Slack.

Strohmayer, E., Via, M. A., & Yanagisawa, R. (2010). Metabolic management following bariatric surgery. *Mount Sinai Journal of Medicine, 77*(5), 431-445.

3520	褥瘡ケア
	Pressure Injury Care

定義：褥瘡の治癒を促進すること

行動

□ 定期的に褥瘡の性状を，大きさ（例：長さ，幅，深さ），ステージ（Ⅰ～Ⅳ），位置，滲出液，肉芽組織または壊死組織，上皮化を含めて描写する

□ 周辺の皮膚の色調，体温，湿潤，外観を観察する

□ 褥瘡に湿性温熱をあてる［指示に従って］

□ 肌に優しい石けんと水で皮膚を洗浄する［適応がある場合］

□ 適切な無毒性の溶液で洗浄する

Part 3 介入 **389**

□ 排液の性状に留意する

□ 褥瘡に透明の皮膜剤を貼付する [**指示に従って**]

□ 生理食塩水で浸し，軟膏，ドレッシング材を貼付する [**処方に従って**]

□ 適切な疼痛コントロールを提供する（例：薬物療法，音楽療法，気晴らし，マッサージ）

□ 感染の徴候と症状を観察する

□ 1～2時間ごと，または，さらに頻回に体位変換をする [**適切な場合**]

□ 特殊なベッドやマットレスを使用する [**適切な場合**]

□ 保護物品を用いる

□ 栄養状態を観察し，適切な食事摂取量を保証する

□ 栄養士に相談する

□ 皮膚・排泄ケア認定看護師に相談する [**適切な場合**]

□ 皮膚損傷の徴候について説明する [**適切な場合**]

□ 創傷のケア手順について指導する（例：デブリードマン，電気刺激）

□ 理解を確実にするためにティーチバックを用いる

第1版：1992。改訂：2000，2004，2024

参考文献

Atkinson, R. A., & Cullum, N. A. (2018). Interventions for pressure ulcers: A summary of evidence for prevention and treatment. *Spinal Cord*, 56(3), 186-198. https://doi.org/10.1038/s41393-017-0054-y

Berman, A., Snyder, S. J., & Frandsen, G. (2018). *Kozier and Erb's fundamentals of nursing: Concepts, process and practice* (10th ed.). Pearson.

Craven, R. F., Hirnle, C. J., & Henshaw, C. J. (2021). *Fundamentals of nursing: Human health and function* (8th ed.). Wolters-Kluwer.

Meier, C., Boes, S., Armin, G., Gmünder, H. P., Kamran, K., Metzger, S., Schaefer, D. J., Schmitt, K., Wolfram, S., Reto, W., & Scheel-Sailer Anke, (2019). Treatment and cost of pressure injury stage III or IV in four patients with spinal cord injury: The basel decubitus concept. *Spinal Cord Series and Cases*, 5(1), 1-9. https://doi.org/10.1038/s41394-019-0173-0

Potter, P. A., Perry, A. G., Stockert, P. A., & Hall, A. M. (2021). *Fundamentals of nursing* (10th ed.). Elsevier.

Segalla, G. V., Teixeira, S. T., & Rogero, M. M. (2021). Nutritional therapy and wound healing in pressure injury situations: An integrative review. *Nutrire*, 46(2). https://doi.org/10.1186/s41110-021-00147-3

Trisnaningtyas, W., Retnaningsih, R., & Rochana, N. (2021). Effects and interventions of pressure injury prevention bundles of care in critically ill patients: A systematic review. *Nurse Media: Journal of Nursing*, 11(2), 154-176. https://doi.org/10.14710/nmjn.v11i2.28881

3540	褥瘡予防

Pressure Injury Prevention

定義：褥瘡の発生リスクが高い患者の予防をすること

行動

□ 包括的な皮膚の検査を行う

□ 危険因子を明らかにする（例：糖尿病，免疫系の低下，血管疾患，栄養失調，喫煙，不動性）

□ 過去の褥瘡形成を記録する

□ 入院時および日々の皮膚の状態を記録する [**施設のプロトコルに従って**]

□ 危険因子を観察するため，確立されたリスク評価ツールを用いる（例：ブレーデンスケール，ノートンスケール）

□ 具体的な予防活動に対し，確立されたガイドラインや施設のプロトコルを用いる（例：バンドル）

□ リスクを確認するため，皮膚温測定法を使用する [**施設のプロトコルに従って**]

□ 平均動脈圧に重きをおいたバイタルサインを観察する

□ すべての懸念のある部位を注意深く観察する

390　　Part 3　介入

- ☐ 定期的に医療機器の下の皮膚を検査する（例：フェイスマスク，鼻カニューレ，栄養チューブ，カテーテル，ネックブレース，気管切開チューブ）
- ☐ 皮膚の過剰な湿潤を除去する（例：発汗，創部のドレナージ，便，尿）
- ☐ 保護材を使用する（例：クリーム，水分を吸収するパッド）**［指示に従って］**
- ☐ 1～2時間ごと，または，さらに頻回に体位変換をする**［適切な場合］**
- ☐ 脆弱な皮膚の損傷を防ぐため，体位変換をするときは摩擦を避ける
- ☐ 頻回な体重移動を奨励する
- ☐ ベッドサイドに体位変換の計画を掲示しておく**［適切な場合］**
- ☐ ポジショニングと保護具を使用する**［適切な場合］**
- ☐ 骨突出部のマッサージは避ける
- ☐ ベッドリネンを，清潔かつ乾いたしわのない状態に保つ
- ☐ 適切な疼痛コントロールを提供する（例：薬物療法，音楽療法，気晴らし，マッサージ）
- ☐ 特殊なベッドやマットレスを使用する**［適切な場合］**
- ☐ 患者の可動性と活動を観察する
- ☐ サプリメントを使用し，特に蛋白質，ビタミンB，ビタミンC，鉄，熱量といった適切な食事摂取が確実にできるようにする**［適切な場合］**
- ☐ 栄養士に相談する**［適切な場合］**
- ☐ 皮膚・排泄ケア認定看護師に相談する**［適切な場合］**
- ☐ 皮膚損傷の徴候について説明する**［適切な場合］**
- ☐ 理解を確実にするためにティーチバックを用いる

第1版：1992。改訂：1996，2000，2004，2024

参考文献

Agency for Healthcare Research and Quality. (2017, October). Pressure injury prevention in hospitals training program. https://www.ahrq.gov/patient-safety/settings/hospital/resource/pressure-injury/index.html

Alderden, J. G., Shibily, F., & Cowan, L. (2020). Best practice in pressure injury prevention among critical care patients. *Critical Care Nursing Clinics of North America*, 32(4), 489-500. https://doi.org/10.1016/j.cnc.2020.08.001

Berman, A., Snyder, S. J., & Frandsen, G. (2018). *Kozier and Erb's fundamentals of nursing: Concepts, process and practice* (10th ed.). Pearson.

Craven, R. F., Hirnle, C. J., & Henshaw, C. J. (2021). *Fundamentals of nursing: Human health and function* (8th ed.). Wolters-Kluwer.

Kottner, J., Cuddigan, J., Carville, K., Balzer, K., Berlowitz, D., Law, S., Litchford, M., Mitchell, P., Moore, Z., Pittman, J., Sigaudo-Roussel, D., Yee, C. Y., & Haesler, E. (2019). Prevention and treatment of pressure ulcers/injuries: The protocol for the second update of the international Clinical Practice Guideline 2019. *Journal of Tissue Viability*, 28(2), 51-58. https://doi.org/10.1016/j.jtv.2019.01.001

Moore, Z., Patton, D., Avsar, P., McEvoy, N. L., Curley, G., Budri, A., Nugent, L., Walsh, S., & O'Connor, T. (2020). Prevention of pressure ulcers among individuals cared for in the prone position: Lessons for the COVID-19 emergency. *Journal of Wound Care*, 29(6), 312-320. https://doi.org/10.12968/jowc.2020.29.6.312

Pittman, J., Beeson, T., Dillon, J., Yang, Z., Mravec, M., Malloy, C., & Cuddigan, J. (2021). Hospital-acquired pressure injuries and acute skin failure in critical care: A case-control study. *Journal of Wound, Ostomy, and Continence Nursing: Official Publication of The Wound, Ostomy and Continence Nurses Society*, 48(1), 20-30. https://doi.org/10.1097/WON.0000000000000734

Tayyib, N., Asiri, M. Y., Danic, S., Sahi, S. L., Lasafin, J., Generale, L. F., Malubay, A., Viloria, P., Palmere, M. G., Parbo, A., Aguilar, K. E., Licuanan, P. M., & Reyes, M. (2021). The effectiveness of the SKINCARE bundle in preventing medical-device related pressure injuries in critical care units: A clinical trial. *Advances in Skin & Wound Care*, 34(2), 75-80.

4095	除細動器管理：体外

Defibrillator Management: External

定義：致死性の不整脈を止めるために除細動治療を受ける個人をケアすること

行動

□ 心肺蘇生法を開始する[適応がある場合]

□ 心肺蘇生法と併せて，脈に触れない，反応のない患者では早急に除細動の準備をする

□ 体外式除細動器をあてていない場合は心肺蘇生法を継続する

□ 有効な除細動器の種類と操作法を確認する

□ 機器の説明書に従ってパッドまたはパドルをあてる（例：伝導材が必要なもの，伝導剤がついているもの）

□ 適切なモニタリング機器を患者に装着する（自動体外除細動パッドまたはモニターリード線）

□ 衣類やベッドリネンを避けてパドルまたはパッドを装着する[適切な場合]

□ 除細動器の指示または不整脈の解釈に従って，ショックの必要性を明らかにする

□ 適切なジュールになるまで，機器を充電する

□ 放電前に安全対策を用いる（「離れて」と3回警告する，自身も含めて患者に触れている人がいないことを確認する）

□ 結果を観察し，繰り返す[適応がある場合]

□ 反応を示さない患者での胸骨圧迫の中断を最小限に抑える

□ 出来事を適切に記録する

□ 患者の回復を援助する（例：病院外から救急ケア施設に患者を移送する場合，救急医療システムを始動させる。心臓の集中ケアに適切な病棟に搬送するために調整する）[適応がある場合]

□ 有効な除細動器の種類と操作法を新しい看護スタッフに指導する

□ 心肺停止における体外式除細動の適切な使用と指示に関連する公教育の援助をする

第5版：2008

参考文献

American Association of Critical-Care Nurses. (2006). In J. G. Alspach (Ed.), *Core curriculum for critical care nursing* (6th ed.). Saunders Elsevier.

American College of Cardiology Foundation and the American Heart Association. (2002). *Guideline update for implantation of cardiac pacemakers and antiarrhythmia devices*.

American Heart Association. (2005). 2005 American Heart Association guidelines for cardiopulmonary resuscitation and emergency cardiovascular care. *Circulation, 112*(Suppl. 24), IV-1-IV-211.

American Heart Association. (2005). Electric therapies: Automated external defibrillators, defibrillation, cardioversion, and pacing. *Circulation, 112*(Suppl. 24), IV-35-IV-46.

Smeltzer, S. C., & Bare, B. G. (2004). *Brunner & Suddarth's textbook of medical-surgical nursing* (Vol. 1) (10th ed.). Lippincott Williams & Wilkins.

Urden, L. D., Stacy, K. M., & Lough, M. E. (2006). *Thelan's critical care nursing: Diagnosis and management* (5th ed.). Mosby Elsevier.

Wiegand, D., & Carlson, K. (Eds.). (2005). *AACN procedure manual for critical care* (5th ed.). Elsevier Saunders.

4096	除細動器管理：体内

Defibrillator Management: Internal

定義：体内除細動器の挿入と使用により，恒久的な検診と致死性の不整脈の治療を受ける個人をケアすること

行動

□ 除細動器の埋め込みに関する情報を患者や家族に提供する（例：症状や機能，電気的除細動の体感，

392 Part 3 介入

必要な生活様式の変容, 起こりうる合併症)

☐ 治療に伴う症状に対する患者の疑問, 恐れ, 不安を軽減するため, 除細動治療の効果に関する具体的かつ客観的な情報を提供する

☐ 除細動器埋め込み当初のデータを患者の永久的な患者記録に記載する (例：製造業者, 型番号, シリアルナンバー, 埋め込んだ日, 術式, ペーシングやショック伝導の機能, ショックの伝達様式, 脈拍応答機器における心拍数の上限と下限)

☐ 埋め込み後の除細動器の位置を胸部 X 線で確認する

☐ 除細動器の埋め込みに伴って起こりうる合併症を観察する (例：気胸, 血胸, 心筋の穿孔, 心タンポナーデ, 血腫, 心室期外収縮, 感染, 吃逆, 筋けいれん)

☐ 除細動器のパラメーターの修正を必要とする, 心臓または血行動態における変化を観察する

☐ 感受性に影響を及ぼしうる状況を観察する (例：体液状態の変化, 心膜液, 電解質または代謝の異常, 特定の薬剤, 組織の感染, 組織の線維化, 組織の壊死)

☐ 腕の浮腫・機器やリードの埋め込み側の熱感を観察する

☐ 機器の埋め込み部位の発赤や腫脹を観察する

☐ 埋め込み部位に摩擦を起こすような締めつけのきつい衣類を避けるよう, 患者を指導する

☐ 行動制限について, 患者を指導する (例：胸部埋め込み後の初期には上肢の挙上制限があること, 重いものを持ち上げることを避けること, 身体的な接触のあるスポーツは避けること, 運転の制限を守ること)

☐ 外来患者と接する際には特に, 不整脈, 虚血, 心不全の症状を観察する (例：めまい, 失神, 動悸, 胸部痛, 息切れ)

☐ 報告すべき症状について, 患者と家族を指導する (例：めまい, 失神, 長引く体調不良, 悪心, 動悸, 胸部痛, 呼吸困難, 機器の埋め込み部または電極挿入部の不快感, 電気ショック)

☐ 緊急的な症状およびその対処法について指導する (例：めまいがあったら救急車を呼ぶ)

☐ 抗不整脈剤治療を併用している患者の, 薬剤濃度と電解質値をモニタリングする

☐ 除細動に悪影響を及ぼす代謝状態を観察する (酸塩基平衡異常, 心筋虚血, 高カリウム血症, 高度の高血糖 (600mg/dL 以上), 腎不全, 甲状腺機能亢進)

☐ 電磁妨害によって起こりうる除細動器の合併症について, 患者を指導する (不適切な放電, 除細動の催不整脈作用, 除細動器の電池寿命の消耗, 不整脈, 心停止)

☐ 電磁妨害の回避における基本的な安全性について患者を指導する (例：電磁波を発する機器から最低15cm は離れること, 除細動器上のシャツのポケットに携帯電話を電源を入れた状態で入れないこと)

☐ 強力な電磁妨害機器について, 患者を指導する (例：アーク溶接機器, 電気筋刺激器, 無線送信機, コンサート用スピーカー, 大きな電動発電機, 電気ドリル, 携帯型金属探知機, MRI, 放射線治療)

☐ 空港や政府機関のセキュリティゲートで特別に注意すべきことについて, 患者を指導する (例：必ず除細動器を埋め込んでいることを警備員に伝えること, セキュリティゲートを歩いて通ること, 携帯型の金属探知機を除細動器付近にあてないこと, 金属探知機は常に素早く通り抜けること, (探知機ではなく) 手で確認するよう空港職員に依頼すること, 探知機に寄りかからないこと, 長時間そばに立たないこと)

☐ 金属探知機に含まれる磁力が除細動器の初期化や誤作動を起こしうることを患者に指導する

☐ 家電製品で (電磁妨害が) 気になるものがある場合は, 製造メーカーの注意書きを確認するよう, 患者を指導する

☐ 製造メーカーの ID (識別) カードを常に携帯するよう, 患者を指導する

☐ 除細動器使用者であることがわかるようなメディカルアラートのブレスレットやネックレスを身につけるよう, 患者を指導する

☐ 担当心臓専門医の定期的な検診を受ける必要性を患者に指導する

☐ 検査予定日前に除細動器に問題が起こっていないかどうか監視する (例：不適切な放電や頻繁な放電)

☐ 医師と一緒に検討するために, すべての放電について詳細な記録をとるよう, 患者を指導する (例：時間や場所, 放電時の活動, 放電前後の身体的症状)

☐ 薬剤の変更についてはすべて, 担当心臓専門医に相談するよう, 患者を指導する

☐ 新しく除細動器を埋め込んだ患者には, それぞれの担当心臓専門医が許可するまでは自動車の運転を

Part 3 　介入　**393**

しないよう指導する（通常，最終不整脈症状から 3 ～ 6 か月後となる）

□ 定期的なメンテナンスのため，心臓専門医による除細動器の定期チェックを受ける必要性を患者に指導する

□ 除細動器の位置を確認するため，胸部 X 線検査を毎年受けることの必要性を患者に指導する

□ 予期しない放電によって家族や友人を驚かせないようにする

□ 除細動器が放電しているときに患者に触れても，触れている人には害がないことを患者の家族（特に性的なパートナー）に説明する（例：電気ショックを感じるかもしれないが，有害ではない）

□ 必要な予防と制限について，患者と家族を指導する

□ 心理的な反応を探る（例：セルフイメージの変容や運転を制限されることによる抑うつ，電気ショックに対する恐れ，不安の増強，性行為への不安，パートナーとの関係性の変化）

□ CPR（心肺蘇生法）の講習受講を患者／家族に奨励する

□ サポートグループの集まりへの参加を奨励する

第 5 版：2008

参考文献

American Association of Critical-Care Nurses. (2006). In J. G. Alspach (Ed.), *Core curriculum for critical care nursing* (6th ed.). Saunders Elsevier.

American College of Cardiology Foundation and the American Heart Association. (2002). *Guideline update for implantation of cardiac pacemakers and antiarrhythmia devices.*

Burke, L. J. (1996). Securing life through technology acceptance: The first six months after transvenous internal cardioverter defibrillator implantation. *Heart & Lung, 25*(5), 352-366.

Dougherty, C. M., Benoliel, J. Q., & Bellin, C. (2000). Domains of nursing intervention after sudden cardiac arrest and automatic internal cardioverter defibrillator implantation. *Heart & Lung, 29*(2), 79-86.

Finch, N. J., Sneed, N. V., Leman, R. B., & Watson, J. (1997). Driving with an internal defibrillator: Legal, ethical, and quality of life issues. *Journal of Cardiovascular Nursing, 11*(2), 58-67.

James, J. E. (1997). The psychological and emotional impact of living with an automatic internal cardioverter defibrillator (AICD): How can nurses help? *Intensive and Critical Care Nursing, 13*(6), 316-323.

Overbay, D., & Criddle, L. (2004). Mastering temporary invasive cardiac pacing. *Critical Care Nurse, 24*(3), 25-32.

Smeltzer, S. C., & Bare, B. G. (2004). *Brunner & Suddarth's textbook of medical-surgical nursing* (10th ed.). Lippincott Williams & Wilkins.

Wiegand, D., & Carlson, K. (Eds.). (2005). *AACN procedure manual for critical care* (5th ed.). Elsevier Saunders.

Yeo, T. P., & Berg, N. C. (2005). Counseling patients with implanted cardiac devices. *The Nurse Practitioner, 29*(12), 58-65.

6965	**処置支援：乳幼児**

Procedural Support: Infant

定義：疼痛を伴う臨床処置に対処し，回復するための乳幼児の能力を最大化するときに，疼痛やストレスを最小限にするための方略を提供すること

行動

□ 乳幼児を支援するための人員を確保する

□ 疼痛を伴う処置の必要性を検討する

□ 乳幼児が耐えられる能力によって，検査と診断処置の数と分類を分散させる

□ 緊急性のない定期的なケアの際は，疼痛を伴う処置は同時に実施しない

□ 最小限のテープまたは粘着剤を使用する

□ 皮膚保護材を使用する［**可能な場合は常に**］

□ 非侵襲的なモニタリング機器を用いる［**可能な場合は常に**］

□ 疼痛の徴候と症状，可能な安楽ケアについて親を指導する

□ 疼痛を伴う処置の際は，照明を落とし，雑音を減少させる［**可能な場合は常に**］

394 Part 3 介入

- ☐ ファシリテイティドタッキング（Facilitated Tucking）法を用いる（例：四肢を屈曲させ手で巻き込み，体幹に近づけて包み込む）
- ☐ 疼痛を伴う処置の後はブランケットで包み込む
- ☐ おしゃぶりで非栄養的吸啜をさせる
- ☐ 疼痛を伴う処置の前および処置中におしゃぶりでショ糖液を与える
- ☐ 疼痛を伴う処置の間，直接母乳を与えるか，母乳を哺乳瓶で与えるよう促す
- ☐ 疼痛を伴う処置の間，親とカンガルーケア（肌と肌のふれ合い）を行うよう促す［**可能な場合**］
- ☐ 親が乳幼児を抱くように促す［**可能な場合**］

第 7 版：2018

参考文献

Harrison, D., Yamada, J., & Stevens, B. (2010). Strategies for the prevention and management of neonatal and infant pain. *Current Pain and Headache Reports*, 14(2), 113-123.

McNair, C., Yeo, M. C., & Johnston, C. (2013). Nonpharmacological management of pain during common needle puncture procedures in infants: Current research evidence and practical considerations. *Clinics in Perinatology*, 40(3), 493-508.

Riddell, R., Racine, N., Turcotte, K., Uman, L., Horton, R., Osmun, L., Kohut, S., Stuart, J., Stevens, B., & Gerwitz-Stern, A. (2011). Nonpharmacological management of infant and young child procedural pain (review). *Cochrane Database of Systematic Reviews*, 10, CD006275. https://doi.org/10.1002/14651858.CD006275.pub2

Verklan, M., & Walden, M. (Eds.). (2010). *Core curriculum for neonatal intensive care nursing* (4th ed.). Saunders Elsevier.

4250	ショック管理
	Shock Management

定義：重篤な組織循環の変調のある患者の老廃物除去による全身の組織への酸素と栄養の供給を促進すること

行動

- ☐ バイタルサイン，起立位での血圧，精神状態，排尿量をモニタリングする
- ☐ 血液灌流が最適になるように体位を調整する
- ☐ 気道を確保する［**適切な場合**］
- ☐ パルスオキシメーターをモニタリングする［**適切な場合**］
- ☐ 酸素投与／機械的換気を行う［**適切な場合**］
- ☐ 心電図をモニタリングする［**適切な場合**］
- ☐ 正確に血圧測定をするために，動脈ラインモニタリングをする［**適切な場合**］
- ☐ 動脈血ガス分析（ABG）測定を行い，組織の酸素化をモニタリングする
- ☐ 血行動態指標の動向をモニタリングする（例：中心静脈圧，平均動脈圧，肺動脈／動脈楔入圧）
- ☐ 組織への酸素供給の決定因子となるものを観察する（例：動脈血酸素分圧（PaO_2），動脈血酸素飽和度（SaO_2），ヘモグロビン値，一酸化炭素）［**可能な場合**］
- ☐ 舌下の二酸化炭素濃度および胃内圧測定値をモニタリングする［**適切な場合**］
- ☐ 呼吸不全の症状がないか観察する（例：PaO_2 低下，PaO_2 の上昇，呼吸筋疲労）
- ☐ 検査値をモニタリングする（例：異常な全血算，凝固系のデータ，動脈血ガス分析（ABG），乳酸濃度，血液培養，生化学データ）
- ☐ 大口径の静脈点滴ラインを確保する
- ☐ 血行動態圧と排尿量を確認しながら，静脈点滴を行う［**適切な場合**］
- ☐ 晶質液または膠質液を静脈投与する［**適切な場合**］
- ☐ 赤血球濃厚液，新鮮凍結血漿，血小板を輸血する［**適切な場合**］
- ☐ 急速輸液後の敗血症性ショックの高心拍出量状態にないかを観察する（例：一酸化炭素の増加，全身

の血管抵抗の低下，皮膚の紅潮，体温の上昇）

□ 昇圧剤を投与する［**適切な場合**］

□ 抗不整脈剤を投与する［**適切な場合**］

□ 早急に抗菌剤の投与を開始し，その効果を注意深く観察する［**適切な場合**］

□ 抗炎症剤，気管支拡張剤を投与する［**適切な場合**］

□ 血清のグルコース値を観察し，異常値では対処する［**適切な場合**］

□ 毎日の体重・時間尿量・水分出納を含む体液状態を観察する

□ 腎機能をモニタリングする（例：血中尿素窒素値（BUN），クレアチニン値（Cr），クレアチニンクリアランス）

□ 利尿剤を投与する［**適切な場合**］

□ 持続的腎代替療法や血液透析を行う［**適切な場合**］

□ 分泌物の吸引や観察のために経鼻胃管を挿入する［**適切な場合**］

□ 血栓溶解剤を投与する［**適切な場合**］

□ 遺伝子組換え活性化プロテインCを投与する［**適切な場合**］

□ 低用量バソプレシンを投与する［**適切な場合**］

□ 副腎皮質ステロイドを投与する［**適切な場合**］

□ 循環作動剤を投与する［**適切な場合**］

□ 静脈拡張剤を投与する［**適切な場合**］

□ 深部静脈血栓症やストレス性潰瘍の予防薬を投与する［**適切な場合**］

□ 現実的な期待を促し，患者や家族に情緒的なサポートを提供する

第1版：1992。改訂：2004，2008

参考文献

Ahrens, T., & Tuggle, D. (2004). Surviving sever sepsis: Early recognition and treatment. *Critical Care Nurse*, 24(Suppl. 2), 2-15.

Albright, T. N., Zimmerman, M. A., & Selzman, C. H. (2002). Vasopressin in the cardiac surgery intensive care unit. *American Journal of Critical Care*, 11(4), 326-330.

American Heart Association. (2005). 2005 American Heart Association guidelines for cardiopulmonary resuscitation and emergency cardiovascular care. *Circulation*, 112(Suppl. 24), IV-1-IV-211.

Bridges, E. J., & Dukes, S. (2005). Cardiovascular aspects of septic shock: Pathophysiology, monitoring, and treatment. *Critical Care Nurse*, 25(2), 14-40.

Dellinger, R. P., Carlet, J. M., Masur, H., Gerlach, H., Calandra, T., Cohen, J., Gea-Banacloche, J., Keh, D., Marshall, J. C., Parker, M. M., Ramsay, G., Zimmerman, J. L., Vincent, J.-L., & Levy, M. (2004). Surviving sepsis campaign guidelines for management of severe sepsis and septic shock. *Critical Care Medicine*, 32(3), 858-873.

Flynn, M. B., & McLeskey, S. (2005). Shock, systemic inflammatory response syndrome, and multiple organ dysfunction syndrome. In P. G. Morton, D. K. Fontaine, C. M. Hudak, & B. M. Gallo (Eds.), *Critical care nursing: A holistic approach* (8th ed., pp. 1152-1178). Lippincott Williams & Wilkins.

Porth, C. M. (2004). *Essentials of pathophysiology: Concepts of altered health states*. Lippincott Williams & Wilkins.

Smeltzer, S. C., & Bare, B. G. (2004). *Brunner & Suddarth's textbook of medical-surgical nursing* (10th ed.). Lippincott Williams & Wilkins.

Tazbir, J. (2004). Sepsis and the role of activated protein C. *Critical Care Nurse*, 24(6), 40-45.

4256	ショック管理：血管性

Shock Management: Vasogenic

定義：血管緊張が極度に低下している患者の組織循環適正化を促進すること

行動

□ 血管緊張の低下に関連する身体的な変化を観察する（例：血圧の低下，徐脈，頻呼吸，脈圧の低下，不安，乏尿に注意する）

□ 前負荷を高めるために患者を仰臥位にし，下肢を挙上する［**適切な場合**］

396　Part 3　介入

□ 頭部外傷が否定される場合，トレンデレンブルグ位を考慮する

□ 高流量酸素を投与する［適切な場合］

□ アナフィラキシーに対して，アドレナリンを皮下または静脈，経鼻胃管から投与する［適切な場合］

□ 早期の気管内挿管を援助する［適切な場合］

□ 心電図をモニタリングする

□ 徐脈に対してアトロピンを投与する［適切な場合］

□ 経皮的ペーシングを使用する［適切な場合］

□ ショックパンツを管理する［適切な場合］

□ 大口径の針で2か所に静脈ラインを確保する

□ 等張の晶質液を投与し，全身の血圧を90mmHg以上に保つ［適切な場合］

□ 抗ヒスタミン剤，副腎皮質ステロイドを投与する［適切な場合］

□ 昇圧剤を投与する

□ 適切な拮抗剤で過剰投与を治療する

□ 経鼻胃管を挿入し，活性炭洗浄を行う［適切な場合］

□ 体温をモニタリングする

□ 温かい毛布を使用して，低体温を避ける

□ 解熱剤や冷却マットレス，スポンジバスにより高体温を治療する

□ 薬剤投与や四肢を温めることによって，悪寒の予防または抑制をする

□ 血行動態指標の動向をモニタリングする（例：中心静脈圧，平均動脈圧，肺動脈／動脈楔入圧）

□ 抗菌剤を投与する［適切な場合］

□ 抗炎症剤を投与する［適切な場合］

□ 神経的な反応を引き起こすような刺激は避ける（例：皮膚の刺激や膀胱の膨張，便秘）

□ プロトロンビン時間（PT），部分トロンボプラスチン時間（PTT），フィブリノーゲン，フィブリン・フィブリノゲン分解産物，血小板数を含む，凝固検査結果をモニタリングする［適切な場合］

第1版：1992。改訂：2008

参考文献

Ahrens, T., & Tuggle, D. (2004). Surviving severe sepsis: Early recognition and treatment. *Critical Care Nurse, 24*(Suppl. 2), 2-15.

American Heart Association. (2005). 2005 American Heart Association guidelines for cardiopulmonary resuscitation and emergency cardiovascular care. *Circulation, 112*(Suppl. 24), IV-1-IV-211.

Bridges, E. J., & Dukes, S. (2005). Cardiovascular aspects of septic shock: Pathophysiology, monitoring, and treatment. *Critical Care Nurse, 25*(2), 14-40.

Dellinger, R. P., Carlet, J. M., Masur, H., Gerlach, H., Calandra, T., Cohen, J., Gea-Banacloche, J., Keh, D., Marshall, J. C., Parker, M. M., Ramsay, G., Zimmerman, J. L., Vincent, J.-L., & Levy, M. (2004). Surviving sepsis campaign guidelines for management of severe sepsis and septic shock. *Critical Care Medicine, 32*(3), 858-873.

Flynn, M. B., & McLeskey, S. (2005). Shock, systemic inflammatory response syndrome, and multiple organ dysfunction syndrome. In P. G. Morton, D. K. Fontaine, C. M. Hudak, & B. M. Gallo (Eds.), *Critical care nursing: A holistic approach* (8th ed., pp. 1152-1178). Lippincott Williams & Wilkins.

Hollenberg, S., Ahrens, T., Annane, D., Astiz, M., Chalfin, D., Dasta, J., Heard, S., Martin, C., Napolitano, L., Susla, G., Totaro, R., Vincent, J.-L., & Zanotti-Cavazzoni, S. (2004). Practice parameters for hemodynamic support of sepsis in adult patients: 2004 update. *Critical Care Medicine, 32*(9), 1928-1948.

Smeltzer, S. C., & Bare, B. G. (2004). *Brunner & Suddarth's textbook of medical-surgical nursing* (10th ed.). Lippincott Williams & Wilkins.

Part 3 介入 **397**

4258	ショック管理：循環血液量減少性

Shock Management: Volume

定義：重篤な循環血液量減少患者の組織循環適正化を促進すること

行動

□ 急激な出血，極度の脱水，遷延する出血がないか確認する

□ すべての分泌物について，顕性または不顕性の出血を確認する

□ 血液喪失を予防する（例：出血部位の圧迫）

□ 血圧が 90mmHg 以下になっていないか，または高血圧患者では 30mmHg 低下していないかモニタリングする

□ 舌下の二酸化炭素濃度をモニタリングする

□ 血液量減少性ショックの徴候／症状がないか観察する（例：口渇感の増加，心拍数の増加，全身血管抵抗の上昇，排尿量の減少，腸蠕動音の減弱，末梢循環の低下，精神状態の変調，呼吸状態の変調）

□ 血液灌流が最適になるように体位を調整する

□ 大口径の静脈ラインを確保する

□ 等張の晶質液または膠質液を静脈投与する［適切な場合］

□ 温めた静脈点滴液や血液製剤を投与する［適応がある場合］

□ 酸素投与／機械的換気を行う［適切な場合］

□ 動脈血ガス分析（ABG）測定を行い，組織の酸素化をモニタリングする

□ ヘモグロビン値／ヘマトクリット値をモニタリングする

□ 血液製剤を投与する（例：赤血球濃厚液，血小板，新鮮凍結血漿）［適切な場合］

□ プロトロンビン時間（PT），部分トロンボプラスチン時間（PTT），フィブリノーゲン，フィブリン・フィブリノゲン分解産物，血小板数を含む，凝固検査結果をモニタリングする［適切な場合］

□ 検査データをモニタリングする（例：血清乳酸，酸塩基平衡，代謝のデータや電解質）

第 1 版：1992。改訂：2008

参考文献

American Heart Association. (2005). 2005 American Heart Association guidelines for cardiopulmonary resuscitation and emergency cardiovascular care. *Circulation, 112*(Suppl. 24), IV-1-IV-211.

Flynn, M. B., & McLeskey, S. (2005). Shock, systemic inflammatory response syndrome, and multiple organ dysfunction syndrome. In P. G. Morton, D. K. Fontaine, C. M. Hudak, & B. M. Gallo (Eds.), *Critical care nursing: A holistic approach* (8th ed., pp. 1152-1178). Lippincott Williams & Wilkins.

Kuhlman, D. K. (Ed.). (2003). *Resuscitation: Fluid therapy. Congress Review: Cutting edge therapeutics.* 32nd Critical Care Congress 2003 in San Antonio, TX: Society of Critical Care Medicine.

Porth, C. M. (2004). *Essentials of pathophysiology: Concepts of altered health states.* Lippincott Williams & Wilkins.

Smeltzer, S. C., & Bare, B. G. (2004). *Brunner & Suddarth's textbook of medical-surgical nursing* (10th ed.). Lippincott Williams & Wilkins.

4254	ショック管理：心臓性

Shock Management: Cardiac

定義：心臓のポンプ機能に重篤な障害のある患者の組織循環適正化を促進すること

行動

□ 心拍出量減少の徴候および症状がないか観察する

□ 肺水泡音またはその他の副雑音がないか，肺音を聴診する

□ 心拍出量減少の徴候および症状に留意する

□ 不適切な冠動脈灌流がないか確認する（心電図上の ST 上昇や心筋逸脱酵素の上昇，狭心症）［適切な

398 Part 3 介入

場合]

□ プロトロンビン時間(PT), 部分トロンボプラスチン時間(PTT), フィブリノーゲン, フィブリン・フィブリノゲン分解産物, 血小板数を含む, 凝固検査結果をモニタリングする[適切な場合]

□ 組織の低酸素を示すデータを観察し評価する(混合静脈血酸素飽和度, 中心静脈血酸素飽和度, 血清乳酸値, 舌下カプノメーター)

□ 酸素を投与する[適切な場合]

□ 静脈点滴液または利尿剤の投与により適切な前負荷を維持する[適切な場合]

□ 心血管再開通術の準備をする(経皮的冠動脈インターベンションまたは冠動脈バイパスグラフト術)

□ 強心剤または心筋収縮剤を投与する[適切な場合]

□ 後負荷を減少させる(例:血管拡張剤やアンギオテンシン変換酵素阻害剤, 大動脈内バルーンパンピングを用いる)[適切な場合]

□ 後負荷を最小化しながら, 最適な前負荷を促進する(例:肺動脈閉塞圧を指示された範囲に維持しながら, 硝酸塩を投与する)[適切な場合]

□ 臓器の灌流の適正化を促進する(平均動脈圧が60mmHg以上を保つため, 急速輸液や昇圧剤を使用)[適切な場合]

第1版:1992。改訂:2008

参考文献

Antman, E., Anbe, D., Armstrong, P., Bates, E., Green, L., Hand, M., Hockman, J. S., Krumholz, H. M., Kushner, F. G., Lamas, G. A., Mullany, C. J., Ornato, J. P., Pearle, D. L., Sloan, M. A., Smith, S. C., Antman, E. M., Smith, S. C., Alpert, J. S., Anderson, J. L., Faxon, D. P., & Ornato, J. (2004). ACC/AHA guidelines for the management of patients with ST-elevation myocardial infarction—Executive summary. *Circulation, 110*(5), 588-636.

Bridges, E. J., & Dukes, S. (2005). Cardiovascular aspects of septic shock: Pathophysiology, monitoring, and treatment. *Critical Care Nurse, 25*(2), 14-40.

Hollenberg, S., Ahrens, T., Annane, D., Astiz, M., Chalfin, D., Dasta, J., Heard, S., Martin, C., Napolitano, L., Susla, G., Totaro, R., Vincent, J.-L., & Zanotti-Cavazzoni, S. (2004). Practice parameters for hemodynamic support of sepsis in adult patients: 2004 update. *Critical Care Medicine, 32*(9), 1928-1948.

Irwin, R. S., & Rippe, J. M. (Eds.). (2003). *Irwin and Rippe's intensive care medicine* (5th ed.). Lippincott Williams & Wilkins.

McCance, K. L., & Huether, S. E. (2002). *Pathophysiology: The biologic basis for disease in adults and children* (4th ed.). Mosby.

4255	ショック管理:敗血症

Shock Management: Sepsis

定義:生命を脅かす臓器機能不全や感染に対する過剰な全身反応をもつ人に適切な組織還流を提供すること

行動

□ 敗血症のリスクレベルを判断する

□ リスクレベルが確証されたら適切なスクリーニングツールを使用する(例:一連の臓器不全アセスメント(SOFA), 短時間の一連の臓器不全アセスメント(qSOFA), 全身性炎症反応症候群(SIRS)基準)

□ リスクのある状態の存在を明らかにする(例:年齢, 衰弱し免疫不全の状態にある人, 最近の疾患, 外傷, 侵襲的治療, 慢性状態, 認知や感情の変化)

□ スクリーニングツールの所定の基準を使用して, バイタルサインや検査データを評価する

□ リアルタイムの監視スクリーニングを使用する

□ 起こりうる原因を明らかにする(例:直近の感染への曝露)

□ 潜在的な感染源を取り除く(例:感染した点滴ライン, 濁った廃液のある尿道カテーテル)

□ 所定の期間内において, スクリーニング結果が陽性で感染が確認されたすべての人に対する敗血症ケアバンドルのプロトコルに従う(敗血症や敗血症性ショックを示した人に1時間以内に開始された1時間の蘇生バンドル, 1時間の認識内ではすべてのバンドルの要素は必ずしも完遂される必要はない

かもしれない）

- [ ] 2mmol/L を超えるとき，乳酸値を継続的に観察する
- [ ] 抗生物質の投与の前に，できるだけ早く血液培養を得る
- [ ] 最初の１時間のうちに広域スペクトラムの抗生物質を点滴投与する［処方に従って］
- [ ] 低血圧（平均動脈圧が 65mmHg 未満）や 4mmol/L を超える乳酸値に対して晶質点滴を投与する［プロトコルや施設の方針に従って］
- [ ] 輸液蘇生中または輸液蘇生後に低血圧（平均動脈圧が 65mmHg 未満）のままの場合，昇圧剤を適用する［処方に従って］
- [ ] 65mmHg 以上の平均動脈圧を維持するため，昇圧剤を使用する
- [ ] 持続的な低血圧（平均動脈圧が 65mmHg 未満）または最初の乳酸値が 4mmol/L を超える場合，最初の輸液後に水分量と組織還流を再検査する
- [ ] 所定の時間枠内にすべてのバンドル基準に到達するようにする（１時間未満または６時間以内のバンドル）
- [ ] 個人がスクリーニング基準に合致したときからバンドル基準の時間枠を適用する，または救急救命室では，トリアージの診察時点から開始する
- [ ] すべての再評価と継続中のバンドルや蘇生方法を記述する
- [ ] 中心静脈圧，混合静脈血酸素飽和度（SvO₂），ベッドサイドでの心臓血管超音波検査，受動的な下肢挙上や容量負荷による輸液への反応性の動的アセスメントのうち，少なくとも２つの追跡を含む，最初の輸液蘇生後の集中的な検査を実施する
- [ ] リスクのある人において，全身炎症反応症候群（SIRS）基準に対する継続中のスクリーニングを続ける（例：発熱，心拍数，呼吸数，動脈血二酸化炭素分圧（PaCO₂），検査値）
- [ ] リスクのある人において，一連の臓器不全アセスメント（SOFA）基準に対する継続中のスクリーニングを続ける（例：血圧，呼吸数，精神状態のあらゆる変化）
- [ ] リスクのある人において，短時間の一連の臓器不全アセスメント（qSOFA）基準に対する継続中のスクリーニングを続ける（例：酸素濃度，臨床検査値，昇圧剤の支援を必要とする低血圧，グラスゴー・コーマ・スケール，尿量）
- [ ] 敗血症基準に合致する人の敗血症性ショックに対する継続中のスクリーニングを行うようにする（例：著しく減少した尿量，突然の精神状態の変化，血小板数の低下，呼吸困難，正常ではない心拍動機能，腹痛）
- [ ] 引継ぎ報告で敗血症状態を伝達する
- [ ] すべてのリスクのある人や免疫不全の人に無菌操作を使用する
- [ ] できるだけ早期にすべてのカテーテルや点滴を中止するようにする
- [ ] 早期発見の指標を観察する（例：増加した血漿乳酸値，正常または低い白血球数，減少した分類された白血球数，未成熟な白血球数）
- [ ] 感染の徴候，体温の観察方法，完了のために処方されたすべての抗菌剤を投与する必要性，重症感染症での重要な時期について指導する
- [ ] 基礎疾患や潜在的な危険について教育する
- [ ] 予防接種の必要性を指導する（例：インフルエンザ，肺炎）
- [ ] すべての創傷を注意深く洗浄することによる感染予防の必要性を指導する
- [ ] 適切に食物を冷蔵し，加熱不十分な肉類を食べないよう指導する
- [ ] 理解を確実にするためにティーチバックを用いる

第 8 版：2024

参考文献

Centers for Medicare and Medicaid Services. (2019). *Process of care measures reported under the Hospital Inpatient Quality Reporting (IQR) and Outpatient Quality Reporting (OQR) programs.* https://medicare.gov/hospitalcompare/Data/Measures.html

Colorafi, K. J., Ferrell, K., D'Andrea, A., & Colorafi, J. (2019). Influencing outcomes with automated time zero for sepsis through statistical validation and process improvement. *mHealth, 5,* 36. https://doi.org/10.21037/mhealth.2019.09.04

Cooper, A. (2020). Corticosteroids for treating sepsis in children and adults. *Critical Care Nurse, 40*(4),

83-84.

Delawder, J., & Hutton, L. (2020). An interdisciplinary code sepsis team to improve sepsis-bundle compliance: A quality improvement project. *Journal of Emergency Nursing, 46*(1), 91-98.

Flynn-Makic, M. B., & Bridges, E. (2018). Managing sepsis and septic shock: Current guidelines and definitions. *American Journal of Nursing, 118*(2), 34-39.

Kalantari, A., & Rezaie, S. R. (2019). Challenging the one-hour sepsis bundle. *The Western Journal of Emergency Medicine, 20*(2), 185-190.

Ladha, E., House-Kokan, M., & Gillespie, M. (2019). The ABCs of sepsis: A framework for understanding the pathophysiology of sepsis. *Canadian Journal of Critical Care Nursing, 30*(4), 12-21.

Levy, M., Evans, L., & Rhodes, A. (2018). The Surviving Sepsis Campaign bundle: 2018 update. *Intensive Care Medicine, 44*, 925-928.

Rhodes, A., Evans, L. E., Alhazzani, W., Levy, M. M., Antonelli, M., Ferrer, R., Kumar, A., Sevransky, J. E., Sprung, C. L., Nannally, M. E., Rochwerg, B., Rubenfeld, G. D., Angus, D. C., Annane, D., Beale, R. J., Belinghan, G. J., Bernard, G. R., Chiche, J.-D., Coopersmith, C., De Backer, D. P., ...Dellinger, R. P. (2017). Surviving Sepsis Campaign: International guidelines for management of sepsis and septic shock: 2016. *Critical Care Medicine, 45*(3), 486-552.

Roney, J. K., Whitley, B. E., & Long, J. D. (2020). Implementation of a MEWSSepsis screening tool: Transformational outcomes of a nurse-led evidencebased practice project. *Nursing Forum, 55*, 144-148.

Seckel, M. (2019). Updating your sepsis practice. *Critical Care Nurse, 39*(4), 72.

Smith, S., & Zolotorofe, I. (2018). Sepsis screening for ambulatory care nursing. *AAACN Viewpoint, 40*(3), 3-7.

Worapratya, P., & Wuthisuthimethawee, P. (2019). Septic shock in the ER: Diagnostic and management challenges. *Open Access Emergency Medicine: OAEM, 11*, 77-86.

4260	ショック予防
	Shock Prevention

定義：ショックのリスクがある患者をみつけ，治療すること

行動

☐ ショックの初期代償反応がないかモニタリングする（例：正常な血圧，脈圧の低下，緩やかな起立性低血圧（15～25mmHg），毛細血管再充満の遅延，青白く冷たい皮膚または紅潮した皮膚，呼吸のわずかな増加，悪心嘔吐，口渇感の増進，虚弱）

☐ 全身の感染反応の初期徴候がないか観察する（例：体温の上昇，頻脈，頻呼吸，低カルシウム血症，白血球の増加，白血球の減少）

☐ アレルギー反応の初期徴候がないか観察する（例：鼻炎，喘鳴，呼吸困難，瘙痒感，じんましんや膨疹，皮膚の血管性浮腫，胃腸障害，腹痛，下痢，不安，不穏）

☐ 心機能低下の初期徴候がないかモニタリングする（例：心拍出量および尿量の低下，全身血管抵抗および肺動脈楔入圧の上昇，肺水泡音，S_3 および S_4 心音の聴取，頻脈）

☐ 体液喪失の原因となりうるものを観察する（例：胸腔チューブや創部，経鼻胃管からのドレーン，下痢，嘔吐，腹囲および四肢の太さの増大，吐血，血便）

☐ 循環状態を観察する（例：血圧，皮膚色調，皮膚の温度，心音，心拍数とリズム，末梢脈拍の触知可否とその性状，末梢血管充満時間）

☐ 不適切な組織の酸素化の徴候がないか観察する（例：不安の増強，精神状態の変調，動揺，乏尿，末梢の冷感と網状チアノーゼ）

☐ パルスオキシメーターをモニタリングする

☐ 体温および呼吸状態をモニタリングする

☐ 心電図をモニタリングする

☐ 毎日の体重および水分の摂取量と排出量をモニタリングする

☐ 特にヘモグロビン値，ヘマトクリット値，凝固系のデータ，動脈血ガス分析（ABG），乳酸濃度，電解質値，血液培養，生化学データの検査データをモニタリングする

☐ 侵襲的血行動態指標をモニタリングする（例：中心静脈圧，平均動脈圧，中心静脈血酸素飽和度（ScvO₂）／混合静脈血酸素飽和度（SvO₂））**[適切な場合]**

☐ 舌下の二酸化炭素濃度および胃内圧測定値をモニタリングする**[適切な場合]**

□ あざや点状出血，粘膜の状態に留意する

□ 便・嘔吐物・経鼻胃管からの廃液の色調・量・頻度に留意する

□ 尿潜血や尿蛋白を検査する［適切な場合］

□ 腹水や腹痛，腰痛の徴候や症状がないか観察する

□ 循環血液量減少または血管原性の場合は患者を仰臥位にし，下肢を挙上する。心原性の場合は患者を仰臥位にし，頭部および肩部を挙上する

□ 気道を確保する［適切な場合］

□ 静脈点滴／経口的に水分を摂取させる［適切な場合］

□ 大口径の静脈ラインを確保する［適切な場合］

□ 血行動態圧と排尿量を確認しながら，静脈点滴を行う［適切な場合］

□ 抗不整脈剤，利尿剤，昇圧剤を投与する［適切な場合］

□ 赤血球濃厚液，新鮮凍結血漿，血小板を輸血する［適切な場合］

□ 早急に抗菌剤の投与を開始し，その効果を注意深く観察する［適切な場合］

□ 酸素投与／機械的換気を行う［適切な場合］

□ 抗炎症剤／気管支拡張剤を投与する［適切な場合］

□ 血糖値をモニタリングし，インスリンを投与する［適切な場合］

□ 静脈内，骨髄内，気管内にアドレナリンを投与する［適切な場合］

□ 既知のアレルゲンを回避すること，アナフィラキシーキットの使用方法について，患者を指導する［適切な場合］

□ アナフィラキシーやアレルギー反応を引き起こす物質を決定するためにパッチテストを行う［適切な場合］

□ 脱感作療法を受けるよう，重篤なアレルギー反応を起こすリスクがある患者に助言する

□ メディカルアラートを携帯するよう，リスクがある患者に助言する

□ ショックを引き起こす因子について，患者／家族を指導する

□ ショックが起こりそうな徴候／症状について，患者や家族を指導する

□ ショック症状が起こったときにとるべき対応について，患者や家族を指導する

第1版：1992。改訂：2008

参考文献

Ahrens, T., & Tuggle, D. (2004). Surviving severe sepsis: Early recognition and treatment. *Critical Care Nurse, 24*(Suppl. 2), 2-15.

American Heart Association. (2005). 2005 American Heart Association guidelines for cardiopulmonary resuscitation and emergency cardiovascular care. *Circulation, 112*(Suppl. 24), IV-1-IV-211.

Flynn, M. B., & McLeskey, S. (2005). Shock, systemic inflammatory response syndrome, and multiple organ dysfunction syndrome. In P. G. Morton, D. K. Fontaine, C. M. Hudak, & B. M. Gallo (Eds.), *Critical care nursing: A holistic approach* (8th ed., pp. 1152-1178). Lippincott Williams & Wilkins.

Porth, C. M. (2004). *Essentials of pathophysiology: Concepts of altered health states.* Lippincott Williams & Wilkins.

Smeltzer, S. C., & Bare, B. G. (2004). *Brunner & Suddarth's textbook of medical-surgical nursing* (10th ed.). Lippincott Williams & Wilkins.

8080	処方：検査
	Prescribing: Diagnostic Testing

定義：健康問題の特定，あるいはモニタリングのための検査指示（手続きを含む）

行動

□ 進行中の健康問題の徴候や症状を査定する

□ 既存の慢性的な健康問題の状況を考慮する

□ 既往歴・処方歴・アレルギー・現症に関連する過去の検査結果を見直す

402 Part 3 介入

□ 特定の臨床的問題に対処するために，検査の臨床的な有用性を評価する（患者の現在の状態を踏まえてその検査の感受性と特異性を理解する）

□ 既存の根拠に基づいた実践（EBP）ガイドライン，専門医，他のヘルスケア専門職に相談する［**適切な場合**］

□ 提案されている検査の必要性を，臨床上の意思決定または継続的なモニタリングに検査結果の有用性を含め，患者と家族に説明する

□ 検査に関する質問や話し合いに応じる

□ 選択肢となりうる別の検査を提示する［**適切な場合**］

□ 検査の有効性と必要な費用を考慮し，患者と家族を話し合いに参加させる

□ 検査に期待できることを患者と家族に説明する

□ 予定どおりに検査結果が得られるよう，システムを整える

□ 患者または介護者に，検査日時と場所が確実に伝達されるように連絡方法を決めておく

□ 患者と家族に，検査日時・場所・検査結果の連絡方法を説明する

□ 検査結果の報告が迅速で，結果報告の見落としや遅れを認識し追跡が可能なシステムを用いる

□ 検査の副作用（有害なもの）を観察する

□ 臨床現場で導入されている検査に関する知識を維持する（例：感受性と特異性，根拠，代替検査，標準ケア，根拠に基づいた実践，副作用（有害でないものも含む），モニタリング，州の規定や政策上の問題）

第6版：2013

参考文献

Buppert, C. (2008). *Nurse practitioner's business practice and legal guide* (3rd ed.). Jones & Bartlett.
Chase, S. (2004). *Clinical judgment and communication in nurse practitioner practice*. F.A. Davis.
Dains, J. E., Baumann, L. C., & Scheibel, P. (2007). *Advanced health assessment & clinical diagnosis in primary care* (3rd ed.). Mosby Elsevier.

8086	処方：非薬物治療

Prescribing: Nonpharmacologic Treatment

定義：健康問題に対する非薬物治療の指示（手続きを含む）

行動

□ 進行中の健康問題の徴候や症状を決定する

□ 既往歴，処方歴，アレルギー，現症に関連する過去の検査結果を見直す

□ 治療中止の理由を含め，その健康問題に対してこれまでに行われてきた治療をすべて振り返る

□ 健康問題に対する他の治療による効果を記録する

□ 進行中の健康問題に用いられる非薬物治療を特定する（例：運動療法，食事療法，理学療法，作業療法，温電法・冷電法）

□ 既存の根拠に基づいた実践（EBP）ガイドライン，専門医，他のヘルスケア専門職に相談する［**適切な場合**］

□ 推奨される治療の有効性と必要な費用を考慮し，患者と家族を話し合いに参加させる

□ 提案されている治療の必要性・期待される成果・治療期間について患者と家族に説明する

□ 診断や治療に関する話し合いや質問に応じ，別の選択肢も提示する

□ 適切なサービス提供者に患者を紹介する

□ 治療の副作用（有害なもの）を観察する

□ 治療に対する患者の反応を評価するためにフォローアップする

□ 治療の根拠・別の選択肢・標準ケア・根拠に基づいた実践・副作用（有害でないものも含む）・モニタリング・規定や政策上の問題等，臨床現場で導入されている治療に関する知識を維持する

第6版：2013

参考文献

Buppert, C. (2008). *Nurse practitioner's business practice and legal guide* (3rd ed.). Jones and Bartlett.
Chase, S. (2004). *Clinical judgment and communication in nurse practitioner practice.* F.A. Davis.
Dains, J. E., Baumann, L. C., & Scheibel, P. (2007). *Advanced health assessment & clinical diagnosis in primary care* (3rd ed.). Mosby Elsevier.
Dunphy, L. M., Winland-Brown, J. E., Porter, B. O., & Thomas, D. J. (2007). *Primary care: The art and science of advanced practice* (2nd ed.). F.A. Davis.

5840	自律訓練

Autogenic Training

定義：リラクセーションへ導くために重厚さや温かさの感情についての自己暗示を援助すること

行動

- ☐ 静かで安楽な場を選択する
- ☐ 静かな環境を準備する
- ☐ 邪魔が入らないような対策をとる
- ☐ 介入の目的について患者に指導する
- ☐ 患者にリクライニングチェアに座ってもらうか，仰臥位になってもらう
- ☐ 快適で締めつけのない衣類を患者に着用してもらう
- ☐ こころのなかで十分な時間をかけて繰り返すことができるように休止しながら，準備した台本を患者に読み聞いてもらう
- ☐ 重く感じたり軽く感じたり，身体の特定の部分の浮遊感を導くような文章を原稿内で用いる
- ☐ 文言を自分のなかで繰り返し，指示された身体の一部にその文言の感覚を導くよう，患者を指導する
- ☐ 15 〜 20 分間，台本を練習する
- ☐ さらに 15 〜 20 分間，リラックスするよう患者に奨励する
- ☐ 重さに対する感覚が習得できたら，温かさの感覚の導きに進める
- ☐ 重さを導く手技に従って，温かさを導くために準備した台本や音楽 CD・データを用いる
- ☐ 自宅で利用できるように台本や音楽 CD・データを使用した訓練方法を患者に提供する
- ☐ 3 日に 1 回のセッションを実践するよう，患者に奨励する
- ☐ それぞれのセッションにおける進捗を記録するために日記をつけるよう，患者を指導する

第 1 版：1992。改訂：2008

参考文献

Crowther, D. (2001). Autogenic therapy. In D. Rankin-Box (Ed.), *The nurse's handbook of complementary therapies* (2nd ed., pp. 139-144). Bailliere Tindall.
Kanji, N., & Ernst, E. (2000). Autogenic training for stress and anxiety: A systematic review. *Complementary Therapies in Medicine, 8*(2), 106-110.
Linden, W. (1990). *Autogenic training: A clinical guide.* Guilford.
Linden, W. (1994). Autogenic training: A narrative and quantitative review of clinical outcome. *Biofeedback and Self-Regulation, 19*(3), 227-264.

2560	自律神経反射異常亢進管理

Dysreflexia Management

定義：頸椎または胸椎高位に損傷のある患者に対し，反射亢進や不適切な自律反応を引き起こす刺激を予防・除去すること

行動

- ☐ 反射異常を引き起こす可能性のある刺激を明らかにし，最小限に抑える（例：膀胱の膨張，腎臓結石，感染，宿便，直腸診，坐剤の挿肛，皮膚の損傷，締めつけのある衣類やベッドリネン）

404 Part 3 介入

- ☐ 自律神経系の反射異常の徴候と症状がないか観察する（例：発作性高血圧，徐脈，頻脈，損傷した脊椎よりも上位での発汗，顔面紅潮，損傷した脊椎よりも下位での蒼白，頭痛，鼻閉感，側頭部および頸部血管の怒張，結膜充血，発熱を伴わない悪寒，立毛筋の収縮，胸痛）
- ☐ 原因の特定および除去を行う（例：膀胱の膨張，宿便，皮膚の損傷，寝具による締めつけ，サポート用ストッキング，腹帯）
- ☐ 血圧を低下させ，脳静脈還流を促すため，頭側をまっすぐ伸ばしてベッドを挙上する [適切な場合]
- ☐ 反射亢進状態では患者に付き添い，3〜5分ごとに状態を観察する
- ☐ 静脈から降圧剤を投与する [指示に従って]
- ☐ 反射異常の原因・症状・治療・予防について，患者や家族を指導する

第1版：1992。改訂：2008

参考文献

McCance, K. L., & Huether, S. E. (2006). *Pathophysiology: The biologic basis for disease in adults and children* (5th ed.). Mosby.

Smeltzer, S. C., & Bare, B. G. (2004). (10th ed.) *Brunner & Suddarth's textbook of medical-surgical nursing* (Vol. 2). Lippincott Williams & Wilkins.

Urden, L. D., Stacy, K. M., & Lough, M. E. (2006). *Thelan's critical care nursing: Diagnosis and management* (5th ed.). Mosby Elsevier.

6675	視力検査

Vision Screening

定義：視力障害の早期発見

行動

- ☐ スクリーニング検査は視力検査の代替にはならないこと，およびスクリーニング検査はすべての視力障害や疾病を検出するものではないことを親または患者に知らせる
- ☐ 幼稚園クラス，1年生，3年生，5年生，7年生（中学1年生），9年生（中学3年生）のすべての子どもに対し，検査を行う
- ☐ 学校保健のプロトコルに従って，すべての新入学者および転校生，すべての聴力障害がある子ども（1年に1回），教師や他の人に指示された子どもに対して検査を行う
- ☐ 視力検査における最高値は遠見視力に影響する視力障害のみを検出するということを認識する
- ☐ 他の学内活動の邪魔とならない日中に視力検査を計画し，スクールカウンセラーに告知してもらうよう確認する
- ☐ 最初の検査から30日以内に再検査を行えるよう計画をする
- ☐ 記録作成，機密性の保持を含む教育をスタッフやボランティアスタッフに実施する [必要な場合]
- ☐ 検査を始める前に手を洗う等，衛生行動を実践する
- ☐ 接眼レンズの使用前および対象者の検査が終わるたびに再利用可能な接眼レンズを消毒する
- ☐ 検査を実施する際は，社会的および文化的因子を考慮する；社会経済的に低水準である地域に居住している人はより貧困や栄養失調，視機能不良に陥りやすい
- ☐ 検査室は良好な照明が保たれ，邪魔になるものや模様が入った壁紙，直射日光が入らないようにする
- ☐ ABCを観察する。A：目の外観（例：より目，眼振，充血，涙眼，眼瞼下垂），B：眼球運動（例：斜視眼，瞬目，目をこする，頭部の回旋を伴う斜頸，側屈を伴う斜頸，眼振），C：病訴（例：頭痛，眼痛，眩暈感，眼の瘙痒感，霧視，羞明）
- ☐ 遠見視力，立体視（深視力または対象までの距離），色盲の検査のために適切な検査機器と道具を使用する [制定された専門健康機構の推奨に従って]
- ☐ 3歳以上の年齢では，年齢と能力の程度に見合った視力検査を遠見視力の標準として用いる
- ☐ 検査は右眼から開始する（常に右眼から検査を開始するようにした場合，中断妨害された場合でも自分に右眼から開始しているとの自覚があるため）
- ☐ それぞれの検査で得られた方針および検査結果に従う（例：遠見単眼視力，交代遮蔽試験を使用した

外眼筋バランス，ランダムドットEテストを使用した立体視，色覚検査）

☐ 成人の視力低下は転倒のリスクを増大させ，QOL を低下させることを認識する

☐ 視力検査表において 6 歳以上で 20/30 点，3 ～ 5 歳で 20/40 点だった場合，眼科医へ紹介する

☐ 視力検査を完全に実施できなかった患者を眼科医に紹介する

☐ 弱視，流行性角結膜炎，ドライアイ，飛蚊症，光視症，コンタクトレンズ感染，眼外傷，他の眼球異常について眼科医へ紹介する

☐ 視力障害が検出された患者に対して効果的なフォローアップを確立する

☐ 視力検査道具および機器は使用後に洗浄する

☐ 省庁の指示に従って，すべての所見および専門医への紹介を記録する

第 7 版：2018

参考文献

Ohio Department of Health. (2007). *Vision screening requirements and guidelines.*
Unite for Sight. (n.d.). *Challenges and failure of vision screenings.* http://www.uniteforsight.org/health-screenings/vision-screenings

2620	神経学的モニタリング
	Neurologic Monitoring

定義：神経学的合併症を予防し，最小限に抑えるために，患者情報を収集し分析すること

行動

☐ 意識レベルを観察する

☐ 見当識レベルを観察する

☐ グラスゴー・コーマ・スケール（GCS）の段階を観察する

☐ 最近の記憶，注意持続時間，過去の記憶，気分，情動，行動を観察する

☐ 嗅覚を観察する

☐ 視覚障害を観察する（例：複視，眼振，視野欠損，霧視，視力）

☐ 瞳孔の大きさ，形，対称性，反応性を観察する

☐ 外眼球運動および注視の特徴を観察する

☐ 追随反応を観察する

☐ 角膜反射を観察する

☐ 顔面の対称性を観察する

☐ 咳嗽反射，咽頭反射を観察する

☐ 舌突出（挺舌）を観察する

☐ 同時に両側の身体を比較して，筋緊張，運動，歩行，固有受容感覚を観察する

☐ 同時に両側の身体を比較して，患側の手の回内運動（pronator drift）を観察する

☐ 同時に両側の身体を比較して，握力を観察する

☐ 同時に両側の身体を比較して，振戦を観察する

☐ バイタルサインをモニタリングする（例：体温，血圧，脈拍，呼吸）

☐ 呼吸状態を観察する（例：動脈血ガス分析（ABG），パルスオキシメーター，呼吸の深さ，呼吸パターン，回数，努力呼吸）

☐ 侵襲的血行動態指標をモニタリングする［適切な場合］

☐ 頭蓋内圧（ICP）および脳灌流圧（CPP）をモニタリングする

☐ 頭痛の訴えに留意する

☐ 発話特徴を観察する（例：流暢さ，失語の有無，喚語困難）

☐ 刺激への反応を観察する（例：言語的刺激，触覚刺激，有害な刺激）

406 Part 3 介入

☐ 鋭利物と非鋭利物，または温冷の識別を観察する
☐ しびれやチクチク（ヒリヒリ）する感覚を観察する
☐ 発汗のパターンを観察する
☐ バビンスキー反射を観察する
☐ クッシング徴候がないか観察する（例：脈圧の拡大や除脈を伴う収縮期血圧の上昇）
☐ 開頭術または椎弓切除術のドレッシング材（包帯）からの排液を観察する
☐ 薬剤に対する反応を観察する
☐ データを確認するために同僚と相談する［適切な場合］
☐ データ上に新たに出現したパターンを特定する
☐ 神経学的モニタリングの頻度を増やす［適切な場合］
☐ 頭蓋内圧を上昇させる活動を避ける
☐ 頭蓋内圧を上昇させうる必要な看護活動は，間隔をあけて行う
☐ 患者の状態の変化を医師に報告する
☐ 緊急時プロトコルを開始する［必要な場合］
☐ 特定の神経学的状態では施設のプロトコルを開始する（例：脳卒中，悪性腫瘍，動脈瘤，外傷）［**必要な場合**］

第1版：1992。改訂：1996，2018

参考文献

American Association of Critical Care Nurses. (2006). In J. G. Alspach (Ed.), *Core curriculum for critical care nursing* (6th ed.). W.B. Saunders.
Barker, E. (2008). *Neuroscience nursing: A spectrum of care* (3rd ed.). Mosby Elsevier.
Crimlisk, J. T., & Grande, M. M. (2004). Neurologic assessment skills for the acute medical surgical nurse. *Orthopaedic Nursing*, *23*(1), 3-11.
Rank, W. (2010). Simplifying neuro assessment. *Nursing made incredibly easy*, *8*(2), 15-19.
Timby, B. K., & Smith, N. E. (2007). Introduction to the nervous system. In *Introductory medical-surgical nursing* (pp. 653-665) (9th ed.). Lippincott Williams & Wilkins.
Woodward, S., & Mestecky, A. (Eds.). (2011). *Neuroscience nursing: Evidencebased practice*. Wiley-Blackwell.

3300	人工呼吸器管理：侵襲的
	Mechanical Ventilation Management: Invasive

定義：気管内挿管による人工的な呼吸補助を受けている患者を援助すること

行動

☐ 換気補助の必要性を観察する（例：呼吸筋疲労や外傷，麻酔，薬剤の過剰使用，難治性呼吸性アシドーシスに伴う神経学的機能不全等）
☐ 呼吸不全が起き始めていないかを観察する
☐ 換気モードの選択について，他の医療関係者と相談する（通常の初期設定では，呼吸回数，吸入酸素濃度，目標1回換気量を決めて，ボリュームコントロールとする）
☐ 開始時とケア提供者の勤務交代時に，患者の全身状態の評価を情報共有する
☐ 呼吸器を設定して使い始める
☐ 呼吸器のアラームが設定されていることを確認する
☐ 患者と家族に人工呼吸器の原理とその使用に伴い予測される感覚について説明する
☐ 吸気の温度や湿度を含め，定期的に呼吸器の設定をモニターする
☐ 呼吸器のすべての接続を定期的に確認する
☐ 呼気量の減少と吸気圧の増加をモニターする
☐ 筋弛緩剤，鎮静剤，麻酔性鎮痛剤を投与する［適切な場合］
☐ 酸素消費が増加するような活動がないか観察する（例：発熱，シバリング，けいれん発作，疼痛，基

本的な看護ケア）

- [ ] 患者／人工呼吸器の呼吸仕事量を増加させる要因をモニターする（例：病的肥満や，妊娠，腹水貯留，ベッドの頭部側が下がっていること，気管内挿管チューブをかんでいること，呼吸器回路の結露，フィルターの目詰まり）
- [ ] 呼吸仕事量の増加を示唆する症状を観察する（例：心拍数または呼吸数の増加，血圧の上昇，発汗，精神状態の変化）
- [ ] 患者の身体的，精神的状態への機械的換気による効果を観察する
- [ ] リラクセーション法を実施する[適切な場合]
- [ ] 患者の苦痛を緩和するケアを提供する（例：体位変換，気管気管支洗浄，気管拡張剤治療，鎮静と麻酔のどちらか／もしくは併用，頻繁な機器の管理）
- [ ] コミュニケーション手段を用意する（例：紙と鉛筆，文字盤）
- [ ] ウォータートラップ内にたまった水を捨てる
- [ ] 24時間ごとに呼吸器の回路交換を必ず行う
- [ ] 吸引処置ではすべての手順で無菌操作を用いる[適切な場合]
- [ ] 呼吸器の圧測定値，患者／呼吸器の同調性，患者の呼吸音の観察を行う
- [ ] 副雑音や吸気圧の上昇のいずれか／もしくは両方が存在する場合には吸引を行う
- [ ] 痰の量，色，粘性を観察し，定期的に記録に残す
- [ ] 吸引中や肺理学療法の30～60分前は経管栄養を中止する
- [ ] アラームの頻繁な誤作動を減らすため，吸引中は呼吸器のアラームを消音にする
- [ ] 現在の呼吸器の設定による患者の状態を観察し，指示に従って適切な設定に変更する
- [ ] 機械的換気による副作用（有害なもの）がないか観察する（例：気管偏位，感染，圧外傷，心拍出量減少，胃拡張，皮下気腫）
- [ ] 人工気道や高いカフ圧，予定外の抜管による圧力で口腔，鼻腔，気管，喉頭の組織の粘膜損傷がないか観察する
- [ ] 予定外の抜管を避けるために，人工呼吸器を固定する際にはテープやひもよりもチューブ固定用の商品を使用する
- [ ] 換気／血流が均衡になるような（よいほうの肺を下にする）体位をとらせる[適切な場合]
- [ ] 肺胞低換気を最小に抑えるようにプレッシャーサポートやPEEP（呼気終末陽圧）を使用するために，医師と協働する[適切な場合]
- [ ] 定期的に医師や呼吸療法士と協働してケアを調整し，治療に耐えられるよう，患者を援助する
- [ ] 肺理学療法を実施する[適切な場合]
- [ ] 適切な水分と栄養摂取を促す
- [ ] ウィーニングの基準を満たしているか定期的に評価する（例：血行動態，脳，代謝の安定，呼吸器管理が必要となった状態の解決，患者自身で気道を維持することができる状態，呼吸努力を開始できる状態）
- [ ] 湿らせた柔かい綿棒や消毒剤，優しく吸引するといった口腔ケアを定期的に行う
- [ ] 患者の主観的な反応等，酸素化に関する人工呼吸器の設定変更の効果を観察する：動脈血ガス分析（ABG），動脈血酸素飽和度（SaO_2），混合静脈血酸素飽和度（SvO_2），終末呼気炭酸濃度（$ETCO_2$），生理的シャント（Qsp/Qt），肺胞気動脈血酸素分圧較差（$A-aDO_2$）
- [ ] 人工呼吸器からの離脱のレディネス（準備状態）を確認するため，シャント，肺活量，死腔率（Vd/Vt），最大換気量（MMV），吸気力，1秒量（$FEV_{1.0}$）の程度をモニターする[施設のプロトコルに基づいて]
- [ ] 人工呼吸器の設定変更について，変更理由とともにすべて記録する
- [ ] 人工呼吸器および設定変更に対する患者の反応をすべて記録する（例：胸郭の動きの視診／聴診，X線検査での変化，動脈血ガス分析（ABG）の変化）
- [ ] 抜管後の合併症がないかを観察する（例：喘鳴，声門浮腫，喉頭けいれん，気管狭窄）
- [ ] 停電に対する備えを含め，常にベッドサイドに緊急時の物品があることを確認する（例：酸素に接続された手動の蘇生用バッグ，マスク，吸引用の機械や物品）

第1版：1992。改訂：2000，2008

408　Part 3　介入

参考文献

American Association of Critical-Care Nurses. (2006). In J. G. Alspach (Ed.), *Core curriculum for critical care nursing* (6th ed.). Saunders Elsevier.

American Heart Association. (2005). 2005 American Heart Association guidelines for cardiopulmonary resuscitation and emergency cardiovascular care. *Circulation, 112*(24 Suppl.), IV-1-IV-211.

Fenstermacher, D., & Hong, D. (2004). Mechanical ventilation: What have we learned? *Critical Care Nursing Quarterly, 27*(3), 258-294.

Knipper, J. S., & Alpen, M. A. (1992). Ventilatory support. In G. M. Bulechek & J. C. McCloskey (Eds.), *Nursing interventions: Essential nursing treatments* (2nd ed., pp. 531-543). W.B. Saunders.

Manno, M. S. (2005). Managing mechanical ventilation. *Nursing, 2005, 35*(12), 36-42.

Smeltzer, S. C., & Bare, B. G. (2004). (10th ed.) *Brunner & Suddarth's textbook of medical-surgical nursing* (Vol. 1). Lippincott Williams and Wilkins.

Urden, L. D., Stacy, K. M., & Lough, M. E. (2006). *Thelan's critical care nursing: Diagnosis and management* (5th ed.). Mosby Elsevier.

Wiegand, D., & Carlson, K. (Eds.). (2005). *AACN procedure manual for critical care* (5th ed.). Elsevier Saunders.

3304	**人工呼吸器管理：肺炎予防**
	Mechanical Ventilation Management: Pneumonia Prevention

定義：呼吸器関連肺炎発症リスクのある患者をケアすること

行動

- [ ] 特に人工呼吸器の回路から水分を空にした後等，患者をケアする前後で手洗いをする
- [ ] 口腔ケアの際には手袋，防護具，防護服を身につけ，口腔ケア中の2次感染を防ぐため手袋を交換する
- [ ] 口腔，口唇，舌，頬粘膜と歯の状態を観察する
- [ ] 歯垢，感染，出血，カンジダ，膿，歯石，着色がないか口腔内を観察する
- [ ] 柔らかい歯ブラシまたは吸引歯ブラシに歯みがき粉や殺菌作用のある洗浄液をつけ，円を描くようにしながら歯や舌をブラッシングする
- [ ] 使用するたびに歯ブラシをすすぎ，定期的に交換する
- [ ] 歯がない患者の場合，歯肉を優しくブラッシングする
- [ ] 綿棒を用いて，歯茎，歯，舌へのデブリードマン作用剤やマウスウォッシュの適応を援助する[**施設のプロトコルに従って**]
- [ ] 粘膜炎や口腔粘膜の変調がある患者には，デブリードマン作用剤の代わりに水で洗浄する
- [ ] 優しく圧迫して歯茎に沿って垂直に拭き取り，不要組織や粘液の除去の促進を援助する
- [ ] 重症の頭部外傷の患者にはヨードを含む口腔殺菌剤の使用を検討する
- [ ] 歯科に相談する[**必要な場合**]
- [ ] 口腔粘膜や口唇に口腔内保湿剤を塗布する[**必要な場合**]
- [ ] 口腔ケアにヤンカーチューブや柔らかい吸引用チューブを用いる[**必要な場合**]
- [ ] 患者を仰臥位（ベッド上，椅子，移動中）にしたり，気管内挿管チューブの位置を変えたり，気管内挿管チューブのカフの空気を抜く前に，声門下吸引を行う
- [ ] 誤嚥のリスクを減らす目的で気管内挿管チューブのカフ上の分泌物を除去するため，気管内吸引をしてから口腔内，咽頭鼻部の吸引をする
- [ ] 使用するたびにヤンカーチューブやディープサクションチューブをすすぎ，毎日交換する
- [ ] 機械的換気を72時間以上行っている患者には，専用の気管内挿管チューブを用いて声門内の持続吸引を行うことを検討する
- [ ] 禁忌（血行動態が不安定等）でないかぎり，特に経管栄養中等の場合にはベッドの頭側を30～45度挙上する
- [ ] 頻繁に患者の体位変換をする（少なくとも2時間ごと）
- [ ] 医師のチームと相談して，毎日鎮静の中断を促進する

□ チューブ内または声門の吸引とともに，カフ付きの気管内挿管チューブの使用を検討する

□ 気管内挿管チューブのカフ圧は少なくとも 20mmHg を維持する

□ 気管内挿管チューブの挿入の深さを観察する

□ 経鼻挿管を終えて経口挿管の使用を検討する

□ 気管内挿管チューブ固定のテープを清潔かつ湿らせないように保つ

□ 患者の生理学的，心理社会的側面での人工呼吸器の効果を観察する

□ 人工呼吸器のすべての接続を定期的に確認する

□ 抜管可能な状態か日々観察する

□ 呼吸器感染の徴候や症状がないか観察する（例：不穏，咳嗽，発熱，心拍数の増加，痰の性状の変化，白血球の増加，胸部レントゲン上の浸潤影）

□ 酸素飽和度の観察，記録をする

□ ストレス性潰瘍に対するハイリスク患者でない場合，ヒスタミン受容体遮断剤やプロトンポンプ阻害剤の使用を避ける

□ 口腔ケアの手順を患者と家族に指導する

第 6 版：2013

参考文献

Cason, C. L., Tyner, T., Saunders, S., & Broome, L. (2007). Nurses' implementation of guidelines for ventilator-associated pneumonia from the Centers for Disease Control and Prevention. *American Journal of Critical Care, 16*(1), 28-36.

Chan, E. Y., Ruest, A., Meade, M., & Cook, D. J. (2007). Oral decontamination for prevention of pneumonia in mechanically ventilated adults: Systematic review and meta-analysis. *British Medical Journal, 334*(7599), 889.

Efraiti, S., Deutsch, I., Antonelli, M., Hockey, P., Rozenblum, R., & Gurman, G. M. (2010). Ventilator-associated pneumonia: Current status and future recommendations. *Journal of Clinical Monitoring and Computing, 24*(2), 161-168.

Munro, C. L., Grap, M. J., Jablonski, R., & Boyle, A. (2006). Oral health measurement in nursing research: State of the science. *Biological Research for Nursing, 8*(1), 35-42.

Muscadere, J., Dodek, P., Keenan, S., Fowler, R., Cook, D., & Heyland, D. (2008). Comprehensive evidence-based clinical practice guidelines for ventilator-associated pneumonia: Prevention. *Journal of Critical Care, 23*(1), 126-137.

Pineda, L. A., Saliba, R. G., & El Solh, A. A. (2006). Effect of oral decontamination with chlorhexidine on the incidence of nosocomial pneumonia: A meta-analysis. *Critical Care, 10*(1), R35.

Tablan, O., Anderson, L., Besser, R., Bridges, C., & Hajjeh, R. (2003). *Guidelines for preventing health-care-associated pneumonia*. Atlanta, GA: Centers for Disease Control and Prevention.

Tolentino-Delosreyes, A., Ruppert, S., & Shiao, S. (2007). Evidence-based practice: Use of the ventilator bundle to prevent ventilator-associated pneumonia. *American Journal of Critical Care, 16*(1), 20-27.

3302	人工呼吸器管理：非侵襲的
	Mechanical Ventilation Management: Noninvasive

定義：気管内挿管を必要としない人工的な呼吸補助を受けている患者を援助すること

行動

□ 非侵襲的換気サポートの適応を示唆する状況にあるか観察をする（例：COPD の急性増悪，喘息，非心原性および心原性の肺水腫，市中肺炎による急性呼吸不全，肥満低換気症候群，閉塞性睡眠時無呼吸）

□ 非侵襲的換気サポートの禁忌を観察する（例：血行動態の不安定や，心停止または呼吸停止，不安定狭心症，急性心筋梗塞，難治性の低酸素血症，重症の呼吸性アシドーシス，意識レベル不清明，非侵襲的呼吸器の固定／設置に問題がある，顔面外傷，協力が得られない，病的肥満，粘性の高い痰，出血）

□ 非侵襲的呼吸器の種類の選択において，他の医療関係者に相談する（例：圧制御（二相性陽圧呼吸），従量式または CPAP）

□ 非侵襲的呼吸器の選択において，他の医療関係者と患者に相談する（例：経鼻またはフェイスマスク，鼻孔挿入型，ネーザルピロー，ヘルメット，マウスピース）

□ 開始時とケア提供者の勤務交代時に，患者の全身状態の評価を共有する

410 Part 3 介入

- [ ] 患者と家族に非侵襲的呼吸器の原理とその使用に関連して予想される感覚について説明する
- [ ] 患者をセミファーラー位にポジショニングする
- [ ] 多量の空気漏れを防ぐように，確実に適切に非侵襲的装置を装着する（歯がない患者やひげのある患者では特に注意する）
- [ ] 圧力による皮膚損傷を防ぐため，必要に応じて顔を保護する
- [ ] 人工呼吸器を設定し使い始める
- [ ] 患者が耐えられるかを評価するために装着後最初の 1 時間は持続的に患者を観察する
- [ ] 人工呼吸器のアラームが設定されていることを確認する
- [ ] 吸気の温度，湿度を含め，人工呼吸器の設定を定期的にモニタリングする
- [ ] 人工呼吸器のすべての接続を定期的に確認する
- [ ] 吸気量の減少や吸気圧の上昇をモニタリングする
- [ ] 人工呼吸器の設定を超え，酸素飽和度の低下を引き起こしうる酸素消費量が増加するような活動がないか観察する（例：発熱，シバリング，けいれん発作，疼痛，基礎的な看護活動）
- [ ] 呼吸仕事量の増加をまねくような症状を観察する（例：心拍数または呼吸数の増加，血圧の上昇，発汗，精神状態の変化）
- [ ] 患者の生理学的・社会心理学的状態における人工呼吸器の効果を観察する
- [ ] リラクセーション法を実施する [適切な場合]
- [ ] 休息の時間を毎日確保する（例：4 〜 6 時間ごとに 15 〜 30 分程度）
- [ ] 患者の苦痛を緩和するケアを実施する（例：体位変換，鼻炎や喉の乾燥，鼻出血等の合併症の治療，鎮静／麻酔の単体使用および併用，頻繁な機器の点検，非侵襲的呼吸器の清掃または交換）
- [ ] コミュニケーション手段を用意する（例：紙と鉛筆，文字盤）
- [ ] ウォータートラップ内にたまった水を捨てる
- [ ] 24 時間ごとに人工呼吸器の回路交換を必ず行う
- [ ] 無菌操作を用いる [適切な場合]
- [ ] 患者と人工呼吸器が同調しているか，患者の呼吸音を観察する
- [ ] 現在の人工呼吸器の設定による患者の状態を観察し，指示に従って適切な設定に変更する
- [ ] 副作用（有害なもの）がないか観察する（例：目への刺激，皮膚の損傷，マスクをつけた顎の位置異常による気道の閉塞，不安，閉所恐怖症，胃膨張）
- [ ] 口腔，鼻腔，気管，喉頭組織の粘膜損傷がないか観察する
- [ ] 痰の量，色，粘性を観察し，定期的に記録に残す
- [ ] 定期的に医師や呼吸療法士と協働してケアを調整し，治療に耐えられるよう，患者を援助する
- [ ] 肺理学療法を実施する [適切な場合]
- [ ] 適切な水分と栄養摂取を促す
- [ ] ウィーニングの基準を満たしているか定期的に評価する（例：人工呼吸器管理を必要とする状態の解決，適切な呼吸努力を維持できる状態）
- [ ] 湿らせた柔らかい綿棒や消毒剤，優しく吸引するといった口腔ケアを定期的に行う
- [ ] 人工呼吸器の設定変更について，変更理由とともにすべて記録する
- [ ] 人工呼吸器および呼吸器の設定変更に対する患者の反応をすべて記録する（例：胸郭の動きの視診／聴診，X 線検査での変化，動脈血ガス分析（ABG）の変化）
- [ ] 停電に対する備えを含め，常にベッドサイドに緊急時の物品があることを確認する（例：酸素に接続された手動の蘇生用バッグ，マスク，吸引用の機械や物品）

第 5 版：2008

参考文献

American Association of Critical-Care Nurses. (2006). In J. G. Alspach (Ed.), *Core curriculum for critical care nursing* (6th ed.). Saunders Elsevier.

American Heart Association. (2005). 2005 American Heart Association guidelines for cardiopulmonary resuscitation and emergency cardiovascular care. *Circulation, 112*(24 Suppl.), IV-1-IV-211.

Fenstermacher, D., & Hong, D. (2004). Mechanical ventilation: What have we learned? *Critical Care*

Nursing Quarterly, 27(3), 258-294.

Knipper, J. S., & Alpen, M. A. (1992). Ventilatory support. In G. M. Bulechek & J. C. McCloskey (Eds.), *Nursing interventions: Essential nursing treatments* (2nd ed., pp. 531-543). W.B. Saunders.

Manno, M. S. (2005). Managing mechanical ventilation. *Nursing 2005, 35*(12), 36-42.

Smeltzer, S. C., & Bare, B. G. (2004). *Brunner & Suddarth's textbook of medical-surgical nursing* (10th ed.). Lippincott Williams and Wilkins.

Stoltzfus, S. (2006). The role of noninvasive mechanical ventilation: CPAP and BiPAP in the treatment of congestive heart failure. *Dimensions of Critical Care Nursing, 25*(2), 66-70.

Urden, L. D., Stacy, K. M., & Lough, M. E. (2006). *Thelan's critical care nursing: Diagnosis and management* (5th ed.). Mosby Elsevier.

Wiegand, D., & Carlson, K. (Eds.). (2005). *AACN procedure manual for critical care* (5th ed.). Elsevier Saunders.

3180	人工的気道管理

Artificial Airway Management

定義：気管内・気管孔チューブの管理とその使用による合併症を予防すること

行動

☐ 手指衛生を実施する

☐ スタンダードプリコーション（標準的感染予防策）を実践する

☐ 個人防護具を使用する（例：手袋，ゴーグル，マスク）[**適切な場合**]

☐ 気管内挿管チューブをかむのを防ぐため，口咽頭チューブまたはバイトブロックを提供する[**適切な場合**]

☐ 100％加湿された空気・酸素・気体を提供する

☐ 経口または静脈点滴投与により全身の体液を適切な状態にする

☐ 最小閉塞容量（MOV）技術または最小リーク法（MLT）技術を用いて，気管内／気管孔のカフを膨らませる

☐ 機械的換気中・食事中・食後は，気管内／気管孔のカフが 15 ～ 25mmHg で膨らむように維持する

☐ 三方活栓，目盛り付きシリンジ，圧力計を使用して，呼気の間のカフ圧を 4 ～ 8 時間ごとに測定する

☐ 全身麻酔剤の投与後または気管内挿管チューブの操作後はただちにカフ圧を確認する

☐ 気管内吸引を開始する[**適切な場合**]

☐ カフの空気を抜く前に，中咽頭とカフ上の分泌物を吸引する

☐ 24 時間ごとに気管内挿管チューブ固定テープ／ひもを交換し，皮膚や口腔粘膜を観察し，気管内挿管チューブを反対側の口角に再固定する

☐ 少なくとも 1 日 1 回は気管内挿管チューブ固定ホルダーを緩め，スキンケアを実施する

☐ 気管内挿管チューブ／気管切開チューブのひも交換後や挿管後には両側の肺音を聴診する

☐ チューブのずれやはずれを確認するため，気管内挿管チューブに印をつけてセンチメートルの目盛りを記録する

☐ チューブの位置を確認するため，胸部 X 線検査を援助する[**必要な場合**]

☐ 人工呼吸器のチューブを頭上から吊るし，柔軟性のあるカテーテル台や回転台を用いる。体位変換，吸引，人工呼吸器着脱の際にチューブを支えることで，人工的気道の牽引とその影響を最小限にする

☐ 主要な気道上での肺水泡音の有無を観察する

☐ 分泌物の色調，量，粘性をモニタリングする

☐ 口腔ケアを実施する（例：歯ブラシ，綿棒，口や唇の保湿剤を使用する）[**必要な場合**]

☐ 機械的換気治療中の患者で，呼気の減少や吸気圧の上昇がないか観察する

☐ 自然抜管の予防手段をとる（例：テープやひもで人工的気道を固定する，鎮静剤や筋弛緩剤を投与する，上肢抑制を使用する）[**適切な場合**]

☐ 追加の挿管物品やアンビューバッグをすぐに使用可能な位置に用意する

☐ 4 ～ 8 時間ごとに気管内のケアをする。カニューレ内を清潔にし，気管孔の周囲を洗浄し乾燥させ，

412 Part 3 介入

気管孔の固定用のひもを交換する[**適切な場合**]

□ 滲出液・発赤・炎症・出血がないか気管孔周囲の皮膚を観察する

□ 8時間ごとに皮下気腫がないかどうか，触診して観察する

□ 疼痛の有無を観察する

□ 吸引や気管孔のケアをする際は，無菌操作を維持する

□ 気管孔に水が入らないように保護する

□ 気管孔オブチュレーターをベッドの頭側に固定する

□ （同じ型・サイズの）予備の気管内カニューレと鉗子をベッドの頭側に固定する

□ 肺理学療法を実施する[**適切な場合**]

□ 栄養中は気管内／気管孔のカフが膨らんでいることを確かめる[**適切な場合**]

□ 栄養中はベッドの頭側を30度もしくはそれ以上に挙上するか，患者が椅子で座位をとれるよう，援助する[**適切な場合**]

第1版：1992。改訂：2013

参考文献

Chulay, M. (2005). Suctioning: Endotracheal or tracheostomy tube. In D. Wiegand & K. Carlson (Eds.), *AACN procedure manual for critical care* (5th ed., pp. 63-70). Elsevier Saunders.

Evans-Smith, P. (2005). *Taylor's clinical nursing skills: A nursing process approach*. Lippincott Williams & Wilkins.

Schleder, B., Stott, K., & Lloyd, R. (2002). The effect of a comprehensive oral care protocol on patients at risk for ventilator-associated pneumonia. *Journal of Advocate Health Care, 4*(1), 27-30.

Simmons-Trau, D., Cenek, P., Counterman, J., Hockenbury, D., & Litwiller, L. (2004). Reducing VAP with 6 Sigma. *Nurse Manager, 35*(6), 41-45.

Skillings, K. N., & Curtis, B. L. (2005). Tracheal tube cuff care. In D. Wieland & K. Carlson (Eds.), *AACN procedure manual for critical care* (5th ed., pp. 71-86). Saunders.

Sole, M. L., Byers, J. F., Ludy, J. E., Zhang, Y., Banta, C. M., & Brummel, K. (2003). A multisite survey of suctioning techniques and airway management practices. *American Journal of Critical Care, 12*(3), 220-230.

Tablan, O., Anderson, L., Besser, R., Bridges, C., & Hajjeh, R. (2004). Guidelines for preventing health-care-associated pneumonia, 2003. *Morbidity & Mortality Weekly Report, 53*(RR-3), 1-36.

5470	**真実告知**
	Truth Telling

定義：患者の自己意思決定および安寧を促進するために，真実のすべて，または一部分の活用，または意思決定の引き延ばしを行うこと

行動

□ 特定の状況について，自分の価値観を明確にする

□ 特定の状況について，患者・家族・ヘルスケアチーム・施設の価値観を明確にする

□ 状況における自分自身の知識基盤とコミュニケーション能力を明確にする

□ 状況において，患者の真実に関する要求および好みを確認する

□ 真実を告知する前に患者の家族に相談する[**文化的に適切な場合**]

□ 患者が表出する信念と患者の行動の間の矛盾を指摘する[**適切な場合**]

□ 選択肢（例：真実のすべて，真実の一部，意思決定の延期）とその選択肢に必要な参加について，他のヘルスケア提供者と協働する

□ それぞれの選択肢に関連した患者と自分のリスクを確認する

□ 状況に応じた倫理に基づいた，真実または真実の一部の利用について好意的な選択肢の1つを選択する

□ 信頼関係を確立する

□ 思いやり，温かさ，率直さをもって真実を伝える

□ 真実を伝えた結果に対処するための時間をつくる

Part 3　介入　**413**

□ 他者のほうが真実の告知に関してよいラポールが構築でき，知識と技術をもち，真実告知の結果に対処する時間と能力がある場合，その他者を紹介する

□ 同席してもらうために家族や重要他者を招待するよう奨励することによって，患者を真実告知に備えさせる

□ 真実を告げた患者のそばに付き添い，真実の意味を明確にし，患者を支え，患者の反応を受けとめる準備をする

□ 情報を保留する決定がされた場合，患者を気づかい・支える気持ちがあることを伝えるために患者に付き添う

□ 情報・知識・ラポールの不足があった場合，意思決定の延期を選択する

□ コミュニケーションの過程において言語的・非言語的な合図に注意を払う

□ 患者と家族の相互作用に対する反応を観察する（痛みの変化，不眠，不安，気分の変化，ケアへの参加，新たな情報を統合する能力，感情を言語化する能力，ケアに関する満足感）[適切な場合]

□ 介入のさまざまな段階における患者の反応を記録する

第 1 版：1992。改訂：2008

参考文献

Collis, S. P. (2006). The importance of truth-telling in health care. *Nursing Standard, 20*(17), 41-45.

Glass, E., & Cluxton, D. (2004). Truth-telling: Ethical issues in clinical practice. *Journal of Hospice and Palliative Nursing, 6*(4), 232-242.

Hertogh, C. M., The, B. A., Miesen, B. M., & Eefsting, J. A. (2004). Truth telling and truthfulness in the care for patients with advanced dementia: An ethnographic study in Dutch nursing homes. *Social Science & Medicine, 59*(8), 1685-1693.

Jotkowitz, A. B., Clarifield, A. M., & Glick, S. (2005). The care of patients with dementia: A modern Jewish ethical perspective. *Journal of the American Geriatrics Society, 53*(5), 881-884.

Tuckett, A. G. (2004). Truth-telling in clinical practice and the arguments for and against: A review of the literature. *Nursing Ethics, 11*(5), 500-513.

Williamson, C. B., & Livingston, D. J. (1992). Truth telling. In G. M. Bulechek & J. C. McCloskey (Eds.), *Nursing interventions: Essential nursing treatments* (2nd ed., pp. 151-167). W.B. Saunders.

Wros, P. L., Doutrich, D., & Izumi, S. (2004). Ethical concerns: Comparison of values from two cultures. *Nursing & Health Sciences, 6*(2), 131-140.

6525	**人身売買の検知**

Human Trafficking Detection

定義： 詐欺，暴力，強制による人の募集，匿い，移送，提供，受領の行為を明らかにし，予防する活動

行動

□ リスクのある集団を判断する（例：感情的，身体的，精神的な外傷を経験した人）

□ 人身売買の可能性の指標を明らかにする（例：身体拘束の適用と合致するあざや傷，未治療の感染症，排尿困難，妊娠，直腸外傷，栄養失調，治療の欠如）

□ コントロールする，すべての情報を提供する，すべてのコミュニケーションをとる別の人を同伴する人に注意する

□ 身分証明書がない人や偽造された身分証明書をもつ人のような，または，個人の身分証明書を管理者がもっているような異常な環境に注意する

□ 混乱している，服従している，またはおびえているような人，相手の目をみることを拒む人，他者の前で話すことを恐れる人，損傷について議論することを嫌がる人を明らかにする

□ 住所を言わない，単に訪問しただけと主張する，所在地を明らかにできないような人に注意する

□ 人身売買の可能性の危険因子を検討する（例：頻回な無断欠席や家出，性感染症の再発，セックスのパートナー数が多いことを伝える，妊婦健診を受けないまま経過している妊娠，不適切な服装，1 人にさせないまたは話をさせない人と同伴している，天候に対して不適切な服装）

□ 個人の身体的なニーズや差し迫った安全への懸念に関する，あらゆる緊急事態に対処する（例：当局に通報する[適応がある場合]）

414　　Part 3　介入

- [ ] 安全で批判的ではない環境を提供する
- [ ] 密室の個室で，予約において1人で個人に話し，あらゆる懸念に対処する
- [ ] 離れたロビーでパートナーに必要事項を用紙に記載するように依頼する，または個人的な検査の必要性に対して断固とした口調で述べる
- [ ] 専門的な通訳を用いてコミュニケーションをとり，家族や同伴のパートナーに通訳することを許可しない
- [ ] 目を合わせ，積極的傾聴を実践し，思いやりのある態度で伝える
- [ ] 人身売買のスクリーニングの質問とともに内密の質問票を提供する[**適応がある場合**]
- [ ] 潜在的な危険とケアのニーズを判断する
- [ ] 個人が未成年である，自身や家族が危険な状態にある，人身売買業者がいる，または，スタッフや他の人が危険な状態にある場合，当局を巻き込む
- [ ] 守秘義務の制限を順守するが，強制的な報告義務を含む，虐待，ネグレクト，暴力の疑いを外部機関へ報告するための法的要件を説明する
- [ ] 医療保険の携行性と責任に関する法律（HIPAA）の規則に違反しない
- [ ] 個人健康情報（PHI）の開示前に，すべての成人患者からの同意と許可を得る
- [ ] 児童虐待や育児放棄が知られている，または，疑われる個人健康情報（PHI）を公共の保健機関やそのような情報を受理するための法律によって権限を与えられた他の適切な政府当局に報告する
- [ ] 監禁された状況について説明したくない，または，支援の必要性に辞退や拒否がある場合，準備ができ次第，援助を求める方法を提供する
- [ ] 虐待者をみつけた場合，さらなる危険を避けるための慎重な援助方法を使用する（例：口紅，石けん，包帯の箱のような個人の持ち物に国家人身売買ホットラインのバーコード上の番号を隠す）
- [ ] 将来の参照のために，すべての発見と疑いを法的な記録を作成するために記述する
- [ ] 実現可能な人身売買の犠牲者を明らかにするための赤旗（危険信号）にかかわるスタッフへ毎年教育を行い，犠牲者を報告するために支援する[**適応がある場合**]
- [ ] 療養中に，コミュニティの支援や明らかになったニーズに合った資源を犠牲者に提供できるようにする
- [ ] スクリーニング，評価，反応を合理化するため，方針や組織内のプロトコルを改良するよう働きかけ，人身売買の同定と介入への系統的なアプローチを行う
- [ ] コミュニティのリーダーとともに，コミュニティの健康と福祉，児童福祉，男女平等，暴力防止を推進する

第8版：2024

参考文献

Bauer, R., Brown, S., Cannon, E., & Southard, E. (2019). What health providers should know about human sex trafficking. *MedSurg Nursing*, *28*(6), 347-351.

Byrne, M., Parsh, S., & Parsh, B. (2019). Human trafficking. *Nursing Management (Springhouse)*, *50*(8), 18-24. https://doi.org/10.1097/01.NUMA.0000575304.15432.07

McDow, J., & Dols, J. D. (2021). Implementation of a human trafficking screening protocol. *Journal for Nurse Practitioners*, *17*(3), 339-343. https://doi.org/10.1016/j.nurpra.2020.10.031

Raker, K. A., & Hromadik, L. K. (2021). Human trafficking in the radiology setting. *Journal of Radiology Nursing*, *40*(1), 69-74. https://doi.org/10.1016/j.jradnu.2020.10.002

Stevens, C., & Dinkel, S. (2021). From awareness to action: Assessing for human trafficking in primary care. *Journal for Nurse Practitioners*, *17*, 492-496.

Washburn, J. (2018). What nurses need to know about human trafficking: Update. *Journal of Christian Nursing*, *35*(1), 18-25. https://doi.org/10.1097/CNJ.0000000000000459

Yates, S. (2020). Be a voice for the voiceless: Human trafficking in Alaska. *Alaskan Nurse*, *2020*, 12-15.

Part 3 介入　　**415**

4040	心臓ケア
	Cardiac Care

定義：心筋の酸素供給と心機能低下患者の酸素需要の不均衡から生じる合併症を抑制すること

行動

☐ 患者の身体的および精神的状態を確認する[**施設の方針に従って**]

☐ 心拍出量を減少させない，心疾患を引き起こさない活動レベルであることを確認する

☐ 状態が安定しているときは，活動量を徐々に増やすことを奨励する（ゆっくりとしたペースの活動，または運動後に頻繁に休憩を設ける短時間の活動）

☐ 胸部に不快を感じたらただちに報告することの重要性を患者に指導する

☐ 胸痛の出来事はすべて評価する（例：強さ，部位，放散，期間，誘因と緩和する因子）

☐ ST 区間の変化がないか心電図をモニタリングする[**適切な場合**]

☐ 末梢循環の包括的な評価を行う（例：末梢の脈拍，浮腫，末梢血管の再充満，色調，末梢の温度）[**施設の方針に従って**]

☐ 頻繁にバイタルサインをモニタリングする

☐ 心血管状態を観察する

☐ リズムと伝達の障害等，不整脈を観察する

☐ 不整脈を記録する

☐ 心拍出量減少の徴候および症状に留意する

☐ 心不全の症状がないか，呼吸状態をモニタリングする

☐ 灌流の減少を示す所見がないか腹部を観察する

☐ 体液バランスをモニタリングする（例：水分出納および毎日の体重）

☐ 検査結果の適切性をモニタリングする（例：心筋酵素や電解質値）

☐ ペースメーカーが機能していることを観察する[**適切な場合**]

☐ 血圧の変化を評価する

☐ 異所性興奮または不整脈に対する患者の反応を評価する

☐ 病棟の方針に従って抗不整脈治療を行う（例：抗不整脈剤や電気的除細動）[**適切な場合**]

☐ 抗不整脈剤に対する患者の反応を観察する

☐ 治療の方法・行動制限・経過について患者や家族を指導する

☐ 消耗性疲労を避けるため，運動と休息の時間を調整する

☐ 禁煙をする

☐ 患者の活動耐性を観察する

☐ 呼吸困難，呼吸疲労，頻呼吸，起座呼吸がないか観察する

☐ 患者や家族と支援的な関係を確立する

☐ 患者のストレス対処法を確認する

☐ 効果的なストレス軽減法を促進する

☐ リラクセーション療法を実施する[**適切な場合**]

☐ 基礎疾患の心理的影響を把握する

☐ 適切な抗うつ剤による治療を奨励し，患者の不安や抑うつをスクリーニングする[**適応がある場合**]

☐ 心機能障害リスクのある患者には競争のない活動を奨励する

☐ 性行為の変容について，患者や重要他者と話し合う[**適切な場合**]

☐ ケアの目的と見込まれる経過について，患者や家族を指導する

☐ 全スタッフが同じ目標を意識し，一貫したケアを提供するために一丸となって働いていることを確認する

416　　Part 3　介入

☐ 教育や評価，活動性を上げ，生活を立て直す支援のための心不全の人向けのプログラムや心臓リハビリテーションプログラムを紹介する[適切な場合]
☐ スピリチュアルなサポートを患者や家族に提供する(例：聖職者に連絡する)[適切な場合]

第1版：1992。改訂：2000，2013

参考文献

American Association of Critical-Care Nurses. (2006). In J. G. Alspach (Ed.), *Core curriculum for critical care nursing* (6th ed.). Saunders Elsevier.

Chummun, H., Gopaul, K., & Lutchman, A. (2009). Current guidance on the management of acute coronary syndrome. *British Journal of Nursing, 18*(21), 1292-1298.

Clancy, J., McVicar, A., & Hubbard, J. (2011). Homeostasis 4: Nurses as agents of control in myocardial infarction. *British Journal of Nursing, 20*(6), 373-378.

LeMone, P., Burke, K., & Bauldoff, G. (2011). Nursing care of patient with coronary heart disease. In *Medical-surgical nursing: Critical thinking in patient care,* (pp. 908-969) (5th ed.). Pearson.

Marshall, K. (2011). Acute coronary syndrome: Diagnosis, risk assessment, and management. *Nursing Standard, 25*(23), 47-57.

Smith, S., Jr., Allen, J., Blair, S., Bonow, R., Brass, L., Fonarow, G., Grundy, S. M., Hiratzuka, L., Jones, D., Krumholtz, H. M., Mosca, L., Pasternak, R. C., Person, T., Pfeffer, M. A., & Taubert, K. A. (2006). AHA/ACC guidelines for secondary prevention for patients with coronary and other atherosclerotic vascular disease: 2006 Update. *Circulation, 113*(19), 2363-2372.

Thomas, S. A., Chapa, D. W., Friedmann, E., Durden, C., Ross, A., Lee, M. C., & Lee, H. (2008). Depression in patients with heart failure: Prevalence, pathophysiological mechanisms, and treatment. *Critical Care Nurse, 28*(2), 40-55.

4044	心臓ケア：急性期

Cardiac Care: Acute

定義：心筋の酸素供給と心機能低下患者で，酸素需要の不均衡が直近に発症した患者の合併症を抑制すること

行動

☐ すべての胸痛を評価する(例：強さ，部位，放散，期間，誘因と緩和する因子)
☐ 胸部に不快を感じたら，ただちに報告することの重要性を患者に指導する
☐ 看護師を呼ぶための素早い継続的な手段を提供し，コールがあればただちに対応することを患者や家族に知らせる
☐ ST区間の変化がないか心電図をモニタリングする[適切な場合]
☐ 末梢循環を含む心臓の状態を包括的に評価する
☐ 心調律と回数を観察する
☐ 心音を聴診する
☐ コミュニケーションがとれないこと，慣れない機械や環境に曝されることで生じる不満や恐怖を認識する
☐ 肺水泡音またはその他の副雑音がないか，肺音を聴診する
☐ 酸素療法の効果を観察する[適切な場合]
☐ 酸素供給の決定因子となるものを観察する(例：動脈血酸素分圧(PaO_2)，ヘモグロビン値，心拍出量)[適切な場合]
☐ 神経学的状態を観察する
☐ 水分の摂取量と排出量，尿量，毎日の体重をモニタリングする[適切な場合]
☐ 持続モニタリングのために最適な心電図のリードを選択する[適切な場合]
☐ 12誘導心電図を測定する[適切な場合]
☐ CK，LDH，AST値を血清で検査する[適切な場合]
☐ 腎機能を観察する(例：血中尿素窒素値(BUN)，クレアチニン値(Cr))[適切な場合]
☐ 肝機能検査を行う[適切な場合]
☐ 不整脈のリスクを高める電解質の検査結果を観察する(例：血清カリウムおよびマグネシウム)[適切

Part 3　介入　**417**

な場合]

□ 胸部 X 線検査をする [**適切な場合**]

□ 血圧および血行動態指標の動向を観察する（例：中心静脈，肺動脈／動脈楔入圧）[**可能な場合**]

□ 少量の食事を頻回に提供する

□ 適切な心臓食事療法を提供する（カフェインやナトリウム，コレステロール，高脂質の食事の摂取を制限する）

□ 刺激物を控える

□ 人工食塩に置き換える [**適切な場合**]

□ 環境による刺激を制限する

□ 休息と癒しにつながる環境を維持する

□ 激しい情動状況を引き起こすような状況を避ける

□ 患者のストレス対処法を確認する

□ 効果的なストレス軽減法を促進する

□ リラクセーション療法を実施する [**適切な場合**]

□ 口論を控える

□ 患者が深刻なストレス下にあるときは意思決定をしないように促す

□ 身体を温めすぎたり，冷やしすぎたりしない

□ 直腸チューブの使用を避ける

□ 直腸温の測定を避ける

□ 直腸診または腟内診を避ける

□ 入浴を延期する [**適切な場合**]

□ バルサルバ法を生じるような活動は避けるよう，患者を指導する（例：排便時のいきみ）

□ バルサルバ法の出現を防止する薬剤を投与する（例：緩下剤や制吐剤）[**適切な場合**]

□ 末梢の血栓形成を予防する（2 時間ごとの体位変換・低用量の抗凝固剤の投与）

□ 疼痛や局所貧血を緩和または予防する薬剤を投与する [**必要な場合**]

□ 薬剤の効果を観察する

□ ケアの目的と見込まれる経過について，患者や家族を指導する

□ 全スタッフが同じ目標を意識し，一貫したケアを提供するために一丸となって働いていることを確認する

□ スピリチュアルなサポートを患者や家族に提供する（例：聖職者に連絡する）[**適切な場合**]

第 1 版：1992。改訂：2000，2013

参考文献

American Association of Critical-Care Nurses. (2006). In J. G. Alspach (Ed.), *Core curriculum for critical care nursing* (6th ed.). Saunders Elsevier.

Chummun, H., Gopaul, K., & Lutchman, A. (2009). Current guidance on the management of acute coronary syndrome. *British Journal of Nursing, 18*(21), 1292-1298.

Clancy, J., McVicar, A., & Hubbard, J. (2011). Homeostasis 4: Nurses as agents of control in myocardial infarction. *British Journal of Nursing, 20*(6), 373-378.

Kushner, F., Hand, M., Smith, S., King, S., Jr., Anderson, J., III., Antman, E., Bailey, S. R., Bates, E. R., Blankenship, J. C., Casey, D. E., Green, L. A., Hochman, J. S., Jacobs, A. K., Krumholz, H. M., Morrison, D. A., Ornato, J. P., Pearles, D. L., Peterson, E. D., Sloan, M. A., Whitlow, P. L., & Williams, D. O. (2009). 2009 focused updates: ACC/AHA guidelines for the management of patients with ST-elevation myocardial infarction (updating the 2004 guideline and 2007 focused update) and ACC/AHA/SCAI guidelines on percutaneous coronary intervention (updating the 2005 guideline and 2007 focused update). *Journal of the American College of Cardiology, 54*(23), 2205-2241.

LeMone, P., Burke, K., & Bauldoff, G. (2011). Nursing care of patient with coronary heart disease. In *Medical-surgical nursing: Critical thinking in patient care,* (pp. 908-969) (5th ed.). Pearson.

Marshall, K. (2011). Acute coronary syndrome: Diagnosis, risk assessment, and management. *Nursing Standard, 25*(23), 47-57.

Wright, R., Anderson, J., Adams, C., Bridges, C., Casey, D., Jr., Ettinger, S., Fesmire, F. M., Ganias, T. G., Jneld, H., Lincoff, A. M., Peterson, E. D., Phillipides, G. J., Theroux, P., Wenger, N. K., & Zidar, J. P. (2011). 2011 ACCF/AHA focused update of the guidelines for the management of patients with

418 Part 3　介入

unstable angina/non-ST-elevation myocardial infarction (updating the 2007 guideline). *Journal of the American College of Cardiology, 57*(19), 1920-1959.

4046	心臓ケア：リハビリテーション期
	Cardiac Care: Rehabilitative
定義：心筋の酸素供給と需要の不均衡から生じた心機能低下のあった患者で，機能的活動レベルの最大化を促進すること	

行動

☐ 患者の活動耐性を観察する

☐ 歩行スケジュールを維持する[耐えられる場合]

☐ 現実的な予測を患者や家族に奨励する

☐ 適切な処方薬と市販薬について，患者や家族を指導する

☐ 心臓病の危険因子の改善法について，患者や家族を指導する（例：禁煙，食事，運動）[**適切な場合**]

☐ 胸痛のセルフケアについて，患者を指導する（ニトログリセリンを5分ごとに3回舌下に投与する。胸痛が緩和されなければ，緊急の医療処置を依頼する）

☐ ウォームアップ，耐久性，クールダウンを含む運動計画について，患者や家族を指導する[**適切な場合**]

☐ 持ち上げる重さ，押すときの重さの制限について，患者や家族を指導する[**適切な場合**]

☐ 日常生活活動において特に配慮すべきことについて，患者や家族に指導する（例：活動の間隔をあけ，休憩時間を設ける）[**適切な場合**]

☐ 創傷ケアと予防について，患者や家族を指導する（例：胸部の切開創またはカテーテル挿入部位）[**適切な場合**]

☐ フォローアップのケアについて，患者や家族を指導する

☐ 患者紹介を調整する（例：食事，社会サービス，理学療法）

☐ 患者のコミュニティにおいて有効な緊急時のサービスの利用法を，患者や家族に指導する[**適切な場合**]

☐ 患者の不安および抑うつをスクリーニングする[**適切な場合**]

第1版：1992。改訂：2000，2013

参考文献

LeMone, P., Burke, K., & Bauldoff, G. (2011). Nursing care of patient with coronary heart disease. In *Medical-surgical nursing: Critical thinking in patient care,* (pp. 908-969) (5th ed.). Pearson.

Nazarko, L. (2008). Cardiology: Cardiac rehabilitation. *Nursing & Residential Care, 10*(9), 439-442.

Smith, S., Jr., Allen, J., Blair, S., Bonow, R., Brass, L., Fonarow, G., Grundy, S. M., Hiratzuka, L., Jones, D., Krumholtz, H. M., Mosca, L., Pasternak, R. C., Person, T., Pfeffer, M. A., & Taubert, K. A. (2006). AHA/ACC guidelines for secondary prevention for patients with coronary and other atherosclerotic vascular disease: 2006 Update. *Circulation, 113*(19), 2363-2372.

Thomas, S., Chapa, D., Friedmann, E., Durden, C., Ross, A., Lee, M., & Lee, H. (2008). Depression in patients with heart failure: Prevalence, pathophysiological mechanisms, and treatment. *Critical Care Nurse, 28*(2), 40-55.

4050	心臓のリスク管理
	Cardiac Risk Management
定義：リスクとなる行動を回避することによる心機能低下の急性発作を予防すること	

行動

☐ 心臓への有害事象の恐れのある行動についてスクリーニングする（例：喫煙，肥満，座ることの多い生活，高血圧，心疾患の既往歴，心疾患の家族歴）

☐ ライフスタイルの変更に対する患者のレディネス（準備状態）を明らかにする（例：食事，喫煙，

アルコール摂取，運動，コレステロール値）

☐ 初期の心疾患および進行した心疾患の徴候や症状について，患者や家族を指導する［**適切な場合**］

☐ 心疾患の危険因子の改善法について，患者や家族を指導する［**適切な場合**］

☐ 患者や家族と協力して，リスク低減のための領域に優先順位をつける

☐ 日課として，かつ運動時に血圧と心拍数を観察するよう患者を指導する［**適切な場合**］

☐ 心疾患の危険因子がある患者に向けた運動を奨励する

☐ 定期的な運動を継続することについて，患者を指導する［**適切な場合**］

☐ 毎日 30 分間の運動を奨励する［**適切な場合**］

☐ 持続的な 30 分間の運動への耐久性がなければ，毎日複数回，10 分間ずつ運動時間を増やしていく目標を達成することの必要性について，患者を指導する

☐ 休息が必要な心機能の低下の症状について，患者や家族を指導する

☐ 喫煙の制限または禁煙の方略について，患者や家族を指導する

☐ 心臓によい健康的な食事のための方略について，患者や家族を指導する（例：低ナトリウム，低脂肪，低コレステロール，食物繊維が多い，十分な水分摂取量，適切なカロリー摂取量）

☐ 望ましい体重を達成できるようなカロリー摂取量の維持を患者に奨励する

☐ 心疾患のリスク低減のための治療法について，患者や家族を指導する（例：薬剤，血圧の監視，水分制限，アルコール制限，心臓リハビリテーション）

☐ 口頭と書面の両方で患者，家族，介護者に情報を提供する［**適応がある場合**］

☐ 患者が体重を維持し，禁煙し続け，できるかぎり運動し続けられるよう，ケアと治療の目標に集中する

☐ 生活変容のための心不全用プログラムまたは心臓リハビリテーションプログラムを紹介する［**適切な場合**］

☐ 適切な情報を提供し，誤解を正すことで，患者の不安を軽減する

☐ 不安および抑うつをスクリーニングする［**適切な場合**］

☐ 患者のストレス対処法を確認する

☐ 効果的なストレス軽減法を促進する

☐ リラクセーション療法を実施する［**適切な場合**］

☐ 患者の経過を定期的に観察する

第 1 版：1992。改訂：2013

参考文献

American Association of Critical-Care Nurses. (2006). In J. G. Alspach (Ed.), *Core curriculum for critical care nursing* (6th ed.). Saunders Elsevier.

Chummun, H., Gopaul, K., & Lutchman, A. (2009). Current guidance on the management of acute coronary syndrome. *British Journal of Nursing, 18*(21), 1292-1298.

Greenland, P., Alpert, J., Beller, G., Benjamin, E., Budoff, M., Fayad, Z., Foster, E., Hlatky, M. A., Hodgson, J. M., Kushner, F. G., Lauer, M. S., Shaw, L. J., Smith, S. C., Jr., Taylor, A. J., Weintraub, W. S., & Wenger, N. K. (2010). 2010 ACCF/AHA guideline for assessment of cardiovascular risk in asymptomatic adults: A report of the American College of Cardiology Foundation/American Heart Association Task Force on Practice Guidelines. *Journal of the American College of Cardiology, 56*(25), e50-e103.

LeMone, P., Burke, K., & Bauldoff, G. (2011). Nursing care of patient with coronary heart disease. In *Medical-surgical nursing: Critical thinking in patient care,* (pp. 908-969) (5th ed.). Pearson.

Nazarko, L. (2008). Cardiology: Cardiac rehabilitation. *Nursing & Residential Care, 10*(9), 439-442.

Smith, S., Jr., Allen, J., Blair, S., Bonow, R., Brass, L., Fonarow, G., Grundy, S. M., Hiratzuka, L., Jones, D., Krumholtz, H. M., Mosca, L., Pasternak, R. C., Person, T., Pfeffer, M. A., & Taubert, K. A. (2006). AHA/ACC guidelines for secondary prevention for patients with coronary and other atherosclerotic vascular disease: 2006 Update. *Circulation, 113*(19), 2363-2372.

Thomas, S., Chapa, D., Friedmann, E., Durden, C., Ross, A., Lee, M. C., & Lee, H. (2008). Depression in patients with heart failure: Prevalence, pathophysiological mechanisms, and treatment. *Critical Care Nurse, 28*(2), 40-55.

420 Part 3 介入

4092	心臓ペースメーカー管理：一時的

Pacemaker Management: Temporary

定義：一時的なペースメーカーの挿入と使用による一時的な心拍出を支援すること

行動

- □ 一時的ペーシングが必要な症状とペーシングサポートの予定期間を決定する
- □ 適切なパルス発生器の選択を含む，対象ペーシングの機器を決定する（例：体内式か体外式か，単極か双極か，経胸腔か心外膜か中心静脈カテーテルか）
- □ 末梢循環を包括的に評価する（例：末梢の脈拍，浮腫，毛細血管再充満時間の試験，皮膚温，発汗を確認する）
- □ ベッドサイドでの心電図モニタリングが有資格者によって行われていることを確認する
- □ 不整脈の頻度や継続時間に留意する
- □ 不整脈に対する血行動態の反応をモニタリングする
- □ 12 誘導心電図の測定を勧める [**適切な場合**]
- □ 感覚および認知機能を観察する
- □ 特定の間隔および患者の状態の変化時に，血圧を測定する
- □ 特定の間隔および患者の状態の変化時に，心拍数とリズムを測定する
- □ 選択されたペースメーカーに関して，患者を指導する（例：目的，症状，器具，装着する期間）
- □ 不快感を得る可能性があること，安楽かつ／またはリラクセーションのために鎮静をかけることも可能であることを，体外式ペースメーカー使用患者が知っていることを確認する
- □ 選択された一時的ペースメーカー挿入について，インフォームドコンセントを得る
- □ 胸部と背部の皮膚を石けんと水で洗浄し，体毛をカミソリではなくはさみを使って短くする [**必要な場合**]
- □ 選択されたペースメーカーを施設のプロトコルに従って使用できるよう，準備する（バッテリーの確認，心房・心室のワイヤーがあるかどうかの確認，導線に陽極と陰極が対になっているかどうかの確認，ラベルの指示／推奨事項を確認する）
- □ 選択された器具の挿入および設置の援助をする [**適切な場合**]
- □ 体外式経皮的ペースメーカーの電極を，左前胸部と後胸部の清潔で乾いた皮膚にあてる [**適切な場合**]
- □ 体外式経皮的ペースメーカーをつけた患者に鎮静剤や鎮痛剤を投与する [**適応がある場合**]
- □ 患者に必要な心拍数を設定する（一般的なガイドラインでは，外科患者では 90 ～ 110 回／分，内科患者では 70 ～ 90 回／分，心停止の患者では 80 回／分）[**医師の指示に従って**]
- □ 患者に合わせた電流量（mA）を設定（一般成人のガイドラインでは，緊急でなければ 10mA，緊急時は 15 ～ 20mA）し，感知されるまで電流量を上昇させる
- □ 電極の周囲の内皮シース形成による変動を予測し，電流の設定に対する患者の反応を定期的に観察する
- □ 感度を設定する（一般成人のガイドラインでは 2 ～ 5mV で，センシング不全があれば電圧を下げ，アンダーセンシング時には電圧を上げる）
- □ 安定した閾値を超えるデータが得られるまで，徐々に電流量を増加させてペーシングを開始する（一般的なガイドラインでは，閾値の 1.5 ～ 3 倍，緊急時で最低 15 ～ 20mA）
- □ 侵襲的な一時的ペースメーカーを挿入した後は胸部 X 線検査をする
- □ ペーシングリズムの出現，または出現した不整脈が是正されているかモニタリングする
- □ ペーシングを開始後特定の間隔で，心拍出量の改善徴候を観察する（例：尿量の改善，温かく乾いた皮膚，胸痛の消失，安定したバイタルサイン，頸静脈怒張や肺水泡音の消失，意識レベルの改善）[**施設のプロトコルに従って**]
- □ ペーシングされた拍動で適切な灌流であることを確認するために，施設のプロトコルに従って特定の間隔で末梢の脈拍を触診する
- □ 体外式経皮的ペースメーカーによる熱傷を防ぐため，頻繁に患者の皮膚を観察する

☐ ペースメーカーの挿入に関連して起こりうる合併症がないか観察する（例：気胸，血胸，心筋穿孔，心タンポナーデ，血腫，心室性期外収縮，感染，吃逆，筋けいれん）

☐ ペースメーカーの設定変更を必要とする，心臓または血行動態における変化を観察する

☐ ペーシング不全がないか観察し，その原因を特定する（例：バッテリーの故障，導線不良，配線の破損，配線やケーブルの接続不良）［適切な場合］

☐ キャプチャー不全がないか観察し，その原因を特定する（例：導線の不良，バッテリーの故障，閾値以下の電圧での使用，接続不良，導線の破損，心室穿孔）［適切な場合］

☐ センシング不全がないか観察し，その原因を特定する（例：感度設定が高すぎる，バッテリーの故障，カテーテルリードの位置異常，導線の破損，パルス発生器の故障，導線の断線）［適切な場合］

☐ キャプチャーおよびセンシングに影響しうる状態がないか観察する（例：体液の状態の変化，心膜液，電解質または代謝の異常，特定の薬剤，組織の炎症，組織の線維化，組織の壊死）

☐ 最適なジェネレーターの設定を決めるため，新しく挿入されたペースメーカーでは24〜48時間ごとにキャプチャーとセンシングの閾値の検査を行う（90％かそれ以上にペーシングしている患者には実施しない）

☐ 心房と心室に分けて閾値の検査をする

☐ ペースメーカー挿入部の創部の適切なケアを行う（例：ドレッシング材の交換，抗菌または無菌の閉鎖性ドレッシング材を使用する）［施設のプロトコルに従って］

☐ すべての機器が使いやすい順序で慎重に配置されていることを確かめる（例：床に落下しない場所）

☐ 不注意による電極の離脱が起こらないような長さのワイヤーであることを確認する

☐ 電極の調整をする際は手袋を装着する

☐ 使用しないときには電極のワイヤーを防護する（例：使用しない胸部のワイヤーをディスポーザブル手袋の指先で覆う）

☐ 報告すべき症状について，患者や家族を指導する（例：めまい，失神，長引く体調不良，悪心，動悸，胸部痛，呼吸困難，機械の埋め込み部または電極の挿入部の不快感，電気ショック作動時）

☐ 一時的ペースメーカーを使用しているときに必要な予防策と制限について，患者と家族を指導する（例：行動の制限，ペースメーカーを操作しないこと）

第4版：2004。改訂：2008

参考文献

American Association of Critical-Care Nurses. (2006). In J. G. Alspach (Ed.), *Core curriculum for critical care nursing* (6th ed.). Saunders Elsevier.

Overbay, D., & Criddle, L. (2004). Mastering temporary invasive cardiac pacing. *Critical Care Nurse, 24*(3), 25-32.

Smeltzer, S. C., & Bare, B. G. (2004). *Brunner & Suddarth's textbook of medical-surgical nursing* (10th ed.). Lippincott Williams and Wilkins.

Wiegand, D., & Carlson, K. (Eds.). (2005). *AACN procedure manual for critical care* (5th ed.). Elsevier Saunders.

Yeo, T. P., & Berg, N. C. (2005). Counseling patients with implanted cardiac devices. *The Nurse Practitioner, 29*(12), 58-65.

4091	心臓ペースメーカー管理：永久
	Pacemaker Management: Permanent

定義：ペースメーカーの挿入と使用により永久的な心拍出の支援を受けている患者をケアすること

行動

☐ ペースメーカー埋め込みに関する情報を患者や家族に提供する（例：症状，機能，世界共通のプログラミングコード，起こりうる合併症）

☐ 治療に関連する症状の疑問，恐れ，不安を軽減するため，ペースメーカー治療の効果に関する具体的で客観的な情報を患者に提供する

☐ ペースメーカー埋め込み当初のデータを患者の永久的な患者記録に記載する（例：製造業者，型番号，

シリアルナンバー，埋め込み年月日，術式，プログラムされたパラメーター，レート応答機能における心拍数の上限と下限，リードの固定様式，単極または双極のリード様式，ペーシングやショック伝導の機能，ショックの伝達様式）

□ 新しく埋め込んだペースメーカーが最初の埋め込み位置にあることを胸部Ｘ線で確認する

□ ペーシングを開始後特定の間隔で，心拍出量の改善徴候を観察する（例：尿量の改善，温かく乾いた皮膚，胸痛の消失，安定したバイタルサイン，頸静脈怒張や肺水泡音の消失，意識レベルの改善）［施設のプロトコルに従って］

□ ペーシングされた拍動で適切な灌流であることを確認するために，施設のプロトコルに従って特定の間隔で末梢の脈拍を触診する

□ ペースメーカーの挿入に関連して起こりうる合併症がないか観察する（例：気胸，血胸，心筋穿孔，心タンポナーデ，血腫，心室性期外収縮，感染，吃逆，筋けいれん）

□ ペーシング不全がないか観察し，その原因を特定する（例：リード線の位置移動，損傷）［適切な場合］

□ キャプチャー不全がないか観察し，その原因を特定する（例：導線の不良，閾値以下の電圧での使用，接続間違い，導線の破損，心室穿孔）［適切な場合］

□ センシング不全がないか観察し，原因を特定する（例：感度設定が高すぎる，カテーテルリードの位置異常，導線の破損や断線）［適切な場合］

□ リード破損やパッチのしわ，リードの脱落や位置移動が疑われる際には，ただちに胸部Ｘ線検査をする

□ 外来患者と接する際には特に，不整脈・虚血・心不全の症状がないか観察する（例：めまいや失神，動悸，胸部痛，息切れ）

□ 検診予定日以前にペースメーカーに問題が起こっていないかどうか監視する

□ 血管内リードが埋め込まれた側の腕の浮腫や熱感がないか観察する

□ 器具を埋め込んだ部位に発赤や腫脹がないか観察する

□ ペースメーカー埋め込み後初回の評価時および是正処置前に，末梢循環を包括的に評価する（例：末梢の脈拍，浮腫，毛細血管再充満時間試験，皮膚温，発汗を確認する）

□ 是正処置をする前に，5点の世界共通のペースメーカーコード情報を含む，ペースメーカーの様式とモードを決定する

□ 是正処置を行う前に患者の永久的な記録から追加データを収集する（例：埋め込み年月日，使用頻度，プログラミングの変更とパラメーター）［可能な場合］

□ ベッドサイドでの心電図モニタリングが有資格者によって行われていることを確認する

□ 不整脈の頻度と持続時間を留意する

□ 不整脈に対する血行動態の反応をモニタリングする

□ 12誘導心電図の測定を勧める［適切な場合］

□ 感覚および認知機能を観察する

□ 特定の間隔および患者の状態変化時に，血圧を測定する

□ 特定の間隔および患者の状態変化時に，心拍数とリズムを測定する

□ 抗不整脈剤治療を併用する患者の薬剤濃度および電解質値をモニタリングする

□ ペースメーカーへの副作用（有害なもの）を伴う代謝状態を観察する（酸塩基平衡異常，心筋虚血，高カリウム血症，高度の高血糖（600mg/dL以上），腎不全，甲状腺機能低下症）

□ 外部からの電磁障害の危険性について患者を指導する（例：電磁妨害を起こす機器から最低15cmは離れること，携帯電話の電源を入れたままペースメーカー上の胸ポケットに入れないこと）

□ 電磁妨害の強い機器について，患者を指導する（例：アーク溶接機器，電気筋刺激器，無線送信機，コンサート用スピーカー，大きな電動発電機，電気ドリル，携帯型金属探知機，MRI，放射線治療）

□ 家電製品で（電磁妨害が）気になるものがある場合は，製造メーカーの注意書きを確認するよう，患者を指導する

□ 環境的な相互作用による危険性について，患者を指導する（例：不適切なペーシングやリズムセンシング，電池の消耗，不整脈，心停止）

□ 代謝の破綻による危険性について患者を指導する（例：ペーシングまたはキャプチャーの閾値の上昇の可能性）

Part 3 介入 **423**

□ 担当心臓専門医による定期検診の必要性について，患者を指導する

□ すべての薬剤の変更について，担当心臓専門医に相談するよう，患者を指導する

□ 新しくペースメーカーを入れた患者には，それぞれの担当心臓専門医が許可するまでは自動車の運転をしないよう指導する（通常は最低3か月間）

□ ペースメーカーのセンシングとキャプチャーの閾値の定期的なモニタリングの必要性について，患者を指導する

□ 電磁妨害の痕跡を確認するための，心臓専門医によるペースメーカーの定期的な検査の必要性を患者に指導する

□ ペースメーカーの位置が正しい位置にあるか確かめるために，少なくとも年1回は胸部X線検査が必要であることを患者に指導する

□ ペースメーカーの機能不全の徴候と症状について患者を指導する（例：30回／分以下の徐脈，ふらつき，体調不良，易疲労感，胸部不快，狭心症，息切れ，起座呼吸，足の浮腫，発作性夜間呼吸困難，労作時の呼吸困難，低血圧，めまい，失神，心停止）

□ 製造メーカーの識別カードは常に携帯するよう，患者を指導する

□ ペースメーカー使用者であることがわかるようなメディカルアラートのブレスレットやネックレスを身につけるよう，患者を指導する

□ 空港や政府機関のセキュリティゲートで特別に注意すべきことについて患者に説明する（例：必ずペースメーカーを埋め込んでいることを警備員に伝えること，セキュリティゲートを歩いて通ること，携帯型の金属探知機をペースメーカーのそばにあてないこと，必ず金属探知機を素早く通り抜けることや手で触って調べるよう依頼すること，探知機に寄りかかったり，長時間そばに立たないこと）

□ 金属探知機に含まれる磁力がペースメーカーの初期化や誤作動を起こしうることを患者に指導する

□ ペースメーカーが放電しているときに患者に触れても，触れている人には害がないことを患者の家族に説明する

第5版：2008

参考文献

American Association of Critical-Care Nurses. (2006). In J. G. Alspach (Ed.), *Core curriculum for critical care nursing* (6th ed.). Saunders Elsevier.

Geiter, H. B., Jr. (2004). Getting back to basics with permanent pacemakers, Part 1. *Nursing 2004*, *34*(10), 32cc1-32cc4.

Geiter, H. B., Jr. (2004). Getting back to basics with permanent pacemakers, Part 2. *Nursing 2004*, *34*(11), 32cc1-32cc2.

Hogle, W. P. (2001). Pacing the standard of nursing practice in radiation oncology. *Clinical Journal of Oncology Nursing*, *5*(6), 253-256, 267-268.

Mattingly, E. (2004). Arrhythmia management devices and electromagnetic interference. *AANA Journal*, *73*(2), 129-136.

Smeltzer, S. C., & Bare, B. G. (2004). *Brunner & Suddarth's textbook of medical-surgical nursing* (10th ed.). Lippincott, Williams and Wilkins.

Yeo, T. P., & Berg, N. C. (2005). Counseling patients with implanted cardiac devices. *The Nurse Practitioner*, *29*(12), 58-65.

3340	**迅速導入気管内挿管**
	Rapid Sequence Induction and Intubation

定義：生命を脅かす損傷や疾患において誤嚥を最小限にしながら迅速な鎮静と気管内挿管を調整すること

行動

□ 導入に対する臨床的な適応を判断する

□ 本人であることを確かめる

□ 処置と根拠を説明する [適応がある場合]

□ 適切な機器を揃える

□ 気管チューブの留置を円滑に進めるため，解剖学的な目印や閉塞の非存在を判断する（例：異物，喉

424 Part 3 介入

頭蓋炎，浮腫）

□ マスクやバッグによる最低3分間の前酸素化（プレオキシゲネーション）を行う

□ 気管内挿管への身体的な反応を軽減するため前投薬を行う（例：リドカイン，アトロピン，フェンタニル）［適応がある場合］

□ 鎮静剤（例：プロポフォール，ケタミン）や筋弛緩剤（例：ベクロニウム，ロクロニウム，スキサメトニウム）を同時に，または，導入後速やかに投与する

□ 鎮静と筋弛緩の後，気管内挿管のための適切な体位にする（例：頭の下にタオルを置く，耳が胸骨切痕と同一平面上になるようにする）

□ 鎮静と筋弛緩の後，1分間以内に気管チューブを挿入しカフを膨らませる

□ 歯の位置で挿入の深さをマークし，チューブを固定する

□ チューブが適切な位置に留置されていることの確認を得る

□ チューブの種類，使用された薬剤，処置への耐性を含むケアを記述する

第8版：2024

参考文献

Gooch, M. D., & Roberts, E. (2017). Changing the Emergency Department's practice of rapid sequence intubation to reduce the incidence of hypoxia. *Advanced Emergency Nursing Journal, 39*(4), 266-279. https://doi.org/10.1097/TME.0000000000000164

Macksey, L. F. (2018). *Nurse anesthesia pocket guide* (3rd ed.). Jones & Bartlett Learning.

Smith, T. L., & Van Meter, J. (2018). Maximizing success with rapid sequence intubations. *Advanced Emergency Nursing Journal, 40*(3), 183-193. https://doi.org/10.1097/TME.0000000000000204

Ureden, L. D., Stacy, K. M., & Lough, M. E. (2022). Pulmonary therapeutic management. In *Critical care nursing: Diagnosis and management* (pp. 502-503) (9th ed.). Elsevier.

Wahlen, B. M., El-Menyar, A., Asim, M., & Al-Thani, H. (2019). Rapid sequence induction (RSI) in trauma patients: Insights from healthcare providers. *World Journal of Emergency Medicine, 10*(1), 19-26. https://doi.org/10.5847/wjem.j.1920-8642.2019.01.003

6425	身体検査
	Body Search

定義：安全の懸念があるとみなされる物品に対する衣類，所有物，体外を検査すること

行動

□ 身体検査の理由を判断する（例：自傷，他傷，違法薬物の所有）

□ 身体検査を行うことを許可する施設の方針に従う（例：医療従事者の指示がある，検査のために文書化された必要性）

□ ユニットや治療区画において許可されていない危険な物品のリストを作成し，治療区画に入室するすべての人や訪問者がリストへアクセスすることを可能にする（例：標識）

□ 身体検査の可能性を含む，入室時の権利と責任の知識を提供する

□ 治療区域において許可されていない物品の所有があるかどうかを尋ね，職員に渡すように依頼する

□ 身体検査を始める前に法的な権利を説明する

□ 身体検査の間，何が検査されるかと同様に身体検査のパターンについて説明する

□ 個人や保護者から同意書を得る

□ 十分な理解を与える言語と形式により身体検査についての情報を提供する

□ 通訳を提供する［必要な場合］

□ 身体検査を実施する時期を判断する（例：入室時，休暇から戻ってきたとき，必要とされたとき）

□ 身体検査中に個人防護具（PPE）と安全装置を使用する［必要な場合］

□ 身体検査のパターンを確立する（最初に衣類を検査し，次に個人の所有物，体外で終える）

□ 訓練された職員とともに身体検査を実施する

□ 不適切な膨らみやなかなか開示しようとしない場所を観察する

Part 3 介入 **425**

☐ 身体検査中，会話や気を紛らわす活動を避ける

☐ 身体検査中，十分な快適さとプライバシーを提供する（例：検査に居合わせ，検査を実施するために，同性の個人を提供する）

☐ 安全維持のために，身体審査中に得られたすべての禁止品を除去する［施設の方針に従って］

☐ 安全維持のため，訪問者が職員に禁止された品を渡すよう依頼する

☐ 身体検査を確実にするため，各状況をそれぞれ再評価する［必要な場合］

☐ 身体検査の必要性やみつかった物品も含めて，詳細に身体検査を文章化する

☐ 身体検査の間に得られたすべての物品の配置と保管を文書化する

第8版：2024

参考文献

Abela-Dimech, F., & Johnston, K. (2017). Safe searches. *Journal for Nurses in Professional Development*, *33*(5), 247-254. https://doi.org/10.1097/NND.0000000000000385

Abela-Dimech, F., Johnston, K., & Strudwick, G. (2017). Development and pilot implementation of a search protocol to improve patient safety on a psychiatric inpatient unit. *Clinical Nurse Specialist*, *31*(2), 104-114. https://doi.org/10.1097/NUR.0000000000000281

Frauenfelder, F. (2019). Psychiatric adult inpatient nursing described in the NANDA-I and NIC: A systematic evaluation of nursing classifications [Doctoral dissertation. Radbound University] Radbound Repository. https://repository.ubn.ru.nl/handle/2066/203856

American Psychiatric Nurses Association. (2014). *Psychiatric-mental health nursing: Scope and standards of practice* (2nd ed.).

Keltner, N. L., & Steele, D. (2019). *Psychiatric nursing* (8th ed.). Elsevier.

Rebar, C. R., Gersch, C., & Heimgartner, N. M. (2020). *Psychiatric nursing made incredibly easy* (3rd ed.). Wolters Kluwer.

University of Iowa Hospitals and Clinics. (2018). Patient search. *Policy and Procedure Manual*.

Varcarolis, E. M., & Fosbre, C. D. (2021). *Essentials of psychiatric-mental health nursing* (4th ed.). Elsevier.

1665	**身体的機能強化**

Functional Ability Enhancement

定義：日常生活活動の低下を防ぐために，身体的機能を最大化すること

行動

☐ 実現可能な機能の目標に到達するための計画をつくる

☐ 目標への到達に影響する危険因子を挙げる（例：複数の薬剤の副作用（有害でないものも含む），最近の通院歴，抑うつ，認知機能障害，栄養問題，転倒に対する不安）

☐ 機能低下を引き起こす可能性のある疾病の進行を挙げる（例：甲状腺疾患，感染，心肺機能の状態，代謝異常，貧血）

☐ 眼鏡・補聴器・歩行補助具の必要性を判断する（例：杖，歩行器）

☐ 必要な場所には，十分な照明，まぶしくない床，滑らないカーペット，手すりがあることを確認する

☐ 睡眠と覚醒のサイクルに関する問題を挙げる（例：過剰な昼寝，夜間の覚醒状態）［必要な場合］

☐ アルコール，たばこ，違法薬物の使用について言及する

☐ 労作または環境を調整する［必要な場合］

☐ 有酸素運動および筋力再調整を通して肺機能を向上させる［必要な場合］

☐ 運動の障壁となるものを探す

☐ 運動の開始や継続を患者に奨励する

☐ 患者のニーズに見合う適切な運動プログラムの開発を援助する

☐ 運動プログラムの計画立案と継続に家族とケア提供者を参加させる

☐ パズルやワードゲーム，コンピュータの利用等を含む，加齢に伴う認知能力を最適に保つ方法について高齢者に助言する

☐ 社会活動への参加，バランスのとれた栄養，身体活動が認知機能にもたらす利益について患者に助言

426 Part 3 介入

する

☐ 加齢に伴う変化，適切なライフスタイルの調整，効果的なコーピング方法についての理解を促進するために高齢者を指導する

☐ バランスのとれた食事計画を援助する[**必要な場合**]

☐ ヘルスケア提供者との定期的な訪問スケジュールを奨励する

☐ 患者の努力に肯定的なフィードバックを提供する

第7版：2018

参考文献

Aldwin, C. M., & Gilmer, D. F. (2013). *Health, illness, and optimal aging: Biological and psychosocial perspectives* (2nd ed.). Springer.

Boltz, M., Resnik, B., & Galik, E. (2013). *Nursing standard of practice protocol: Function-focused care (FFC) interventions.* https://consultgeri.org/geriatric-topics/function-focused-care-ffc-interventions

Matzo, M., & Sherman, D. W. (2015). *Palliative care nursing: Quality care to the end of life* (4th ed.). Springer.

Potter, P. A., Perry, A. G., Stockert, P. A., & Hall, A. M. (2013). *Fundamentals of nursing* (8th ed.). Elsevier Mosby.

Williams, K., & Kemper, S. (2010). Exploring interventions to reduce cognitive decline in aging. *Journal of Psychosocial Nursing Mental Health Services, 48*(5), 42-51.

6580	**身体抑制**
	Physical Restraint

定義：患者の身体的可動性を制限するために用いられる，機械的拘束装置または手動拘束装置の適用・監督・解除

行動

☐ 医師の指示を得る，または抑制開始後1時間以内に医師と協議する

☐ 規則や法令と，専門職としてのケアの基準に従って身体抑制の指示を更新する

☐ 身体抑制開始後1時間以内に，資格認定された適切なヘルスケア提供者によって，確実に対面評価がされるようにする

☐ 抑制の必要性を1時間ごとに評価する

☐ 身体抑制によって患者の尊厳が低下する可能性がある状況において，適切に監督されているかプライバシーの確保ができる環境を患者に提供する

☐ 身体抑制装置や手動拘束装置を安全に適用するのに十分なスタッフを提供する

☐ 身体抑制を行う際は，スタッフへの指示や患者とのコミュニケーションのための看護スタッフを1人指名する

☐ 緊急時または移送中に手動で患者を抑制する場合は，適切に押さえる

☐ 患者や重要他者について，身体抑制が必要な行動を明確にする

☐ 身体抑制の手順，目的，期間を，理解しやすい懲罰性を感じない言葉を用いて，患者および重要他者に説明する

☐ 身体抑制を終了させるのに必要なふるまいについて，患者と重要他者に説明する

☐ 処置に対する患者の反応を観察する

☐ ベッドの柵に縛りつける抑制を避ける

☐ 患者の手が抑制に届かないようにする

☐ 患者を観察するため，または治療効果を得るために，適切なレベルの監督をする[**必要な場合**]

☐ 患者に心理的な癒しを提供する[**必要な場合**]

☐ 身体抑制に患者が協力しやすくするために，気晴らしを提供する（例：テレビ，読み聞かせ，訪問者，携帯電話）[**適切な場合**]

☐ 不安や動揺，興奮に対して頓服剤を投与する

☐ 抑制部位の皮膚状態を観察する

Part 3　介入　**427**

□ 抑制された四肢の色調，温度，感覚を頻繁に観察する
□ 患者の自制心，状態，能力のレベルに見合う活動や運動を提供する
□ 患者の安楽を促進し，誤嚥や皮膚の損傷を防ぐために患者の体位を整える
□ 複数の抑制を有する患者の場合は，1度に1つずつ抑制をはずし，また再装着することによって四肢を動かせるようにする [**安全を保てる範囲内で**]
□ 定期的に体位変換を援助する
□ 介護者の不在時に，抑制されている患者が助けを求めるための手段を提供する（例：ベルまたは呼び出し灯）
□ 栄養，排泄，水分補給，個人衛生に関連するニーズを援助する
□ 制限的介入の継続が患者に必要かどうかを定期的に評価する
□ 患者に，体力，協調性，判断力，見当識を改善させるための活動に参加してもらう
□ 制限的介入の形を強化するか緩和するかの決定に患者を参加させる [**適切な場合**]
□ 自制心の向上に伴い，徐々に抑制を取り除く（4点抑制の場合，1度に1つずつ取り除く）
□ 抑制の解除に対する患者の反応を観察する
□ 制限的介入の終了時，介入が必要となった状況や抑制という介入そのものに関する患者の懸念について，患者とスタッフで話し合う
□ 適切なレベルで次の制限措置を施す（例：場所の制限や隔離）[**必要な場合**]
□ 高齢者用の椅子に座らせる，または十分な監視下に置く等，他の手段による抑制を行う [**適切な場合**]
□ 家族に抑制や抑制解除のリスクと恩恵を説明する
□ 制限的介入の論理的根拠，介入に対する患者の反応，患者の身体的状態，介入中に提供された看護ケア，および介入を終了させるための論理的根拠を記録する

第1版：1992。改訂：1996, 2018

参考文献

American Nurses Association. (2012). *Position statement: Reduction of patient restraints and seclusion in health care settings*. http://www.nursingworld.org/MainMenuCategories/EthicsStandards/Ethics-Position-Statements/Reduction-of-Patient-Restraint-and-Seclusion-in-Health-Care-Settings.pdf

Bradas, C., Sandhu, S., & Mion, L. (2012). Physical restraints and side rails in acute and critical care settings. In M. Boltz, E. Capezuti, T. Fulmer, & D. Zwicker (Eds.), *Evidence-based geriatric nursing protocols for best practice* (4th ed., pp. 229-245). Springer.

The Joint Commission. (2010). *The comprehensive accreditation manual for hospitals: The official handbook*. Joint Commission Resources.

Townsend, M. C. (2014). *Essentials of psychiatric mental health nursing: Concepts of care in evidence-based practice* (6th ed.). F.A. Davis.

6855	陣痛管理
	Labor Pain Management

定義：陣痛を緩和または軽減すること

行動

□ 多次元の尺度（スケール）で初期の陣痛のレベルを検討する（例：部位，特徴，発現，継続時間，頻度，強度，重症度，誘発要因）
□ 陣痛中の疼痛管理に対する初期計画を話し合う
□ 計画が変わっても大丈夫であると伝える
□ 不快感の非言語的な合図を観察する
□ 疼痛の経験を認めるための治療的コミュニケーション方略を使用し，疼痛に対する反応の受容を伝える
□ 過去の陣痛経験で使用し，役立った疼痛対策を評価する
□ 陣痛の知識，信念，文化的影響，価値観を探究し検討する

428　　Part 3　介入

- ☐ 陣痛を通しての疼痛に影響を与える要因を探究する
- ☐ 陣痛の原因についての情報と処置から予想される不快感についての情報を提供する
- ☐ 陣痛経験を増大させるかもしれない要因を取り除く（例：恐怖，知識不足，環境的要因，処置，家族や分娩中の女性を支援するアシスタント（陣痛コーチ）の不在）
- ☐ 陣痛中，継続的な感情的支援を提供する（例：快適な処置，情報，擁護（アドボカシー））
- ☐ 医療的な適応がない場合を除き，疼痛緩和を促進するあらゆる体位の使用を奨励する
- ☐ 多次元の尺度（スケール）で陣痛中の疼痛レベルを観察する[可能な場合]
- ☐ 疼痛管理のすべてに可能な非薬理学的方法について説明する（例：水浴，マッサージ，温湿布，リラクセーション，アロマセラピー，誘導イメージ療法）
- ☐ それぞれの疼痛緩和法のリスク，利益，効果について説明する
- ☐ 好みに合った疼痛緩和の代替療法を提供する
- ☐ 選択した鎮痛剤を投与する（例：経口，点滴，硬膜外）
- ☐ 個人と胎児における薬理学的，非薬理学的鎮痛の効果を観察する
- ☐ 局所的な鎮痛や麻酔を補助する[適切な場合]
- ☐ 硬膜外鎮痛剤の効果中の胎児の心拍数と陣痛の進行を観察する
- ☐ 疼痛管理に対する満足感を観察する

第 8 版：2024

参考文献

Akköz Çevik, S., & Karaduman, S. (2020). The effect of sacral massage on labor pain and anxiety: A randomized controlled trial. *Japan Journal of Nursing Science*, *17*(1), e12272.

Amiri, P., Mirghafourvand, M., Esmaeilpour, K., Kamalifard, M., & Ivanbagha, R. (2019). The effect of distraction techniques on pain and stress during labor: A randomized controlled clinical trial. *BMC Pregnancy and Childbirth*, *19*(1), 534. https://doi.org/10.1186/s12884-019-2683-y

Anim-Somuah, M., Smyth, R. M., Cyna, A. M., & Cuthbert, A. (2018). Epidural versus non-epidural or no analgesia for pain management in labour. *Cochrane Database of Systematic Reviews*, *5*(5).

Bohren, M. A., Hofmeyr, G. J., Sakala, C., Fukuzawa, R. K., & Cuthbert, A. (2017). Continuous support for women during childbirth. *Cochrane Database of Systematic Reviews*, *7*(7), CD003766. https://doi.org/10.1002/14651858.CD003766.pub6

National Collaborating Centre for Women's and Children's Health [NICE]. (2017) Intrapartum care. Care of healthy women and their babies during childbirth - version 2 - *Clinical Guideline 190 Methods, evidence and recommendations*. https://www.nice.org.uk/guidance/cg190

Ranjbaran, M., Khorsandi, M., Matourypour, P., & Shamsi, M. (2017). Effect of massage therapy on labor pain reduction in primiparous women: A systematic review and meta-analysis of randomized controlled clinical trials in Iran. *Iranian Journal of Nursing and Midwifery Research*, *22*(4), 257-261. https://doi.org/10.4103/ijnmr.IJNMR_109_16

Walker, K. F., Kibuka, M., Thornton, J. G., & Jones, N. W. (2018). Maternal position in the second stage of labour for women with epidural anaesthesia. *The Cochrane Database of Systematic Reviews*, *11*(11), CD008070. https://doi.org/10.1002/14651858.CD008070.pub4

6850	陣痛誘発

Labor Induction

定義：機械的または薬理学的手法によって陣痛を開始させること，または増強させること

行動

- ☐ 陣痛誘発の医療的・産科的適応を明らかにする
- ☐ 陣痛誘発に影響すると考えられる，直接関係のある産科歴の情報を検討する（例：妊娠週数と前回の分娩時間，骨盤の構造的変形，子宮破裂の既往，活動性の性器ヘルペス，臍帯脱出，横位の胎児，カテゴリーⅢ（異常）胎児心拍（FHR））
- ☐ 陣痛誘発のための子宮頸管のレディネス（準備状態）を評価するために，ビショップスコアを確認する（例：スコア 8 以上は，より経腟分娩に適している）
- ☐ 陣痛誘発前に母親と胎児のバイタルサインをモニタリングする
- ☐ 適切な間隔で，子宮頸管の分娩への準備状態を強化するために機械的な操作または薬物投与を実施す

Part 3　介入　**429**

る，または支援する[**必要な場合**]

☐ 妊娠39週またはそれ以上の週数の場合，卵膜剥離を援助する

☐ 子宮頸管を分娩に備えさせるために用いた手技の副作用（有害でないものも含む）を観察する

☐ さらなる陣痛誘発の処置を開始する前に子宮頸管の状態を再度評価し，胎位を確認する

☐ 子宮頸管の開大が十分で児頭が順調に下降している場合，人工破水を実施するまたは支援を行う

☐ 聴診法または電子胎児モニタリング機器によって，人工破水後の胎児心拍数を確認する[**プロトコルに従って**]

☐ 母親と胎児両方に禁忌がない場合，歩行を奨励する

☐ 子宮活動の開始または変化を観察する

☐ 子宮の活動を刺激するために薬物の静脈内投与を開始する（例：オキシトシン）[**必要な場合はプロトコルに従って**]

☐ 出産が切迫するまでは子宮への刺激を制限する[**必要な場合，またはプロトコルに従って**]

☐ 異常な分娩進行の徴候に注意しながら分娩の進行を厳密に観察する

☐ 適切な収縮頻度，持続時間，陣痛間欠が得られるように，プロトコルに従った低用量オキシトシンを注入することで子宮収縮を避ける

☐ 子宮内圧カテーテルを挿入し，子宮内圧を観察する

☐ 陣痛の進行中における子宮胎盤機能不全の徴候を観察する（例：遅発性一過性徐脈，カテゴリーⅢ（異常）胎児心拍の変化）

☐ オキシトシン投与中の水分貯留を観察する

第2版：1996。改訂：2018

参考文献

Ladewig, P., London, M., & Davidson, M. (2014). *Contemporary maternalnewborn nursing care* (8th ed.). Prentice Hall.

Mattson, S., & Smith, J. (Eds.). (2011). *Core curriculum for maternal-newborn nursing* (4th ed.). Elsevier.

Odent, M. (2013). Should we ban labor induction? *Midwifery Today, 107*, 22-23.

Wing, D. (2015). *Induction of labor. UpToDate.* http://www.uptodate.com/contents/induction-of-labor?source=search_result&search=%22Should+we+ban+labor+induction%22&selectedTitle=1%7E150

6860	**陣痛抑制**
	Labor Suppression

定義：早期産を予防するために，妊娠37週より前の子宮収縮を抑制すること

行動

☐ 早期産に共通してみられる危険因子の病歴を検討する（例：妊婦または家族の以前の早期産歴または流産歴，早期の子宮頸管変化，子宮過敏，歯周病を含む感染，短い間隔での再妊娠，人工授精技術による受胎，妊娠第1期（妊娠0〜12週）または妊娠第2期（妊娠13〜27週）における腟出血歴，胎児性フィブロネクチン陽性の結果，妊婦体重の過度な増加）

☐ 最終月経，早期の超音波画像検査，子宮底長の測定，胎動を始めた日付，胎児心音の聴取日をもとに，在胎齢を明らかにする

☐ 切迫早産の症状の開始と持続時間について聴取する

☐ 切迫早産の症状の発症前の活動について質問をする

☐ 羊膜の状態を確認する

☐ 尿および子宮頸部の培養検体を採取する

☐ 電気的胎児モニタリングと一緒に触診法も用いて子宮の活動を記録する

☐ 母体の体重のベースライン値を得る

☐ 胎盤の還流を最大にするために母親を側臥位にする

430　　Part 3　介入

□ 経口または経静脈的な水分摂取を開始する

□ 子宮収縮抑制剤を使用する際は禁忌に留意する（例：絨毛羊膜炎，妊娠高血圧症候群，出血，胎児死亡，重度子宮内胎児発育遅延）

□ 水分摂取によって子宮活動が軽減できない場合，医師の指示またはプロトコルに従って，経口，皮下注射または静脈注射による子宮収縮抑制剤の投与を開始する

□ 静脈注射による子宮収縮抑制剤の投与中は母体のバイタルサイン，胎児心拍数，子宮活動を 15 分ごとに観察する

□ 硫酸マグネシウムが投与された場合，深部腱反射の消失および呼吸抑制等の子宮収縮抑制剤の副作用症状（有害でないものも含む）を観察する

□ 子宮収縮抑制剤による通常の副作用（有害でないものも含む）について，母親と家族を教育する（例：振戦，頭痛，動悸，不安感，悪心，嘔吐，紅潮，熱感）

□ 通常起こる副作用症状（有害でないものも含む）による不快感を軽減するために介入を行う（例：リラクセーション法，不安軽減法，治療的タッチング）

□ 医師に報告すべき子宮収縮抑制剤による副作用（有害でないものも含む）について，母親と家族を教育する（例：胸痛，呼吸促拍，頻脈，繰り返される子宮収縮）

□ ベースラインとなる心電図をとる [適切な場合]

□ 水分の摂取量と排出量を観察する

□ 肺音を聴診する

□ 適応がある場合は副腎皮質ステロイド療法を実施し，胎児の肺の成熟を促進する

□ 妊娠を継続させる理由と同様に，胎児発達と早産に関する患者と家族の知識も確認する

□ 在宅ケアに関する計画立案に母親と家族を参加させる

□ 薬剤管理，活動制限，食事療法と水分摂取，禁欲，便秘の予防方法を含む在宅ケアのための退院指導を開始する

□ 子宮収縮の触診法を指導する

□ 患者指導の内容を記載した資料を家族に提供する

□ 保育や家事ヘルパー，気晴らし活動等の家族支援事業を紹介する [適切な場合]

□ 切迫早産の再発の徴候について話し合い，症状が再発して 1 時間継続する場合はただちに治療を受ける必要があることを強調する

□ 医療ケアを受ける必要がある際の明確な指示等を記載した退院指導書を提供する

第 2 版：1996。改訂：2018

参考文献

Chabra, S. (2014). Clearing the confusion about completed weeks of gestation. *JOGNN-Journal of Obstetric, Gynecologic, & Neonatal Nursing, 43*(3), 269.

Ladewig, P., London, M., & Davidson, M. (2014). *Contemporary maternalnewborn nursing care* (8th ed.). Prentice Hall.

Mattson, S., & Smith, J. (Eds.). (2011). *Core curriculum for maternal-newborn nursing* (4th ed.). Saunders Elsevier.

Simham, H., & Caritas, S. (2014). Inhibition of acute preterm labor. In V. A. Barss (Ed.), *UpToDate*. http://www.uptodate.com/contents/inhibition-ofacute-preterm-labor?source=search_result&search=Inhibition+of+acute+preterm+labor&selectedTitle=1%7E150

1850	睡眠強化

Sleep Enhancement

定義：規則的な睡眠と覚醒サイクルを促進すること

行動

☐ 睡眠と活動パターンを確認する

☐ ケアプランの立案において，通常の睡眠と覚醒サイクルを近づける

☐ 人生のさまざまな段階や出来事（例：妊娠・病気・心理的ストレス）のなかでの，十分な睡眠の重要性を説明する

☐ 睡眠パターンに及ぼす薬剤の影響を確認する

☐ 睡眠パターンと睡眠時間を観察し記録する

☐ 睡眠パターンを観察し，物理的に睡眠を中断する状況（例：睡眠時無呼吸，閉塞した気道，疼痛，不快感，頻尿），心理的に睡眠を中断する状況（例：恐怖，不安）に注意する

☐ 睡眠パターンを観察するよう指導する

☐ 過労予防のため，覚醒時の疲労をもたらす活動への参加を観察する

☐ 睡眠を促進するために環境を調整する（例：光，音，温度，マットレス，ベッド）

☐ 電子機器（例：電話，インターネット，テレビ）の使用を制限するよう指導する

☐ ルーチンの不必要な夜間のケアを減らす，または，取り除く

☐ 覚醒から睡眠への移行を容易にするために，就寝時に日課を確立するよう奨励する

☐ 通常の就寝時に行う日課，就寝前の合図や小道具，慣れ親しんだ品物を維持することを促進する（例：子どもには，お気に入りの毛布や玩具，ゆすってあやす，おしゃぶり，お話。大人には読書，温浴）[適切な場合]

☐ 就寝前にストレスの多い状況にならないよう援助する

☐ 睡眠を促進するまたは妨げるものはないか，就寝時の食物および飲料の摂取量を観察する

☐ 睡眠を妨げる就寝前の飲食を避けるよう指導する（例：カフェイン入りの飲物，糖分の高い食品，ガスを生成する食品）

☐ 覚醒状態を促進するための活動を提供することによって，昼間の睡眠を制限できるよう援助する[適切な場合]

☐ 自律的筋リラクセーション法または他の非薬理学的な睡眠誘導法を指導する

☐ マッサージ・ポジショニング・情緒的なタッチングによる安楽のための手段を開始する

☐ 睡眠向上機器やアプリを奨励する[適切な場合]

☐ 非薬理学的睡眠向上法を提供する（例：アロマセラピー，照度を下げる）

☐ 機器，快適な手順，非薬理学的向上の組み合わせを検討する

☐ 睡眠の時間の増加を促進する[必要な場合]

☐ 必要な睡眠時間を満たすために，日中に昼寝をさせる[適応がある場合]

☐ 覚醒の回数を最小限にし，少なくとも90分の睡眠サイクルを可能にするために，ケア活動をまとめる

☐ 睡眠と覚醒のサイクルをサポートするために，薬剤投与スケジュールを調整する

☐ 睡眠パターン障害を引き起こす因子について指導する（例：生理学的因子，心理的因子，ライフスタイル，頻繁な作業シフト変化，迅速な時間帯変化，過度な長時間勤務，他の環境要因）

☐ 睡眠衛生プロトコルの策定を指導する（例：規則正しい睡眠スケジュールに従う，眠れないときはベッドから出る，ベッドのなかで多くの時間を過ごさない，ベッドで過度な作業を避ける，寝室を快適にする）

☐ 睡眠剤を検討する

☐ レム睡眠を抑制する作用がない睡眠剤の使用を奨励する（例：メラトニン）

☐ 通常の昼夜のサイクルを維持するために，環境刺激を調整する[適応がある場合]

432 Part 3 介入

- ☐ 睡眠改善技術について，患者や家族と話し合う
- ☐ 睡眠向上法に関して記載された情報を提供する
- ☐ 指導と反応を記述する
- ☐ 理解を確実にするためにティーチバックを用いる

第1版：1992。改訂：2004，2024

参考文献

Bion, V., Lowe, A. S., Puthucheary, Z., & Montgomery, H. (2018). Reducing sound and light exposure to improve sleep on the adult intensive care unit: An inclusive narrative review. *Journal of the Intensive Care Society*, *19*(2), 138-146. https://doi.org/10.1177/1751143717740803

Capezuti, E., Sagha Zadeh, R., Pain, K., Basara, A., Jiang, N. Z., & Krieger, A. C. (2018). A systematic review of non-pharmacological interventions to improve nighttime sleep among residents of long-term care settings. *BMC Geriatrics*, *18*(1), 1-18.

Jun, J., Kapella, M. C., & Hershberger, P. E. (2021). Non-pharmacological sleep interventions for adult patients in intensive care units: A systematic review. *Intensive and Critical Care Nursing*, *67*, 103124. https://doi.org/10.1016/j.iccn.2021.103124

Sullan, M. J., Patel, B. B., Bauer, R. M., & Jaffee, M. S. (2021). Impact of a sleep enhancement protocol on nighttime room entries in an inpatient rehabilitation facility. *Rehabilitation Nursing*, *46*(4), 232-243. https://doi.org/10.1097/RNJ.0000000000000291

Whitman, E. (2017). Using music to stabilize NICU babies—as well as their parents. *Modern Healthcare*, *47*(17), 0028.

Williams, R., Jacques, K. K., Mirza, S., Matters, L., & Guerrier, L. D. (2021). Care square. *Nursing*, *51*(9), 66-70. https://doi.org/10.1097/01.NURSE.0000769884.72964.d9

2590	頭蓋内圧（ICP）モニタリング

Intracranial Pressure (ICP) Monitoring

定義：頭蓋内圧を制御するために，患者データを測定し解釈すること

行動

- ☐ 頭蓋内圧（ICP）モニタリング機器の挿入を援助する
- ☐ 患者，家族，重要他者に情報提供する
- ☐ トランスデューサーを調整する
- ☐ 体外式トランスデューサーの高さを解剖学的な基準点と同じ高さに合わせる
- ☐ フラッシュシステムを準備する [**適切な場合**]
- ☐ モニターのアラームを設定する
- ☐ 頭蓋内圧（ICP）を記録する
- ☐ 頭蓋内圧（ICP）の波形の種類と特徴を観察する
- ☐ 脳灌流圧をモニタリングする
- ☐ 神経学的状態を観察する
- ☐ 頭蓋内圧（ICP）およびケアや環境的な刺激に対する神経学的な反応を観察する
- ☐ 排出された脳脊髄液の量，速度，性状を観察する
- ☐ 脳脊髄液（CSF）の排液バッグの位置を調整する [**指示に従って**]
- ☐ 水分の摂取量と排出量を観察する
- ☐ 機器の抜去を予防する
- ☐ モニターシステムの無菌状態を保つ
- ☐ 気泡や組織片，凝血塊について，圧力チューブ内を観察する
- ☐ トランスデューサー，フラッシュシステム，排液バッグを交換する [**適応がある場合**]
- ☐ 刺入部のドレッシング材の交換／強化を行う [**必要な場合**]
- ☐ 感染や排液漏れについて，刺入部を観察する
- ☐ 脳脊髄液（CSF）の検体を採取する [**適切な場合**]

Part 3　介入　　**433**

□ 体温と白血球数を確認する

□ 項部硬直を確認する

□ 抗菌剤を投与する

□ 過度な股関節の屈曲を避け，患者の頭部と頸部をまっすぐにする

□ 脳灌流が最適な状態になるように，ベッドの頭側を調整する

□ 頭蓋内圧（ICP）への環境刺激による影響をモニタリングする

□ 頭蓋内圧（ICP）の上昇を最小限に抑えるため，看護ケアの間隔をあける

□ 頭蓋内圧（ICP）の上昇を最小限に抑えるため，吸引方法を変更する（リドカインを投与し，吸引回数を制限する）

□ CO_2 値をモニタリングし，規定の指標に維持する

□ 全身の動脈圧を規定範囲内に維持する

□ 頭蓋内圧（ICP）を規定範囲内に維持するために薬剤を投与する

□ 治療方針に従っても減圧できない頭蓋内圧（ICP）の亢進について，医師に報告する

第 1 版：1992。改訂：2008

参考文献

American Association of Neuroscience Nurses. (1997). *Clinical guidelines series: Intracranial pressure monitoring.*

Arbour, R. (2004). Intracranial hypertension: Monitoring and nursing assessment. *Critical Care Nurse, 24*(5), 19-32.

Barker, E. (2002). Intracranial pressure and monitoring. In E. Barker (Ed.), *Neuroscience nursing: A spectrum of care* (2nd ed., pp. 379-408). Mosby.

Hickey, J. V. (2003). Intracranial hypertension: Theory and management of increased intracranial pressure. In J. V. Hickey (Ed.), *The clinical practice of neurological and neurosurgical nursing* (5th ed., pp. 285-318). Lippincott Williams & Wilkins.

Kirkness, C., & March, K. (2004). Intracranial pressure management. In M. K. Bader & L. R. Littlejohns (Eds.), *AANN core curriculum for neuroscience nursing* (pp. 249-267). W. B. Saunders.

Mitchell, P. H. (2001). Decreased behavioral arousal. In C. Stewart-Amidei & J. A. Kunkel (Eds.), *AANN's neuroscience nursing: Human responses to neurologic dysfunction* (2nd ed., pp. 93-118). W. B. Saunders.

7830	スタッフの監督
	Staff Supervision

定義：他者による質の高い患者ケアの提供を促進すること

行動

□ 組織にとってスタッフ 1 人 1 人が重要であることが証明できるような職場環境をつくる

□ スタッフの専門領域を認める

□ スタッフメンバーが許可された業務の範囲内でケアを提供していることを確認する

□ スタッフメンバーが現在有効な免許をもっていることを確認する [**適切な場合**]

□ 職場の状況やスタッフの個性に見合う管理方法を選ぶ

□ 率直なコミュニケーションを奨励する

□ 意思決定に参加できる機会を明確にする

□ 新たに採用されたすべてのスタッフに職務記述書を提供する

□ 業務の遂行に対する期待を明確に提示する

□ 使用する評価方法をスタッフと共有する

□ ワークグループのチームワークと目的意識を育む

□ スタッフの目標を設定する [**適切な場合**]

□ スタッフの成長を考慮して仕事を割り当てる

434 Part 3 介入

- □ 組織および将来計画に関する情報を共有する
- □ スタッフの懸念事項や提案に耳を傾ける
- □ 定期的に仕事ぶりに対するフィードバックをする
- □ 指導と励ましを行う
- □ よい仕事ぶりを強化する
- □ スタッフが「勝者」となる機会を促進する
- □ 組織目標を支持する行動に対して表彰をする
- □ 他者への信頼を示す態度を維持する
- □ スタッフからの助言を求める[適切な場合]
- □ 目標を達成するために非公式なネットワークを活用する
- □ スタッフを成長させる課題や機会を提供する
- □ 業務遂行の質を監督する
- □ スタッフと他のヘルスケア提供者との関係の質を観察する
- □ 仕事の割り当てや判断を行うときは世代間の差を考慮に入れる
- □ スタッフの長所と短所を記録する
- □ 患者ケアや職場環境に対するスタッフの懸念事項を探る
- □ 提供されたケアに対して，患者からのフィードバックを求める
- □ スタッフ自身の問題を解決することを奨励する
- □ 方針と手順を忠実に順守し，懲戒処分を下す[適切な場合]
- □ 業務遂行能力を改善する方法をスタッフと相談する[適切な場合]
- □ 必要な行動変容を達成する期限を設ける[適切な場合]
- □ 業務遂行能力を改善させるための再教育を行う[必要な場合]
- □ 適切な間隔で人事評価フォームを作成する
- □ 評価結果について個別に話し合う

第2版：1996。改訂：2018

参考文献

Blanchard, K., Zigarmi, P., & Zigarmi, D. (2013). *Leadership and the oneminute manager: Increasing effectiveness through situational leadership II*. Harper Collins.

Gillen, P., & Graffin, S. (2010). Nursing delegation in the United Kingdom. *OJIN: The Online Journal of Issues in Nursing, 15*(2), Manuscript 6. https://doi.org/10.3912/OJIN.Vol15No02Man06

McCready, V. (2011). Generational issues in supervision and administration. *The ASHA Leader, 16*, 12-15. https://doi.org/10.1044/leader.FTRI.16052011.12

Yoder-Wise, P. (2011). *Leading and managing in nursing* (5th ed.). Elsevier Mosby.

5420	スピリチュアルサポート

Spiritual Support

定義：より偉大な力とのバランスと結びつきを感じられるように，個人または家族を援助すること

行動

- □ より偉大なる力の関係性にかかわる自分自身のスピリチュアルな信念を認識する
- □ 誓約，関心，思いやりを伝える
- □ 信頼と共感的な思いやりを確立するために治療的コミュニケーションを用いる
- □ スピリチュアルな安寧を観察し，評価するためのツールを使用する[適切な場合]（例：公的なスピリチュアルのアセスメント・宗教，国籍，言語に関連する入院の意見・疾患に関連する意見）
- □ 治療的な相互作用のための十分な時間を確保する

Part 3　介入　**435**

□ 個人や家族がより個人的な信念について話したいとき，または，その場合に耳を傾ける間，具体的で簡単に議論された質問や促しを用いて会話を始める

□ 尊厳と尊重をもって接する

□ 自分のことをスピリチュアルまたは宗教的であると思っているかどうかを尋ね，会話を継続すべきかどうかを決定するために反応をみる

□ 個人や家族が会話のかじ取りをするようにする（最大限の会話のコントロールを行う）

□ 個人や家族の信仰や信念の重要性を判断する（例：礼拝への定期的な出席，予定された祈りの集会，宗教的儀式の順守（アドヒアランス））

□ 過去の人生を振り返り，スピリチュアルな強さとサポートが得られた出来事や人間関係に焦点をあてるよう，奨励する

□ 回想法による人生の振り返り（ライフレビュー）を奨励する

□ 懸念，孤独，無力感の表出に耳を傾ける

□ 気持ちを聞き，共感を表出できるようにする

□ 苦しんでいるときに，看護師が個人を支援できるようにする

□ 疾患や死についての気持ちに率直であるよう促す

□ 適切な方法で適切に怒りを表出し，和らげるよう支援する

□ 多様な信念や世界の見方に関する討議の機会を提供する

□ 信念や価値観を明確にすることを支援するための価値観を明確にする技術を使用する [**適切な場合**]

□ 意味や目的に関する自分自身の信念を分かち合う [**適切な場合**]

□ 自分のスピリチュアルな面を分かち合う [**適切な場合**]

□ 瞑想，祈り，他の宗教的伝統や儀式の使用を促す

□ コミュニケーションに注意深く耳を傾け，祈りやスピリチュアルな儀式のタイミングの感覚を育成する

□ スピリチュアルな活動のためのプライバシーと静かな時間を提供する

□ リラクセーション法や瞑想法，イメージ誘導法について指導する [**適切な場合**]

□ スピリチュアルな音楽・読み物・ラジオ番組・テレビ番組を提供する [**適応がある場合**]

□ 個人，家族，グループのために率先して祈り，準備，寛容さ，祈るまたは祈られることに対する快適さのレベルを観察する [**適応がある場合**]

□ 個人や家族とともに祈る [**必要な場合**]

□ 看護やスピリチュアルなケアに影響を与えるかもしれない宗教的なルール，お祝い，習慣に注意する（例：食事規定，断食，輸血，お清めのための自由に流れる水）

□ 個人のスピリチュアルなまたは宗教的な儀式に合わせるように看護ケアを適用する [**可能な場合**]

□ スピリチュアルアドバイザーまたは聖職者の面会を手配する [**適応がある場合**]

□ 家族や友人，他者とのスピリチュアルなまたは宗教的な相互作用に参加することを奨励する

□ 個人が礼拝に参加できることを希望しているかどうか判断する

□ 可能であれば礼拝に出席することに便宜を図る（例：生放送のテレビサービス）

□ サポートグループへの参加を奨励する

□ 礼拝堂での礼拝へ出席するように勧める [**必要な場合**]

□ スピリチュアルな資源の活用を奨励する [**必要な場合**]

□ 患者が希望するスピリチュアルな読み物を提供する [**個人の好みに従って**]

□ 患者が選択したスピリチュアルアドバイザーに紹介する [**可能かつ適応がある場合**]

□ 身体，精神，魂のつながりにおける付加的な助言や支援を紹介する [**必要な場合**]

第 1 版：1992。改訂：2004，2024

参考文献

Burkhardt, M. A., & Nagai-Jacobson, M. C. (2022). Spirituality and health. In M. A. Blaszko Helming, D. A. Shields, K. M. Avino, & W. E. Rosa (Eds.), *Dossey & Keegan's Holistic nursing handbook: A handbook for practice* (8th ed., pp. 121-143). Jones & Bartlett.

436 Part 3 介入

Cone, P. H., & Giske, T. (2018). Integrating spiritual care into nursing education and practice: Strategies utilizing Open Journey Theory. *Nurse Education Today, 71*, 22-25.

Fowler, J. (2017). From staff nurse to nurse consultant: Spiritual care part 9 Judaism. *British Journal of Nursing, 26*(22), 1262.

Fowler, J. (2017). From staff nurse to nurse consultant: Spiritual care part 7 Islam. *British Journal of Nursing, 26*(19), 1082.

Fowler, J. (2017). From staff nurse to nurse consultant: Spiritual care part 6 Hinduism. *British Journal of Nursing, 26*(17), 996.

Fowler, J. (2017). From staff nurse to nurse consultant: Spiritual care part 4 Christianity. *British Journal of Nursing, 26*(14), 834.

Hawthorne, D. M., & Gordon, S. C. (2020). The invisibility of spiritual nursing care in clinical practice. *Journal of Holistic Nursing, 38*(1), 147-155.

Johnston-Taylor, E. (2020). What can I do when my manager says I cannot give spiritual care: Part 2? *Journal of Christian Nursing, 37*(3), 191.

Mamier, I., Taylor, E. J., & Winslow, B. W. (2019). Nurse spiritual care: Prevalence and correlates. *Western Journal of Nursing Research, 41*(4), 537-554.

Mcharo, S. K. (2018). T.R.U.S.T. model for inclusive spiritual care. *Journal of Holistic Nursing, 36*(3), 282-290.

5426	スピリチュアル的な成長促進
	Spiritual Growth Facilitation

定義：個人または家族の人生における，意味・目的・安楽・長所・希望の源を見いだし，関連づけ，それらを求めることで患者自身の成長を促進すること

行動

□ より偉大なる力の関係性にかかわる自分自身のスピリチュアルな信念を認識する

□ 誓約，関心，思いやりを伝える

□ 信頼し合える関係を構築する

□ 個人やその家族，重要他者と一緒に時間を過ごすことによって，気にかけていることと安心感を示す

□ 健康関連能力と推論力のモデルを示す

□ 自己内省のために瞑想や黙想を促進するための環境を提供する

□ スピリチュアルな関心と信念について整理をする個人を援助するような会話を奨励する

□ 固有の表現されたスピリチュアルなニーズを判断する

□ 成長または自己発見を妨げる，または個人的なスピリチュアルなニーズを達成できる障壁や態度を認識できるよう，個人を援助する

□ 患者の信念と価値に基づいたスピリチュアルへの傾倒を検討するよう奨励する

□ 身体的・精神的・霊的な癒しと関連づけて信念を探索するよう援助する

□ 祈りのサポートを提供する [**適切な場合**]

□ 献身，祈り，身体的接触，聖書，音楽の使用を通して，スピリチュアルケアの出会いのなかで信仰をより大きな力に育成する [**適切な場合**]

□ 率先して祈り，準備，寛容さ，祈るまたは祈られることに対する快適さのレベルを観察する [**適応がある場合**]

□ 信仰的な奉仕や瞑想，特別な祈り／研究プログラムへの参加を勧める

□ 親睦と奉仕のため，他者との関係を促進する

□ スピリチュアルな祝典や儀式への参加を奨励する

□ サポートグループや相互セルフヘルプグループ，他のスピリチュアルなプログラムに紹介する [**適切な場合**]

□ 正当な理由がある場合，パストラルケア（牧師のケア）または主なスピリチュアルケア提供者に紹介する [**適応がある場合**]

□ 身体や精神，魂の結びつきに関する付加的な手引きやサポートを紹介する [**必要な場合**]

第3版：2000。改訂：2024

参考文献

Burkhardt, M. A., & Nagai-Jacobson, M. C. (2022). Spirituality and health. In M. A. Blaszko Helming, D. A. Shields, K. M. Avino, & W. E. Rosa (Eds.), *Dossey & Keegan's Holistic nursing handbook: A handbook for practice* (8th ed., pp. 121-143). Jones & Bartlett.

Cone, P. H., & Giske, T. (2018). Integrating spiritual care into nursing education and practice: Strategies utilizing Open Journey Theory. *Nurse Education Today, 71*, 22-25.

Hawthorne, D. M., & Gordon, S. C. (2020). The invisibility of spiritual nursing care in clinical practice. *Journal of Holistic Nursing, 38*(1), 147-155.

Johnston-Taylor, E. (2020). What can I do when my manager says I cannot give spiritual care: Part 2? *Journal of Christian Nursing, 37*(3), 191.

Mamier, I., Talor, E. J., & Winslow, B. W. (2019). Nurse spiritual care: Prevalence and correlates. *Western Journal of Nursing Research, 41*(4), 537-554.

Mcharo, S. K. (2018). T.R.U.S.T. model for inclusive spiritual care. *Journal of Holistic Nursing, 36*(3), 282-290.

Part 3 介入

5248	性カウンセリング
	Sexual Counseling

定義：性的実践を調整する必要性，または性的な出来事や性的障害への適応を強化することに焦点をあてた相互作用プロセスを用いること

行動

- □ 信頼と尊重に基づいた治療的関係を確立する
- □ カウンセリング関係の期間を設定する
- □ プライバシーを確保し，守秘義務を保証する
- □ セクシャリティは生活において重要な部分であり，性的機能は病気や薬剤，ストレス（または患者が経験するさまざまな問題や出来事）によってしばしば変容していくものだという情報を関係構築の初期に患者に提供する
- □ 性的機能に関する恐怖を言語にすること，性的機能に関して質問することを患者に奨励する
- □ 多くの人が性的困難を抱えていることを患者に説明したうえで，セクシャリティに関する質問をする
- □ 最もセンシティブではない話題から始め，より繊細な話題に進める
- □ 患者の性的機能に関する通常のパターンと患者が用いた性的機能を説明する言葉に細心の注意を払い，クライエントの性的な経歴をまとめる
- □ 性的機能障害の期間とその原因となりうるものを確認する
- □ 性機能障害の原因となりうるストレスや不安，抑うつ状態について観察する
- □ セクシャリティ全般に関する患者の知識レベルと理解を確認する
- □ 性的機能に関する情報を提供する［適切な場合］
- □ 健康と病気がセクシャリティに及ぼす影響について話し合う
- □ 薬剤とサプリメントがセクシャリティに及ぼす影響について話し合う［適切な場合］
- □ セクシャリティの変化が重要他者に対して及ぼす影響について話し合う
- □ 性行為の変容の必要性について話し合う［適切な場合］
- □ 身体機能や外観の変化に対する悲嘆や怒りを表現できるよう，患者を支援する［適切な場合］
- □ 身体部分の変容に対する嫌悪を示さないようにする
- □ 同じような問題の克服に成功した肯定的な役割モデルを患者に紹介する［適切な場合］
- □ 患者が語る可能性のある性に関する通説や誤った情報について，事実に基づいた情報を提供する
- □ 患者が受け入れられる性に関する表現方法の代替案について話し合う［適切な場合］
- □ 性行為の実践を強化する薬剤や器具の使用について，患者を指導する［適切な場合］
- □ 疾患を引き起こした因子に対する患者の受けとめに関連した，性的な罪悪感の程度を確認する
- □ 理不尽に感じたとしても，罪悪感について話し合わないままに議論を終わらせないようにする
- □ 可能なかぎり重要他者をカウンセリングに参加させる［適切な場合］
- □ 適切な状況で，患者の信念や文化的背景を配慮し尊重したユーモアを不安や困惑を和らげるために用い，患者にも用いることを奨励する
- □ 現在の新たな性的実践が健全であることを保証する［適切な場合］
- □ 性的表現方法の代替案を試すことに対して安心感と同意を与える［適切な場合］
- □ 他のヘルスケアチームメンバーに紹介または相談をする［適切な場合］
- □ セックスセラピストに患者を紹介する［適切な場合］

第 1 版：1992。改訂：2013

参考文献

Barton-Burke, M., & Gustason, C. J. (2007). Sexuality in women with cancer. *Nursing Clinics of North America, 42*(4), 531-554.

Brassil, D. F., & Keller, M. (2002). Female sexual dysfunction: Definitions, causes, and treatment. *Urologic Nursing, 22*(4), 237-244, 284.

Part 3 介入 **439**

Clayton, A., & Ramamurthy, S. (2008). The impact of physical illness on sexual dysfunction. *Advances in Psychosomatic Medicine, 29*, 70-88.

Ginsberg, T. B., Pomerantz, S. C., & Kramer-Feeley, V. (2005). Sexuality in older adults: Behaviours and preferences. *Age and Ageing, 34*(5), 475-480.

Jaarsma, T., Steinke, E. E., & Gianotten, W. L. (2010). Sexual problems in cardiac patients: How to assess, when to refer. *Journal of Cardiovascular Nursing, 25*(2), 159-164.

Lewis, L. J. (2004). Examining sexual health discourses in a racial/ethnic context. *Archives of Sexual Behavior, 33*(3), 223-234.

Schwarz, E. R., Kapur, V., Bionat, S., Rastogi, S., Gupta, R., & Rosanio, S. (2008). The prevalence and clinical relevance of sexual dysfunction in women and men with chronic heart failure. *International Journal of Impotence Research, 20*(1), 85-91.

Steinke, E. E. (2005). Intimacy needs and chronic illness. *Journal of Gerontological Nursing, 31*(5), 40-50.

Steinke, E. E., & Jaarsma, T. (2008). Impact of cardiovascular disease on sexuality. In D. Moser & B. Riegel (Eds.), *Cardiac nursing: A companion to Braunwald's heart disease* (pp. 241-253). Saunders Elsevier.

せ

7500	生活維持支援
	Sustenance Support

定義：食料・衣服・保護施設を必要としている個人／家族の援助

行動

☐ 患者の経済的な状態を判断する

☐ 自宅での食料供給状況の妥当性を判断する

☐ 地域社会の食料配給所や無料の昼食プログラムの利用方法について個人／家族に伝える

☐ 低価格の賃貸住宅や補助金プログラムの利用方法について個人／家族に伝える

☐ 賃貸に関する法律や補償について伝える

☐ 有効な緊急用居住シェルタープログラムについて個人／家族に伝える

☐ 緊急用入所シェルターへの移送手段を手配する

☐ 有効な職業紹介所について個人／家族と話し合う

☐ 職業紹介所への移送手段を個人／家族に手配する[**必要な場合**]

☐ 衣服援助を行う団体について個人／家族に伝える

☐ 衣服援助を行う団体への移送手段を個人／家族に手配する[**必要な場合**]

☐ 赤十字や救世軍のような団体の支援プログラムに関する情報を個人／家族に伝える[**適切な場合**]

☐ 有効な経済的支援の方法について個人／家族と話し合う

☐ 住居や経済的支援等の申請に必要な書類作成について，個人／家族を援助する

☐ 無料で利用可能な医療施設に関する情報を個人／家族に伝える

☐ 無料の医療施設で受診できるように個人／家族を援助する

☐ 食券受給の適格要件に関する情報を個人／家族に伝える

☐ 利用可能な学校／デイケアセンターに関する情報を個人／家族に提供する[**適切な場合**]

第 1 版：1992。改訂：2004，2008

参考文献

Brush, B. L., & Powers, E. M. (2001). Health and service utilization patterns among homeless men in transition: Exploring the need for on-site, shelterbased nursing care. *Scholarly Inquiry for Nursing Practice, 15*(2), 143-154.

Green, D. M. (2005). History, discussion, and review of a best practices model for service delivery for the homeless. *Social Work in Mental Health, 3*(4), 1-16.

Mulroy, E. A., & Lauber, H. (2004). A user-friendly approach to program evaluation and effective community interventions for families at risk of homelessness. *Social Work, 49*(4), 573-586.

Strehlow, A. J., & Amos-Jones, T. (1999). The homeless as a vulnerable population. *Nursing Clinics of North America, 34*(2), 261-274.

440 Part 3 介入

4380	制限設定

Limit Setting

定義：望ましい，受け入れられる患者行動の指標を設定すること

行動

- □ 一貫性があり，事実に即し，個人的な判断に左右されないアプローチを用いる
- □ 患者の望ましくない行動を提示し制限する，または明らかにする [**適切な場合には患者の意見とともに**]
- □ 制限について，肯定的な言葉で伝える（例：「その行動は正しくない」よりも「服を着ていましょう」という言い方）
- □ 行動に関する懸念を患者と一緒に話し合う
- □ 望ましい行動が行われた場合と行われなかった場合の原因をはっきりさせる [**適切な場合には患者の意見も取り入れて**]
- □ 与えられた状況や設定における望ましい行動が何かを患者と一緒に話し合う
- □ 状況とその患者に基づいて，患者の行動合理的な予測を立てる
- □ 設定した結果と行動に対する期待について，患者と議論や取引をしない
- □ 理解しやすく，厳しくない言葉で，設定した結果や行動に対する期待を患者に伝える
- □ ケアの一貫性と継続性のために，設定した結果と行動に対する期待を治療チームに伝える
- □ 望ましい行動を示すことができるよう患者を援助する [**必要で適切な場合**]
- □ 望ましい行動をとるかとらないのか，患者を観察する
- □ 望ましい行動を行う場合，または行わない場合に，すでにわかっている基本原理を教える
- □ 患者の状況における合理的な変化に適応するために，行動に対する期待と結果を修正する [**必要な場合**]
- □ 患者の行動が望ましい行動に近づいてきた場合，制限の設定を緩和する

第 1 版：1992。改訂：2008

参考文献

Deering, C. (2006). Therapeutic relationships and communication. In W. Mohr (Ed.), *Psychiatric mental health nursing* (6th ed., pp. 55-78). Lippincott Williams & Wilkins.

Lowe, T., Wellman, N., & Taylor, R. (2003). Limit-setting and decision-making in the management of aggression. *Journal of Advanced Nursing*, 41(2), 154-161.

Rickelman, B. L. (2006). The client who displays angry, aggressive, or violent behavior. In W. Mohr (Ed.), *Psychiatric mental health nursing* (6th ed., pp. 659-686). Lippincott Williams & Wilkins.

Videbeck, S. L. (2006). *Psychiatric mental health nursing* (3rd ed.). Lippincott Williams & Wilkins.

7886	生殖技術の管理

Reproductive Technology Management

定義：複雑な不妊治療の段階を通して患者を援助すること

行動

- □ さまざまな治療法について患者を指導する（例：子宮内人工授精法，体外受精 - 胚移植法（IVF-ET），配偶子卵管内移植法（GIFT），接合子卵管内移植法（ZIFT），精子提供，母細胞提供，ジェステーショナルキャリア（他の母親のために妊娠出産を行うこと，卵子は自分のものではない），サロガシー（他の母親のために自分の卵子を提供し妊娠出産を行うこと）
- □ 特定の治療法を開始する前に，倫理的ジレンマについて話し合う
- □ 生殖補助技術に関する感情を探索する（例：既知 - 匿名の卵子提供または精子提供，凍結保存胚芽，選択的減数手術，代理子宮の使用）
- □ 受胎前カウンセリングを紹介する [**必要な場合**]

Part 3 介入 **441**

□ 排卵予測と検出の方法について患者を指導する（例：基礎体温と尿検査）

□ 排卵誘発剤の投与について患者を指導する

□ 月経周期に合わせて検査予定を組む [**必要な場合**]

□ 治療経過に合わせて，多専門職によるチーム活動を調整する

□ 治療プログラム中の住居をみつけられるよう，遠方からの患者を援助する

□ 配偶子の提供者とそのパートナーに対して教育を行う

□ 配偶子のドナーのスクリーニングと選択に関して，体外受精チームと協働する

□ 安楽にするための薬剤投与をする前に配偶子の提供に関した心理社会的問題を探索する

□ ドナーとレシピエントのホルモンサイクルが同調するように調整する

□ 内分泌測定のための検体を採取する

□ 卵胞発育を確認するために，超音波検査を実施する

□ 卵母細胞の成熟度を評価するために検査結果に関連したチームカンファレンスに参加する

□ 卵母細胞の回収のための器具を準備する

□ 胚芽の凍結と保存を援助する [**適応がある場合**]

□ 受精処置を援助する

□ 胚芽の移植に患者を備えさせる

□ 極端な苦悩や喜び等の典型的な情動反応に関して予期ガイダンスを実施する

□ 流産，子宮外妊娠，卵巣の過剰刺激の可能性等のリスクについて話し合う

□ 子宮外妊娠の際の注意事項についての情報を提供する

□ 報告すべき卵巣の過剰刺激の症状についての情報を提供する

□ 妊娠反応検査を実施する

□ 移植が不成功となった際の悲嘆に対する支援を行う

□ フォローアップのための薬物療法，検査，超音波検査の予定を組む

□ 妊娠初期のホルモンと超音波による観察を援助する

□ 受胎したときの母親の年齢に関連した遺伝カウンセリングを紹介する [**必要な場合**]

□ 不妊症サポートグループへ紹介する [**必要な場合**]

□ 妊娠や養子縁組，または子どもをもたない決断をしたために治療を中断した患者のフォローアップをする

□ 生殖能力の状態に関係なく，人生の成功している部分に焦点があてられるよう，患者を援助する

□ 治療期間中に欠勤が必要になる場合，職場の支援を得る方法を話し合う

□ 経済的問題や医療保険の問題についてカウンセリングを行う

□ 治療の結果について関係機関にデータの報告を行う

第2版：1996。改訂：2018

参考文献

Burns, L. (2012). Dealing with emotional distress following failed IVF. In K. Sharif & A. Coomarasamy (Eds.), *Assisted reproduction techniques: Challenges and management options* (pp. 417-420). West Sussex, United Kingdom: Wiley-Blackwell.

Hoffman, B., Schorge, J., Schaffer, J., Halvorson, L., Bradshaw, K., & Cunningham, F. (2012). Treatment of the infertile couple. In *Williams gynecology* (pp. 529-553) (2nd ed.). McGraw-Hill.

Lobo, R. (2012). Infertility. In G. Lentz, R. Lobo, D. Gershenson, & V. Katz (Eds.), *Comprehensive gynecology* (6th ed., pp. 869-895). Elsevier Mosby.

Wright, P., & Johnson, J. (2008). Infertility. In R. Gibbs, B. Karlan, A. Haney, & I. Nygaard (Eds.), *Danforth's obstetrics and gynecology* (10th ed., pp. 705-715). Lippincott Williams & Wilkins.

442   Part 3 介入

7160	**生殖能力維持**

Fertility Preservation

定義：リプロダクティブ・ヘルス（性と生殖に関する健康）と受胎能力の促進のために，情報，カウンセリング，治療を提供すること

行動

☐ 不妊に関連する因子について話し合う（例：母親の年齢が 35 歳以上，性感染症，化学療法，放射線療法）

☐ 35 歳以前の妊娠を奨励する［適切な場合］

☐ 性感染症の予防方法を患者に指導する

☐ 性感染症の徴候と症状，および早期の積極的な治療の重要性について，患者に情報を提供する

☐ 婦人科の内診を行う［適切な場合］

☐ 子宮頸部の培養検体を採取する［適切な場合］

☐ 性感染症または腟腔内感染症に対する治療を処方する［適応がある場合］

☐ 症状を呈していなくても，パートナーに何らかの症状がある場合，性感染症の評価と治療を受けるよう，患者に助言する

☐ パートナーに性感染症の治療を受けさせるよう，患者に助言する［検査結果が陽性の場合］

☐ 性感染症の検体陽性を報告する［法律上必要な場合］

☐ さまざまな避妊方法が将来的な生殖能力に及ぼす影響について話し合う

☐ 避妊具の使用について患者に助言する

☐ 子宮内避妊具（IUD）の使用は避けるよう，患者に助言する

☐ 生殖能力に影響を及ぼす職業的・環境的な危険因子について，患者に情報を提供する（例：放射線，化学物質，ストレス，感染，他の環境的因子，交代勤務）

☐ 婦人科または腹部手術の適応がある場合，生殖能力を温存する可能性のあるより保存的な選択肢について，患者に情報を提供する

☐ 生殖能力に影響を及ぼす健康問題に対し，精密な身体検査を受けるよう患者に促す（例：無月経，糖尿病，子宮内膜症，甲状腺疾患）

☐ 子宮内膜症に対して早期の積極的な治療を奨励する

☐ 生殖能力に変化を及ぼす可能性のある生活習慣について検討する（例：喫煙，薬物使用，アルコール摂取，栄養，運動，性的行動）

☐ 健康変容プログラムまたは生活変容プログラムに紹介する［適切な場合］

☐ アルコール，喫煙，薬物，他の因子が精子の産生および男性の性機能に及ぼす影響について患者に情報を提供する

☐ 生殖能力に障害を呈する可能性がある病歴に対して，早期の診断と治療を患者に受けさせる

☐ 不妊治療を受ける患者が職場の支援を受けられるよう，援助する

☐ 種々の不妊手術の可逆性または不可逆性について考慮できるような情報を，患者に提供する

☐ 不可逆的な処置であることを考慮のうえで不妊手術を検討するよう，患者に助言する

第 2 版：1996。改訂：2018

参考文献

Hoffman, B., Schorge, J., Schaffer, J., Halvorson, L., Bradshaw, K., & Cunningham, F. (2012). Treatment of the infertile couple. In *Williams gynecology* (pp. 529-553) (2nd ed.). McGraw-Hill.

Jensen, J., & Mishell, D., Jr. (2012). Family planning. In G. Lentz, R. Lobo, D. Gershenson, & V. Katz (Eds.), *Comprehensive gynecology* (6th ed., pp. 215-272). Elsevier Mosby.

Leyland, N., Casper, R., Laberge, P., & Singh, S. (2010). & Society of Obstetricians and Gynaecologists of Canada. *Endometriosis: Diagnosis and management. Journal of Obstetrics & Gynaecology Canada*, *32*(Suppl. 2), S1-S32.

Onwere, C., & Vakharia, H. (2014). *Crash course: Obstetrics and gynaecology* (3rd ed.). Edinburgh, Scotland: Mosby Elsevier.

Shoupe, D. (Ed.). (2011). *Gynecology in practice: Contraception [A. Arici, series editor]*. Oxford: Wiley-Blackwell.

Part 3 介入　　**443**

6300	性的暴行トラウマケア
	Sexual Assault Trauma Care

定義：報告された性的暴行直後の感情的，身体的支援の提供

行動

- [ ] 個人が人と一緒にいるための支援を提供する
- [ ] 性的暴行看護師調査官（SANEs），科学捜査的に訓練された看護師，性的暴行対応チーム（SART），性的暴行科学捜査調査官（SAFEs），または性的暴行調査官（SAEs）に検査を実施するよう連絡する**［組織内で可能な場合］**
- [ ] 性的暴行危機カウンセラーを利用できることについて個人に説明する
- [ ] 個人の要請に基づき性的暴行危機カウンセラーに連絡する
- [ ] 利用可能な法的手続きを説明する
- [ ] 性的暴行プロトコルを説明し，手続きを進めるための同意を得る
- [ ] 暴行の後，シャワー，ビデ，入浴をしたかどうか記録する
- [ ] 精神状態，身体状態（例：衣類，汚れ，破片），事件の過程，暴力の証拠，以前の婦人科病歴を記録する
- [ ] 切り傷，あざ，出血，裂傷，または他の身体損傷の徴候の存在を判断する
- [ ] 性的暴行プロトコルを実施する（汚れた衣類，腟分泌物，爪垢，陰毛の抜け毛にラベルをつけ保存する）
- [ ] 法的証拠のためのサンプルを確保する
- [ ] 妊娠予防の薬物治療を行う**［適切な場合］**
- [ ] 性感染症（STI）に対する予防的な抗生物質の投薬を行う
- [ ] B型肝炎の予防接種を行う
- [ ] 患者にHIV検査の情報を与える**［適切な場合］**
- [ ] 薬物の使用，危機支援サービス，法的な支援について明確に記載された説明書を提供する
- [ ] 関係機関の電話番号を提供する
- [ ] 施設や性的暴行の収集方針に則って記録する
- [ ] すべての収集した証拠を施錠された場所に保管し，法執行機関のために保持する

第1版：1992。改訂：2000，2024

参考文献

American Nursing Association. (2017). *Forensic nursing: Scope and standards of practice* (2nd ed.).

Boyd, M. R. (2018). Caring for abused persons. In M. A. Boyd (Ed.), *Psychiatric nursing: Contemporary practice* (6th ed.). Wolters Kluwer.

Cochran, C. B. (2019). An evidence-based approach to suicide risk assessment after sexual assault. *Journal of Forensic Nursing, 15*(2), 84-92. https://doi.org/10.1097/JFN.0000000000000241

Delgadillo, D. C. (2017). When there is no sexual assault nurse examiner: Emergency nursing care for female adult sexual assault patients. *JEN: Journal of Emergency Nursing, 43*(4), 308-315. https://doi.org/10.1016/j.jen.2016.11.006

Dworkin, E. R. (2020). Risk for mental disorders associated with sexual assault: A meta-analysis. *Trauma, Violence & Abuse, 21*(5), 1011-1028.

Grundy-Bowers, M., & Read, M. (2020). Developing cultural competence in caring for LGBTQI+ patients. *Nursing Standard, 35*(2), 29-34. https://doi.org/10.7748/ns.2019.e11390

Nathan, S., & Ferrara, M. (2020). An innovative trauma-informed curriculum for sexual assault care. *Journal of Nursing Education, 59*(6), 336-340. https://doi.org/10.3928/01484834-20200520-07

U.S. Department of Justice. (2018). *National Training Standards for Sexual Assault Medical Forensic Examiners* (2nd ed.).

444　Part 3　介入

8272	青年期ケア
	Adolescent Care

定義：子どもから大人への移行期に，身体的・認知機能的・社会的・情緒的な成長を支援するための発達上適切なケアを促進すること

行動

- [ ] 青年期の人と信頼し合える関係性を築く
- [ ] 自分のヘルスケアに関する決定への積極的な参加を青年期の人に奨励する
- [ ] 発達の指標と関連する行動について青年期の人や親と話し合う
- [ ] 青年期の人に関連すること，既往歴から考えられる健康問題の検査をする（例：貧血，高血圧，聴覚または視覚障害，脂質代謝異常症，口腔衛生の問題，性成熟異常，身体発達異常，ボディイメージ障害，摂食障害，栄養不足，飲酒や喫煙，薬剤の使用，不健康な性的行動，感染性疾患，自己概念の乏しさ，自尊感情の低さ，抑うつ，人間関係における困難さ，虐待，学習に関する問題，仕事に関する問題）
- [ ] 年間の身体的，視覚的なスクリーニングを奨励する
- [ ] 乳房や陰嚢の自己検査を指導する［適応がある場合］
- [ ] 1年に2回の歯科検診を奨励する
- [ ] 良好な歯科衛生の実践を奨励する
- [ ] 教育を提供し，年齢に合った予防接種を行う
- [ ] 健康相談や説明会を青年期の人や親に行う［必要な場合］
- [ ] 思春期の発達段階を認識し，発達過程について教育を提供する
- [ ] 個人の清潔と衛生を促進する
- [ ] プライバシーを提供する
- [ ] 日常生活動作の自立を促す［適切な場合］
- [ ] 安全な運動への定期的な参加を奨励する
- [ ] 健康的な食事を促す
- [ ] 性同一性の発達を促進する
- [ ] 責任のある性行動と性感染症（STDs）のスクリーニングを奨励する
- [ ] 使用法の指導に伴い避妊具を提供する［必要な場合］
- [ ] アルコールやたばこ，薬物を避けるように促す
- [ ] 乗物の安全を促す
- [ ] 意思決定能力を促進する
- [ ] コミュニケーションと自己主張の技術を強化する
- [ ] 自己および他者への責任感を促進する
- [ ] 対立の解決策として非暴力的な対応を奨励する
- [ ] 目標設定を奨励する
- [ ] 社会的な関係性の構築と維持を奨励する
- [ ] 学校・課外活動・コミュニティの活動への参加を奨励する
- [ ] 青年期の人への親の影響力を強化する
- [ ] 10代の人のストレッサーとストレス管理技術を評価する
- [ ] 気分を評価し，懸念への資源を提供する（例：抑うつ，自殺企図）［必要な場合］
- [ ] 刺青やピアスのような身体改造を議論する
- [ ] カウンセリングに紹介する［必要な場合］
- [ ] 理解を確実にするためにティーチバックを用いる

第3版：2000。改訂：2024

Part 3 介入 **445**

参考文献

Garzon Maaks, D. L., Barber Starr, N., Brady, M. A., Gaylord, N. M., Driessnack, M., & Duderstadt, K. (2021). *Burns' pediatric primary care* (7th ed.). Elsevier.

Hagan, J. F., Shaw, J. S., & Duncan, P. M. (2017). *Bright futures: Guidelines for health supervision of infants, children, and Adolescents* (4th ed.). American Academy of Pediatrics.

Hockenberry, M. J., Wilson, D., & Rodgers, C. (2019). *Wong's nursing care of infants and children* (11th ed.). Elsevier.

Perry, S. E., Hockenberry, M. J., Lowdermilk, D. L., & Wilson, D. (2018). *Maternal child nursing care* (6th ed.). Elsevier.

Richardson, B. (2020). *Pediatric primary care: Practice guidelines for nurses* (4th ed). Jones & Bartlett Learning.

3440	切開部ケア
	Incision Site Care

定義：縫合糸・クリップ・ステープルで縫合された創傷を洗浄し，観察し，治癒を促進すること

行動

☐ 処置を説明して，こころの準備を促す

☐ 切開部ケアの 30 〜 60 分前に鎮痛剤を投与する

☐ 手指衛生と無菌操作を使用する

☐ 切開部の発赤，腫脹，離開の徴候，内容物の脱出，排液を観察する

☐ 切開部の治癒過程と感染の徴候と症候を観察する

☐ 適切な非細胞毒性の洗浄液と皮膚に優しい摩擦で切開部周辺を洗浄する

☐ 清潔部位から清潔でない部分に向かって拭く（切開部から周囲の皮膚まで：ドレーン挿入部からららせん状の円の動きで外側に）

☐ あらゆる洗浄液は最も汚染されていない領域から最も汚染されている領域へと向かわせる

☐ スワブまたはガーゼは切開部に対し 1 回だけ使用し破棄する

☐ きつく締めつけられた針金縫合部，深くて狭い創傷，ポケットのある創傷を効果的に洗浄するため，無菌の綿棒を用いる

☐ ドレーン挿入部周囲またはドレーンチューブの先を清潔にする

☐ ドレーンチューブの位置を保つ［**適応がある場合**］

☐ 切開部に皮膚接合用テープをあてる［**適切な場合**］

☐ 傷つきやすい皮膚領域からの繰り返されるテープの剥離を避けるため，再利用可能なテープや皮膚バリアを使用する

☐ 消毒の軟膏を塗布する［**処方に従って**］

☐ 縫合糸やステープル，クリップを除去する［**適応がある場合**］

☐ 適切な間隔でドレッシング材を交換する

☐ 切開部の保護に適切なドレッシング材をあてる

☐ 個人が切開部をみることを促進する

☐ 入浴中の切開部のケア方法について患者に説明する

☐ 切開部の圧迫を最小限にする方法を教育する

☐ 感染の徴候と症状を含む切開部のケア方法について指導する

☐ 医療従事者に知らせるための理由について教育する（例：発熱，発赤，腫脹，創傷の離開）

☐ 理解を確実にするためにティーチバックを用いる

☐ 切開部ケア，切開部の状態，提供した教育を記録する

第 1 版：1992。改訂：2000，2024

参考文献

Beauchaine, D. (2021). Skin integrity and wound healing. In R. F. Craven, C. J. Hirnle, & C. J. Henshaw

446 Part 3 介入

(Eds.), *Fundamentals of nursing: Human health and function* (8th ed.). Wolters-Kluwer.

Berman, A., Snyder, S. J., & Frandsen, G. (2018). Skin integrity and wound care. In *Kozier and Erb's Fundamentals of nursing: Concepts, process and practice* (pp. 837-857) (10th ed.). Pearson.

Boon, C. J. W. (2021). Skin integrity and wound care. In P. A. Potter, A. G. Perry, P. A. Stockert, & A. M. Hall (Eds.), *Fundamentals of nursing* (10th ed., pp. 1207-1210). Elsevier.

Perry, A. G., Potter, P. A., Ostendorf, W. R., & Laplante, N. (2022). Wound care and irrigation. In *Clinical Nursing Skills and Techniques* (10th ed.). Elsevier.

Williams, P. (2020). *Basic geriatric nursing* (7th ed.). Elsevier.

4920	積極的傾聴
	Active Listening

定義：患者の言語的・非言語的メッセージに対して細心の注意を払い，重要性を付与すること

行動

☐ 相互作用の目的を設定する

☐ 個人の興味を示す

☐ 思考や感情，懸念の表出を促すために自由回答方式の質問や意見を用いる

☐ 個人やその人の経験についてあらゆる判断をすることを控える（例：偏見，先入観，推測）

☐ 個人的関心や他の懸念事項を抑制することで，相互作用に焦点をあてる

☐ 積極的傾聴の障壁となるものを避ける（例：感情を抑える，簡単な解決法を提示する，話の中断，自分自身のことを語る，早めに話を切り上げる）

☐ 情動に対して理解と鋭敏さを示す

☐ コミュニケーション促進のために非言語的行動を用いる（非言語的メッセージが伝達する身体的なふるまいに注意を払う）

☐ 感情や思考，懸念の表出を促すために沈黙を用いる

☐ 会話の内容だけではなく，表出されないメッセージや感情も傾聴する

☐ 表出された言葉に伴う非言語的メッセージだけではなく，患者が避けた言葉にも注意を払う

☐ 声のトーンやテンポ，音の高低，抑揚に注意を払う

☐ 定期的に言い換えた重要なポイントによって，情報や感情を映し出し，振り返る

☐ 主となるテーマを明確にする

☐ ふるまいや過去の経験，現在の状況に影響されたメッセージの意味を明確にする

☐ 受け取ったメッセージの理解を示すため，返事をするタイミングを計る

☐ 厳密な質問とフィードバックを用いることでメッセージを明確にする

☐ 質問やフィードバックを用いることでメッセージの理解を確認する

☐ 行動の意味を見いだすために一連の相互作用介入を用いる

☐ 重要なテーマを言い換えることで要約する

☐ あらゆる相互の責任とフォローアップのための手配をする [**必要な場合**]

第 1 版：1992。改訂：1996，2004，2024

参考文献

Ellis, P., & Abbott, J. (2018). Active listening, Part one: How and where. *Journal of Kidney Care, 3*(2), 126-128. https://doi.org/10.12968/jokc.2018.3.2.126

Ellis, P., & Abbott, J. (2018). Active listening, Part two: Showing empathy. *Journal of Kidney Care, 3*(3), 193-195. https://doi.org/10.12968/jokc.2018.3.3.193

Fitzgerald, D. T. (2020). Using online active listening to facilitate student communication skills. *The Journal of Nursing Education, 59*(2), 117. https://doi.org/10.3928/01484834-20200122-13

Jonsdottir, I. J., & Kristinsson, K. (2020). Supervisors' active-empathetic listening as an important antecedent of work engagement. *International Journal of Environmental Research and Public Health, 17*(21), 7976. https://doi.org/10.3390/ijerph17217976

Kilgore, C. (2017). Active listening key to quality palliative care. *Caring for the Ages, 18*(10), 15.

Payton, J. (2018). Improving communication skills within the nephrology unit. *Nephrology Nursing Journal: Journal of the American Nephrology Nurses' Association, 45*(3), 269-280.

Pangh, B., Jouybari, L., Vakili, M. A., Sanagoo, A., & Torik, A. (2019). The effect of reflection on nurse-patient communication skills in emergency medical centers. *Journal of Caring Sciences*, 8(2), 75-81. https://doi.org/10.15171/jcs.2019.011

1050	摂食
	Feeding

定義：自力摂食できない個人に栄養を提供すること

行動

□ 処方された食事療法を明らかにする

□ 食事トレイやテーブルを魅力的に設定する

□ 食物の嗜好，文化的または宗教的な嗜好を判断し，定期的な摂食に組み込む

□ 不必要な装置や機器を取り除き，食事中の快適な環境をつくる

□ 食事の前に十分な疼痛緩和を提供する[**適切な場合**]

□ 食事の前に口腔衛生を提供する[**必要な場合**]

□ 嚥下反射の存在を明らかにする[**必要な場合**]

□ 好みの食事をトレイに固定する（例：肉を切る，パッケージを開ける）

□ 目がみえない側に食事を置くことを避ける

□ 視覚障害のある人のためにトレイの上の食品の位置を説明する

□ 快適な食事の体位にする

□ 食欲を刺激する食物のにおいを嗅ぐ機会を提供する

□ 食事の順序について，好みを尋ねる

□ 喜びとリラクセーションを伝えるために，供給しながら座る

□ 摂食中に頭と首をわずかに前方屈曲させ，直立の位置に維持する

□ 口の健側に食物を置く[**適切な場合**]

□ 視野欠損がある場合，視野内に食物を置く

□ 知覚障害の場合，品物を区別しやすいように色調の異なる食器を選択する

□ 摂食後に水を与える[**必要な場合**]

□ 前掛けで保護する[**適切な場合**]

□ 疲労を避けるために摂食の速さを調整する

□ 食事が終わったことを知らせるように依頼する[**適切な場合**]

□ 摂取量を記録する[**適切な場合**]

□ 食品のなかに薬剤を忍ばせることを避ける

□ 咀嚼している間は，飲物や食物を口元にもっていくことを避ける

□ ストローを提供する[**必要な場合**]

□ 手で食べられる食事または好みの食品や飲物を提供する[**適切な場合**]

□ 最も食欲を刺激する温度で食品を提供する

□ 嚥下中に，注意をそらすことを避ける

□ 急がず，ゆっくり食べさせる

□ 食事中の人に注意を払う

□ 患者が疲れている場合は，食事を延期する

□ 食事の終わりには，口のなかに食物が残っていないかをチェックする

□ 食事の後に顔や手を洗う

□ 個人に食べさせるよう，両親や家族に促す

448　　Part 3　介入

- ☐ ダイニングルームで食事をするよう促す［可能な場合］
- ☐ 社会的交流を提供する［適切な場合］
- ☐ 自分自身で食事をすることを促すため，適応性のある機器を提供する［必要な場合］（例：長い取っ手，外周の長い取っ手，食器につけた小さなストラップ）
- ☐ 大きな取っ手のカップを使用する［必要な場合］
- ☐ 壊れない重みのある皿やコップを使用する［必要な場合］
- ☐ 頻回の合図と緻密な管理を提供する［適切な場合］
- ☐ 自分自身による摂食姿勢を褒める
- ☐ 体重，水分補給状態，検査値を観察する［適切な場合］
- ☐ 摂食のニーズを支援する方法について個人と家族を指導する
- ☐ 理解を確実にするためにティーチバックを用いる
- ☐ 摂食時間を記録する［適応がある場合］

第1版：1992。改訂：2008，2024

参考文献

Berman, A., Snyder, S. J., & Frandsen, G. (2018). Nutrition. In *Kozier and Erb's fundamentals of nursing: Concepts, process and practice* (pp. 1152-1154) (10th ed.). Pearson.

Berta, J. W. (2022). Nutrition alterations and management. In L. D. Urden, K. M. Stacy, & M. E. Lough (Eds.), *Critical care nursing: Diagnosis and management* (9th ed., pp. 95). Elsevier.

Miller, T. (2021). Nutrition. In P. A. Potter, A. G. Perry, P. A. Stockert, & A. M. Hall (Eds.), *Fundamentals of nursing* (10th ed., pp. 1120-1121). Elsevier.

Perry, A. G., Potter, P. A., Ostendorf, W. R., & LaPlante, N. (2021). Oral nutrition. In *Clinical nursing skills and technique* (pp. 826-831) (10th ed.). Mosby.

St. Onge, J. L. (2021). Nutrition. In R. F. Craven, C. J. Hirnle, & C. J. Henshaw (Eds.), *Fundamentals of nursing: Human health and function* (8th ed.). Wolters-Kluwer.

Touhy, T. (2020). Nutrition. In K. Jett & T. A. Touhy (Eds.), *Toward healthy aging* (10th ed., pp. 173-189). Elsevier.

Williams, P. (2020). Maintaining fluid balance and meeting nutritional needs. In *Basic geriatric nursing* (pp. 117-124) (7th ed.). Elsevier.

1030	摂食障害の管理
	Eating Disorders Management

定義：過度な食事制限や食物や水分の過食嘔吐，過度な運動を予防し治療すること

行動

- ☐ 健康状態，支援システム，治療の目標を判断する
- ☐ 治療計画を立案するために，医療チームの他のメンバーと協働する
- ☐ 個人と重要他者を巻き込む［適切な場合］
- ☐ 年齢および体型の推奨される体重範囲内にない場合，目標体重を設定するためにチームと個人で協議する
- ☐ 期待される毎日の体重増加量を設定する
- ☐ 目標体重の達成と維持に必要な毎日のカロリー摂取量を決定するために，栄養士と相談する
- ☐ 良好な栄養状態の概念を指導し，強化する［必要な場合］
- ☐ 栄養士と食事の嗜好について話し合うように促す
- ☐ 食生活のライフスタイルの選択を尊重する［可能な場合］（例：ベジタリアン，ビーガン，ポーヨタリアン（鶏肉と魚介類は食べるベジタリアン））
- ☐ 支援の関係を確立する
- ☐ 回復に向けた努力を促進するため，希望を生み出すコメントや活動を定期的に使用する
- ☐ 生理学的パラメーター（例：バイタルサイン，電解質）をモニタリングする［必要な場合］
- ☐ 日常的に体重を測定する（1日のうちの同時間と排泄後）

Part 3　介入　　**449**

- [ ] 体重を変化させるかもしれない変数のコントロールを試みる（例：異なる衣類，衣類に隠されたもの）
- [ ] 水分の摂取量と排出量をモニタリングする［**適切な場合**］
- [ ] 毎日の食物摂取によるカロリーをモニタリングする
- [ ] 毎日の食物摂取量，体重増加，体重維持を自己モニタリングするよう勧める［**適切な場合**］
- [ ] 自殺行為や自傷行為をモニタリングする
- [ ] 適切な行動に対する期待値を設定する（例：食物と水分の摂取量，身体活動量）
- [ ] 望ましい体重増加や体重維持行動を導くために，契約を結ぶ
- [ ] 予定されている食事と軽食だけをとるよう，食事の供給を制限する
- [ ] 適切な摂取量が達成され，維持されることを確認するために，食事中や間食中および食後に観察する
- [ ] 食事や軽食の指定された観察時間中は，トイレに付き添う
- [ ] 観察されていないときに，バスルーム（トイレ）で過ごす時間を制限する
- [ ] 摂食，体重減少，および体重増加に関連した行動についてモニタリングする
- [ ] 体重増加に寄与する行動を促進し，体重減少行動を制限するために，行動変容の技法を用いる［**適切な場合**］
- [ ] 体重増加や体重増加を促進する行動を強化する
- [ ] 体重減少，体重減少の行動，または体重増加の不足に対応した改善策を提供する
- [ ] 新しい食行動，ボディイメージの変化，ライフスタイルの変化を統合する際の支援を提供する（例：リラクセーション療法，脱感作練習，感情について話す機会）
- [ ] 下剤で腸を空にする，悪心，過度の衝動に駆られた状況，感情を記録するため，毎日記録をつけるよう指導する
- [ ] 体重増加の促進のために，身体活動を制限する［**必要な場合**］
- [ ] 適切な場合，監督下の運動プログラムを提供する
- [ ] 体重増加が良好に進行していくのに合わせ，食事と運動についてのかぎられた選択をする機会を許可する
- [ ] 摂食障害に寄与するかもしれない個人的な問題を検討し，解決するために，個人と重要他者を援助する［**必要な場合**］
- [ ] 健康的な体重と互換性のある自尊心を確立するために援助する
- [ ] 進捗状況について定期的に医療チームと協議する
- [ ] 目標体重を達成し，一定期間持続して望ましい摂食行動を示したときに，治療の維持段階を開始する
- [ ] 日常的に体重をモニタリングする
- [ ] 目標範囲に対する体重の変化の許容範囲を決定する
- [ ] 食事や身体活動に関する選択肢を任せる［**適切な場合**］
- [ ] サポートやガイダンスを提供する［**必要な場合**］
- [ ] 食事と身体活動に関する選択肢の妥当性と影響を評価できるよう援助する
- [ ] 目標体重範囲内に留まることができない場合，体重増加プロトコルを再開する
- [ ] 家庭管理のための治療プログラムとフォローアップケアを実施する（例：医療，カウンセリング）

第 1 版：1992。改訂：2000，2024

参考文献

Dudek, S. G. (2021). Obesity and eating disorders. In *Nutrition essentials for nursing practice* (9th ed). Lippincott Williams & Wilkins.

Halter, M. J. (2019). *Manual of care plans in psychiatric nursing: An interprofessional approach.* Elsevier.

Halter, M. J. (2022). *Varcarolis' Foundations of psychiatric mental health nursing: A clinical approach* (9th ed.). Elsevier.

Hovde, K., Markovchick, T., Netzky, J., Sandberg, H., & Mehler, P. S. (2021). Care of the hospitalized patient with severe anorexia nervosa or avoidant restrictive food intake disorder. *MEDSURG Nursing, 30*(3), 197-211.

Smith, A. R., Ortiz, S. N., Forrest, L. N., Velkoff, E. A., & Dodd, D. R. (2018). Which comes first? An examination of associations and shared risk factors for eating disorders and suicidality. *Current*

Psychiatry Reports, 20(9), 77.

Stavarski, D. H., Alexander, R. K., Ortiz, S. N., & Wasser, T. (2019). Exploring nurses' and patients' perceptions of hope and hope-engendering nurse interventions in an eating disorder facility: A descriptive cross-sectional study. *Journal of Psychiatric and Mental Health Nursing, 26*(1-2), 29-38.

Videbeck, S. H. (Ed.), (2020). *Psychiatric-mental health nursing* (8th ed.). Lippincott Williams & Wilkins.

3420	切断ケア
	Amputation Care

定義：身体の一部を切断した前後で身体的・精神的な治癒を促進すること

行動

- □ 切断の決定に参加するよう，患者に奨励する [**可能な場合**]
- □ 患者とインフォームドコンセントを見直す
- □ 手術前後の情報提供と支援
- □ 圧軽減マットレスの使用を促進する
- □ 身体がきちんとまっすぐになるように切断部をポジショニングする
- □ ひざ下の切断部を伸展位にする
- □ 浮腫やうっ血を軽減するために切断部が下になるのを避ける
- □ 漏出や感染徴候がないかぎり，術後すぐに義足の切断部の包帯を除去しないようにする
- □ 切断部をくるむ [**必要な場合**]
- □ きちんと合うプロテーゼ（人工補填物）を巻いて滑らかな円錐形の切断部となるようにする
- □ 切断部にある浮腫の程度を観察する
- □ 幻肢痛を観察する（例：下肢があった場所の灼熱感，筋けいれん，拍動痛，激しい痛み，刺すような痛み）
- □ 手術後数週間で幻肢痛が始まり，他の部位を圧迫することが引き金となりうることを説明する
- □ 薬剤および非薬剤性の疼痛コントロールを行う [**必要な場合**]
- □ 心理的懸念（例：うつ，不安）やボディイメージの変化に関連する適応を観察する
- □ 切開部の創傷治癒を観察する
- □ 患部をジェットバスに入れる [**適切な場合**]
- □ 組織の皮膚統合性を観察する（例：真菌感染，皮膚炎，傷跡の管理）
- □ 術後の適切な運動方法を患者に説明する（例：可動域，耐久力，筋力強化）
- □ 術後に可動域訓練・耐久力運動・強化運動を行うよう，患者に奨励する [**必要に応じて介助しながら**]
- □ 長時間座り続けるのを避けるよう，患者に説明する
- □ 移乗方法や介助具を教える（例：モンキーバー）
- □ 身体の一部を喪失したことに伴う悲嘆の過程を支える（例：切断部を隠す初期の要求を受け入れる）
- □ 優しく説得し，変化した身体の部分をみたり触れるための支援をする
- □ 必要な生活様式の変更や補助器具の準備を促進する（例：家や車）
- □ 必要な衣類の変更を明らかにする
- □ 向上できるセルフケアの共通の目標を設定する
- □ 切断部のセルフケアを練習するよう患者に奨励する
- □ 退院後のセルフケアについての適切な教育を行う
- □ ヘルスケア提供者に報告すべき徴候や症状について，患者を指導する（例：慢性的な疼痛，皮膚の損傷，刺すような痛み，末梢脈拍の欠如，皮膚温の低下，機能的なニーズや目標の変化）
- □ リハビリテーションの見込みのある長期目標について話し合う（例：補助具なしでの歩行）
- □ 同様の切断を経験した人との相互作用を奨励する [**適切な場合**]
- □ 人工装具の初期の使用とケアを監督する

Part 3 介入 **451**

- ☐ 人工装具を清潔にする
- ☐ 患者と家族に人工装具のケア方法と装着方法を説明する
- ☐ 安定性や動かしやすさ，エネルギー効率，歩行容姿の観点で人工装具を定期的に評価する
- ☐ 手術前に人工装具をはずす[**適切な場合**]
- ☐ 使用していないときの人工装具を厳重に保管する
- ☐ 人工装具の修理や使用に伴う合併症の治療を専門家に依頼する

第1版：1992。改訂：2004，2013

参考文献

Bloomquist, T. (2001). Amputation and phantom limb pain: A pain-prevention model. *American Association of Nurse Anesthetists Journal, 69*(3), 211-217.

Bryant, G. (2001). Stump care. *AJN: American Journal of Nursing, 101*(2), 67-71.

Department of Veterans Affairs, Department of Defense. (2007). *VA/DoD Clinical practice guideline for rehabilitation of lower limb amputation.*

Esquenazi, A., & DiGiacomo, R. (2001). Rehabilitation after amputation. *Journal of the American Podiatric Association, 91*(1), 13-22.

Gibson, J. (2001). Lower limb amputation. *Nursing Standard, 15*(28), 47-52.

Perry, A. G., & Potter, P. A. (2010). *Clinical nursing skills and techniques* (pp. 1028-1032) (7th ed.). Mosby Elsevier.

Sjodahl, C., Jarnlo, G. B., & Persson, B. (2001). Gait improvement in unilateral transfemoral amputees by a combined psychological and physiotherapeutic treatment. *Journal of Rehabilitation Medicine, 33*(3), 114-118.

2260	セデーション管理
	Sedation Management

定義：意識を変化させる鎮静剤の投与中に，必要な生理学的支援を提供すること

行動

- ☐ 既往歴および診断検査の結果をみて，看護師による意識のある鎮静の施設基準に合っているか判断する
- ☐ 過去に意識のある鎮静の経験があるか尋ねる
- ☐ 薬剤のアレルギーがないか調べる
- ☐ 最終の食事および水分摂取時間を調べる
- ☐ 薬剤を調べ，鎮静の禁忌がないかを確かめる
- ☐ 鎮静の効果について説明する
- ☐ 紙面の同意書を確認する
- ☐ 鎮静剤投与の前に意識レベルおよび防衛反射を評価する
- ☐ ベースラインとなるバイタルサイン，酸素飽和度，心電図，身長，体重を測定する
- ☐ 緊急の蘇生用物品，特に100％酸素供給物品や緊急用の薬剤，除細動器がすぐに使用できる状態であることを確認する
- ☐ 静脈投与ラインを確保する
- ☐ 医療従事者の指示または施設の手順に従い，反応をみながら注意深く薬剤を投与する
- ☐ 施療の間，意識レベル，気道，バイタルサイン，酸素飽和度，呼気終末二酸化炭素分圧（ET CO_2），心電図をモニタリングする[**施設のプロトコルに従って**]
- ☐ 実施後の薬剤の副作用（有害なもの）がないか観察する（例：興奮，呼吸抑制，低血圧，過度の眠気，低酸素血症，不整脈，無呼吸，持病の増悪）
- ☐ 意識の消失（LOC）を判断するため鎮静尺度を使用する（例：Ramsay scale：ラムゼイスケール）
- ☐ 医療従事者の指示または手順に従い，拮抗剤の投与ができることを確認する[**適切な場合**]
- ☐ 退出基準を満たすかどうか決定する（例：Aldrete scale：アルドレート麻酔覚醒スケール）
- ☐ 処置と反応を記録する[**施設の方針に従って**]

452 Part 3 介入

☐ 退出または移送させる［施設のプロトコルに従って］
☐ 退出後に関する指導書を提供する［施設のプロトコルに従って］

第2版：1996。改訂：2000，2004，2024

参考文献

American Society of Anesthesiologists Task Force on Moderate Procedural Sedation and Analgesia. (2018). Practice guidelines for moderate procedural sedation and analgesia. *Anesthesiology*, *128*, 437-479. https://doi.org/10.1097/ALN.0000000000002043

Croke, L. (2021). Guideline for care of the patient receiving moderate sedation/analgesia. *AORN Journal*, *113*(6), P4-P6. https://doi.org/10.1002/aorn.13436

Czarnecki, M. L., & Turner, H. N. (2018). *Core curriculum for pain management nursing*. Elsevier.

DiNisco, S. M. (2021). *Advanced practice nursing: Essential knowledge for the profession* (4th ed.). Jones & Bartlett.

Mohr, N. M., Stoltze, A., Ahmed, A., Kiscaden, E., & Shane, D. (2018). Using continuous quantitative capnography for emergency department procedural sedation: a systematic review and cost-effectiveness analysis. *Internal & Emergency Medicine*, *13*(1), 75-85. https://doi.org/10.1007/s11739-016-1587-3

Schick, L., & Windle, (2017). *Perianesthesia nursing core curriculum* (4th ed.). American Society of Perianesthesia Nurses.

5390	セルフ・アウェアネス強化
	Self-Awareness Enhancement

定義：患者自身の思考，感情，動機づけ，行動を探索し理解できるように患者を支援すること

行動

☐ 患者の思考と感情を認識し，話し合えるよう支援する

☐ 誰もが唯一無二の存在であることを認識できるよう，患者を援助する

☐ 自己概念形成の一助となる価値観を見いだせるよう，患者を援助する

☐ 自分自身について通常抱いている感情を認識できるよう，患者を援助する

☐ 患者の行動や反応についての観察や思考を共有する

☐ さまざまな状況における患者の通常の反応パターンを明確にできるようにする

☐ 人生における優先順位を明らかにできるよう，患者を援助する

☐ 疾病が自己概念に与える影響を認識できるよう，患者を援助する

☐ 患者の現実否認を言葉にする［適切な場合］

☐ 患者のアンビバレント（相反する）な感情（怒りまたは抑うつ）に直面させる

☐ 患者の現在の情動的な状態を観察する

☐ 他者へ依存することを受け入れられるよう患者を援助する［適切な場合］

☐ 自分自身の権利を明らかにすることで，自分を被害者とみなす見地を変容できるよう，患者を援助する［適切な場合］

☐ 自分自身を否定的に語っていることに気づくことができるよう，患者を援助する

☐ 罪悪感を認識できるよう，患者を援助する

☐ 不安に陥る状況を明らかにできるよう患者を支援する

☐ コントロールの必要性を患者とともに探索する

☐ 自分自身の肯定的な特性を認識できるよう，患者を援助する

☐ 改善していくための根拠を見いだせるように患者／家族を援助する

☐ 能力や学習に対する姿勢を明らかにできるよう患者を援助する

☐ 自分自身に対する否定的な認識を再度見直すことができるよう，患者を援助する

☐ モチベーションの源を認識できるよう，患者を援助する

☐ 自壊的な行動を認識できるよう，患者を援助する

□ ピアグループ（仲間集団）とともに自己表現ができるよう勧める
□ 矛盾した主張を明確に理解できるよう，患者を援助する

第1版：1992。改訂：2004

参考文献
Craven, R. F., & Hirnle, C. J. (2003). *Fundamentals of nursing: Human health and function* (4th ed.). Lippincott Williams & Wilkins.
Stuart, G. W., & Laraia, M. T. (2005). *Principles and practice of psychiatric nursing* (8th ed.). Mosby.

1800	セルフケア援助
	Self-Care Assistance

定義：日常生活活動（ADL）が行えるように患者を援助すること

行動

□ セルフケア活動や手段的日常生活動作（例：買い物，料理，家事，洗濯，交通機関の使用，金銭管理，服薬管理，コミュニケーションの使用，時間の使用）に必要な支援のレベルを判断する
□ セルフケア活動を推進する際，文化と年齢に配慮する
□ 自宅における安全にかかわる変更に対する必要性を判断する（例：浴室に車椅子でアクセスできるためのより広いドア枠，小さな敷物の除去）
□ 自宅の増強の必要性を判断する（例：主要階に設置された洗濯場や他の設備，廊下のサイドレール，浴室のつかまり棒）
□ 自宅やケアの変更に関する財源と個人的な好みを判断する
□ 自宅における安全装置の存在を確認する（例：煙探知器，一酸化炭素探知器，消火器）
□ 家中の，特に作業場所（例：台所，浴室），および夜間の照明の適切性を確認する（例：適切に設置された常夜灯）
□ 日常活動における支援のための道具を提供する（例：食器棚・クローゼットのなか・調理台やコンロの上・冷蔵庫内の品物に手が届くようにするための拡張装置，コンロや電子レンジのような家事用具を操作するための特殊なノブ）
□ 認知強化技術を提供する（例：最新のカレンダー，明らかに読みやすく理解しやすい服薬時間のリスト，みやすい時計）
□ 安全な視覚装置や技術を提供する（例：明るい黄色で段差の縁を塗る，自宅の廊下をはっきりした経路にする，シャワーや浴槽に滑り止め加工した表面を導入する）
□ セルフケア活動のためのルーチンを確立し，活動を支援する［必要な場合］
□ 身体的能力や認知的能力が安定しているかどうか，低下しているかどうかを判断し，それに応じて変化に対応する
□ セルフケアのニーズについて協働するために理学療法士や作業療法士に相談する
□ 料理，掃除，買い物のための方法やルーチンを確立することを支援する
□ 料理をするとき，短いまたは体にぴったりとした袖の衣類を着用するよう指導する
□ 個人が作業を完遂できるように作業の組み立てを支援する（例：食品を刻む，手の届きやすい場所に衣類を置く，食料品を開梱する）
□ 自立した自己管理を行うための能力をモニタリングする
□ 個人衛生，更衣，整容，排泄，食事の補助具の必要性をモニタリングする
□ 暖かく，リラックスでき，私的で個別性のある治療環境を提供する
□ 希望する個人的用品を提供する（例：消臭剤，歯ブラシ，浴用石けん）
□ セルフケアを十分にできるようになるまで支援を提供する
□ 依存関係のニーズを受け入れることで援助する
□ 健康のための日課を確立させる手段として，同じ行為を繰り返し行う
□ 可能な範囲まで日常生活活動を実行するように指導する

454 Part 3 介入

- ☐ 自立を奨励するが，できないときは介入する
- ☐ 自立を促すために，実行できない場合にだけ介入するよう家族に指導する
- ☐ 支援や援助ために連絡をとる方法を提供する（例：ライフライン，警察，消防，中毒事故管理，公益事業会社の緊急ではない番号のリスト）
- ☐ 代替交通手段を指導する（例：バスとバス時刻表，タクシー，障害のある人への市や県の交通機関）
- ☐ 障害を埋め合わせるための交通機関の強化を得る[適切な場合]（例：手動の車，広いバックミラー）
- ☐ リクライニング中や精神に変化をきたす薬剤を服用した後，ベッドで喫煙しないよう指導する
- ☐ 転倒や他の損傷を経験したとき，個人と介護者に何をすべきかを指導する（例：すべきこと，救急サービスへのアクセスする方法，さらなる損傷を防ぐ方法）
- ☐ 使用後の鋭利なもののための適切な容器を提供する[適切な場合]
- ☐ 適切で安全な薬剤の保管を指導する
- ☐ 監視装置の適切な使用について指導する（例：ブドウ糖監視装置，穿刺針（ランセット））
- ☐ 適切な包帯法と汚れた包帯の適切な廃棄法を指導する
- ☐ 薬物の容器を開ける能力を確認する
- ☐ 家族とコミュニティのサービスを参照する[必要な場合]
- ☐ 理解を確実にするためにティーチバックを用いる

第 1 版：1992。改訂：2008，2024

参考文献

Berman, A., Snyder, S. J., & Frandsen, G. (2018). In *Kozier and Erb's Fundamentals of nursing: Concepts, process and practice* (10th ed.). Pearson.

Craven, R. F., Hirnle, C. J., & Henshaw, C. J. (2021). Self-care and hygiene. In *Fundamentals of nursing: Human health and function* (8th ed.). Wolters-Kluwer.

Hockenberry, M. J., Rodgers, C. C., & Wilson, D. (2022). *Wong's essentials of pediatric nursing* (11th ed.). Elsevier.

Perry, A. G., Potter, P. A., Ostendorf, W. R., & LaPlante, N. (2021). *Clinical nursing skills and technique* (10th ed.). Mosby.

Potter, P. A., Perry, A. G., Stockert, P. A., & Hall, A. M. (2021). *Fundamentals of Nursing* (10th ed.). Elsevier.

Selbera, L. M., Boyd, L. D., Vineyard, J., & Smallidge, D. L. (2021). Impact of oral health education on the knowledge, behaviors, attitudes, and selfefficacy of caregivers for individuals with intellectual and developmental disabilities. *Journal of Dental Hygiene, 95*(2), 21-27.

Williams, P. (2020). *Basic geriatric nursing* (7th ed). Elsevier.

1806	セルフケア援助：移乗

Self-Care Assistance: Transfer

定義：身体の位置を変えることを学ぶために，自動運動に制限がある患者を援助すること

行動

- ☐ 活動指示を確認する
- ☐ 患者自身を移動させるための現在の患者の能力を明らかにする（例：移動能力レベル，運動の限界，持久力，体重を支える能力，医学的または整形外科的な不安定性，意識のレベル，協力する能力，指示を理解する能力）
- ☐ 患者のための適切な移動技術を選択する
- ☐ 自立性の最高レベルに達することを目標に，適切な技術のすべてを患者に指導する
- ☐ 別の場所からのトランスファーテクニックを指導する（例：ベッドから椅子，車椅子から車両へ）
- ☐ 歩行補助具の使用について個別に指導する（例：松葉杖，車椅子，歩行器，モンキーバー，杖）
- ☐ 移乗中のけがを防止するための方法を明らかにする
- ☐ 自立した移乗を支援する補助具を提供する（例：手すり，ベッドの中心または端に移動するのを助けるために取りつけられたロープ）[適切な場合]

□ 使用する前に機器が作動することを確認する

□ 技術を実演する[**適切な場合**]

□ 必要な援助の量と種類を決定する

□ 移動を実行する前に，すべての必要なケアを受けられる患者を援助する（例：個人衛生，所持品の収集）[**適切な場合**]

□ プライバシーを保護し，隙間風を避け，患者の慎ましさを維持する

□ 移動時は適切なボディメカニクスを用いる

□ 移動の際は，患者の適切な身体のアライメント（姿勢）を維持する

□ 油圧リフトで患者を持ち上げて移動させる[**必要な場合**]

□ トランスファーボードを使用して患者を移動させる[**必要な場合**]

□ 介助があれば立位がとれる患者にベルトを利用する[**適切な場合**]

□ 患者が歩けるように，身体で支えて援助する[**適切な場合**]

□ 移動中も牽引装置を維持する[**適切な場合**]

□ 移動の最後には，適切な身体のアライメント（姿勢），チューブの非閉塞，リネンのしわ，不必要な肌の露出，患者の快適性が適切か，サイドレールが上がっている，手の届く範囲にナースコールがあることを確認する

□ 患者が自立して移動することを学ぶのを励ます

□ 進捗状況を記録する[**適切な場合**]

第4版：2004。改訂：2008

参考文献

Lewis, S. M., Hetkemper, M. M., & Dirksen, S. R. (2003). *Medical-surgical nursing: Assessment and management of clinical problems*. Mosby.

Perry, A. G., & Potter, P. A. (2004). *Fundamentals of nursing* (6th ed.). Mosby.

Perry, A. G., & Potter, P. A. (2006). *Clinical nursing skills and techniques* (6th ed.). Elsevier Mosby.

Smeltzer, S. C., & Bare, B. G. (2004). *Brunner & Suddarth's textbook of medical-surgical nursing* (10th ed.). Lippincott Williams and Wilkins.

1804	**セルフケア援助：排泄**
	Self-Care Assistance: Toileting

定義：排泄を援助すること

行動

□ セルフケア活動を推進する場合は患者の文化を考慮する

□ セルフケア活動を推進する場合は患者の年齢に配慮する

□ 排泄できるように必要な衣服を脱がせる

□ 決まった時間間隔で，トイレ／室内便器／床上便器／尿器を使用できるよう，患者を援助する

□ プライバシーの欠如に対する患者の反応を考慮する

□ 排泄の際にプライバシーを提供する

□ 排泄終了後，トイレの衛生保持を促す

□ 排泄後に患者に衣類を再度着用させる

□ トイレを流す／排泄用具を清掃する（室内便器，床上便器）

□ 排泄スケジュールを設定する[**適切な場合**]

□ 排泄にかかわる決まった習慣をつくるよう，患者／適切な他者に指導する

□ 施設内のトイレを巡回する[**適切かつ必要な場合**]

□ 補助器具を提供する（例：導尿カテーテルや便器）[**適切な場合**]

456 Part 3 介入

□ 患者の皮膚統合性を観察する

第 1 版：1992。改訂：2008

参考文献

Kozier, B., Erb, G., Berman, A., & Snyder, S. (2004). *Fundamentals of nursing: Concepts, process, and practice* (7th ed.). Prentice Hall.

Perry, A. G., & Potter, P. A. (2006). *Clinical nursing skills and techniques* (6th ed.). Elsevier Mosby.

Smith, S. F., Duell, D. J., & Martin, B. C. (2004). *Clinical nursing skills: Basic to advanced skills* (6th ed.). Prentice Hall.

1460	**漸進的筋肉リラクセーション法**

Progressive Muscle Relaxation

定義：結果として生じる感覚の違いに注意を向け，連続する筋肉群の緊張や弛緩を促進すること

行動

□ 技法の目的とプロセスを患者に説明する

□ 快適で締めつけない服を着用するように患者に指導する

□ 上位脊椎の過伸展が不快感や合併症を増悪させる，頭部や背部の整形外科的外傷を監視する

□ 頭蓋内圧亢進，毛細血管の脆弱性，出血傾向，高血圧による重度の急性心臓疾患，または緊張筋がより大きな生理的傷害を生じさせる可能性のある病状をスクリーニングし，適切に方法を変更する［適切な場合］

□ 静かで快適な環境を選択する

□ 照明を抑える

□ 中断を防ぐための，予防措置をとる

□ 締めつけのきつい衣類を緩めるよう，患者に依頼する

□ リクライニングチェアに座るか快適な平面に横になるよう，患者を指導する

□ 特定の身体の筋肉におけるリラクセーションの達成に集中することによって受動的な態度を確保し，他の思考に集中しないよう，患者を指導する

□ 腹部から深く呼吸をし，数秒止めた後でゆっくり吐くよう，患者を指導する

□ 数回深呼吸を繰り返させ，息を吐くたびに緊張が身体からほぐれていくことをイメージさせる

□ 頭部からつま先までの 8 ～ 16 の主要な筋肉群ごとに，5 ～ 10 秒間，全身を緊張させる

□ 緊張しているときの筋肉の感覚に集中するよう，患者を指導する

□ リラックスしているときの筋肉の感覚に集中するよう，患者を指導する

□ 患者にまず深呼吸させ，5 ～ 10 秒間眉をできるだけ高く上げて前頭部の筋肉を引き締め，その後，緊張を解き，呼吸とともに筋肉の弛緩に集中させる

□ 筋群が弛緩していることを確認するために，患者を定期的に確認する

□ 筋肉の弛緩がみられない場合は，再び患者に筋群を緊張させる

□ 次の筋肉群に移る前に，10 秒間静止する

□ 動き，不快な呼吸，会話，咳嗽等の非緩和の指標を監視する

□ 患者に深く息を吐き，ゆっくりと息を吐き，緊張を解き放つように指示する

□ 集中すること，安楽を感じることを補助する，個人的なリラクセーション用の「音」を開発する

□ 徐々に緩和セッションを終了する

□ 介入に関する感情を表出する時間を患者に与える

□ 看護師との定期的なセッションの間に練習するように，患者に奨励する

第 1 版：1992。改訂：1996，2018

参考文献

Anselmo, J. (2016). Relaxation. In B. M. Dossey & L. Keegan (Eds.), *Holistic nursing: A handbook for practice* (7th ed., pp. 239-268). Jones & Bartlett.

Freeman, L. (2009). Relaxation therapy. In *Mosby's complementary and alternative medicine: A research-based approach* (3rd ed., pp. 129-157). Mosby Elsevier.

Olpin, M., & Hesson, M. (2013). Progressive relaxation. In *Stress management for life: A research-based experiential approach* (3rd ed., pp. 294-303). Wadsworth.

Seaward, B. L. (2012). Progressive muscular relaxation. In *Managing stress: Principles and strategies for health and well-being* (7ed ed., pp. 477-486). Jones & Bartlett.

7930	宣誓供述
	Deposition

定義：訴訟対象となる事件への知見に基づき，訴訟のための宣誓証言（供述）書を提供すること

行動

☐ 宣誓供述の通知または宣誓証言の召喚状を受け取った場合，雇用主と医療過誤保険会社に連絡する [**適切な場合**]

☐ 徹底的に準備する

☐ 弁護士を雇う [**必要な場合**]

☐ 宣誓供述の場では，事件については代理人を務める弁護士のみと話し合う

☐ 代理人不在の場では，同僚や医療従事者，その他の関係者と事件についての話を避ける

☐ 宣誓供述の流れについての説明を代理人に求める

☐ 宣誓供述中に提出された医療記録を見直し，すべての書類に繰り返し目を通して準備をする

☐ 安全で確実な場所にすべての書類を保管する

☐ 宣誓供述の前に書類を見直す

☐ 質問に答える前に，質問全体を注意深く聞いてまず理解する

☐ 質問を理解できなかった場合には，明確にするために質問をする

☐ 直接，正直に質問に答える

☐ 質問を勘繰ることを避ける

☐ 質問されるとき，言葉を遮ったり，差し挟むことを避ける

☐ 個人的な体験や役割に関する質問にのみ答える。他者の役割や責務について思案しない

☐ 事実を覚えていない場合には，「覚えていません」または「思い出せません」と答える

☐ 回答する際，弁護士の指示に従う

☐ 自分が読んだ記録に関してのみ証言をする

☐ 事実を誤って陳述した場合，事実を明らかにする

☐ 敬意をもって礼儀正しく対応する

☐ 落ち着いて，明瞭に，自信をもって話す

☐ 通常使わない言葉については明瞭に発音した後に綴りをいう [**必要な場合**]

☐ 頭字語の使用を避ける

☐ 自分の代理人と内密に話すことを要求する [**必要な場合**]

☐ 自分の代理人が同席している場合にのみ，相手側の代理人や関係者と話をする

☐ 疲れたときには休憩を求める

第 4 版：2004。改訂：2024

参考文献

American Nurses Association. (2015). *Code of ethics for nurses with interpretive statements*.

American Nurses Association. (2021). *Nursing: Scope and standards of practice* (4th ed.).

Flanagan, M. (2020). Deposition 101: Tips for success. *Journal of Legal Nurse Consulting, 31*(2), 18-21.

Guido, G. W. (2020). *Legal and ethical issues in nursing*. (7th ed.). Pearson.

Keltner, N. L., & Steele, D. (2019). *Psychiatric nursing*. (8th ed.). Elsevier.

Lee Lockeretz, M. (2018). Tales from the court: Experienced LNCs at trial and deposition. *Journal of*

Legal Nurse Consulting, 29(3), 24-28.

3210	喘息の管理
	Asthma Management

定義：気道の炎症／狭窄に対する反応を特定し，治療し，予防すること

行動

- □ 呼吸状態のベースラインを明らかにする
- □ 患者記録にベースラインの測定結果を記録する
- □ 呼吸状態の変化を知るため，現在と以前の状態を比較する
- □ 診断時，短時間作用型の気管支拡張剤の使用の初期にスパイロメトリーの測定値（例：1秒量，努力肺活量，1秒率）を調べる[**必要な場合**]
- □ ピークフロー値（PERF）を観察する[**適切な場合**]
- □ PERFメーターの家庭での使用法について教育する
- □ 喘息発作がないか観察する
- □ 咳嗽の開始，状態，長さを記録する
- □ 対称性，呼吸補助筋の使用，鎖骨上の筋肉と肋間筋の陥没を含め，胸郭の動きを観察する
- □ 換気が減弱または消失している部位，副雑音の有無に注意して呼吸音を聴診する
- □ 薬剤を投与する[**適切な場合／処置のガイドラインと方針に従って**]
- □ 結果を確認するため，処置後に呼吸音を聴診する
- □ 温かい飲物を提供する[**適切な場合**]
- □ 呼吸法とリラクセーション法を指導する
- □ 喘息発作中は落ち着いて，安心感を与えられるよう接する
- □ 状態についての理解と管理を確認する
- □ 良好な手指の衛生を奨励する
- □ 年に1度のインフルエンザの予防接種を推奨する
- □ 抗炎症剤と気管支拡張剤の適切な使用法について指導する
- □ 薬剤と機械の適切な使用法を指導する（例：吸入器，ネブライザー，ピークフローメーター，スペーサー）
- □ 薬剤投与装置の適切な洗浄を指導する
- □ 処方された治療との一致を確認する
- □ 診断，治療，生活への影響に関する感情を言葉にすることを奨励する
- □ 強化された自己管理の対処方略とケアの意思決定を見直す
- □ 可能性のあるきっかけ（例：環境的なアレルゲン，動物，薬剤，食物，運動，温度，感情，他の病状）と通常の反応を特定する
- □ きっかけを明らかにし，避けるよう指導する[**可能な場合**]
- □ たばこの煙に曝されることを避ける
- □ 症状が増悪しないよう管理するため，喘息治療計画を立て，さらなる介護者（例：デイケア，学校看護師，運動競技のコーチ）に配布するよう奨励する[**適切な場合**]
- □ 喘息反応が起こりそうな徴候や症状を認識し，適切な対応手段を実施できるように援助する
- □ 治療における変更の必要性を示すかもしれない症状を明らかにする
- □ 救急治療を求めるときについて教育する
- □ 学校での喘息用の薬剤の取り扱いと投与方法，手順に関する情報を個人／家族に提供する
- □ 子どもが学校で頓用剤を使用したまたは必要としたことを，親と保護者に知らせる[**適切な場合**]
- □ フォローアップケアのための定期的なスケジュールを作成する

Part 3　介入　　**459**

☐ 学校の職員に緊急時の対応手順を説明し，確認する

☐ 喘息治療剤の処方と変更をする [**適切な場合**]

☐ 子どもが年齢を重ね，成熟するのに合わせて，喘息の自己管理を育成する

☐ 理解を確実にするためにティーチバックを用いる

第 4 版：2004。改訂：2024

参考文献

Cloutier, M. M., Dixon, A. E., Krishnan, J. A., Lemanske, R. F., Jr., Pace, W., & Schatz, M. (2020). Managing asthma in adolescents and adults: 2020 Asthma guideline update from the National Asthma Education and Prevention Program. *JAMA, 324*(22), 2301-2317. https://doi.org/10.1001/jama.2020.21974

Garzon Maaks, D. L., Barber Starr, N., Brady, M. A., Gaylord, N. M., & Driessnack, M. (2021). and Karen Duderstadt: *Burns' pediatric primary care* (7th ed.). Elsevier.

Perry, S. E., Hockenberry, M. J., Lowdermilk, D. L., & Wilson, D. (2018). *Maternal child nursing care* (6th ed.). Elsevier.

せ

6440	**せん妄の管理**
	Delirium Management

定義：急性混乱状態にある患者に対し安全と治療環境を提供すること

行動

☐ せん妄を引き起こしている病因を特定する（例：ヘモグロビン酸素飽和度を確認する）

☐ せん妄の原因を軽減または除去するための治療を開始する

☐ せん妄の運動亜型を識別し，記録する（例：過活動型，低活動型，混合型）

☐ 継続的に神経学的状態を観察する

☐ 急性の変化を容易に追跡できるように，混乱状態が初めに生じたときに看護職員に広く知られているせん妄の評定尺度を使って監視を強化する

☐ 興奮している患者の監視のため，拘束する代わりに，家族や患者と親しい病院ボランティアの協力を得る

☐ 患者の恐怖や感情を認識する

☐ 楽観的だが現実的な，安心できるような声掛けをする

☐ 不安を抑えるような習慣を続けられるようにする

☐ 患者に起こっていること，今後起こりうると予想されることについての情報を提供する

☐ 患者が具体的にしか考えることができない場合，抽象的な思考を求めない

☐ 患者にとって，もどかしかったり，紛らわしい場合は意思決定の必要性を制限する

☐ 不安や興奮に対して頓用剤を投与するが，抗コリン作用の副作用（有害でないものも含む）のある薬剤は制限する

☐ 一般的には鎮静は少なくするが，鎮痛剤での疼痛コントロールをする [**適応がある場合**]

☐ 重要他者の訪問を奨励する [**適切な場合**]

☐ せん妄患者の誤解や誤った現実の認識の正当性を確認しない（例：幻覚や妄想）

☐ 穏やかに安心させるような論争的でない方法で，自分の認識を伝える

☐ 幻覚や妄想の内容よりも，調子に合わせて反応する

☐ 過剰な感覚刺激を生み出すような刺激を除去する（例：テレビやインターコムの放送）[**可能な場合**]

☐ はっきりした対比や影を減らすような明るい環境を維持する

☐ 栄養，排泄，水分摂取，保清に関連するニーズの介助を行う

☐ 有害物のない環境を維持する

☐ 患者認証のブレスレットをつける

☐ 患者を観察し治療行動をとるため，適切なレベルの監視と監督を提供する [**必要な場合**]

460 Part 3 介入

□ 身体拘束を行う [**必要な場合**]

□ 答えることのできない見当識に関する質問をして患者にもどかしい思いをさせない

□ 患者に人や場所，時間を伝える [**必要な場合**]

□ 物理的環境や日々行っていることを継続して行う

□ その患者が慣れている介護者を担当させる

□ 記憶を刺激し再調整し，適切な行動を促進するための環境的な手がかりを用いる（例：標識，写真，時計，カレンダー，環境の色分け）

□ 過剰な刺激により見当識障害が増悪している患者には刺激の少ない環境を提供する

□ 感覚的な情報量を増加させるために，補助具の使用を奨励する（例：眼鏡，補聴器，義歯）

□ ゆっくりと正面から患者に近づく

□ 交流を始める際，患者を名前で呼ぶ

□ 交流のたびにヘルスケア提供者を患者に再認識してもらう

□ 簡易的かつ直接的，記述的な言葉を使ってコミュニケーションをとる

□ 普段やっていることや環境でこれから起こる変化の前に患者にこころの準備をしてもらう

□ 新しい情報はゆっくりと，少しずつ，休憩を頻繁に挟みながら提供する

□ 患者に馴染みがあり，有意義なことに関する対人関係に焦点を合わせる

第 1 版：1992。改訂：2013

参考文献

Culp, K. R., & Cacchione, P. Z. (2008). Nutritional status and delirium in long-term care elderly individuals. *Applied Nursing Research, 21*(2), 66-74.

Lemiengre, J., Nelis, T., Joosten, E., Braes, T., Foreman, M., Gastmans, C., & Milisen, K. (2006). Detection of delirium by bedside nurses using the confusion assessment method. *Journal of the American Geriatric Society, 54*(4), 685-689.

McCaffrey, R. (2009). The effect of music on acute confusion in older adults after hip or knee surgery. *Applied Nursing Research, 22*(2), 107-112.

Meagher, D. (2009). Motor subtypes of delirium: Past, present, and future. *International Review of Psychiatry, 21*(1), 59-73.

Moyer, D. D. (2011). Review article: Terminal delirium in geriatric patients with cancer at end of life. *American Journal of Hospice and Palliative Medicine, 28*(1), 44-51.

Nelson, L. S. (2009). Teaching staff nurses the CAM-ICU for delirium screening. *Critical Care Nursing Quarterly, 32*(2), 137-143.

Wang, J., & Mentes, J. C. (2009). Factors determining nurses' clinical judgments about hospitalized elderly patients with acute confusion. *Issues in Mental Health Nursing, 30*(6), 399-405.

Yang, F. M., Marcantonio, E. R., Inouye, S. K., Kiely, D. K., Rudolph, J. L., Fearing, M. A., & Jones, R. N. (2009). Phenomenological subtypes of delirium in older persons: Patterns, prevalence, and prognosis. *Psychosomatics, 50*(3), 248-254.

7770	専門職開発促進

Professional Development Facilitation

定義：生涯学習を強化するための継続的な教育を支援すること

行動

□ キャリアへの興味，知識，技術を含むための自己評価を奨励する

□ 測定可能な目標，目的，使用可能な方略とともにキャリアプランを創造することを支援する

□ 仕事と私生活のバランスを含むプランにする

□ 知識と技術の向上のための機会を明らかにする（例：コミュニケーション，技術）

□ 知識と技術を向上させる継続教育の機会を優先する

□ 高等教育を得るための助言を提供する（例：学士号，修士号，博士号）

□ 職能団体に参加することを奨励する

□ 専門雑誌を読むことを奨励する

Part 3　介入　**461**

□ 広く認められている専門委員会による認可を追求することを推奨する

□ 質改善，安全，または意思決定のチームに参加することを奨励する

□ 根拠に基づく実践の取り組みに参加することを推奨する

□ 組織的なキャリア向上プランを追求する[**適切な場合**]

□ ピアレビュー活動に参加する[**適切な場合**]

□ 学際的なチームと協働する

□ 役割を向上させる機会を推奨する（例：主任看護師，プリセプター，リーダー）

□ ボランティア活動を推奨する

□ 専門的なポートフォリオ，履歴書，経歴書を作成することを支援する

□ 目標，目的，方略の定期的な見直しを実施するための助言を提供する

第 8 版：2024

参考文献

Biedermann, N. (2022). Professional portfolio development: Personally, and professionally rewarding and satisfying. *Australian Nursing & Midwifery Journal, 27*(6), 41.

Bodine, J. L. (2021). Nursing professional development practitioners in leadership roles. *Journal for Nurses in Professional Development, 37*(6), 51-352. https://doi.org/10.1097/NND.0000000000000812

Brunt, B. A., & Bogdan, B. A. (2021). Nursing professional development leadership. In *StatPearls.* StatPearls Publishing. https://www.ncbi.nlm.nih.gov/books/NBK519064/

Harper, M. G., Maloney, P., & Shinners, J. (2017). Looking back and looking forward through the lens of the nursing professional development: Scope and standards of practice, 3rd edition. *Journal of Nursing Professional Development, 33*(6), 329-332.

Mlambo, M., Silén, C., & McGrath, C. (2021). Lifelong learning and nurses' continuing professional development: A metasynthesis of the literature. *BMC Nursing, 20*(1), 1-13. https://doi.org/10.1186/s12912-021-00579-2

Niesen, C. R., Kraft, S. J., & Meiers, S. J. (2018). Use of motivational interviewing by nurse leaders: Coaching for performance, development, and career goal setting. *The Health Care Manager, 37*(2), 183-192.

Smith, C. M., & Johnson, C. S. (2018). Preparing nurse leaders in nursing professional development: Developing a nursing professional development department plan. *Journal for Nurses in Professional Development, 34*(5), 283-285. https://doi.org/10.1097/NND.0000000000000460

Woolforde, L. (2018). Nursing professional development: Our spheres of expansion. *Journal of Nursing Professional Development, 4*(4), 237-238.

462 Part 3 介入

6260	臓器獲得

Organ Procurement

定義：移植のための重要臓器および組織の取り出しをタイミングよく確実に行うために，臓器提供者と家族のケアを行うこと

行動

☐ 臓器提供のための法的規制および機関の方針と手順を検討する（米国においては，死が差し迫っているすべての患者は，臓器提供者となる可能性のある患者と家族に対し交渉を請け負っている臓器調達機関に紹介されなければならないことをメディケアおよびメディケイド・サービスセンターと医療施設認定合同機構が義務づけている）

☐ ヘルスケアチーム全員で一致した伝達ができるように，患者の状態，予後，ケアプランに関する話し合いに参加する

☐ 患者が致死的な疾患に罹患していたり損傷を負っている場合，臓器調達機関のコーディネーターが体制を整えていることを確認する

☐ バイタルサインと体液貯留状態を観察する

☐ 検体を採取する（例：全血球算定，血液電解質，肝機能および腎機能検査，肝炎検査，HIV 検査）[**処方に従って**]

☐ 脳死判定の実施を援助する [**適切な場合**]

☐ 脳死判定基準が満たされ，記録されていることを確認する

☐ 臓器調達機関のコーディネーターが，臓器提供を要請し，臓器提供のための適切な検査を指示することを理解する

☐ 臓器調達機関のコーディネーターが，臓器提供に関する話し合いをするために家族と対面できるようにプライバシーの守られた部屋を提供する

☐ 臓器調達機関のコーディネーターによって指示された場合，血液型と組織型を確認するための血液検体を採取する

☐ 経静脈輸液と血管作動剤を投与する [**処方に従って**]

☐ 生命維持治療を撤去する際に予測されることについて家族に準備をしてもらう [**適切な場合**]

☐ 生命の最終段階を通して家族をサポートする

☐ 臓器調達機関のコーディネーターの指示に従って，手術室への患者の移送を援助する

☐ 臓器の回復処置に関する情報を得ることができるよう，臓器回復に関する一連の処置手順を家族に伝える

☐ 遺体との対面を家族に提案する [**可能な場合**]

☐ 悲嘆のための時間を家族に与える

☐ 臓器配分，移植候補者，実行可能な科学技術に関する倫理的なジレンマが生じることを理解する

☐ 臓器提供および臓器移植に関する質の高いヘルスケア情報が得られるよう患者と家族を支援する

☐ 臓器提供と臓器移植に関するコミュニティの教育プログラムを実施する

第 2 版：1996。改訂：2018

参考文献

International Transplant Nurses Society. (2016). *Transplant nursing: Scope and standards of practice* (2nd ed.).

Mercer, L. (2013). Improving the rates of organ donation for transplantation. *Nursing Standard*, 27(26), 35-40.

Nierste, D. (2013). Issues in organ procurement, allocation, and transplantation. *Journal of Christian Nursing*, 30(2), 80-87.

Paramesh, A. S. (2013). What's new in the transplant OR? *AORN Journal*, 97(4), 435-447.

Wiegand, D. (Ed.). (2011). *AACN procedure manual for critical care* (6th ed., pp. 1224-1235). Saunders Elsevier.

Part 3 介入 **463**

3660	創傷ケア
	Wound Care

定義：創傷による合併症を予防し，創傷治癒を促進すること

行動

- [ ] あらゆるドレッシング材や接着剤，創傷周りの衣類をはずす
- [ ] 患部周囲の剃毛をする［**必要な場合**］
- [ ] 排液，色調，大きさ，においを含む創傷の性状に注意する
- [ ] 初回とドレッシング材を交換するたびに測定する［**指示に従って**］
- [ ] 埋め込まれている物質を取り除く（例：破片，ダニ，ガラス，砂利，金属）［**必要な場合**］
- [ ] 創傷周囲の場所も含めて生理食塩水もしくは非細胞毒性の洗浄剤で洗浄する（例：創傷周囲の場所）
- [ ] 患部をジェットバスに入れる［**適切な場合**］
- [ ] 切開部のケアを行う［**必要な場合**］
- [ ] 皮膚や損傷に対して適切な局所治療を適用する［**処方に従って**］
- [ ] 滲出液を制御しながらさらに創傷を乾燥させない適切なドレッシング材を適用する（例：乾燥ドレッシング，湿潤ドレッシング，滅菌ドレッシング）
- [ ] 創傷を保護する間，周囲部分の乾燥を維持する
- [ ] ドレッシング材を補強する［**必要な場合**］
- [ ] 滲出液や排液の量に合わせてドレッシング材を交換する
- [ ] 創傷治療の適切な進展のためにドレッシング材の種類を変更する［**必要な場合**］
- [ ] ドレッシング材交換のたびに創傷を観察する
- [ ] 創傷のすべての変化を定期的に比較し，記録する
- [ ] 創傷への圧迫を避ける体位をとる［**適切な場合**］
- [ ] 少なくとも2時間ごとに個人の体位を変える［**適切な場合**］
- [ ] 水分摂取を奨励する［**適切な場合**］
- [ ] 皮膚・排泄ケア認定看護師に紹介する［**適切な場合**］
- [ ] 栄養士に紹介する［**適切な場合**］
- [ ] 創傷治療装置を適用する（例：経皮的電気刺激療法（TENS），創傷吸引）［**処方に従って**］
- [ ] 除圧のための器具を設置する（例：マットレス（空気の抜けにくい，発泡体，ゲル状）や肘のパッド，椅子のクッション）［**適切な場合**］
- [ ] 創傷ケアに必要な物品を得る支援をする
- [ ] 自宅での使用のためにドレッシング材を選択する際は，介護者の時間，使いやすさ，入手可能性，コストを考慮する
- [ ] ドレッシング材や必要物品の保管・破棄に関して説明する
- [ ] 創傷ケアの方法について指導する
- [ ] 感染の徴候や症状について説明する
- [ ] それぞれの創傷ケアの発現ごとに，創傷の位置・大きさ・外観を記録する
- [ ] 理解を確実にするためにティーチバックを用いる

第1版：1992。改訂：2000，2004，2024

参考文献

Boon, C. J. W. (2021). Skin integrity and wound care. In P. A. Potter, A. G. Perry, P. A. Stockert, & A. M. Hall (Eds.), *Fundamentals of nursing* (10th ed., pp. 1176-1206). Elsevier.

Craven, R. F., Hirnle, C. J., & Henshaw, C. J. (2021). *Fundamentals of nursing: Human health and function* (8th ed.). Wolters-Kluwer.

Dowsett, C., Bain, K., Hoffmann, C., Brennan, M. R., Greco, A., Karlsmark, T., Keast, D., Liberato de Moura, M. R., Lázaro-Martínez, J. L., Münter, K., Swanson, T., Vuagnat, H., & Bain, M. (2021). The

464　　Part 3　介入

Wound Care Pathway - An evidence-based and step-by-step approach towards wound healing. *Wounds International*, *12*(3), 78-85.

Williams, M. (2021). Wound infections: An overview. *British Journal of Community Nursing*, *26*(Sup6), S22-S25.

3661	創傷ケア：熱傷

Wound Care: Burns

定義：熱傷による合併症を予防し，創傷治癒を促進すること

行動

☐ 受傷時に温かい水（20 度）または生理食塩水で熱傷の部分を冷やす［可能な場合］

☐ 熱傷部から化学物質を確実に除去するため，30 分以上継続して化学熱傷部を洗浄する

☐ どの臓器が影響を受けている可能性があるか評価するために，電流熱傷の電気の出入り口の部分を確認する

☐ 電流熱傷では心電図をとる

☐ 凍傷の患者の体温を上げる

☐ 換気を確実にするために気道を確保する

☐ 広範囲の熱傷患者では意識レベルの観察をする

☐ 吸入により起こりうる傷を特定するために患者の口や鼻腔を評価する

☐ 深さ，範囲，位置，疼痛，原因物質，滲出液，肉芽組織，壊死組織，上皮化，感染徴候を調べ，創傷を評価する

☐ 破傷風トキソイドを投与する［適切な場合］

☐ 感染予防のため，物理的な隔離法を用いる（例：マスク，ガウン，滅菌手袋，キャップ，シューズカバー）

☐ 創傷のドレッシングのための手順を患者に説明する

☐ ドレッシング材を交換する前に安楽な方法を提供する

☐ 清潔野を確保し，すべての手順を通して最大限の無菌状態を維持する

☐ 包帯やドレッシング材を切り，生理食塩水や水につけてはずす

☐ 創傷のデブリードマンを実施する［適切な場合］

☐ 創傷に局所剤を塗布する［必要な場合］

☐ 圧迫しないように密閉ドレッシング材をあてる

☐ 拘縮を避けるために四肢や関節の機能を保護するように姿勢を整える

☐ 薬剤および薬剤ではない手段で適切に疼痛コントロールを行う

☐ ドナー部位と移植片の皮膚ケアを行う

☐ 適切な栄養および水分摂取を確実にする

☐ 体液の移動を避けるために，ガンマグロブリンを投与する［必要な場合］

☐ 身体的および機能的変化を実際の範囲で確認できるよう支援する

☐ 患者に美容矯正の選択肢を申し出る

☐ 患部を保護する方法を勧める

☐ 身体的な変化を受容し，生活様式に慣れる支援をする（例：性的，家族，仕事，社会的関係）

☐ ケア中には受容と情動支援を行う

第 5 版：2008

参考文献

Badger, J. M. (2001). Burns: the psychological aspects. *American Journal of Nursing*, *101*(11), 38-42.

DeSanti, L. (2005). Pathophysiology and current management of burn injury. *Advances in Skin and Wound Care*, *18*(6), 323-332.

Flynn, M. B. (2004). Nutritional support for the burn-injured patient. *Critical Care Nursing Clinics of North America*, *16*(1), 139-144.

Kavanagh, S., & de Jong, A. (2004). Care of burn patients in the hospital. *Burns*, *30*(Suppl. 8), A2-A6.

Pérez, M., Lara, J., Ibáñez, J., Cagigal, L., & León, C.M. (2006). *Guía de Actuación ante el paciente quemado. Málaga, España: Complejo Hospitalario Carlos Haya, Unidad de Enfermería de Quemados, Dirección de Enfermería* (in Spanish).

Smeltzer, S. C., & Bare, B. G. (2004). *Brunner & Suddarth's textbook of medical-surgical nursing* (10th ed.). Lippincott Williams & Wilkins.

Thompson, J. T., Meredith, J. W., & Molnar, J. A. (2002). The effect of burn nursing units on burn wound infections. *Journal of Burn Care & Rehabilitation*, *23*(4), 281-286.

Weddell, R. (2004). Improving pain management for patients in a hospital burns unit. *Nursing Times*, *100*(11), 38-40.

3664	創傷ケア：非治癒性

Wound Care: Nonhealing

定義：治癒を望めない悪性創傷またはその他の創傷の緩和ケアおよび合併症予防

行動

□ 適切な疼痛コントロールを行う（例：リラクセーション，気晴らし，包帯交換前後に投与する鎮痛剤）

□ 潰瘍の治療中，休憩を挟むことを認める

□ 除去する前にドレッシング材を生理食塩水に浸す [**適切な場合**]

□ 大きさ，位置，分泌物，色調，出血，疼痛，におい，浮腫等に留意して，潰瘍の性状を表現する

□ 潰瘍の評価で観察された変化を記録する

□ 創部の感染の徴候と症状に留意する

□ 潰瘍周囲の皮膚の皮膚炎の徴候に留意し，必要な場所に保護クリームを使用する

□ 過度な圧を避け，水や生理食塩水で潰瘍部を洗浄する

□ 洗浄時，擦ることを避ける

□ 消毒剤の使用は避ける

□ 最も清潔にしたい場所から汚染されている場所に向かって潰瘍部を洗浄する

□ 潰瘍周囲の皮膚を優しく押さえるようにして水を拭き取る

□ 化学的または機械的な組織除去をしない

□ 局所剤を塗布する（例：細胞増殖抑制剤，抗生物質，鎮痛剤）[**必要な場合**]

□ 活性炭のドレッシング材を用いる [**適切な場合**]

□ 分泌物が多い場合には高吸収のドレッシング材を用いる

□ ドレナージ機器を設置する [**必要な場合**]

□ 出血部位もしくは出血の可能性のある部位を用手圧迫する

□ 潰瘍に関して最も心配なことについて患者と話し合う

□ 潰瘍が患者の生活の質に及ぼす影響を特定する（例：睡眠，食欲，活動，ユーモア，関係性）

□ 潰瘍のケア方法を患者または家族に説明する [**適切な場合**]

□ 感染の徴候について患者と家族に説明する

□ 患者と家族が必要なドレッシング材を入手するための支援をする

□ 使用済みのドレッシング材の破棄方法を患者と家族に説明する

□ 打撲，圧迫，摩擦から創傷を保護するための方法を実演する（例：枕やクッション，パッドの使用）

□ 社会活動，運動，リラクセーションへの参加を奨励する [**適切な場合**]

□ 変化した身体部位をみるよう患者に奨励する

□ 患者と家族介護者に情動的な支援をする

□ 衣類を使って，変形による影響を軽減する方法を明らかにする [**適切な場合**]

□ できる範囲で，患者がセルフケアに対する，より重要な責任をもてるよう支援する

466 Part 3 介入

☐ 治療やリハビリテーションにおける積極的な関与を奨励する［**適切な場合**］

第 6 版：2013

参考文献

Carroll, M. C., Fleming, M., Chitambar, C. R., & Neuburg, M. (2002). Diagnosis workup and prognosis of cutaneous metastases of unknown primary origin. *Dermatologic Surgery, 28*(6), 533-535.

Cormio, G., Capotorto, M., Vagno, G., Cazzolla, A., Carriero, C., & Selvaggi, L. (2003). Skin metastases in ovarian carcinoma: A report of nine cases and a review of the literature. *Gynecologic Oncology, 90*(3), 682-685.

Emmons, K. R., & Lachman, V. D. (2010). Palliative wound care: A concept analysis. *Journal of Wound, Ostomy, and Continence Nursing, 37*(6), 639-644.

Ferris, F. D., Al Khateib, A., Fromantin, I., Hoplamazian, L., Hurd, T., Krasner, D., Maida, V., Price, P., & Rich-Vanderbij, L. (2007). Palliative wound care: Managing chronic wounds across life's continuum: A consensus statement from the International Palliative Wound Care Initiative. *Journal of Palliative Medicine, 10*(1), 37-39.

Langemo, D., Anderson, J., Hanson, D., Thompson, P., & Hunter, S. (2007). Understanding palliative wound care. *Nursing, 37*(1), 65-66.

Lookingbill, D. P., Spangler, N., & Helm, K. F. (1993). Cutaneous metastases in patients with metastatic carcinoma: A retrospective study of 4020 patients. *Journal of the American Academy of Dermatology, 29*(2 Pt 1), 228-236.

Lund-Nielsen, B., Müller, K., & Adamsen, L. (2005). Malignant wounds in women with breast cancer: Feminine and sexual perspectives. *Journal of Clinical Nursing, 14*(1), 56-64.

Seaman, S. (2006). Management of malignant fungating wounds in advanced cancer. *Seminars in Oncology Nursing, 22*(3), 185-193.

3662	創傷ケア：閉鎖式ドレナージ
	Wound Care: Closed Drainage

定義：創部に圧をかけるドレナージシステムを管理すること

行動

☐ ベッドサイドに必要な器具や物品を集める（例：目盛り付きの検体用カップ，吸収パッド，手袋）

☐ 患者が安楽な体位をとれるよう支援する

☐ 微生物の侵入・拡散を避ける（例：手洗いをし，清潔な使い捨て手袋を使用する）

☐ カテーテル挿入部とチューブを露出させ，ドレナージ装置を吸収パッドの上に置く

☐ 不注意で縫合糸が除去されないように注意しながら，開通性，密閉性，安定性のためポンプとカテーテルを確認する

☐ 感染の徴候，炎症，ドレーン周囲の不快感を観察する

☐ カテーテル閉塞，感染や不快感の徴候，チューブの抜去，すべてのドレナージ装置について適切なヘルスケア提供者に報告する

☐ ドレナージ装置の種類に合わせて，栓やチューブを取り除く（例：ヘモバックまたはジャクソンプラット）

☐ ドレーンの排出口の汚染を避けながら，検体カップに排液を入れる

☐ 殺菌された綿棒でドレーンの排出口を清潔にする

☐ 栓やチューブを再接続する間，ドレナージ装置を圧迫し，しっかりと保持する

☐ 適切な場所に装置を置く（例：適切な場合，チューブのねじれを避け，患者の衣類や寝具に固定する）

☐ 排液の量と性状を記録する（例：色調，粘性，におい）

☐ 定期的に吸引力をかけるため装置を圧迫する［**施設の方針に従って**］

☐ ドレーンを 2 つ以上使用している場合，装置に番号をつける

☐ 適切な方法で汚れた物品を破棄する

第 1 版：1992。改訂：2013

参考文献

Craven, R. F., & Hirnle, C. J. (2009). Skin integrity and wound healing. *In Fundamentals of nursing:*

Part 3　介入　**467**

Human health and function (pp. 989-1032) (6th ed.). Lippincott Williams & Wilkins.
Smith, S. F., Duell, D. J., & Martin, B. C. (2008). Wound care and dressings. In *Clinical nursing skills: Basic to advanced skills* (pp. 874-938) (7th ed.). Pearson: Prentice Hall.

3670	創傷ケア：保護

Wound Care: Protection

定義：創傷を覆うため，または固定，圧迫，さらなる創傷の予防支援，治癒促進のためにドレッシング材を貼付する

行動

☐ 必要な被覆材の種類と大きさを確認する（例：包装，乾燥，湿潤，腹部，吊り包帯，弾性包帯）

☐ ドレッシング材や包帯の目的を含めて処置を説明する

☐ 実施の 30 ～ 60 分前に鎮痛薬を投与する［適応がある場合］

☐ ドレッシング材を適用するために適切な体位にする（例：腹部の場合は仰臥位，吊り包帯や四肢の包帯に対しては座位）

☐ 十分にプライバシーを確保する

☐ 以前のあらゆる包帯や被覆材を取り除く

☐ 創傷の汚染を避け，または周囲部位の無菌状態を維持しながら，部位を清潔にする

☐ 大きさ，位置，滲出液，腫脹を含む，あらゆる創傷の状態を観察する

☐ 局所治療を適用する［処方に従って］

☐ 接触層として緩く折られたガーゼを適用し，追加のガーゼの層を加え，厚めに折ったパッドで仕上げる［必要な場合］

☐ ドレーンの周りに切り込み入りガーゼを使用する

☐ 湿った目の細かいガーゼや目の粗いガーゼを，すべての創傷表面が湿ったガーゼに接触するように深い傷に詰め，緩く折ったガーゼと厚めに折ったパッドで覆う

☐ ガーゼの上に，ドレッシング材に向け接着剤を適用する

☐ 非アレルギー性の接着剤を適用する［必要な場合］

☐ 皮膚刺激がある場合，接着剤のバリアとして，ストーマ接着剤の保護窓やハイドロコロイドパッドを使用する［適応がある場合］

☐ 四肢のドレッシング材を固定するため，ガーゼローラーや伸縮性のあるネットを使用する

☐ 伸縮性のある被覆材を適用する前に，吊るされた四肢を 15 分間挙上する

☐ 伸縮性のある被覆材を身体の遠位部から適用し，中枢境界に向けて覆う

☐ 創傷治癒の支援が必要な場合，適切な結束具や伸縮性のある被覆材で覆う

☐ ドレッシング材を特殊な形の場所（例：耳，頭頂，脇の下，顎，殿部）で固定したり，補強するために，三角巾，リカレント包帯，ネクタイ包帯を使用する

☐ 創傷へ圧力が必要な場合，麦穂帯，らせん帯，環行帯を使用する

☐ きつすぎないようにし，適切な調整のままにしたり，添え木をあてたりしている間，頻回に覆った部位を観察する

☐ ドレッシング材の上に人を横にしたり回転させたり，または背後から正面を覆うことによって，腹部または胸部の結束具を適用する

☐ ドレッシング材が適切な位置になるよう身体の目印を用いる（例：恥骨結合，肋骨縁，関節）

☐ ドレッシング材の下に骨ばっている隆起を越えて詰め物をする［必要な場合］

☐ 8 時間のうち少なくとも 2 回，その後 8 時間おきに，ドレッシングを実施している四肢の末梢循環を評価する

☐ 腹部または胸部のドレッシングの実施が完了した場合，深呼吸と効果的な咳嗽の能力を評価する

☐ 循環や呼吸への障害に気づいた場合，ドレッシング材や結束具の再適用，調整，除去を行う

☐ 8 時間ごとに創傷と循環を評価するためドレッシング材を取り去る

468 Part 3 介入

□ ドレッシング材に日付，時間，イニシャルを記載する
□ 快適さのレベル，循環状態，創傷の外観と大きさ，適用されたドレッシング材の種類，腫脹の存在と関節可動域，適切に換気する能力を記録する［該当する場合］
□ ドレッシング材のケアと適用について説明する
□ 理解を確実にするためにティーチバックを用いる

第8版：2024

参考文献

Berman, A., Snyder, S. J., & Frandsen, G. (2018). Skin integrity and wound care. In *Kozier and Erb's Fundamentals of nursing: Concepts, process and practice* (pp. 837-857) (10th ed.). Pearson.

Boon, C. J. W. (2021). Skin integrity and wound care. In P. A. Potter, A. G. Perry, P. A. Stockert, & A. M. Hall (Eds.), *Fundamentals of nursing* (10th ed., pp. 1176-1206). Elsevier.

Brock, G. (2018). The fine points of taping. *Canadian Journal of Rural Medicine*, *23*(2), 52-55.

Craven, R. F., Hirnle, C. J., & Henshaw, C. J. (2021). *Fundamentals of nursing: Human health and function* (8th ed.). Wolters-Kluwer.

Dowsett, C., Bain, K., Hoffmann, C., Brennan, M. R., Greco, A., Karlsmark, T., Keast, D., Liberato de Moura, M. R., Lázaro-Martínez, J. L., Munter, K., Swanson, T., Vuagnat, H., & Bain, M. (2021). The Wound Care Pathway - An evidence-based and step-by-step approach towards wound healing. *Wounds International*, *12*(3), 78-85.

Fulcher, E., & Gopee, N. (2020). Effect of different compression bandaging techniques on the healing rate of venous leg ulcers: a literature review. *British Journal of Community Nursing*, *25*(Sup6), S20-S26.

Milne, C., Thomason, H., & Hughes, M. (2020). Managing highly exuding wounds: Removing the risk of infection. *Wounds International*, *11*(3), 42-48.

Perry, A. G., Potter, P. A., Ostendorf, W. R., & LaPlante, N. (2021). *Clinical nursing skills and technique* (10th ed.). Mosby.

Williams, M. (2021). Wound infections: An overview. *British Journal of Community Nursing*, *26*(Sup6), S22-S25.

3680	創傷洗浄
	Wound Irrigation

定義：液体による創傷洗浄

行動

□ 必要な器具や物品をベッドサイドに集める（例：殺菌した洗浄用セット，防水パッド，殺菌したベースン，殺菌した洗浄用液，滅菌手袋，ドレッシング材交換のための物品）
□ 使用する製品に関連するアレルギーがないか確認する
□ 患者に手順を説明する
□ 創傷ケア前に鎮痛剤を投与する［必要な場合］
□ 洗浄液が重力で汚染の少ないところから最も汚染されている部位を通り，回収用のベースンに流れることを確かめて，患者が安楽な体位をとれるように支援する
□ 患者の下に防水パッドと清拭タオルを置く
□ 手指衛生を行う
□ マスク，ゴーグル，ガウンを着用する［必要な場合］
□ ドレッシング材をはずし，創傷や周辺組織を観察し，異常を適切なヘルスケア提供者に報告する（例：感染や壊死）
□ 処方された洗浄液を確実に体温と同じ温度まで温めて，滅菌された洗浄用容器に注ぐ
□ 滅菌手袋を着用する
□ 洗浄用シリンジを開け，溶液の入った容器に入れる
□ 創傷の末端部に滅菌済みベースンを置く
□ 洗浄用シリンジを溶液で満たす
□ シリンジに溶液を再吸引しないようにする

Part 3 介入　**469**

- [ ] 必ずシリンジの先を創傷から3cm上で保持し，汚染の少ないところから最も汚染されている部位に向かってすすぎ，容器内の洗浄液がきれいになるまで優しく創部を洗い流す
- [ ] 溶液を満たしたシリンジに，滅菌されたラテックスやシリコンのカテーテルを装着する（例：深い創傷を洗浄するため）[**必要な場合**]
- [ ] 腸の穿孔予防のために，腹部の創傷にカテーテルを無理に入れない
- [ ] 清潔を維持しながら，溶液で洗浄用シリンジを満たす（例：カテーテルを使用する際は，カテーテルをはずし，シリンジを満たしてから再接続する）
- [ ] 洗浄に使う際に業務用の洗浄液の包装を開封し，説明どおりに使用する
- [ ] 処置後周辺の皮膚を洗浄，乾燥させる
- [ ] 創傷または熱傷に適切なケアを開始する
- [ ] 清潔なドレッシング材をあてる
- [ ] 適切な種類の滅菌済みドレッシング材で創部を保護する
- [ ] 処置中，患者の疼痛，耐性，安楽，不安のレベルを観察する
- [ ] 処置中は無菌野を維持する（例：子どもが動いて創部または無菌野を汚染しないように介助者をつけ，子どもに創部を触らせないように説明する）[**適切な場合**]
- [ ] 自宅で処置をする患者または家族に適切な方法と必要な変更について説明する（無菌操作を使用しない場合，洗浄前後での手洗いの重要性を強調する）
- [ ] 適切な方法で物品を破棄する

第1版：1992。改訂：2013

参考文献

Craven, R. F., & Hirnle, C. J. (2009). Skin integrity and wound healing. *In Fundamentals of nursing: Human health and function* (pp. 989-1032) (6th ed.). Lippincott Williams & Wilkins.

Smith, S. F., Duell, D. J., & Martin, B. C. (2008). Wound care and dressings. *In Clinical nursing skills: Basic to advanced skills* (pp. 874-938) (7th ed.). Pearson: Prentice Hall.

3550	瘙痒管理
	Pruritus Management

定義：皮膚の瘙痒を予防し治療すること

行動

- [ ] 瘙痒の原因を確認する（例：皮膚科学的，全身性，薬剤，心因性）
- [ ] 原因を明確にすることを支援するための全身の身体的な検査を実施する（例：部位，発症，期間，発疹，病変，全身症状）
- [ ] 臨床検査や放射線学上の診断検査を考慮する[**適応がある場合**]
- [ ] 原因を治療する，または取り除く（例：昆虫侵入，感染，乾燥肌，アレルギー反応）[**適応がある場合**]
- [ ] 快適な手段を提供する[**適応がある場合**]（例：冷罨法，薬剤，皮膚軟化剤）
- [ ] 完全な皮膚軟化療法の使用を奨励する（例：皮膚科学的入浴油，石けんの代用品，保湿剤）[**適応がある場合**]
- [ ] かおりのある製品（泡風呂，石けん，オイル）を避けるよう指導する
- [ ] 乾燥肌の部位を増加させる入浴石けんやシャワージェルを避けるよう指導する
- [ ] コントロールできない引っ掻き傷を制限するために，睡眠中に手や肘にドレッシング材や副子を装着する[**適切な場合**]
- [ ] 薬用クリームやローションを塗布する[**適切な場合**]
- [ ] 鎮痒剤を投与する[**適応がある場合**]
- [ ] オピオイド拮抗剤を投与する[**適応がある場合**]
- [ ] 抗ヒスタミン剤のクリームを塗布する[**適切な場合**]
- [ ] 刺激を和らげるために冷たいものをあてる

470 Part 3 介入

- ☐ 適する人に補完代替療法を考慮する（例：指圧療法，アロマセラピー，鍼）
- ☐ 自宅で加湿器を使用するよう指導する
- ☐ 身体にフィットする衣類やウールや合成繊維の製品を着用しないよう指導する
- ☐ 爪を短くするよう指導する
- ☐ 暖かい／熱い環境を避け，発汗を最小限にするよう指導する
- ☐ 入浴を週に1回か2回に制限し，20分以上風呂水につからないよう，患者を指導する **[適切な場合]**
- ☐ 微温湯に浸かり，乾燥させるために肌を軽く叩き，激しく肌を擦ることを避けるよう指導する
- ☐ 入浴によって吸収された水分を閉じ込めるために，入浴後に皮膚軟化剤を塗布することを指導する
- ☐ 入浴中にオイルや皮膚軟化剤を使用する場合，滑らないバスマットを使用するよう奨励する
- ☐ かゆみを和らげるために，皮膚の広範囲を手掌でなで，親指と人差し指で優しく肌をつまむよう指導する
- ☐ 肌を掻くために，ギプスにものを挿入しないよう，ギプス装着をしている個人を指導する
- ☐ 理解を確実にするためにティーチバックを用いる

第3版：2000。改訂：2024

参考文献

Bouya, S., Ahmadidarehsima, S., Badakhsh, M., Balouchi, A., & koochakzai, M. (2018). Effect of aromatherapy interventions on hemodialysis complications: A systematic review. *Complementary Therapies in Clinical Practice, 32*, 130-138. https://doi.org/10.1016/j.ctcp.2018.06.008

Campbell, P., Moss, J., Mulder, M., Roach, L., Wilson, N., Jacob, A., & Miles, H. (2020). The effectiveness of complementary and alternative medicine in the symptom management of pruritus in patients with end-stage kidney disease: A systematic review. *Renal Society of Australasia Journal, 16*(2), 58-68.

Golpanian, R., Gonzalez, J., & Yosipovitch, G. (2020). Practical approach for the diagnosis and treatment of chronic pruritus. *Journal for Nurse Practitioners, 16*, 590-596.

Pereira, M., & Ständer, S. (2017). Chronic pruritus: Current and emerging treatment options. *Drugs, 77*(9), 999-1007. https://doi.org/10.1007/s40265-017-0746-9

Ragazzo, A., Cesna, A., & Battistella, M. (2017). Uremic Pruritis. *Canadian Association of Nephrology Nurses and Technologists, 28*(1), 28-33.

Song, J., Xian, D., Yang, L., Xiong, X., Lai, R., & Zhong, J. (2018). Pruritus: Progress toward pathogenesis and treatment. *BioMed Research International, 2018*, 1-12. https://doi.org/10.1155/2018/9625936

8750	ソーシャルマーケティング
	Social Marketing

定義：対象集団の利益になるように，健康に関する信念・態度・行動に影響を及ぼすマーケティング原則の活用

行動

- ☐ すべての活動を通して，標的層に焦点をあてる
- ☐ 標的層と専門家の間に相互関係を育む
- ☐ 標的層と協調して達成すべき最終目標を明確にする
- ☐ 関連する重要で，公的，社会的，政治的な団体を特定する
- ☐ 周囲のニーズアセスメントを実施し，標的層の求めるものを明確にする
- ☐ 組織または集団のアセスメントを実施する
- ☐ 情報，サポート，達成指標の提供に見合う量的・質的研究を特定する
- ☐ 互いに合意した目標に基づいて行動計画をデザインする
- ☐ 計画された自発的な社会変化を助成する
- ☐ 製品（行動変容），価格（消費者の行動），場所（製品を消費者に届ける方法）を明確にする
- ☐ 必要かつ有効な財政的資源を検討する
- ☐ 適切な参加者を特定する等，目標ごとに具体的な活動を明確にする

Part 3 　介入　　**471**

□ 標的集団と協働して計画を実行する

□ 割り当てられた課題を管理し，計画をコントロールする

□ 適切な報告書をタイミングよく提出する

□ 持続可能性と経済的能力を考慮して，目標達成について計画を評価する

□ 計画を修正する [**必要な場合**]

第 5 版：2008

参考文献

Brown, K. M., Bryant, C., Forthofer, M., Perrin, K., Quinn, G., Wolper, M., & Lindenberger, J. (2000). Florida cares for women social marketing campaign: A case study. *American Journal of Health Behavior, 24*(1), 44-52.

Grier, S., & Bryant, C. (2005). Social marketing in public health. *Annual Review of Public Health, 26*, 319-339.

Kotler, P., & Roberto, E. (1989). *Social marketing: Strategies for changing public behavior.* Free Press.

Pirani, S., & Reizes, T. (2005). The turning point social marketing national excellence collaborative: Integrating social marketing into routine public health practice. *Journal of Public Health Management and Practice, 11*(2), 131-138.

Smith, W. (2000). Social marketing: An evolving definition. *American Journal of Health Behavior, 24*(1), 11-17.

Szydlowski, S., Chattopadhyay, S., & Babela, R. (2005). Social marketing as a tool to improve behavioral health services for underserved populations in transition. *The Health Care Manager, 24*(1), 12-20.

4106	塞栓ケア：肺動脈
	Embolus Care: Pulmonary

定義：肺循環閉塞患者を管理すること

行動

□ 血栓溶解療法を準備する（例：ストレプトキナーゼ，ウロキナーゼ，アルテプラーゼ）[**適応がある場合**]

□ 現在と今後の予防的ケアの計画を立てるため，詳細な既往歴を聞き出す

□ 肺塞栓症や深部静脈血栓症の既往のある患者は再発のリスクが高いので，呼吸および心臓の状態変化を評価する（例：最近始まったいびき，喀血，呼吸困難，頻呼吸，頻脈，失神）

□ 胸部，肩，背部，胸膜のすべての疼痛を評価する（例：強さ，部位，放散痛，期間，増悪要因，緩和要因）

□ 類似徴候や症状を示す状態を除外するため，検査やアセスメントを援助する（例：急性心筋梗塞，心膜炎，大動脈解離，肺炎，気胸，過換気を伴う不安，喘息，心不全，心タンポナーデ，消化性潰瘍や食道破裂，胃炎等の胃腸障害）

□ 診断法について患者／家族を指導する（例：換気／血流スキャン，Ｄダイマー測定，マルチスライスCT，超音波検査）[**適切な場合**]

□ 肺水泡音や他の副雑音がないか肺を聴診する

□ 動脈血ガスを測定する [**適応がある場合**]

□ 組織への酸素供給の決定因子を観察する（例：動脈血酸素分圧（PaO_2），動脈血酸素飽和度（SaO_2），ヘモグロビン値，心拍出量）

□ 組織への酸素供給が適切でないことを示す症状を観察する（例：蒼白，チアノーゼ，ゆっくりとした毛細血管再充満）

□ 呼吸不全の症状を観察する（例：PaO_2 の低下および $PaCO_2$ の上昇，呼吸筋疲労）

□ ただちに適切な血栓予防療法を開始する [**施設の方針やプロトコルに従って**]

□ 低用量の抗凝固剤や抗血小板剤を予防的に投与する（例：ヘパリン，クロピドグレル，ワルファリン，アスピリン，ジピリダモール，デキストラン）

□ 静脈還流の改善のために，肢端と疑われる部位を心臓の高さより 20 度以上挙上する

□ 深部静脈血栓症のリスク低減や再発予防のために，弾性ストッキングやスリーブを装着する [**施設の方針やプロトコルに従って**]

□ 静脈血栓後症候群（PTS）の発症を避けるため，弾性ストッキングやスリーブを継続して装着する

472 Part 3 介入

- ☐ フットポンプを装着する［**各施設の方針やプロトコルに従って**］
- ☐ フットポンプや弾性ストッキングをはずす時間を設ける［**8 時間ごとに 15 ～ 20 分間，または各施設の方針やプロトコルに従って**］
- ☐ 肘より先での静脈ラインの確保を避け，検査の際にも肘より先での静脈ライン確保を避けるよう，放射線や検査室の職員に伝える［**可能な場合**］
- ☐ 受動的関節可動域運動または能動的関節可動域運動の援助をする［**適切な場合**］
- ☐ 1 時間に少なくとも 10 回，下肢の屈曲進展運動を奨励する
- ☐ 2 時間ごとに体位変換を行い，耐えられる範囲で早期の可動域運動や歩行を促す
- ☐ 適切な換気を奨励する（例：インセンティブスパイロメーターの使用，2 時間ごとの咳嗽や深呼吸）
- ☐ 酸素化や酸塩基平衡の変化について検査結果を観察する［**適切な場合**］
- ☐ 塞栓除去のために予定されている治療について患者／家族を指導する（例：線維素溶解，塞栓除去カテーテル，外科的肺塞栓除去術）
- ☐ 患者にリラックスするよう勧める
- ☐ 抗凝固剤の副作用（有害でないものも含む）がないか観察する
- ☐ 肺動脈破裂を避けるため，肺動脈カテーテルの過度な挿入を避ける［**適切な場合**］
- ☐ カテーテルの自発的楔入のため，肺動脈追跡を観察する［**適切な場合**］
- ☐ 自発的に楔入した肺動脈カテーテルの位置を修正する［**適切な場合**］
- ☐ 塞栓後の血栓予防を維持する
- ☐ 塞栓後最低 3 か月間の抗凝固療法の必要性を患者／家族に指導する
- ☐ 今後の塞栓や血栓の予防に関連する詳細な教育を患者／家族に提供する

第 1 版：1992。改訂：2013

参考文献

American Association of Critical-Care Nurses. (2006). In J. G. Alspach (Ed.), *Core curriculum for critical care nursing* (6th ed.). Saunders Elsevier.

Findlay, J., Keogh, M., & Cooper, L. (2010). Venous thromboembolism prophylaxis: The role of the nurse. *British Journal of Nursing (BJN)*, *19*(16), 1028-1032.

Fitzgerald, J. (2010). Venous thromboembolism: Have we made headway? *Orthopaedic Nursing*, *29*(4), 226-234.

Headley, C. M., & Melander, S. (2011). When it may be a pulmonary embolism. *Nephrology Nursing Journal*, *38*(2), 127-152.

Lancaster, S., Owens, A., Bryant, A., Ramey, L., Nicholson, J., Gossett, K., Forni, J., & Padgett, T. (2010). Emergency: Upper-extremity deep vein thrombosis. *AJN: American Journal of Nursing*, *110*(5), 48-52.

Lankshear, A., Harden, J., & Simms, J. (2010). Safe practice for patients receiving anticoagulant therapy. *Nursing Standard*, *24*(20), 47-56.

Meetoo, D. (2010). In too deep: understanding, detecting and managing DVT. *British Journal of Nursing (BJN)*, *19*(16), 1021-1022, 1024-1027.

Shaughnessy, K. (2007). Massive pulmonary embolism. *Critical Care Nurse*, *27*(1), 39-40, 42-51.

Yee, C. A. (2010). Conquering pulmonary embolism. *OR Nurse*, *4*(5), 18-24.

4104	塞栓ケア：末梢血管

Embolus Care: Peripheral

定義：末梢循環閉塞患者を管理すること

行動

- ☐ 現在と今後の予防的ケアの計画を立てるため，詳細な既往歴を聞き出す
- ☐ 深部静脈血栓症の既往のある患者は再発や肺塞栓のリスクが高いので，呼吸および心臓の状態変化を評価する（例：最近始まったいびき，喀血，呼吸困難，頻呼吸，頻脈，失神）
- ☐ 胸部，肩，背部，胸膜のすべての疼痛を評価する（強さ，部位，放散痛，期間，増悪因子または緩和因子）
- ☐ 末梢循環を包括的に評価する（末梢の脈拍，浮腫，血管再充満試験，末梢の色調と温度を確認する）
- ☐ 患部の疼痛を観察する

Part 3　介入　　**473**

- □ 患肢の静脈循環低下を示す徴候を観察する（例：患肢の外周が太くなる，疼痛を伴う浮腫や圧痛，患部での疼痛の増悪，患部を動かすことによる持続的な疼痛，触知可能な硬い血管，表在静脈の拡大，重度のこむら返り，発赤と熱感，しびれやうずき，皮膚の変色，発熱）
- □ 抗凝固剤を投与する
- □ 静脈還流の改善のために，患肢と疑われる部位を心臓の高さより 20 度以上挙上する
- □ 深部静脈血栓症の診断の補助として Wells の予測スコアを用いる
- □ 診断法について患者と家族を指導する（例：プレチスモグラフィー，コンピュータひずみゲージ，静脈造影，D ダイマー測定，マルチスライス CT，MRI，超音波検査）[**適切な場合**]
- □ 静脈血栓後症候群（PTS）発症や深部静脈血栓症の再発のリスク低減のために，弾性ストッキングやスリーブを装着する
- □ フットポンプや弾性ストッキング，スリーブをはずす時間を設ける [**8 時間ごとに 15 ～ 20 分間，または各施設の方針やプロトコルに従って**]
- □ 肘より先での静脈ラインの確保を避け，検査の際にも肘より先での静脈ライン確保を避けるよう，放射線や検査室の職員に伝える [**可能な場合**]
- □ プロメタジンを 25 ～ 50mL の生理食塩水で溶解し，ゆっくりと静脈投与する。10mL 以下の生理食塩水では希釈しない*
- □ 受動的関節可動域運動または能動的関節可動域運動の援助をする [**適切な場合**]
- □ ベッド上安静を保ち，2 時間ごとに体位変換をする
- □ 早期離床を行い，理学療法士の指示と監視のもとで運動をする
- □ 神経学的状態の観察をする
- □ 疼痛を緩和し，安楽のための手段を提供する
- □ 離被架を用いて，患肢にシーツが直接あたらないようにする [**適切であれば**]
- □ 患肢の筋肉のマッサージや圧迫を避ける
- □ 患部のマッサージや圧迫をしないよう患者を指導する
- □ 正常の 2 倍までを維持できるよう，プロトロンビン時間（PT）および部分トロンボプラスチン時間（PTT）を観察する [**適切な場合**]
- □ 抗凝固剤の副作用（有害でないものも含む）がないか観察する
- □ 緊急時に備えて，プロタミン硫酸塩とビタミン K を使用できるようにしておく
- □ 制酸剤および鎮痛剤を投与する [**適切な場合**]
- □ 足を組まないよう，足を下ろした状態で長時間座り続けないよう，患者を指導する
- □ バルサルバ法を生じるような活動は避けるよう患者を指導する（例：排便時のいきみ）
- □ バルサルバ法の発現を予防する薬剤を投与する（例：緩下剤や制吐剤）[**適切な場合**]
- □ 適切な予防策について患者と家族を指導する（例：ウォーキング，十分な水分摂取，アルコールは控えること，飛行機や長時間の自動車での移動のように，脚が下になるような同じ姿勢で長時間いないこと）
- □ 低用量の抗凝固剤や抗血小板剤を予防投与することについて患者と家族を指導する
- □ 多量の出血は報告するよう患者を指導する（例：尋常でない鼻出血，吐血，血尿，歯肉出血，不正出血，普段よりも多い経血，血便またはタール便，見慣れないあざ，尋常でない疼痛や浮腫，足先の変色，足先の疼痛，口腔内や喉の潰瘍または白斑）
- □ メディカルアラートのブレスレットを装着するよう患者を指導する
- □ 一貫した食事を維持するよう患者を指導する（例：薬剤量は食事摂取に応じて調整されるので，一定量の緑黄色野菜を食べること（緑黄色野菜はビタミン K を多く含んでおり，抗凝固剤の作用を阻害するため））
- □ 低用量の抗凝固剤や抗血小板剤を予防的に投与する（例：ヘパリン，クロピドグレル，ワルファリン，アスピリン，ジピリダモール，デキストラン）[**施設の方針やプロトコルに従って**]
- □ 毎日同じ時間に抗凝固剤を服用し，飲み忘れた場合でも翌日に 2 倍量の服用をしないよう患者を指導する
- □ すべての薬剤について，メーカーによる変更前，服用の中断前，（市販薬を含む）薬剤やハーブの調剤

474 Part 3 介入

前には，ヘルスケア提供者に確認してもらうよう患者を指導する

□ 弾性ストッキングについて患者と家族を指導する

□ 禁煙を奨励する

第 1 版：1992。改訂：2013

＊：［訳注］日本には静注用法をもつ製剤はない。

参考文献

Agnelli, G., & Becattini, C. (2008). Treatment of DVT: How long is enough and how do you predict recurrence. *Journal of Thrombosis and Thrombolysis, 25*(1), 37-44.

American Association of Critical-Care Nurses. (2006). In J. G. Alspach (Ed.), *Core curriculum for critical care nursing* (6th ed.). Saunders Elsevier.

Fekrazad, M. H., Lopes, R. D., Stashenko, G. J., Alexander, J. H., & Garcia, D. (2009). Treatment of venous thromboembolism: Guidelines translated for the clinician. *Journal of Thrombosis and Thrombolysis, 28*(3), 270-275.

Findlay, J., Keogh, M., & Cooper, L. (2010). Venous thromboembolism prophylaxis: The role of the nurse. *British Journal of Nursing (BJN), 19*(16), 1028-1032.

Fitzgerald, J. (2010). Venous thromboembolism: Have we made headway? *Orthopaedic Nursing, 29*(4), 226-234.

Kearon, C., Kahn, S. R., Agnelli, G., Goldhaber, S., Raskob, G. E., & Comerota, A. J. (2008). Antithrombotic therapy for venous thromboembolic disease: American College of Chest Physicians evidence-based clinical practice guidelines (8th ed.). *Chest, 133*(Suppl. 6), 454S-545S.

Lancaster, S., Owens, A., Bryant, A., Ramey, L., Nicholson, J., Gossett, K., Forni, J., & Padgett, T. (2010). Emergency: Upper-extremity deep vein thrombosis. *AJN: American Journal of Nursing, 110*(5), 48-52.

Lankshear, A., Harden, J., & Simms, J. (2010). Safe practice for patients receiving anticoagulant therapy. *Nursing Standard, 24*(20), 47-56.

Meetoo, D. (2010). In too deep: Understanding, detecting and managing DVT. *British Journal of Nursing (BJN), 19*(16), 1021-1022, 1024-1027.

4110	塞栓予防
	Embolus Precautions

定義：血栓のある患者またはそのリスクのある患者のリスクを軽減すること

行動

□ 患者のリスクレベルを決定するため，詳細な既往歴を聞き出す（例：手術を最近受けた，骨折，がん治療中，妊娠，分娩後，臥床，麻痺，四肢の浮腫，COPD，脳梗塞，中心静脈アクセス器具，深部静脈血栓症または肺塞栓の既往，肥満等は高リスク因子となる）

□ リスク患者には施設のプロトコルに従って対応する

□ 喘鳴，喀血，吸気時の疼痛（胸部・肩部・背部・胸膜），呼吸困難，頻呼吸，頻脈，失神等，新たに生じた徴候についての報告を評価する

□ ウィルヒョウの三徴（血流の停滞，血液凝固能の亢進，血管内皮の障害）の有無を評価する

□ 肺の状態を包括的に評価する

□ 末梢循環を包括的に評価する（例：末梢脈拍，浮腫，血管再充満試験，色調，患部の疼痛の有無，末梢温度の確認）

□ ただちに適切な血栓予防療法を開始する［施設の方針やプロトコルに従って］

□ 低用量の抗凝固剤や抗血小板剤を予防的に投与する（例：ヘパリン，クロピドグレル，ワルファリン，アスピリン，ジピリダモール，デキストラン）［施設の方針やプロトコルに従って］

□ 静脈還流の改善のために，患肢と疑われる部位を心臓の高さより 20 度以上挙上する

□ 深部静脈血栓症のリスク低減や再発予防のために，弾性ストッキングやスリーブを装着する［施設の方針やプロトコルに従って］

□ 患部の長期間の凝固と静脈血流の減少によって引き起こされる静脈血栓後症候群（PTS）発症予防のため，弾性ストッキングやスリーブを段階的に維持する

□ フットポンプを装着する［施設の方針やプロトコルに従って］

□ フットポンプや弾性ストッキング，スリーブをはずす時間を設ける［8 時間ごとに 15 ～ 20 分間，ま

Part 3 介入 **475**

たは各施設の方針やプロトコルに従って]

☐ 肘より先での静脈ラインの確保を避け，検査の際にも肘より先での静脈ライン確保を避けるよう，放射線や検査室の職員に伝える［**可能な場合**］

☐ プロメタジンを 25 ～ 50mL の生理食塩水で溶解し，ゆっくりと静脈投与する。10mL 以下の生理食塩水では希釈しない[*]

☐ 受動的関節可動域運動または能動的関節可動域運動の援助をする［**適切な場合**］

☐ 1 時間に少なくとも 10 回，下肢の屈曲伸展運動を奨励する

☐ 2 時間ごとに体位変換を行い，耐えられる範囲で早期の可動域運動や歩行を促す

☐ 局所の圧迫・外傷・感染・敗血症を予防し，血管内腔の損傷を防止する

☐ 患肢の筋肉のマッサージや圧迫を避ける

☐ 患者に足を組まないことや足を下ろした状態で長時間座り続けないよう説明する

☐ バルサルバ法を生じる活動を避けるよう患者を指導する（例：排便時にいきむ）

☐ バルサルバ法の発現を予防する薬剤を投与する（例：緩下剤や制吐剤）［**適切な場合**］

☐ 適切な予防策について患者や家族を指導する（例：ウォーキング，十分な水分摂取，アルコールを控えること，飛行機や長時間の自動車での移動といった，下肢を下ろした姿勢でいるような長時間の同じ姿勢を避けること）

☐ 低用量の抗凝固剤や抗血小板剤を予防投与することについて，患者／家族を指導する

☐ 多量の出血は報告するよう患者を指導する（例：尋常でない鼻出血，吐血，血尿，歯肉出血，不正出血，普段よりも多い経血，血便またはタール便，見慣れないあざ，尋常でない疼痛や浮腫，足先の変色，足先の疼痛，口腔内や喉の潰瘍または白斑）

☐ メディカルアラートのブレスレットを装着するよう患者を指導する

☐ 一貫した食事を維持するよう患者を指導する（例：薬剤量は食事摂取に応じて調整されるので，一定量の緑黄色野菜を食べること（緑黄色野菜はビタミンKを多く含んでおり，抗凝固剤の作用を阻害するため））

☐ 毎日同じ時間に抗凝固剤を服用し，飲み忘れた場合でも翌日に 2 倍量の服用をしないよう患者を指導する

☐ すべての薬剤について，メーカーの変更前，服用の中断前，（市販薬を含む）薬やハーブの調剤前には，ヘルスケア提供者に確認してもらうよう患者を指導する

☐ 弾性ストッキングについて患者／家族を指導する

☐ 禁煙を奨励する

第 1 版：1992。改訂：2013

[*]：［訳注］日本には静注用法をもつ製剤はない。

参考文献

American Association of Critical-Care Nurses. (2006). *Core curriculum for critical care nursing.* In J. G. Alspach (Ed.), (6th ed.). Saunders Elsevier.

Findlay, J., Keogh, M., & Cooper, L. (2010). Venous thromboembolism prophylaxis: The role of the nurse. *British Journal of Nursing (BJN)*, 19(16), 1028-1032.

Fitzgerald, J. (2010). Venous thromboembolism: Have we made headway? *Orthopaedic Nursing*, 29(4), 226-234.

Headley, C. M., & Melander, S. (2011). When it may be a pulmonary embolism. *Nephrology Nursing Journal*, 38(2), 127-152.

Lancaster, S., Owens, A., Bryant, A., Ramey, L., Nicholson, J., Gossett, K., Forni, J., & Padgett, T. (2010). Emergency: Upper-extremity deep vein thrombosis. *AJN: American Journal of Nursing*, 110(5), 48-52.

Lankshear, A., Harden, J., & Simms, J. (2010). Safe practice for patients receiving anticoagulant therapy. *Nursing Standard*, 24(20), 47-56.

Meetoo, D. (2010). In too deep: Understanding, detecting, and managing DVT. *British Journal of Nursing (BJN)*, 19(16), 1021-1022, 1024-1027.

Shaughnessy, K. (2007). Massive pulmonary embolism. *Critical Care Nurse*, 27(1), 39-40, 42-51.

Yee, C. A. (2010). Conquering pulmonary embolism. *OR Nurse*, 4(5), 18-24.

476　　Part 3　介入

6320	蘇生
	Resuscitation

定義：生命維持のための緊急処置を実施すること

行動

☐ 適切な行動を判断するため，患者の反応を評価する

☐ 呼吸停止や異常呼吸，無反応の場合，援助を要請する

☐ コードを発令する[施設の基準に従って]

☐ 体外式除細動器（AED）を手に入れる

☐ 体外式除細動器（AED）を装着し，特定の行動をとる

☐ 迅速な除細動を確実に行う[適切な場合]

☐ 成人には胸骨圧迫，小児には胸骨圧迫と人工呼吸といった心肺蘇生法を行う[適切な場合]

☐ 圧迫と圧迫の間で胸部が完全に戻るようにし，圧迫を中断しないようにし，過度な換気を避けて，特定の速さと深さで 30 回胸骨圧迫を開始する

☐ 患者の気道を確保する

☐ 30 回胸骨圧迫をした後，2 回人工呼吸を行う

☐ 胸骨圧迫停止とショックを与える間の時間が最小限になるようにする[適応がある場合]

☐ 心停止の原因として最も可能性の高いものに合わせて救命行動を実施する（例：心臓性，呼吸性）

☐ 実施された心肺蘇生法の質を観察する

☐ 蘇生努力に対する患者の反応を観察する

☐ 気道を確保するために頭部後屈または下顎挙上法を用いる

☐ 胸骨圧迫の邪魔をしないように，可能であれば口腔内，鼻腔内，気管内の分泌物を除去する[適切な場合]

☐ 胸骨圧迫の邪魔をしないように，可能であれば手動の換気を行う[適切な場合]

☐ 医師の援助を要請する[必要な場合]

☐ 除細動後に心電図モニターを装着する[必要な場合]

☐ 静脈投与ラインを確保し，薬液を投与する[適応がある場合]

☐ 電子機器が適切に作動していることを確認する

☐ 予備の機器を用意しておく

☐ 適切な薬剤を投与する

☐ 心臓または呼吸モニターを装着する

☐ 心電図を手に入れる

☐ 心電図を解析し，電気的除細動を実施する[必要な場合]

☐ 胸痛の変化を評価する

☐ 気管内挿管の介助をする[適応がある場合]

☐ 気管内挿管チューブが適切な位置にあることを確かめるため，挿管後肺音を評価する

☐ 挿管後，胸部 X 線写真撮影の介助をする

☐ 心停止後のケアを確実に計画する（例：適切な看護ケアのできる病棟に安全に移動する）

☐ 患者の利益を最優先して蘇生中に家族や重要他者がそばにいられる機会を申し出る

☐ 蘇生中にそばにいる家族をサポートする（例：安全な環境を確保する，説明や解説をする，患者との適切なコミュニケーションを許可する，継続的にニーズを評価する，のちに蘇生努力の評価の機会を提供する）

☐ 出来事の後にチームメンバーがチームの報告や救命処置の振り返りに参加する機会を与える

Part 3　介入　　**477**

□ 一連の出来事を記録する

第 1 版：1992。改訂：2013

参考文献

Boucher, M. (2010). Family-witnessed resuscitation. *Emergency Nurse, 18*(5), 10-14.
Carlson, K. (Ed.). (2009). *Advanced critical care nursing.* Saunders Elsevier.
Field, J., Hazinski, M., Sayre, M., Chameides, L., Schexnayder, S., Hemphill, R., Samson, R. A., Kattwinkel, J., Berg, R. A., Bhanji, F., Cave, D. M., Jauch, E. C., Kudenchuk, P. J., Neumar, R. W., Peberdy, M. A., Perlman, J. M., Sinz, E., Travers, A. H., Berg, M. D., Billi, J. E., & Hoek, T. L. V. (2010). Part 1: Executive summary: 2010 American Heart Association guidelines for cardiopulmonary resuscitation and emergency cardiovascular care. *Circulation, 122*(18 Suppl. 3), S640-S656.
Hazinski, M. F. (Ed.). (2010). *Highlights of the 2010 American Heart Association guidelines for CPR and ECC.* American Heart Association.
Urden, L., Stacy, K. M., & Lough, M. E. (2010). *Critical care nursing: Diagnosis and management* (6th ed.). Mosby Elsevier.
Wiegand, D. (Ed.). (2011). *AACN procedure manual for critical care* (6th ed.). Elsevier Saunders.

6974	蘇生：新生児
	Resuscitation: Neonate

定義：新生児が子宮外での生命活動に適応するための支援として，緊急処置を実施すること

行動

□ 出生前に蘇生機器を準備する

□ 蘇生バッグ，吸引器具，酸素流量計が適切に作動しているか確認する

□ 新生児を新生児用保育器に入れる

□ 胎便で混濁した羊水を吸引するために，気管内を目視できるよう喉頭鏡を挿入する［適切な場合］

□ 気管下部から胎便を除去するために気管内挿管チューブを挿管する［適切な場合］

□ チューブ内の胎便の色がクリアになるまでチューブを再挿入し，吸引を行う

□ 気管下部から胎便を除去するために機械的吸引を用いる

□ 羊水を除去し，熱放散を軽減し，刺激を与えるためにあらかじめ温めておいた毛布で新生児を拭き乾燥させる

□ 気道確保をするために新生児の首をやや伸展させて仰臥位にする

□ 新生児の頸部を少し伸展させて，スニッフィングポジション（においを嗅ぐ体位・下位頸椎を屈曲し，上位頸椎を伸展した体位）にすることで気道を確保する

□ バルブシリンジで鼻と口から分泌物の吸引を行う

□ 新生児の足底をこすったり，背部をこすることで触覚刺激を与える

□ 呼吸を観察する

□ 心拍数を観察する

□ 右手首に酸素飽和度計を装着し，血中酸素飽和度を測定する

□ 無呼吸，あえぎ呼吸，1 分間に 100 回以下の心拍数に対して陽圧換気を開始する

□ 21%で 5 〜 8L の流量に酸素ブレンダーをセットして蘇生バッグに準備しておき，酸素飽和度に基づいて用量を設定する［必要な場合］

□ 蘇生バッグを正しく充填するために調整する

□ 顎，口，鼻を覆う酸素マスクをしっかり密着させる

□ 呼吸の開始時は 20 〜 40cm H_2O 分圧，それ以降は 15 〜 20cm H_2O 分圧で，1 分間に 40 〜 60 回の換気を行う

□ 十分な換気を確認するために聴診する

□ 15 〜 30 秒の換気後に心拍数を確認する

□ 1 分間に 60 回以下の心拍数または 1 分間に 80 回以上の心拍数で増加しない場合，胸部圧迫を実施する

478 Part 3 介入

- ☐ 1 分間に 90 回の胸骨圧迫と 30 回の呼吸数を得るために, 3：1 の割合で 1.3 ～ 2.0cm 胸骨を圧迫する
- ☐ 30 秒間の胸部圧迫後に心拍数を確認する
- ☐ 心拍数が 1 分間に 60 回またはそれ以上となるまで, 胸部圧迫を継続する
- ☐ 適切な自発呼吸が開始され, 皮膚がピンク色になるまで換気を継続する
- ☐ 人工換気が長引く場合, またはバッグおよびマスク換気で良好な反応が得られない場合, 気管内挿管チューブを挿入する
- ☐ 気管内挿管チューブの位置を確認するために, 両側の呼吸音を聴診する
- ☐ チューブの位置をチェックするために, 胃部が膨張せずに胸部が盛り上がることを観察する
- ☐ エアウェイをテープで顔面に固定する
- ☐ 2 分以上換気を維持する場合, 経口胃部カテーテルを挿入する
- ☐ 薬物を準備する（例：麻薬拮抗剤, アドレナリン, 血漿増量剤, 炭酸水素ナトリウム）[**必要な場合**]
- ☐ 指示に従って薬剤を投与する
- ☐ 時間, 結果, 蘇生の全段階における新生児の反応を記録する
- ☐ 親に説明をする[**適切な場合**]
- ☐ 新生児の移動または搬送を援助する[**適切な場合**]

第 2 版：1996。改訂：2018

参考文献

American Academy of Pediatrics, & American College of Obstetricians and Gynecologists. (2012). *Guidelines for perinatal care* (7th ed.). American Academy of Pediatrics.

American Heart Association, & American Academy of Pediatrics. (2011). *Textbook of neonatal resuscitation* (6th ed.). American Academy of Pediatrics.

6972	蘇生：胎児

Resuscitation: Fetus

定義：胎盤循環の改善または胎児の酸塩基平衡の補正のために, 緊急処置を実施すること

行動

- ☐ 聴診と触診の実施または電子胎児モニタリング機器を用いて胎児のバイタルサインをモニタリングする[**適切な場合**]
- ☐ 異常を観察する（例：安定しない（異常な）胎児心拍（虚血状態が推定される胎児心拍数または律動異常）の徴候を観察する（例：徐脈, 頻脈, 無反応, 変動一過性徐脈, 遅発一過性徐脈, 遷延一過性徐脈, 長期変動または短期変動の減少と洞調律））
- ☐ 胎児の酸素供給を強化するために必要な処置の説明を行う際, 母親と支援者に参加してもらう
- ☐ スタンダードプリコーション（標準的感染予防策）を実践する
- ☐ 子宮の活動を減少させるためにオキシトシン点鼻スプレーの使用を中止する
- ☐ 妊婦を左側臥位または四つ這いの姿勢に保つ
- ☐ 胎児の心拍数を再評価する
- ☐ 妊婦の体位変換を行っても胎児の心拍の注意を要す（異常な）パターンを是正できない場合, 10 ～ 15L/ 分で酸素を投与する
- ☐ 静脈ラインを確保する[**適切な場合**]
- ☐ 1L の電解質輸液を経静脈的にボーラス投与する
- ☐ 母親のバイタルサインをモニタリングする
- ☐ 低血圧を示す場合は, 昇圧剤を経静脈的に投与する
- ☐ 胎児の頭皮を刺激しながら腟内診を行う
- ☐ 蘇生処置の結果について, 助産師または医師に報告する
- ☐ ストリップ検査（破水検査）の解釈, 実施された活動, 胎児の成果, 母親の反応を記録する

Part 3 介入 **479**

□ 子宮活動に対する胎児心拍数の反応についての情報をより多く得るために，破水した場合は子宮内胎児モニタリング装置を装着する

□ 胎児の心拍数波形が最適以下だった場合，胎児頭皮用電極を用いる

□ 母親と支援者が安心し落ち着くよう援助する

□ 子宮収縮を減弱させるために，子宮収縮抑制剤を投与する［**適切な場合**］

□ 安定しない（異常な）胎児の変動性一過性徐脈または胎便で混濁した羊水に対して羊水補充療法を実施する

□ 胎盤の還流を促進するために分娩第2期のいきみのときに左側臥位を保つ

□ 胎盤循環を回復するために，安定しない（異常な）胎児心拍の徴候に対するいきみを軽減するよう指導する

□ 胎児の血液検体を採取するために，産科医に相談する［**適切な場合**］

□ 蘇生処置に対する胎児の反応に基づいて，分娩方法や新生児ケアに必要なものを予測する

第2版：1996。改訂：2018

参考文献

Kither, H., & Monaghan, S. (2013). Intrauterine fetal resuscitation. *Anaesthesia & Intensive Care Medicine, 14*(7), 287-290.

Macones, G. (2015). Management of intrapartum category I, II, and III fetal heart rate tracings. In V. A. Barss (Ed.), *UpToDate*. http://www.uptodate.com/contents/management-of-intrapartum-category-i-ii-and-iii-fetalheart-rate-tracings

Velayudhareddy, S., & Kirankumar, H. (2010). Management of foetal asphyxia by intrauterine foetal resuscitation. *Indian Journal of Anaesthesia, 54*(5), 394-399.

そ

480 Part 3 介入

5260	ダイングケア

Dying Care

定義：人生の最終段階において，身体の安楽と精神の安寧を促進すること

行動

- ☐ 患者のケアについて，優先順位を明確にする
- ☐ 死について話し合う意思があることを伝える
- ☐ 死に関する感情を共有できるよう患者と家族を支援する
- ☐ 死の意味の共有を確認できるよう，患者と家族を援助する
- ☐ 患者の行動や感情・態度を理解するよう努める
- ☐ 患者の不安状態を観察する
- ☐ おびえる患者のそばに付き添う
- ☐ 身体的・精神的な能力の悪化を観察する
- ☐ 不調または倦怠感が強いときには認知機能への患者の負荷を軽減する
- ☐ 気分の変調を観察する
- ☐ 患者や家族が望む特有のケアを尊重する
- ☐ 家族にケアの意思決定やケアへの活動に参加してもらう [**必要な場合**]
- ☐ 悲嘆の段階にある患者と家族を支援する
- ☐ 疼痛を観察する
- ☐ 不快感を最小に抑える [**可能な場合**]
- ☐ 嚥下機能障害が進行している場合，代替方法で薬剤を投与する
- ☐ 患者の疲労感が強いときには食事を延期する
- ☐ 水分と軟らかい食物を頻繁に提供する
- ☐ 患者の文化に適した食物を提供する
- ☐ 頻繁に休息をとってもらう
- ☐ 基本的なケアを援助する [**必要な場合**]
- ☐ プライバシーに関するニーズを尊重する
- ☐ 患者のニーズと希望に応じた環境を調整する
- ☐ ベッドサイドに付き添いたいという家族の努力をサポートする
- ☐ 患者と家族がスピリチュアルサポートを得られるように努める
- ☐ 他者によるケアを促す [**適切な場合**]
- ☐ ホスピスへの紹介を勧める [**必要な場合**]
- ☐ 葬儀手配の話し合いを促す

第 1 版：1992。改訂：2013

参考文献

Adams, C. (2010). Dying with dignity in America: The transformational leadership of Florence Wald. *Journal of Professional Nursing, 26*(2), 125-132.

Cartwright, J. C., Miller, L., & Volpin, M. (2009). Hospice in assisted living: Promoting good quality care at end of life. *The Gerontologist, 49*(4), 508-516.

Klossner, N. J., & Hatfield, N. (2005). The dying child. In *Introductory maternity and pediatric nursing* (pp. 754-771). Lippincott Williams & Wilkins.

Law, R. (2009). Bridging worlds: Meeting the emotional needs of dying patients. *Journal of Advanced Nursing, 65*(12), 2630-2641.

LeGrand, S., & Walsh, D. (2010). Comfort measures: Practical care of the dying cancer patient. *American Journal of Hospice & Palliative Medicine, 27*(7), 488-493.

Timby, B. K., & Smith, N. E. (2006). Caring for dying clients. In *Introductory medical-surgical nursing* (pp. 102-111) (9th ed.). Lippincott Williams & Wilkins.

7370	退院調整計画
	Discharge Planning

定義：個人を現在のケアレベルから施設内外の別のケアレベルに移す準備

行動

- ☐ 入院時および継続的に退院のニーズに関するデータを収集する
- ☐ 対面での口頭によるコミュニケーション，電話によるコミュニケーション，資料に対する好ましい言語を確認する
- ☐ 障害された健康リテラシーの手がかりを観察する（例：文書を仕上げられない，薬剤やそれらを服用する理由を明らかにできない，健康状態に関する情報を家族に委ねる）
- ☐ 資料の翻訳を含む，資格のある医療通訳を手配する［適応がある場合］
- ☐ 退院に向けての個人の目標を引き出す
- ☐ 個人，家族，介護者に入院に関連した継続的な指導を提供する（例：入院の原因，治療，必要とされるケア）
- ☐ 個人，家族，介護者がケアに積極的に参加するようにする
- ☐ 自宅の資源，課題，家族または介護者の利用可能性を判断する
- ☐ 退院後のケアを提供するために支援環境を準備できるように援助する
- ☐ 健康リテラシーのニーズ，ヘルスケアニーズ，社会的ニーズ，文化的ニーズ，経済的ニーズを考慮して退院計画を立てる
- ☐ 個人，家族，介護者の関与を伴う退院後のフォローアップをするための計画を立てる
- ☐ 宗教的または文化的慣例に合致する食事の助言をする
- ☐ 必要な薬剤を得て，服用できるようにする［処方に従って］
- ☐ 退院のレディネス（準備状態）を観察する
- ☐ 退院準備のために援助する［適応がある場合］
- ☐ 必要な退院後のフォローアップケアを指導する（例：薬剤，食事，運動，ハーブ系サプリメント）
- ☐ 指導中の理解の乏しいあらゆる部分を見直す
- ☐ 退院計画について多職種専門チームに連絡する［適切な場合］
- ☐ プライマリケア提供者と十分なコミュニケーションが継続するようにする
- ☐ タイミングよく退院できるように，多職種専門チームの活動を調整する
- ☐ 退院前に，退院指導や退院計画に関するあらゆる部分の懸念を報告する
- ☐ 好みの言語ですべての情報の写しを提供する
- ☐ 個人のケアを引き受けてくれる医師に退院サマリーの移送を迅速に行う
- ☐ 退院後の介護者に好みの言語と文化的なニーズを説明する
- ☐ 容易にアクセスできるように電子ポータルに退院指導を保存する［適切な場合］
- ☐ 退院指導と連絡先情報を提供する
- ☐ フォローアップケアのための予約をスケジュールに入れる（例：予約，退院後の検査または検査室）
- ☐ 退院後の評価を調整する［適切な場合］
- ☐ 退院時に保留となった臨床検査や検査室からの結果のフォローアップを計画する
- ☐ 退院後の外来サービスと医療機器を計画する
- ☐ 退院の48時間以内に退院計画の補強を提供する（例：電話，テキストメッセージ，ビデオチャット，訪問を通して）
- ☐ 退院情報，フォローアップ，退院後に受けるケアを向上させるために在宅医療機関と連携する［適応がある場合］
- ☐ 介護者へのサポートを調整する［適切な場合］
- ☐ 退院計画を記載する

482　Part 3　介入

□ 理解を確実にするためにティーチバックを用いる

第 1 版：1992。改訂：2008，2024

参考文献

Agency for Healthcare Research and Quality [AHRQ]. (2019). Re-Engineered Discharge (RED) Toolkit. http://www.ahrq.gov/professionals/systems/hospital/red/toolkit/index.html

Brooks, K. L. (2020). Start your discharge planning early. *New Mexico Nurse, 65*(2), 4-5.

Glasper, A. (2019). Ensuring smooth transition of frail elderly patients from hospital to community. *British Journal of Nursing, 28*(20), 133 8-1339.

Sexson, K., Lindauer, A., & Harvath, T. (2017). Discharge planning and teaching. *American Journal of Nursing, 117*(5), 58-60.

Seigert, L. (2021). Improving discharge procedures to reduce hospital readmissions. *AJN, American Journal of Nursing, 121*(12), 12. https://doi.org/10.1097/01.NAJ.0000803148.45426.39

Wrotny, C. (2021). Back so soon? A community hospital creates new ways to prevent readmission. *Professional Case Management, 26*(4), 177-185. https://doi.org/10.1097/NCM.0000000000000475

Wrotny, C., Bradley, D., & Brulé, M. (2021). Back so soon? Part 2: Use of the 5 "Whys" process in unplanned hospital readmissions. *Professional Case Management, 26*(4), 186-193. https://doi.org/10.1097/NCM.0000000000000505

6485	退院調整計画：家庭準備

Discharge Planning: Home Preparation

定義：安全で効果的なケア提供のための居住環境を準備すること

行動

□ 現在の健康に基づき在宅でのニーズを確認する（例：併存疾患，認知障害または運動障害）

□ 問題のある箇所を判断するために，個人または家族と自宅環境を見直す

□ 在宅ケアの準備について，個人および家族と相談する

□ 必要な器具の作動状態を確認し，操作を指示する

□ 必要な薬剤と物品の供給について確認し指示をする[**必要な場合**]

□ 介護者のスケジュールを調整する

□ 緊急時の計画が整っていることを確認する

□ 自宅への移送日時を確認する

□ 移送時の付き添い者の手配を確認する[**必要な場合**]

□ 個人と家族および新しいチームやサービスの間の絆を強化するための特別な注意とともに，ケアの移行を奨励する

□ 計画の実行可能性および実施状況を確認するためにフォローアップを行う

□ 介護者に対して，薬剤，物品，補助器具に関する資料を提供する[**必要な場合**]

□ 個人が経験する健康－疾患過程を家族や介護者を指導する

□ 風通しのよい，明るい，清潔な環境の統合についての助言を提供する

□ 病院へ戻る必要がある状況について，家族に指導する

□ これまでの指導内容に沿う在宅用指導計画を準備する

□ 施設のガイドラインを満たす書類を作成する

□ 自宅到着時の個人の健康状態を記録する

第 3 版：2000。改訂：2024

参考文献

Backman, C., Chartrand, J., Dingwall, O., & Shea, B. (2017). Effectiveness of person- and family-centered care transition interventions: A systematic review protocol. *Systematic Reviews, 6*(1), 158. https://doi.org/10.1186/s13643-017-0554-z

Berman, A., Snyder, S. J., & Frandsen, G. (2018). *Kozier and Erb's Fundamentals of Nursing: Concepts, process and practice* (10th ed.). Pearson.

Craven, R. F., Hirnle, C. J., & Henshaw, C. J. (2021). *Fundamentals of nursing: Human health and function* (8th ed.). Wolters-Kluwer.

de Abreu Moniz, M., Vago Daher, D., Sabóia, V. M., & Batista Ribeiro, C. R. (2020). Environmental health: Emancipatory care challenges and possibilities by the nurse. *Revista Brasileira de Enfermagem, 73*(3), 1-5.

Nass, G., Kirkevold, M., Hammer, W., Straand, J., & Wyller, T. B. (2017). Nursing care needs and services utilised by home-dwelling elderly with complex health problems: observational study. *BMC Health Services Research. 17*(1), 645.

Perry, A. G., Potter, P. A., Ostendorf, W. R., & Laplante, N. (2022). *Clinical Nursing Skills and Techniques* (10th ed.). Elsevier.

Ridwan, E. S., Hadi, H., Wu, Y. L., & Tsai, P. S. (2019). Effects of transitional care on hospital readmission and mortality rate in subjects with COPD: A systematic review and meta-analysis. *Respiratory care. 64*(9), 1146-1156.

Ugur, H. G., & Erci, B. (2019). The effect of home care for stroke patients and education of caregivers on the caregiver burden and quality of life. *Acta Clinica Croatica. 58*(2), 321-332.

Valatka, R., Krizo, J., & Mallat, A. (2021). A survey-based assessment of "matter of balance" participant fall-related experience. *Journal of Trauma Nursing, 28*(5), 304-309.

Williams, P. (2020). *Basic geriatric nursing* (7th ed.). Elsevier.

Yamaguchi, Y., Greiner, C., Ryuno, H., & Fukuda, A. (2019). Dementia nursing competency in acute care settings: A concept analysis. *International Journal of Nursing Practice, 25*(3), 1-5.

8190	退院フォローアップ
	Discharge Follow-Up

定義：検査結果を返し，ケア計画の理解を確認し，ケアへの満足度を評価すること

行動

- ☐ 適切な人に話していることを確認する
- ☐ 個人以外の誰かと話す場合，個人情報を伝える許可を得る
- ☐ 名前，資格，組織とともに名乗る
- ☐ コミュニケーションのための仲介サービスを使用する［**適応がある場合**］
- ☐ 通話のプロセスを説明し，同意を得る
- ☐ 通話を録音する場合，通知する（例：品質監視のため）
- ☐ 現在の健康状態を再検討する
- ☐ 検査結果を伝える［**適応がある場合**］
- ☐ 処方箋の再処方を援助する［**既存のガイドラインに従って**］
- ☐ すべての質問に答えるようにする
- ☐ 組織の指針を用いて，ケアのエピソードに対する満足感を判断する
- ☐ 組織の指針を用いて，満足度を記録する
- ☐ 十分に理解するため，また，十分な在宅ケアを得たりフォローするために，以前の治療，検査からの情報を見直す
- ☐ コミュニティの社会資源，教育プログラム，支援グループ，自助グループに関する情報を提供する［**適応がある場合**］
- ☐ フォローアップケアまたは紹介受診の日時を確定する
- ☐ 臨床的な視点と既存のガイドラインに基づいて，現在の治療計画とセルフケアの結果責任に関する情報を提供する［**必要な場合**］
- ☐ 追加のケアを必要とすべきときを知らせる
- ☐ 守秘義務を順守する
- ☐ フォローアップのメッセージを音声メールに残さない
- ☐ 提供したすべてのアセスメント・助言・指示・その他の情報について記録する［**規定のガイドラインに従って**］
- ☐ 個人または家族がどのように返信連絡すればよいかを決める［**適切な場合**］
- ☐ 折り返し連絡することへの許諾を得ていることを記録し，対応可能な人物を特定しておく

484　　Part 3　介入

□ 理解を確実にするためにティーチバックを用いる

第3版：2000。改訂：2024

参考文献

American Academy of Ambulatory Care Nursing. (2017). *Scope and standards of practice for professional ambulatory care nursing* (9th ed.).

American Academy of Ambulatory Care Nursing. (2018). *Scope and standards of practice for professional telehealth nursing* (6th ed.).

Berdal, G., Bø, I., Dager, T. N., Dingsør, A., Eppeland, S. G., Hagfors, J., Hamnes, B., Mowinckel, P., Nielsen, M., Sand, S. A., Slungaard, B., Wigers, S. H., Hagen, K. B., Dagfinrud, H. S., Kjeken, I., & Sand-Svartrud, A.-L. (2018). Structured goal planning and supportive telephone follow-up in rheumatology care: Results from a pragmatic, stepped-wedge, cluster-randomized trial. *Arthritis Care & Research, 70*(11), 1576-1586.

Jackson, A., Curtin, E., Giddins, E., Read-Allsopp, C., & Joseph, A. (2021). Connecting with trauma patients after discharge: A phone call follow-up study. *Journal of Trauma Nursing, 28*(3), 179-185.

Nasser, L., & Stratton, T. (2019). BET 1: Follow-up phone calls and compliance with discharge instructions in elderly patients discharged from the emergency department. *Emergency Medicine Journal, 36*(2), 126-127.

Rutledge, C. M., Kott, K., Schweickert, P. A., Poston, R., Fowler, C., & Haney, T. S. (2017). Telehealth and eHealth in nurse practitioner training: Current perspectives. *Advances in Medical Education and Practice, 8*, 399-409.

Woods, C. E., Jones, R., O'Shea, E., Grist, E., Wiggers, J., & Usher, K. (2019). Nurse-led post-discharge telephone follow-up calls: A mixed study systematic review. *Journal of Clinical Nursing, 28*, 3386-3399.

2080	**体液／電解質管理**
	Fluid/Electrolyte Management

定義：体液量／電解質値の変化を調整し，合併症を予防すること

行動

□ 血清電解質値の異常を観察する［可能な場合］

□ 体液量過剰や脱水を示す肺や心臓の状態変化を観察する

□ 水分過剰や脱水の悪化の徴候や症状を観察する（例：肺の湿性クラックル音，多尿症または乏尿，行動変化，けいれん発作，泡沫または高粘稠性唾液，浮腫性またはくぼんだ眼，急速な浅い呼吸）

□ 体液および電解質値の変化をモニタリングするために検体を採取する（例：ヘマトクリット値，血中尿素窒素値（BUN），蛋白値，血清ナトリウム値（Na），血清カリウム値（K））［適切な場合］

□ 毎日体重を測定し，動向を観察する

□ 水分を補給する［適切な場合］

□ 経口摂取を促進する（例：患者が好む経口飲料を提供する，手の届く場所に置く，ストローを提供する，新鮮な水を提供する）［適切な場合］

□ 水分排出量に基づいて処方された補給を経鼻胃管で行う［適切な場合］

□ 生理食塩水で経鼻胃チューブを洗浄する［適応がある場合，施設の方針に従って］

□ 経管栄養によって水分を提供する［適応がある場合，施設の方針に従って］

□ 下痢による体液および電解質の喪失を減少させるために，処方されたとおりの繊維食品を経管栄養患者に投与する

□ 吸引に接続された胃管を有する患者の場合，氷片の摂取量または経口摂取量を最小限にする

□ 利尿作用や下剤効果をもつ食物や飲料の摂取を最小限にする（例：紅茶，コーヒー，プルーン，ハーブサプリメント）

□ 静脈内輸液・輸血・経腸投与の流量速度を適切に維持する［特にポンプによって調整されない場合］

□ 電解質を含む静脈内溶液が，一定の流速で投与されるよう確認する［適切な場合］

□ 体液バランスに関連する検査結果をモニタリングする（例：ヘマトクリット値, 血中尿素窒素値（BUN），アルブミン値，総蛋白値，血清浸透圧，尿比重）

□ 体液貯留に関連する検査結果をモニタリングする（例：尿比重の増加，血中尿素窒素値（BUN）の増加，

ヘマトクリット値の低下，および尿浸透圧の増加）

☐ 中心静脈圧，平均動脈圧，肺動脈圧，肺動脈楔入圧を含む血行動態をモニタリングする[**可能な場合**]

☐ 水分の摂取量と排出量の正確な記録を継続する

☐ 体液貯留の徴候や症状をモニタリングする

☐ 血清ナトリウム値（Na）が130mEq/L未満の希釈低ナトリウム血症がある場合は水分摂取に制限を設ける

☐ 水分制限を開始する[**適切な場合**]

☐ バイタルサインをモニタリングする[**適切な場合**]

☐ 術前の脱水状態を補正する[**適切な場合**]

☐ 処方された電解質治療に対する患者の反応を観察する

☐ 電解質異常の徴候を観察する

☐ 特定の体液や電解質の異常のために適切に処方された食事療法を提供する（例：低ナトリウム食，水分制限，腎臓食および塩分無添加食）

☐ 処方された電解質補正剤を投与する[**適切な場合**]

☐ 処方された電解質結合樹脂または電解質排泄樹脂を投与する[**適切な場合**]

☐ 処方された電解質補正剤の副作用（有害でないものも含む）を観察する（例：悪心，嘔吐，下痢）

☐ 電解質平衡の変化の指標として患者の頬粘膜，強膜および皮膚を観察する（例：乾燥，チアノーゼ，黄疸）

☐ 体液異常／電解質異常の徴候や症状が持続または悪化する場合は医師に相談する

☐ 過度な電解質の喪失をコントロールするための手段を開始する（例：腸を休息させる，利尿剤の種類の変更，解熱剤の投与）[**適切な場合**]

☐ 腸を休息させるための手段を開始する（食物や水分の摂取を制限し，乳製品の摂取量を減少させる）[**適切な場合**]

☐ 急性低血糖の管理のために，即効性のブドウ糖に続いて長時間作用型の炭水化物・蛋白質を与える[**適切な場合**]

☐ 透析のための患者の準備をする（例：透析用カテーテル留置を援助する）[**適切な場合**]

☐ 体液喪失をモニタリングする（例：出血，嘔吐，下痢，発汗，頻呼吸）

☐ 過剰な水分貯留の結果として懸念が表出された場合，肯定的なボディイメージや自尊感情を促進する[**適切な場合**]

☐ 適切な体液バランスを達成するために，精神的または身体的な障害（例：嚥下障害，認知障害，精神障害，体力または協調の低下）がある患者を援助する

☐ 適切な体液バランスを達成するために，処方された治療計画から望ましくない続発症のある患者を援助する（例：自己の利尿制限水分摂取により，頻尿または尿失禁におびえる患者）

☐ 水分制限・水分補給の手段・電解質補充の理由を患者／家族に指導する[**適応がある場合**]

第1版：1992。改訂：2013

参考文献

Allsopp, K. (2010). Caring for patients with kidney failure. *Emergency Nurse, 18*(10), 12-16.

Harvey, S., & Jordan, S. (2010). Diuretic therapy: Implications for nursing practice. *Nursing Standard, 24*(43), 40-50.

Murch, P. (2005). Optimizing the fluid management of ventilated patients with suspected hypovolaemia. *Nursing in Critical Care, 10*(6), 279-288.

Ostendorf, W. R. (2011). Fluid, electrolyte, and acid-base balances. In P. A. Potter, A. G. Perry, P. Stockert, & A. Hall (Eds.), *Basic nursing* (7th ed., pp. 466-521). Mosby Elsevier.

Scales, K., & Pilsworth, J. (2008). The importance of fluid balance in clinical practice. *Nursing Standard, 22*(47), 50-58.

Tang, V., & Lee, E. (2010). Fluid balance chart: Do we understand it? *Clinical Risk, 16*(1), 10-13.

Welch, K. (2010). Fluid balance. *Learning Disability Practice, 13*(6), 33-38.

Young, E., Sherrard-Jacob, A., Knapp, K., Craddock, T. S., Kemper, C., Falvo, R., Hunter, S., Everson, C., & Giarrizzo-Wilson, S. (2009). Perioperative fluid management. *AORN Journal, 89*(1), 167-182.

486 Part 3 介入

4120	体液量管理

Fluid Management

定義：体液量バランスを改善し，異常または望ましくない体液量による合併症を予防すること

行動

- ☐ ベースラインの体液量の状態を確認する（例：過剰，脱水，正常な血液量）
- ☐ 定期的に得られたデータを用いて体液量の状態を観察する（例：体重，検査値，バイタルサイン）
- ☐ 体液量のバランスに影響する薬剤を確認するために，薬剤の調整を実施する
- ☐ 体液量の不均衡の根本原因を治療する[**可能な場合**]（例：利尿剤の過度の使用，うっ血性心不全，高血糖）
- ☐ 水分の摂取量（例：点滴，経口）と排出量（例：排尿，尿道カテーテル，失禁パンツ，重さを測ったおむつ）の正確な記録を維持する
- ☐ 体液の状態を観察する（例：粘膜の潤い，適切な脈拍，起立位での血圧，泉門の外観，皮膚の張り（ツルゴール））[**適切な場合**]
- ☐ 体液貯留に関連する検査結果をモニタリングする（例：尿比重の増加，血中尿素窒素値（BUN）の増加，ヘマトクリット値の低下，および尿浸透圧の増加）
- ☐ バイタルサインと血行動態をモニタリングする
- ☐ 体液量過剰や体液貯留の指標を観察する（例：肺雑音，中心静脈圧または肺動脈楔入圧の上昇，浮腫，頸静脈怒張，腹水）[**適切な場合**]
- ☐ 脱水の徴候を観察する（例：乾燥した粘膜，弱い末梢脈，平坦な首または手の静脈，尿量の減少，めまい，失神）
- ☐ 体重をモニタリングする
- ☐ 浮腫がある場合は部位と範囲を観察する
- ☐ 摂取した食物と水分をモニタリングし，1日のカロリー摂取量を計算する[**適切な場合**]
- ☐ 常温下で静脈注射治療を行う[**処方に従って**]
- ☐ 栄養状態を観察する
- ☐ 処方された利尿剤と体液調整剤を投与する[**適切な場合**]（例：アルドステロン，電解質，アルブミン）
- ☐ 経口摂取を促進する（例：ストローを用意する，食間の水分摂取を促す，定期的に氷水を交換する，子どもの好きなジュースでアイスキャンディをつくる，ゼラチンをおもしろい形に切り分ける，小さな薬杯を使用する）[**適切な場合**]
- ☐ 処方された食事制限を順守した液体を提供する（例：無糖，減塩，とろみのついた）
- ☐ 絶食について患者を指導する[**適切な場合**]
- ☐ 水分排出量に基づいて処方された補給を経鼻胃管で行う[**適切な場合**]
- ☐ 24時間内で水分摂取を配分する[**適切な場合**]
- ☐ 患者の食事摂取を援助するよう，重要他者に奨励する[**適切な場合**]
- ☐ 血清ナトリウム値（Na）が130mEq/L未満の希釈低ナトリウム血症がある場合は水分摂取に制限を設ける
- ☐ 処方された電解質治療に対する患者の反応を観察する
- ☐ 体液量過剰の徴候や症状が持続または悪化する場合は医療従事者に相談する
- ☐ 血液製剤の輸血ができるよう手配する[**必要な場合**]
- ☐ 血液製剤投与の準備をする（患者の血液型の特定や点滴物品の準備）[**適切な場合**]
- ☐ 血液製剤を投与する（例：血小板，新鮮凍結血漿）[**適切な場合**]
- ☐ 少なくとも2時間ごとに治療に対する反応を観察する
- ☐ 水分摂取や制限，体液量のバランスに影響する薬剤，十分な体液量バランスを維持するための食事摂取を指導する
- ☐ 体液量の不均衡の徴候と症状を指導する

Part 3　介入　　**487**

□ 理解を確実にするためにティーチバックを用いる

第1版：1992。改訂：2000, 2024

参考文献

Hockenberry, M. J., Rodgers, C. C., & Wilson, D. (2022). *Wong's essentials of pediatric nursing* (11th ed.). Elsevier.

Jett, K., & Touhy, T. A. (2020). *Toward healthy aging* (10th ed.). Elsevier.

Kear, T. M. (2017). Fluid and electrolyte management across the age continuum. *Nephrology Nursing Journal, 44*(6), 491-496.

Perry, A. G., & Potter, P. A. (2020). *Clinical nursing skills and techniques* (5th ed.). Mosby.

Roumelioti, M. E., Glew, R. H., Khitan, Z. J., Rondon-Berrios, H., Argyropoulos, C. P., Malhotra, D., Raj, D. S., Agaba, E. I., Rohrscheib, M., Murata, G. H., Shapiro, J. I., & Tzamaloukas, A. H. (2018). Fluid balance concepts in medicine: Principles and practice. *World Journal of Nephrology, 7*(1), 1-28.

Williams, P. (2020). *Basic geriatric nursing* (7th ed.). Elsevier.

Workman, M. L. (2021). Concepts of fluid and electrolyte balance. In D. D. Ignatavicius, M. L. Workman, C. R. Rebar, & N. M. Heimgartner (Eds.), *Medical-surgical nursing: Concepts for interprofessional collaborative care* (10th ed.). Elsevier.

4180	体液量減少管理
	Hypovolemia Management

定義：血管内液量が極度に減少している患者の体液量を増加させること

行動

□ 毎日同じ時間に体重を測定し，動向を観察する（例：排泄後や朝食前）

□ 心拍数・血圧，中心静脈圧，平均動脈圧，肺動脈圧，肺動脈楔入圧，心拍出量，心係数を含む血行動態をモニタリングする［可能な場合］

□ 脱水を示す根拠を観察する（例：皮膚の弾力性低下，毛細血管再充満の遅延，脈拍の減弱，強い口渇感，粘膜の乾燥，尿量の減少）

□ 起立性低血圧や立ちくらみを観察する

□ 体液喪失の原因を観察する（例：出血，嘔吐，下痢，発汗過多，頻呼吸）

□ 水分の摂取量と排出量をモニタリングする

□ 浸潤，静脈炎，感染について，静脈ライン挿入部を観察する［適切な場合］

□ 出血の根拠となる検査結果を観察する（例：ヘモグロビン値やヘマトクリット値，便潜血検査）［可能な場合］

□ 血液濃縮の根拠となる検査結果を確認する（例：ナトリウム，血中尿素窒素値，尿比重）［可能な場合］

□ 急性腎障害が起こりうる検査結果や臨床所見をモニターする（例：血中尿素窒素値の上昇，クレアチニン値の上昇，糸球体濾過量の減少，ミオグロビン血症，尿量の減少）

□ 経口水分摂取を促す（24時間内で水分摂取量を配分し，食事の際にも水分を補給する）［禁忌でなければ］

□ 起きているときは1〜2時間ごとの水分摂取を提案する［禁忌でなければ］

□ 静脈ラインを確保する

□ 体表面積と熱傷の大きさをもとに，必要な水分量を計算する［適切な場合］

□ 細胞外の水分補給のために，処方された等張の静脈点滴溶液（例：生理食塩水や乳酸リンゲル液）を適切な速度で投与する［適切な場合］

□ 細胞内の水分補給のために，処方された高張の静脈点滴溶液（例：5%ブドウ糖液または0.45%塩化ナトリウム）を適切な速度で投与する［適切な場合］

□ 血行動態の完全性が維持されるように，処方された等張点滴溶液を適切な速度で急速投与する

□ 血管内液量を補うために，処方されたコロイド懸濁液を投与する（例：ヘスパン，アルブミン，血漿分画製剤）［適切な場合］

□ 血漿の膠質浸透圧を上昇させ，血液量を補うために，処方された血液製剤を投与する［適切な場合］

□ 輸血反応を観察する［適切な場合］

488　　Part 3　介入

☐ 失血に対して自己血輸血を開始する[**適切な場合**]

☐ 静脈点滴での補液中に体液量増多や肺水腫を示すものがないか観察する

☐ 室温の静脈点滴剤を投与する

☐ 安定した静脈点滴投与速度を維持するために，輸液ポンプを用いる

☐ 皮膚が乾燥している臥床患者の皮膚統合性を観察する

☐ 皮膚が乾燥している臥床患者の皮膚統合性を促進する（例：表皮剥離の予防，過度な保湿を避ける，適切な栄養維持）[**適切な場合**]

☐ 起立性低血圧に備えて，患者の歩行を援助する

☐ 急激な体位の変化，特に仰臥位から座位や立位になることを避けるよう患者を指導する

☐ 心筋の酸素需要を最小化し脳循環を最適化するために，低血圧時は修正トレンデレンブルグ位をとる（例：仰臥位状態で心臓より高い位置に下肢を挙上する）

☐ 口腔内の乾燥や粘膜のひび割れを観察する

☐ 口腔粘膜の統合性を維持するために，経口による水分摂取（または湿らせた綿棒で口腔内を湿らすこと）を頻繁に提供する[**禁忌でなければ**]

☐ 1日2回の口腔ケアを促す（例：歯みがき，非アルコール性の含嗽）

☐ 末梢灌流を促す体位をとる

☐ 術後の患者を復温しているときに，処方された血管拡張剤を慎重に投与する（例：ニトログリセリンやニトロプルシド，カルシウム拮抗剤）[**適切な場合**]

☐ 急性腎障害の予防のために，処方された心房性ナトリウム利尿ペプチド（ANP）を投与する[**適切な場合**]

☐ 水分の摂取量と排出量の記録方法を患者／家族に指導する[**適切な場合**]

☐ 体液量減少の治療方策について患者／家族を指導する

第1版：1992。改訂：2013

参考文献

Heitz, U., & Horne, M. M. (2005). *Pocket guide to fluid, electrolyte, and acidbase balance* (5th ed.). Elsevier Mosby.

Leeper, B. (2006). Cardiovascular system. In M. Chulay & S. M. Burns (Eds.), *AACN essentials of critical care nursing* (pp. 215-246). McGraw-Hill.

Mentes, J. C. (2008). Managing oral hydration. In E. Capezuti, D. Zwicker, M. Mezey, & T. Fulmer (Eds.), *Evidence-based geriatric nursing protocols for best practice* (3rd ed., pp. 391-402). Springer.

Miller, L. R. (2006). Hemodynamic monitoring. In M. Chulay & S. M. Burns (Eds.), *AACN essentials of critical care nursing* (pp. 65-110). McGraw-Hill.

Nigwekar, S. U., Navaneethan, S. D., Parikh, C. R., & Hix, J. K. (2009). Atrial natriuretic peptide for preventing and treating acute kidney injury. *Cochrane Database of Systematic Reviews, 2009*(4). https://doi.org/10.1002/14651858.CD006028.pub2

Smeltzer, S. C., & Bare, B. G. (2004). (10th ed.) *Brunner & Suddarth's textbook of medical surgical nursing* (Vol. 1, pp. 256-259). Lippincott Williams & Wilkins.

Stark, J. (2006). The renal system. In J. G. Alspach (Ed.), *American Association of Critical Care Nurses, Core curriculum for critical care nursing* (6th ed., pp. 525-610). W. B. Saunders.

4170	**体液量増多管理**
	Hypervolemia Management

定義：体液量が過剰な患者における細胞内外の体液量の減少と合併症を予防すること

行動

☐ 毎日同じ時間に体重を測定し，動向を観察する（例：排泄後や朝食前）

☐ 心拍数，血圧，中心静脈圧，平均動脈圧，肺動脈圧，肺動脈楔入圧，心拍出量，心係数を含む血行動態をモニタリングする[**可能な場合**]

☐ 肺水腫の症状について，呼吸パターンを観察する（例：不安，空気渇望，起座呼吸，呼吸困難，頻呼吸，咳嗽，泡沫痰，息切れ）

Part 3 介入 **489**

- ☐ 肺の副雑音を観察する
- ☐ 心臓の副雑音を観察する
- ☐ 頸静脈の怒張を観察する
- ☐ 末梢の浮腫を観察する
- ☐ 血液濃縮の根拠となる検査結果を確認する（例：血清ナトリウム値，血中尿素窒素値，尿比重）**[可能な場合]**
- ☐ 血漿膠質浸透圧上昇の可能性を裏づける検査結果を観察する（例：蛋白やアルブミンの増加）**[可能な場合]**
- ☐ 体液量増多の根底にある原因となる検査結果を観察する（例：心不全を示す脳性ナトリウム利尿ペプチド，腎不全を示す血中尿素窒素値，クレアチニン値，糸球体濾過量）**[可能な場合]**
- ☐ 水分の摂取量と排出量をモニタリングする
- ☐ 前負荷を軽減するために，処方された薬剤を投与する（例：フロセミド，スピロノラクトン，モルヒネ，ニトログリセリン）
- ☐ 前負荷軽減の根拠をモニタリングする（例：尿量の増加，肺の副雑音の改善，血圧，平均動脈圧，中心静脈圧，肺動脈楔入圧，心拍出量，心係数の低下）
- ☐ 薬剤の過剰効果を確認する（例：脱水，低血圧，頻脈，低カリウム血症）
- ☐ 前負荷を軽減させるための薬剤の使用について患者に指導する
- ☐ 前負荷の急増を避けるため，静脈点滴をゆっくりと投与する（例：点滴溶液や血液製剤）
- ☐ 希釈性の低ナトリウム血症の患者では水分摂取を制限する
- ☐ 低張の静脈点滴液の使用を避ける
- ☐ 換気改善のため，ベッドの頭側を挙上する**[適切な場合]**
- ☐ 重篤な肺水腫患者の気管内挿管や機械的換気開始を促進する**[適切な場合]**
- ☐ 処方された人工呼吸器を管理する（例：FiO2，モード，量や圧の設定，PEEP（呼気終末陽圧））**[適切な場合]**
- ☐ PEEP（呼気終末陽圧）を用いて機械的換気をする肺水腫の患者には，閉鎖式の吸引を用いる**[適切な場合]**
- ☐ 透析のための患者の準備をする（例：透析用カテーテル挿入の援助）**[適切な場合]**
- ☐ 透析用の血管アクセスを確保する
- ☐ 透析の実施前後に体重の変化を確認する
- ☐ 透析中および透析後は毎回，血行動態反応を観察する
- ☐ 腹膜透析後に，注入した透析液と回収された排液の量を確認する
- ☐ 合併症の指標として，腹膜透析の排液を観察する（例：感染や多量の出血，凝血塊）
- ☐ 浮腫がある患者では頻繁に体位を変換する**[適切な場合]**
- ☐ 浮腫を伴う臥床患者の皮膚統合性を観察する
- ☐ 浮腫を伴う臥床患者の皮膚統合性を促進する（例：表皮剥離の予防，過度な保湿を避ける，適切な栄養維持）**[適切な場合]**
- ☐ 水分の摂取量と排出量の記録方法を患者と家族に指導する**[適切な場合]**
- ☐ 体液量増多の治療のために予定された介入について患者と家族に指導する
- ☐ 食事によるナトリウムの摂取を制限する**[適応がある場合]**
- ☐ 過剰な水分貯留の結果として懸念が表出された場合，肯定的なボディイメージや自尊感情を促進する

第1版：1992。改訂：2013

参考文献

Heitz, U., & Horne, M. M. (2005). *Pocket guide to fluid, electrolyte, and acidbase balance* (5th ed.). Elsevier Mosby.

Leeper, B. (2006). Cardiovascular system. In M. Chulay & S. M. Burns (Eds.), *AACN essentials of critical care nursing* (pp. 215-246). McGraw-Hill.

Miller, L. R. (2006). Hemodynamic monitoring. In M. Chulay & S. M. Burns (Eds.), *AACN essentials of critical care nursing* (pp. 65-110). McGraw-Hill.

Salvador, D., Punzalan, F., & Ramos, G. (2005). Continuous infusion versus bolus injection of loop diuretics in congestive heart failure. *Cochrane Database of Systematic Reviews*, *2005*(3). https://doi.org/10.1002/14651858.CD 003178.pub3

Schroeder, K. (2012). Acute renal failure. In E. T. Bope & R. D. Kellerman (Eds.), *Conn's current therapy 2012* (pp. 873-876). Elsevier Saunders.

Stark, J. (2006). The renal system. In J. G. Alspach (Ed.), *American Association of Critical Care Nurses, Core curriculum for critical care nursing* (6th ed., pp. 525-610). W. B. Saunders.

Winkel, E., & Kao, W. (2012). Heart failure. In E. T. Bope & R. D. Kellerman (Eds.), *Conn's current therapy 2012* (pp. 432-436). Elsevier Saunders.

4140	体液量補正
	Fluid Resuscitation

定義：処方された静脈点滴剤を急速投与すること

行動

□ 大口径静脈注射針で確保する

□ 晶質液（例：生理食塩水や乳酸リンゲル）と膠質液（例：ヘスパンダーや血漿分画製剤）の両方を投与するために医師と協働する［適切な場合］

□ 静脈点滴を投与する［処方に従って］

□ クロスマッチ検査のために血液検体を採取する［適切な場合］

□ 血液製剤を投与する［処方に従って］

□ 血行動態反応をモニタリングする

□ 酸素状態をモニタリングする

□ 体液量過剰をモニタリングする

□ さまざまな体液の排出量を観察する（例：尿，経鼻胃管ドレナージ，胸腔チューブ）

□ 血中尿素窒素値，クレアチニン値，総蛋白値，アルブミン値を観察する

□ 肺水腫やサードスペースでの水分貯留を観察する

第1版：1992。改訂：2008

参考文献

Urden, L. D., Stacy, K. M., & Lough, M. E. (2006). *Thelan's critical care nursing: Diagnosis and management* (5th ed.). Mosby Elsevier.

Thompson, J. M., Hirsch, J. E., Tucker, S. M., & McFarland, G. K. (2002). *Mosby's clinical nursing* (5th ed.). Mosby.

4130	体液量モニタリング
	Fluid Monitoring

定義：体液バランスを管理するために患者データを収集し分析すること

行動

□ 過去の水分摂取の量と排泄の習慣を確認する

□ 水分の不均衡の危険因子がないか確認する（例：低アルブミン血症，熱傷，低栄養状態，敗血症，ネフローゼ症候群，高体温，利尿剤による治療，腎臓病，心不全，発汗，肝機能障害，激しい運動，高熱への曝露，感染，術後，多尿症，嘔吐，下痢）

□ 口渇または体液バランスの変化を示す症状を確認する（例：めまい，精神状態の変化，軽い頭痛，不安，易怒性，悪心，筋れん縮）

□ 患者の手を心臓と同じ高さでつかみ，中指を5秒間つまんだ後で離したときの，皮膚色調がもとに戻るまでの時間を計測して毛細血管充満試験を行う（正常では2秒未満でもとに戻る）

□ 手やすね等の骨ばった部位を優しく1秒間つまんだ後で離したときの，皮膚の弾力性を調べる（十分

に水分を含んでいる患者であれば，皮膚はすぐにもとに戻る）
- [ ] 体重をモニタリングする
- [ ] 水分の摂取量と排出量をモニタリングする
- [ ] 血清と尿の電解質量を観察する [適切な場合]
- [ ] 血清アルブミン値と総蛋白値を観察する
- [ ] 血清および尿中浸透圧をモニタリングする
- [ ] 血圧・心拍数・呼吸状態をモニタリングする
- [ ] 起立時血圧と心調律の変化を観察する [適切な場合]
- [ ] 侵襲的血行動態指標をモニタリングする [適切な場合]
- [ ] 水分の摂取量と排出量の正確な記録を継続する（例：経口摂取，経腸投与，静脈投与，抗生物質，薬剤と一緒に摂取した水分，経鼻胃管チューブ，ドレナージ，嘔吐，直腸チューブ，結腸ストーマからの排液，尿）
- [ ] 静脈内療法，皮下注入，経腸栄養，経鼻胃管，尿路カテーテル，嘔吐，下痢，創部ドレナージ，胸腔ドレナージ，体液バランスに影響を及ぼす医学的状態にある患者の水分の摂取量と排出量を測定して確認する（例：心不全，腎不全，低栄養，熱傷，敗血症）
- [ ] 適切な水分の摂取量と排出量の管理を必要とする患者での失禁を記録する
- [ ] 突然に尿が出なくなった患者では器具の問題を是正する（例：カテーテルのねじれや閉塞）
- [ ] 粘膜や皮膚の弾力性，口渇を観察する
- [ ] 尿の色調，量，比重をモニタリングする
- [ ] 頸静脈の怒張，肺水泡音，末梢浮腫，体重増加を観察する
- [ ] 腹水の徴候や症状を観察する
- [ ] 立ちくらみに注意する
- [ ] 水分を投与する [適切な場合]
- [ ] 静脈点滴や経腸栄養が正しい速度で投与されているか，特にポンプで調整していない場合は確認する
- [ ] 水分制限や水分摂取の配分を行う [適切な場合]
- [ ] 排出尿量が 0.5mL/kg/ 時以下，もしくは成人で 24 時間の水分摂取量が 2000mL 以下の場合は，医師に相談する [適切な場合]
- [ ] 尿量増量のために，薬剤を投与する [適切な場合]
- [ ] 患者の反応に注意しながら透析を行う [適切な場合]
- [ ] 容器による測量を標準化するため，適切な容器の一覧表を管理する
- [ ] 良好な実践パターンであることを確認するため，定期的に水分の摂取量と排出量のグラフを評価する

第 1 版：1992。改訂：2013

参考文献

Allsopp, K. (2010). Caring for patients with kidney failure. *Emergency Nurse*, *18*(10), 12-16.

Harvey, S., & Jordan, S. (2010). Diuretic therapy: Implications for nursing practice. *Nursing Standard*, *24*(43), 40-50.

Murch, P. (2005). Optimizing the fluid management of ventilated patients with suspected hypovolaemia. *Nursing in Critical Care*, *10*(6), 279-288.

Ostendorf, W. R. (2011). Fluid, electrolyte, and acid-base balances. In P. A. Potter, A. G. Perry, P. Stockert, & A. Hall (Eds.), *Basic nursing* (7th ed., pp. 466-521). Mosby Elsevier.

Scales, K., & Pilsworth, J. (2008). The importance of fluid balance in clinical practice. *Nursing Standard*, *22*(47), 50-58.

Tang, V. C. Y., & Lee, E. W. Y. (2010). Fluid balance chart: Do we understand it? *Clinical Risk*, *16*(1), 10-13.

Welch, K. (2010). Fluid balance. *Learning Disability Practice*, *13*(6), 33-38.

Young, E., Sherrard-Jacob, A., Knapp, K., Craddock, T. S., Kemper, C., Falvo, R., Hunter, S., Everson, C., & Giarrizzo-Wilson, S. (2009). Perioperative fluid management. *AORN Journal*, *89*(1), 167-182.

492　Part 3　介入

3900	**体温調節**

Temperature Regulation

定義：正常体温を調節し，維持すること

行動

☐ 体温の変化の原因を確認する（例：過剰な熱への曝露，体液量減少，運動，薬剤に誘発された，放射線，蒸発，伝導，対流，感染）

☐ 血漿電解質，尿検査，血液培養，全血球検査（血算）を観察する

☐ 継続的な深部体温の観察を開始する［**適切な場合**］

☐ 体温の測定値に対するガイドラインに基づいて，体温を観察する［**適切な場合**］（プロトコルに基づき30分に2回の観察による正常体温，深部体温を観察する装置を通しての継続した観察による低体温や高体温の治療）

☐ 血圧，脈，呼吸を観察する［**適切な場合**］

☐ 皮膚の色調と温度を観察する

☐ 低体温または高体温の徴候と症状を報告する

☐ 高体温を治療する［**プロトコルに従って**］（例：クーリング用のブランケット，冷やした点滴液，扇風機，冷罨法，冷たい水を置く）

☐ 体温を下げるために，冷却マットレス，水が循環するブランケット，微温湯浴，アイスパックやゲルパッドの適用，冷却用に血管内にカテーテルを留置する等の方法を用いる［**適切な場合**］

☐ 低体温を治療する［**プロトコルに従って**］（例：温めるための毛布，温めた点滴液，温めた酸素療法）

☐ 暖かいマットレス・毛布を使用し，体温を上昇させるための周辺環境を整える［**適切な場合**］

☐ 個人の要求に合わせて周辺環境の温度を調整する

☐ 悪寒を予防，制御するために適切な薬剤を投与する

☐ 解熱剤を投与する［**適切な場合**］

☐ 抗菌剤を投与する［**適切な場合**］

☐ 合併症を観察する（例：腎機能障害，酸塩基平衡異常，血液凝固異常，肺水腫，脳浮腫，多臓器不全症候群）

☐ 十分な水分と栄養の摂取を促す［**適切な場合**］

☐ 熱性疲労や熱中症の予防方法について説明する

☐ 体温調整の重要性と過度な冷えによって起こりうる悪い影響について話し合う［**適切な場合**］

☐ 寒さに曝されることによる低体温を予防するための行動について説明する

☐ 熱性疲労の徴候と適切な緊急の処置について情報を提供する［**適切な場合**］

☐ 低体温の徴候と適切な緊急の処置について情報を提供する［**適切な場合**］

☐ 理解を確実にするためにティーチバックを用いる

第1版：1992。改訂：2013，2024

参考文献

Barwood, M. J., Goodall, S., & Bateman, J. (2018). The effect of hot and cold drinks on thermoregulation, perception, and performance: The role of the gut in thermoreception. *European Journal of Applied Physiology, 118*(12), 2643-2654. https://doi.org/10.1007/s00421-018-3987-8

Craven, R. F., Hirnle, C. J., & Henshaw, C. J. (2021). *Fundamentals of nursing: Human health and function* (8th ed.). Wolters-Kluwer.

Hill, B., & Mitchell, A. (2021). Tympanic thermometers support fast and accurate temperature monitoring in acute and alternative care. *British Journal of Nursing, 30*(5), 288-295. https://doi.org/10.12968/bjon.2021.30.5.288

Kenney, W. L., Wolf, S. T., Dillon, G. A., Berry, C. W., & Alexander, L. M. (2021). Temperature regulation during exercise in the heat: Insights for the aging athlete. *Journal of Science & Medicine in Sport, 24*(8), 739-746. https://doi.org/10.1016/j.jsams.2020.12.007

Perry, A. G., Potter, P. A., Ostendorf, W. R., & LaPlante, N. (2021). *Clinical nursing skills and technique* (10th ed.). Mosby.

Potter, P. A., Perry, A. G., Stockert, P. A., & Hall, A. M. (2021). *Fundamentals of Nursing* (10th ed.). Elsevier.

Saqe-Rockoff, A., Schubert, F. D., Ciardiello, A., & Douglas, E. (2018). Improving thermoregulation for trauma patients in the Emergency Department: An evidence-based practice project. *Journal of Trauma Nursing, 25*(1), 14-E2. https://doi.org/10.1097/JTN.0000000000000336

Williams, P. (2020). *Basic geriatric nursing* (7th ed.). Elsevier.

3902	体温調節：周術期
	Temperature Regulation: Perioperative

定義：周術期に望ましい体温に調節し，維持すること

行動

☐ 手術チームで患者に予定している麻酔の種類を特定し，話し合う

☐ 体温の異常が起こる危険因子があるかみつけだす（例：全身麻酔または広範囲の麻酔，年齢，大きな外傷，熱傷，低体重，悪性高熱の個人的または家族的なリスク）

☐ 麻酔開始前に最低15分間電源付き加温装置（例：温風式加温装置）で患者をあらかじめ温めておく [**適切な場合**]

☐ 加温装置を使用しながら患者を移動させる（例：加温されている保育器）[**適切な場合**]

☐ 電源付き加温装置を作動させ，調整する

☐ 低体温のリスクを最小限に抑えるため，周辺環境の室温を調整する（例：大部分の体表面が露出されている場合，温風式加温装置に加え，室温を23度以上で維持する）

☐ 手術の準備中および手術中の患者の露出を最小限にする [**可能な場合**]

☐ 洗浄液を加温または冷却する [**適切な場合**]

☐ 洗浄液の温度を観察する

☐ 静脈注射液を加温または冷却する [**適切な場合**]

☐ 血液加温器を用意し，調整する

☐ 加湿加温した麻酔ガスの準備と介助をする [**適切な場合**]

☐ 腹腔鏡検査のため，腹腔内に入れるガスを加温する（例：二酸化炭素）

☐ 電源付き加温装置を中止する（例：温風式加温装置）[**適切な場合**]

☐ 持続深部体温測定を含め，バイタルサインをモニタリングする

☐ 体温の異常，意図しない体温上昇・低下を観察する

☐ 心電図の結果を観察する

☐ 呼気中の二酸化炭素濃度（カプノグラフィー）をモニタリングする

☐ 検査結果を観察する（例：動脈血ガス分析，電解質値）

☐ 電源付き加温装置や物品が適当な位置で正常に作動する状態であることを確かめる

☐ 周術期および麻酔前後および麻酔中の場所にダントロレンナトリウムを含めた，悪性高熱用の緊急の器具や物品を確保しておく [**プロトコルに従って**]

☐ 悪性高熱のプロトコルを開始する [**適切な場合**]

☐ ダントロレンナトリウムを準備し，投与する

☐ 体温異常のリスクのある患者に関して申し送りをする（例：悪性高熱の個人または家族的リスク）

☐ 患者が意識清明になるまで，適当な体温であるか確かめる

第2版：1996。改訂：2013

参考文献

Association of periOperative Registered Nurses. (2011). Recommended practices for the prevention of unplanned perioperative hypothermia. In *Perioperative standards and recommended practices for inpatient and ambulatory settings*, 307-320.

Hooper, V. D., Chard, R., Clifford, T., Fetzer, S., Fossum, S., Godden, B., Martinez, E. A., Noble, K., O'Brien, D., Odem-Forren, J., Peterson, C., & Ross, J. (2009). ASPAN's evidence-based clinical practice guideline for the promotion of perioperative normothermia. *Journal of PeriAnesthesia Nursing, 24*(5), 271-287.

Hopkins, P. M. (2011). Malignant hyperthermia: Pharmacology of triggering. *British Journal of Anaesthesia*, *107*(1), 48-56.

Malignant Hyperthermia Association. (2010). *Transfer of care guidelines*.

Sessler, D. I. (2008). Temperature monitoring and perioperative thermoregulation. *Anesthesiology*, *109*(2), 318-338.

3910	体温調節：新生児
	Temperature Regulation: Newborn

定義：出産から子宮外の生活まで，およびそれに続く安定期の正常な体温を獲得し維持すること

行動

☐ 安定するまで少なくとも 30 分ごとに体温を観察する［適切な場合］

☐ 持続的な深部体温の観察装置を導入する［適切な場合］

☐ 血圧，脈拍，呼吸を観察する［適切な場合］

☐ 皮膚色と温度を観察する

☐ 低体温や高体温の徴候と症状を観察し，報告する

☐ 適切な水分と栄養の摂取を促す

☐ 出産後，熱の喪失を防ぐために，ただちに新生児をくるむ

☐ 羊水でまだ覆われている間は，プラスチック（例：ポリエチレン，ポリウレタン）で低体重出生児を出産後ただちにくるむ［適切な場合，施設のプロトコルに従って］

☐ 熱の喪失を防ぐために，ストッキング・キャップを適用する

☐ アイソレットのなかやウォーマーの下に収容する［必要な場合］

☐ 蒸発熱の喪失を減らすため，保育器内の湿度を 50％ 以上に維持する

☐ 保育器内の新生児の近くに置く物品（例：毛布，寄り添うもの（スナッグリー））を予熱する

☐ 新生児が必要とする環境的温度に調整する

☐ 適切な新生児の体温を維持するための方法について親に指導する

☐ 理解を確実にするためにティーチバックを用いる

第 8 版：2024

参考文献

Dixon, K. L., Carter, B., Harriman, T., Doles, B., Sitton, B., & Thompson, J. (2021). Neonatal thermoregulation: A golden hour protocol update. *Advances in Neonatal Care*, *21*(4), 280-288. https://doi.org/10.1097/ANC.0000000000000799

Donnellan, D., Moore, Z., Patton, D., O'Connor, T., & Nugent, L. (2020). The effect of thermoregulation quality improvement initiatives on the admission temperature of premature/very low birth-weight infants in neonatal intensive care units: A systematic review. *Journal for Specialists in Pediatric Nursing*, *25*(2), 1-13. https://doi.org/10.1111/jspn.12286

Gardner, S. L., Cater, B. S., Enzman-Hines, M., & Niermeyer, S. (2021). *Merenstein & Gardner's handbook of neonatal intensive care: An interprofessional approach* (9th ed.). Elsevier.

Gest, C. D. (2021). A web-based nursing education for thermoregulation. *Journal for Nurses in Professional Development*, *37*(4), 249-256. https://doi.org/10.1097/NND.0000000000000755

Langan, M., Watson, C., O'Connor, T., Moore, Z., & Patton, D. (2020). What is the effectiveness of combining warming mattresses and plastic bags versus plastic bags only for thermoregulation in preterm infants? A systematic review. *Journal of Neonatal Nursing*, *26*(1), 30-36. https://doi.org/10.1016/j.jnn.2019.09.006

Thakur, S., Kumar, Y., & Chand, S. (2018). Effectiveness of cling wrap in terms of maintenance of body temperature and weight of neonates. *International Journal of Nursing Education*, *10*(3), 106-108. https://doi.org/10.5958/0974-9357.2018.00077.6

Part 3 介入 **495**

3920	体温調節管理
	Thermoregulation Management

定義：身体の調節機構の混乱による体温の上昇に関連した徴候と症状を緩和すること

行動

☐ 体温上昇の原因を判断する（例：変温性，悪性高熱症，T6 より上の脊髄損傷，身体酷使）

☐ 開放気道を確保し，冷却した酸素を投与する[**必要な場合**]

☐ バイタルサインと神経学的状態を観察する

☐ 悪性症候群が認められる場合，処方された原因となる薬物を中止する（例：選択的セロトニン再取り込み阻害剤（SSRI），モノアミン酸化酵素阻害剤（MAOI），三環系抗うつ剤）

☐ 静注ルートを確保する

☐ 身体的活動を中止し，より冷たい環境に収容する

☐ 衣類を緩める，または取り去る

☐ 外部の冷却方法を適用する[**適切な場合**]（例：頸部，胸部，腹部，頭皮，腋下，鼡径部への冷罨法，冷却用ブランケット）

☐ 冷却した水のなかに浸すが，振戦の原因となることを避ける[**耐えられる場合**]

☐ アルコールのスポンジバスは避ける

☐ 経口水分補充液（例：スポーツドリンク）や他の冷たい液体を提供する[**耐えられる場合**]

☐ 神経障害がある場合，経口による食品や液体の摂取を提供しない

☐ 塩分タブレットを投与しない

☐ 冷却した溶液を用いて，静脈内輸液を実施する[**適切な場合**]

☐ 内的なクーリング方法を適用する[**適切な場合**]（例：氷を用いた胃，膀胱，腹膜，胸部の洗浄）

☐ 薬剤を投与する[**必要な場合**]

☐ 正常体温調整中枢へのダメージが疑われる場合，アスピリンや他の解熱剤を投与しない（例：視床下部）

☐ 経鼻胃管チューブを挿入する[**適切な場合**]

☐ 尿道カテーテルを挿入する

☐ 深部体温が 39℃に達したとき，クーリング活動を中止する

☐ 精神状態の異常性を観察する（例：混乱，奇妙な行動，不安，協調運動障害，興奮，発作，昏睡）

☐ 適切な装置を用いて深部体温を観察する（例：直腸や食道のプローブ）

☐ 血漿電解質，尿検査，心筋酵素，肝臓中の酵素，血液培養，全血球計算（血算）の検査値を得て，結果を観察する

☐ 尿量を観察する

☐ 動脈血ガスを観察する

☐ 低血糖症を観察する

☐ 心電図の結果を観察する

☐ 合併症を観察する（例：腎機能不全，酸塩基平衡異常，血液凝固異常，肺水腫，脳浮腫，多臓器不全症候群）

☐ さらなる治療のために病院への移送を提供する[**必要な場合**]

☐ 熱中症のリスク要因を指導する（例：高い環境温度，高い湿度，脱水，身体活動，肥満，極端な年齢，特定の薬剤，心疾患）

☐ 熱中症を防ぐための対策を指導する（例：日光への過剰曝露を予防する，身体活動の前・中・後に栄養食品と水分を十分に摂取するようにする，エアコンが利用できる場所を探す，軽くて明るい色のゆったりした衣類を着用する）

☐ 熱中症の早期の徴候と症状と，医療専門職からの支援を求めるときについて指導する

☐ 理解を確実にするためにティーチバックを用いる

第 8 版：2024

496 Part 3 介入

参考文献

LaPierre, L., & Mondor, E. E. (2017). The ups and downs of fever: Where are we at with targeted temperature management in the ICU? *Canadian Journal of Critical Care Nursing*, *28*(2), 39.

Moreda, M., Beacham, P. S., Reese, A., & Mulkey, M. A. (2021). Increasing the effectiveness of targeted temperature management. *Critical Care Nurse*, *41*(5), 59-63. https://doi.org/10.4037/ccn2021637

Rodway, G. W., & Suether, S. E. (2019). Pain, temperature, sleep, and sensory function. In S. E. Huether & K. L. McCance (Eds.), *Understanding pathophysiology*. Elsevier.

Schell-Chaple, H. (2018). Fever suppression in patients with infection. *Nursing Critical Care*, *13*(5), 6-13. https://doi.org/10.1097/01.CCN.0000 534921.93547.1a

Souza, M. V., Damião, E. B. C., Buchhorn, S. M. M., & Rossato, L. M. (2021). Non-pharmacological fever and hyperthermia management in children: an integrative review. *Acta Paul Enferm*, *34*, eAPE00743.

Turan, N., Çulha, Y., Aydın, G. Ö., & Kaya, H. (2020). Persistent fever and nursing care in neurosurgical patients. *Journal of Neurological & Neurosurgical Nursing*, *2*, 80-85. https://doi.org/10.15225/PNN.2020.9.2.6

4115	体外式膜型人工肺（ECMO）療法
	Extracorporeal Membrane Oxygenation Therapy

定義：人工肺装置を用いて酸素を提供し，血液から二酸化炭素を取り去ること

行動

☐ 臨床状態や体外式膜型人工肺（ECMO）療法の適切性を評価するために，多数のパラメーターを用いて，血行動態を判断する（例：血圧，心拍数，脈拍，頸静脈圧，中心静脈圧，左右の心房圧と心室圧，肺動脈圧）**［適切な場合］**

☐ 前処置の血液検体を採取し，血液化学を見直す（例：血中尿素窒素，血清クレアチニン，血清 Na，K，PO_4 のレベル）

☐ ベースラインのバイタルサインを記録する（例：体温，脈拍，呼吸，血圧，体重）

☐ 体外式膜型人工肺（ECMO）療法の手順を説明し，インフォームドコンセントを得る

☐ 必要とされる体外式膜型人工肺（ECMO）療法の種類を判断する（例：心臓と肺双方の問題に対し静脈と動脈を使用する（VA ECMO），または肺の問題に対し心臓近くの1本またはそれ以上の静脈を用いる（VV ECMO））

☐ 機器と溶液を確認する**［プロトコルに従って］**

☐ 体外式膜型人工肺（ECMO）療法のカニューレ挿入の開始を支援し，手段の中断と適切に訓練を受けたスタッフ（例：呼吸療法士，外科チーム，看護師）の存在を保証する**［必要な場合］**

☐ 適切なセデーション，麻痺，抗凝固剤，換気を確認する**［処方に従って］**

☐ カニューレ挿入後の放射線検査結果を得る（例：前方，後方の胸部，腹部，またはその両方）

☐ 体外式膜型人工肺（ECMO）療法を始め，呼吸と血行動態が目標と合致するまで血流量を増加させる**［プロトコルに従って］**

☐ 持続的な静脈酸素測定法を提供している間，呼吸と血行動態の目標への到達によって決定された設定速度まで血流量を維持する

☐ 180～210秒の活性化凝固時間（ACT）に到達するため，未分化ヘパリンや直接トロンビン阻害剤の持続的な点滴による抗凝固を維持する

☐ 出血が起きた場合，活性化凝固時間（ACT）の目標を下げる**［処方に従って］**

☐ 血小板数を観察し，50000/mL を超えるレベルを維持する**［プロトコルに従って］**

☐ ヘモグロビンを観察し，正常範囲内にレベルを維持する

☐ 気圧障害，人工呼吸器に誘発された肺疾患，酸素中毒を防ぐために人工呼吸器のセッティングを調整する**［処方に従って］**

☐ 腎機能の適切性を判断するため，尿量と検査値を観察する

☐ 乳酸レベルの上昇，代謝性アシドーシス，尿量の減少，肝酵素の増加といった感染や不十分な還流の徴候を監視する

☐ 虚血，冷感，足の斑点といった下肢の徴候を観察する

☐ 神経状態を観察するため日々の覚醒と1時間ごとの瞳孔のチェックを行う

Part 3　介入　　**497**

□ 皮膚の損傷を防ぐため，入念な再ポジショニングを実践する

□ 2 人のチームでケアを提供する（例：体外式膜型人工肺（ECMO）療法の専門家，看護師）

□ 24 時間，7 日間，体外式膜型人工肺（ECMO）療法ケアを提供する ECMO 専門看護師を含み，回路管理の技術的側面をバックアップする還流技師に支援されたチームを確保する

□ 機械のプライミング，日常のパラメーター，回路のセッティング，輸血のパラメーター，放射線科の指示（例：症状に対する心エコー）が利用可能な体外式膜型人工肺（ECMO）療法の指示のセットを確認する

□ 体外式膜型人工肺（ECMO）療法を担当するすべての還流技師や看護師が利用可能な指示書を確認する

□ 日々およびルーチンの検査値を観察する［プロトコルに従って］

□ 抗凝固状態を監視し，セッティングを調整する［プロトコルおよび指示のセットに従って］

□ 体外式膜型人工肺（ECMO）療法医療従事者への警告を利用可能にする指示を確認する［**必要な場合**］

□ 接続部とチューブ類を安全に固定する

□ 安全性を保証するため，個人と回路の相互作用を確認する［**プロトコルおよび指示のセットに従って**］
　（例：流量率，圧，温度，pH のレベル，伝導率，血栓，空気探知器，限外濾過陰圧，血液センサー）

□ 回路の緊急事態を予防し管理するため，持続的なサーベイランスやトラブルシューティングを通して，臨床上のニーズを管理する

□ 体外式膜型人工肺（ECMO）療法中は，血圧，脈拍，呼吸，温度，反応を持続的に観察する

□ 専門職種間のチームがケア計画に関与していることを確認する（例：理学療法，作業療法，栄養士，ケースマネジメント）

□ 体外式膜型人工肺（ECMO）療法を中止する［**プロトコルに従って**］

□ 体外式膜型人工肺（ECMO）療法前後のバイタル値と血清電解質値を比較する

□ 手順の耐性と成果の達成について記述する［**適切な場合**］

第 8 版：2024

参考文献

Calhoun, A. (2018). ECMO: Nursing care of adult patients on ECMO. *Critical Care Nursing Quarterly*, *41*(4), 394-398. https://doi.org/10.1097/CNQ.0000000000000226

McCallister, D., Pilon, L., Forrester, J., Alsaleem, S., Kotara, C., Hanna, J., Hickey, G., Roberts, R., Douglass, E., Libby, M., & Firstenberg, M. S. (2019). Clinical and administrative steps to the ECMO program development. *Advances in Extracorporeal Membrane Oxygenation, vol. 3*. https://doi.org/10.5772/intechopen.84838

Naddour, M., Kalani, M., Ashraf, O., Patel, K., Bajwa, O., & Cheema, T. (2019). Extracorporeal membrane oxygenation in ARDS. *Critical Care Nursing Quarterly*, *42*(4), 400-410. https://doi.org/10.1097/CNQ.0000000000000280

O'Connor, N., & Smith, J. (2018). An innovative ECMO staffing model to reduce harm. *The Journal of Perinatal & Neonatal Nursing*, *32*(3), 204-205. https://doi.org/10.1097/jpn.0000000000000355

1260	体重管理
	Weight Management

定義：至適体重と体脂肪率の維持を促進すること

行動

□ 体重管理に対する動機づけを明確にする

□ 食物摂取・運動・体重増加・体重減少の関係を話し合う

□ 体重に影響を及ぼしうる健康状態について話し合う

□ 体重に影響を及ぼす習慣，風習，文化的，遺伝的な因子について話し合う

□ 過体重や低体重に関連するリスクを話し合う

□ 食習慣変容のための，動機づけを明確にする

□ 理想体重と理想の体脂肪率を明確にする

□ 摂取・運動セッション・体重の変化を毎日記録するための方法を開発する

498 Part 3 介入

- ☐ 食物摂取量と運動量に関する現実的な週間目標を書きだすこと，それを毎日レビューできる場所に掲示することを奨励する
- ☐ 毎週の体重のグラフ化を奨励する [**適切な場合**]
- ☐ 毎日，適切な水分量を摂取するよう奨励する
- ☐ 短期目標および長期目標の達成に対し褒美を計画する
- ☐ サポートグループの利用可能性について，情報を提供する
- ☐ エネルギー消費量に見合うバランスのとれた食事計画の開発を援助する
- ☐ 理解を確実にするためにティーチバックを用いる

第 1 版：1992。改訂：2004，2024

参考文献

Alkhawaldeh, A., Khatatbeh, M., Al Bashtawy, M., Al-Awamreh, K., Al Qadire, M., Al Omari, O., Khasawneh, B., Al Bashtawy, B., Al Bashtawy, S., & Alshakh, H. (2017). Behavioural approaches to treating overweight and obesity in adolescents. *Nursing Children & Young People, 29*(9), 44-46. https://doi.org/10.7748/ncyp.2017.e918

Berman, A., Snyder, S. J., & Frandsen, G. (2018). *Kozier and Erb's Fundamentals of nursing: Concepts, process and practice* (10th ed.). Pearson.

Cheng, F. W., Garay, J. L., & Handu, D. (2021). Weight management interventions for adults with overweight or obesity: An evidence analysis center scoping review. *Journal of the Academy of Nutrition & Dietetics, 121*(9), 1855-1865. https://doi.org/10.1016/j.jand.2020.07.022

Coutts, A. (2021). The nurse's role in providing strategies and advice on weight management. *British Journal of Nursing, 30*(21), S20-S27. https://doi.org/10.12968/bjon.2021.30.21.S20

Craven, R. F., Hirnle, C. J., & Henshaw, C. J. (2021). *Fundamentals of nursing: Human health and function* (8th ed.). Wolters-Kluwer.

Ensign, A., & Couch, K. (2021). Improving effective weight management in a university health center. *Journal for Nurse Practitioners, 17*(10), 1183-1188. https://doi.org/10.1016/j.nurpra.2021.09.023

Greathouse, K. L., Faucher, M. A., & Hastings-Tolsma, M. (2017). The gut microbiome, obesity, and weight control in women's reproductive health. *Western Journal of Nursing Research, 39*(8), 1094-1119. https://doi.org/10.1177/0193945917697223

Potter, P. A., Perry, A. G., Stockert, P. A., & Hall, A. M. (2021). *Fundamentals of nursing* (10th ed.). Elsevier.

Suire, K. B., Kavookjian, J., Feiss, R., & Wadsworth, D. D. (2021). Motivational Interviewing for weight management among women: A meta-analysis and systematic review of RCTs. *International Journal of Behavioral Medicine, 28*(4), 403-416. https://doi.org/10.1007/s12529-020-09934-0

Williams, P. (2020). *Basic geriatric nursing* (7th ed.). Elsevier.

1280	**体重減少への支援**

Weight Reduction Assistance

定義：体重や体脂肪の喪失を促進すること

行動

- ☐ 体重や体脂肪を減少させるために，患者の希望と動機づけを明確にする
- ☐ 望ましい体重減少量を患者と一緒に決定する
- ☐「肥満」，「豊満」，「太りすぎ」よりも，「重い」または「過剰」という用語を用いる
- ☐ 減量のための現実的な週間目標を設定する
- ☐ 週間目標を方略的な場所に掲示する
- ☐ 患者の体重を毎週測定する
- ☐ 最終目標に到達するまでの進捗状況をグラフ化し，方略的な場所に掲示する
- ☐ 課題を克服し，さらなる成功に向かう患者を支援するために，つまずきについて話し合う
- ☐ 目標を達成した際に患者に褒美を提供する
- ☐ 目標達成時に精神的な褒美制度の使用を奨励する
- ☐ 食物摂取の減少とエネルギー消費の増加を含めた現実的な計画を患者と設定する
- ☐ 紙媒体やモバイル機器で日記をつけることによって，食物摂取と運動の自己モニタリングすることを

Part 3 介入 **499**

患者に奨励する

- □ 食事の動機づけと食事に関連する内的・外的なきっかけを明らかにするよう患者を援助する
- □ 望ましくない習慣と望ましい習慣を置き換えるよう奨励する
- □ 食事ではなく，健康増進行動を行うためのリマインダーや励ましの合図を掲示する
- □ ライフスタイルや活動レベルに合わせて食事を調整するよう援助する
- □ 週に 3 回，少なくとも 1 つ，エネルギー消費活動に参加するよう患者に促す
- □ 特定の物理的な活動で消費されるエネルギー量に関する情報を提供する
- □ 希望するエネルギー消費量に見合う活動の選択を援助する
- □ 患者の限界を考慮した運動プログラムを計画する
- □ 家で家事活動を行いながら，日々の活動中に身体を動かす方法をみつけるよう助言する
- □ 減量のための薬剤を投与する（例：シブトラミン，オルリスタット）[**処方に従って**]
- □ バランスのとれた，低カロリー・低脂肪の毎日の食事計画を立案する[**適切な場合**]
- □ 果物・野菜・全粒粉・無脂肪・低脂肪乳・乳製品・赤身の肉・魚・豆類・卵・肉類の重視を患者に奨励する
- □ 砂糖の代用品の使用を奨励する[**適切な場合**]
- □ 体重減少について，長期目標の達成につながる食事を採用するように勧める
- □ 体重減少のためのサポートグループへの参加を奨励する（例：Take Off Pounds Sensibly（TOPS），重量ウォッチャー）
- □ コミュニティの体重コントロールプログラムを紹介する[**適切な場合**]
- □ オンラインでの減量プログラムを紹介する（例：体重コントロール情報ネットワーク）[**適切な場合**]
- □ 食物の脂肪量やカロリー量をコントロールするために，食物を購入する際のラベルの読み方を指導する
- □ 食物に含まれる脂肪割合を計算する方法を指導する
- □ レストランや社交的な場における，計画したカロリー・栄養の摂取量に合わせた食物を選択することについて指導する
- □ アルコール摂取が食物摂取に及ぼす影響について，患者や家族と話し合う

第 1 版：1992。改訂：2013

参考文献

Kanekar, A., & Sharma, M. (2010). Pharmacological approaches for management of child and adolescent obesity. *Journal of Clinical Medicine Research, 2*(3), 105-111.

National Institute of Diabetes and Digestive and Kidney Diseases. (2005). *Talking with patients about weight loss: Tips for primary care professionals.* (Publication No. 05-5634).

National Institute of Diabetes and Digestive and Kidney Diseases. (2009). *Weight loss for life.* (Publication No. 04-3700).

National Institute of Diabetes and Digestive and Kidney Diseases. (2010). *Active at any size.* (NIH Publication No. 10-4352).

Shay, L. (2008). Self-monitoring and weight management. *Online Journal of Nursing Informatics, 12*(1). http://ojni.org/12_1/shay.html

Whitlock, E.P., O'Connor, E.A., Williams, S.B., Beil, T.L., & Lutz, K.W. (2008). *Effectiveness of weight management programs in children and adolescents.* Evidence Report/Technology Assessment No. 170 (Publication No. 08-E014). Agency for Healthcare Research and Quality.

1240	**体重増加への支援**
	Weight Gain Assistance

定義：体重増加を促進すること

行動

- □ 体重不足の原因を決定するために，精密検査を紹介する[**適切な場合**]
- □ 特定の間隔で体重を測定する[**適切な場合**]

500　　Part 3　介入

- □ 低体重の原因を話し合う
- □ 薬物治療歴を検討する
- □ 悪心や嘔吐を観察する
- □ 悪心や嘔吐の原因を特定し，適切な治療を行う
- □ 悪心や疼痛を緩和するために，食前に薬剤を投与する [**適切な場合**]
- □ 毎日の消費カロリーを観察する
- □ 血清アルブミン値・総蛋白・リンパ球数・電解質値をモニタリングする
- □ カロリー摂取量の増量を奨励する
- □ カロリー摂取を増やす方法について指導する
- □ 高カロリーで栄養価の高い食品を選択肢として提供する
- □ 個人の選択・文化・宗教的選択を用いて，食物の好みを考慮する
- □ 食前に口腔ケアを提供する [**必要な場合**]
- □ 休息期間を提供する [**必要な場合**]
- □ 食事前や食事中は座位の姿勢でいるよう確認する
- □ 食事をするための，または食べさせるための援助をする [**適切な場合**]
- □ 適切な食物を提供する [**処方に従って**]（例：一般的な食事，機械的に軟らかくした食物，経鼻胃管または胃瘻チューブを介した調合食や市販の調製粉乳，完全静脈栄養）
- □ 食事時間には快適なリラックスできる環境をつくる
- □ 楽しく魅力的な方法で食事を給仕する
- □ 不十分な栄養状態を引き起こす社会経済的因子について話し合う
- □ 食事の能力や食欲を妨げる認知や因子について話し合う
- □ 食物入手の援助をするコミュニティの機関を紹介する [**適切な場合**]
- □ 食事計画について指導する [**適切な場合**]
- □ 体重減少が末期疾患の自然な経過であることを認識する（例：がん）
- □ 疾病に関連する現実的に予測される成果や体重増加の可能性について指導する
- □ 食物・味つけ・温度に関する好みを確認する
- □ 栄養補助食品を提供する [**適切な場合**]
- □ 飲食のための社交的な場をつくる [**適切な場合**]
- □ 低コストで栄養価の高い食物を購入する方法を指導する [**適切な場合**]
- □ 体重が増加した褒美を提供する
- □ 体重増加の進展をグラフにし，方略的な場所に掲示する
- □ サポートグループへの参加を奨励する [**適切な場合**]
- □ 理解を確実にするためにティーチバックを用いる

第 1 版：1992。改訂：2004，2024

参考文献

Carl, R. (2019). Healthy weight practices for child and adolescent athletes. *Pediatric Annals, 48*(7), e286-e289. https://doi.org/10.3928/19382359-20190617-02

Conviser, J. H., Fisher, S. D., & McColley, S. A. (2018). Are children with chronic illnesses requiring dietary therapy at risk for disordered eating or eating disorders? A systematic review. *International Journal of Eating Disorders, 51*(3), 187-213. https://doi.org/10.1002/eat.22831

De Coen, J., Verbeken, S., & Goossens, L. (2021). Media influence components as predictors of children's body image and eating problems: A longitudinal study of boys and girls during middle childhood. *Body Image, 37*, 204-213. https://doi.org/10.1016/j.bodyim.2021.03.001

Fitzpatrick, S., MacDonald, D. E., McFarlane, T., & Trottier, K. (2019). An experimental comparison of emotion regulation strategies for reducing acute distress in individuals with eating disorders. *Canadian Journal of Behavioural Science, 51*(2), 90-99. https://doi.org/10.1037/cbs0000119

Helvaci, M. R., Algin, M. C., Abyad, A., & Pocock, L. (2018). Physical inactivity or an excessive eating habit. *Middle East Journal of Nursing, 12*(1), 14-18. https://doi.org/10.5742/MEJN.2018.93346

McCabe, M., Fuller-Tyszkiewicz, M., Mellor, D., & Maïano, C. (2020). Body image, disordered eating, higher weight, and their associated factors: Can we use the same scales to measure constructs across

Part 3 介入 **501**

different countries? *Body Image, 35*, 316-319. https://doi.org/10.1016/j.bodyim.2020.09.017

5020	対立の仲介
	Conflict Mediation

定義：互いに許容可能な方法で争いを解決するために，対立するグループ間の建設的な話し合いを促進すること

行動
___

- ☐ 対話のために，非公開で中立的な場を提供する
- ☐ 当事者が個人的な懸念を言葉にすることを認める
- ☐ 全過程を通してアドバイスを提示する
- ☐ 脅威を与えない環境をつくり，維持する
- ☐ 全過程を通して自分の中立性を維持する
- ☐ さまざまなコミュニケーション法を用いる（例：積極的傾聴，共通点の確立，意味の明確化，リフレーミング，言い換え技法，リフレクティング法）
- ☐ 争点を明確にするよう促す
- ☐ 争点に対する可能な解決法を明らかにできるよう当事者を援助する
- ☐ 受容可能な成果の模索を促す
- ☐ 解決を促すための参加者の努力を支援する
- ☐ 仲介の過程を観察する

第 3 版：2000。改訂：2024

参考文献

American Psychiatric Nurses Association. (2014). *Psychiatric-mental health nursing: Scope and standards of practice* (2nd ed.).

Benedikt, A., Susło, R., Paplicki, M., & Drobnik, J. (2020). Mediation as an alternative method of conflict resolution: A practical approach. *Family Medicine & Primary Care Review, 22*(3), 235-239. https://doi.org/10.5114/fmpcr.2020.98252

Keltner, N. L., & Steele, D. (2019). *Psychiatric nursing* (8th ed.). Elsevier.

Rebar, C. R., Gersch, C., & Heimgartner, N. M. (2020). *Psychiatric nursing made incredibly easy* (3rd ed.). Wolters Kluwer.

Sbordoni, E. C., Madaloni, P. N., Oliveria, G. S., Fogliano, R. R. F., Neves, V. R., & Balsanelli, A. P. (2020). Strategies used by nurses for conflict mediation. *Revista Brazileiria Enfermagen, 73*(suppl 5), e20190894. https://doi.org/10.1590/0034-7167-2019-0894

Varcarolis, E. M., & Fosbre, C. D. (2021). *Essentials of psychiatric-mental health nursing.* (4th ed.). Elsevier.

8020	多専門職ケアカンファレンス
	Multidisciplinary Care Conference

定義：他の分野の医療従事者とともに患者のケアの計画と評価を行うこと

行動
___

- ☐ 中心となる医療従事者を含む，定期的に，また必要に応じて計画されスケジュールされる会議のリーダーを指名する
- ☐ ヘルスケアチームのメンバーと直接会う，またはビデオ会議の手配をする
- ☐ 患者ニーズの問題を解決し，効果的で集中する議論を保証するために，多専門職にわたるチームメンバー間のコミュニケーションと協働を促進する
- ☐ 適切な患者のケアプランに関連するヘルスデータを要約する
- ☐ 現在の看護診断を明らかにする

502 Part 3 介入

- ☐ 互いに合意できる目標を設定する
- ☐ ケアプランに患者の家族を参加させる[適切な場合]
- ☐ 実施中の看護介入について説明する
- ☐ 適切な臨床プロトコルと根拠に基づいた実践ガイドラインを用い，治療とケアの選択肢を計画する
- ☐ 患者のケアプラン実施に関連する責任を明確にする
- ☐ カンファレンス計画にかかわる多専門職チームの全メンバーからの情報を得る
- ☐ 看護介入に対する患者と家族の反応を説明する
- ☐ 看護介入の効果について意見を求める
- ☐ 患者のケアプランの評価を促進するデータを提供する
- ☐ 望ましい患者の成果に向けた進捗状況を話し合う
- ☐ 治療計画の変更を推奨する[必要な場合]
- ☐ 患者のクリティカルパスやケアプランを改訂する[必要な場合]
- ☐ 退院計画を監査する
- ☐ 紹介について話し合う[適切な場合]
- ☐ 多職種の経過記録に治療計画を記録する

第2版：1996。改訂：2018

参考文献

Berman, A., & Snyder, S. (2012). *Kozier & Erb's fundamentals of nursing: Concepts, process, and practice* (9th ed.). Pearson Education.

Bodenheimer, T. (2008). Coordinating care—a perilous journey through the health care system. *New England Journal of Medicine, 358*(10), 1064-1071.

Ministry of Health. (2012). *Guidance for implementing high-quality multidisciplinary meetings: Achieving best practice cancer care.* Wellington, New Zealand.

Van Houdt, S., De Lepeleire, J., Driessche, K., Thijs, G., & Buntinx, F. (2011). Multidisciplinary team meetings about a patient in primary care: An explorative study. *Journal of Primary Care & Community Health, 2*(2), 72-76.

5460	タッチング
	Touch

定義：目的を伴う接触を通して，安楽とコミュニケーションを提供すること

行動

- ☐ 患者と家族にタッチングを用いることによる自分自身の安楽について評価する
- ☐ タッチングを用いる際は患者の準備状態（レディネス）を評価する
- ☐ タッチングを用いる前に環境状況を評価する
- ☐ 受け手にとって，どの身体部位へのタッチングが最適か，また最も肯定的な反応が得られるタッチ時間の長さを明らかにする
- ☐ タッチングに関する文化的なタブーを順守する
- ☐ 安心させるようにハグする[適切な場合]
- ☐ 患者の肩に腕を回す[適切な場合]
- ☐ 情動的支援を提供するために患者の手を握る
- ☐ 重篤疾患患者の手首や手のひら，肩を優しく圧迫する
- ☐ 患者の呼吸に合わせて背部をさする[適切な場合]
- ☐ ゆっくり，リズムに合わせて身体の一部をなでる[適切な場合]
- ☐ 疼痛部位周辺をマッサージする[適切な場合]
- ☐ 子どもをなだめ，落ち着かせるために親が用いる一般的な動作を引き出す
- ☐ 乳児や子どもをしっかりと心地よく抱きしめる

Part 3　介入　　**503**

□ 新生児または病気の子どもに触れることを親に奨励する
□ 未熟児を毛布で包み込む（ネスティング）
□ 乳児の腕や脚が身体にぴったりと添うように，毛布でしっかりと包み込む
□ 出生直後の乳児を母親の身体の上に横たえる
□ 臍帯が切断されている間，新生児を抱き，触れ，観察することを母親に奨励する
□ 乳児を抱くことを親に奨励する
□ 乳児へのマッサージを親に奨励する
□ 乳児を静かにさせる方法を実演する
□ 栄養摂取を目的としない吸啜に適したおしゃぶりを新生児に提供する
□ 経管栄養開始前の未熟児に口腔刺激運動を行う
□ タッチングを用いる際にはその効果を評価する

第1版：1992。改訂：2008

参考文献

Gleeson, M., & Timmins, F. (2005). A review of the use and clinical effectiveness of touch as a nursing intervention. *Clinical Effectiveness in Nursing, 9*(1-2), 69-77.
Molsberry, D., & Shogan, M. G. (1990). Communicating through touch. In M. J. Craft & J. A. Denehy (Eds.), *Nursing interventions for infants & children* (pp. 127-150). W.B. Saunders.
Rombalski, J. J. (2003). A personal journey in understanding physical touch as a nursing intervention. *Journal of Holistic Nursing, 21*(1), 73-80.
Snyder, M., & Nojima, Y. (1998). Purposeful touch. In M. Snyder & R. Lindquist (Eds.), *Complementary/ alternative therapies in nursing* (3rd ed., pp. 149-158). Springer.
Weiss, S. J. (1988). Touch. In J. Fitzpatrick, R. Taunton, & J. Benoliel (Eds.), *Annual Review of Nursing Research* (Vol. 6, pp. 3-27). Springer.
Weiss, S. J. (1991). The tactile environment of caregiving: Implications for health science and health care. *The Science of Caring, 3*(2), 33-40.

4367　　　　　　　　　　**ダンス療法**

Dance Therapy

定義：特定の治療による身体的，精神的，情緒的，もしくは霊的変容を促進するために，音楽リズムの拍子に合わせて身体の動きを使うこと

行動

□ 患者の個人的なダンス療法への興味を明らかにする
□ ダンスの目的について患者に情報提供をする
□ 望んでいる目標について患者とともに話し合う（例：リラクセーション，刺激，集中，疼痛軽減）
□ 患者の運動能力を確認する
□ 好みの音楽の種類および望んでいる目標に関連したダンスを明確にする
□ セッションの期間を決定する
□ 各セッションの間隔を決定する
□ ダンスのために心地よく適切な衣服と靴を着用するよう推奨する
□ 混乱をきたす見た目や聴覚刺激は制限する
□ ふさわしい場所と必要物品を選択する（例：音源装置，音楽の選択，鏡，椅子）[**適切な場合**]
□ 振付の完成度の進捗に応じてセッションを計画する
□ 感情の表出を奨励する
□ 小休止および休憩する時間をとる[**適切な場合**]
□ 適切な場合，自宅でダンス療法を実施するよう患者を指導する
□ 適切な場合，家族をセッションへ参加させる

504 Part 3 介入

□ 目的と目標の達成を継続的に観察する

第7版：2018

参考文献

Bradt, J., Goodill, S. W., & Dileo, C. (2011). Dance/movement therapy for improving psychological and physical outcomes in cancer patients (review). *Cochrane Database of Systematic Reviews, 2011*(10). https://doi.org/10.1002/14651858.CD007103.pub2

Lane, M. (2005). Creativity and spirituality in nursing: Implementing art in healing. *Holistic Nursing Practice, 19*(3), 122-125.

Payne, H. (Ed.). (2006). *Dance movement therapy: Theory, research, and practice* (2nd ed.). Routledge.

Picard, C. (1994). The healing expression of dance. In D. Gaut & A. Boykin (Eds.), *Caring as healing: Renewal through hope* (pp. 146-149). National League for Nursing.

Strassel, J. K., Cherkin, D. C., Steuten, L., Sherman, K. J., & Vrijhoef, H. J. (2011). A systematic review of the evidence for the effectiveness of dance therapy. *Alternative Therapies in Health & Medicine, 17*(3), 50-59.

Winther, H., Grøntved, S., Gravesen, E., & Ilkjaer, I. (2015). The dancing nurses and the language of the body. *Journal of Holistic Nursing, 33*(3), 182-192.

Part 3 介入　　**505**

4054	**中心静脈アクセス管理：中心挿入**
	Central Venous Access Management: Central Insertion

定義：頚静脈または鎖骨下静脈から中心静脈に挿入された器具をもつ人をケアすること

行動

- □ カテーテルの位置を決定する
- □ 施設のガイドライン・処置・方針や手技を確認する
- □ カテーテルの目的とケア，管理に関する理解を確認する
- □ カテーテルに関する情報を提供する（例：症状，機能，使用する機械の種類，機械のケア，起こりうる合併症，挿入処置）
- □ 胸部X線写真でカテーテルの先端が正しい位置にあることを確認するまで使用しない
- □ 中心ライン関連血流感染（CLABSIs）リスクを軽減させるため，カテーテルを取り扱うとき，挿入するとき，薬剤を投与するときは必ず厳密な無菌操作で行う
- □ カテーテルの種類に合わせケアを適用する
- □ 処方された薬剤や点滴を投与する直前に，開通性を確認する**[施設のプロトコルに従って]**
- □ 閉塞した器具に対し，開通性の確認のための措置を講じる**[施設のプロトコルに従って]**
- □ ラインをフラッシュする**[施設のプロトコルに従って]**
- □ 投薬するために，より小さなゲージのシラスティック・カテーテルを使用する
- □ 粘着性の固定具を用いる**[適切な場合，または施設の方針に従って]**
- □ 透明な静脈内輸液セットに交換する**[施設のプロトコルに従って]**
- □ 部位のケアと静脈内輸液を記録する
- □ ストーマや排泄物との接触が起こるかもしれないおむつのような場所の近くでのカテーテルの挿入を避ける
- □ 部位を洗浄し，ドレッシング材をあてる**[施設のプロトコルに従って]**
- □ ラインの位置異常や損傷，血管外漏出等が疑われる場合は，早急に胸部X線撮影を行う
- □ 挿入部と同側の上肢での浮腫や熱感を観察する
- □ 合併症を観察する（例：気胸，心タンポナーデ，動脈穿刺，出血，血胸，肺水腫，空気塞栓，上腕神経叢損傷，胸管損傷，感染，カテーテルの位置異常）
- □ 挿入部における発赤・疼痛・圧痛・発熱・腫脹の有無を毎日調べる
- □ 医療従事者に炎症，漏れ，排出の徴候を報告する
- □ カテーテルを抜去する**[施設のプロトコルに従って]**
- □ カテーテル抜去後の穿刺部位をしっかりと圧迫し，適切なドレッシング材をあてる**[施設のプロトコルに従って]**
- □ 製造業者，型番号，シリアルナンバー，挿入日を確実に記録する
- □ 有害の徴候や症状について報告する（例：頻脈，低血圧，呼吸困難，興奮，点滴液や血液のついた挿入針，肩や腰部の疼痛，心停止）
- □ 器具がわかるように，メディカルアラートのブレスレットやネックレスを身につけるよう指導する
- □ 理解を確実にするためにティーチバックを用いる

第6版：2013。改訂：2024

参考文献

Arvaniti, K. (2017). Preventing central venous line related bloodstream infections in adult ICUs: Start from the basics and bundle. *Intensive & Critical Care Nursing, 43*, 3-5. https://doi.org/10.1016/j.iccn.2017.08.007

Gorski, L. A. (2017). The 2016 Infusion Therapy Standards of Practice. *Home Healthcare Now, 35*(1), 10-18. https://doi.org/10.1097/NHH.0000000000000481

Infusion Nursing Society. (2021). *Policies and procedures for infusion therapy: Acute care* (6th ed.).

Infusion Nursing Society. (2021). Standards of practice (8th ed.).

506　Part 3　介入

Jarding, E. K., & Flynn Makic, M. B. (2021). Central line care and management: Adopting evidence-based nursing interventions. *Journal of PeriAnesthesia Nursing, 36*(4), 328-333. https://doi.org/10.1016/j.jopan.2020.10.010

Levett-Jones, T. (2019). Heparin vs. normal saline locking for prevention of catheter occlusion. *AJN American Journal of Nursing, 119*(9), 63. https://doi.org/10.1097/01.NAJ.0000580288.71902.d1

Urden, L. D., Stacy, K. M., & Lough, M. E. (2022). *Critical care nursing: Diagnosis and management* (pp. 502-503) (9th ed.). Elsevier.

Wiegand, D. (2017). *AACN procedural manual for high acuity, progressive, and critical care* (7th ed.). Elsevier.

4220	中心静脈アクセス管理：末梢挿入
	Central Venous Access Management: Peripheral Insertion

定義：末梢静脈から中心静脈に挿入された器具をもつ人をケアすること

行動

☐ 必要な種類を決定するため，カテーテルの使用用途を明らかにする（中心静脈カテーテル，またはミッドラインカテーテル）

☐ 目的，利点，使用に関連するリスクについて説明する

☐ 挿入に関する同意を得る

☐ ニーズに合わせて，適切なカテーテルの大きさと種類を選択する

☐ 最も穿刺しやすく，あまり使われていない静脈を選択する（通常，利き手の尺側または橈側静脈）

☐ 挿入のために仰臥位にし，腕を身体に対して90度に伸ばす

☐ 上腕の周径を計測する

☐ カテーテル挿入の長さを計測する

☐ 挿入部位の準備をする［**施設のプロトコルに従って**］

☐ メーカーの説明書や施設の手順に従い，無菌操作でカテーテルを挿入する

☐ 延長チューブを接続し，吸引して逆血を確認する

☐ 血液検体を採取する［**適応がある場合**］

☐ 準備していたヘパリンまたは生理食塩水でフラッシュする［**適切な場合，施設のプロトコルに従って**］

☐ カテーテルを固定し，無菌の透明ドレッシング材をあてる［**施設のプロトコルに従って**］

☐ ドレッシング材に日時を記載する

☐ カテーテル先端の位置を超音波やX線検査で確認する［**適切な場合，施設のプロトコルに従って**］

☐ 挿入側の腕での血圧測定や採血を避ける

☐ 出血，神経や腱の損傷，心機能低下，呼吸困難感，カテーテルの塞栓等，急性の合併症を観察する

☐ 静脈炎による徴候を観察する（例：疼痛，発赤，熱感，腫脹）

☐ 挿入部のドレッシング材を交換する際には無菌操作を用いる［**施設のプロトコルに従って**］

☐ ドレッシング材の交換方法を指導する［**適切な場合**］

☐ 使用後に適切な溶液でラインをフラッシュする［**施設のプロトコルに従って**］

☐ ラインの開通性を維持する［**適切な場合，施設のプロトコルに従って**］

☐ ラインのフラッシュや薬剤投与法を指導する［**適切な場合**］

☐ 無菌操作でカテーテルを抜去する［**メーカーの説明書や施設のプロトコルに従って**］

☐ カテーテル抜去の理由とカテーテル先端の状態を記録する

☐ 感染の徴候を報告するよう指導する（例：発熱，悪寒，挿入部からの滲出液）

☐ 理解を確実にするためにティーチバックを用いる

第1版：1992。改訂：2004，2013，2024

参考文献

DeVries, M., Lee, J., & Hoffman, L. (2019). Infection free midline catheter implementation at a community hospital (2 years). *American Journal of Infection Control, 47*(9), 1118-1121. https://doi.org/10.1016/j.ajic.2019.03.001

Gorski, L. A. (2017). The 2016 Infusion Therapy Standards of Practice. *Home Healthcare Now, 35*(1), 10-18. https://doi.org/10.1097/NHH.0000000000000481

Infusion Nursing Society. (2021). *Policies and procedures for infusion therapy: Acute care* (6th ed.).

Infusion Nursing Society. (2021). *Standards of practice* (8th ed.).

Nickel, B. (2019). Peripheral intravenous access: Applying infusion therapy standards of practice to improve patient safety. *Critical Care Nurse, 39*(1), 61-71. https://doi.org/10.4037/ccn2019790

Ureden, L. D., Stacy, K. M., & Lough, M. E. (2022). *Critical care nursing: Diagnosis and management* (pp. 502-503) (9th ed.). Elsevier.

Wiegand, D. (2017). *AACN procedural manual for high acuity, progressive, and critical care* (7th ed.). Elsevier.

Zhang, X., Lu, Z., Hu, Y., Xue, M., & Dai, H. (2017). Evidence-based implementation of peripherally inserted central catheters (PICCS) insertion at a vascular access care outpatient clinic. *Worldviews on Evidence-Based Nursing, 14*(2), 163-167. https://doi.org/10.1111/wvn.12203

1870	チューブケア
	Tube Care

定義：体外ドレナージ装置をつけている患者を管理すること

行動

☐ 留置チューブまたはカテーテルの適応を明確にする

☐ 徴候の消失時に装置の除去を要求するために，自動停止指示およびリマインダーを用いる

☐ チューブの挿入や操作の前・中・後に適切な手指衛生を維持する

☐ チューブの開通性を維持する[**チューブの種類とメーカーの指示に従って**]

☐ ドレナージ容器を適切な高さで保持する

☐ 移動の自由を可能にするために，十分な長さのチューブを提供する[**適切な場合**]

☐ 圧迫や事故による抜去を防止するために，チューブを固定する

☐ カテーテル・チューブドレナージ機器やシステムの開通性を観察し，ドレナージにおけるあらゆる支障に注意する

☐ チューブからの排液の量・色調・濃度をモニタリングする

☐ 収集容器を空にする[**施設の方針，患者状態，メーカーの指示に従って**]

☐ チューブが適切な位置にあることを確認する

☐ チューブと関連機器の機能を確認する

☐ チューブを吸引器または適切なドレナージ機器に接続する[**適切な場合**]

☐ チューブの開通性を確認する[**適切な場合**]

☐ 開通性を確保するためにチューブを洗浄する[**施設の方針，患者状態，メーカーの指示に従って**]

☐ 定期的にチューブを交換する[**施設のプロトコルの指示に従って**]

☐ チューブ挿入部位周辺の発赤や皮膚損傷の有無を調べる[**適切な場合**]

☐ チューブ挿入部位の皮膚のケアやドレッシング材の交換を行う[**適切な場合**]

☐ 歩行中・座位中・起立中にチューブとドレナージ機器を固定できるよう患者を援助する[**適切な場合**]

☐ 活動時間を増やすよう奨励する[**適切な場合**]

☐ 歩行を促すためにチューブをクランプする[**適切な場合**]

☐ 体外ドレナージ機器の存在に対する，患者と家族の反応を観察する

☐ チューブの目的とそのケア方法について，患者と家族に指導する

☐ チューブと体外ドレナージ機器の長期使用に対処する情動的なサポートを提供する[**適切な場合**]

第1版：1992。改訂：2013

参考文献

Best, C., & Hitchings, H. (2010). Enteral tube feeding—from hospital to home. *British Journal of*

508 Part 3 介入

Nursing, 19(3), 174-179.

Briggs, D. (2010). Nursing care and management of patients with intrapleural drains. *Nursing Standard, 24*(21), 47-56.

Foxley, S. (2011). Indwelling urinary catheters: accurate monitoring of urine output. *British Journal of Nursing, 20*(9), 564-569.

Herter, R., & Kazer, M. (2010). Best practices in urinary catheter care. *Home Healthcare Nurse, 28*(6), 342-349.

Mongardon, N., Tremey, B., & Marty, J. (2010). Thoracentesis and chest tube management in critical care medicine: a multicenter survey of current practice. *Chest, 138*(6), 1524-1525.

Nazarko, L. (2010). Effective evidence-based catheter management: an update. *British Journal of Nursing, 19*(15), 948-953.

Omorogieva, O. (2010). Managing patients on enteral feeding tubes in the community. *British Journal of Community Nursing, 15*(Suppl. 11), S6-S13.

1872	チューブケア：胸腔
	Tube Care: Chest

定義：胸腔ドレナージ装置をつけている患者を管理すること

行動

☐ 胸腔ドレーン留置の必要性を決定する（例：気胸か，胸水のドレナージか）

☐ 胸腔チューブの挿入や操作の前・中・後に適切な手指衛生を維持する

☐ 挿入後に空気漏れの音を観察する（追加の縫合や位置修正の必要性を示す不適切な挿入が示唆されるため）

☐ 胸腔バルブ装置（例：ウォーターシールドレナージ，ドレナージバルブ，逆流防止弁）やドレナージ装置に熟知していることを確認する

☐ 胸腔バルブ装置やドレナージ装置には製造業者の推奨に従ってケアを行う

☐ 機器が正常に作動しているか，胸腔内の正しい位置にあるか，チューブが開通しているかを観察する（チューブ内やドレナージ装置内の水分の液面が患者の呼吸に合わせて呼吸性変動をしているか）

☐ 患者の状態の悪化，もしくは閉鎖式のドレナージシステムにおける破損を示す，吸気および呼気中の持続的な気泡の発生に注意する

☐ 気胸の徴候や症状を観察する

☐ 気胸改善の症状を観察する（例：気泡の減少，ウォーターシールドレナージ装置およびチューブ内の呼吸性変動）

☐ 緊急時に呼吸性変動，換気，気泡の変化をきたしている患者を評価する

☐ チューブがすべて確実に接続され固定されるよう確認する

☐ 通常はウォーターシールドレナージボトルのワンウェイドレナージ機器を必ず使用する

☐ ウォーターシールドレナージボトルの推奨水位を順守する（少なすぎると気胸，多すぎると効果のないドレナージや効果のない気胸の治療になる）

☐ ドレナージのウォーターシールドレナージボトルを胸腔より低位に保つ

☐ ドレナージのウォーターシールドレナージボトルを胸腔より高位にする場合は必ず胸腔チューブをクランプし，クランプ時間をできるだけ短くする

☐ 胸腔チューブを傷つけないクランプのみを用いる

☐ 事故による抜管，ドレナージシステムやチューブの破損時に胸腔チューブを傷つけないクランプを利用できることを確認する（例：予備の非外傷性クランプセットをベッドの頭側や頭側の壁に設置する）

☐ 移動の自由を可能にするために，十分な長さのチューブを提供する[**適切な場合**]

☐ チューブをしっかりと固定する

☐ ドレナージボトル，ウォーターシールドレナージボトル，吸引ボトルが分かれているマルチチェンバー・ウォーターシールドレーン機器を必ず使用する[**患者の状態による適応に応じて**]

☐ チューブの位置を胸部X線の結果で観察する

☐ 胸腔チューブの変動・排液量・空気の漏れについて記録する

Part 3 介入 **509**

- □ 胸腔チューブドレナージシステムの吸引ボトル内の気泡およびウォーターシールドレナージボトルの変動を記録する
- □ 患者の状態（例：チューブ閉塞の症状がある患者）によって，または医師の指示がある場合にチューブのストリッピングとミルキングを行う
- □ 胸腔チューブ周辺の捻髪音を観察する
- □ 胸水貯留の徴候を観察する
- □ 肺からの排液の量・色調・粘性を観察し，適切に記録する
- □ 感染の徴候を観察する
- □ （感染の）疑いを感じるチューブ排液は培養および感度検査に回す（例：混濁や膿性の排液，または高熱のある患者の排液）
- □ 患者の咳嗽や深呼吸を援助し，2時間ごとに体位変換をする
- □ 胸腔チューブおよびドレナージ装置内の変動や気泡を含む咳嗽，深呼吸，体位変換に対する患者の反応を記録する
- □ ドレナージ挿入部周辺を清潔にする [**施設のプロトコルに従って**]
- □ 48～72時間ごともしくは必要な場合に，胸腔チューブ挿入部のドレッシング材を交換する [**施設のプロトコルに従って**]
- □ ドレッシング材の交換ではワセリンを塗布したガーゼを用いる
- □ 胸腔チューブドレナージ機器の直立した位置が維持されるよう確認する
- □ 必要に応じて行う排液の溢出回避や感染管理のために，胸腔ドレナージボトルまたはマルチチェンバー・ドレーンボトルを交換する
- □ 患者に接続されているときやボトルの交換時に，ドレナージボトルや装置が閉塞しないようにする
- □ 適切な胸腔チューブのケアを患者と家族に指導する

第1版：1992。改訂：2013

参考文献

Briggs, D. (2010). Nursing care and management of patients with intrapleural drains. *Nursing Standard*, 24(21), 47-56.

Halm, M. A. (2007). To strip or not to strip? Physiological effects of chest tube manipulation. *American Journal of Critical Care*, 16(6), 609-612.

Mongardon, N., Tremey, B., & Marty, J. (2010). Thoracentesis and chest tube management in critical care medicine: a multicenter survey of current practice. *Chest*, 138(6), 1524-1525.

Taubert, J., Bungay, S., Banaglorioso, C., Adams, A., Mathew, J., & Magana, E. (2008). An evidence-based approach in education of nurses and their role in care of the oncology patient with a chest tube. *Oncology Nursing Forum*, 35(3), 531-532.

1875	**チューブケア：臍静脈ライン**

Tube Care: Umbilical Line

定義：臍帯カテーテルを装着した新生児を管理すること

行動

- □ 新生児に臍静脈カテーテルを挿入する，または挿入の援助を行う（例：出生時体重が1500g以上，ショック状態）[**指示またはプロトコルに従って**]
- □ カテーテルの位置をX線検査で確認する
- □ 挿入の深度を観察し，記録する
- □ 臍静脈カテーテルから薬剤と栄養を注入する [**指示またはプロトコルに従って**]
- □ 動脈カテーテルからの薬剤投与は避ける
- □ 静脈圧または動脈圧を測定する [**適切な場合**]
- □ 動脈圧の過度な変動を避けるために，ゆっくりと血液を流しながら（1mL/30秒）注意して吸引を行い，血液検体を採取する [**適切な場合**]

510　　Part 3　介入

- [ ] カテーテル内をヘパリン溶液でフラッシュする[**適切な場合**]
- [ ] 72時間以内で，または施設の推奨に従って，経静脈チューブとトランスデューサーを交換する
- [ ] 24時間ごとに血液または脂質のチューブを交換する
- [ ] 感染を予防するために中心静脈ライン維持手順に則る
- [ ] 接続部をアルコールで清潔にする[**必要な場合**]
- [ ] 閉塞性の被覆材または他の保護材を用いて腹部にカテーテルを固定する
- [ ] 処置の間，新生児をなだめる支援を行う（例：おしゃぶり，音楽，気晴らし，マッサージ）[**必要な場合**]
- [ ] 身体拘束の実施を避ける[**可能な場合は常に**]
- [ ] 新生児を仰臥位にする
- [ ] 臍帯部分の外観と看護師の行動を記録する
- [ ] カテーテルの抜去が必要となる徴候を観察する（例：拍動のない足，足指部の黒化，足指部または下肢の蒼白，高血圧，臍帯部の発赤，カテーテル内の目視できる凝血塊）
- [ ] 指示またはプロトコルに従って，5分以上かけてゆっくりとカテーテルを引き抜き，抜去する[**適切な場合**]
- [ ] 少なくとも5分間，臍帯部を圧迫する
- [ ] 臍帯部は被覆材で覆わない
- [ ] 出血を観察する

第2版：1996。改訂：2018

参考文献

American Academy of Pediatrics & American College of Obstetricians and Gynecologists. (2012). *Guidelines for perinatal care* (7th ed.).

Karlsen, K. (2013). *The S.T.A.B.L.E. program instructor manual: Postresuscitation/pre-transport stabilization care of sick infants—guidelines for neonatal healthcare providers* (6th ed.). Park City, UT: The S.T.A.B.L.E. Program.

The Joint Commission. (2012). *Preventing central line-associated bloodstream infections: A global challenge, a global perspective.* Joint Commission Resources.

Verklan, M. T., & Walden, M. (Eds.). (2010). *Core curriculum for neonatal intensive care nursing* (4th ed.). Saunders Elsevier.

1874	**チューブケア：消化管**

Tube Care: Gastrointestinal

定義：消化管に挿入されたチューブをつけている人をケアすること

行動

- [ ] 口腔の観察，残留物の確認（例：量，色調，誤嚥の出現の観察），外部のチューブの長さの観察により，チューブの適切な位置を監視する[**施設のプロトコルに従って**]
- [ ] 使用前，またはチューブの位置について懸念がある場合，チューブの位置を確認する[**施設のプロトコルに従って**]（例：X線検査，pH試験）
- [ ] チューブの位置の参照のために，ルーチンの胸部，腹部のX線写真フィルムの報告を監視する
- [ ] 吸引器に接続する[**適応がある場合**]
- [ ] 個人の快適性と皮膚の統合性を考慮して，適切な身体部分にチューブを固定する
- [ ] X線写真で位置を確かめたら，適切な位置を維持するため，チューブの出口の場所にマークをつけ，定期的に動きを確認する
- [ ] チューブを洗浄する[**施設のプロトコルに従って**]
- [ ] 点滴ラインへの不注意なアクセスの機会を減らすため，食事や薬剤をチューブで実行するときには，点滴用シリンジを避ける
- [ ] チューブを経由した食事，洗浄，薬剤投与を開始する前に，適切な腹部のアセスメントを行う
- [ ] 腹部膨満感・悪心・嘔吐を観察する

Part 3 介入 **511**

- ☐ 腸音を観察する
- ☐ 呼吸困難のあらゆる徴候を観察する
- ☐ 下痢，嘔気，けいれん，腹部膨満を観察する
- ☐ イレウスを予防するためにガムをかむことを奨励する[**適切な場合**]
- ☐ 体液および電解質の状態を観察する
- ☐ 経鼻胃管からの排出物の量・色調・濃度を観察する
- ☐ 適切な静脈溶液で消化管からの排液量を補う[**指示に従って**]
- ☐ 毎日3～4回，鼻と口腔のケアを提供する[**必要な場合**]
- ☐ 口を湿らせるためにアメやガムを提供する[**適切な場合**]
- ☐ 経管栄養を開始し観察する[**施設のプロトコルに従って**]
- ☐ チューブの目的とケアに関する理解のレベルを判断する
- ☐ チューブの目的と使用の根拠について指導する
- ☐ チューブケアの方法を個人と家族に指導する[**適応がある場合**]
- ☐ チューブ挿入部周囲のスキンケアを提供する
- ☐ チューブを抜去する[**適応がある場合**]
- ☐ 治療耐性，X線写真の確認，挿入の深さを含むチューブの留置を記述する

第1版：1992。改訂：2000，2024

参考文献

Berman, A., Snyder, S. J., & Frandsen, G. (2018). Nutrition. In *Kozier and Erb's fundamentals of nursing: Concepts, process and practice* (10th ed., pp. 1127-1167). Pearson.

Miller, T. (2021). Nutrition. In A. Perry, P. Potter, P. Stockert, & A. Hall (Eds.), *Fundamentals of nursing* (10th ed., pp. 1120-1147). Elsevier.

Potter, P. A., Ostendorf, W. R., & LaPlante, N. (2018). Enteral nutrition. In *Clinical nursing skills and techniques* (9th ed., pp. 830-860). Mosby.

Rebar, C. R. (2021). Concepts of care for patients with malnutrition: Undernutrition and obesity. In D. Ignativicius, M. L. Workman, C. R. Rebar, & N. M. Heimgartner (Eds.), *Medical-Surgical nursing: Concepts for interprofessional collaborative care* (10th ed., pp. 1205-1208). Elsevier.

Roveron, G., Antonini, M., Barbierato, M., Calandrino, V., Canese, G., Chiurazzi, L. F., Coniglio, G., Gentini, G., Marchetti, M., Minucci, A., Nembrini, L., Neri, V., Trovato, P., & Ferrara, F. (2018). Clinical Practice Guidelines for the nursing management of percutaneous endoscopic gastrostomy and jejunostomy (PEG/PEJ) in adult patients. *Journal of Wound, Ostomy & Continence Nursing, 45*(4), 326-334.

St. Onge, J. L. (2021). Nutrition. In R. F. Craven, C. J. Hirnle, & C. J. Henshaw (Eds.), *Fundamentals of nursing: Human health and function* (8th ed., pp. 410-471). Wolters-Kluwer.

Williams, P. (2020). Maintaining fluid balance and meeting nutritional needs. In *Basic geriatric nursing* (7th ed., pp. 104-130). Elsevier.

1876	**チューブケア：尿路**

Tube Care: Urinary

定義：尿路ドレナージ装置をつけている患者を管理すること

行動

- ☐ 膀胱留置カテーテルの適応を明確にする
- ☐ 徴候の消失時に装置の除去を要求するために，自動停止指示およびリマインダーを用いる
- ☐ カテーテルの挿入や操作の前・中・後に適切な手指衛生を維持する
- ☐ 閉鎖式で，無菌で，閉塞していない尿路ドレナージシステムを維持する
- ☐ 膀胱より下位に排尿バッグが置かれていることを確認する
- ☐ 蓄尿バッグを空にすることやメーターを傾けて排尿量を測定することは避ける（上行性感染の予防措置）
- ☐ 装置の下部に空にするための装置がついた蓄尿バッグやメーターを使用する

512　Part 3　介入

☐ 尿路カテーテルシステムの開通性を維持する
☐ 無菌操作を用いて尿路カテーテルシステムを洗浄する［適切な場合］
☐ 入浴時に石けんと水で日常的な外尿道口のケアを行う
☐ 外部尿道口の外側からカテーテルをきれいにする
☐ 定期的に周囲の皮膚領域を洗浄する
☐ 定期的に尿路カテーテルを交換する［施設のプロトコルに従って］
☐ 定期的に尿路ドレナージ装置を交換する［適応がある場合，施設のプロトコルに従って］
☐ 尿路ドレナージの性状に注意する
☐ 恥骨上カテーテルまたは留置カテーテルをクランプする［指示に従って］
☐ 尿路ドレナージを促進する位置に患者と尿路ドレナージシステムを配置する（排液バッグが膀胱の位置より低いことを保証する）
☐ カテーテル固定器具を用いる
☐ 定期的に既定の間隔で，尿路ドレナージ装置を空にする
☐ すべての患者において，移送前に排液バッグを空にする
☐ 移送中，患者の脚の間に排液バッグを置かない
☐ 夜間はレッグバッグをはずし，ベッドサイドの排液バッグに接続する
☐ レッグバッグのストラップに締めつけがないか定期的にチェックする
☐ レッグバッグをつけている患者に，念入りなスキンケアを維持する
☐ 尿路ドレナージ装置を洗浄する［施設のプロトコルに従って］
☐ 閉鎖式尿路ドレナージシステムのポートから尿検体を採取する
☐ 膀胱の膨満を観察する
☐ 患者の状態が適応になったら，ただちにカテーテルを抜去する
☐ 再挿入を防止するために排泄の選択肢を模索する（例：膀胱スキャナ，ベッドサイド便器，尿器，吸湿発散性に優れた敷パッド，看護師の巡回）
☐ 適切なカテーテルのケアを患者と家族に指導する

第1版：1992。改訂：2000，2013

参考文献

Foxley, S. (2011). Indwelling urinary catheters: accurate monitoring of urine output. *British Journal of Nursing, 20*(9), 564-569.

Herter, R., & Kazer, M. (2010). Best practices in urinary catheter care. *Home Healthcare Nurse, 28*(6), 342-349.

Hung, A., Giesbrecht, N., Pelingon, P., & Bissonnette, R. (2010). Sterile water versus antiseptic agents as a cleansing agent during periurethral catheterizations. *NENA Outlook, 33*(2), 18-21.

Makic, M. B., VonRueden, K. T., Rauen, C. A., & Chadwick, J. (2011). Evidence-based practice habits: Putting more sacred cows out to pasture. *Critical Care Nurse, 31*(2), 38-62.

Nazarko, L. (2010). Effective evidence-based catheter management: an update. *British Journal of Nursing, 19*(15), 948-953.

Newman, D. K., & Willson, M. M. (2011). Review of intermittent catheterization and current best practices. *Urologic Nursing, 31*(1), 28-48.

1878	**チューブケア：脳室瘻／脊髄液ドレナージ**
	Tube Care: Ventriculostomy/Lumbar Drain

定義：体外式の脳脊髄液ドレナージ治療を受ける患者を管理すること

行動

☐ 排液の傾向を観察する
☐ 脳脊髄液の排液の量と速度を観察する
☐ 脳脊髄液の排液の性状（色調・透明度・粘性）を観察する

□ 脳脊髄液の排液を記録する

□ 排液バッグを交換または空にする［**必要な場合**］

□ 抗生物質を投与する［**適切な場合**］

□ 挿入部の感染を観察する

□ 挿入部のドレッシング材を強化する［**必要な場合**］

□ 患者を拘束する［**必要な場合**］

□ 可動制限について患者に説明し，強化する

□ 脳脊髄液鼻漏や耳漏を観察する

□ ドレナージ装置の高さを調整する［**必要な場合**］

第 1 版：1992。改訂：2013

参考文献

Arabi, Y., Memish, Z. A., Balkhy, H. H., Francis, C., Ferayanm, A., Shimemeri, A. A., & Almuneef, M. A. (2005). Ventriculostomy-associated infections: Incidence and risk factors. *American Journal of Infection Control*, 33(3), 137-143.

Arbour, R. (2004). Intracranial hypertension: Monitoring and nursing assessment. *Critical Care Nurse*, 24(5), 19-34.

Chi, H., Chang, K., Chang, H., Chiu, N., & Huang, F. (2010). Infections associated with indwelling ventriculostomy catheters in a teaching hospital. *International Journal of Infectious Diseases*, 14(3), e216-e219.

Overstreet, M. (2003). How do I manage a lumbar drain? *Nursing 2003*, 33(3), 74-75.

Robinet, K. (1985). Increased intracranial pressure: Management with an intraventricular catheter. *Journal of Neurosurgical Nursing*, 17(2), 95-104.

6982	**超音波検査：婦人科と産科**
	Ultrasonography: Obstetric and Gynecologic

定義：卵巣，子宮内膜，子宮，胎児の状態を確認するために，超音波検査を実施すること

行動

□ 超音波検査の臨床的適応を確認する（例：産科，婦人科）

□ 非侵襲的または侵襲的な処置に必要な機器を設定する（例：トランスデューサー（プローベ），経腟トランスデューサー（プローベ））

□ 検査の適応と処置について，その目的と検査によってわかる範囲を患者と家族に指導する

□ 処置に対して身体的および精神的に患者を備えさせる

□ 超音波検査基準に従って実施する（例：妊娠の評価，閉経後出血の評価，専門的な産科処置）

□ 患者の快適性のために，エコーゼリーを温める

□ 経腟超音波検査の前に膀胱を空にするよう，患者を指導する

□ トランスデューサー（プローベ）を腹部または腔内に設置する［**適切な場合**］

□ 患者による希望があれば，患者に経腟プローベを挿入してもらう

□ モニターに解剖学的構造が鮮明に映し出されるようにする

□ 子宮の位置，大きさ，内膜の厚さを特定する［**適切な場合**］

□ 卵巣の位置と大きさを特定する［**適切な場合**］

□ 排卵周期を通して卵胞の発育を観察する［**適切な場合**］

□ 胎嚢の発達と位置を確認する

□ 胎児の数，大きさ，心臓活動，胎位，胎向を観察する

□ 胎盤の位置を特定する

□ 胎盤の異常を観察する［**適切な場合**］

□ 羊水の指数を測定する

514 Part 3 介入

- □ 胎児の呼吸運動，粗大運動，状態を観察する
- □ 親に対して胎児の構造を明らかにする [適切な場合]
- □ 胎児の写真を提供する [適切な場合]
- □ 女性の閉経後出血に対して，さまざまな角度から子宮内膜の厚さを測定する
- □ 閉経後出血に対して，エコーによる子宮内膜の評価が不十分な場合に追加する方法として，ソノヒステログラフィー（子宮内腔検査）を考慮する
- □ 検査結果について，主治医，コンサルタント，患者と一緒に話し合う [適切な場合]
- □ 追加の検査や処置のスケジュールを作成する [必要な場合]
- □ エコーゼリーを拭いて衣類を着る患者を援助する [適応がある場合]
- □ 器具を清潔にする
- □ 患者が知らされて，結果を認めたことを含めて，記録する [施設の方針に従って]
- □ すべての記録をプライマリヘルスケア提供者に提供する

第2版：1996。改訂：2018

参考文献

Association of Women's Health, Obstetric and Neonatal Nurses (AWHONN). (2010). *Ultrasound examinations performed by nurses in obstetric, gynecologic, and reproductive medicine settings: Clinical competencies and educational guide* (3rd ed.).

Carr, S. (2011). Ultrasound for nurses in reproductive medicine. *Journal of Obstetric, Gynecologic & Neonatal Nursing, 40*(5), 638-653.

Grube, W., Ammon, T., & Killen, M. D. (2011). The role of ultrasound imaging in detecting endometrial cancer in postmenopausal women with vaginal bleeding. *Journal of Obstetric, Gynecologic & Neonatal Nursing, 40*(5), 632-637.

International Society of Ultrasound in Obstetrics and Gynecology (ISUOG). (2014). ISUOG Education Committee recommendations for basic training in obstetric and gynecological ultrasound. *Ultrasound in Obstetrics & Gynecology, 43*(1), 113-116.

0565	超音波検査：膀胱

Ultrasonography: Bladder

定義：膀胱の機能や構造を確認するため超音波検査を実施すること

行動

- □ 膀胱超音波検査の適応（例：尿閉，排尿後の残尿量の評価，診断的検査）を判断する
- □ 検査の適応，手順，目的，限界についての説明をする
- □ 膀胱超音波評価のための適切なプロトコルを適用する（例：術後または産後の尿閉評価，膀胱カテーテルの有無にかかわらず排尿量減少の評価，排尿後残尿量の測定）
- □ 膀胱検査のための適切なトランスデューサーを選択する
- □ 腹部手術の既往，瘢痕，腫瘍，腹水，内臓の膨満，その他，膀胱評価に影響を与える可能性のある解剖学的特徴を確認する
- □ 超音波ジェルを恥骨上部または直接トランスデューサーに塗布する
- □ トランスデューサーを恥骨上部に適切に配置する
- □ 膀胱のクリアな画像を取得し，モニター中央に表示する
- □ 膀胱容量測定を実施する [適切な場合]
- □ カラードップラー機能を使用する [適切な場合]
- □ 尿カテーテルの先端位置，カテーテルの機能，およびバルーンの容量を超音波画像で確認する [適切な場合]
- □ 膀胱を空にした 10 〜 20 分後に超音波で残尿量を測定し確認する
- □ 系統的な膀胱超音波評価を実施する [必要な場合]
- □ 医療従事者コンサルタント，および患者本人と膀胱評価について話し合う [適切な場合]

Part 3 介入 **515**

- □ ジェルを拭き取る[**適切な場合**]
- □ 超音波機器をきれいにする
- □ 膀胱超音波検査の理由，測定された尿量，手順に対する反応，および異常所見を含む所見を記録する

第8版：2024

参考文献

Agency for Healthcare Research and Quality. (2020, October). Appendix C. Sample bladder scan policy. In *Toolkit for Reducing Catheter-Associated Urinary Tract Infections in Hospital Units: Implementation Guide.* https:// www.ahrq.gov/hai/cauti-tools/impl-guide/implementation-guide-appendix-c.html

Berman, A., Snyder, S. J., & Frandsen, G. (2018). Urinary elimination. In *Kozier and Erb's fundamentals of nursing: Concepts, process and practice* (10th ed., pp. 1191-1199). Pearson

Ceratti, R. D. N., & Beghetto, M. G. (2021). Incidence of urinary retention and relations between patient's complaint, physical examination, and bladder ultrasound. *Revista Gaucha de Enfermagem*, 42. https://doi.org/10.1590/1983-1447.2021.20200014

Chen, S. C., Chen, P. Y., Chen, G. C., Chuang, S. Y., Tzeng, I. S., & Lin, S. K. (2018). Portable bladder ultrasound reduces incidence of urinary tract infection and shortens hospital length of stay in patients with acute ischemic stroke. *The Journal of Cardiovascular Nursing, 33*(6), 551.

Potter, P. A., Ostendorf, W. R., & LaPlante, N. (2018). Urinary elimination. In *Clinical nursing skills and techniques* (9th ed., pp. 876-892). Mosby.

Schallom, M., Prentice, D., Sona, C., Vyers, K., Arroyo, C., Wessman, B., & Ablordeppey, E. (2020). Accuracy of measuring bladder volumes with ultrasound and bladder scanning. *American Journal of Critical Care, 29*(6), 458-467.

Sweeney, M., & Cerepani, M. J. (2021). Bladder scan misleading a vascular emergency as urinary retention. *Advanced Emergency Nursing Journal, 43*(1), 35-38.

0490	**直腸脱管理**
	Rectal Prolapse Management

定義：直腸脱の予防／用手的整復をすること

行動

- □ 直腸脱の既往のある患者を特定する
- □ 排便時のいきみ，重いものを持ち上げること，必要以上の立位の回避を奨励する
- □ 食事療法・運動療法・薬物療法によって腸機能を調節するよう，患者を指導する[**適切な場合**]
- □ 過去の直腸脱エピソードで原因となった具体的な活動を特定できるよう，患者を援助する
- □ 便失禁を観察する
- □ 直腸脱の状態を観察する
- □ 直腸が脱出したとき，患者を左側臥位にし，膝を胸に向かって引き上げる体位をとる
- □ 乾燥から保護するために，突出した腸に微温湯または生理食塩水に浸した布を置く
- □ 突出した腸が自然に直腸に戻るのを促進するために，側臥位を保つことを患者に奨励する
- □ 潤滑剤を塗り手袋をはめた手で直腸脱に慎重に圧をかけ，正常な位置に戻るまで整復する[**必要な場合**]
- □ 脱出した直腸が正しい位置にあることを確かめるために，用手的整復の10分後に確認する
- □ 直腸脱の発生頻度を確認する
- □ 発生頻度の変化，または用手的に整復できない脱出は医師に知らせる[**適切な場合**]
- □ 整復手術を受ける患者の術前検査を援助し，検査を説明し，不安を軽減する[**適切な場合**]

第2版：1996。改訂：2018

参考文献

Fox, A., Tietze, P. H., & Ramakrishnan, K. (2014). Anorectal conditions: Rectal prolapse. *Family Physicians Essentials, 419*, 28-34.

Fry, R., Mahmoud, N., Maron, D., & Bleir, J. (2012). Colon and rectum. In C. Jr. Townsend, R. Beauchamp, B. Evers, & K. Mattox (Eds.), *Sabiston textbook of surgery: The biological basis of modern surgical practice* (19th ed., pp. 1294-1380). Elsevier Saunders.

Lembo, A., & Ullman, S. (2010). Constipation. In M. Feldman, L. Friedman, & L. Brandt (Eds.), *Sleisinger & Fordtran's gastrointestinal and liver disease: Pathophysiology/diagnosis/management* (9th ed, pp. 259-284). Saunders Elsevier.

Varma, M., Rafferty, J., & Buie, W. (2011). Practice parameters for the management of rectal prolapse. *Diseases of the Colon & Rectum, 54*(11), 1339-1346.

5465	治療的タッチング
	Therapeutic Touch

定義：自然な手の感受性を用いて癒しの影響力として働くよう，身体の上で優しく焦点を合わせてあらゆるエネルギー領域と同調し，人のエネルギー領域を変調すること

行動

- ☐ 気をそらすもののない，快適な環境をつくる
- ☐ 介入を経験することへの意欲を明らかにする
- ☐ セッションの共通目標を明らかにする
- ☐ 疑問が生じたらいつでも質問するよう患者に助言する
- ☐ 患者が快適でいられる座位か仰臥位のどちらかにする
- ☐ 自己の内面に意識を集中させることで自分を中心に置く
- ☐ 全体性と治癒を促進するという意思に，意識のあらゆるレベルで焦点をあてる
- ☐ 手のひらを患者に向けた状態で，患者の身体から約 8 ～ 13cm のところに置く
- ☐ 患者の頭からつま先，身体の前面から背面まで，できるだけゆっくりと着実に手を動かすことによって 1 ～ 2 分間のアセスメントをする
- ☐ 患者を 1 つの統一体と考えながら，患者のエネルギー領域全体を下に向かって優しく手を動かし，開放されバランスのとれたエネルギーの流れを促す
- ☐ 手で感じる非常に微妙な手がかり（例：温度変化，うずき，微妙な動きの感覚）を介して知覚できる全体的なエネルギーの流れ，特にうっ滞や不均衡等の障害のある領域に注意する
- ☐ 障害領域の対称性と治癒を促進することに焦点をあてる
- ☐ 障害領域に癒しのエネルギーが流れるのを徐々に促進する治療を続ける
- ☐ 優しさの重要性を念頭に置いて，適切な変化が起こったと判断される場合は終了する（幼児の場合は 1 ～ 2 分，大人の場合は 5 ～ 10 分）
- ☐ 治療後は 20 分以上の休息をとるよう，患者に奨励する
- ☐ リラクセーション反応と関連するあらゆる変化を経験しているかどうかに注意する

第 1 版：1992。改訂：2000，2013

参考文献

Coakley, A. B., & Duffy, M. E. (2010). The effect of therapeutic touch on postoperative patients. *Journal of Holistic Nursing, 28*(3), 193-200.

Engle, V. F., & Graney, M. J. (2000). Biobehavioral effects of therapeutic touch. *Journal of Nursing Scholarship, 32*(3), 287-293.

Krieger, D. (1993). *Accepting your power to heal: The personal practice of therapeutic touch.* Bear & Company.

Krieger, D. (2002). *Therapeutic touch: As transpersonal healing.* Lantern Books.

Monroe, C. M. (2009). The effects of therapeutic touch on pain. *Journal of Holistic Nursing, 27*(2), 85-92.

O'Mathuna, D. P. (2000). Evidence-based practice and reviews of therapeutic touch. *Journal of Nursing Scholarship, 32*(3), 279-285.

Peters, R. M. (1999). The effectiveness of therapeutic touch: a meta-analytic review. *Nursing Science Quarterly, 12*(1), 52-61.

Sayre-Adams, J., & Wright, S. (1995). The essentials of practice. In J. Sayre-Adams & S. Wright (Eds.), *The theory and practice of therapeutic touch* (pp. 75-110). Elsevier.

Winstead-Fry, P., & Kijek, J. (1999). An integrative review and meta-analysis of therapeutic touch research. *Alternative Therapies in Health & Medicine, 5*(6), 58-67.

Part 3 介入　**517**

4430	治療的遊戯

Therapeutic Play

定義：子どもが知覚し認識している世界を伝えられるように援助し，自分の環境を統制するうえ
での助けとして，玩具等の道具を意図的・指示的に用いること

行動

□ 邪魔が入らない静かな環境を提供する

□ 効果的な遊びが可能な，十分な時間を提供する

□ 望ましい成果を得るために遊戯セッションを構築する

□ 子どもと親に遊戯セッションの目的を伝える

□ 遊戯活動について家族と一緒に話し合う

□ 治療的遊戯セッションに制限を設ける

□ 安全に遊べる道具を提供する

□ 発達段階に見合う遊び道具を提供する

□ 創造力と表現力を豊かにするような遊び道具を提供する

□ ロールプレイを促すような遊び道具を提供する

□ 入院・治療・疾病に関する認識や感情の表出を奨励するために，実際または模擬の手術室や医療器具
を提供する

□ 治療的遊戯のセッションを監督する

□ 遊び道具を扱うよう子どもを促す

□ 感情・認識・知覚の共有を子どもに奨励する

□ 遊戯セッション中に表出された子どもの感情を検証する

□ 遊びを通じて表現される，肯定的・否定的な感情のどちらでも受容できることを伝える

□ 子どもの遊び道具の使い方を観察する

□ 遊戯セッション中の子どもの反応や不安のレベルを観察する

□ 遊戯セッション（病院のロールプレイ）中の子どもの発言から，子どもの誤解やおびえを明らかにする

□ 信頼の構築，または慣れない器具や治療に対するおびえを緩和するために定期的な遊戯セッションを
継続する[**適切な場合**]

□ 遊戯セッション中の観察を記録する

第 1 版：1992。改訂：2000

参考文献

Hart, R., Mather, P. L., Slack, J. L., & Powell, M. A. (1992). *Therapeutic play activities for hospitalized children*. Mosby Year Book.

Raphel, S., & Bennett, C. F. (2005). Child psychiatric nursing. In G. W. Stuart & M. T. Laraia (Eds.), *Principles and practice of psychiatric nursing* (8th ed., pp. 728-752). Mosby.

Snyder, M. (1992). Play. In M. Snyder (Ed.), *Independent nursing interventions* (2nd ed., pp. 287-293). Delmar.

Tiedeman, M. E., Simon, K. A., & Clatworthy, S. (1990). Communication through therapeutic play. In M. J. Craft & J. A. Denehy (Eds.), *Nursing interventions for infants and children* (pp. 93-110). W.B. Saunders.

Vessey, J. A., & Mahon, M. M. (1990). Therapeutic play and the hospitalized child. *Journal of Pediatric Nursing, 5*(5), 328-333.

518 Part 3 介入

5880	鎮静法
	Calming Technique

定義：急激な苦痛を体験している患者の不安を軽減すること

行動

- □ 落ち着きのある慎重な態度を維持する
- □ 患者とのアイコンタクトを維持する
- □ おびえや不安をつくり出す刺激を軽減させるか除去する
- □ 患者に付き添う
- □ 患者の安全と安心を保証する
- □ どの重要他者の存在が患者を援助できるのかを明らかにする
- □ 乳児や子どもを抱いてあやす
- □ 乳児を優しくゆする［**適切な場合**］
- □ 乳児や子どもに優しく話しかけるか，歌を歌う
- □ 乳児におしゃぶりを提供する［**適切な場合**］
- □ 乳児をなだめるためのテクニックを親に指導する（例：乳児に話しかける，おなかに手を添える，腕を包み込む，抱き上げて抱きしめて優しく揺らす）
- □ 1人でいられる時間と場所を提供する［**適切な場合**］
- □ 患者のそばに座って話す
- □ 建設的な態度での怒りの表出を患者に促す
- □ 前額部を擦る［**適切な場合**］
- □ 温かい飲物や牛乳を提供する
- □ 背部を擦る［**適切な場合**］
- □ 温かい風呂やシャワーを提供する
- □ 不安を軽減するための方法を患者に指導する（例：ゆっくりとした呼吸法，気晴らし，視覚化，瞑想，漸進的筋弛緩法，気持ちが落ち着く音楽を聴く）［**適切な場合**］
- □ 抗不安剤を投与する［**必要な場合**］

第1版：1992。改訂：2013

参考文献

Badger, J. M. (1994). Calming the anxious patient. *American Journal of Nursing, 94*(5), 46-50.
Hopkins, G. (2005). Calming presence. *Community Care, 1596*, 42-43.
Kneisl, C. R., Wilson, H. S., & Trigoboff, E. (2004). *Contemporary psychiatricmental health nursing.* Prentice Hall.
Miller, T. (2003). Treating anxiety: A calming influence. *Healthcare Traveler, 11*(5), 42-47.
Stuart, G. W. (Ed.). (2009). Anxiety responses and anxiety disorders. In *Principles and practice of psychiatric nursing* (9th ed., pp. 218-240). Mosby Elsevier.
Ward, S.L., & Hisley, S.M. (2009). *Maternal-child nursing care: Optimizing outcomes for mothers, children, & families.* F.A. Davis.

2210	鎮痛剤投与
	Analgesic Administration

定義：疼痛の軽減や除去のために薬剤を用いること

行動

- □ 十分な疼痛管理を達成するために，患者，家族，介護者の間での効果的なコミュニケーションパターンを確立する

Part 3 介入　　**519**

□ 全人的なアプローチで疼痛管理を行う（例：生理学的，社会的，スピリチュアル的，心理的，文化的な影響を十分に考慮したうえで行う）

□ コミュニケーション障害をもつ患者に見合う疼痛管理テクニックを調整する（例：小児，高齢者，認知障害，精神疾患，言語，認知症）

□ 薬剤投与前に，疼痛の発症，部位，期間，種類，質，強さ，パターン，解消手段，影響する症状，患者に対する影響，重篤さを確認する

□ 適切な疼痛評価スケールを用いて，患者の現在の安楽のレベルと望ましい安楽のレベルを明らかにする

□ すべての疼痛モニタリングの結果を記録する

□ 処方された鎮痛剤の種類，用量，頻度について，医師の指示を確認する

□ 患者の以前の麻酔剤に対する反応を確認する（例：非オピオイド薬剤の場合とオピオイドの場合の効果）

□ 過少治療と過剰治療を避けるために，患者の以前の麻酔剤投与量と投与経路を確認する

□ 薬剤のアレルギーを起こしたことがないかを確認する

□ 患者が鎮痛剤や投与経路，用量の選択に参画することができるか評価し，患者と一緒に考える[**適切な場合**]

□ 1種類以上の鎮痛剤が処方されている場合は，適切な鎮痛剤を選択する，または併用を選択する

□ 疼痛の種類や強さに基づいて，鎮痛剤を選択する（麻薬性，非麻薬性，NSAIDs）

□ 患者に NSAIDs 使用リスクがないことを確認する（例：消化管出血や腎不全の病歴）

□ 患者にオピオイド使用リスクがないことを確認する（例：塞栓や中枢性睡眠時無呼吸の病歴）

□ 最適な鎮痛効果が得られるように，適切な鎮痛剤，投与経路，投与量を決定する

□ 頻繁な鎮痛剤の投与では，筋肉注射ではなく静脈注射を選択する[**可能な場合**]

□ 高齢者への筋肉内注射を避ける

□ 正確な 24 時間投与量が維持されることを確認する（例：アセトアミノフェンとアスピリンは 4000mg 以下，イブプロフェンは 3200mg）

□ オピオイド投与量の適切性を確認する（例：オピオイドに耐性のある患者には大量投与するが，オピオイド未投与患者にはしない）

□ 望ましい効果になるまで，または副作用（有害でないものも含む）がコントロールできない状態になるまで，オピオイド用量を設定する（例：安楽対呼吸抑制）

□ 小児と高齢者では用量を調整する[**適切な場合**]

□ 麻薬やその他の規制薬物の管理をする[**施設のプロトコルに従って**]

□ 初回投与量時や異常な所見がみられたら，麻薬性鎮痛剤投与前後でバイタルサインを測定する

□ 適切な疼痛スケールを用いて，投与前後の疼痛レベルを記録する

□ 鎮痛剤の反応を促進するために，安楽の欲求と他の活動に気を配りリラクセーションを援助する

□ 過去に経験した疼痛緩和の非薬理学的な活動を選択することについて，患者を援助する（例：気晴らし，音楽，簡単なリラクセーション療法）

□ 特に重度の疼痛では，鎮痛剤のピークと終息を避けるため，鎮痛剤を 24 時間投与する[**適切な場合**]

□ 疼痛を引き起こす処置や活動の前に鎮痛剤を投与する

□ 患者の反応を最適にするため，鎮痛剤の効果については肯定的な期待を設定する

□ 鎮痛剤効果を高めるために補助鎮痛剤を投与する[**必要な場合**]

□ 血中濃度を維持するため，オピオイドの単独投与，またはオピオイドとボーラス投与の併用での持続投与を考慮する

□ 麻薬性鎮痛剤投与に対して安全への予防策を講じる[**適切な場合**]

□ 疼痛が強くなる前に，頓用の鎮痛剤をもらうよう指導する

□ 麻薬の投与によって最初の 2 ～ 3 日間は眠気を催すことがあり，そのうち治まることを説明する

□ 麻酔，特にオピオイドに対して患者や家族が抱いている誤解や迷信を訂正する（例：中毒性や過剰投与のリスク）

520 Part 3 介入

□ 患者環境における有害な刺激を減少させるための手段を実施する（例：患者を清潔，乾いた状態，正しい体位に保つ，定期的に体位変換する，便秘と尿閉を予防する，適用に応じた緩く締めつけのない包帯や衣類，しっかりとした滑らかでしわのないベッドリネン）

□ 投与後，特に初回投与量後に，有害な副作用の徴候や症状がないか観察しながら，定期的かつ頻繁に鎮痛剤の効果を評価する（呼吸抑制，悪心嘔吐，口渇感，便秘等）

□ 鎮静剤の不適切な影響を軽減するための行動をとる（例：呼吸抑制，悪心と嘔吐，口渇，便秘，胃腸炎）

□ 麻酔剤に対する反応と有害作用について記録する

□ オピオイドを使用している患者の鎮静レベルについて評価，記録する

□ 呼吸抑制または望ましくない鎮静のために，オピオイド拮抗薬を投与する（例：ナロキソン）[**適応がある場合**]

□ 薬剤，用量，投与経路，投与間隔に変更の必要があれば，等鎮痛剤用量の原理に基づいた具体的な提案をして，医師と協働する

□ 鎮痛剤の使用や副作用（有害でないものも含む）を軽減する方略，疼痛緩和に関与するこころのもちようについて伝える

□ マッサージや温罨法または冷罨法等の簡単な疼痛コントロール措置に，家族や重要他者を参加させる

第 1 版：1992。改訂：1996，2018

参考文献

American Society for Pain Management Nursing. (2010). In B. St. Marie (Ed.), *Core curriculum for pain management nursing* (2nd ed.). Kendall Hunt.

Herr, K. (2010). Pain in the older adult. *Pain Management Nursing, 11*(Suppl. 2), S1-S10.

Herr, K., Coyne, P., Key, T., Manworren, R., McCaffery, M., Merkel, S., Pelosi-Kelly, J., & Wild, L. (2006). Pain assessment in the nonverbal patient: Position statement with clinical practice recommendations. *Pain Management Nursing, 7*(2), 44-52.

Pasero, C., & McCaffery, M. (2011). *Pain assessment and pharmacologic management.* Elsevier Mosby.

Perry, A., Potter, P., & Ostendorf, W. (Eds.). (2014). *Clinical nursing skills and techniques* (8th ed.). Elsevier Mosby.

2214	鎮痛剤投与：髄腔内

Analgesic Administration: Intraspinal

定義：疼痛の軽減や除去のために，硬膜上腔または髄腔内に薬剤を投与すること

行動

□ 処置について，患者と重要他者を指導する

□ 髄腔内カテーテル，ポート，ポンプの開通性と機能を確認する

□ 治療中は静脈ラインが常に血管内にあることを確認する

□ カテーテルにラベルをつけ，適切に固定する

□ モニタリングを目的として，カテーテル部位がみえるように透明なドレッシング材をあてる

□ ドレッシング材のずれを防ぐために，ドレッシング材の端に窓があることを確認する

□ カテーテル部位を観察し，カテーテルの緩みやドレッシング材の濡れをチェックし，適切な職員に知らせる[**施設のプロトコルに従って**]

□ チューブ挿入部位に「髄腔カテーテル：注入しない」とラベルを貼る

□ カテーテル部位をケアする[**施設のプロトコルに従って**]

□ カテーテルや注入部へのアルコールの使用を避ける（例：アルコールには神経毒性がある）

□ 針をテープで所定の位置に固定し，適切なドレッシング材で保護する[**施設のプロトコルに従って**]

□ 適切な製剤を使用していることを確認する（例：高濃度で保存料不使用）

□ 緊急時の投与や医師の指示による投与のために，麻酔の拮抗剤をいつでも投与できる状態にしておく[**必要な場合**]

□ カテーテルの位置が正しいと確認できた後，麻薬の持続点滴を開始し，処方された薬剤量が投与されているか確認するため，速度を確認する

Part 3 介入   521

- □ 疼痛鎮静の有効性を観察する
- □ 適当な間隔で体温，血圧，呼吸，脈拍，意識レベルを観察し，フローシートに記録する
- □ カテーテル挿入後の最初の 24 時間は 1 時間ごとの，呼吸抑制のハイリスク状態にある場合の，呼吸状態をモニタリングする
- □ 適当な間隔で感覚ブロックのレベルを観察し，フローシートに記録する
- □ 氷による冷却鎮静を用いて，2 時間ごとに確認する
- □ つま先から氷をあてていき，患者がどの部分で冷たさを感じたかを記録する
- □ 無感覚，ヒリヒリする感覚や正常な感覚，適切な皮膚を用いた運動遮断を記録する
- □ ブロックが変化しているか，ブロックのレベルを確認する
- □ 感覚や運動遮断が開始時の記録レベルを上回った場合は医師に知らせる
- □ 比較のために，弱さと鎮静レベルを明らかにする（例：弱さは鎮静レベルと相関する）
- □ 呼吸抑制，尿閉，過度な眠気，瘙痒感，発作，悪心，嘔吐といった有害反応がないか観察する
- □ 初回離床の前に立位での血圧と脈拍を確認する
- □ 副作用（有害でないものも含む）や鎮痛剤の変更，四肢の無感覚の報告や，体調不良時の移動の介助の必要性を説明する
- □ 水分の摂取量と排出量を観察する
- □ 尿閉を観察する
- □ 間欠的な鎮痛剤のポートへの注射は施設の方針に従う
- □ 補助薬剤を用意する（例：抗うつ剤，抗けいれん剤，非ステロイド性抗炎症剤（NSAIDs））[適切な場合]
- □ 疼痛の強度スコアに基づいて髄腔への投与量を増加する
- □ 薬剤の効果を高めるため，薬剤を使用しない方法について患者に紹介，説明する（例：リラクセーション療法や誘導イメージ法，バイオフィードバック）
- □ 体外式または埋め込み型の機械の適切な在宅ケアについて患者に説明する[適切な場合]
- □ カテーテルの抜去またはその援助をする[施設のプロトコルに従って]

第 2 版：1996。改訂：2018

参考文献

Coyne, P., Smith, T., Laird, J., Hansen, L., & Drake, D. (2005). Effectively starting and titrating intrathecal analgesic therapy in patients with refractory cancer pain. *Clinical Journal of Oncology Nursing, 9*(5), 581-583.

Hinkle, J., & Cheever, K. (2014). *Brunner & Suddarth's textbook of medical surgical nursing* (13th ed.). Lippincott Williams & Wilkins.

Pasero, C., Eksterowicz, N., Primeau, M., & Cowley, C. (2007). Registered nurse management and monitoring of analgesia by catheter techniques: Position statement. *Pain Management Nursing, 8*(2), 48-54.

Stearns, L., Boortz-Marx, R., Du Pen, S., Friehs, G., Gordon, M., Halyard, M., Herbst, L., & Kiser, J. (2005). Intrathecal drug delivery for the management of cancer pain: A multidisciplinary consensus of best clinical practice. *Journal of Supportive Oncology, 3*(6), 399-408.

522 Part 3 介入

6576	付き添い

Physical Accompaniment

定義：安全リスクがあるとみなされた人に対し，活動や診断検査に同行する

行動

- ☐ 各状況を個別に検討し，付き添いを確保する [**必要な場合**]
- ☐ 必要な人員や用具の，数や種類を決める
- ☐ 必要な安全方略を決定する
- ☐ 関係者全員の間で十分な連絡手段を確保する
- ☐ 付き添いの必要性と関与する個人の役割を説明する
- ☐ 常に個人および職員の安全を確保する
- ☐ モニター機器で持続的に監視する [**適応がある場合**]
- ☐ 付き添いに関する施設の方針に従う
- ☐ 目的地および同行の職員を含む付き添いの状況を記録する

第 8 版：2024

参考文献

Evans, S. (2021). Accompaniment as a form of patient care. *Cardiopulmonary Physical Therapy Journal, 32*(2), 38-40. https://doi.org/10.1097/CPT.0000000000000175

Frauenfelder, F. (2019). Psychiatric adult inpatient nursing described in the NANDA-I and NIC: Frauenfelder, F. (2019). *Psychiatric adult inpatient nursing described in the NANDA-I and NIC: A systematic evaluation of nursing classifications* [Doctoral dissertation. Radbound University] Radbound Repository. https://repository.ubn.ru.nl/handle/2066/203856

American Psychiatric Nurses Association. (2014). *Scope and standards of psychiatric-mental health nursing* (2nd ed.).

Keltner, N. L., & Steele, D. (2019). *Psychiatric nursing* (8th ed.). Elsevier.

Rebar, C. R., Gersch, C., & Heimgartner, N. M. (2020). *Psychiatric nursing made incredibly easy* (3rd ed.). Wolters Kluwer.

University of Iowa Hospitals and Clinics. (2018). Patient accompaniment. *Policy and Procedure Manual.*

Varcarolis, E. M., & Fosbre, C. D. (2021). *Essentials of psychiatric-mental health nursing* (4th ed.). Elsevier.

1680	爪のケア（ネイルケア）

Nail Care

定義：清潔できれいで魅力的な爪を促進し，不適切な爪のケアに関連する皮膚病変を予防すること

行動

- ☐ セルフケア能力に応じて，爪を清潔に保ち切ることの観察または援助を行う
- ☐ 爪を清潔で乾燥した状態に保つよう指導する
- ☐ 最大の強度を確保し，巻き爪の発生を減らすため，よく切れる爪切りやクリッパーで爪をまっすぐに切り先端を少し丸くする
- ☐ 爪やすりで爪の形を整え，引っ掛かりをなくす
- ☐ 前後に削ると爪が弱くなるため，爪やすりを同じ方向にかける
- ☐ 甘皮は爪の根元を感染から守るためそのままにしておく（例：切ったり押し戻したりしない）
- ☐ 爪が損傷する可能性があるため，爪をかんだり，甘皮を取り除いたりしないよう指導する
- ☐ 欠けやひび割れを避けるため，爪を道具として使用しないよう指導する
- ☐ 足の爪は手の爪よりも成長が遅いため，頻繁に切らない
- ☐ 外傷やけがのリスクを最小限にするため，風呂上がり等，爪が柔らかくなったときに足の爪を定期的

に切る

□ 足の爪が厚く切りにくい場合は，温かい塩水に 5 ～ 10 分間足を浸す

□ 巻き爪を掘り起こさないようにし，特に感染して痛む場合は避ける

□ 巻き爪のケアについては専門医を推奨する

□ 適切なサイズの靴を履くよう指導し，毎日靴を変える

□ 水泳プールや公共のシャワーではビーチサンダルを履いて，真菌感染症のリスクを減らすよう指導する

□ 適切な道具（例：手の爪には爪切りや爪ハサミ，足の爪には足用の爪切り）を使用し，毎月道具を消毒するよう指導する

□ 爪の色，質感，形の変化を観察する

□ 異常な爪の変化（例：黒い線，赤みや腫れ，ばち指，厚くなったり過剰に成長したりする）については，疾患や感染症の徴候かどうかを判断するために専門家に相談する

□ 手術前に，マニキュアを除去する [**適切な場合**]

□ マニキュアを塗ることを援助する [**必要な場合**]

□ 爪ケアのすべての側面について指導する

□ 他の医療従事者から提供された情報を補強する [**適切な場合**]

□ 書面での爪ケアガイドラインを提供する

□ 指導内容を記録する [**適応がある場合**]

□ 理解を確実にするためにティーチバックを用いる

第 1 版：1992。改訂：2004，2024

参考文献

Akbayrak, A., Kasap, T., Takcı, Z., & Seckin, H. Y. (2021). Frequency of nail abnormalities in children and adolescents admitted to a dermatology outpatient clinic. *Journal of Pediatric Research*, *8*(1), 69-74.

Aziz, M. G. (2021). Hygiene and self-care. In R. F. Craven, C. J. Hirnle, & C. J. Henshaw (Eds.), *Fundamentals of nursing: Human health and function* (8th ed.). Wolters-Kluwer.

Berman, A., Snyder, S. J., & Frandsen, G. (2018). Hygiene. In *Kozier and Erb's Fundamentals of nursing: Concepts, process and practice* (pp. 688-689) (10th ed.). Pearson.

Chapman, S. (2017). Foot care for people with diabetes: Prevention of complications and treatment. *British Journal of Community Nursing*, *22*(5), 226-229.

Perry, A. G., Potter, P. A., Ostendorf, W. R., & Laplante, N. (2022). Personal hygiene and bedmaking. In *Clinical Nursing Skills and Techniques* (10th ed.). Elsevier.

Porter-O'Grady, T. (2021). Wound and foot care nursing on the streets of the city: A view from here. *Journal of Wound, Ostomy & Continence Nursing*, *48*(1), 69-74.

Potter, P. A., Perry, A. G., Stockert, P. A., & Hall, A. M. (2021). *Fundamentals of nursing* (10th ed.). Elsevier.

Williams, P. (2020). *Basic geriatric nursing* (7th ed.). Elsevier.

Part 3　介入

6750	帝王切開出産ケア

Cesarean Birth Care

定義：開腹および子宮の切開によって出産する患者にケアを提供すること

行動

- □ 病棟に患者を連れて行く
- □ 出産前の経歴を振り返る
- □ 手術の理由を説明する
- □ 患者が手術に対して抱いている感情や質問，不安について話し合う
- □ インフォームドコンセントを得るもしくは確かめる
- □ 必要な血液検査を行い，結果を記録する
- □ バイタルサインをモニタリングする
- □ 胎児の心拍数を観察する
- □ 手術のために腹部の準備をする
- □ 静脈投与ラインを確保する
- □ 膀胱留置カテーテルを挿入する
- □ 薬剤を投与する
- □ 出産中，親密なパートナーや支援者が付き添うことを奨励する
- □ 起こっている出来事や患者が手術中に経験するであろう感情に関する情報を提供する
- □ 児に関する情報を提供する
- □ 回復室もしくは分娩室に患者を移動させる
- □ 回復に関する生理学的な側面を観察する（例：疼痛，尿の変化，気道開通性，悪露）
- □ 術創およびドレッシング材の状態を観察する
- □ 下肢の運動や体位変換，咳嗽，深呼吸を行うことを援助する
- □ 母乳を与えるよう母親に奨励する［適切な場合］
- □ 十分な母乳栄養の教育および支援をする（例：安静度に合わせて児の抱き方を実演する）［適切な場合］
- □ 母児分離を最小限に抑え，家族のこころの触れ合いや愛着形成を促進する（例：母親に児の顔をみせる，児の視界を妨げない，「skin-to-skin」を促進する，母児を一緒に移動する）

第1版：1992。改訂：2013

参考文献

Chertok, I. R. (2006). Breast-feeding initiation among post-caesarean women of the Negev, Israel. *British Journal of Nursing, 15*(4), 205-208.

Nolan, A., & Lawrence, C. (2009). A pilot study of a nursing intervention protocol to minimize maternal-infant separation after cesarean birth. *Journal of Obstetric, Gynecologic, & Neonatal Nursing, 38*(4), 430-442.

Ward, S. L., & Hisley, S. M. (2009). Caring for the woman experiencing complications during labor and birth. In *Maternal-child nursing care: Optimizing outcomes for mothers, children, & families* (pp. 427-465). F.A. Davis.

4175	低血圧管理

Hypotension Management

定義：ベースラインよりも低い血圧値を予防し，治療すること

行動

- □ 患者の低血圧のリスクレベルを確認するために，薬剤の使用を含む，患者の詳細な健康歴を明らかにする

Part 3　介入　**525**

- ☐ 低血圧を引き起こす可能性のある因子を明らかにする（例：糖尿病，冠状動脈疾患，末梢動脈疾患，心疾患，脳卒中の既往歴，慢性腎不全，蛋白尿，年齢（50 歳以上），喫煙者，肥満，パーキンソン病の治療，てんかんの治療，うつ病の治療，夜尿症）
- ☐ 低血圧の有無を確認するために血圧を測定する（一般集団において，収縮期血圧 90mmHg 以下および拡張期血圧 60mmHg 以下と定義されている）
- ☐ 血圧が適切にアセスメントされていることを確認する（例：体位を変更し，平均 2 回以上の正確な計測に基づいた低血圧分類，それぞれ 2 回以上の外来受診による血圧の解析）
- ☐ 血圧に関する問題解決のために，測定感度を上げることができるように，数日にわたりさまざまな違った時点において，立位時の血圧測定を毎日継続して行うように患者を指導する
- ☐ 心電図検査を実施する [**該当する場合**]
- ☐ 化学分析を実施する [**該当する場合**]
- ☐ 血液ガス分析を行う [**該当する場合**]
- ☐ 追加の検査を実施する [**適応がある場合**]
- ☐ 因子が存在している際に，分類を行うための血圧測定は避ける（例：影響を及ぼす薬剤の数日以内の摂取，アレルギー反応，失血，脱水）
- ☐ 患者によって説明された低血圧の経験を明確にする（例：発生，状況，原因，時刻，食事または薬物の摂取，睡眠パターン）
- ☐ 薬剤療法と低血圧に及ぼす影響を確認する（例：利尿剤，α 遮断剤，β 遮断剤，パーキンソン病に対する薬物，三環形抗うつ剤）
- ☐ 低血圧に影響するあらゆる状況に対処する [**必要な場合**]
- ☐ 初回の介入時は，非薬物療法を考慮する
- ☐ 低血圧の因子となる，または低血圧を増悪させる薬物は中断する [**適切な場合**]
- ☐ 重力による下肢への血液貯留を軽減するために，身体の動かし方を指導する（例：仰臥位から立位をとる際はゆっくり動く，立位のまま不動でいることは避ける，下肢を交差させて立つ，しゃがむ，下肢筋力の動作）
- ☐ 体液の改善のための手段への取り組みを患者に奨励する（例：食事ごとに 1g の塩化ナトリウム錠剤を服用し，1 日当たりの塩化ナトリウム摂取量 6 → 9g に増量する。急速な水分摂取法（3 ～ 4 分で約 500mL）により，1 日の水分摂取量を 2 ～ 3L に増量する）[**必要な場合**]
- ☐ 合併症を観察する（例：霧視，錯乱，眩暈感，失神，蒼白，冷汗，頻脈，嗜眠状態，脱力，意識レベルの変化，けいれん，呼吸促拍，胸痛）
- ☐ 切迫した症状悪化時における治療の必要性に注意を払う
- ☐ 薬剤を投与し，その効果を観察する（例：フルドロコルチゾン，ミドドリン）[**該当する場合**]
- ☐ 血圧が悪化した回数と症状について連絡するよう患者と家族を指導する
- ☐ 年齢に従って推奨される経口水分摂取を促進する
- ☐ 健康的な食事摂取と適切な水分摂取を奨励する
- ☐ 喫煙，違法薬物，飲酒を控える必要性を患者と家族に指導する
- ☐ ライフスタイルの変容を患者に指導する
- ☐ 将来的に起こりうる合併症を回避し，疾患の進行を管理するため，必要なライフスタイル変容の可能性に関する情報を提供する
- ☐ 合併症発現の可能性に備えて，血圧，心拍数，呼吸数，酸素飽和度，体温，末梢血血糖値のような他の指標等，治療に必要なバイタルサインの評価をする
- ☐ 専門治療に紹介する [**適応がある場合**]

第 7 版：2018

参考文献

Arnold, A. C., & Shibao, C. (2013). Current concepts in orthostatic hypotension management. *Current Hypertension Reports*, *15*(4), 304-312.

Ferrer-Gila, T., & Rizea, C. (2013). Orthostatic hypotension in the elderly. *Revista de Neurologia*, *56*(6), 337-343. [Spanish].

Figueroa, J. J., Basford, J. R., & Low, P. A. (2010). Preventing and treating orthostatic hypotension: As easy as A, B, C. *Cleveland Clinic Journal of Medicine*, *77*(5), 298-306.

Grossman, E., Voichanski, S., Grossman, C., & Leibowitz, A. (2012). The association between orthostatic hypotension and nocturnal blood pressure may explain the risk for heart failure. *Hypertension, 60*(1), e1.

Mager, D. R. (2012). Orthostatic hypotension: Pathophysiology, problems, and prevention. *Home Healthcare Nurse, 30*(9), 525-530.

Shibao, C., Grijalva, C. G., Raj, S. R., Biaggioni, I., & Griffin, M. R. (2007). Orthostatic hypotension-related hospitalizations in the United States. *The American Journal of Medicine, 120*(11), 975-980.

2130	低血糖管理

Hypoglycemia Management

定義：血糖値の低下を予防し治療すること

行動

- ☐ 低血糖リスクのある人を特定する
- ☐ 低血糖の徴候や症状を認識する能力を決定する
- ☐ 血糖値をモニタリングする
- ☐ 低血糖症の徴候と症状を観察する（例：ふるえ，振戦，発汗，緊張，不安，いらいら，焦り，頻脈，動悸，悪寒，冷たくじっとりした皮膚，ふらつき，蒼白，飢餓，悪心，頭痛，疲労感，眠気，脱力感，熱感，めまい，失神，視力障害，悪夢，睡眠中に泣き叫ぶ，感覚異常，集中困難，会話困難，協調運動障害，行動の変化，混乱，昏睡，発作）
- ☐ グルカゴンの投与，またはグルコースの静脈内投与をする［適応がある場合］
- ☐ 食べられる場合，15-15 ルールを適用して単糖質を提供する（例：15g の炭水化物を摂取し，15 分後に血糖値を測定。70mg/dL 未満なら，再度 15g を摂取）
- ☐ 複合炭水化物と蛋白質を提供する［適応がある場合］
- ☐ 救急医療サービスに連絡する［必要な場合］
- ☐ 気道確保をする［必要な場合］
- ☐ 静脈ラインを確保する［適切な場合］
- ☐ けがから保護する［必要な場合］
- ☐ 可能性のある原因を特定するために，低血糖前に起こったイベントを検討する
- ☐ 血糖値認識トレーニングに関する教育的介入を行う
- ☐ 低血糖の自己管理の適切性に関するフィードバックを提供する
- ☐ 低血糖症の徴候や症状，危険因子，対処方法について，本人と重要他者に指導する
- ☐ 単糖質を常にもっているよう指導する
- ☐ 適切な緊急時 ID（識別）を入手し，携帯または着用するよう指導する
- ☐ グルカゴンの使用と投与について，重要他者を指導する［適切な場合］
- ☐ 食事・インスリンや経口剤・運動の相互作用について指導する
- ☐ 低血糖を防ぐためのセルフケアを意思決定できるよう援助を提供する（例：運動の際に，インスリンや経口薬を減らし，食事摂取を増やす）
- ☐ 血糖値の自己モニタリングを奨励する
- ☐ 治療計画の調整に関する協議のために，学際的チームへのアクセスとアプローチを提供する
- ☐ インスリン療法の変更のために，本人と糖尿病教育チームで協働する（例：複数回，毎日行う注射）［適応がある場合］
- ☐ 血糖値の目標を修正して，低血糖症状を予防する
- ☐ グリコヘモグロビン（HbA1c）の定期検査の必要性を知らせる［処方に従って］
- ☐ 集中治療と血糖値の正常化に伴う低血糖リスクの増加に関する情報を提供する
- ☐ 集中治療と血糖値の正常化に伴って起こりうる低血糖症状の変化について指導する

Part 3 介入　**527**

☐ 理解を確実にするためにティーチバックを用いる

第 1 版：1992。改訂：2000, 2024

参考文献

American Diabetes Association. (2021). *Standards of medical care in diabetes*.

American Diabetes Association. (2021). *Hypoglycemia (Low blood glucose)*. https://www.diabetes.org/healthy-living/medication-treatments/bloodglucose-testing-and-control/hypoglycemia

Garg, G. K., & Vimalananda, V. (2020). Type 1 diabetes mellitus. *British Medical Journal, (BMJ) Best Practice*, 1-53.

Perry, A. G., & Potter, P. A. (2020). *Fundamentals of nursing* (10th ed.). Elsevier.

Perry, A. G., Potter, P. A., Ostendorf, W., & LaPlante, N. (2021). *Clinical nursing skills and techniques* (10th ed.). Elsevier.

Ryan, D., Burke, S. D., Lichtman, M. L., Bronich-Hall, L., Kolb, L., Rinker, J., & Yehl, K. (2020). Competencies for diabetes care and education specialists. *The Diabetes Educator*, 46(4), 384-397.

Simonson, G., Carlson, A., Martens, T., & Bergenstal, R. (2021). Type 2 diabetes mellitus in adults. *British Medical Journal, (BMJ) Best Practice*, 1-100.

3800	**低体温処置**
	Hypothermia Treatment

定義：意図しない状況下で深部体温が異常に低下している患者の熱喪失を予防し，復温し，監視すること

行動

☐ 最も適切な計測器具と経路を用いて患者の体温を観察する

☐ 患者を寒い場所から移動させる

☐ 患者の冷たい，濡れた服を脱がせる

☐ 起立性変化を最小限にするため，患者を仰向けにする

☐ 心室細動を引き起こさないように患者の刺激を最小限にする（例：優しく扱い，過度な動きは避ける）

☐ 合併症のない低体温の患者には，アルコールやカフェインを含まない温かい，高炭水化物の飲料を奨励する

☐ 犠牲者と救助者間で熱伝達を促進するため，衣類を最小限にして体温を共有する

☐ 受動的な復温をする（例：毛布，頭部を覆う，温かい衣類）

☐ 体外からの積極的な復温をする（例：四肢より先に体幹に加熱パッドを置く，湯たんぽ，温風式加温装置，電気毛布，電気ストーブ，ホットパック，対流式加温器）

☐ 深刻な低体温患者には体外からの積極的な復温は避ける

☐ 積極的な体内の復温または「深部の復温」を行う（例：加温した静脈注射液や，加温加湿した酸素，体外循環，血液透析，持続の動静脈復温，体腔の温洗浄）

☐ 体外からの復温に関連する合併症を観察する（例：急性呼吸窮迫症候群，急性腎不全，肺炎）

☐ 深部体温が 30℃を超えるまでは除細動使用の効果がない可能性を意識して，自発循環のない患者の心肺蘇生法を開始する

☐ 注意して薬剤投与する（例：予測不可能な代謝に注意する，作用や毒性が増していないか観察する，深部体温が 30℃を超えるまで経静脈薬剤注射を控える）

☐ 軽度の低体温（例：頻呼吸，構音障害，悪寒，高血圧，利尿），中等度の低体温（例：心房性不整脈，低血圧，無気力，血液凝固障害，反射の低下），重度の低体温（例：乏尿，神経学的反射の欠如，肺水腫，酸塩基平衡異常）に関連する症状を観察する

☐ 復温によるショックを観察する

☐ 皮膚の色調と温度を観察する

☐ 低体温を引き起こす可能性のある，医療的，環境的またはその他の要因を特定する（冷水への浸水，疾患，外傷，ショック状態，不動，天候，高齢，薬剤，アルコール中毒，低栄養状態，甲状腺機能低下，糖尿病，低栄養）

第 1 版：1992。改訂：2013

528　　Part 3　介入

参考文献

Ireland, S., Murdoch, K., Ormrod, P., Saliba, E., Endacott, R., Fitzgerald, M., & Cameron, P. (2006). Nursing and medical staff knowledge regarding the monitoring and management of accidental or exposure hypothermia in adult major trauma patients. *International Journal of Nursing Practice, 12*(6), 308-318.

Laskowski-Jones, L. (2010). Care of patients with common environmental emergencies. In D. D. Ignatavicius & M. L. Workman (Eds.), *Medicalsurgical nursing: Patient-centered collaborative care* (6th ed., pp. 141-168). Elsevier Saunders.

Smith, S. F., Duell, D. J., & Martin, B. C. (2008). *Clinical nursing skills: Basic to advanced skills* (7th ed.). Pearson: Prentice Hall.

3790	低体温療法

Hypothermia Induction Therapy

定義：35℃以下の深部体温に調整し維持すること，副作用（有害でないものも含む）を観察／合併症を予防すること

行動

☐ バイタルサインをモニタリングする［**適切な場合**］

☐ 継続的な深部体温測定機器を使用して，患者の体温を測定する［**適切な場合**］

☐ 心電図を患者につける

☐ 積極的な体外からの冷却法を開始する（例：アイスパックや水冷却ブランケット，水循環冷却パッド）［**適切な場合**］

☐ 積極的な体内からの冷却法を開始する（例：静脈内に冷却用カテーテルを留置する）［**適切な場合**］

☐ 皮膚の色調と温度を観察する

☐ 悪寒を観察する

☐ 悪寒を軽減するために，顔や手を温める，または断熱の布を用いる［**適切な場合**］

☐ 悪寒を予防，制御するために適切な薬剤を投与する

☐ 不整脈がないか観察し，治療する［**適切な場合**］

☐ 電解質バランスの異常がないか観察する

☐ 酸塩基平衡異常がないか観察する

☐ 水分の摂取量と排出量を観察する

☐ 呼吸状態を観察する

☐ プロトロンビン時間，活性化部分トロンボプラスチン時間，血小板数を含め，血液凝固の検査結果を観察する［**適応がある場合**］

☐ 遷延する出血の徴候や症状がないか，注意深く患者を観察する

☐ 白血球数を確認する［**適切な場合**］

☐ 侵襲的な血行動態モニタリングを使用して，血行動態の状態を観察する（例：肺動脈楔入圧，心拍出量，全身血管抵抗）［**適切な場合**］

☐ 適切な水分と栄養の摂取を促す

第5版：2008

参考文献

Holtzclaw, B. J. (2004). Shivering in acutely ill vulnerable populations. *AACN Clinical Issues, 15*(2), 267-279.

McIlvoy, L. H. (2005). The effect of hypothermia and hyperthermia on acute brain injury. *AACN Clinical Issues, 16*(4), 488-500.

Wright, J. E. (2005). Therapeutic hypothermia in traumatic brain injury. *Critical Care Nursing Quarterly, 28*(2), 150-161.

Zeitzer, M. B. (2005). Inducing hypothermia to decrease neurological deficit: Literature review. *Journal of Advanced Nursing, 52*(2), 189-199.

2000	電解質管理

Electrolyte Management

定義：電解質平衡を促進し，異常または望ましくない血清電解質値に起因する合併症を予防すること

行動

☐ 血清電解質の異常をモニタリングする[**可能な場合**]

☐ 電解質異常の徴候を観察する

☐ 静脈ラインを確保する

☐ 水分を投与する[**適切な場合，処方に従って**]

☐ 水分の摂取量と排出量を正確に記録する

☐ 電解質を含む静脈内溶液が，一定の流速で投与されるよう維持する[**適切な場合**]

☐ 補給用の電解質を投与する（例：経口，経鼻胃管，静脈注射）[**適切な場合，処方に従って**]

☐ 電解質保持性薬剤の投与について医師に相談する（例：スピロノラクトン）[**適切な場合**]

☐ 電解質結合樹脂または電解質排泄樹脂を投与する（例：ポリスチレンスルホン酸ナトリウム（ケイキサレート））[**適切な場合，処方に従って**]

☐ 電解質値の検査分析のための検体を採取する（例：動脈血ガス分析（ABG），尿，血清）[**適切な場合**]

☐ 電解質を豊富に含む体液の喪失をモニタリングする（例：経鼻吸引，回腸瘻孔排液，下痢，創傷排液，発汗）

☐ 過度な電解質喪失のコントロール法を設定する（例：消化管の安静，利尿剤の変更，解熱剤の投与）[**適切な場合**]

☐ 経鼻胃管を生理食塩水で洗浄する

☐ 吸引器に胃管が接続された患者では，氷片や経口摂取量を最小限に抑える

☐ 患者の電解質異常に適切な食事を提供する（例：カリウムが豊富な食品，低ナトリウム食品，低炭水化物食品）

☐ 具体的な食事の変更について，患者／家族を指導する[**適切な場合**]

☐ 電解質異常の神経学的／神経筋系症状をもつ患者に，安全な環境を提供する

☐ 見当識のレベルを上げる

☐ 電解質異常の種類，原因，治療について，患者と家族を指導する[**適切な場合**]

☐ 体液／電解質の異常の徴候や症状が持続するまたは増悪する場合は，医師に相談する

☐ 処方された電解質治療に対する患者の反応を観察する

☐ 処方された電解質補正剤の副作用（有害でないものも含む）を観察する（例：消化管の炎症）

☐ ジギタリスと利尿剤を服用中の患者の血清カリウム値（K）を厳密にモニタリングする

☐ 心電図モニターを装着する[**適切な場合**]

☐ 不整脈を治療する[**方針に従って**]

☐ 透析のために患者の準備をする（例：透析用のカテーテル留置を援助する）[**適切な場合**]

第1版：1992。改訂：2008

参考文献

American Association of Critical-Care Nurses. (2006). In J. G. Alspach (Ed.), *Core curriculum for critical care nursing* (6th ed.). Saunders Elsevier.

Banker, D., Whittier, G. C., & Rutecki, G. (2003). Acid-base disturbances: 5 rules that can simplify diagnosis. *Consultant, 43*(3), 381-384, 399-400.

McCance, K. L., & Huether, S. E. (2002). *Pathophysiology: The biologic basis for disease in adults and children*. Mosby.

Price, S. A., & Wilson, L. M. (2003). *Pathophysiology: Clinical concepts of disease processes* (6th ed.). Mosby.

530 Part 3 介入

2002	電解質管理：高カリウム血症

Electrolyte Management: Hyperkalemia

定義：カリウム平衡の促進と，血清カリウム値（K）の目標値以上の上昇による合併症を予防すること

行動

□ カリウム値と関連する電解質異常の検査分析のための検体を採取する（例：動脈血ガス分析，尿，血清）［適切な場合］

□ 不適切な検体採取方法による高カリウム血症において，虚偽報告をしない（例：静脈採血時の止血帯の長時間使用，静脈採血する前の四肢の異常な運動，検査室への検体の到着の遅れ）

□ カリウム値の高度に異常な上昇について，妥当性を確認する

□ 血清カリウム濃度の上昇原因を観察する（例：腎不全，過剰摂取，アシドーシス）［適切な場合］

□ 高カリウム血症による神経学的症状を観察する（例：筋力低下，感覚低下，反射低下，知覚異常）

□ 高カリウム血症による心臓症状をモニタリングする（例：心拍出量の減少，心臓ブロック，テント状T波，細動，心停止）

□ 高カリウム血症による胃腸徴候を観察する（例：悪心，腸疝痛）

□ 血液反応に伴う高カリウム血症を観察する［適切な場合］

□ 酸素または酸塩基平衡の変化について，検査値をモニタリングする［適切な場合］

□ 組織の不十分な酸素症状をモニタリングする（例：蒼白，チアノーゼ，毛細血管再充満時間の遅れ）

□ 電解質結合樹脂または電解質排泄樹脂を投与する（例：ポリスチレンスルホン酸ナトリウム（ケイキサレート））［適切な場合，処方に従って］

□ カリウムを細胞内に移行させるための処方薬を投与する（例：50％デキストロースおよびインスリン，重炭酸ナトリウム，塩化カルシウム，グルコン酸カルシウム）［適切な場合］

□ 陽イオン交換または結合樹脂（例：ポリスチレンスルホン酸ナトリウム（ケイキサレート）の注腸）を投与するために直腸カテーテルを挿入する［適切な場合］

□ カリウム制限を維持する

□ 静脈ラインを確保する

□ 処方された利尿剤を投与する［適切な場合］

□ カリウム保持性利尿剤の投与を避ける（例：スピロノラクトン（アルダクトン）またはトリアムテレン（トリテレン））［適切な場合］

□ 利尿の治療効果を観察する（例：増加した尿量，中心静脈圧または肺動脈楔入圧の低下，異常呼吸音の減少）

□ 腎機能をモニタリングする（例：血中尿素窒素値（BUN），クレアチニン値（Cr））［適切な場合］

□ 体液状態を観察する（例：摂取量と排出量，体重，異常呼吸音，息切れ）［適切な場合］

□ 尿道カテーテルを挿入する［適切な場合］

□ 透析のために患者の準備をする（例：透析用のカテーテル留置を援助する）［適切な場合］

□ 透析患者の血行動態の反応をモニタリングする［適切な場合］

□ 腹膜透析液の注入量と排出量をモニタリングする［適切な場合］

□ 食事療法の順守を奨励する（例：高カリウム食を避け，塩代用物および低カリウム食で食事ニーズを満たす）［適切な場合］

□ ジギタリスの毒性を観察する（例：治療範囲以上の血清値を報告し，用量を投与する前に心拍数とリズムを測定し，副作用（有害でないものも含む）を観察する）［適切な場合］

□ 知らないうちにカリウムを摂取していないか監視する（例：ベンジルペニシリンカリウム，食事性）［適切な場合］

□ 治療介入後のカリウム値をモニタリングする（例：利尿，透析，電解質結合および電解質排泄樹脂）

□ リバウンドによる低カリウム血症をモニタリングする（例：過度の利尿，過度の陽イオン交換樹脂の

Part 3 介入 **531**

使用, 透析後)

☐ 心不全／心停止を監視し, 2次救命処置の準備をする［適切な場合］

☐ 利尿剤療法を行う根拠について, 患者を指導する

☐ 高カリウム血症の治療のために実施された処置について, 患者／家族を指導する

第1版：1992。改訂：2008

参考文献

American Association of Critical-Care Nurses. (2006). In J. G. Alspach (Ed.), *Core curriculum for critical care nursing* (6th ed.). Saunders Elsevier.

American Heart Association. (2002). *Advanced cardiovascular life support (ACLS) provider manual.*

American Nephrology Nurses' Association. (2005). *Nephrology nursing standards of practice and guidelines for care* [S. Burrows-Hudson & B. Prowant, Eds.].

Cullen, L. (1992). Interventions related to fluid and electrolyte balance. *Nursing Clinics of North America, 27*(2), 569-597.

Oncology Nursing Society. (1996). *Statement on the scope and standards of oncology nursing practice.* American Nurses Association.

Parker, J. (Ed.). (1998). Contemporary nephrology nursing. American Nephrology Nurses' Association.

Smeltzer, S. C., & Bare, B. G. (2004). *Brunner & Suddarth's textbook of medical-surgical nursing* (10th ed.). Lippincott Williams & Wilkins.

Springhouse Corporation. (2004). *Just the facts: Fluids and electrolytes.* Lippincott Williams & Wilkins.

2001	電解質管理：高カルシウム血症
	Electrolyte Management: Hypercalcemia

定義：カルシウム平衡の促進と血清カルシウム値の目標値以上の上昇による合併症を予防すること

行動

☐ ハイリスク集団の動向を監視する（例：悪性腫瘍患者, 副甲状腺機能亢進症患者, 重症または複数の骨折や脊髄損傷による長期間の不動がある患者）での血清カルシウム値（例：イオン化カルシウム）

☐ 総カルシウム値のみが報告されている場合, カルシウムのイオン化された分画の濃度を推定する（例：血清アルブミン値, 適切な組成を使用）

☐ 持続的なカルシウム上昇を引き起こす薬物療法中の患者を観察する（例：チアジド系利尿剤, 消化性潰瘍患者におけるミルク - アルカリ症候群, ビタミンAおよびD中毒, リチウム）

☐ 水分の摂取量と排出量を観察する

☐ 腎機能をモニタリングする（例：血中尿素窒素値（BUN）, クレアチニン値（Cr））

☐ ジギタリスの毒性を観察する（例：治療範囲以上の血清値を報告し, 用量を投与する前に心拍数とリズムを測定し, 副作用（有害でないものも含む）を観察する）

☐ 高カルシウム血症の臨床症状を観察する（例：過度の排尿, 過度の口渇, 筋力低下, 協調運動の不足, 食欲不振, 難治性の悪心（晩期徴候）, 腹痛, 便秘（晩期徴候）, 混乱）

☐ 高カルシウム血症の心理社会的症状を観察する（例：混乱, 記憶障害, ろれつが回らない, 無気力, 急性精神病行動, 昏睡, うつ病, 人格変化）

☐ 高カルシウム血症の心血管系症状を観察する（例：不整脈, PR間隔延長, QT間隔およびSTの短縮, 円錐形のT波, 洞性徐脈, 心臓ブロック, 高血圧, 心停止）

☐ 高カルシウム血症による消化器の徴候を観察する（例：食欲不振, 悪心, 嘔吐, 便秘, 消化性潰瘍の症状, 腹痛, 腹部膨満, 麻痺性イレウス）

☐ 高カルシウム血症の神経筋系症状を観察する（例：脱力感, 倦怠感, 知覚異常, 筋肉痛, 頭痛, 筋緊張低下, 深部腱反射, 協調運動の不足）

☐ 骨痛を観察する

☐ 高カルシウム血症に伴う電解質異常を観察する（例：低リン血症または高リン血症, 高クロール血症アシドーシス, 利尿による低カリウム血症）［適切な場合］

☐ カルシウムの腎排泄を促進し, さらなる過剰なカルシウム蓄積の制限のための治療を提供する（例：生理食塩水または通常の半量の生理食塩水の経静脈的な水分補給と利尿剤の投与, 患者の動員, 食事

532 Part 3 介入

によるカルシウム摂取の制限）[適切な場合]

□ 血清イオン化カルシウム値を低下させるための処方薬を投与する（例：カルシトニン，インドメタシン，リン酸塩，炭酸水素ナトリウム，糖質コルチコイド）[適切な場合]

□ カルシトニンによる全身性アレルギー反応を観察する

□ 水分補給療法による体液過負荷をモニタリングする（例：毎日の体重，尿量，頸静脈怒張，肺音，右心房圧）[適切な場合]

□ カルシウムの胃腸吸収を促進するビタミンＤの投与を避ける（例：カルシフェジオールまたはエルゴカルシフェロール）[適切な場合]

□ カルシウムの摂取をやめさせる（例：乳製品，魚介類，ナッツ，ブロッコリー，ホウレンソウ，サプリメント）[適切な場合]

□ 腎臓からのカルシウム排泄を妨げる薬剤の投与を避ける（例：炭酸リチウム，チアジド利尿薬剤）[適切な場合]

□ カルシウムの蓄積による腎結石形成の徴候を観察する（例：間欠的な疼痛，悪心，嘔吐，血尿）[適切な場合]

□ 尿の酸性度を高め，カルシウム結石形成のリスク低減のために，果物を豊富に含む食事を奨励する（例：クランベリー，プルーン，プラム）[適切な場合]

□ カルシウム値の上昇原因をモニタリングする（例：重篤な脱水や腎不全の徴候）[適切な場合]

□ 骨吸収を予防するために可動域運動を奨励する

□ 高カルシウム血症を回避するための薬剤について，患者／家族を指導する（例：特定の酸中和剤）

□ 高カルシウム血症を治療するために実施された処置について，患者／家族を指導する

□ 高カルシウム血症の積極的な治療から生じる，リバウンドした低カルシウム血症をモニタリングする

□ 治療処置の中断後１～３日目の再発性高カルシウム血症をモニタリングする

第1版：1992。改訂：2008

参考文献

American Association of Critical-Care Nurses. (2006). In J. G. Alspach (Ed.), *Core curriculum for critical care nursing* (6th ed.). Saunders Elsevier.

American Heart Association. (2002). *Advanced cardiovascular life support (ACLS) provider manual.*

American Nephrology Nurses' Association. (2005). *Nephrology nursing standards of practice and guidelines for care* [S. Burrows-Hudson & B. Prowant, Eds.].

Cullen, L. (1992). Interventions related to fluid and electrolyte balance. *Nursing Clinics of North America, 27*(2), 569-597.

Oncology Nursing Societ. (1996). *Statement on the scope and standards of oncology nursing practice.* American Nurses Association.

Parker, J. (1998). *Contemporary nephrology nursing.* American Nephrology Nurses' Association.

Smeltzer, S. C., & Bare, B. G. (2004). *Brunner & Suddarth's textbook of medical-surgical nursing* (10th ed.). Lippincott Williams & Wilkins.

Springhouse Corporation. (2004). *Just the facts: Fluids and electrolytes.* Lippincott Williams & Wilkins.

2004	電解質管理：高ナトリウム血症
	Electrolyte Management: Hypernatremia

定義：ナトリウム平衡の促進と血清ナトリウム濃度の目標値以上の上昇に起因する合併症を予防すること

行動

□ ハイリスク集団におけるナトリウムの血清値の動向をモニタリングする（例：無意識の患者，非常に高齢または非常に若年の患者，認知障害のある患者，高張性輸液を受けている患者）

□ 上昇効果を伴う状態を経験している患者では，ナトリウム値を厳密にモニタリングする（例：腎不全，ADH欠乏症，熱中症，海水中の溺水，透析）

□ 高ナトリウム血症の神経学的または筋骨格系の症状を観察する（例：落ち着きのなさ，神経過敏，脱力感，見当識障害，妄想，幻覚，筋緊張の増大や剛性，ふるえや反射亢進，けいれん，昏睡（晩期徴候））

□ 高ナトリウム血症の心血管系症状を観察する（例：起立性低血圧，紅潮した皮膚，末梢および肺の浮腫，

Part 3　介入　**533**

微熱，頻脈，頸静脈の扁平）

☐ 高ナトリウム血症の消化器系症状を観察する（例：乾燥した腫れ舌と粘着性の粘膜）

☐ ナトリウム値の変化を分析するために，適切な検体を採取する（例：血清および尿ナトリウム，血清および塩化尿素，尿浸透圧，尿比重）

☐ 高ナトリウム血症に伴う電解質異常を観察する（例：高クロール血症および高血糖）[**適切な場合**]

☐ 脱水の徴候を観察する（例：発汗減少，尿量減少，皮膚弾力性の低下，粘膜の乾燥）

☐ 不感蒸泄をモニタリングする（例：発汗や呼吸器感染症）

☐ 水分の摂取量と排出量を観察する

☐ 毎日体重を測定し，動向を観察する

☐ 静脈ラインを確保する

☐ 衰弱した患者には定期的に水分を提供する

☐ 経腸栄養療法を受けている患者には十分な水分を摂取させる

☐ 経口摂取が不十分な場合には，別の摂取経路と組み合わせる

☐ 体液および尿浸透圧に基づいて，0.9%等張生理食塩水，0.45%または0.3%低張食塩水，5%低張デキストロース，利尿剤を投与する

☐ 尿崩症の存在下において，処方された抗利尿剤を投与する（例：デスモプレシン（DDAVP），バソプレシン（ピトレシン））

☐ 高ナトリウム剤の投与／摂取を避ける（例：ポリスチレンスルホン酸ナトリウム（ケイキサレート），重炭酸ナトリウム，高張食塩水）

☐ 高ナトリウム含有薬剤の監視を含む，ナトリウム制限を維持する

☐ 高血圧症に伴う高ナトリウム血症のために，高張液との併用として処方された利尿剤を投与する

☐ 高ナトリウム血症の急速または過度の補正による副作用（有害でないものも含む）をモニタリングする（例：脳浮腫および発作）

☐ 腎機能をモニタリングする（例：血中尿素窒素値（BUN），クレアチニン値（Cr））[**適切な場合**]

☐ 中心静脈圧，平均動脈圧，肺動脈圧，肺動脈楔入圧を含む血行動態をモニタリングする[**可能な場合**]

☐ 頻繁に口腔衛生を提供する

☐ 口渇を軽減させるための処置を提供する

☐ 皮膚の統合性を促進する（例：皮膚破綻のリスクがある部位の観察，頻繁な体重移動の促進，ずれの予防，適切な栄養の促進）[**適切な場合**]

☐ 塩の代用品の適切な使用法について，患者を指導する[**適切な場合**]

☐ ナトリウム含有量の豊富な食物や市販薬について，患者／家族を指導する（例：缶詰食品，一部の酸中和剤）

☐ 重篤な高ナトリウム血症の場合には，けいれん発作の予防処置を設定する[**適応がある場合**]

☐ 高ナトリウム血症の治療のための処置について，患者／家族を指導する

☐ 血液量減少の徴候と症状について，家族や重要他者を指導する[**異常な水分摂取量または排出量に高ナトリウム血症が関連している場合**]

第1版：1992。改訂：2008

参考文献

American Association of Critical-Care Nurses. (2006). In J. G. Alspach (Ed.), *Core curriculum for critical care nursing* (6th ed.). Saunders Elsevier.

American Heart Association. (2002). *Advanced cardiovascular life support (ACLS) provider manual.* .

American Nephrology Nurses' Association. (2005). *Nephrology nursing standards of practice and guidelines for care* [S. Burrows-Hudson & B. Prowant, Eds.].

Cullen, L. (1992). Interventions related to fluid and electrolyte balance. *Nursing Clinics of North America, 27*(2), 569-597.

Oncology Nursing Society. (1996). *Statement on the scope and standards of oncology nursing practice.* American Nurses Association.

Parker, J. (Ed.). (1998). *Contemporary nephrology nursing.* American Nephrology Nurses' Association.

Smeltzer, S. C., & Bare, B. G. (2004). *Brunner & Suddarth's textbook of medicalsurgical nursing* (10th ed.). Lippincott Williams & Wilkins.

Springhouse Corporation. (2004). *Just the facts: Fluids and electrolytes.* Lippincott Williams & Wilkins.

534 Part 3 介入

2003	電解質管理：高マグネシウム血症

Electrolyte Management: Hypermagnesemia

定義：マグネシウム平衡を促進し，血清マグネシウム値の目標値以上の上昇による合併症を予防すること

行動

- □ マグネシウム値の検査分析のための検体を採取する［**適切な場合**］
- □ マグネシウム値の動向をモニタリングする［**可能な場合**］
- □ 高マグネシウム血症に伴う電解質異常を観察する（例：血中尿素窒素値（BUN）およびクレアチニン値（Cr）値の上昇）［**適切な場合**］
- □ 食事および薬剤によるマグネシウム摂取量を評価する
- □ マグネシウム値の上昇原因をモニタリングする（例：マグネシウム点滴，非経口栄養，マグネシウム含有が豊富な透析液，制酸剤，緩下剤，頻繁な硫酸マグネシウム浣腸，リチウム療法，腎不全または腎不全）
- □ マグネシウム排泄障害の原因をモニタリングする（例：腎不全，高齢）
- □ マグネシウム療法中の患者における尿量をモニタリングする
- □ 高マグネシウム血症の心血管系症状を観察する（例：低血圧，紅潮，徐脈，心臓ブロック，QRS の拡大，QT 間隔の延長，テント状 T 波）
- □ 高マグネシウム血症の中枢神経系症状を観察する（例：眠気，倦怠感，混乱，および昏睡）
- □ 高マグネシウム血症の神経筋系症状を観察する（例：深部腱反射の減弱または欠如，筋肉麻痺，呼吸抑制）
- □ 高マグネシウム血症の神経筋作用の拮抗剤として処方された塩化カルシウムまたはグルコン酸カルシウム輸液を投与する［**適切な場合**］
- □ 血清マグネシウム値と尿量の希釈を促進するために，水分摂取量を増やす［**適応がある場合**］
- □ ベッド上安静を維持し，活動を制限する［**適切な場合**］
- □ 換気をしやすいように患者の体位を整える［**適応がある場合**］
- □ 透析のために患者の準備をする（例：透析用のカテーテル留置を援助する）［**適応がある場合**］
- □ 高マグネシウム血症の治療のために実施された処置について，患者／家族を指導する

第 1 版：1992。改訂：2008

参考文献

American Association of Critical-Care Nurses. (2006). In J. G. Alspach (Ed.), *Core curriculum for critical care nursing* (6th ed.). Saunders Elsevier.

Cullen, L. (1992). Interventions related to fluid and electrolyte balance. *Nursing Clinics of North America, 27*(2), 569-597.

Luckey, A., & Parsa, C. (2003). Fluid and electrolytes in the aged. *Archives of Surgery, 138*(10), 1055-1060.

Metheny, N. M. (2000). *Fluid and electrolyte balance nursing considerations* (4th ed.). J. B. Lippincott.

Springhouse Corporation. (2004). *Just the facts: Fluids and electrolytes.* Lippincott Williams & Wilkins.

Topf, J. M., & Murray, P. T. (2003). Hypomagnesemia and hypermagnesemia. *Reviews in Endocrine & Metabolic Disorders, 4*(2), 195-206.

2005	電解質管理：高リン血症

Electrolyte Management: Hyperphosphatemia

定義：リン酸平衡の促進と血清リン酸塩値の目標値以上の上昇による合併症を予防すること

行動

- □ ハイリスク集団におけるリン（例：無機リン）の血清値の動向をモニタリングする（例：化学療法を受けている患者，高リン酸塩摂取を受けている患者，高ビタミン D 摂取を有する患者）

Part 3 介入 **535**

- □ リン酸値の上昇作用を伴う状態にある患者において，リン酸値の厳密なモニタリングを行う（例：急性および慢性腎不全，副甲状腺機能低下症，糖尿病性ケトアシドーシス，呼吸性アシドーシス，深部筋肉の壊死，横紋筋融解症）
- □ リン酸塩と関連する電解質値の検査分析のための検体を採取する（例：動脈血ガス分析（ABG），尿，血清）[**適切な場合**]
- □ 高リン血症に伴う電解質異常をモニタリングする
- □ 高リン血症の症状を観察する（例：指先および口の周りの刺痛感覚，食欲不振，悪心，嘔吐，筋力低下，過反射，テタニー，頻脈）
- □ 軟部組織，関節，動脈石灰化の徴候を観察する（例：尿量の減少，視覚障害，動悸）
- □ 食物からのリン酸塩の吸収を減少させ，食事と一緒にリン酸結合剤と利尿剤を投与する
- □ 高リン酸血症の消化器系に対する影響を緩和するための処置を提供する
- □ リン酸結合剤による便秘を予防する
- □ リン酸を含む緩下剤や浣腸を避ける
- □ リン酸値の低下のために，処方されたカルシウムとビタミンDサプリメントを投与する
- □ リン酸を豊富に含む食物を避ける（例：乳製品，全粒穀物，ナッツ，ドライフルーツや野菜，内臓肉）
- □ 透析のために患者の準備をする（例：透析用のカテーテル留置を援助する）[**適切な場合**]
- □ けいれん発作の予防策を実施する
- □ 高リン血症の治療のために実施された処置について，患者／家族を指導する
- □ 起こりうる低カルシウム血症の徴候と症状について，患者／家族を指導する（例：尿量の変化）

第1版：1992。改訂：2008

参考文献

American Association of Critical-Care Nurses. (2006). In J. G. Alspach (Ed.), *Core curriculum for critical care nursing* (6th ed.). Saunders Elsevier.
American Heart Association. (2002). *Advanced cardiovascular life support (ACLS) provider manual.*
American Nephrology Nurses' Association. (2005). *Nephrology nursing standards of practice and guidelines for care* [S. Burrows-Hudson & B. Prowant, Eds.].
Cullen, L. (1992). Interventions related to fluid and electrolyte balance. *Nursing Clinics of North America, 27*(2), 569-597.
Oncology Nursing Society. (1996). *Statement on the scope and standards of oncology nursing practice.* American Nurses Association.
Parker, J. (Ed.). (1998). *Contemporary nephrology nursing.* American Nephrology Nurses' Association.
Smeltzer, S. C., & Bare, B. G. (2004). *Brunner & Suddarth's textbook of medicalsurgical nursing* (10th ed.). Lippincott Williams & Wilkins.
Springhouse Corporation. (2004). *Just the facts: Fluids and electrolytes.* Lippincott Williams & Wilkins.

2007	電解質管理：低カリウム血症

Electrolyte Management: Hypokalemia

定義：カリウム平衡を促進し，血清カリウム値（K）が目標値以下への低下による合併症を予防すること

行動

- □ カリウム値と関連する電解質異常の検査分析のための検体を採取する（例：動脈血ガス分析（ABG），尿，血清）[**適切な場合**]
- □ ハイリスク患者に対して，生命を脅かす続発症の予防のために，低カリウム血症の早期の存在をモニタリングする（例：疲労，食欲不振，筋肉の衰弱，腸の運動性の低下，知覚異常，不整脈）
- □ 低カリウム血症に関連する検査値をモニタリングする（例：血糖値の上昇，代謝性アルカローシス，尿浸透圧の低下，尿中カリウム，低血圧，低カルシウム血症）[**適切な場合**]
- □ 血清カリウム値（K）の低下を引き起こす細胞内移行をモニタリングする（例：代謝性アルカローシス，食事（特に炭水化物）摂取，インスリンの投与）[**適切な場合**]
- □ 血清カリウム値（K）の低下を引き起こす腎泌尿器系の因子を観察する（例：利尿剤，利尿，代謝性ア

ルカローシス，カリウム喪失性腎炎）[適切な場合]

☐ 血清カリウム値（K）をモニタリングする（例：下痢，瘻孔，嘔吐，継続的な胃内容物の吸引）[適切な場合]

☐ 血清カリウム値（K）を低下させる希釈性の因子をモニタリングする（例：低張液の投与，水分保持の増加，ADHの不足に続発）[適切な場合]

☐ カリウム補正剤を投与する[処方に従って]

☐ カリウムの補充時には，適切なカリウム剤の準備のために医師や薬剤師と協働する（例：重症または症候性の低カリウム血症でのみ経静脈的カリウム補充を行う，消化管を使用できない場合）

☐ 補充中は，腎機能・EKG・血清カリウム値（K）をモニタリングする[適切な場合]

☐ 経口カリウムサプリメントからの刺激を低減する（例：GI刺激を最小限にするために食事中または食後に経口または経鼻胃管でカリウムサプリメントを投与する；徐放性マイクロカプセル錠剤は，GI刺激および浸食が少ないことから好んで使われる；大きく1日の経口投与量を分割する）

☐ 静脈内カリウムサプリメントからの刺激を予防／軽減する（例：10mEq/Lを超える濃度の中心静脈ラインからの注入を考慮する；静脈点滴カリウムを適切に希釈する；静脈補助剤をゆっくり投与する；静脈穿刺部位に局所麻酔剤を適用する）[適切な場合]

☐ 静脈ラインを確保する

☐ カリウム代替率が10mEq/時を超える場合，継続的な心臓モニタリングを行う

☐ カリウム保持性利尿剤を投与する（例：スピロノラクトン（アルダクトン），トリアムテレン（トリテレン））[適切な場合]

☐ ジギタリスの毒性を観察する（例：治療範囲以上の血清値を報告する；用量を投与する前に心拍数とリズムを測定する；副作用（有害でないものも含む）を観察する）[適切な場合]

☐ アルカリ性物質の投与を避ける（例：重炭酸ナトリウムの経静脈投与，酸中和剤の経口または経鼻胃管内投与）[適切な場合]

☐ 低カリウム血症の神経学的症状を観察する（例：筋力低下，意識レベルの変化，眠気，無関心，無気力，混乱，うつ状態）

☐ 低カリウム血症による心臓症状をモニタリングする（例：血圧低下，T波平坦化，T波逆転，U波の存在，転位，頻脈，弱い脈拍）

☐ 低カリウム血症の腎性症状をモニタリングする（例：酸性尿，減少尿浸透圧，夜間頻尿，多尿，多飲）

☐ 低カリウム血症の消化器系症状を観察する（例：食欲不振，悪心，けいれん，便秘，膨満，麻痺性イレウス）

☐ 低カリウム血症の呼吸器系症状を観察する（例：低換気と呼吸筋力低下）

☐ 換気をしやすいように患者の体位を整える

☐ 呼吸不全の症状を観察する（例：動脈血酸素分圧の低下と静脈血酸素飽和度の上昇，呼吸筋疲労）

☐ リバウンドによる高カリウム血症をモニタリングする

☐ 過度の利尿をモニタリングする

☐ 水分の摂取量と排出量を含む体液状態を観察する[適切な場合]

☐ カリウム含有が豊富な食物を提供する（例：代用塩，ドライフルーツ，バナナ，緑の野菜，トマト，黄色野菜，チョコレート，乳製品）[適切な場合]

☐ 低カリウム血症の治療のために実施された処置について，患者／家族を指導する

☐ 緩下剤や利尿剤の乱用による低カリウム血症に関連する患者教育を提供する

第1版：1992。改訂：2008

参考文献

American Association of Critical-Care Nurses. (2006). In J. G. Alspach (Ed.), *Core curriculum for critical care nursing* (6th ed.). Saunders Elsevier.

American Heart Association. (2002). *Advanced cardiovascular life support (ACLS) provider manual.* Dallas, TX: Author.

American Nephrology Nurses' Association. (2005). *Nephrology nursing standards of practice and guidelines for care* [S. Burrows-Hudson & B. Prowant, Eds.].

Cullen, L. (1992). Interventions related to fluid and electrolyte balance. *Nursing Clinics of North America, 27*(2), 569-597.

Infusion Nursing Society. (2006). Infusion nursing standards of practice. *Journal of Infusion Nursing, 29*(Suppl. 1), S1-S90.

Kraft, M., Btaiche, I., Sacks, G., & Kudsk, K. (2005). Treatment of electrolyte disorders in adult patients in the intensive care unit. *American Journal Health-System Pharmacists, 62*(16), 1663-1682.

Oncology Nursing Society. (1996). *Statement on the scope and standards of oncology nursing practice.* American Nurses Association.

Parker, J. (Ed.). (1998). *Contemporary nephrology nursing.* American Nephrology Nurses' Association.

Pestana, C. (2000). *Fluids and electrolytes in the surgical patient* (5th ed.). Lippincott Williams & Wilkins.

Smeltzer, S. C., & Bare, B. G. (2004). *Brunner & Suddarth's textbook of medicalsurgical nursing* (10th ed.). Lippincott Williams & Wilkins.

Springhouse Corporation. (2002). *Fluids & electrolytes made incredibly easy* (2nd ed.). Lippincott Williams & Wilkins.

Springhouse Corporation. (2004). *Just the facts: Fluids and electrolytes.* Lippincott Williams & Wilkins.

2006	電解質管理：低カルシウム血症
	Electrolyte Management: Hypocalcemia

定義：カルシウム平衡を促進し，血清カルシウム値の目標値以下への低下による合併症を予防すること

行動

☐ ハイリスク集団におけるカルシウム（例：イオン化カルシウム）の血清値の動向をモニタリングする（例：原発性または手術が原因となった副甲状腺機能低下症，根治的頸部郭清（特に術後最初の24〜48時間），甲状腺または副甲状腺の手術，クエン酸添加血液の大量輸血を受けている患者，心肺バイパス）

☐ カルシウム値の低下作用を伴う状態にある患者では，カルシウム値の厳密なモニタリングを行う（例：骨粗鬆症，膵炎，腎不全，不適切なビタミンD消費，血液希釈，慢性下痢，小腸疾患，髄様甲状腺がん，低血清アルブミン，アルコール乱用，腎尿細管機能障害，重度の火傷または感染，長期床上安静）

☐ 総カルシウム値のみが報告されている場合，カルシウムのイオン化された分画の濃度を推定する（例：血清アルブミン値，適切な組成を使用）

☐ 低カルシウム血症の臨床症状を観察する（例：テタニー（古典的な徴候），指・足または口の先端のヒリヒリする痛み，顔または四肢の筋肉のけいれん，トルソー徴候，クボステク徴候，深部腱反射の変化，けいれん発作（晩期徴候））

☐ 低カルシウム血症の心理社会的症状を観察する（例：人格障害，記憶障害，混乱，不安，神経過敏，うつ病，せん妄，幻覚，および精神病）

☐ 低カルシウム血症の心血管系症状を観察する（例：収縮の減少，心拍出量の減少，低血圧，ST延長，QT間隔の延長，トルサード・ド・ポワン）

☐ 低カルシウム血症による消化器の徴候を観察する（例：悪心，嘔吐，便秘，筋肉のけいれんから生じる腹痛）

☐ 低カルシウム血症の外皮系症状を観察する（例：落屑，湿疹，脱毛症，色素沈着過度）

☐ 低カルシウム血症に伴う電解質異常をモニタリングする（例：高リン血症，低マグネシウム血症，アルカローシス）

☐ 継続的なカルシウム喪失を引き起こす薬物治療中の患者を観察する（例：ループ利尿剤，アルミニウム含有制酸剤，アミノグリコシド，カフェイン，シスプラチン，コルチコステロイド，ミトラマイシン，リン酸，イソニアジド）

☐ 水分の摂取量と排出量を含む体液状態を観察する

☐ 腎機能をモニタリングする（例：血中尿素窒素値（BUN），クレアチニン値（Cr））

☐ 静脈ラインを確保する

☐ 5％ブドウ糖水溶液で希釈したカルシウムのみを用いた適切な処方カルシウム塩を，容積輸液ポンプでゆっくりと投与する（例：炭酸カルシウム，塩化カルシウム，およびグルコン酸カルシウム）[**適応がある場合**]

☐ 起立性低血圧の副作用（有害でないものも含む）をコントロールするために，非経口カルシウム補充療法を受けている患者のための床上安静を維持する

☐ 非経口カルシウム補充療法中の患者の血圧をモニタリングする

☐ 塩化カルシウムの注入において，副作用（有害なもの）について厳密にモニタリングする（輸液の浸潤

538 Part 3 介入

を伴う腐肉形成組織が高率に発生。通常は治療計画における選択される最初の薬剤ではない）

☐ イオン化カルシウム（例：塩化カルシウム）の経静脈投与の副作用（有害でないものも含む）を観察する（ジギタリスの作用増大・ジギタリス毒性・徐脈・起立性低血圧・心停止・血栓性静脈炎・血管外漏出による軟部組織損傷・凝固・血栓形成等）[適切な場合]

☐ 血清イオン化カルシウム値を低下させる薬剤の投与を避ける（例：重炭酸ナトリウムおよびクエン酸血液）[適切な場合]

☐ 沈殿を防ぐために，リン酸塩や重炭酸ナトリウムとカルシウム塩の併用投与を避ける

☐ 緊急気道管理を必要とする急性喉頭けいれんやテタニーをモニタリングする

☐ 過換気または遠心性神経への圧力（例：脚を組むこと）によるテタニーの増悪を観察する[適切な場合]

☐ 重篤な低カルシウム血症患者に対する発作予防処置を開始する

☐ 有害な心理社会的徴候がある患者に対する安全対策を開始する（例：混乱）

☐ カルシウム摂取の増量を奨励する（例：少なくとも1000～1500mg/日の乳製品，サーモンの缶詰，イワシ，新鮮な牡蠣，ナッツ，ブロッコリー，ホウレンソウ，サプリメント）[適切な場合]

☐ カルシウムの消化管吸収を容易にするために，ビタミンDの十分な摂取を提供する（例：ビタミンサプリメント，内臓肉）[適切な場合]

☐ 適応がある慢性腎不全患者にリン酸低下剤を投与する（例：水酸化アルミニウム，酢酸カルシウム，炭酸カルシウム）

☐ 疼痛緩和／安楽のための手段を提供する

☐ 過剰補正と高カルシウム血症をモニタリングする

☐ 低カルシウム血症の治療のために実施された処置について，患者／家族を指導する

☐ 低カルシウム血症をコントロールするためのライフスタイルの変化の必要性について，患者を指導する（規則的な体重負荷運動，アルコールおよびカフェイン摂取量の減少，喫煙の減少，転倒・転落リスクを低減させるための方略）

☐ 骨量減少率を低下させる薬剤について，患者を指導する（例：カルシトニン，アレンドロネート，ラロキシフェン，リセドロネート）

第1版：1992。改訂：2008

参考文献

American Association of Critical-Care Nurses. (2006). In J. G. Alspach (Ed.), *Core curriculum for critical care nursing* (6th ed.). Saunders Elsevier.

American Heart Association. (2002). *Advanced cardiovascular life support (ACLS) provider manual*. Dallas, TX: Author.

American Nephrology Nurses' Association. (2005). *Nephrology nursing standards of practice and guidelines for care* [S. Burrows-Hudson & B. Prowant, Eds.].

Cullen, L. (1992). Interventions related to fluid and electrolyte balance. *Nursing Clinics of North America, 27*(2), 569-597.

Oncology Nursing Society. (1996). *Statement on the scope and standards of oncology nursing practice*. American Nurses Association.

Parker, J. (Ed.). (1998). *Contemporary nephrology nursing*. American Nephrology Nurses' Association.

Smeltzer, S. C., & Bare, B. G. (2004). *Brunner & Suddarth's textbook of medical-surgical nursing* (10th ed.). Lippincott Williams & Wilkins.

Springhouse Corporation. (2004). *Just the facts: Fluids and electrolytes*. Lippincott Williams & Wilkins.

2009	電解質管理：低ナトリウム血症
	Electrolyte Management: Hyponatremia

定義：ナトリウム平衡を促進し，血清ナトリウム値（Na）の目標値以下への低下による合併症を予防すること

行動

☐ ハイリスク集団の血清値の動向をモニタリングする（例：混乱した高齢者，低塩食または利尿剤の患者）

☐ ナトリウム値の低下作用を伴う状態にある患者では，ナトリウム値の緊密なモニタリングを行う（例：耳細胞肺がん，アルドステロン欠乏症，副腎不全症，不適切な抗利尿ホルモン不適合分泌症候群

（SIADH），高血糖，嘔吐，下痢，水中毒，瘻孔，過度の発汗）

☐ 低ナトリウム血症の神経学的または筋骨格系の症状を観察する（例：嗜眠，頭蓋内圧（ICP）の増加，精神状態の変化，頭痛，不安，疲労，振戦，筋力低下またはけいれん，反射亢進，発作，昏睡（晩期徴候））

☐ 低ナトリウム血症による心血管系症状を観察する（例：起立性低血圧，血圧上昇，冷たく湿った肌，皮膚弾力性の低下，血液量減少，血液量過多）

☐ 低ナトリウム血症の消化器系症状を観察する（例：粘膜乾燥，唾液分泌の減少，食欲不振，悪心，嘔吐，腹痛，下痢）

☐ ナトリウム値の変化を分析するために，適切な検体を採取する（例：血清および尿ナトリウム，血清および塩化尿素，尿浸透圧，尿比重）

☐ 低ナトリウム血症に伴う電解質異常をモニタリングする（例：低カリウム血症，代謝性アシドーシス，高血糖）

☐ ナトリウムの腎喪失（乏尿）をモニタリングする

☐ 腎機能をモニタリングする（例：血中尿素窒素値（BUN），クレアチニン値（Cr））

☐ 水分の摂取量と排出量を観察する

☐ 毎日体重を測定し，動向を観察する

☐ 体液の過負荷／貯留の徴候を観察する（例：肺水泡音，中心静脈圧の上昇，肺動脈楔入圧，浮腫，頸静脈怒張，腹水）[適切な場合]

☐ 中心静脈圧，平均動脈圧，肺動脈圧，肺動脈楔入圧を含む血行動態をモニタリングする[可能な場合]

☐ 正常または過剰な体液量（800mL/24時間）の患者の低ナトリウム血症の第1選択治療の最も安全な初期治療として，水分摂取を制限する

☐ 水分制限を維持する[適切な場合]

☐ ナトリウム含有量が多い食物／飲物の摂取を奨励する[適切な場合]

☐ すべての非経口水分のナトリウム含有量をモニタリングする

☐ 低ナトリウム血症の是正を慎重にするために，高浸透圧（3～5%）の生理食塩水を集中治療施設での厳密な観察のもとで3mL/kg/時で投与する

☐ 低ナトリウム血症の急速または過度の補正を防止する（例：血清Naレベル125mEq/Lを超える，低カリウム血症）

☐ 血液量減少の存在下でのみ，血漿増量剤を慎重に投与する

☐ 特に抗利尿ホルモン不適合分泌症候群（SIADH）の存在下では，低張静脈溶液の過度な投与を避ける

☐ 利尿剤を投与する（例：チアジド，フロセミドと類似のループ利尿剤，エタクリン酸）[適応がある場合]

☐ エネルギー温存のために，患者の活動を制限する[適切な場合]

☐ 重篤な低ナトリウム血症では，けいれん発作の予防処置を実施する[適応がある場合]

☐ 低ナトリウム血症を治療するために実施されたすべての治療について，患者／家族を指導する

第1版：1992。改訂：2008

参考文献

American Association of Critical-Care Nurses. (2006). In J. G. Alspach (Ed.), *Core curriculum for critical care nursing* (6th ed.). Saunders Elsevier.

American Heart Association. (2002). *Advanced cardiovascular life support (ACLS) provider manual.*

American Nephrology Nurses' Association. (2005). *Nephrology nursing standards of practice and guidelines for care* [S. Burrows-Hudson & B. Prowant, Eds.].

Cullen, L. (1992). Interventions related to fluid and electrolyte balance. *Nursing Clinics of North America, 27*(2), 569-597.

Oncology Nursing Society. (1996). *Statement on the scope and standards of oncology nursing practice.* American Nurses Association.

Parker, J. (1998). *Contemporary nephrology nursing.* American Nephrology Nurses' Association.

Smeltzer, S. C., & Bare, B. G. (2004). *Brunner & Suddarth's textbook of medical-surgical nursing* (10th ed.). Lippincott Williams & Wilkins.

Springhouse Corporation. (2004). *Just the facts: Fluids and electrolytes.* Lippincott Williams & Wilkins.

Part 3 介入

2008	電解質管理：低マグネシウム血症

Electrolyte Management: Hypomagnesemia

定義：マグネシウム平衡を促進し，血清マグネシウム濃度の目標値以下への低下による合併症を予防すること

行動

☐ マグネシウム値の検査分析のための検体を採取する[**適切な場合**]

☐ マグネシウム値の動向をモニタリングする[**可能な場合**]

☐ 低マグネシウム血症を伴う電解質異常を観察する（例：低カリウム血症，低カルシウム血症）[**適切な場合**]

☐ 栄養失調・長時間の輸液治療・経腸または非経口栄養におけるマグネシウム摂取量の減少をモニタリングする[**適切な場合**]

☐ マグネシウムの不十分な吸収によるマグネシウム値の低下をモニタリングする（例：腸の外科的切除，膵臓不全，炎症性腸疾患，カルシウムの過剰摂取）[**適切な場合**]

☐ マグネシウムの尿中排泄の増量をモニタリングする（例：利尿剤，腎障害，移植後の腎排泄，糖尿病性ケトアシドーシス，甲状腺機能低下症）[**適切な場合**]

☐ 消化管からのマグネシウムの喪失の増加をモニタリングする（例：経鼻胃管の吸引，下痢，瘻孔ドレナージ，急性膵炎）[**適切な場合**]

☐ マグネシウム補充療法中の患者の腎機能をモニタリングする

☐ マグネシウム含有の豊富な食物を提供する（例：未粉砕穀物，緑黄色野菜，ナッツ，豆類）[**適切な場合**]

☐ 処方された経口サプリメントを投与し，通常のマグネシウム値が回復した後も数日間継続する[**適応がある場合**]

☐ 症候性低マグネシウム血症のために処方された静脈用マグネシウムを投与する[**適切な場合**]

☐ 経静脈的マグネシウム補充の副作用（有害でないものも含む）を観察する（例：潮紅，発汗，熱感，低カルシウム血症）[**適切な場合**]

☐ 急速なマグネシウム補充に関連する低カルシウム血症性テタニーまたは無呼吸症候群に備え，グルコン酸カルシウムを用意する[**適切な場合**]

☐ マグネシウム排出する薬剤の投与を避ける（例：ループ利尿剤・チアジド利尿剤，アミノグリコシド抗生物質，アンホテリシンB，ジゴキシン，シスプラチン）[**適切な場合**]

☐ 低マグネシウム血症の中枢神経系症状を観察する（例：無気力，不眠，聴覚と視覚的な幻覚，興奮，人格変化）

☐ 低マグネシウム血症の神経筋系症状を観察する（例：衰弱，筋肉のけいれん，足または脚のけいれん，感覚異常，激しい深部腱反射，クボステク徴候，トルソー徴候，嚥下障害，眼振，発作，テタニー）

☐ 低マグネシウム血症の消化器系症状を観察する（例：悪心，嘔吐，食欲不振，下痢，腹部膨満）

☐ 低マグネシウム血症の心血管系症状を観察する（QRS幅延長，トルサード・ド・ポワン，心室性頻脈，平坦なT波，STの低下，QT間隔の延長，異所性興奮，頻脈，血清ジゴキシン値の上昇）

☐ 低マグネシウム血症の治療のために実施された処置について，患者／家族に指導する

第1版：1992。改訂：2008

参考文献

American Association of Critical-Care Nurses. (2006). In J. G. Alspach (Ed.), *Core curriculum for critical care nursing* (6th ed.). Saunders Elsevier.

Cullen, L. (1992). Interventions related to fluid and electrolyte balance. *Nursing Clinics of North America, 27*(2), 569-597.

Luckey, A., & Parsa, C. (2003). Fluid and electrolytes in the aged. *Archives of Surgery, 138*(10), 1055-1060.

Metheny, N. M. (2000). *Fluid and electrolyte balance: Nursing considerations* (4th ed.). Lippincott Williams & Wilkins.

Saris, N., Mervaala, E., Karppanen, H., Khawaja, J., & Lewenstam, A. (2000). Magnesium: An update on physiological, clinical, and analytical aspects. *Clinica Chimica Acta, 294*(1-2), 1-26.

Springhouse Corporation. (2004). *Just the facts: Fluids and electrolytes.* Lippincott Williams & Wilkins.

Topf, J. M., & Murray, P. T. (2003). Hypomagnesemia and hypermagnesemia. *Reviews in Endocrine & Metabolic Disorders, 4*(2), 195-206.

2010	電解質管理：低リン血症

Electrolyte Management: Hypophosphatemia

定義： リン酸平衡を促進し，血清リン酸塩値の目標値以下への低下による合併症を予防すること

行動

☐ ハイリスク集団における無機リンの血清値の動向をモニタリングする（例：アルコール依存症，神経性食欲不振症の患者，重度の衰弱した高齢者）

☐ リン酸値の低下作用を伴う状態にある患者において，リン酸値の厳密なモニタリングを行う（例：副甲状腺機能亢進症，糖尿病性ケトアシドーシス，重症熱傷，長期にわたる過換気，重度の蛋白質カロリー栄養失調における単純炭水化物の過量投与）

☐ リン酸と関連する電解質値の検査分析のための検体を採取する（例：動脈血ガス分析（ABG），尿，血清）**[適切な場合]**

☐ 低リン血症に伴う電解質異常をモニタリングする（例：低カリウム血症，低マグネシウム血症，呼吸性アルカローシス，代謝性アシドーシス）

☐ リンの摂取量および吸収の減少によるリン酸値の低下をモニタリングする（例：飢餓，リン酸塩のない栄養補給，嘔吐，小腸または膵臓疾患，下痢，アルミニウムまたは水酸化マグネシウム制酸剤の摂取）

☐ 腎臓からの喪失によるリン酸値の低下をモニタリングする（例：低カリウム血症，低マグネシウム血症，重金属中毒，アルコール，リン酸塩の乏しい透析液による血液透析，チアジド利尿剤，ビタミンD欠乏）

☐ 細胞外から細胞内への移行によるリン酸値の低下をモニタリングする（例：ブドウ糖投与，インスリン投与，アルカローシス，栄養補給）

☐ 低リン血症による神経筋系症状を観察する（例：衰弱，疲労，倦怠感，振戦，感覚異常，運動失調，筋肉痛，クレアチニンホスホキナーゼの増加，筋電図の異常，横紋筋融解）

☐ 低リン酸血症の中枢神経系症状を観察する（例：過敏性，疲労，記憶喪失，注意持続時間の減少，混乱，けいれん，昏睡，異常な脳波，無感覚，反射の減少，感覚機能障害，脳神経麻痺）

☐ 低リン血症による骨格の徴候を観察する（例：うずく骨痛，骨折，関節の硬直）

☐ 低リン血症の心血管系症状を観察する（例：収縮性の低下，心拍出量の減少，心不全，異所性興奮）

☐ 低リン血症の呼吸器系症状を観察する（例：急速な浅い呼吸，1回換気量の減少，分時換気量の減少）

☐ 低リン血症の消化器系症状を観察する（例：悪心，嘔吐，食欲不振，肝機能障害，および門脈圧亢進）

☐ 低リン酸血症の血液学的症状を観察する（例：貧血，酸素とのヘモグロビン親和性の増大による動脈血酸素飽和度（SaO$_2$）の増加，白血球機能の障害に起因する感染リスクの増大，血小板機能不全による血小板減少，紫斑および出血）

☐ 処方されたリン酸サプリメントを投与する（10mEq/時を超えないこと）**[適切な場合]**

☐ 経口リン酸補充療法を実施する（好ましい経路）**[可能な場合]**

☐ 漏出について，静脈穿刺部位を厳密にモニタリングする（リン酸塩補充液の浸潤で生じる，組織の痂疲形成および壊死のため）

☐ 低リン酸血症の迅速な治療または過剰補正をモニタリングする（例：高リン酸血症，低カルシウム血症，低血圧，高カリウム血症，高ナトリウム血症，テタニー，転移性石灰化）

☐ リン酸塩の非経口補充中は，腎機能をモニタリングする**[適切な場合]**

☐ リン酸結合薬剤および利尿剤の投与を避ける

☐ リン酸塩の経口摂取の増量を奨励する（例：乳製品，全粒シリアル，ナッツ，ドライフルーツまたは野菜，内臓肉）**[適切な場合]**

☐ 筋力を保持する（例：受動的関節可動運動，能動的関節可動運動を援助する）

☐ 感染予防のための予防的ケアを設定する（低リン酸血症は顆粒球の極端な減少を引き起こす）

☐ 低リン酸血症を治療するために実施されたすべての処置について，患者／家族を指導する

第1版：1992。改訂：2008

Part 3 介入

参考文献

American Association of Critical-Care Nurses. (2006). In J. G. Alspach (Ed.), *Core curriculum for critical care nursing* (6th ed.). Saunders Elsevier.

American Heart Association. (2002). *Advanced cardiovascular life support (ACLS) provider manual.*

American Nephrology Nurses' Association. (2005). *Nephrology nursing standards of practice and guidelines for care* [S. Burrows-Hudson & B. Prowant, Eds.].

Cullen, L. (1992). Interventions related to fluid and electrolyte balance. *Nursing Clinics of North America, 27*(2), 569-597.

Oncology Nursing Society. (1996). *Statement on the scope and standards of oncology nursing practice.* American Nurses Association.

Parker, J. (Ed.). (1998). *Contemporary nephrology nursing.* American Nephrology Nurses' Association.

Smeltzer, S. C., & Bare, B. G. (2004). (10th ed.) *Brunner & Suddarth's textbook of medical-surgical nursing* (Vol. 1). Lippincott Williams & Wilkins.

Springhouse Corporation. (2004). *Just the facts: Fluids and electrolytes.* Lippincott Williams & Wilkins.

2020	電解質モニタリング
	Electrolyte Monitoring

定義：電解質平衡を調整するために，患者データを収集し分析すること

行動

□ 血清電解質値をモニタリングする

□ 血清アルブミン値と総蛋白質値をモニタリングする[適応がある場合]

□ 関連する酸塩基平衡異常をモニタリングする

□ 電解質異常の原因を特定する

□ 電解質異常の存在を認識した場合は報告する

□ 体液および電解質の喪失をモニタリングする[適切な場合]

□ クボステク徴候／トルソー徴候をモニタリングする

□ 電解質異常の神経学的症状を観察する（例：感覚の変化および衰弱）

□ 換気の妥当性をモニタリングする

□ 血清および尿浸透圧をモニタリングする

□ カリウム，カルシウム，マグネシウムの異常な値に関連する変化を心電図モニターで観察する

□ 麻痺や振戦等の末梢感覚の変化に注意する

□ 筋力に注意する

□ 悪心，嘔吐，下痢を観察する

□ 消化管からの吸引，利尿剤，抗高血圧剤，カルシウム拮抗剤等の電解質状態を変える可能性のある治療法を明らかにする

□ 電解質異常の原因になりうる基礎疾患を観察する

□ 低カリウム血症の徴候と症状を観察する（筋力低下，心室性期外収縮（PVC），QT 間隔の延長，T 波の平坦または下降，ST の低下，U 波の存在，疲労，感覚異常，反射低下，食欲不振，便秘，胃腸運動の低下，めまい，混乱，ジギタリスに対する感受性の増加，呼吸抑制）

□ 高カリウム血症の徴候／症状を観察する（過敏性，不穏状態，不安，悪心，嘔吐，腹痛，衰弱，弛緩性麻痺，口腔周囲のしびれとチクチク感，頻脈から徐脈への進行，心室頻脈／細動，テント状 T 波，P 波の扁平化，広範な QRS 波，心臓ブロックから心停止に進行する）

□ 低ナトリウム血症の徴候／症状を観察する（見当識障害，筋肉のけいれん，悪心，嘔吐，腹痛，頭痛，人格変化，発作，無気力，疲労，引きこもり，昏睡）

□ 高ナトリウム血症の徴候と症状を観察する（極端な喉の渇き，熱，乾燥した粘膜，粘着性の粘膜，頻脈，低血圧，無気力，混乱，精神作用の変容，けいれん）

□ 低カルシウム血症の徴候と症状を観察する（苛立ち，筋肉のテタニー，クボステク徴候（顔面筋けいれん），トルソー徴候（手根けいれん），末梢感覚のしびれ，筋肉のけいれん，心拍出量の減少，ST 部分と QT 間隔の延長，出血，骨折）

Part 3 　介入　　**543**

□ 高カルシウム血症による徴候と症状を観察する（例：深部骨痛，過度の口渇，食欲不振，倦怠感，弱体化した筋肉，QT 間隔の短縮，広範な T 波，QRS 幅延長，PR 間隔の延長）

□ 低マグネシウム血症の徴候と症状を観察する（呼吸筋抑制，精神的無関心，クボステク徴候（顔面筋けいれん），トルソー徴候（手根けいれん），混乱，顔面チック，痙縮，心調律障害）

□ 高マグネシウム血症の徴候と症状を観察する（筋力低下，嚥下困難，反射低下，低血圧，徐脈，中枢神経系抑制，呼吸抑制，嗜眠，昏睡，うつ病）

□ 低リン血症の徴候や症状を観察する（出血傾向，筋力低下，感覚異常，溶血性貧血，白血球機能低下，悪心，嘔吐，食欲不振，骨のミネラル除去）

□ 高リン血症の徴候と症状を観察する（頻脈，悪心，下痢，腹部けいれん，筋力低下，弛緩性麻痺，反射作用の増加）

□ 低クロール血症の徴候と症状を観察する（過敏性，テタニー，筋肉興奮性，徐呼吸，低血圧）

□ 高クロール血症の徴候と症状を観察する（衰弱，無気力，深く急速な呼吸，昏睡）

□ 処方された電解質補正剤を投与する [**適切な場合**]

□ 患者の電解質異常に適切な食事を提供する（例：カリウム含有が豊富な食物，低ナトリウム食）

□ 電解質異常の予防，または最小限にする方法を患者に指導する

□ 具体的な食事の変更について，患者と家族を指導する [**適切な場合**]

□ 体液／電解質の異常の徴候や症状が持続するまたは増悪する場合は，医師に相談する

第 1 版：1992。改訂：2008

参考文献

American Association of Critical-Care Nurses. (2006). In J. G. Alspach (Ed.), *Core curriculum for critical care nursing* (6th ed.). Saunders Elsevier.

Elgart, H. N. (2004). Assessment of fluids and electrolytes. *AACN Clinical Issues, 15*(4), 607-621.

McCance, K. L., & Huether, S. E. (2002). *Pathophysiology: The biologic basis for disease in adults and children*. Mosby.

Price, S. A., & Wilson, L. M. (2003). *Pathophysiology: Clinical concepts of disease processes* (6th ed.). Mosby.

Sheppard, M. (2000). Monitoring fluid balance in acutely ill patients. *Nursing Times, 96*(21), 39-40.

2570	**電気けいれん療法（ECT）管理**
	Electroconvulsive Therapy (ECT) Management

定義：精神疾患の治療における電気けいれん療法（ECT）を安全かつ効果的にするための援助をすること

行動

□ 治療の根拠を含む，現在の ECT に関する知識と信念を調べる

□ 知識のギャップを明確にするための必要な部分について治療を説明する

□ ECT の期待に関する感情表出を奨励する

□ 情緒的なサポートを提供する [**必要な場合**]

□ 治療と麻酔の準備が整っていることを確認するために，前処置の指示を確認し前処置チェックリストを完了する（例：絶食，薬剤の一時中止）

□ 少なくとも 2 つの個人識別子を使用して本人確認する

□ 医師がインフォームドコンセントを得る際，本人（本人から同意が得られない場合は，法定代理人）が ECT を適切に理解していることを確認する

□ ECT に関して，書面の指示書や署名された同意書を確認する

□ カルテに身長体重を記録する

□ ECT に禁忌の薬剤を中止する，もしくは減量する [**推奨される場合**]

□ ECT 前に薬剤の指示を確認する

□ 検査結果の異常値について，医療者に報告する

544   Part 3 介入

- ☐ 禁飲食と薬剤の指示が守られているか確認する
- ☐ モニター装置を装着しやすいような，前開きのゆったりとした衣類に着替えるために援助する
- ☐ 処置前に決められた準備をする（義歯，アクセサリー，眼鏡，コンタクトレンズをはずす；バイタルサインを測定する；排泄をすます）
- ☐ 電極を装着する準備として，髪が清潔で乾燥していること，髪飾りをはずしていることを確認する
- ☐ インスリン依存の場合は，治療の前後で空腹時血糖値を測定する
- ☐ 治療前および治療中に薬剤を投与する
- ☐ 引継ぎの際にバイタルサインの異常，身体的な訴えや症状，異常な出来事について口頭で伝える
- ☐ さまざまなモニター（例：脳波計，心電図）のリード線やモニタリング機器（例：パルスオキシメーター，血圧計のカフ，末梢神経刺激）を装着する際に援助する
- ☐ 電気刺激を与えている間，バイトブロックをかませ，装着し，気道開通性を保てるように顎の位置を整える
- ☐ 意識のない間，側臥位にし，柵を上げる
- ☐ 処置後に決まった評価をする（例：バイタルサイン，精神状態，パルスオキシメーター，心電図のモニタリング）
- ☐ 酸素を投与する [処方に従って]
- ☐ 口腔咽頭の吸引をする [必要な場合]
- ☐ 静脈内輸液をする [処方に従って]
- ☐ 発作後の見当識障害や興奮に対して，支援的なケアおよび行動の管理をする
- ☐ 不安定な場合，麻酔提供者や処置提供者に知らせる
- ☐ 完全に覚醒し，見当識がしっかりし，自力でセルフケア行動をとれるようになるまで，回復室で観察する
- ☐ 適切な注意，見当識，身体的な安定が得られたら，入院病棟や他の回復室に移ることを援助する
- ☐ ケアの移行時に治療内容と反応について報告する
- ☐ 病棟や回復室に戻ったら必要な観察レベルを決定する
- ☐ 治療エリアから移動したら，決定したレベルの観察を行う
- ☐ 転倒・転落予防策をとる [必要な場合]
- ☐ ECT での筋弛緩剤投与後に，筋肉のコントロールができているかを確認するために，初回の自力による離床を観察する
- ☐ 経口剤や飲食物を与える前に咽頭反射の回復を確認する
- ☐ ECT の副作用（有害でないものも含む）を観察する（例：筋肉痛，頭痛，悪心，錯乱，見当識障害）
- ☐ 副作用（有害でないものも含む）のため指示された薬剤を投与する（例：鎮痛剤や制吐剤）
- ☐ 環境からの刺激を制限することや，頻繁に見当識を再調整することで，見当識障害を治療する
- ☐ 経験に関する感情を言葉にすることを奨励する
- ☐ ECT の記憶喪失効果について注意喚起する
- ☐ 情緒的なサポートを提供する [必要な場合]
- ☐ ECT に関する指導を強化する [適切な場合]
- ☐ 状態の最新情報を重要他者に伝える [適切な場合]
- ☐ 治療から適切に回復した場合，ECT 後，責任能力のある成人のもとに退院させる [施設のプロトコルに従って]
- ☐ ECT の効果（例：情緒，認知状態）を評価するため，治療チームと協働し，必要な場合は治療計画を修正する
- ☐ 治療前準備，処置の詳細，治療と反応について記録する

第 4 版：2004。改訂：2024

参考文献

American Psychiatric Nurses Association. (2014). *Scope and standards of psychiatric-mental health nursing.* (2nd ed.).

American Psychological Association. (2020). Electroconvulsive therapy as an essential procedure.

da Silva Guimaraes, J. C., Dos Santos, B. L., de Souza Aperibense, P. G. G., Martins, G. D. C. S., de Almeida Peres, M. A., & Santos, T. C. F. (2018). Electroconvulsive therapy: Historical construction of nursing care (1989-2002). *Revista Brasileira De Enfermagem*, 71 https://doi.org/10.1590/0034-7167-2018-0168. 2743-2450

Keltner, N. L., & Steele, D. (2019). *Psychiatric nursing*. (8th ed.). Elsevier.

Livingston, R., Wu, C., Mu, K., & Coffey, M. J. (2018). Regulation of electroconvulsive therapy: A systematic review of U.S. State laws. *Journal of ECT*, 34(1), 60-68.

Rebar, C. R., Gersch, C., & Heimgartner, N. M. (2020). *Psychiatric nursing made incredibly easy*. (3rd ed.). Wolters Kluwer.

Varcarolis, E. M., & Fosbre, C. D. (2021). *Essentials of psychiatric-mental health nursing*. (4th ed.). Elsevier.

6771	電気的胎児モニタリング：妊娠期

Electronic Fetal Monitoring: Antepartum

定義：妊娠検査中の運動，外部刺激，子宮収縮に対する胎児心拍の反応を電気的に評価すること

行動

- ☐ 胎児の状態に関する妊婦検診に必要な産科学的または医学的危険因子を明確にするために，産科の受診歴を検討する[**可能な場合**]
- ☐ 妊婦期検査を行う理由に関する患者の知識を確認する
- ☐ 母親のバイタルサインをモニタリングする
- ☐ 電気的胎児モニタリングと妊娠期検査（例：ノンストレステスト，オキシトシンチャレンジテスト，バイオフィジカルプロファイルテスト）について記された教育的資料を患者と家族に提供する
- ☐ 食事，喫煙，薬物摂取等の経口摂取に関して質問をする
- ☐ モニターの記録にラベルを貼る[**プロトコルに従って**]
- ☐ 以前の妊婦検診の情報を検討する
- ☐ 電気的胎児モニタリングを開始する前に，母親と胎児の心拍数を確認する
- ☐ 電気的モニタリングを行う根拠とともに，入手可能な情報のタイプに関して患者を指導する
- ☐ 膀胱を空にすることを母親に奨励する
- ☐ 胎位を明らかにするためにレオポルド触診法を実施する[**適切な場合**]
- ☐ 母親を安楽な体位にする
- ☐ 子宮収縮の頻度と持続時間を観察するために，陣痛トランスデューサーを子宮底部位にしっかりと装着する
- ☐ 胎児心音が聴診でき，波形がはっきりとみえる子宮部位に超音波トランスデューサーを装着する
- ☐ 1台の胎児モニタリング機器を使用して同時に多胎児の追跡を行う場合，その追跡を記録することで多胎児を区別する
- ☐ 2台の胎児モニタリング機器を使用して同時に多胎児の追跡を行う場合，データを比較することで多胎児を識別する
- ☐ リズム記録用紙の所見について，母親と支援者と一緒に話し合う
- ☐ 典型的なアーチファクトの特徴，胎動による信号の消失，心拍数の増加，不規則な所見等，正常な胎児の心拍数の所見について説明し安心させる
- ☐ 波形を明瞭に維持するためにモニターを調整する
- ☐ 胎児心拍数記録のベースラインを入手する[**実際の検査手順のプロトコルに従って**]
- ☐ 心拍数のベースライン，長期間の変動，突発性一過性頻脈，一過性徐脈，子宮収縮に関して，電気的モニタリングの記録用紙を解釈する
- ☐ 振動音響刺激を与える[**プロトコル，または医師や助産師の指示に従って**]
- ☐ オキシトシンチャレンジテストの経静脈的投与を開始する[**適切な場合，医師や助産師の指示に従って**]

546　　Part 3　介入

- [ ] 適切な回数の子宮収縮（通常 10 分間に 3 回の子宮収縮）が得られるまで，プロトコルに従ってオキシトシンの注入を増量する
- [ ] 遅発性一過性徐脈の有無や欠損に関して記録用紙を観察する
- [ ] ノンストレステストまたはオキシトシンチャレンジテストの基準のプロトコルに基づいて波形を解釈する
- [ ] バイオフィジカルプロファイルテストのために超音波検査を実施する［プロトコル，または医師や助産師の指示に従って］
- [ ] バイオフィジカルプロファイルテストの基準のプロトコルに基づいて超音波検査のスコアをつける
- [ ] 検査結果を主治医または助産師に伝える
- [ ] 異常なテスト結果について予期ガイダンスを実施する（例：安定しないノンストレステスト，オキシトシンチャレンジテスト陽性，バイオフィジカルプロファイルスコアの低い点数）
- [ ] 妊婦検診のスケジュールを組み直す［プロトコル，または医師や助産師の指示に従って］
- [ ] 次回の検査日時と再度ケアに訪れる理由を患者に知らせるために退院指導が記載された書面を渡す
- [ ] 腹部ベルトを含め，機器を清潔にする

第 2 版：1996。改訂：2018

参考文献

O'Neill, E., & Thorp, J. (2012). Antepartum evaluation of the fetus and fetal well-being. *Clinical Obstetrics and Gynecology, 55*(3), 722-730.

Perry, S., Hockenberry, M., Lowdermilk, D., & Wilson, D. (Eds.). (2014). *Maternal child nursing care* (5th ed.). Elsevier Mosby.

Pillitteri, A. (2014). *Maternal & child health nursing: Care of the childbearing & childrearing family* (7th ed.). Lippincott Williams & Wilkins.

6772	電気的胎児モニタリング：分娩期

Electronic Fetal Monitoring: Intrapartum

定義：分娩期ケア中の子宮収縮に対する胎児心拍数の反応を電気的に評価すること

行動

- [ ] 電気的胎児モニタリングを開始する前に，母親と胎児の心拍数を確認する
- [ ] 電気的モニタリングを行う根拠とともに，入手可能な情報に関して産婦と支援者を指導する
- [ ] 体位を明確にするためにレオポルド触診法を実施する
- [ ] 子宮収縮の頻度，強度，持続時間を観察するために，子宮底部に陣痛トランスデューサーをしっかりと装着する
- [ ] 胎児心音が聴診でき，波形がはっきりとみえる子宮部位に超音波トランスデューサーを装着する
- [ ] 1 台の胎児モニタリング機器を使用して同時に多胎児の追跡を行う場合，その追跡を記録することで多胎児を区別する（例：胎児 A，胎児 B）
- [ ] 2 台の胎児モニタリング機器を使用して同時に多胎児の追跡を行う場合，データを比較することで多胎児を識別する
- [ ] リズム記録用紙の所見について，母親と支援者と一緒に話し合う
- [ ] 典型的なアーチファクトの特徴，胎動による信号の消失，心拍数の増加，不規則な所見等正常な胎児の心拍数の所見について説明し安心させる
- [ ] 波形を明瞭に維持するためにモニターを調整する
- [ ] 分娩第 1 期は 30 分ごとに，分娩第 2 期は 15 分ごとに記録用紙を評価する
- [ ] 外部の追跡要素を記録する（例：心拍数のベースライン，律動性パターン，長期性変動，一過性頻脈，一過性徐脈，子宮収縮の頻度と持続時間）
- [ ] モニター記録に直接，分娩期ケアに関連する事柄を記録する（例：腟内診，薬物投与，母親のバイタルサイン）［適切な場合］
- [ ] トレースが正常だと確認できた後に，歩行のために電気的モニター機器をはずす

Part 3　介入　　**547**

- □ 母親の歩行と安楽を促すために，間欠的または遠隔測定可能な胎児モニタリング機器を使用する [**可能な場合**]
- □ 安定しない（異常な）胎児心拍パターンに対する治療のために胎児の蘇生介入を開始する [**適切な場合**]
- □ 蘇生後の胎児心拍のパターンの変化を記録する
- □ らせん電極／子宮内圧測定カテーテルの内部モニタリング機器を調整する [**適切な場合**]
- □ スタンダードプリコーション（標準的感染予防策）を実践する
- □ アーチファクトを軽減させるため，または短期での変動を評価するために，破水後に子宮内胎児用電極を装着する [**必要な場合**]
- □ 子宮収縮と間欠期の圧力データを得るために，破水後に子宮内圧カテーテルを装着する [**必要な場合**]
- □ 不快または疼痛の程度，羊水の外観，出血の有無を含む内部モニターの装着に対する母親の反応を記録する
- □ 胎児心拍数の短期間の変動，胎児の一過性頻脈または一過性徐脈等を含む，内部モニターの装着に対する胎児の反応を記録する
- □ 胎児心拍数の妥当な変動，安定しないパターンへの介入，2次的な胎児の反応，分娩の進行，分娩に対する母親の反応に関する報告を医師に継続して行う
- □ 分娩第2期を通して，または帝王切開の実施に至るまで，電気的胎児モニタリングを継続する
- □ 母親の感染を予防するために帝王切開を行う前に内部モニターは除去する
- □ モニターの解釈を記録する [**施設の方針に従って**]
- □ 恒久的な患者の記録の一部として分娩期の記録用紙を補完する

第2版：1996。改訂：2018

参考文献

American College of Nurse-Midwives. (2010). ACNM Clinical Bulletin No. 11. Intermittent auscultation for intrapartum fetal heart rate surveillance. *Journal of Midwifery & Women's Health, 55*(4), 397-403.

Bailey, R. E. (2009). Intrapartum fetal monitoring. *American Family Physician, 80*(12), 1388-1396.

National Institute for Health and Clinical Excellence. (2014). *Intrapartum care for healthy women and babies [NICE Clinical Guidelines 190].* London, England: National Collaborating Centre for Women's and Children's Health.

Perry, S., Hockenberry, M., Lowdermilk, D., & Wilson, D. (2014). *Maternal child nursing care* (5th ed.). Elsevier Mosby.

Pillitteri, A. (2014). *Maternal & child health nursing: Care of the childbearing & childrearing family* (7th ed.). Lippincott Williams & Wilkins.

8070	**電子健康記録入手援助**
	Electronic Health Record Access Assistance

定義：個人の健康情報への電子的アクセスと医療従事者とのコミュニケーションを促進する

行動

- □ 提示および促進する前に，オンラインポータルシステムの使用経験と難なく使えるかについて確認する
- □ 医療従事者，本人，および家族と協力してポータルアクセスを開始し，希望する情報を提供する
- □ 視覚および身体の制限に対応するための系統的なプロセスを使用してオンラインポータルシステムを実装する
- □ 個人のポータルアクセスに使用する電子デバイスに関連する能力のレベルを確認する
- □ 個々の健康状態と活動レベルに合わせてポータルを調整する
- □ ポータルの使用方法と重要性を説明するために，端末，ノートPCまたはタブレットを提供する [**可能な場合**]
- □ ユーザーにわかりやすい説明書を提供し，ポータルの利点（例：薬剤，検査結果，診断テスト結果，個別の教育リソースへのアクセス，健康情報へのタイムリーなアクセス，予防ケアとフォローアップケアのリマインダー）を強調する

548　Part 3　介入

☐ ポータルの使用を積極的に促進する（例：一括登録，すべての医療従事者とスタッフがポータルを紹介する，すべての配布物にポータルの情報を追加する，利点を推奨する）

☐ ポータルの機能と各アプリケーションの使用方法について指導する

☐ ポータルに積極的で魅力的な機能が備わっていることを確認する（例：問題解決志向，インタラクティブな意思決定ツール，個別メッセージやツール）

☐ ポータルが現在の状態や活動をリアルタイムで反映するようにする（例：現在の服薬情報，最後の服用時間と次の服用時間，最新の検査および診断報告書）

☐ 医療従事者との効果的なコミュニケーション方法についてガイダンスを提供する

☐ ストレス軽減策や特定の人へのインセンティブシステムとして，ゲーム機能を備えたポータルを検討する

☐ ポータル使用に関する定期的なフィードバックを収集し，改善に役立てる

第8版：2024

参考文献

Ammenwerth, E., Hoerbst, A., Lannig, S., Mueller, G., Siebert, U., & Schnell- Inderst, P. (2019). Effects of adult patient portals on patient empowerment and health-related outcomes: A systematic review. *Studies in Health Technology and Informatics, 264*, 1106-1110.

Centers for Medicare and Medicaid Services. (2020). *Medicare promoting interoperability program eligible hospitals, critical access hospitals, and dual-eligible hospitals attesting to CMS Objectives and Measures for 2020. Promoting Interoperability.* https://www.cms.gov/files/document/medicareeh-2020-provide-patients-electronic-access-their-health-information.pdf

Elkind, E., & Higgins, K. M. (2018). Patient portal considerations. *Nursing Management, 49*(3), 9-11.

Gerber, D. E., Beg, M. S., Duncan, T., Gill, M., & Lee, S. J. C. (2017). Oncology nursing perceptions of patient electronic portal use: A qualitative analysis. *Oncology Nursing Forum, 44*(2), 165-170.

Irizarry, T., Shoemaker, J., Nilsen, M. L., Czaja, S., Beach, S., & DeVito Dabbs, A. (2017). Patient portals as a tool for health care engagement: A mixedmethod study of older adults with varying levels of health literacy and prior patient portal use. *Journal of Medical Internet Research, 19*(3), 99.

Mayhew, C., Strudwick, G., & Waddell, J. (2018). Clinical Nurse Specialists' perceptions of a mental health patient portal. *Clinical Nurse Specialist: The Journal for Advanced Nursing Practice, 32*(6), 313-322.

Sadasivaiah, S., Lyles, C. R., Kiyoi, S., Wong, P., & Ratanawongsa, N. (2019). Disparities in patient-reported interest in web-based patient portals: Survey at an urban academic safety-net hospital. *Journal of Medical Internet Research, 21*(3), e1.

8820	伝染性疾患管理
	Communicable Disease Management

定義：伝染性疾患の発生率と罹患率の減少，および管理のためのコミュニティとの協働

行動

☐ 医療施設やコミュニティにて感染データを定期的に分析し，エビデンスに基づいた意思決定を行う

☐ 感染拡大の可能性がある個人を特定する

☐ 感染拡大の可能性がある個人を迅速かつ適切に隔離する**[適応がある場合]**

☐ すべての対面接触において標準予防策の使用を義務づける

☐ 頻繁な手洗いや抗菌手指消毒剤での手指消毒を推奨する

☐ 個人防護具（PPE）の使用を推奨する**[適応がある場合]**

☐ 既知の感染発生時には，影響を受けた医療施設において隔離が可能なトリアージエリアを設置する

☐ 既知の感染発生時には，影響を受けた個人のための特定の隔離エリアを設置する

☐ 予防計画と治療計画の順守について，リスク集団を観察する

☐ 感染源隔離やその他の制約が使用される際に，悪影響を防ぐため，社会的および感情的なサポートを含む強化されたサポートの提供を確保する

☐ 標的集団の予防接種率が適切に維持されているかどうかを観察する

☐ コミュニティで働く人およびリスクの高い医療従事者が，関連する最新の予防接種を受けることを確

実にする

☐ 標的集団に予防接種を行う[**可能な場合**]

☐ コミュニティ内で予防接種の利点に関する定期的な教育プログラムを確実に行う

☐ 流行中は伝染性疾患への曝露の発生率を監視する

☐ 既知の流行発生時には，人々に混雑した場所を避けるように勧める

☐ 呼吸についての衛生と咳エチケットに関する情報を提供する

☐ 感染の症状が出ている場合には，仕事や学校を休むように指導する

☐ 衛生状態を監視する

☐ 施設や学校での消毒剤の使用を促進する

☐ 伝染性疾患の伝播に影響を及ぼす環境因子を監視する

☐ 利用可能な技術の進歩を活用して，地域における伝染性疾患を監視する（例：廃水ベースの疫学，水質分析）

☐ 食物の適切な調理法や保存法に関する情報を提供する[**必要な場合**]

☐ 媒介生物および病原体保有動物の適切な管理に関する情報を提供する[**必要な場合**]

☐ 伝染性疾患の管理に関する情報を一般に公開する[**必要な場合**]

☐ 適切な処方と抗生物質の使用を推奨し，2次感染を防ぐ

☐ 抗生物質の使用に関する情報と，処方された全量を最後まで服用する必要性について情報提供する[**処方に従って**]

☐ 十分かつ定期的な医療治療および伝染性疾患の予防と治療，再発防止に関する健康教育へのアクセスを促進する（例：安全な性行為，適切な食品取り扱い，手洗い，違法薬物の静脈注射の回避）

☐ 血液感染症（例：C型肝炎，HIV）のリスクを減らすために，薬物補助治療や注射器交換プログラム（SSP）等，注射タイプの薬物使用者向けの健康障害予防サービスを推奨する

☐ 伝染性疾患調査システムを改善する[**必要な場合**]

☐ 伝染性疾患の適切な監視と治療のための法律の制定を促進する

☐ 適切な機関に活動を報告する[**要望がある場合**]

☐ 定期的にメディアと連携し，伝染性疾患のリスクとその拡散を防ぐための適切な行動について，一般市民に正確な情報を提供する

第3版：2000。改訂：2024

参考文献

Fraser, H., Vellozzi, C., Hoerger, T., Evans, J., Kral, A., Havens, J., Young, A., Stone, J., Handanagic, S., Hariri, S., Barbosa, C., Hickman, M., Leib, A., Martin, N., Nerlander, L., Raymond, H., Page, K., Zibbell, J., Ward, J., & Vickerman, P. (2019). Scaling up hepatitis C prevention and treatment interventions for achieving elimination in the United States. *American Journal of Epidemiology*, *188*(8), 1539-1551. https://doi.org/10.1093/aje/kwz097

Gammon, J., & Hunt, J. (2018). Source isolation and patient wellbeing in healthcare settings. *British Journal of Nursing*, *27*(2), 88-91. https://doi.org/10.12968/bjon.2018.27.2.88

Hawker, J., Begg, N., Reintjes, R., Ekdahl, K., Edeghere, O., & van Steenbergen, J. (2019). *Communicable disease control and health protection handbook*. Wiley Blackwell.

Rebmann, T., & Carrico, R. (2017). Consistent infection prevention: Vital during routine and emerging infectious diseases care. OJIN: *The Online Journal of Issues in Nursing*, *22*(1). https://doi.org/10.3912/OJIN.Vol22 No01Man01. Manuscript 1.

Sims, N., & Kasprzyk-Hordern, B. (2020). Future perspectives of wastewaterbased epidemiology: Monitoring infectious disease spread and resistance to the community level. *Environment International*, *139*, 105689.

Sakamoto, S., Terashita, D., & Balter, S. (2020). Liaison public health nurse project: Innovative public health approach to combat infectious disease in hospitals. *Journal of Public Health Management and Practice*, *26*(6), 557-561. https://doi.org/10.1097/PHH.0000000000001068

550 Part 3 介入

6490	転倒・転落予防

Fall Prevention

定義：転倒・転落リスクのある個人に対し，予防策を講じること

行動

- ☐ 転倒・転落のリスクを高める認知力もしくは身体的な弱点を特定する
- ☐ 転倒・転落のリスクに影響する行動や要因を特定する
- ☐ 転倒・転落歴を振り返る
- ☐ 転倒・転落の可能性を高める環境の特性を明らかにする（例：滑りやすい床，敷物，手すりのない階段）
- ☐ 施設の方針に基づき，転倒防止ガイドラインを実施する（例：標識，色付きの衣類，ブレスレット）
- ☐ 頻繁に予定した間隔で排泄の援助をする
- ☐ 足どり，バランス，疲労のレベルを評価する
- ☐ 理学療法士に相談する [**必要な場合**]
- ☐ 歩行が不安定な患者の介助をする
- ☐ 杖や歩行器や歩行ベルトの使用を奨励する [**適切な場合**]
- ☐ 杖や歩行器や歩行ベルトの使い方について説明する [**適切な場合**]
- ☐ 移乗する際，車椅子やベッド，ストレッチャーのタイヤをロックする
- ☐ 容易に手の届く範囲に物品を置く
- ☐ 移動する際に介助を依頼するよう説明する [**適切な場合**]
- ☐ ベッドを離れる際に援助を依頼することを思い出させるための標識を貼る [**適切な場合**]
- ☐ ベッドから椅子およびその反対の移乗の能力を確認する
- ☐ 移乗を容易にするため，便座を高くする [**必要な場合**]
- ☐ 移乗を容易にするような背もたれやひじ掛けのある適切な高さの椅子を用意する
- ☐ 移乗を容易にするような端の硬いベッドマットレスを用意する
- ☐ 電動ベッドの高さを一番低い状態にしておく
- ☐ 寝る面を床に近づける [**必要な場合**]
- ☐ ベッドアラーム，椅子アラームを使う [**適切な場合**]
- ☐ ドアの敷居や段差の端に印をつける [**必要な場合**]
- ☐ 低い家具は撤去し（例：オットマンやテーブル），床の上を散らかさない
- ☐ みえやすくするために適切に電気をつける
- ☐ 目立つ手すりや掴まるための棒を用意する
- ☐ 浴槽やシャワーおよび，その床の表面を滑らないものにする
- ☐ 容易に届くように，頑丈な滑らない踏み台を用意する
- ☐ 介助に使用するのであれば，傾くことのない重い家具を用意する
- ☐ 物理的環境の不必要な再調整は避ける
- ☐ ぴったりと合い，しっかりと締められ，踵部分に滑り止めのついた靴であることを確かめる
- ☐ 処方された眼鏡を着用するように説明する [**適切な場合**]
- ☐ 転倒・転落に寄与する危険因子やそのリスクの軽減方法について指導する
- ☐ 安全性を高めるための自宅での適応を提案する
- ☐ 階段や風呂場，通路の手すりの重要性について説明する
- ☐ 家庭での危険を特定し，改善する支援をする
- ☐ 凍結や他の滑りやすい屋外の場所を避けるよう説明する
- ☐ 安全に娯楽活動に参加できる方法を考える

Part 3　介入　　**551**

☐ 歩行を含めた日々の身体的運動プログラムを開始する

☐ 転倒・転落を引き起こす薬剤の副作用（有害でないものも含む）を最小限に抑えるために，専門家連携チームと協働する（例：起立性低血圧や不安定な足どり）

☐ 厳重な観察と安全用具を提供する

☐ 転倒・転落防止のための安全協定を制定する［**適切な場合**］

☐ 介護者のいない場合，サークルベッドの柵を上げておく［**適切な場合**］

☐ 保育器にいる児のそばを離れる際，保育器の手入れ窓の掛け金をしっかりとかける

☐ 理解を確実にするためにティーチバックを用いる

第 1 版：1992。改訂：2000，2004，2024

参考文献

Bargmann, A. L., & Brundrett, S. M. (2020). Implementation of a multicomponent fall prevention program: Contracting with patients for fall safety. *Military Medicine, 185*(Suppl. 2), 28-34. https://doi.org/10.1093/milmed/usz411

Garcia, A., Bjarnadottir, R. I., Keenan, G. M., & Macieira, T. R. (2021). Nurses' perceptions of recommended fall prevention strategies. *Journal of Nursing Care Quality, Publish Ahead of Print.* https://doi.org/10.1097/NCQ.0000000000000605

Gray-Miceli, D., Ratcliffe, S. J., Thomasson, A., Quigley, P., Li, K., & Craelius, W. (2020). Clinical risk factors for orthostatic hypotension: Results among elderly fallers in long-term care. *Journal of Patient Safety, 16*(3), e143-e147. https://doi.org/10.1097/PTS.0000000000000274

Kim, E.-J., Kim, G.-M., & Lim, J.-Y. (2021). A systematic review and metaanalysis of fall prevention programs for pediatric inpatients. *International Journal of Environmental Research and Public Health, 18*(11). https://doi.org/10.3390/ijerph18115853

Racey, M., Markle-Reid, M., Fitzpatrick-Lewis, D., Ali, M. U., Gagne, H., Hunter, S., Ploeg, J., Sztramko, R., Harrison, L., Lewis, R., Jovkovic, M., & Sherifali, D. (2021). Fall prevention in community-dwelling adults with mild to moderate cognitive impairment: A systematic review and meta-analysis. *BMC Geriatrics, 21*(1). https://doi.org/10.1186/s12877-021-02641-9

Usmani, S., Saboor, A., Haris, M., Khan, M. A., & Park, H. (2021). Latest research trends in fall detection and prevention using machine learning: A systematic review. *Sensors (Basel, Switzerland), 21*(15). https://doi.org/10.3390/s21155134

Wisler, H., Prado, G., & Cohn, T. (2021). Reducing unwitnessed falls on a medical-surgical unit. *MEDSURG Nursing, 30*(3), 208-211.

Zubkoff, L., Neily, J., Quigley, P., Delanko, V., Young-Xu, Y., Boar, S., & Mills, P. (2018). Preventing falls and fall-related injuries in state veterans homes. *Journal of Nursing Care Quality, 33*(4), 334-340. https://doi.org/10.1097/NCQ.0000000000000309

552　Part 3　介入

4395	動機づけ面接法

Motivational Interviewing

定義：変化への動機と取り組みを強化するために，協働的で人中心の対話アプローチを使用する

行動

□ 信頼と尊重に基づくパートナーシップを築く

□ 相手に対して関心を示す

□ 無条件の受容を示す

□ 絶対的な価値と思いやりを伝える

□ 思考や感情の表現を促す

□ 会話の目的と目標を共有して設定する

□ どのような変化を望んでいるか尋ねる

□ なぜ変化を望むのか尋ねる

□ 懸念，問題，課題についての視点を引き出す

□ 反映的な聴き方を使う（例：相手が言ったことを繰り返して確認する）

□ 感情を思考に結びつけるように導く

□ 経験の相互理解を目指す

□ 努力や強みを認める

□ 許可を得たうえで，心配事の深い理解の提供のために設計された情報を提供する

□ 必要な変化を定義するのを支援する

□ 自身の解決策をつくり出すのを支援する（変化を成功させるためにどのように進めるか尋ねる）

□ 望ましい変化についての相反する感情を解決することに焦点をあてる

□ 変化を起こす理由を少なくとも３つ挙げるように尋ねる

□ 変化への動機と取り組みを協力して探る（変化を起こすことがどれほど重要か尋ねる）

□ 真の変化の力は本人のなかにあることを認識する

□ 望ましい変化に向けてすでに達成したことを特定するのを手助けする

□ 変化を制限する障害を特定するのを支援する

□ 変化を制限する障害を克服するための方略をともに探る

□ 変化の計画を引き出し，変化への積極的な動機を強化する

□ 会話と変化の計画をまとめて終了する

第 8 版：2024

参考文献

Frost, H., Campbell, P., Maxwell, M., O'Carroll, R. E., Dombrowski, R. U., Williams, B., Cheyne, H., Coles, E., & Pollock, A. (2018). Effectiveness of motivational interviewing on adult behavior change in health and social care settings: A systematic review of reviews. *PLoS ONE*, *13*(10), e0204890. https://doi.org/10.1371/journal.pone.0204890

Miller, W. R., & Rollnick, S. (2013). *Motivational interviewing: Helping people change* (3rd ed.). Guilford.

Palacio, A., Garay, D., Langer, B., Taylor, J., Wood, B., & Tamariz, L. (2016). Motivational interviewing improves medication adherence: A systematic review and meta-analysis. *Journal of General Internal Medicine*, (8), 929-940. https://doi.org/10.1007/s11606-016-3685-3

Seigart, D., Veltman, M., Willhaus, J., & Letterle, C. (2018). Implementation of motivational interviewing training in an undergraduate nursing curriculum: Identifying adolescents at risk for substance use. *International Journal of Research in Public Health*, *15*(8), 1623. https://doi.org/10.3390/ijerph15081623

Stallings, D. T., & Schneider, J. K. (2018). Motivational interviewing and fat consumption in older adults: A meta-analysis. *Journal of Gerontological Nursing*, *44*(11), 33-43. https://doi.org/10.3928/00989134-20180817-01

Vallabhan, M. K., Jimenez, E. Y., Nash, J. L., Gonzales-Pacheco, D., Coakley, K. E., Noe, S. R., DeBlieck, C. J., Summers, L. C., Feldstein-Ewing, S. W., & Kong, A. S. (2018). Motivational interviewing to treat adolescents with obesity: A meta-analysis. *Pediatrics, 142*(5), e20180733. https://doi.org/10.1542/peds.2018-0733

Widder, R. (2017). Learning to use motivational interviewing effectively: Modules. *Journal Continuing Education in Nursing, 48*(7), 312-319. https://doi.org/10.3928/00220124-20170616-08

4240	透析アクセスの維持

Dialysis Access Maintenance

定義：血管（動静脈）アクセスを保護すること

行動

☐ カテーテルの刺入部のずれを観察する

☐ 刺入部の発赤，腫脹，熱感，排液，出血，血腫，感覚の低下を観察する

☐ 治療のたびに清潔なガーゼ，軟膏，ドレッシング材を中心静脈の透析用カテーテル部位に貼付する

☐ 動静脈シャントの開通性を頻繁に観察する（例：スリルがあるか触診し，シャント音を聴診する）

☐ 新しく挿入した中心静脈の透析用カテーテルでヘパリン投与する

☐ 透析後または 72 時間ごとに中心静脈の透析用カテーテルにヘパリンを投与する

☐ 末梢の刺入部位の機械的な圧迫を避ける

☐ 中心静脈の透析用カテーテル周囲の四肢の機械的な圧迫を避ける

☐ 末梢の刺入部位を機械的に圧迫しないよう，患者を指導する

☐ 透析アクセス部位のケア方法について患者に指導する

☐ 末梢アクセスのある四肢での静脈穿刺または血圧測定を避ける

第 4 版：2004

参考文献

Eisenbud, M.D. (1996). The handbook of dialysis access. Anadem.

Gutch, C. F., Stoner, M. H., & Corea, A. L. (1993). *Review of hemodialysis for nurses and dialysis personnel* (5th ed.). St. Louis: Mosby.

Lancaster, L.E. (Ed.). (1995). ANNA's core curriculum for nephrology nurses (3rd ed., Section X). American Nephrology Nurses.

Levine, D. Z. (1997). *Caring for the renal patient* (3rd ed.). W. B. Saunders.

1410	疼痛管理：急性

Pain Management: Acute

定義：外傷，手術，もしくは傷害等のような識別できる原因からの組織損傷に引き続く急性の治療期間において，患者が満足できるレベルまでの疼痛緩和，もしくは疼痛軽減の実施

行動

☐ 疼痛の部位，開始，持続時間，頻度，強度と同様に，疼痛を緩和および誘発因子を含めた総合的なアセスメントを行う

☐ 回復のために必要な身体動作中の疼痛の強度を明らかにする（例：咳嗽および深呼吸，歩行，椅子への移動）

☐ 文化的な影響を含めて，疼痛に関する患者の知識と信念を探索する

☐ 年齢やコミュニケーション能力に見合う妥当で信頼性のある疼痛評価スケールを用い，疼痛を観察する

☐ コミュニケーションを効果的にとることができない患者の非言語的な不快を示す合図を観察する

☐ 安楽な状態と適切な機能の維持を可能にし，特定の疼痛レベルを増強させないまたは軽減できる疼痛レベルについて患者に質問をする

☐ 疼痛が増悪する前または疼痛を引き起こす活動の前に患者が迅速な鎮痛ケアを受けることができるよ

554 Part 3 介入

うにする

□ 鎮静状態または呼吸状態を示す状態でないかぎり，手術・外傷・損傷後の最初の 24 ～ 48 時間は持続的な鎮痛剤の投与を行う

□ オピオイド投与前・投与後に定期的な間隔で鎮静状態と呼吸状態を観察する

□ 鎮痛剤の選択と投与量は施設のプロトコルに従う

□ 疼痛レベルが重篤な場合，鎮痛剤の併用をする（オピオイドに非オピオイドを併用する）

□ 疼痛軽減を促進するために患者のリスクと効果および好みに合わせて，介入方法を選択し実施する（例：薬理学的，非薬理学的，対人的）[適切な場合]

□ 高齢者に対して副作用（有害なもの）を及ぼす可能性のある鎮痛剤の使用は避ける

□ 筋肉内注射は避け，最も侵襲的ではない方法で鎮痛剤の投与を行う

□ PCA ポンプの使用および脊髄腔内への投与を行う[適切な場合]

□ 疼痛の原因および患者の好みに応じて非薬理学的な介入を併用する[適切な場合]

□ 患者の治療に対する反応に応じて疼痛コントロール方法を変更する

□ 薬物の副作用（有害でないものも含む）を予防し，管理する

□ 疼痛コントロールがうまくいかなかった場合は，医師に報告する

□ 患者が経験している疼痛に関する正確な情報を家族に提供する

第 7 版：2018

参考文献

American Geriatrics Society 2012 Beers Criteria Update Expert Panel. (2012). American Geriatrics Society updated Beers criteria for potentially inappropriate medication use in older adults. *Journal of the American Geriatrics Society, 60*(4), 616-631.

American Society for Pain Management Nursing. (2010). In B. St Marie (Ed.), *Core curriculum for pain management nursing* (2nd ed.). Kendall Hunt.

Cason, L. (2013). Pain management. In P. Potter, A. Perry, P. Stockert, & A. Hall (Eds.), *Fundamentals of nursing* (8th ed., pp. 962-995). Elsevier Mosby.

D'Arcy, Y. (2011). *Compact clinical guide to chronic pain management: An evidence-based approach for nurses.* Springer.

Pasero, C., & McCaffery, M. (2011). *Pain assessment and pharmacological management.* Mosby Elsevier.

1415	疼痛管理：慢性

Pain Management: Chronic

定義：仮に 3 か月の一般的な治療期間を超えて続く持続性疼痛を，患者が満足できるレベルまで緩和・軽減すること

行動

□ 疼痛の部位，開始，持続時間，頻度，強度と同様に疼痛を緩和および誘発する因子を含めた総合的なアセスメントを行う

□ 妥当で信頼性のある慢性疼痛アセスメント尺度を使用する（例：簡易疼痛質問票，簡易型マクギル疼痛質問票，線維筋痛症質問票）

□ 文化的な影響を含めて，疼痛に関する患者の知識と信念を探索する

□ 疼痛の経験が QOL に与える影響を明らかにする（例：睡眠，食欲，活動，認知，気分，人間関係，職務遂行能力，役割責任能力）

□ 過去の疼痛コントロール方法の効果を患者とともに評価する

□ 患者の疼痛経験に影響を及ぼす可能性のある環境因子をコントロールする

□ 多くの場合はバイタルサイン測定時または診療所受診時ごとに，頻繁に疼痛について患者に質問をする

□ 安楽な状態と適切な機能の維持を可能にし，特定の疼痛レベルを増強させないまたは軽減できる疼痛レベルについて患者に質問をする

□ 疼痛が憎悪する前または疼痛を引き起こす活動の前に患者が迅速な鎮痛ケアを受けることができるよ

うにする

☐ 疼痛軽減を促進するために患者のリスクと効果および好みに合わせて，介入方法を選択し実施する（例：薬理学的，非薬理学的，対人的）[**適切な場合**]

☐ 疼痛管理の原則について患者と家族を指導する

☐ 疼痛の自己管理法を活用できるように，自分の疼痛観察を奨励する

☐ 非薬理学的技術の適切な利用と薬理学的な疼痛管理法の利用を奨励する（例：バイオフィードバック法，経皮的神経電気刺激法，催眠法，リラクセーション法，イメージ誘導法，音楽療法，気晴らし法，遊戯療法，活動療法，指圧，温罨法と冷罨法，マッサージ）

☐ 高齢者に対して副作用（有害なもの）を及ぼす可能性のある鎮痛剤の使用は避ける

☐ 疼痛コントロールの選択と実施に関して，患者，家族，他の医療従事者と協働する

☐ 薬物の副作用（有害でないものも含む）を予防するまたは管理する

☐ 疼痛経験を経時的に観察することで疼痛コントロール法の効果を評価する

☐ 抑うつ状態の徴候に注目する（例：不眠，食欲不振，抑うつによる平坦な情動，自殺企図）

☐ 不安感や恐怖の徴候に注目する（例：刺激感応性，緊張，心配，動くことへの恐怖）

☐ 患者の治療に対する反応に応じて疼痛コントロール方法を変更する

☐ 疼痛軽減介入について家族と協働する[**可能な場合**]

☐ 疼痛管理のために多くの専門分野にわたった介入を行う[**適切な場合**]

☐ 患者と家族をサポートグループや他の資源に紹介することを考慮する[**適切な場合**]

☐ 一定の期間ごとに，疼痛管理に対する患者の満足度を評価する

第7版：2018

参考文献

American Geriatrics Society 2012 Beers Criteria Update Expert Panel. (2012). American Geriatrics Society updated Beers criteria for potentially inappropriate medication use in older adults. *Journal of the American Geriatrics Society*, 60(4), 616-631.

American Society for Pain Management Nursing. (2010). In B. St Marie (Ed.), *Core curriculum for pain management nursing* (2nd ed.). Kendall Hunt.

American Society of Anesthesiologists Task Force on Chronic Pain Management, & American Society of Regional Anesthesia and Pain Medicine. (2010). Practice guidelines for chronic pain management. *Anesthesiology*, 112(4), 810-833.

Cason, L. (2013). Pain management. In P. Potter, A. Perry, P. Stockert, & A. Hall (Eds.), *Fundamentals of nursing* (8th ed., pp. 962-995). Elsevier Mosby.

D'Arcy, Y. (2011). *Compact clinical guide to chronic pain management: An evidence-based approach for nurses*. Springer.

Pasero, C., & McCaffery, M. (2011). *Pain assessment and pharmacological management*. Mosby Elsevier.

0580	導尿
	Urinary Catheterization

定義：尿の一時的／永久的な排出のために，カテーテルを膀胱に挿入すること

行動

☐ 尿道カテーテルの留置または間欠的カテーテル挿入の臨床的適応を決定する

☐ 本人認証をして，カテーテル素材に対するアレルギーがないことを確認する

☐ カテーテル挿入前に膀胱超音波評価を検討する[**適切な場合**]

☐ カテーテル挿入の処置や実施の根拠を説明する

☐ 適切な物品を準備する

☐ プライバシーを確保するために，目隠しとして適切なドレープを使用する（例：性器だけを露出する）

☐ 適切に解剖学的視点で観察できるように，正しく照明をあてる

☐ カテーテル製造元の推奨があれば，開通性とサイズを確認するため，カテーテルバルーンを事前に膨らませてみる

556 Part 3 介入

- [ ] 厳格な無菌操作を維持する
- [ ] カテーテル挿入や操作の前・中・後に適切な手指衛生を維持する
- [ ] 適切な体位にする（例：女性は仰臥位で足を開くか，側臥位で上方の下肢を股関節と膝で曲げる。男性は仰臥位）
- [ ] 抗菌剤溶液・滅菌生理食塩水・滅菌水を用いて，尿道口周囲を洗浄する[**施設のプロトコルに従って**]
- [ ] カテーテルの先端に滅菌の潤滑剤を使用する，もしくは，直接尿道に適用する[**適切な場合**]
- [ ] ネラトンカテーテルまたは留置カテーテルを膀胱に挿入する[**適切な場合**]
- [ ] 最小サイズのカテーテルを使用する[**適切な場合**]
- [ ] バルーンの膨張による尿道組織への外傷を防ぐために，カテーテルが膀胱内に十分に挿入されていることを確認する
- [ ] 膀胱超音波検査でカテーテルの先端の位置を確認する[**必要な場合**]
- [ ] 年齢・体格に関する製造業者の推奨に従って，留置カテーテル用のカテーテルバルブを膨らませる（例：成人10mL，小児5mL）
- [ ] 分析のため尿検体をとる[**処方に従って**]
- [ ] 留置カテーテルをベッドサイドの排液バッグやレッグバッグに接続する
- [ ] カテーテルを皮膚に固定する[**適切な場合**]
- [ ] 排液バッグを膀胱より下位に置く
- [ ] 閉鎖式尿路ドレナージシステムを維持する
- [ ] 水分の摂取量と排出量を観察する
- [ ] 清潔な間欠的導尿法を実施する，または指導する[**適切な場合**]
- [ ] 排尿後の残尿カテーテル法を実施する[**必要な場合**]
- [ ] カテーテルのサイズ，種類，バルーンの注入量を含め，ケアを記録する
- [ ] 状態が適応になったらただちにカテーテル抜去を確認する
- [ ] 適切なカテーテルのケアについて，指導する

第1版：1992。改訂：2013，2024

参考文献

Berman, A., Snyder, S. J., & Frandsen, G. (2018). Urinary elimination. In *Kozier and Erb's fundamentals of nursing: Concepts, process and practice* (10th ed., pp. 1191-1199). Pearson.

Engberg, S., Clapper, J., McNichol, L., Thompson, D., Welch, V. W., & Gray, M. (2020). Current evidence related to intermittent catheterization: A scoping review. *Journal of Wound Ostomy & Continence Nursing, 47*(2), 140-165.

Hinkle, J. L., & Cheever, K. H. (2018). *Brunner and Suddarth's textbook of medical-surgical nursing* (14th ed.). Wolters Kluwer.

Hillery, S. (2020). Intermittent self-catheterization: a person-centered approach. *British Journal of Nursing, 29*(15), 858-860.

Potter, P. A., Ostendorf, W. R., & LaPlante, N. (2018). Urinary elimination. In *Clinical nursing skills and techniques* (9th ed., pp. 876-892). Mosby.

Royal College of Nursing. (2019). Catheter care: RCN guidance for health care professionals.

0581	導尿：外的

Urinary Catheterization: External

定義：尿を排出するための外部デバイスの装着

行動

- [ ] 排尿システム装着の臨床的適応を確認する
- [ ] 本人認証をして，カテーテル素材に対するアレルギーがないことを確認する
- [ ] カテーテル装着の手順と理由を説明する
- [ ] 適切な器具を組み立てる

Part 3 　介入　　**557**

□ 女性用デバイスの吸引を 40mmHg 連続設定にする
□ 女性用デバイスの場合，すべてのチューブ，採尿容器および外部カテーテルを吸引装置に接続し，吸引が機能していることを確認する
□ プライバシーを確保し，適切な姿勢をとらせる（脚と生殖器のみを露出させる）
□ 解剖学的構造が正確にみえるように適切な照明を確保する
□ 保護クリームの使用を避け，石けんと水で陰部を洗浄する
□ デバイスを装着する前に皮膚が無傷であることを確認する
□ 包茎の男性の場合，包皮の下を洗浄し，包皮をもとの位置に戻す
□ 陰茎の根元から毛をクリップで押さえる [必要な場合]
□ 製造元の指示に従って，接着剤，接着テープ，または保護コーティングを陰茎の軸に塗布する
□ 事前に巻かれたコンドームシースを陰茎に装着し，漏斗部分が亀頭にあたらず擦れないようにする
□ コンドームシースを陰茎に装着し，シースがしわになったり軸を締めつけたりしないようにする
□ 排尿システムや脚バッグを膀胱の高さより下に接続する [適応がある場合]
□ 装着後 30 分で陰茎を評価し，副作用（有害なもの）を確認する（例：浮腫，変色，尿流の欠如）
□ 女性の脚，殿部，陰唇を外部カテーテルの装着が容易にできるような体勢にする
□ デバイスの柔らかいガーゼ側を分離した陰唇と殿部の間に挿入し，ガーゼの上部が恥骨に揃うようにする
□ 外部カテーテルを設置し，吸引が作動していることを確認した後，脚を閉じる
□ カテーテルの吸引機能が損なわれないように，便器を排便のために整える [必要な場合]
□ カテーテルの種類と手順への耐性を含む，ケアを記録する
□ 閉鎖され，かつ妨げのない尿排出システムを維持する
□ 水分の摂取量と排出量を監視する
□ カテーテルを交換する（例：8 ～ 12 時間ごと，または便や血液で汚れた場合）[施設の方針に従って]
□ 脚を完全に広げ，吸引をオンにしたまま，カテーテルを陰唇から優しく引き離して取り除く
□ コンドーム型カテーテルを交換する [施設の方針に従って]
□ 状況が示すとおりにカテーテルをできるだけ早期に除去する
□ 適切なカテーテルケアについて指導する

第 8 版：2024

参考文献

Berman, A., Snyder, S. J., & Frandsen, G. (2018). Urinary elimination. In *Kozier and Erb's Fundamentals of nursing: Concepts, process and practice* (10th ed., pp. 1191-1199). Pearson.

Craven, R. F., Hirnle, C. J., & Henshaw, C. J. (2021). Urinary elimination. In *Fundamentals of nursing: Human health and function* (8th ed.). Wolters-Kluwer.

Eckert, L., Mattia, L., Patel, S., Okumura, R., Reynolds, P., & Stuiver, I. (2020). Reducing the risk of indwelling catheter-associated urinary tract infection in female patients by implementing an alternative female external urinary collection device: A quality improvement project. *Journal of Wound Ostomy Continence Nursing, 47*(1), 50-53. https://doi.org/10.1097/won.0000000000000601

Glover, E., Bleeker, E., Bauermeister, A., Koehlmoos, A., & Van Whye, M. (2018). External catheters and reducing adverse effects in the female inpatient. Northwestern College Department of Nursing. https://nwcommons.nwciowa. edu/cgi/viewcontent.cgi?article=1026&context=celebrationofresearch

Potter, P. A., Ostendorf, W. R., & LaPlante, N. (2021). Urinary elimination. In *Clinical nursing skills and techniques* (10th ed., pp. 876-892). Mosby.

Root, N., Horigan, A. E., & Lough, M. E. (2021). External female urinary catheter: Implementation in the emergency department. *Journal of Emergency Nursing, 47*(1), 131-138. https://doi.org/10.1016/j.jen.2020.09.008

558 Part 3 介入

0582	導尿：間欠的

Urinary Catheterization: Intermittent

定義：膀胱を空にするために，カテーテルを定期的に使用すること

行動

- ☐ 失禁や尿閉の原因に焦点をあてた（例：尿排出，排尿パターン，認知機能，既存の排尿問題，泌尿器科婦人科的な問題）包括的で個別的な尿のアセスメントの情報の確認をする
- ☐ 本人認証をして，カテーテル素材に対するアレルギーがないことを確認する
- ☐ 膀胱超音波またはスキャナーを使用して残尿量を測定する**[適切な場合]**
- ☐ 導尿カテーテル挿入のプロトコルを実施する**[適切な場合]**
- ☐ 間欠的導尿法の目的，消耗品，方法，根拠を説明する
- ☐ 外傷のリスクを減らすために十分小さく，排出に十分な大きさのカテーテルサイズを選択する
- ☐ 適切な位置に配置する
- ☐ 無菌操作を用いて尿道口とその周辺を消毒液で清潔にする**[施設のプロトコルに従って]**
- ☐ カテーテルの先端に潤滑剤を使用するか，直接尿道に適用する**[適切な場合]**
- ☐ カテーテル挿入の無菌操作を用いる
- ☐ 尿の色調，におい，透明度を観察する
- ☐ 排出される尿量を測定する
- ☐ 定期的な尿検査を行う**[必要な場合]**
- ☐ 導尿スケジュールと水分の摂取量，排泄量の詳細な記録を維持する
- ☐ 尿路感染症の徴候と症状について指導する
- ☐ 清潔な間欠的導尿法を教育する**[適切な場合]**
- ☐ 適切な手指衛生の重要性を説明し，実演して示す
- ☐ 家庭における，間欠的な自己導尿を実施するレディネス（準備状態）と意欲を確認する
- ☐ 手順を実演して示し，理解を確実にするためにティーチバックを用いる**[適切な場合]**
- ☐ 総合的かつ個別性のある排尿評価に基づいて，導尿法のスケジュールを決定する
- ☐ 予防的抗菌療法の必要性を判断する
- ☐ 夜間排尿を減らすために，就寝前にカテーテルを挿入するよう指導する**[必要な場合]**
- ☐ 健康状態を援助する，社会的支援ネットワーク（例：家族，友人，専門家，施設）を構築するのを支援する
- ☐ コミュニティ（例：デイケア，学校，介護施設）で自己導尿を行う人をモニタリングしサポートする方法を，指定されたスタッフに指導する**[適切な場合]**

第1版：1992。改訂：1996，2000，2024

参考文献

Beauchemin, L., Newman, D. K., Le Danseur, M., Jackson, A., & Ritmiller, M. (2018). Best practices for clean intermittent catheterization. *Nursing2020, 48*(9), 49-54.

Berman, A., Snyder, S. J., & Frandsen, G. (2018). Urinary elimination. In *Kozier and Erb's Fundamentals of nursing: Concepts, process and practice* (10th ed., pp. 1191-1199). Pearson.

Collins, L. (2018). Use of intermittent self-catheterization for voiding dysfunction. *British Journal of Nursing, 27*(15), 866-868. https://doi.org/10.12968/bjon.2018.27.15.866

Engberg, S., Clapper, J., McNichol, L., Thompson, D., Welch, V. W., & Gray, M. (2020). Current evidence related to intermittent catheterization: A scoping review. *Journal of Wound Ostomy & Continence Nursing, 47*(2), 140-165.

Hinkle, J. L., & Cheever, K. H. (2018). *Brunner and Suddarth's textbook of medical-surgical nursing* (14th ed.). Wolters Kluwer.

Leek, H., Mansfeld, K. J., Reus, A., & Moore, K. H. (2019). Clean intermittent self-catheterization: A randomized controlled crossover trial of single-use versus multiple re-use of catheters. *Australian & New Zealand Continence Journal, 25*(3), 64-73.

Potter, P. A., Ostendorf, W. R., & LaPlante, N. (2018). Urinary elimination. In *Clinical nursing skills*

Part 3　介入　**559**

and techniques (9th ed., pp. 876-892). Mosby.

6470	逃亡予防

Elopement Precautions

定義：離脱が患者または他者の安全に対する脅威になる場合，患者が許可なく治療をやめるリスクを最小限に抑えること

行動

□ 患者の精神的状態を観察する（例：認知症，せん妄，発達障害，脳損傷または疾病による精神状態の変調，精神疾患，抑うつ）

□ 逃亡する可能性のある患者の様子を観察する（例：言語的に表出する，出口付近を徘徊する，衣服を何層にも重ね着する，身の回りのものを梱包する，失見当識障害，分離不安，ホームシック，自殺企図）

□ 患者の法的立場を明確にする（例：未成年者か成人か，自発的治療か裁判所命令による治療か）

□ 逃亡リスクを他のケア提供者に伝える

□ 不安を軽減するために，環境や日課を患者のなじみのあるものにする

□ 患者を物理的に安全な環境に隔離する（例：出口が施錠されているまたは警報が鳴るドア，施錠された窓）**[必要な場合]**

□ 拘束を最小限に抑えた環境を常に維持しながら，安全を強化するための用具を提供する（例：4方向に柵がついたベッド，開閉柵，隠された出口，身体拘束）

□ 患者を観察するために，適切なレベルの監督を行う

□ 安全な環境の外部にいるときには，監督を強化する（例：手をつなぐ，患者に対するスタッフの比率を増加させる）

□ 患者がどこにいるのか観察するための装置を装着する（例：警報を鳴らしたり施錠をする電子センサーを患者に装着する）

□ 患者が逃亡した場合の参考にするために身体的所見を記録する（例：身長，体重，目の色，毛髪の色，肌の色，他の特徴的な所見）

□ 患者ID（識別）バンドを提供する

□ 首尾一貫した日々の作業とケア提供者を維持する

□ 運動プログラムを実施する**[適切な場合]**

□ 患者に創造的な活動を奨励する（例：音楽療法，読書，油彩画，絵画，監督下での野外活動）**[適切な場合]**

□ 逃亡を引き起こす可能性のある感情（例：不安，怒り，恐怖）を経験した場合，ケア提供者に援助を求めるよう患者に奨励する

□ 安心と安楽を与える

□ 治療の場から離れたい理由を患者と話し合う

□ 治療から離脱した場合の肯定的な結果と否定的な結果について，患者と一緒に確認する**[適切な場合]**

□ 治療的環境にいるほうがより快適だという方向に患者の気持ちを変えるため，あらゆる要素について患者と一緒に明らかにする**[可能な場合]**

□ 治療継続に取り組むことを患者に奨励する**[適切な場合]**

第2版：1996。改訂：2018

参考文献

Futrell, M., Melilo, K., & Remington, R. (2014). *Wandering.* Iowa City, IA: The University of Iowa College of Nursing Csomay Center for Gerontological Excellence.

Hodgkinson, B., Koch, S., Nay, R., & Lewis, M. (2007). Managing the wandering behaviour of people living in a residential aged care facility. *International Journal of Evidence-Based Healthcare, 5*(4), 406-436.

Moore, D., Algase, D., Powell-Cope, G., Applegarth, S., & Beattie, E. (2009). A framework for managing wandering and preventing elopement. *American Journal of Alzheimer's Disease and Other Dementias, 24*(3), 208-219.

Perese, E. F. (2012). *Psychiatric advanced practice nursing: A biopsychosocial foundation for practice.* F.A.

560　Part 3　介入

Davis.

4680	読書療法
	Bibliotherapy

定義：感情の表出・積極的な問題解決・適応力・洞察力を強化するために，文学作品を治療的に利用すること

行動

☐ 患者の情動的，認知的，発達的，状況的なニーズを明らかにする

☐ 自分で読解する能力を確認する

☐ 治療目標を設定する（例：情動的変化，個人的発達，新たな価値観と態度の学習）

☐ 本選びに精通している図書館司書に相談する

☐ 治療に適切な文献について発信源（例：図書館）に相談する

☐ 読解レベルに見合う選択をする

☐ 患者が経験している状況，感情を反映した，物語，詩，随筆，記事，自助本，小説を選択する

☐ 音読する［**必要，または可能な場合**］

☐ 写真や挿絵を利用する

☐ 繰り返して読むことを奨励する

☐ 文学作品の登場人物や情動的内容を読み取れるよう患者を援助する

☐ 登場人物が表出した感情について考察し，話し合う

☐ 患者の状況と，文学作品のなかのイメージ・登場人物・状況・概念を比較し検討できるよう対話を促進する

☐ 文学小説のなかの状況が，患者にとって望ましい変化を起こすためにどのように役に立つのか認識できるよう患者を援助する

☐ 個人的に，または治療グループにおいて，読書セッションに続いて演技セッションまたは役割モデルワークを行う

☐ 目標達成度を評価する

第 1 版：1992。改訂：2008

参考文献

Abdullah, M.H. (2002). *Bibliotherapy*. Bloomington, IN: ERIC Digest: Education Resources Information Center Clearing House on Reading English and Communication.

Cohen, L. J. (1992). Bibliotherapy: The therapeutic use of books for women. *Journal of Nurse-Midwifery*, *37*(2), 91-95.

Cohen, L. J. (1993). Discover the healing power of books. *American Journal of Nursing, 93*(10), 70-74.

Hynes, A. M., & Hynes-Berry, M. (1986). *Bibliotherapy the interactive process: A handbook*. Westview Press.

Marrs, R. W. (1995). A meta-analysis of bibliotherapy studies. *American Journal of Community Psychology, 23*(6), 843-870.

McArdle, S., & Byrt, R. (2001). Fiction, poetry and mental health: Expressive and therapeutic uses of literature. *Journal of Psychiatric and Mental Health Nursing, 8*(6), 517-524.

Silverberg, L. I. (2003). Bibliotherapy: The therapeutic use of didactic and literary texts in treatment, diagnosis, prevention, and training. *Journal of the American Osteopathic Association, 103*(3), 131-135.

Part 3 介入　**561**

1350	ドライアイの予防

Dry Eye Prevention

定義：リスクがある人のドライアイの予防と早期に発見すること

行動

□ ドライアイの徴候や症状を観察する（例：発疹，灼熱感，かゆみ，排膿，眼周囲や内部の疼痛，覚醒時または運動時の開眼困難，かすみ）

□ ドライアイの可能性を高める個人的特徴を明らかにする（例：年齢，性別，ホルモン，自己免疫疾患，化学熱傷）と環境要因（例：乾燥空気，エアコン，太陽光）

□ 瞬目反射を観察する

□ まぶたの位置を確認する

□ 涙液ストリップを用いて涙液量をモニタリングする

□ 標準検査を用いて角膜上皮損傷をスクリーニングする

□ コンタクトレンズの脱着と洗浄に関する患者の能力を観察する［適切な場合］

□ 長時間の読書やコンピュータの使用を避けるよう，患者を指導する

□ 気管内挿管チューブを介した人工換気中の患者では，気管内挿管チューブの固定包帯がきつく締めすぎていないことを確認する

□ 機械的に換気された患者における人工呼吸器の圧力とモードを確認する

□ 喉頭と眼瞼の位置に応じたケアの頻度と種類を特定する（例：昏睡状態，深部鎮静および神経筋遮断，顔面麻痺，ベル麻痺，甲状腺刺激性眼内出血，麻痺性眼球動態）

□ 少なくとも1日2回はケアを行う［適切な場合］

□ 涙液産生の補助として，潤滑剤を使用する（例：点眼剤，軟膏）［適切な場合］

□ 有効な器具で眼を覆う（例：ポリエチレンカバー，ポリアクリルアミドゲル，低刺激性テープ）［適切な場合］

□ まぶたが閉じられていることを確認する

□ 角膜保護のための瞼板縫合手術のために，患者の準備をする

□ ケアと予防的治療の効果のために眼表面と角膜を調べる

□ 異常な徴候と症状を医師に報告する

第6版：2013

参考文献

Germano, E. M., Mello, M. J., Sena, D. F., Correia, J. B., & Amorim, M. M. (2009). Incidence and risk factors of corneal epithelial defects in mechanically ventilated children. *Critical Care Medicine, 37*(3), 1097-1100.

Kanski, J. J. (2007). *Clinical ophthalmology: A systemic approach* (6th ed.). Oxford: Butterworth-Heinemann.

Latkany, R. (2008). Dry eyes: Etiology and management. *Current Opinion in Ophthalmology, 19*(4), 287-291.

Rosenberg, J. B., & Eisen, L. A. (2008). Eye care in the intensive care unit: Narrative review and meta-analysis. *Critical Care Medicine, 36*(12), 3151-3155.

Stollery, R., Shaw, M., & Lee, A. (2005). *Ophthalmic nursing* (3rd ed.). Oxford: Blackwell.

562 Part 3 介入

5410	トラウマセラピー（身体的心的外傷療法）：子ども

Trauma Therapy: Child

定義：子どもが経験した心的外傷（トラウマ）を解決するために相互作用的な支援過程を活用すること

行動

☐ 思考と感情を統制する感覚を回復させるため，身体的心的外傷の探求前に具体的なストレス管理法を指導する

☐ 子どもにとっての心的外傷とその意味について探索する

☐ 心的外傷について質問する際には発達上適切な言葉を用いる

☐ 出来事の説明をする子どもを援助するために，リラクセーションと脱感作の手法を用いる

☐ 慎重に守られた心的外傷の構成要素が発覚したことに対する反応を観察することによって，信頼と安全を確立し，心的外傷に接近するための権限を確立する

☐ 子ども自身のペースでセラピーを進める

☐ 心的外傷に焦点をあてた作業が過剰だった場合に，子どもが発することができる合図を設定する

☐ 自己制御と安心感の再建にセラピーの焦点をあてる

☐ 表出を促すために芸術と遊びを用いる

☐ セラピーに親または適切なケア提供者を参加させる [適切な場合]

☐ 子どもの心的外傷に対する反応やセラピーの過程について親を教育する

☐ 心的外傷に関する自分の情動的な苦悩を解決できるよう，親を援助する

☐ サポートを提供できるように適切な他者を援助する

☐ 心的外傷の原因である場合，親やケア提供者をセラピーに参加させない

☐ 知覚的・認知的な歪みを段階的に分析することで，心的外傷を引き起こした出来事によってつくられた思い込みを再考するよう，子どもを援助する

☐ 前兆形成（トラウマを予告する警告があると信じること）やサバイバーズギルト（戦争や災害，事故，事件，虐待等から奇跡的に生還を遂げた人が，亡くなった人がいるなかで自分が助かったことに対して，しばしば感じる罪悪感）を含む心的外傷に関連する誤った属性を探索し，是正する

☐ 感情を明らかにし，対処するための支援をする

☐ 悲嘆プロセスについて，子どもと親に説明する [適切な場合]

☐ 曲解された憶測や断定について検討できるよう，子どもを援助する

☐ 安心感と人生における予測性を再構築できるよう，子どもを援助する

☐ 再構築された心的外傷の出来事を，過去の出来事または人生の経験として統合できるよう，子どもを援助する

☐ 家庭生活や仲間との関係，学業遂行において，心的外傷後の役割機能に対処する

第4版：2004

参考文献

Boyd, M. R. (2005). Caring for abused persons. In M. A. Boyd (Ed.), *Psychiatric nursing: Contemporary practice* (3rd ed., pp. 823-856). Lippincott Williams & Wilkins.

Clark, C. C. (1997). Posttraumatic stress disorder: How to support healing. *American Journal of Nursing, 97*(8), 27-33.

DiPalma, L. M. (1997). Integrating trauma theory into nursing practice and education. *Clinical Nurse Specialist, 11*(3), 102-107.

Pifferbaum, B. (1997). Posttraumatic stress disorder in children: A review of the past 10 years. *Journal of the American Academy of Child and Adolescent Psychiatry, 36*(11), 1503-1511.

Part 3　介入　**563**

2430	トランスジェンダーのホルモン療法

Transgender Hormone Therapy

定義：性自認に一致するように身体を物理的に変えようとする人へのケアを提供する

行動

☐ 外因性ホルモン療法の既知のリスクとベネフィットについてカウンセリングを行う

☐ ホルモン療法に対するインフォームドコンセントを確認する

☐ ホルモン療法により悪影響を受ける可能性のある急性の精神上の健康問題を探る

☐ ホルモン療法を受けているティーンエイジャーについて家族と話し合う

☐ ホルモン治療およびジェンダー受容に対する家族の支援と理解のレベルを確認する

☐ 心理社会的支援を探して提供し，紹介する[**適応がある場合**]

☐ ホルモン療法を処方する医師等と，アセスメントとその結果についてコミュニケーションをとる

☐ ホルモン療法の一般的な性質と目的に一致しているかどうか，個人の目標とホルモン療法に対する理解を確認する

☐ ホルモン療法の身体的，精神的，社会的なベネフィットとリスクについての理解を確認する

☐ ホルモン療法の代替の方法について話し合う[**該当する場合**]

☐ 性別適合を継続する意思がある場合，手術の選択肢の紹介について話し合う

☐ ホルモンの向精神効果（うつ病や不安等の気分や精神健康問題）についてカウンセリングを行う

☐ ホルモン療法によって悪化する可能性のある症状を予測するために，気分や精神健康についての情報を収集する

☐ ホルモン療法を処方する医師等とこれらの症状について話し合うように指導する

☐ 社会的移行のニーズ（例：仲間の支援，精神療法，書類的な変更，ケアの調整，法的支援）を探る

☐ 薬剤の使用を確認する[**処方に従って**]

☐ ホルモン療法に関する疑念や恐れ，受け入れについて話すよう促す

☐ 最初の1年間は3か月ごとに，次に6～12か月ごとに身体の変化や副作用（有害なもの）を監視する

☐ トランスジェンダー男性の場合，フォローアップ時に血清テストステロンの投与量を確認し，男性の正常範囲（300～1000ng/dL）に合わせる

☐ トランスジェンダー女性の場合，フォローアップ時に血清テストステロンとエストラジオールの投与量を確認し，女性の正常範囲（テストステロン30～100ng/dL，エストラジオール＜200ng/mL）に合わせる

☐ トランスジェンダー男性のホルモンレベル，ヘマトクリット，血中脂質を，ホルモン療法開始前およびフォローアップ時に監視する

☐ トランスジェンダー女性のホルモンレベル，プロラクチン，トリグリセリドをホルモン療法開始前およびフォローアップ時に監視する

☐ 骨粗鬆症のリスクがある人には，ホルモン療法開始前に骨密度スクリーニングを行う[**指示に従って**]

☐ がんのリスク（例：トランスジェンダー男性の子宮頸部や乳房，トランスジェンダー女性の乳房や前立腺）について指導する

☐ ホルモンレベルのリスク（例：ホルモン値が高すぎると危険，低すぎると性別の変化が逆戻りする）について指導する

☐ トランスジェンダーの変化に関連する社会的影響に関連して，フォローアップカウンセリングを確実に行う

☐ 理解を確実にするためにティーチバックを用いる

第8版：2024

参考文献

Baker, K. E., Wilson, L. M., Sharma, R., Dukhanin, V., McArthur, K., & Robinson, K. A. (2021). Hormone therapy, mental health, and quality of life among transgender people: A systematic review.

Journal of the Endocrine Society, 5(4), bvab011. https://doi.org/10.1210/jendso/bvab011

Clark, B. A., Marshall, S. K., & Saewyc, E. M. (2020). Hormone therapy decisionmaking processes: Transgender youth and parents. *Journal of Adolescence, 79*, 136-147. https://doi.org/10.1016/j.adolescence.2019.12.016

Joseph, A., Cliffe, C., Hillyard, M., & Majeed, A. (2017). Gender identity and the management of the transgender patient: A guide for non-specialists. *Journal of the Royal Society of Medicine, 110*(4), 144-152. https://doi.org/10.1177/0141076817696054

Klein, D. A., Paradise, S. L., & Goodwin, E. T. (2018). Caring for transgender and gender-diverse persons: What clinicians should know. *American Family Physician, 98*(11), 645-653.

Radix, A. (2019). Hormone therapy for transgender adults. *The Urologic Clinics of North America, 46*(4), 467-473. https://doi.org/10.1016/j.ucl.2019.07.001

Souza Santos, R., Frank, A. P., Nelson, M. D., Garcia, M. M., Palmer, B. F., & Clegg, D. J. (2017). Sex, gender, and transgender: Metabolic impact of cross hormone therapy. *Advances in Experimental Medicine and Biology, 1043*, 611-627. https://doi.org/10.1007/978-3-319-70178-3_27

6366	トリアージ：遠隔通信

Triage: Telecommunication

定義：遠隔通信を利用して健康問題の性質と緊急度をトリアージすること

行動

- ☐ 名前，資格，組織を明らかにする
- ☐ 通話内容は記録されることを知らせる（例：質の監視のため）
- ☐ 協力する意思があることを示す（例：「どういった支援ができますでしょうか？」）
- ☐ 電話の目的に関する情報を得る（例：危機，症状，医療的な診断，健康歴，現在の治療計画の特性）
- ☐ 健康状態に関する不安を特定する
- ☐ 本人と直接話す [**可能な場合は常に**]
- ☐ 非言語的な症状（例：息切れ，喘鳴，言葉の出にくさ，ろれつ障害）に注意する
- ☐ 通訳を使用する [**必要な場合**]
- ☐ 反応から文化的および社会経済的障壁を評価する（例：言語の障壁，医療保険の欠如，医療用語の理解不足）
- ☐ 電子カルテにアクセスして追加の健康履歴を確認する [**可能な場合**]
- ☐ 行動に関して簡単な説明を提供することで，電話のかけ手に指示を提供し，促し，落ち着いてもらう [**必要な場合**]
- ☐ 重要なデータを特定，評価し，緊急の症状を分類するために標準的な症状を基本としたガイドラインやエビデンスに基づいた看護プロトコルを使用する
- ☐ ガイドラインを使用して最も高いリスクの可能性のあるものを決定して，報告された症状の優先順位をつける
- ☐ 治療を受けているのであれば，現在の治療の効果に関連した情報を取得する
- ☐ 心配事がさらなる評価を必要とするものか標準的なガイドラインを使用して確認する
- ☐ 標準のガイドラインを使用して，危機に関しての応急処置または緊急の方法を説明する（例：心肺蘇生法または出産法）
- ☐ 救急サービスに連絡をとっている間，通信し続ける [**施設のプロトコルに従って**]
- ☐ 病院への移動に関してわかりやすい指示をする [**必要な場合**]
- ☐ 紹介と治療介入の選択肢に関して助言する
- ☐ 治療計画やその結果としてのセルフケアの責任に関する情報を提供する [**必要な場合は実践の領域および確立されたガイドラインに従って**]
- ☐ 言語化して助言や指示の理解を確かめる（何を話したかを繰り返してもらう）
- ☐ 与えられたアドバイスや指示に従うことを妨げるものが何かあるか尋ねる
- ☐ ニーズを確認し，さらなる断続的な評価のための時間間隔を設ける
- ☐ 評価・助言・説明・その他本人に提供した情報を記録する [**特定のガイドラインに従って**]

Part 3　介入　**565**

□ 本人または家族がどのように電話をかけ直すことができるか確認する [**適切な場合**]

□ 電話をかけ直す許可を記録し，電話情報を受け取ることのできる人を特定する

□ 対応を決定するためにフォローアップし，その対応と本人に意図される行動を記録する [**必要な場合**]

□ 関連する法律に従って守秘義務を守る

□ 関連する法律に従う

□ 監督や同僚の支援を受けて，問題のある電話について話し合い，解決する

□ 理解を確実にするためにティーチバックを用いる

第3版：2000。改訂：2024

参考文献

American Academy of Ambulatory Care Nursing. (2018). Scope and standards of practice for professional telehealth nursing (6th ed.). Anthony J. Jannetti.

Erkelens, D. C., Rutten, F. H., Wouters, L. T., Dolmans, L. S., de Groot, E., Damoiseaux, R. A., & Zwart, D. L. (2020). Accuracy of telephone triage in patients suspected of transient ischemic attack or stroke: A cross-sectional study. *BMC Family Practice, 21*(1), 1-10. https://doi.org/10.1186/s12875-020-01334-3

Montandon, D., Souza-Junior, V., Almeida, R., Marchi-Alves, L., Mendes, I., & Godoy, S. (2019). How to perform prehospital emergency telephone triage: A systematic review. *Journal of Trauma Nursing, 26*(2), 104-110.

Owens, S. J. (2017). Telephone triage in ophthalmology settings. *Insight: The Journal of the American Society of Ophthalmic Registered Nurses, 42*(3), 26-29.

Pirschel, C. (2018). How oncology nurses provide quality care through telephone triage. *Oncology Nursing Society VOICE, 33*(11), 24-28.

Wouters, L. T., Zwart, D. L., Erkelens, D. C., Huijsmans, M., Hoes, A. W., Damoiseaux, R. A., Rutten, F. H., & Groot, E. (2020). Tinkering and overruling the computer decision support system: Working strategies of telephone triage nurses who assess the urgency of callers suspected of having an acute cardiac event. *Journal of Clinical Nursing, 29*(7/8), 1175-1186. https://doi.org/10.1111/jocn.15168

6364	**トリアージ：救急センター**

Triage: Emergency Center

定義：救急センターにおいて優先順位を設定し，人に治療を開始すること

行動

□ 個人防護具（PPE）の装着を確実にする [**適応がある場合**]

□ 感染症アウトブレイク中は事前トリアージ評価を行う

□ 事前トリアージされた人を隔離する [**適応がある場合**]

□ 施設のガイドラインとケアの標準に従い，すべての来院者に対して簡潔，迅速，正確な評価を行う

□ 迅速初期評価の間に，同時に徴候と症状を査定する

□ 事前トリアージ所で，症状，旅行歴，接触者について焦点を絞った質問をする

□ 非接触的に体温を測定する

□ 緊急度レベルを判断するために，対象者の追加データをとる（例：バイタルサイン，痛みのレベル評価，身体所見，関連する医療履歴，現在の服用薬）

□ 体系的な基準を使用して緊急度評価を割り当てる（例：5段階の緊急度評価システム，ABCD評価）

□ 緊急度評価と感染状態によって，対象者を適切なエリアに移動する

□ 緊急度評価と感染状態に基づいて提供すべきケアを確定する

□ 受け入れ先の医療従事者に情報を提供する

□ 分娩中の女性の評価と移送をする

□ トリアージされる側にトリアージの方法を説明する

□ 法的要件が満たされていることを確認する（例：緊急医療治療および労働中の活動法（EMTALA））

□ 独立した有資格の医療従事者による医療スクリーニング検査（MSE）をすべての人に提供する（トリアージは MSE とみなされない）

566　　Part 3　介入

☐ 危機介入を行う［**適切な場合**］

☐ 暴力の増大を拡散させる［**適切な場合**］

☐ 緊急でない人を診療所や他の初期診療施設，保健所に紹介する

☐ 診察を待っている人を観察する

☐ ヘルスケアチームと待合室にいる人の連絡係を務める

☐ 質問に答え，本人と家族を安心させる

☐ 本人と医療者に対する心理学的支援を確定する

☐ 面会者を含む人の流れを制御する

第3版：2000。改訂：2024

参考文献

Awad, M. E., Rumley, J. C. L., Vazquez, J. A., & Devine, J. G. (2020). Perioperative considerations in urgent surgical care of suspected and confirmed covid-19 orthopaedic patients: Operating room protocols and recommendations in the current covid-19 pandemic. *Journal of the American Academy of Orthopaedic Surgeons, 28*(11), 451-463. https://doi.org/10.5435/JAAOS-D-20-00227

Benabbas, R., Shah, R., Zonnoor, B., Mehta, N., & Sinert, R. (2020). Impact of triage liaison provider on emergency department throughput: A systematic review and meta-analysis. *American Journal of Emergency Medicine, 38*(8), 1662-1670.

Briggs, J., & Grossman, V. (2019). *Emergency nursing 5-tier triage protocols.* Springer Publishing, Inc.

Burgess, L., Kynoch, K., & Hines, S. (2019). Implementing best practice into the emergency department triage process. *International Journal of Evidence-Based Healthcare, 17*(1), 27-35. https://doi.org/10.1097/XEB.0000000000000144

Mathew, R., Sinha, T. P., Sahu, A. K., Bhoi, S., & Galwankar, S. (2020). Coronavirus-19 pandemic: A two-step triage protocol for emergency department. *Journal of Emergency Trauma & Shock, 13,* 169-171.

Mendonça, A., de Carvalho Queluci, G., Rodrigues de Souza, V., Couto Dias, S., & da Silveira Jasmim, J. (2018). Nursing skills in emergency services: A systematic review. *Journal of Nursing, 12*(10), 2816-2824.

Moura, B. R. S., Oliveira, G. N., Medeiros, G., Vieira, A., de, S., Nogueira, L., & de, S. (2022). Rapid triage performed by nurses: Signs and symptoms associated with identifying critically ill patients in the emergency department. *International Journal of Nursing Practice, 28*(1), 1-10. https://doi.org/10.1111/ijn.13001

Sweet, V., & Foley, A. (2020). *Sheehy's emergency nursing: Principles and practice.* Elsevier.

Whiteside, T., Kane, E., Aljohani, B., Alsamman, M., & Pourmand, A. (2020). Redesigning emergency department operations amidst a viral pandemic. *American Journal of Emergency Medicine, 38*(7), 1448-1453.

| 6362 | **トリアージ：コミュニティにおける災害** |

Triage: Community Disaster

定義：資源が乏しいなか災害現場における緊急の治療を必要とするケアの優先順位を設定すること

行動

☐ 災害の性質に関する現在の情報を取得する（例：被害者の数，けがの程度，被災の領域）

☐ 中央部門と連絡をとる（例：災害対策本部）

☐ 適切な人員への通知を確定する（例：看護部トップ，ERリーダー，管理部門のリーダー）

☐ 利用可能な資源を検討する

☐ 補完する医療従事者に連絡する（例：外科医，歯科医，獣医，ホスピス看護師，退職した臨床家，ボランティア）［**適応がある場合**］

☐ 受付および現場トリアージ所を，汚染されていない医療資源とともに，現場の近くに設置する［**適応がある場合**］

☐ 転院を考慮し，地域の急性期施設に知らせる

☐ 廊下，駐車場，ロビー，芝生，または屋上を医療提供のために使う［**必要な場合**］

☐ 秩序を維持し，施設を保護するために警備スタッフを増やす

Part 3 　介入　　**567**

- ☐ 被害者との接触によるリスクを同定する（例：有毒ガス，放射線，生物学的危険物）
- ☐ 個人防護具（PPE）を入手し，すべての職員が保護されていることを確認する**［適応がある場合］**
- ☐ すべてのスタッフに，事前の医療接触なしに医療システムにアクセスする可能性のある被害者（例：歩行可能な軽傷者）がいることを警告する
- ☐ 歩行可能な軽傷者に対して適切なトリアージと除染処置を確実に行う
- ☐ 追加の資源（例：個人防護具，医療機器）を入手するための手順を開始する
- ☐ トリアージ完了後，被災者のケアのために追加の人員を確保する
- ☐ 現場の支援のため，人員を配置する**［適応がある場合］**
- ☐ 治療の優先順位づけに加わる
- ☐ まず初めに現場から重症者を救出する
- ☐ 被災者の主訴を特定する
- ☐ 既往歴に関する情報を得る
- ☐ メディカルアラートタグがないか確認する**［適切な場合］**
- ☐ 全身の初期検査を行う**［適切な場合］**
- ☐ 命を脅かす外傷や緊急のニーズがないか観察し，治療する
- ☐ 色分けされたトリアージタグを使用して被災者の迅速な分類を行い，コミュニケーションしながら支援する
- ☐ その人の状態に応じて示されたトリアージタグを使用する（例：緊急ケアが必要な赤，待機できる黄，軽傷の緑，生存困難の黒）
- ☐ 軽傷者の移動を検討する
- ☐ 存命の可能性が低い人に対する緩和ケア法を検討する（例：聖職者に通知する）
- ☐ 遺体安置所を設置する
- ☐ より高度なケアが必要な負傷者を避難または搬送する
- ☐ すべての人にトリアージが完了した後，各人に適切な緊急の方法を開始する**［適応がある場合］**
- ☐ すべての人にトリアージが完了した後，2次的な全身の検査を行う**［適切な場合］**
- ☐ すべてのスタッフが災害後に同僚やカウンセラーとデブリーフィングする時間を確保する
- ☐ 災害への対応を，キーとなる職員の意見を含み，評価する（例：事後報告書）
- ☐ 救急スタッフのために年次災害訓練を実施する
- ☐ 補助人員の訓練のために定期的なコミュニティの災害訓練を実施する

第3版：2000。改訂：2024

参考文献

Emergency Nurses Association. (2019). *Trauma nursing core course* (8th ed.).

Ghanbari, V., Ardalan, A., Zareiyan, A., Nejati, A., Hanfling, D., Bagheri, A., & Rostamnia, L. (2021). Perceptions on principle of priority setting in disaster triage: A Q-method study. *International Emergency Nursing, 59*, N.PAG. https://doi.org/10.1016/j.ienj.2021.101064

Ram-Titkin, E. (2017). Ethical considerations of triage following natural disasters: The IDF experience in Haiti as a case study. *Bioethics, 31*(6), 467-475.

Sharma, S. K., & Sharma, N. (2020). Hospital preparedness and resilience in public health emergencies at district hospitals and community health centers. *Journal of Health Management, 22*(2), 146-156. https://doi.org/10.1177/0972063420935539

Sheek-Hussein, M., Abu-Zidan, F. M., & Stip, E. (2021). Disaster management of the psychological impact of the COVID-19 pandemic. *International Journal of Emergency Medicine, 14*(1), 1-10. https://doi.org/10.1186/s12245-021-00342-z

Sweet, V., & Foley, A. (2020). *Sheehy's emergency nursing: Principles and practice*. Elsevier.

Sweet, V. (2018). *Emergency nursing core curriculum*. Elsevier.

Whiteside, T., Kane, E., Aljohani, B., Alsamman, M., & Pourmand, A. (2020). Redesigning emergency department operations amidst a viral pandemic. *American Journal of Emergency Medicine, 38*(7), 1448-1453.

568 Part 3 介入

4730	内省指導

Guided Reflection

定義：経験を深く考察し探究することで，より深い洞察，意味，理解を得るための支援を行う

行動

☐ 内省プロセスに意欲をもって取り組もうとしているか決定する

☐ 気がかりや経験が内省指導プロセスに適しているか判断する

☐ 内省活動に参加するための方略を選択する（例：対面，インターネット，遠隔医療，書面での内省）

☐ 信頼と尊重に基づいた治療的関係を築く

☐ 共感，温かさ，誠実さを示す

☐ 内省指導の焦点を明確にする

☐ 合意のうえで時間の許容範囲を決定する

☐ 内省中に表現される感情や気持ちを監視する

☐ 何が起こったのかを説明するのを助ける（例：何が，どこで，いつ起こったのか？　あなたは何をしたか？　出来事はどの順序で起こったか？　結果はどうだったか？）

☐ 出来事について何を考え，感じたのかを説明するように求める（例：最初の反応はどうだったか？　状況中およびその後に何を考え，感じたか？　今はどう思うか？）

☐ 沈黙と積極的な傾聴を通じて思考や感情の表現を支援する

☐ 経験を考察しながら，声に出して考えることを促し，明確さを強調する

☐ 積極的な傾聴の障害を避ける（例：感情を軽視する，安易な解決策を提供する，話をさえぎる，自分のことを話す，早急に結論を出す）

☐ 経験を評価するのを助ける（例：うまくいったことは何か？　挑戦は何だったか？　役に立たなかった人やことは何か？　改善が必要な点は何か？）

☐ 誤情報や不正確な情報を明らかにするのを支援する［適応がある場合］

☐ 必要な情報やリソースを探すのを支援する

☐ 状況の意味をみつけるのを助ける（例：この経験と他の経験の間にどんな類似点や違いがあるか？　どんな選択をして，それがどんな影響を与えたか？　何がうまくいったか？　何がうまくいかなかった，または本来の結果と違ったか？）

☐ 他にとれた行動や選択を探る（例：結果に影響を与えたと考える要因は何か？　代替行動やアプローチは何があるか？）

☐ 同じ状況が将来再発した場合の異なる選択肢を探る（例：同様の状況や経験が再び起こった場合，どうするか？　よい結果の可能性を高め，望ましくない結果の可能性を減らすために何をするか？　この経験から何を学んだか？）

☐ 適切な間隔で解決に向けた進捗を探る

☐ セッションの終わりに，議論と学んだことについての内省を促す［適切な場合］

☐ カウンセリング，サポートグループ，または他の医療従事者に紹介する［適応がある場合］

☐ 記録する［適切な場合］

第8版：2024

参考文献

Aaron, L., Hicks, J., McKnight, A., & Andary, J. (2021). Reflection as a tool for personal and professional development. *Radiologic Technology, 93*(2), 130-140.

Engbers, R. A. (2020). Students' perceptions of interventions designed to foster empathy: An integrative review. *Nurse Education Today, 86*, 104325. https://doi.org/10.1016/j.nedt.2019.104325

Fearon-Lynch, J. A., Sethares, K. A., Asselin, M. E., Batty, K., & Stover, C. M. (2019). The effects of guided reflection on diabetes self-care: A randomized controlled trial. *The Diabetes Educator, 45*(1), 66-79.

Frauenfelder, F. (2019). Psychiatric adult inpatient nursing described in the NANDA-I and NIC: A systematic evaluation of nursing classifications [Doctoral dissertation. Radbound University] Radbound Repository. https://repository.ubn.ru.nl/handle/2066/203856

Part 3 介入 **569**

Jobes, M. J., & Duncan, K. (2019). A guided reflection activity on sudden death. *Journal of Nursing Education, 58*(5), 313.

Johnson, R., & Richard-Eaglin, A. (2020). Combining SOAP notes with guided reflection to address implicit bias in health care. *Journal of Nursing Education, 59*(1), 59. https://doi.org/10.3928/01484834-20191223-16

Sethares, K. , A., & Asselin, M. E. (2017). The effect of guided reflection on heart failure self-care maintenance and management: A mixed methods study, *Heart Lung, 46*(3), 192-198.

Walsh, J. A., & Sethares, K. A. (2022). The use of guided reflection in simulation-based education with prelicensure nursing students: An integrative review. *Journal of Nursing Education, 61*(2), 73-79. https://doi.org/10.3928/01484834-20211213-01

570 Part 3 介入

4740	日記記述法
	Journaling

定義：過去の出来事・経験・思考・感情について思案し，分析するための機会を提供する手段として，書くことを促進すること

行動

- □ （記述法と）同様の介入を受けた経験や，その介入に対する受容について話し合う
- □ 目的と目標を設定する
- □ さまざまな記述方法を説明し，用いる技法を決定する（例：自由記述，テーマがある記述，集約的な記述）
- □ 課題を達成するための時間枠を決める
- □ 少なくとも週に3回，1回20分間は，中断せずに記述することを奨励する
- □ 課題の達成に最適な環境を確保する（例：安楽な姿勢，部屋の照度の適切性，眼鏡の着用）
- □ 情動的，視覚的，聴覚的，嗅覚的，内臓的に気を散らすものは最小限に抑える
- □ プライバシーを保護し，守秘義務を保証する
- □ メディアと方法を選択させる（例：ペン，鉛筆，マーカー，日記，コンピュータ，テープレコーダー等）
- □ 必要物品をすべて集める
- □ 将来的に参照し省察するために，日記の見出しには日付を記載するよう，指導する
- □ テーマにとらわれずに，出来事が起こった順に記述することを推奨する
- □ 物語，イメージ，付随する思考や感情の観点から出来事を表現し，語ることを推奨する
- □ 五感に関する経験を記述する [適応がある場合]
- □ 最も奥底にあるこころのうちや気持ちの表出を促進する
- □ 句読点，スペル，文章の構造，文法は気にしないよう指導する
- □ 今後，1人で記述法を継続できるかを確認する
- □ 決まった間隔で日記の記載を見直す
- □ 設定した目標への達成度を観察する

第5版：2008

参考文献

Butcher, H. K. (2004). Written expression and the potential to enhance knowing participation in change. *Visions: The Journal of Rogerian Nursing Science, 12*(1), 37-50.

Butcher, H. K., Gordon, J. K., Ko, J. W., Perkhounkova, Y., Rinner, A., Cho, J. Y., & Lutgendorf, S. (2016). Finding meaning in written emotional expression by family caregivers of persons with dementia. *The American Journal of Alzheimer's Disease and Other Dementias, 31*(8), 631-642. https://doi.org/10.1177/153331751660611

DeSalvo, L. (1999). *Writing as a way of healing: How telling our stories transforms our lives.* Beacon Press.

Lepore, S. J., & Smyth, J. M. (2002). *The writing cure: How expressive writing promotes health and emotional well-being.* American Psychological Association.

Pennebaker, J. W. (1997). *Opening up: The healing power of expressing emotions.* Guilford.

Pennebaker, J. W. (1997). Writing about emotional experiences as a therapeutic process. *Psychological Science, 8*(3), 162-166.

Rew, L. (2005). Self-reflection: Consulting the truth within. In B. M. Dossey, L. Keegan, & C. E. Guzzetta (Eds.), *Holistic nursing: A handbook for practice* (4th ed., pp. 429-447). Jones and Bartlett.

Stone, M. (1998). Journaling with clients. *The Journal of Individual Psychology, 54*(4), 535-545.

Synder, M. (2006). Journaling. In M. Snyder & R. Lindquist (Eds.), *Complementary/alternative therapies in nursing* (5th ed., pp. 165-173). Springer.

Part 3　介入　　**571**

7310	入院時ケア
	Admission Care

定義：医療施設入院（入所）の支援（オリエンテーションを含む）

行動

☐ 自己紹介をし，ケア提供における役割を説明する

☐ 少なくとも2つの識別子を使用して本人確認する（例：氏名，生年月日）

☐ 適切な受け入れエリアに配置する

☐ 適切なプライバシーを確保する

☐ 感覚やコミュニケーションのニーズがあるか確認する（例：眼鏡，補聴器，通訳の必要性）または好ましいコミュニケーション方法を確認する

☐ 英語を話さない，読まない，理解しない場合は，プロの翻訳者や電話通訳サービスを提供する

☐ 教育背景，健康リテラシーレベル，指示を理解する能力を確認する

☐ 患者の権利章典を提供する

☐ 事前指示書の情報を提供する（例：リビングウィル，医療に関する耐えられる委任状）

☐ 事前指示書のコピーを取得する[可能な場合]

☐ 関連する医療機関の方針と手順を含む，ケアの期待について説明する

☐ ナースコール，トイレ，設備等，身近な環境について説明する

☐ 施設設備のオリエンテーションをする

☐ 既往歴，処方歴，アレルギーを含む健康歴を確認する

☐ 入院時の宗教的アセスメントを行う[適切な場合]

☐ 身体的，経済的，心理社会的，および宗教的な評価を確認する[適切な場合]

☐ 適応や対応が必要な文化的要素を確認する（例：食事の好み，服装の要件，ヒーリングや健康に関する信念）

☐ ハーブや市販薬を含む薬物を確認する

☐ 入院時のリスク状態を確認する（例：転倒・転落リスク，結核スクリーニング検査，皮膚のアセスメント）

☐ 補助装置を使用しているかどうかを確認し，安全であることを確認した後に提供する

☐ 予備検査およびスクリーニングを実施する[施設の方針および個人の状態に従って]

☐ 言語的および非言語的な行動や反応を記録する

☐ 疾病の認識，医療ニーズ，健康問題に関する知識，およびケアへの期待を確認する

☐ 状況，過去の入院，救急受診，健康の社会的決定要因に基づいて再入院のリスクが高いか特定する（例：LACE基準[入院期間，緊急入院，チャールソン併存疾患指数，救急受診]）

☐ 入院時に退院のための柔軟な継続的計画を開始する（例：退院準備の定期評価，退院計画に関する定期的な話し合い）

☐ できるだけ早期に，家族や介護者の有無等，家族のリソースを確認する

☐ 在宅ケアや退院のニーズに関するすべてのやりとりに早期から関与するよう促す

☐ 安全対策を講じる（例：転倒予防プロトコル，隔離予防策）[適切な場合]

☐ リストバンドのほかにも，臨床記録，病室のドア，ベッドヘッドに，安全警鐘のために患者名を記入したラベルを貼る[適応がある場合]

☐ 入院と入院時の状態を医療従事者に伝える

☐ ケアに関する医療従事者の指示を得る

☐ 関連情報を記録する

☐ 情報に関する守秘義務を順守する

第1版：1992。改訂：2004，2024

572 Part 3 介入

参考文献

Berman, A., Snyder, S. J., & Frandsen, G. (2021). *Kozier and Erb's Fundamentals of nursing: Concepts, process and practice* (11th ed.). Pearson.

Jensen, S. (2021). Health assessment. In R. F. Craven, C. J. Hirnle, & C. J. Henshaw (Eds.), *Fundamentals of nursing: Human health and function* (9th ed., pp. 319-370). Wolters-Kluwer.

Potter, P. A., Ostendorf, W. R., & LaPlante, N. (2018). *Admitting patients. Clinical nursing skills and techniques* (pp. 13-19) (9th ed.). Mosby.

Smith, S. F., Duell, D. J., Martin, B. C., Aebersold, M. L., & Gonzalez, L. (2017). *Admission, transfer and discharge. In Clinical nursing skills: Basic to advanced skills* (pp. 84-100) (9th ed.). Pearson.

Williams, P. (2020). *Basic geriatric nursing* (7th ed.). Elsevier.

6820	乳児ケア
	Infant Care

定義：1歳以下の子どもの発達に見合った，家族中心のケアを提供すること

行動

- ☐ 専門的な介護者に継続的に担当してもらうことを奨励する
- ☐ 乳児の身長と体重を観察する
- ☐ 水分の摂取量と排出量を観察する
- ☐ 入浴に関する親の好みに合わせる [可能な場合]
- ☐ おむつを替える
- ☐ 発達に合わせた食事を乳児に提供する
- ☐ おしゃぶりをする機会を提供する
- ☐ 乳児のケアをしていないときはベビーベッドの周りの柵を上げておく
- ☐ ベビーベッドから小さな物品を撤去する（例：シリンジの栓やアルコール綿）
- ☐ 乳児の周辺環境の安全性を確認する
- ☐ 発達に合わせた安全な玩具や遊びを乳児に提供する
- ☐ 子どもの発達および子育てに関する情報を親に提供する
- ☐ 遊びの間，視覚や聴覚，触覚，運動の刺激を提供する
- ☐ 乳児の気質に合わせた遊びやケアを組み立てる
- ☐ ケアの提供時に乳児に話しかける
- ☐ ケアに参加するよう，親に奨励する（例：入浴，食事，薬剤投与，更衣）
- ☐ 乳児の特別なケア方法を親に説明する
- ☐ 乳児の特別なケアを実施する親の技術を強化する
- ☐ 乳児の状態について親に知らせる
- ☐ 意思決定や治療中の支援に親を巻き込む
- ☐ 治療や処置の論理的根拠を親に説明する
- ☐ 処置中そばにいるか，終了時に戻ってくるかの選択肢を親に提供する
- ☐ 適応がある場合は抑制帯をつけ，使用中は観察する
- ☐ 揺らしたり，抱いたり，抱きしめたり，布で包んで乳児に安楽を提供する
- ☐ 蹴ったり，足をまっすぐに起こしたり，泣き続けたり，なだめることが困難であるといったことを含め，疼痛の徴候がないか乳児を観察する
- ☐ 疼痛管理方略を使用する（例：気晴らし，親を巻き込む，体位変換，布に包む，環境の操作）
- ☐ 病気や入院といったストレスのある間，退行は正常なことであると親に説明する
- ☐ 病院を訪問し，泊まるよう，家族に奨励する
- ☐ 親への感情的および霊的支援を行う（例：聞き手となる，コーピング方略や紹介を維持し，作成する支援）

Part 3　介入　**573**

□ 入院中も乳児が日々行っていることを継続する［可能な場合］
□ 午睡中や夜間は静かで眠りを妨げられることのない環境をつくる

第 1 版：1992。改訂：2013

参考文献

Algren, C. L. (2007). Family-centered care of the child during illness and hospitalization. In M. J. Hockenberry & D. Wilson (Eds.), *Wong's nursing care of infants and children* (8th ed., pp. 1046-1082). Mosby Elsevier.

Hopia, H., Tomlinson, P. S., Paavilainen, E., & Astedt-Kurki, P. (2005). Child in hospital: Family experiences and expectations of how nurses can promote family health. *Journal of Clinical Nursing, 14*(2), 212-222.

Pillitteri, A. (2007). The family with an infant. In *Maternal and child health nursing: Care of the childbearing and childrearing family* (pp. 824-859) (5th ed.). Lippincott Williams & Wilkins.

Ward, S. L., & Hisley, S. M. (2009). Caring for the child in the hospital and in the community. In *Maternal-child nursing care: Optimizing outcomes for mothers, children, & families* (pp. 664-700). F.A. Davis.

Ward, S. L., & Hisley, S. M. (2009). Caring for the family across care settings. In *Maternal-child nursing care: Optimizing outcomes for mothers, children, & families* (pp. 701-714). F.A. Davis.

6810	**乳児ケア：視力検査支援**
	Infant Care: Eye Examination Support

定義：早産の乳児の眼の検査時における痛み軽減と快適性の促進

行動

□ 早産の乳児の眼の検査をスケジュールする
□ 親や保護者に眼科スクリーニングと検査の手順を説明する
□ 静かで落ち着いた環境を確保する
□ 照明を適度な低レベルに調整する
□ ベースラインの心拍数，酸素飽和度，呼吸数を測定する
□ 検査の 1 時間前に散瞳の点眼薬を適用し，その後も適切な間隔で点眼する［**製造元の指示および施設のプロトコルに従って**］
□ 適切に包んだ状態で，手足を曲げたまま平らな面に仰向けに寝かせる
□ 頭の下に小さなパッドを置き，頸椎および胸椎の 1，2 番目の椎骨をサポートする
□ 手順の 10 〜 15 分前，体を固定する前に経口ブドウ糖を提供する
□ 検査を始める前におしゃぶりを提供する
□ 吸っている間は検査中ずっとおしゃぶりを使い続ける
□ 乳児に話しかける際は，柔らかいトーンを使用する
□ 看護師の手を温かく保ち，優しく触れるようにする
□ 頭を最小限に過伸展させる
□ 局所麻酔の点眼を眼に行う［**適応がある場合**］
□ 検査中は心拍数，酸素飽和度，呼吸数を監視する
□ 頭部を安定させて動かないようにする
□ 眼科医が左眼または右眼に瞼の固定器を装着するまで待つ
□ 新生児または未熟児に適した痛みスケール（例：早産児痛みプロフィール，N-PASS，CRIES）を使用して痛みを評価する
□ 検査中の操作（例：強膜圧迫，外眼筋の牽引，眼球圧力）により酸素飽和度が 85％ 未満になった場合は酸素を供給する
□ 心拍数が 200bpm を超えた場合は手順を中止し，乳児を休ませる
□ 両眼の検査中，おくるみで包んで姿勢を維持する［**適応がある場合**］
□ 検査終了後，おしゃぶりを与え，落ち着くまで包んだ状態を維持する

574 Part 3 介入

□ 痛みのレベルを評価する

□ 手順を記録する

□ 検査後24時間は，吐き気，無呼吸，胃残留物の増加，心拍数の一時的な変化，酸素飽和度の低下を注意深く監視する

第8版：2024

参考文献

Chuang, L., Chen, C., Huang, M., Wang, S., Ma, M., & Lin, C. (2019). A modified developmental care bundle reduces pain and stress in preterm infants undergoing examinations for retinopathy of prematurity: A randomized controlled trial. *Journal of Clinical Nursing (John Wiley & Sons, Inc.)*, *28*(3/4), 545-559. https://doi.org/10.1111/jocn.14645

Chuang, L., & Huang, M. (2020). The clinical application of developmental care in retinopathy of prematurity eye examinations. *Journal of Nursing*, *67*(5), 82-88. https://doi.org/10.6224/JN.202010_67(5).11

Jang, E. K., Lee, H., Jo, K. S., Lee, S. M., Seo, H. J., & Huh, E. J. (2019). Comparison of the pain-relieving effects of human milk, sucrose, and distilled water during examinations for retinopathy of prematurity: A randomized controlled trial. *Child Health Nursing Research*, *25*(3), 255-261. https://doi.org/10.4094/chnr.2019.25.3.255

Metreş, Ö., & Yıldız, S. (2019). Pain management with ROP position in Turkish preterm infants during eye examinations: A randomized controlled trial. *Journal of Pediatric Nursing*, *49*, e81-e89. https://doi.org/10.1016/j.pedn.2019.08.013

Sloane, A. J., O'Donnell, E. A., Mackley, A. B., Reid, J. E., Greenspan, J. S., Paul, D. A., & Aghai, Z. H. (2021). Do extremely preterm infants need retinopathy of prematurity screening earlier than 31 weeks postmenstrual age? *Journal of Perinatology*, *41*(2), 305-309. https://doi.org/10.1038/s41372-020-0681-6

Tan, J. B. C., Dunbar, J., Hopper, A., Wilson, C. G., & Angeles, D. M. (2019) Differential effects of the retinopathy of prematurity exam on the physiology of premature infants. *Journal of Perinatology*, *39*(5), 708-716. https://doi.org/10.1038/s41372-019-0331-z

---

6824	乳児ケア：新生児

Infant Care: Newborn

定義：出産から子宮外生活の移行期の新生児にケアを提供すること

行動

□ 口腔および鼻腔からの分泌物をきれいにする

□ 産後1分後および5分後にアプガースコアの評価をする

□ 体重，身長，前頭後頭径を測定する

□ 体温を観察する

□ 新生児の体温を適切に保つ（例：出生直後に乾燥させ，保温器または親と肌対肌の接触を行わない場合は毛布に包む）

□ ストッキネットキャップをかぶせ，親に頭を覆うよう指導する

□ 呼吸数および呼吸パターンを観察する

□ 呼吸困難の徴候に対応する（例：頻呼吸，鼻翼呼吸，喉を鳴らす，陥没呼吸，肺水泡音，ラ音）

□ 心拍数，皮膚の色調を観察する

□ 出生後最初の1～2時間，肌を親の肌と触れ合うための場所に置く**[適切な場合]**

□ ビタミンK注射を行う**[適切な場合]**

□ 出生後2時間で，妊娠期間を確認する（例：ニュー・バラード・スコア）

□ 体重を妊娠期間から推定されるものと比較する

□ 母乳が望ましい方法であれば，出生直後，乳房のところに置く

□ 初回授乳を観察する

□ 授乳中の吸啜反射を観察する

□ 授乳中に乳児を抱き，授乳中および授乳後に噯気（げっぷ）を試みる

Part 3 介入 **575**

- □ 嚥気するために頭部を上げる
- □ 体重，摂取量，排泄量を観察する
- □ 新生児の初回排尿，排便を記録する
- □ 体温が安定した後，初めて沐浴する親を援助する
- □ 保育器内で定期的に抱く，もしくは触れる
- □ 予防的な目のケアを行う
- □ 母親と新生児の血液型を比較する
- □ 布で包み，睡眠を促進し，安心感を提供する
- □ 授乳後，仰臥位または側臥位にする
- □ 栄養の必要性，授乳の技術，授乳中の乳児のストレスの徴候について情報を提供する
- □ 臍静脈を使って輸血をする前に臍帯の状態を確認する
- □ 臍帯を乾かし，臍帯より下部でおむつをつけて空気に曝しておく
- □ 臍帯部の発赤や排液がないか観察する
- □ 割礼部を洗浄し，ワセリンを塗布する
- □ 割礼後のおむつには余裕をもたせる
- □ 適応がある場合は抑制帯をつけ，使用中は適切に観察する
- □ 割礼に対する反応と出血の徴候を観察する
- □ 母親に糖尿病があれば，低血糖や奇形がないか観察する
- □ 高ビリルビン血症の徴候がないか 8 〜 12 時間おきに観察する
- □ 親に高ビリルビン血症の症状の見つけ方を説明する
- □ 病院環境での感染源から守る
- □ ケアをする前に準備ができている状態か判断する
- □ ケア中，新生児とアイコンタクトをとり，新生児に話しかける
- □ 静かで落ち着いた環境を提供する
- □ 信頼関係の構築を促進するため，ケアに対する合図に対応する
- □ 新生児と家族のこころの触れ合いと愛着形成を促す
- □ 代謝異常のための情報を提供し，検査を促す
- □ 呼吸困難の徴候の見つけ方を親に説明する
- □ 親に対して，新生児を寝かせるときは，枕や毛布を緩く置かず，1 人で仰向けに寝かせるように指導する
- □ 吸引球を手の届くところに置き，親に使用方法を指導する
- □ 24 時間および 48 時間時点で重要な先天性心疾患のスクリーニング検査を実施する
- □ 授乳がしっかり確立するまでおしゃぶりの使用を控えるように促す
- □ 頻繁なおむつ替えを奨励し，便の変化についての教育を行う
- □ 退院前に聴力スクリーニングを実施することを確認する
- □ 乳児を対象とした監視つきチャイルドシート評価を実施する[**必要な場合**]
- □ 親に対して割礼後の観察とケアについて指導する[**適切な場合**]
- □ 退院計画と教育を完了する
- □ 親の理解を確実にするためにティーチバックを用いる

第 6 版：2013。改訂：2024

参考文献

Garzon Maaks, D. L., Barber Starr, N., Brady, M. A., Gaylord, N. M., Driessnack, M., & Duderstadt, K. G. (2021). *Burns' pediatric primary care* (7th ed.). Elsevier.

Hockenberry, M. J., & Wilson, D. (2019). *Wong's nursing care of infants and children* (11th ed.). Elsevier.

Perry, S. E., Hockenberry, M. J., Lowdermilk, D. L., & Wilson, D. (2018). *Maternal child nursing care* (6th ed.). Elsevier.

Richardson. (2020). *Pediatric primary care: Practice guidelines for nurses* (4th ed). Jones & Bartlett Learning.

6826	乳児ケア：早産児

Infant Care: Preterm

定義：成長と発達を促進するための早産児の発達と身体的な個別のニーズに合わせてケアを調整すること

行動

☐ 親と治療的かつ支援的な関係を築く

☐ 病棟や乳児のベッドサイドで親のための空間を設ける

☐ 乳児の状態や治療，ニーズに関する適切で事実に基づいた情報を親に提供する

☐ 早産児における発達上の考慮することについて親に情報を提供する

☐ 親と乳児のこころの触れ合いや愛着形成を促進する

☐ 新生児の合図や状態に気づくよう，親に説明する

☐ 乳児の視覚または聴覚の注意を引き付ける方法を実演してみせる

☐ 新生児の合図や状態に反応するケアの計画を支援する

☐ 乳児の自己調節（自己鎮静）行動に注目する（例：指しゃぶり，吸啜，視覚または聴覚刺激の使用）

☐ 乳児がストレスの徴候を示した場合，小休憩をはさむ（例：手指を広げる，顔色の悪さ，心拍数や呼吸数の変動）

☐ 行動を落ち着かせる技術で，乳児をなだめる方法を親に伝える（例：手を乳児の上に置き，体位を変えたり，布で包む）

☐ 個別の発達計画を立て，定期的に更新する（例：新生児個別的発達ケアとアセスメントプログラム（NIDCAP））

☐ 1度に1つの感覚を刺激することで過剰な刺激を避ける（例：手で触れながら話しかけたり，食事を与えながらみつめることをしない）

☐ 伸展する余裕を与えつつ，四肢の屈曲を維持するスペースを設ける（例：ネスティング，抱っこひもで抱く，おくるみ，ハンモック，帽子や衣類）

☐ 体位を維持し，変形を予防するための支援をする（例：背中に支えを入れる，ネスティング，おくるみ，ベビー枕）

☐ 頻繁に乳児の体位を直す

☐ 手を口にもっていきやすいように身体の中心に腕を置く

☐ ウォーターマットレスや羊毛を用意する［**適切な場合**］

☐ 股関節の外転を防ぐために一番小さいおむつを使用する

☐ 乳児の環境における刺激（例：光，騒音，接触，処置）を観察し，可能な場合は軽減する

☐ 周辺環境の照明を暗くする

☐ 照度が高いワット数の照明を使用する際は，乳児の目を覆う

☐ 日周期性を設けるために周辺環境照明を変更する

☐ 周辺の騒音を減らす（例：モニターのアラームや電話の音量を下げるもしくはすぐに対応する，ベッドサイドを離れて会話をする）

☐ 騒音の音源から保育器を離して設置する（例：シンク，ドア，電話，活動レベルの高い場所，ラジオ，通路）

☐ 睡眠と覚醒のサイクルに合わせて，乳児のケアと授乳の時間を設定する

☐ ベッドサイドから離れた場所に必要な物品を集め，準備する

☐ できるかぎり長い睡眠間隔とエネルギーの節約を促すため，ケアを1度にまとめる

☐ 親の衣類を着けていない胸にまっすぐの腹臥位にして乳児が寝られるように援助する［**適切な場合**］

☐ 授乳のために静かな場所に安楽な椅子を用意する

Part 3 介入　**577**

□ 乳児に接触したり，授乳したり，ケアをする際，ゆっくりと優しい動きをする

□ 屈曲位とし，正中線の位置を維持して授乳中の体位を整え，支援する（例：肩と体幹を支える，足を支える，手を押さえる，おくるみや抱っこひもを使用する）

□ 舌をのばし，飲み込みを促すためにまっすぐの姿勢で授乳する

□ 親が授乳に参加することを促す

□ 授乳をサポートする

□ 水分の摂取量と排出量を観察する

□ 生理学的安定と栄養状態の促進のために，強制栄養中と授乳の間は非栄養的な吸啜としてのおしゃぶりを使用する

□ 侵襲やストレスが大きい必要な処置の間，気晴らしや落ち着きを促進する

□ 規則正しい睡眠と覚醒のサイクルを促進するために，一貫した普段どおりの活動を確立する

□ 録音された楽器の音楽やモビール，マッサージ，揺らしたり触れることで刺激を提供する

□ 酸素化の必要性を観察し，管理する

□ 光線療法を受ける子どもの目と生殖器を，光を通さない保護材で覆う

□ 分泌物や角膜の炎症がないか観察するために，授乳中は定期的にアイマスクをはずす

□ ヘマトクリット値を観察し，輸血製剤を投与する**[必要な場合]**

□ 乳幼児突然死症候群（SIDS）の予防方法について親に情報を提供する

第6版：2013

参考文献

Becker, P. T., Grunwald, P. C., Moorman, J., & Stuhr, S. (1991). Outcomes of developmentally supportive nursing care for very low birth weight infants. *Nursing Research, 40*(3), 150-155.

Brown, G. (2009). NICU noise and the preterm infant. *Neonatal Network, 28*(3), 165-173.

Johnston, A., Bullock, C., Graham, J., Reilly, M., Rocha, C., Hoopes, R., Jr., Van Der Meid, V., Gutierrez, S., & Abraham, M. (2006). Implementation and case-study results of potentially better practices for family-centered care: The family-centered care map. *Pediatrics, 118*(Suppl. 2), S108-S114.

Pinelli, J., & Symington, A. J. (2005). Non-nutritive sucking for promoting physiologic stability and nutrition in preterm infants. *Cochrane Database of Systematic Reviews, 2005*(4). https://doi.org/10.1002/14651858.CD001071.pub2

Symington, A. J., & Pinelli, J. (2006). Developmental care for promoting development and preventing morbidity in preterm infants. *Cochrane Database of Systematic Reviews, 2006*(2). https://doi.org/10.1002/14651858.CD001814.pub2

Wallin, L., & Eriksson, M. (2009). Newborn individual developmental care and assessment program (NIDCAP): A systematic review of the literature. *Worldviews on Evidence-Based Nursing, 6*(2), 54-69.

Ward, S. L., & Hisley, S. M. (2009). Caring for the newborn at risk. In *Maternal-child nursing care: Optimizing outcomes for mothers, children, & families* (pp. 603-637). F.A. Davis.

6522	乳房検査
	Breast Examination

定義：乳房およびその周囲の検査と触診

行動

□ 乳がん発症の可能性のある危険因子を調べる（例：現在の年齢，初回妊娠年齢，初経の年齢，閉経の年齢，家族歴，乳房の疾患の既往歴，出産経験，母乳栄養歴）

□ 乳房の疼痛やしこり，肥厚，圧痛および乳首の分泌物，歪曲，陥没，落屑等があるか確認する

□ 常にプライバシーを守り，気配りをして，検査中安楽な体位をとれるよう支援する

□ 検査のそれぞれの特定の段階で説明をする

□ まっすぐの仰臥位の際に検査を行う

□ ガウンや胸を覆っているものを脱ぐように説明する

□ 皮膚の発赤やくぼみ，しわ，落屑，陥没を含め，乳房の大きさ，形，肌のきめや色の変化を調べる

□ 乳房の対称性や輪郭，乳首双方に偏位や異常がないか留意する

578 Part 3 介入

- □ 4つの異なる体位で視診をすることを説明する（例：腕を横にする，手を腰にあて殿部の内側に向けて押す，手を後頭部にあてる，腕を腰部で組み前胸部を前に倒す）
- □ それぞれの乳首を優しくつまみ，乳首から分泌物がないか調べる
- □ 鎖骨上，鎖骨下，腋窩側面，腋窩中心，肩甲骨下，腋窩前方のリンパ節を含め，異常がないかリンパ節網を調べ，触診する
- □ リンパ節の数，大きさ，位置，硬さ，可動性に留意する
- □ 検査する胸側の肩甲骨の下に小さな枕もしくはタオルを置き，検査する胸側の腕を外転させ，本人の手を頭部の下に置く
- □ 系統的なアプローチを用い，検者の利き手の示指・中指・薬指の指の腹で乳房組織を触診する
- □ 円を描くようにして動かし，胸壁に対して乳房組織を押し付けるようにする
- □ 腋窩の突起を含め，乳房を4分割した部位すべてを検査する
- □ 位置や形，大きさ（cm を使って），圧痛，可動性，硬さを含め，しこりを調べる
- □ 発疹や浮腫，肥厚，または紅斑がないか乳腺切除創部を観察する［適切な場合］
- □ もう一方の乳房でも同じ方法を繰り返す
- □ すべての発見を記録する
- □ 医療従事者や看護師に異常を報告する［適切な場合］
- □ 臨床乳房検査中および検査後に自己触診をするよう奨励する
- □ 定期的に乳房の自己触診をすること，正常な乳房がどうみえてどう感じるかについてわかっていること，異常があったら医療従事者に報告することの重要性について説明する
- □ 年齢，健康状態，既往歴，民族，人種，食習慣，活動，リスクファクターの存在に合わせて，定期的にマンモグラフィー検査を受けるよう助言する

第3版：2000。改訂：2024

参考文献

Cadet, M. J. (2019). Comparing the various breast cancer screening guidelines. *Journal for Nurse Practitioners*, 15(8), 574-578.

Fenske, C., Watkins, K. D., Saunders, T., D'Amico, D. T., & Barbarito, C. (2019). *Health & Physical Assessment in Nursing* (4th ed.). Pearson.

Li, C., Liu, Y., Xue, D., & Chan, C. (2020). Effects of nurse-led interventions on early detection of cancer: A systematic review and meta-analysis. *International Journal of Nursing Studies*, 110, 103684.

Muhrer, J. C. (2017). Improving breast cancer screening in a federally qualified health center with a team of nursing leaders. *Nurse Practitioner*, 42(1), 12-16.

Schub, T., Holle, M. N., & Pravikoff, D. (2018, December 7). Breast cancer screening: Women at high risk. *CINAHL Nursing Guide: Evidence Based Care Sheet*

Weston, D., Akinlotan, M., Lichorad, A., McClellan, D., Helduser, J., Ojinnaka, C., Holland, B., & Bolin, J. N. (2018). The impact of interprofessional education on family nurse practitioner students' and family medicine residents' knowledge and confidence in screening for breast and cervical cancer. *Journal of the American Association of Nurse Practitioners*, 30(9), 511-518.

0610	尿失禁ケア

Urinary Incontinence Care

定義：コンチネンス（排尿行動の調節）を促進し，会陰部の皮膚の統合性を維持するための援助

行動

- □ 失禁に関する多因子の原因を明確にする（例：尿量，排尿時パターン，認知機能，以前からある泌尿器系の問題，排泄後の残尿，薬剤）
- □ DIAPPERS の頭文字を使用して一過性尿失禁の考えられる原因を特定する（Delirium：せん妄，Infection：感染症，Atrophic urethritis or vaginitis：萎縮性尿道炎・腟炎，Pharmacology：薬理，Psychological disorders：精神疾患，Endocrine disorders：内分泌疾患，Restricted mobility：運動制限，Stool impaction：宿便・糞詰まり）
- □ 排泄のためのプライバシーを提供する

Part 3 介入 **579**

- ☐ 問題の病因と対応の根拠を説明する
- ☐ 管理方略に家族を含める [**適切な場合**]
- ☐ 頻度，濃度，におい，量，色調等，尿排泄を観察する
- ☐ 培養および感受性試験のために採尿する [**必要な場合**]
- ☐ 実施手順と期待される成果について患者と話し合う
- ☐ 希望をもち，維持できるように援助する
- ☐ トイレに行きやすいように，衣類や環境を調整する
- ☐ より確実な治療法がデザインされている間は，短期的な管理のために適切な失禁用衣類やパッドを選択するよう援助する
- ☐ 失禁用保護衣や失禁パッドを提供する [**必要な場合**]
- ☐ 陰部を定期的に洗浄する
- ☐ 失禁の回数が少しでも減少したら，肯定的なフィードバックを行う
- ☐ 就寝の 2 ～ 3 時間前は水分を制限する [**適切な場合**]
- ☐ 生活習慣への影響を最小限に抑えるように，利尿剤投与の時間を決める
- ☐ 尿量や排尿パターンを記録するよう，患者や家族を指導する [**適切な場合**]
- ☐ 定時誘導プログラム（例：起床時は 2 時間おきにトイレへ行くよう介助の声掛けをする）や排尿自覚刺激行動療法（例：尿意があるときに援助を求めるよう患者へ働きかける）を実施する [**適切な場合**]
- ☐ 1 日最低 1500mL の水分をとるよう患者を指導する
- ☐ 便秘や糞詰まりを避けるための方法を指導する
- ☐ 5 ～ 20%の体重減少でも症状の軽減が可能だと助言する
- ☐ 骨盤底筋群を強化するためのケーゲル体操の方法を指導する
- ☐ 膀胱刺激物の摂取を制限する（例：コーラ，コーヒー，紅茶，チョコレート，砂糖代用品，辛い食物，アルコール）
- ☐ 外科的治療，医学的治療，薬物治療，自ら考案した治療の有効性を観察する
- ☐ 排便習慣を観察する
- ☐ 留置が長期であればあるほど合併症の可能性は高まるため，留置カテーテルの挿入と継続の必要性を決定する
- ☐ 排尿調節の専門家を紹介する [**適切な場合**]

第 1 版：1992。改訂：1996，2018

に

参考文献

Blanchette, K. (2012). Exploration of nursing care strategies for the management of urinary incontinence in hospitalized women. *Urologic Nursing*, *32*(5), 256-259.

Hersh, L., & Salzman, B. (2013). Clinical management of urinary incontinence in women. *American Family Physician*, *87*(9), 634-640.

Knott, L. (2013). *Urge incontinence*. https://patient.info/womens-health/lower-urinary-tract-symptoms-in-women-luts/urge-incontinence

Roe, B., Flanagan, L., Jack, B., Barrett, J., Chung, A., Shaw, C., & Williams, K. (2011). Systematic review of the management of incontinence and promotion of continence in older people in care homes: Descriptive studies with urinary incontinence as primary focus. *Journal of Advanced Nursing*, *67*(2), 228-250.

0612	尿失禁ケア：遺尿症

Urinary Incontinence Care: Enuresis

定義： 通常の排尿自立年齢をすぎたおねしょをする子どもの排尿調節を促進すること

行動

- ☐ トイレ訓練歴，排尿パターン，尿路感染症，食物感受性に関するデータを得るために親にインタビューする

580 Part 3 介入

- [ ] 遺尿症の頻度，期間，状況を明らかにする
- [ ] 以前の治療で効果的だった方法と効果のなかった方法について話し合う
- [ ] 家族と子どもの欲求不満やストレスのレベルを監視する
- [ ] 身体的な要因を除外するための診断的評価を援助する（例：身体検査，膀胱造影，膀胱鏡検査，検査室検査）
- [ ] 遺尿症を減少させるために使われる技法について話し合う（例：夜間の照明，水分摂取量の制限，夜間のトイレスケジュールの設定，アラーム装置の使用）
- [ ] おねしょの影響を減少させる現実的な方法について話し合う（例：ベッドの保護，洗濯でき使い捨てできる製品）
- [ ] 繊維含量の高い生のフルーツや野菜が豊富な食事を促す
- [ ] 感情を言葉にするよう，子どもに奨励する
- [ ] 子どもの長所を強調する
- [ ] 友人のからかいを打ち消すように，親が自宅で愛と受容を示すことを奨励する
- [ ] おねしょをする彼らが悪いわけではなく，懲罰的な手段を使うべきではないということを，子どもや若者，その親や介護者に知らせる
- [ ] 5歳以下のたくさんの子どもが週に1回はおねしょをすることを親や保育者に説明し安心させる
- [ ] 5歳未満の，毎日6か月以上のトイレ訓練を受けたおねしょをする子どもに，少なくとも2晩，おむつやプルアップなしで試してみることを提案する
- [ ] おねしょをしなかったかどうかよりも，合意した行動に対して肯定的な褒美を用いる
- [ ] 飲物，トイレ，褒美の助言に対する反応がないままベッドを濡らす場合に，アラームシステムの使用を検討する
- [ ] アラームと報奨システムを組み合わせることの利点についての情報を，使用者や介護者に提供する（例：アラームを消すために起き上がる，アラームをとめた後でトイレに行く，ベッドに戻ってアラームを再設定する）
- [ ] おねしょをしない夜が中断なく最低3週間達成されるまで，アラーム処置を継続する
- [ ] 遺尿症の心理社会的動態を親と話し合う（例：家族のパターン，家族の混乱，自尊感情の問題）
- [ ] 短期的なコントロールのために，薬剤を投与する［**適切な場合**］
- [ ] アラームを用いた治療や薬物療法では反応がみられなかった場合は専門医に紹介する

第2版：1996。改訂：2018

参考文献

American Society of Registered Nurses. (2010). Increase in bedwetting yearround. *The Journal of Advanced Nursing Practice*. https://www.asrn.org/journal-advanced-practice-nursing/812-increase-in-bedwetting-yearround.html

National Institute for Health and Clinical Excellence. (2010). *Nocturnal enuresis: The management of bedwetting in children and young people*. London, England: National Clinical Guideline Centre.

Wootton, J., & Norfolk, S. (2010). Nocturnal enuresis: assessing and treating children and young people. *Community Practitioner, 83*(12), 37-39.

0620	尿閉ケア
	Urinary Retention Care

定義：膀胱の膨張を緩和するための援助

行動

- [ ] 尿量と尿排泄の特徴を判断する（例：尿排泄パターン，認知機能，もとからある泌尿器系の問題）
- [ ] 排尿に変化を与えうる薬物療法の使用や効果を観察する
- [ ] 排泄のためのプライバシーを提供する
- [ ] 水を流す，またはトイレの水をフラッシュすることにより，暗示の力を使用する
- [ ] 膀胱反射を刺激するために，腹部を冷却したり，大腿部内側を擦ったり，水を流したりする

Part 3 介入 581

□ 膀胱を空にするための十分な時間を提供する（10分）
□ 便器や尿器にウインターグリーンの香油を使用する
□ クレーデ法を提供する[**必要な場合**]
□ 2回排尿技術を使用する（例：排尿後に短時間待ち，その後再び排尿を試みる）
□ 尿量を記録するよう，患者や家族を指導する[**適切な場合**]
□ 便秘や糞詰まりを避けるための方法を指導する
□ 水分の摂取量と排出量を観察する
□ 触診と打診による膀胱膨満の程度を観察する
□ 定期的に排泄を援助する[**適切な場合**]
□ 残尿測定のために導尿する[**適切な場合**]
□ 断続的な導尿を行う[**適切な場合**]
□ 尿道留置カテーテルを挿入し，その使用を観察する[**必要な場合**]
□ 留置が長期であればあるほど合併症の可能性は高まるため，留置カテーテルの継続使用の必要性を決定する
□ カテーテル挿入の合併症を注意して観察する（例：感染症，閉塞，内腔の付着物，精神面への影響）
□ 排尿調節の専門家を紹介する[**適切な場合**]

第1版：1992。改訂：1996, 2018

参考文献

Agency for Healthcare Research and Quality. (2013). *Chronic urinary retention (CUR) treatment.* http://effectivehealthcare.ahrq.gov/index.cfm/searchfor-guides-reviews-and-reports/?productid=1539&pageaction=display product

Blanchette, K. (2012). Exploration of nursing care strategies for the management of urinary incontinence in hospitalized women. *Urologic Nursing, 32*(5), 256-259.

Herter, R., & Kazer, M. W. (2010). Best practices in urinary catheter care. *Home Healthcare Nurse, 28*(6), 342-349.

Johansson, R. M., & Christensson, L. (2010). Urinary retention in older patients in connection with hip fracture surgery. *Journal of Clinical Nursing, 19*(15-16), 2110-2116.

Lewis, S., Dirksen, S., Heitkemper, M., Bucher, L., & Camera, I. (2011). *Medical-surgical nursing: Assessment and management of clinical problems* (8th ed., pp. 1150-1151). Elsevier Mosby.

6950	妊娠中絶時ケア
	Pregnancy Termination Care

定義：自然流産の治療または人工妊娠中絶を受けている女性の身体的・精神的ニーズを管理すること

行動

□ 中絶処置に対する身体的および精神的な準備を患者にしてもらう
□ 患者が経験するかもしれない感覚について説明する
□ 報告すべき症状について指導する（例：出血の増加，子宮収縮の増加，凝血塊や組織の流出）
□ 鎮痛剤または制吐剤を投与する[**適切な場合**]
□ 腰背部マッサージを行う[**必要な場合**]
□ 妊娠中断のために薬剤を投与する[**プロトコルに従って**]
□ 患者の出血および子宮収縮を観察する
□ 静脈ラインを確保する[**適切な場合**]
□ 自然流産の徴候について観察する（例：子宮収縮の中断，骨盤内圧の上昇，羊水の減少）
□ 腟内診を行う[**適切な場合**]
□ 胎児齢在胎週数に応じて出産を援助する[**適切な場合**]
□ 出血量を測定する[**適切な場合**]

582 Part 3 介入

- [ ] バイタルサインをモニタリングする
- [ ] ショックの徴候を観察する
- [ ] 流出した組織片をすべて保存する
- [ ] 分娩後に子宮収縮剤を投与する[**適切な場合**]
- [ ] 処置について指導する（例：吸引掻爬術，頸管拡張子宮内膜掻爬術，子宮内容除去術）
- [ ] Rh陰性の血液に対してRho（D）免疫グロブリンを投与する
- [ ] 妊娠中絶後のセルフケアおよび副作用（有害でないものも含む）症状の観察について患者を指導する
- [ ] 胎児死亡に対する悲嘆反応について予期ガイダンスを行う
- [ ] 妊娠中絶の実施前，実施中，実施後に患者へのサポートを重要他者に奨励する[**必要な場合，または患者の同意が得られた場合**]
- [ ] サポートグループに紹介するための情報を提供する（例：リゾルブスルーシェアリング（死のケアに携わる医療者に必要な知識，能力，意識を高めることを目的としたトレーニングでさまざまな支援プログラムを展開している：米国），コンパッショネイトフレンズ（子どもを亡くした家族のためのサポートグループで全米各地に自助グループを展開している），SHARE：妊娠期の胎児死亡および乳児死亡に対する支援（妊娠期と乳児期に子どもの死亡を経験した家族への支援を行っている団体：米国））
- [ ] 精神的支援またはカウンセリングに紹介をする[**必要な場合**]
- [ ] 文化的および宗教的な信念や価値観を尊重する
- [ ] 希望する場合，宗教的な支援を紹介する
- [ ] アニバーサリーフェノミナン（個人的な喪失を経験した時期に毎年起こる情動反応で，中等度から深刻な抑うつ状態を引き起こす可能性がある）について情報を提供する
- [ ] 分娩記録と死産記録を作成する[**適切な場合**]
- [ ] 遺伝的研究または剖検のために検体を採取する[**適切な場合**]

第1版：1992。改訂：1996，2018

参考文献

Gilbert, E. S. (2011). *Manual of high-risk pregnancy and delivery* (pp. 318-328) (5th ed.). Mosby Elsevier.

Mattson, S., & Smith, J. (Eds.). (2011). *Core curriculum for maternal-newborn nursing* (4th ed.). Saunders Elsevier.

Perry, S., Hockenberry, M., Lowdermilk, D., & Wilson, D. (Eds.). (2014). *Maternal child nursing care* (5th ed.). Elsevier Mosby.

Pillitteri, A. (2014). Nursing care for the family in need of reproductive life planning. In *Maternal & child health nursing: Care of the childbearing & childrearing family* (pp. 108-137) (7th ed.). Lippincott Williams & Wilkins.

Yonke, N., & Leeman, L. M. (2013). First-trimester surgical abortion techniques. *Obstetrics and Gynecology Clinics of North America, 40*(4), 647-670.

5247	妊娠前カウンセリング

Preconception Counseling

定義：健康を促進し，リスクを低減するために，出産可能年齢の妊娠前の女性に治療的支援を提供すること

行動

- [ ] プライバシーと守秘義務を順守する
- [ ] 治療的で信頼できる関係性を築く
- [ ] 出生前および産科の履歴，発達履歴，確認された，または疑われる遺伝的リスク要因に関連する過去および現在の健康状態等を含む，健康歴を確認する
- [ ] 可能性のあるリスク要因の環境を確認する（例：潜在的な催奇形物質や発がん性物質への曝露）
- [ ] ライフスタイルのリスク要因を確認する（例：たばこ，飲酒，処方薬，薬物の使用）
- [ ] 過去や処方薬，民族的な背景，職業または家事における被曝，食事，遺伝性の異常，ライフスタイルに基づく，受胎前や妊娠に由来する健康リスクのプロファイルを作成する

Part 3　介入　**583**

□ パートナー同士が妊娠の準備ができているか調査する

□ 身体的虐待について尋ねる[**適応がある場合**]

□ 性交の頻度やタイミング，殺精子潤滑剤の使用，洗浄といった性交後の習慣を含めて，すべての性行為の履歴を得る

□ 1年以上妊娠できなかったカップルの不妊の可能性のある原因を調査する

□ 慢性疾患を抱える女性に妊娠管理計画を紹介する

□ 危険因子に関する情報を提供する

□ 遺伝的な危険因子に関する遺伝子カウンセリングを紹介する

□ 遺伝的もしくは医療的，産科的危険因子の出産前診断検査を紹介する[**必要な場合**]

□ ヘモグロビン値およびヘマトクリット値やRh血液型，尿検査，トキソプラズマ症，性感染症，風疹，肝炎，遺伝的異常を評価する

□ リスクを同定するため検査をするようパートナーに助言する[**必要な場合**]

□ 特定されている危険因子に基づき，妊娠の妥当性に関する意思決定をサポートする

□ 適切な治療がなされるまで，妊娠を避けるように助言する（例：風疹ワクチン，抗D免疫グロブリン，免疫血清グロブリン，抗生物質）

□ 年齢や母乳育児の希望に基づき，マンモグラフィー検査の必要性を評価する

□ X線検査での被曝や麻酔剤の使用を最小限に抑えるために，受胎前の歯科検診を奨励する

□ 胎児の初期発生と，個人の習慣，薬剤の使用，催奇形物質，セルフケアの必要性（例：出産前のビタミンや葉酸）の関係性について説明する

□ 催奇形物質を避ける方法を指導する（例：猫のトイレの扱い，禁煙，アルコール代替品）

□ 環境要因に関する特定の情報をみつけるために催奇形物質情報サービスに紹介する

□ 受胎の少なくとも3か月前から両方のパートナーに葉酸の摂取を勧める

□ 出産や子育てに関する社会的，経済的，心理的必要性を含めて妊娠の準備の特定の方法について話し合う

□ 家族計画と出産前ケアの現実的またはわかっている障壁とその乗り越え方をみつけだす

□ 生殖に関する支援や技術といった利用できる手段について話し合う[**適切な場合**]

□ 妊娠の準備が整うまでは避妊を奨励する[**適切な場合**]

□ 妊娠日を最大限に正確に利用するために避妊をやめるタイミングについて話し合う

□ 受胎能力や妊娠の徴候の特定方法および妊娠を確かめる方法について話し合う

□ 適当と思われる特定のリスクの高いプログラムを含め，出産前ケアの早期登録と順守の必要性について話し合う

□ 妊娠初期の母親教室やペアレンティングクラスへの参加を奨励する

□ 待機期間や有効なケア提供者の選択肢を含む，健康保険の補償範囲の詳細を学ぶよう女性に奨励する

□ 受胎前期間中に必要なセルフケアを推奨する

□ 教育や適切なコミュニティ資源への紹介をする

□ 妊娠を希望するカップルに対して，サポートグループへの参加を促す

□ 両者へケアプラン書のコピーを提供する

□ フォローアップを行う，または勧める[**必要な場合**]

□ 理解を確実にするためにティーチバックを用いる

第2版：1996。改訂：2000, 2024

参考文献

Fowler, J. R., Mahdy, H., & Jack, B. W. (2021). Preconception counseling. In *StatPearls*. StatPearls Publishing. https://pubmed.ncbi.nlm.nih.gov/28722910/

Henning, P. A., Burgess, C. K., Jones, H. E., & Norman, W. V. (2017). The effects of asking a fertility intention question in primary care settings: A systematic review protocol. *Systematic Reviews*, *6*(1), 11. https://doi.org/10.1186/s13643-017-0412-z

Hubberd, A. L., Watson, N. A., Cobb, E., Wardian, J. L., Morrow, C. C., & Sauerwein, T. J. (2020). Preconception counseling for women with diabetes. *Clinical Diabetes: A Publication of the American*

584 Part 3 介入

Diabetes Association, 38(1), 98-100. https://doi.org/10.2337/cd18-0109

Murugesu, L., Hopman, M. E., Van Voorst, S. F., Rosman, A. N., & Fransen, M. P. (2019). Systematic development of materials for inviting low health-literate individuals to participate in preconception counseling. *International Journal of Environmental Research and Public Health, 16*(21), 4223. https://doi.org/10.3390/ijerph16214223

Smith, A., Barr, W. B., Bassett-Novoa, E., & LeFevre, N. (2018). Maternity care update: Preconception care. *FP essentials, 467*, 11-16.

4700	認知再構築

Cognitive Restructuring

定義：歪んだ思考パターンを修正し，自分自身や世界をより現実的にみるための支援を目的とした治療技術の使用

行動

☐ 自己紹介をし，快適さ，プライバシー，および守秘義務を確保する

☐ 誠実さ，温かさ，真摯さ，関心，無条件の配慮を伝える

☐ セッションの目的，目標，および議題を決定する

☐ ゴールをともに設定する

☐ 関心事，問題，および困難を理解し，発展させる

☐ 問題が日常生活にどのように影響するかを判断する

☐ 問題に関連する思考を特定する

☐ 問題がどれくらいの期間続いているかを確認する

☐ 問題に関連する出来事のパターンを特定する

☐ 自己主張が情動の覚醒に影響を与えるという事実を受け入れられるように支援する

☐ 非合理的な自己主張が望ましい行動を達成できない原因であることを理解するのを支援する

☐ 思考機能不全の種類を同定するのを支援する（例：分極化された思考，過剰一般化，誇張，個人化）

☐ 痛みを伴う情動を同定し名づけるよう奨励する（例：怒り，不安，絶望）

☐ ストレスの原因として認識されたストレス因子を特定することを援助する（例：状況，出来事，他者との相互作用）

☐ 認識されたストレス因子について自分の誤った解釈を明らかにできるよう援助する

☐ 現実と比較することで，特定の信念の不合理性を認められるよう援助する

☐ 非合理的な自己主張を合理的な自己主張に変換できるよう援助する

☐ ストレスの多い状況，出来事，相互作用に対する誤解をより現実に基づいた解釈に置き換えられるよう援助する

☐ 治療的技術や方略を適用して思考パターンの変化を促進する（例：ソクラテス式質問法，人生の出来事の視覚化，感情の集中，要約と再構成，思考記録，脱カタストロフィー化や「もしも」技法，ポジティブ信念記録）

☐ 患者の知覚と行動を刺激する言葉かけと質問をする [適切な場合]

☐ 別の視点による状況の見方について意見を述べる

☐ 健康状態に影響を及ぼす信念を認識できるよう援助する

☐ 状況をさまざまな方向からみるために，信念を用いる

☐ 新しい思考パターンの学習と使用を強化する

☐ 望ましい目標達成に向けた進捗を評価する

☐ 治療セッションの終了に向けて準備する

第1版：1992。改訂：2000, 2004, 2024

参考文献

Chrétien, M., Giroux, I., Goulet, A., Jacques, C., & Bouchard, S. (2017). Cognitive restructuring of gambling-related thoughts: A systematic review. *Addictive Behaviors, 75*, 108-121.

Pardo Cebrian, R., & Calero Elvira, A. (2019). Applying cognitive restructuring in therapy: The clinical reality in Spain. *Psychotherapy Research, 29*(2), 198-212.

van Teffelen, M. W., Voncken, M. J., Peeters, F., Mollema, E. D., & Lobbestael, J. (2021). The efficacy of incorporating mental imagery in cognitive restructuring techniques on reducing hostility: A randomized controlled trial. *Journal of Behavior Therapy & Experimental Psychiatry, 73*, 101677. https://doi.org/10.1016/j.jbtep.2021.101677

4720	認知刺激

Cognitive Stimulation

定義：計画的な刺激を用いることによって周囲への気づきと理解を促進すること

行動

- ☐ 患者の認知の基本的水準を明らかにするために家族に相談する
- ☐ 最近の脅威を与えないニュースを患者に知らせる
- ☐ さまざまな職員との接触を通して環境的な刺激を与える
- ☐ 段階的な変化を提供する
- ☐ カレンダーを提供する
- ☐ 患者が表出した最新の考えを繰り返し述べることによって記憶を刺激する
- ☐ 時間や場所，人に見当識をもたせる
- ☐ 患者に話しかける
- ☐ 合図に即座に適切に応答することで介護者の感受性を実際に示す
- ☐ 達成を強化するための活動と患者のニーズに合わせた学習に関与することによって発達を刺激する
- ☐ 訓練の機会となる活動や仕事内容への認知を豊かにする活動，成長の機会となる活動，複数の課題がある活動によって認知刺激を提供する
- ☐ 読書・文化的活動・芸術的活動への積極的な参加等，仕事以外での認知的な刺激を推奨する
- ☐ 認知的能力を拡大し保護するために，複数刺激プログラムの利用を推奨する（例：音楽を歌ったり聴いたりすること，創造的な活動，運動，会話，社会的相互作用，問題解決法）
- ☐ 事実に基づいた回答よりも意見や見解を求める
- ☐ 計画的な感覚刺激を提供する
- ☐ 計画的刺激プログラムの一環として，テレビ，ラジオ，音楽を用いる
- ☐ 休息期間を設ける
- ☐ 患者の環境周囲になじみのあるものや写真を設置する
- ☐ 新しいものは繰り返して示す
- ☐ 物品を提示する方法を変更する
- ☐ チェックリスト，スケジュール帳，リマインダー機能等の記憶補助具を活用する
- ☐ 情報を再度強化し，復唱する
- ☐ 情報は分割し，具体的な形で提示する
- ☐ 患者に情報を繰り返して言ってもらう
- ☐ 意図的にタッチングを用いる［適切な場合］
- ☐ 口頭での指示と紙に書かれた指示を提供する

第 1 版：1992。改訂：2013

参考文献

Albers, E. M., Riksen-Walraven, J. M., & Weerth, C. D. (2010). Developmental stimulation in child care centers contributes to young infants' *cognitive development. Infant Behavior and Development, 33*(4), 401-408.

Karatay, G., & Akkus, Y. (2011). The effectiveness of a stimulation program on cognitive capacity among individuals older than 60. *Western Journal of Nursing Research, 33*(1), 26-44.

Livingston, G., Johnston, K., Katona, C., Paton, J., & Lyketsos, C. G. (2005). Systematic review of psychological approaches to the management of neuropsychiatric symptoms of dementia. *American Journal of Psychiatry, 162*(11), 1996-2021.

Marquié, J. C., Duarte, L. R., Bessières, P., Dalm, C., Gentil, C., & Ruidavets, J. B. (2010). Higher mental stimulation at work is associated with improved cognitive functioning in both young and older workers. *Ergonomics, 53*(11), 1287-1301.

Niu, Y., Tan, J., Guan, J., Zhang, Z., & Wang, L. (2010). Cognitive stimulation therapy in the treatment of neuropsychiatric symptoms of Alzheimer's disease: A randomized controlled trial. *Clinical Rehabilitation, 24*(12), 1102-1111.

Pearson, G. (2006). Psychopharmacology. In W. K. Mohr (Ed.), *Psychiatricmental health nursing* (6th ed., pp. 243-285). Lippincott Williams & Wilkins.

Spector, A., Orrell, M., & Woods, B. (2010). Cognitive stimulation therapy (CST): Effects on different areas of cognitive function for people with dementia. *International Journal of Geriatric Psychiatry, 25*(12), 1253-1258.

6460	認知症の管理

Dementia Management

定義：慢性的な混乱のある人に合わせて改善された環境を提供すること

行動

☐ 個人の価値観，信念，興味，能力，好みや好まないことを理解する

☐ 家族が望むかぎり，ケアの計画，提供，評価に家族を巻き込む

☐ 睡眠や薬剤使用，排泄，食事摂取，セルフケアといった活動の普段の行動パターンを特定する

☐ 患者の身体的・社会的・心理学的な過去や普段の習慣や日々行っていることを確認する

☐ その人の現実を理解し，受け入れる

☐ 尊厳と敬意をもって接する

☐ 患者の認知機能状態に合わせて行動の予測をする

☐ 機能的，認知的能力を決定するために標準化されたアセスメントを行う

☐ 過大または過小な刺激を避ける環境を監視する

☐ 危険になりうるものを周辺環境から特定し，撤去する

☐ 個人認証のブレスレットをつける

☐ 物理的環境や日々行っていることを継続して行う

☐ アイコンタクトやタッチングといった交流の準備をする [文化的に適切な場合]

☐ 接触を始める際，自己紹介をする

☐ 接触を始める際，はっきりと名前で呼ぶ

☐ 身体的，心理的，感情的，社会的なニーズが満たされていることを確認する

☐ 行動を管理する際に，要因（満たされていないニーズ），介護者の要因（例：コミュニケーション），環境要因（例：過度の刺激や刺激不足）を修正する

☐ 上から目線の態度や幼児扱いのコミュニケーションを避ける

☐ 行動を管理するために，対立よりも，気をそらす，または注意を他の方向に向ける方法を使用する

☐ 慣れている介護者をつける（例：スタッフの担当の頻繁な交代を避ける）

☐ 慣れない状況を避ける（例：部屋の変更や慣れている人がいない状態での面会）[可能な場合]

☐ 疲労を予防したり，ストレスを軽減するため，休息期間を設ける

☐ 栄養状態と体重を観察する

☐ 食事の支援を提供する（例：家庭的な雰囲気，適応的な食器と器具，文化に適した食品，適切な口腔衛生）

☐ トイレの支援を提供する（例：定期的にトイレに行く，排尿コントロールの促進）

☐ 歩き回れる安全な空間を確保する

Part 3　介入　**587**

□ 答えることのできない見当識に関する質問をして動揺させることを避ける

□ ベルやブザーといった呼び出し装置やコールライトの使用を避け，騒音を軽減する

□ 意味ある相互交流の機会を提供する

□ 認知能力や興味に合わせて活動を選択する

□ 写真に写っている人の名前のラベルを家族写真につける

□ その人との最善の交流方法について家族や友人と話し合う

□ オープンの質問よりも選択を提供する

□ 部屋，トイレ，その他の場所に移動することを援助するため，文字よりも記号を用いる

□ 急性かつ可逆性の混乱を増加させる身体的な原因がないか注意深く観察する

□ 家の安全の問題や介入について話し合う（例：銃器や化学物質へのアクセス，無断外出）

□ 眼鏡や補聴器を使用することを推奨する [**必要な場合**]

□ ACP を推奨する

□ 音楽療法や回想療法の機会を提供する

第 2 版：1996。改訂：2004，2024

参考文献

Fazio, S., Pace, D., Maslow, K., Zimmerman, S., & Kallmyer, B. (2018). Alzheimer's Association dementia care practice recommendations. *The Gerontologist, 58*(S1), S1-S9.

Lee, K. H., Lee, J. Y., & Kim, B. (2021). Person-centered care in persons living with dementia: A systematic review and meta-analysis. *The Gerontologist, 62*(4), e253-e264. https://doi.org/10.1093/geront/gnaa207

Halter, M. J. (2022). *Varcarolis' Foundations of psychiatric mental health nursing: A clinical approach.* Elsevier.

Powers, L., & Smith-East, M. (2021). *Handbook of Geropsychiatry for the Advanced Practice Nurse: Mental Health Care for the Older Adult.* Springer.

Williams, P. (2020). *Basic geriatric nursing.* (7th ed.). Elsevier.

6462	認知症の管理：入浴
	Dementia Management: Bathing

定義：身体保清時の反応的な行動を抑制すること

行動

□ その人の通常の入浴の好みや文化的好みに応じて保清を個人向けにする（例：家族による援助，要望に応じて身体部分を覆う）

□ 業務ではなく人に焦点をあてることによって，全人としてみる

□ 入浴の好みを確認する（例：浸かる浴槽，シャワー，タオルバス，すすぎ不要の石けんを使ったバッグバス，使い捨ての拭き取りタオル）

□ 入浴の時間帯，使用する製品，場所，頻度の好みを確認する

□ 入浴が中断されない場所を使用してプライバシーを確保する

□ 暖かい環境を保つ（例：放射パネルヒーター，赤外線ヒートランプ，床暖房）

□ 入浴用品の暖かさを保つ（例：タオルや使い捨てタオルのための保温キャビネット，水の適切な温度を確保する）

□ 本人の暖かさを保つ（ブランケットで覆っておく）

□ 不要な環境音を減らす（例：浴室に吸音パネルを設置する）

□ 好みの音楽でリラックスできる環境をつくる（個別の入浴用プレイリスト）

□ 入浴を始める前に人と交流する

□ 他の介護者から，入浴の好みや成功した方略，失敗した方略についての意見を求める

□ 家族の介護者を入浴の過程に招き入れる

□ 入浴する人に近づく前に，すべての入浴用品を準備する

588　　Part 3　介入

- [ ] 慣れ親しんだ，または好みの入浴製品を使用する
- [ ] 洗う体の部位の順番を，最も敏感でない部分から最も敏感な部分へと進める
- [ ] できるかぎり入浴を援助することを伝える
- [ ] 穏やかなときにその人にアプローチして，柔軟な入浴時間を支援する
- [ ] 動くことで疼痛が起こる場合は，入浴前に鎮痛剤を投与する
- [ ] 不快感を示す合図を査定する
- [ ] 選択肢を提供する（例：「次に，手を洗ってほしいですか，それとも腕を洗ってほしいですか？」）
- [ ] 触れる前に許可を求める
- [ ] 優しいタッチングを用いる
- [ ] タスクを伝え，行動を説明する
- [ ] 柔らかくリラックスした，上から目線でない口調で話す
- [ ] 人の感じ方（例：温度，痛み，おぼれる恐怖）に応じて対応する
- [ ] 気を紛らわす方法を用いる
- [ ] 反応的な行動が発生した場合，前兆やきっかけを特定する
- [ ] 身体拘束を使用せず，化学的拘束（例：向精神薬）を避ける
- [ ] ケアの拒否の高まりを示す，言語または非言語の警告徴候を観察する
- [ ] 否定的なコメントや拒否を受け入れる
- [ ] 相手の気持ちを認める（矛盾しないようにする）
- [ ] 相手の希望する場所（例：ベッド，リクライナー）でタオルバスやバッグバスを行う
- [ ] タオルバスやバッグバスを行う際，家族に対して水を使わない洗浄が伝統的なベッドバスよりも皮膚状態を改善し，水を使わない洗浄と伝統的なバスやシャワーを比較しても皮膚や衛生の結果に違いがないことを説明する
- [ ] 伝統的なバスやシャワーを行う際，最初に手に水をかけてゆっくりと導入する
- [ ] 入浴中や入浴後にローションを使って優しくマッサージを行う
- [ ] すすぎ不要のシャンプー製品を使用するか，美容師にシャンプーをしてもらう[**必要な場合**]
- [ ] その人に快適な入浴設備を利用する
- [ ] 適切な人間工学的な設備と技術を使用して，医療従事者と被介護者の安全を確保する
- [ ] ケアが拒否された場合は，将来の衛生ケアのために他の入浴方法を試みる
- [ ] 入浴について，エビデンスに基づいた，人間中心の，医療従事者のための教育を提供する[**適切な場合**]

第4版：2004。改訂：2024

参考文献

Backhouse, T., Dudzinski, E., Killett, A., & Mioshi, E. (2020). Strategies and interventions to reduce or manage refusals in personal care in dementia: A systematic review. *International Journal of Nursing Studies, 109*, 103640.https://doi.org/10.1016/j.ijnurstu.2020.103640

Foster, S., Balmer, D., Gott, M., Frey, R., Robinson, J., & Boyd, M. (2019). Patient-centered care training needs of health care assistants who provide care for people with dementia. *Health & Social Care in the Community, 27*(4), 917-925. https://doi.org/10.1111/hsc.12709

Groven, F., Zwakhalen, S., Odekerken-Schroder, G., Joosten, E., & Hamers, J. (2017). How does washing without water perform compared to the traditional bed bath: A systematic review. *BMC Geriatrics, 17*(1), 31-31. https://doi.org/10.1186/s12877-017-0425-4

Gutman, G., Karbakhsh, M., Vashisht, A., Kaur, T., Churchill, R., & Moztarzadeh, A. (2021). Feasibility study of a digital screen-based calming device (MindfulGarden) for bathing-related agitation among LTC residents with dementia. *Gerontechnology, 20*(2), 1-8. https://doi.org/10.4017/gt.2021.20.2.439.04

Yous, M. L., Ploeg, J., Kaasalainen, S., & Martin, L. S. (2019). Nurses' experiences in caring for older adults with responsive behaviors of dementia in acute care Jan-Dec. *SAGE Open Nursing, 5*. https://doi.org/10.1177/2377960819834127. 2377960819834127.

Part 3　介入　**589**

6466	認知症の管理：徘徊
	Dementia Management: Wandering

定義：付き添いなしでのペーシング障害・徘徊・迷子の経験をした人にケアを提供すること

行動

☐ 家族が望むかぎり，ケアの計画，提供，評価に家族を巻き込む

☐ 通常の徘徊行動のパターンを特定する

☐ 徘徊しても安全で安心な場所を提供することで，より安全な歩行をサポートする

☐ 危険になりうるものを周辺環境から特定し，撤去する

☐ 適切な監督を行う（最大限の監視が可能な部屋に置く，定期的なチェックを行う，ボランティアや専門スタッフを利用する）

☐ 安全でない環境を修正する（例：敷物はやめる，適切な照明）

☐ 徘徊行動について近隣住民に注意を促す

☐ 警察に警戒を依頼し，現在の写真を撮る

☐ メディカルアラートのブレスレットやネックレスを用意する

☐ 徘徊の懸念に対しては，圧迫パッド，位置特定装置，ドアアラーム，監視，徘徊検知装置等の技術方略を用いる

☐ 無線自動識別装置（RFID），全地球測位システム（GPS）装置，電子タグ等の位置特定方略を用いる

☐ 徘徊の懸念に対しては，ドアノブに布をかぶせる，出口ドア前に鏡を設置する，出口ドア前の床にテープを貼る等，視覚的な出口バリアを使用する

☐ 徘徊のきっかけとなる環境を減らす（例：交通量や騒音の多い場所の近くの部屋は避ける，エレベーターや出口の標識，階段の近くの部屋は避ける，浴室が最もよくみえる位置にベッドを置く）

☐ 徘徊の原因を特定する（例：大切な人を探している，仕事に行く）

☐ 徘徊の原因に合わせて対応する

☐ 安全や居場所の保証をする

☐ 情報カード（例：住所，電話番号）を提供する

☐ 急性かつ可逆性の混乱を増加させる身体的な原因がないか注意深く観察する

☐ 栄養状態と水分補給，体重を観察する

☐ 部屋，トイレ，その他の場所に移動する人を援助するため，文字よりも記号を用いる

☐ 疲労を予防したり，ストレスを軽減するため，休息期間を設ける

☐ 行動を管理するために，対立よりも気晴らしや他のことに気をそらす方法を用いる

☐ 音楽，アート，人形療法，運動プログラム，アロマセラピー等，その人にとって有意義な活動を提供する

☐ 社会的交流や活動への参加を増やす

☐ 徘徊の原因となる興奮を和らげるために，騒音を減らす，日没時に日陰をつくる，心地よい音楽を流す，まぶしくない照明を使う

☐ 不眠や夜間の徘徊を防ぐために，就寝時間や睡眠時間を守る

☐ 行方不明に対する組織のプロトコルに従う

第6版：2013。改訂：2024

参考文献

Eliopoulos, C. (2022). *Gerontological nursing* (10th ed.). Wolters Kluwer.

MacAndrew, M., Brooks, D., & Beattie, E. (2017). Nonpharmacological interventions for managing wandering in the community: A narrative review to the evidence base. *Health and Social Care*, *27*,(30) 6-319.

Neubauer, N. A., Azad-Khaneghah, P., Miguel-Cruz, A., & Liu, L. (2018). What do we know about strategies to manage dementia-related wandering? A scoping review. *Alzheimer's & Dementia*, *10*, 615-628.

Silverstein, N. M., & Flaherty, G. (2018). Wandering in hospitalized older adults. *Try This: Best Practices in Nursing Care for Older Adults with Dementia, D6*, 1-2.

Varcarolic, E. M., & Halter, M. J. (2018). *Foundations of psychiatric mental health nursing.* Saunders/Elsevier.

Williams, P. (2020). *Basic geriatric nursing.* (7th ed.). Elsevier.

Part 3 介入 **591**

2550	脳循環促進

Cerebral Perfusion Promotion

定義：不適切な脳循環を起こしている患者やそのリスクがある患者に対して，合併症を抑制し適切な循環を促進すること

行動

□ 血行動態指標を決め，その範囲内で維持するために，医師と相談する

□ 血行動態指標を維持するために，処方に従って血管作動剤を投与する

□ 血行動態指標を維持し，脳灌流圧を最適化する，または維持するため，処方されたとおりに増量，または強心剤や血管収縮剤を投与し，高血圧を誘発する

□ ヘタスターチを血漿増量剤として使用するのであれば，プロトロンビン時間（PT）および部分トロンボプラスチン時間（PTT）を確認する**［適切な場合］**

□ 抗凝固療法の副作用（有害でないものも含む）を観察する（例：検便，経鼻胃管ドレナージへの血液混入）

□ レオロジー剤を投与する（例：低用量のマンニトール，低分子量のデキストラン）**［処方に従って］**

□ ヘマトクリット値，電解質，血糖値をモニタリングするために採血する

□ 循環血漿量過多での血液希釈療法のために，ヘマトクリット値を維持する**［プロトコルに従って］**

□ けいれん発作を観察する

□ 最適な頭部の高さ（0度，15度，30度）を決めるために医師と相談し，頭部の位置に対する患者の反応を観察する

□ 頸部の屈曲や過度の股関節・膝関節の屈曲を避ける

□ 二酸化炭素分圧（PCO_2）を 25mmHg 以上に保つ

□ カルシウムチャネル拮抗剤を投与する**［処方に従って］**

□ 浸透圧性利尿剤とループ利尿剤，副腎皮質ステロイド剤を投与し，効果を観察する

□ 鎮痛剤を投与する**［適切な場合］**

□ 抗凝固剤，抗血小板剤，抗血栓溶解剤を投与する**［処方に従って］**

□ 神経学的状態を観察する

□ 脳灌流圧を計算し，モニタリングする

□ 頭蓋内圧およびケアに対する神経学的な反応を観察する

□ 平均動脈圧をモニタリングする

□ 中心静脈圧を観察する

□ 肺動脈楔入圧，肺動脈圧を観察する

□ 酸素化や酸塩基平衡における検査値の変化をモニタリングする**［適切な場合］**

□ 呼吸状態を観察する（例：呼吸の回数，リズム，深さ，動脈血酸素分圧（PaO_2），二酸化炭素分圧（PCO_2），pH，重炭酸ナトリウム濃度）

□ 組織への酸素供給の決定因子となるものを確認する（例：動脈血酸素分圧（PaO_2），動脈血酸素飽和度（SaO_2），ヘモグロビン値，心拍出量）**［可能な場合］**

□ 肺水泡音またはその他の副雑音がないか，肺音を聴診する

□ 体液量過剰の徴候がないか観察する（例：肺雑音，頸静脈怒張，浮腫，痰の増加）

□ 水分の摂取量と排出量を観察する

第 2 版：1996。改訂：2018

参考文献

Cecil, S., Chen, P., Callaway, S., Rowland, S., Adler, D., & Chen, J. (2011). Traumatic brain injury: Advanced multimodal neuromonitoring from theory to clinical practice. *Critical Care Nurse, 31*(2), 25-36.

Lang, S. S., Kofke, W. A., & Stiefel, M. F. (2012). Monitoring and intraoperative management of elevated intracranial pressure and decompressive craniectomy. *Anesthesiology Clinics, 30*(2), 289-310.

Smeltzer, S., Bare, B., Hinkle, J., & Cheever, K. (2010). (12th ed.) *Brunner & Suddarth's textbook of*

592 Part 3 介入

medical surgical nursing (Vol. 2). Lippincott Williams & Wilkins.

Treggiari, M. M. (2011). Hemodynamic management of subarachnoid hemorrhage. *Neurocritical Care*, 15(2), 329-335.

Wijayatilake, D. S., Shepherd, S. J., & Sherren, P. B. (2012). Updates in the management of intracranial pressure in traumatic brain injury. *Current Opinion Anaesthesiology*, 25(5), 540-547.

Woodrow, P. (2012). *Intensive care nursing: A framework for practice* (3rd ed.). Routledge.

2540	脳浮腫管理

Cerebral Edema Management

定義：脳浮腫による2次的な脳障害を抑制すること

行動

- ☐ 錯乱，精神状態の変化，めまいの訴え，失神を観察する
- ☐ 神経学的状態を観察し，ベースラインと比較する
- ☐ バイタルサインをモニタリングする
- ☐ 排出された脳脊髄液の性状を観察する（色調，透明度，粘性）
- ☐ 脳脊髄液（CSF）の排液を記録する
- ☐ 中心静脈圧，肺動脈楔入圧，肺動脈圧を観察する [**適切な場合**]
- ☐ 頭蓋内圧および脳灌流圧をモニタリングする
- ☐ 頭蓋内圧の波形を分析する
- ☐ 呼吸状態を確認する（呼吸の回数，リズム，深さ，動脈血酸素分圧（PaO₂），二酸化炭素分圧（PCO₂），pH，重炭酸濃度）
- ☐ 看護ケアの間は頭蓋内圧をベースラインに戻すために工夫する
- ☐ 頭蓋内圧およびケアに対する神経学的な反応を観察する
- ☐ 環境からの刺激を減らす
- ☐ 休息期間を提供するための看護計画を立案する
- ☐ 鎮静をかける [**必要な場合**]
- ☐ 刺激への反応の変化に注意する
- ☐ 患者が聞こえる範囲での会話を確認する
- ☐ 抗けいれん剤を投与する [**適切な場合**]
- ☐ 頸部の屈曲や過度の股関節・膝関節の屈曲を避ける
- ☐ バルサルバ法を避ける
- ☐ 緩下剤を投与する
- ☐ 頭部を30度以上挙上する
- ☐ PEEP（呼気終末陽圧）の使用を避ける
- ☐ 麻痺させる薬剤を投与する [**適切な場合**]
- ☐ 患者に話しかけることを，家族や重要他者に奨励する
- ☐ 水分制限をする
- ☐ 低張液の静脈注射液は使用しない
- ☐ 動脈血二酸化炭素分圧（PaCO₂）が指示された濃度を保てるよう，呼吸器の設定を調整する
- ☐ 吸引は15秒以下で行う
- ☐ 血清および尿の浸透圧値，ナトリウム値，カリウム値等の検査結果を観察する
- ☐ 頭蓋内圧容積関係を観察する
- ☐ 受動的関節可動域（PROM）運動を行う
- ☐ 水分の摂取量と排出量を観察する
- ☐ 正常の体温を維持する

Part 3　介入　　**593**

- [ ] ループ利尿剤または浸透圧利尿剤を投与する
- [ ] けいれん発作の予防策をとる
- [ ] 脳波での抑制や群発抑制交代状態にするため，バルビツール酸を滴下する［指示に従って］
- [ ] コミュニケーション方法を確立する。「はい」，「いいえ」で回答できる質問をする。お絵かきボード，紙と鉛筆，写真のパネル，カード，音声出力会話補助装置を提供する

第1版：1992。改訂：2004

参考文献

American Academy of Pediatrics. (1999). The management of minor closed head injury in children. *Pediatrics, 104*(6), 1407-1415.

American Association of Critical-Care Nurses. (1998). *Core curriculum for critical care nursing* (5th ed.). W. B. Saunders.

Orfanelli, L. (2001). Neurologic examination of the toddler: How to assess for increased intracranial pressure following head trauma. *American Journal of Nursing, 101*(12), 24CC-24FF.

Yanko, J. R., & Mitcho, K. (2001). Acute care management of severe traumatic brain injuries. *Critical Care Nursing Quarterly, 23*(4), 1-23.

7200	ノーマライゼーション促進
	Normalization Promotion

定義：慢性疾患や障害を抱える子どもの親と家族が通常の生活を送ることができるよう子どもと家族を援助すること

行動

- [ ] 子どもの状態を受け入れられるよう，家族を援助する
- [ ] 家族の中心として子どもに焦点があたるのではなく，家族システムの一員となることができるように促す
- [ ] 慢性疾患や障害のある子どもとしてではなく，まず1人の子どもとしてとらえられるよう，家族を援助する
- [ ] 健康的な子どもとしての経験ができる機会を設ける
- [ ] 正常な同年代の仲間との相互作用を奨励する
- [ ] 子どもの状態が特別であるということを重要視しない
- [ ] 子どもの外観ができるだけ健康的な状態になるよう親に奨励する
- [ ] 子どもが恥ずかしい思いをするかもしれない状況を避けるよう家族を援助する
- [ ] 小さな予想外の達成により焦点をあてることで，先入観による発達的な期待を修正するよう家族に奨励する
- [ ] 子どもの特別なニーズを思い起こさせる機会が少なくなるように，家庭内の環境を変更することにおいて家族を援助する
- [ ] 活動に参加するために，活動の利用のしやすさと子どもの能力を確認する
- [ ] 子どもが通常の活動に参加できるように，子どもの制限に合わせるために必要な改訂を明らかにする
- [ ] 安全に対する監視や適切な教育の機会を子どもに与えるために，子どもの状態に関する情報を必要とする人に伝える
- [ ] 処方された治療計画の変更において，通常のスケジュールに合わせられるよう家族を援助する［適切な場合］
- [ ] 適切な教育プログラムを確実に受けられるように，学校のシステム内で子どもを擁護できるよう家族を援助する
- [ ] 子どもの発達レベルと能力のレベルに見合った学校での活動や，コミュニティにおける活動に参加するよう子どもを奨励する
- [ ] 家族内のすべての子どもに対して，同じようにペアレンティングの期待と技術の提供を親に奨励する
- [ ] 家族内のすべての子どもと一緒に時間を過ごすことを親に奨励する
- [ ] 子どものケアと活動に兄弟姉妹を参加させる［適切な場合］

594 Part 3 介入

□ 親または他のケア提供者に対するレスパイトケアの必要性を確認する

□ コミュニティにおけるレスパイトケアの資源を明らかにする

□ 親自身の個人的なニーズに対するケアに時間をかけることを奨励する

□ 子どもの状態，治療，それに付随する家族のためのサポートグループに関する情報を家族に提供する

□ 子どもの特別なニーズに対する特別なプログラムや通常の家族活動，コミュニティ活動にバランスよく参加するよう家族に奨励する

□ 通常の社会ネットワークとサポートシステムを維持するよう家族に奨励する

□ 通常の家族の習慣，儀式，日常の活動を維持するよう家族に奨励する

第2版：1996。改訂：2018

参考文献

Deatrick, J., Knafl, K., & Murphy-Moore, C. (1999). Clarifying the concept of normalization. *Image: The Journal of Nursing Scholarship, 31*(3), 209-214.

Knafl, K., Deatrick, J., & Gallo, A. (2008). The interplay of concepts, data, and methods in the development of the family management style framework. *Journal of Family Nursing, 14*(4), 412-428.

Peck, B., & Lillibridge, J. (2005). Normalization behaviours of rural fathers living with chronically-ill children: An Australian experience. *Journal of Child Health Care, 9*(1), 31-45.

Protudjer, J., Kozyrskyj, A., Becker, A., & Marchessault, G. (2009). Normalization strategies of children with asthma. *Qualitative Health Research, 19*(1), 94-104.

Rehm, R., & Bradley, J. (2005). Normalization in families raising a child who is medically fragile/technology dependent and developmentally delayed. *Qualitative Health Research, 15*(6), 807-820.

Rehm, R., & Franck, L. (2000). Long-term goals and normalization strategies of children and families affected by HIV/AIDS. *Advances in Nursing Science, 23*(1), 69-82.

Seligman, M., & Darling, R. (2007). *Ordinary families, special children: A systems approach to childhood disability* (3rd ed.). Guilford Press.

9050	乗物の安全性向上

Vehicle Safety Promotion

定義：原動機付きまたは原動機なしの乗物による予期しない身体損傷を減少させる手段に関する意識向上をはかること

行動

□ 乗物の安全性に対する現在の意識を確認する［適切な場合］

□ 対象の聴衆の安全性のニーズを特定する

□ 乗物による事故のリスクの高い個人や集団を特定する

□ 周辺環境の安全上の問題を特定する

□ 周辺環境の安全上の問題を除去する［可能な場合］

□ 電動または電動でない乗物に関連するリスクについての情報を提供する［適応がある場合］

□ 乗物の危険についてハイリスク集団を指導する（例：飲酒，危険な行動，法律違反）

□ 乗物の安全性向上のための教育的な努力に関して，コミュニティの機関（例：学校，警察，地域の保健所，子どもの安全の連合）と協働する

□ 乗物の安全性向上の重要性および方法についてのパンフレットを用意する

□ 電動または電動でない乗物の運転手に道路のルールについて教育する

□ 外傷リスク低減のため，防護器具の適切で日常的な使用の重要性について教育する（例：チャイルドシート，シートベルト，ヘルメット）

□ シートベルトを常に着用することの重要性を強調する

□ 全乗員が身体を固定する（シートベルトの着用）まで，自動車を発進させないよう運転手を奨励し，車を駐車し，乗客が車から降りる前に電源を切ること

□ 車を使用しないときはドアとトランクに鍵をかけ，子どもの手の届かないところに鍵を保管するよう大人のドライバーに奨励する

□ シートベルトの着用や安全運転の実践におけるロールモデルとなるよう大人に奨励する

Part 3　介入　**595**

- [ ] 駐車中の車内やその周辺に子どもを放置しないよう大人に奨励する
- [ ] チャイルドシートに子どもを安全にフィットさせるための適切な服装に関する情報を提供する
- [ ] 炎天下での火傷を防ぐため，シートベルトのバックルの温度を監視する
- [ ] 養育者が，認可されているチャイルドシートやシートベルトを使用していることを確認する
- [ ] 製造元のガイドラインに即してチャイルドシートの適切な設置に関して教育する
- [ ] チャイルドシートの使用期限と交換の推奨について指導する
- [ ] 乳児はチャイルドシートに座り，13歳未満の子どもは自動車の後部座席に座ることを確実にするように保護者に説明する
- [ ] 乳幼児用セーフティシートを，製造元が許容する身長・体重の限界まで，できるだけ長く後ろ向きにしておくよう養育者に促す
- [ ] 製造元が許容する体重または身長の上限まで，できるだけ長い間，ハーネス付きの前向きのチャイルドシートに子どもを固定するよう養育者に指導する
- [ ] 体重または身長がチャイルドシートの前向きの限界を超えている子どもは，車のラップベルトとショルダーベルトが適切にフィットするまで，ベルト位置調整式ブースターシートを使用するよう養育者に教育する
- [ ] 子どもの体格に合ったショルダーベルトとラップベルトの適切な使用方法と位置を養育者に指導する
- [ ] 旅行の際はチャイルドシートをもっていくよう，養育者に奨励する（例：飛行機，電車，バス）
- [ ] シートベルトやチャイルドシートを使用している間，子どもを座らせておくために保護者が使える方略を実演してみせる
- [ ] 適切かつ日常的に乗物の安全な実用を褒める
- [ ] 定員を超える乗車や座席のない場所での乗車を控えるよう乗客に指導する
- [ ] コミュニティのリソースを通じて，すべての家族にチャイルドシートを提供する
- [ ] 低出生体重児や早産児，特別なケアが必要な子どもを安全に輸送するための専用チャイルドシートの必要性を評価する
- [ ] 医療上の救急事態が発生した場合の，医療が必要な小児の移送中の対応を含む特別なケアプランについて調整しておく
- [ ] わき見運転や酒気帯び運転のリスクと，自動車と軽車両の事故の発生を減らす方法について教育する（例：テキストを配る，薬物の使用または飲酒，若年ドライバーの同乗者数の制限，ハンドルまたはハンドルバーに両手を添える，緩んだものを固定する）
- [ ] 子どもに合う適切な自転車の選択や，成長に合わせた定期的な調整の重要性を養育者に知らせる
- [ ] 自転車の視認性向上に適した器具の使用を奨励する（例：鏡，警笛，反射板，電灯）
- [ ] 自転車，バイク，他の電動の乗物（例：オール・テライン・ビークル，スノーモービル）に乗るときは常に適切にフィットしたヘルメットを装着すること，明るい色または反射する衣類を着用することの重要性を強調する
- [ ] 電動または電動でない乗物に乗る際，靴や保護用の衣類を着用することの重要性を強調する
- [ ] 歩道を自転車で走らないよう指導する
- [ ] 交通と同じ方向に走行し，道路標識や信号を守るよう指導する
- [ ] 軽車両に乗るときは，手信号を使うよう指導する
- [ ] コミュニティでの受傷確率を観察し，さらなる教育の必要性を確認する
- [ ] 乗物の安全性促進と強化のための法律制定を支援する
- [ ] 理解を確実にするためにティーチバックを用いる

第3版：2000。改訂：2024

参考文献

Bull, M. J. & Engle, W. A. & The Committee on Injury, Violence, and Poison Prevention and the Committee on Fetus and Newborn (2009). Reaffirmed 2019. Safe transportation of preterm and low birth weight infants at hospital discharge, *Pediatrics*, 123(5), 1424-1429.https://doi.org/10.1542/peds.2009-0559

Davis, N. L., & Shah, N. (2018). Use of car beds for infant travel: A review of the literature. *Journal of Perinatology*, 38(10), 1287-1294. https://doi.org/10.1038/s41372-018-0195-7

596　　Part 3 介入

Durbin, D. R., & Hoffman, B. D. (2018). Child passenger safety , & Council on Injury, Violence, and Poison Prevention. *Pediatrics, 142*(5), e20182460. https://doi.org/10.1542/peds.2018-2460

Durbin, D. R., Hoffman, B. D., & Council on Injury, Violence, and Poison Prevention. (2018). Child passenger safety, *Pediatrics*, 142(5), e20182461.https://doi.org/10.1542/peds.2018-2461

O'Neil, J., Hoffman, B., Agran, P. F., Denny, S. A., Hirsh, M., Johnston, B., Lee, L. K., Monroe, K., Schachter, J., Tenenbein, M., Zonfrillo, R., & Quinlanm, K. (2019). Transporting Children with Special Health Care Needs. *Pediatrics, 143*(5). https://doi.org/10.1542/peds.2019-0724

National Highway Traffic Safety Administration (n.d.). *Child Safety.* United States Department of Transportation. https://www.nhtsa.gov/road-safety/child-safety

Part 3 介入 **597**

8810	バイオテロリズムへの対応準備

Bioterrorism Preparedness

定義：生物テロリズム事件や事故への有効な対策を準備しておくこと

行動

☐ テロリズムの原因となりうる化学・生物剤（例：神経剤，マスタード剤，シアン化物，炭疽菌，天然痘，ボツリヌス菌，ペスト）に対する対応計画を策定する

☐ 潜在的な薬剤の種類ごとに，通知の優先順位を特定する

☐ 必要な連絡先（例：内部感染管理者，疫学者，医療施設管理者，自治体，厚生労働省，警察，疾病管理機関，医療救急サービス）へのアクセスを確保する

☐ 対応計画には，両方のタイプの潜在的シナリオ（例：秘密裏に発生したバイオテロリズム事件，公表されたバイオテロリズム事件または脅威）の管理のための詳細が含まれていることを確認する

☐ 事象のタイプを決定するために，政府の保健当局の支援を求める

☐ バイオテロリズムの発生時には，人々のスクリーニングに関する指示に従い，潜在的なアウトブレイクを特定するために，あらかじめ設計された症候群に基づく基準を使用する

☐ 疫学的原則を用いて，異常な集団発生と風土病を判断する（例：単一地域から流入する患者の集団発生，急速に増加する発病率，急速に致死的となる症例の多発）

☐ 生物化学兵器によるテロ対策を，組織の災害準備計画と評価に組み込む

☐ すべての有効なコミュニティの医療機関・緊急通報受理機関・社会機関の資源を明らかにする（例：世界保健機関（WHO），行政の関連機関）

☐ 自然または故意による疾病や化学物質による汚染を防ぐために，世界保健機関（WHO）や米国疾病管理予防センター（CDC）等が推奨する最新の方略を使用する

☐ 生物化学物質に曝露された人の徴候，症状，一般的な初発症状について職員が熟知しているのを確認する

☐ 初診時のアセスメント用の質問と病歴聴取を，生物化学物質への曝露リスクや曝露時の身体的症状を含めたものに修正する

☐ はっきりしないけれど可能性のある重大な症状（例：風邪様症状）についてその人を観察する

☐ 曝露を疑わせる症状があれば，適切なトリアージ担当者または関係医療機関に報告する

☐ 適切な疫学および感染管理の専門家に相談する[**必要な場合**]

☐ 特に緊急時，大惨事の可能性のある場合や大規模な曝露状態では，情報の信頼性を検討する

☐ 防護器具・防護手順・隔離技術に関して，定期的なスタッフ訓練を確実に行う

☐ 防護器具が揃っていて使用可能な状態にあることを確認しておく（例：防護服，ヘッドギア，手袋，防護マスク）

☐ すべての職員がすべての方針，手順，プロトコルを熟知し順守することを確実にしている

☐ 知識を更新し管理するために，継続的なスタッフ教育を提供する

☐ すべてのスタッフへ，シミュレーションを含む定期的な訓練を実施する

☐ 理解を確実にするためにティーチバックを用いる

第 4 版：2004。改訂：2024

参考文献

Centers for Disease Control and Prevention. (2018). Epidemic information exchange (Epi-X). *Centers for Disease Control and Prevention.* Accessed at. https://emergency.cdc.gov/epix/index.asp

Centers for Disease Control and Prevention. (2018). Preparation and planning for bioterrorism emergencies. *National Center for Emerging and Zoonotic Infectious Diseases (NCEZID).* https://emergency.cdc.gov/bioterrorism/prep.asp

Federal Emergency Management Agency (FEMA). (2021). Bioterrorism. *Ready site, official website of United States government.* Accessed at. https://www.ready.gov/Bioterrorism

Kako, M., Hammad, K., Mitani, S., & Arbon, P. (2018). Existing approaches to chemical, biological, radiological, and nuclear (CBRN) education and training for health professionals: Findings from an integrative literature review. *Prehospital & Disaster Medicine, 33*(2), 182-190. https://doi.org/10.1017/

598 Part 3 介入

S1049023X18000043

Rebmann, T., & Carrico, R. (2017). Consistent infection prevention: Vital during routine and emerging infectious diseases care. *Online Journal of Issues in Nursing, 22*(1), 1. https://doi.org/10.3912/OJIN. Vol22No01Man01

Sharma, M., Dixon, J. K., Carter, E. J., & McCorkle, R. (2019). Essential evidence-based introductory bioterrorism content for practicing nurses. *Nurse Education in Practice, 34*, 104-110. https://doi. org/10.1016/j.nepr.2018.10.006

Veenema, T. G. (2019). *Disaster nursing and emergency preparedness: For chemical, biological, and radiological terrorism and other hazards* (4th ed.). Springer.

5860	バイオフィードバック
	Biofeedback

定義：生理学的過程をモニタリングする電子機器からのフィードバックを用いて，生理学的反応を自発的にコントロールできるよう患者を援助すること

行動

☐ 患者の健康歴を得るためにインタビューをする

☐ 治療に値する具体的な健康状態の性質を分析する

☐ 生物行動的な治療を用いることへの能力と意欲を確認する

☐ バイオフィードバックを用いる理由とフィードバックの種類について話し合う

☐ この種の治療に対する患者の受容を確認する

☐ 使用する具体的なモニター機器を決める（例：温度フィードバック，皮膚電気反応や直流電気皮膚反応，筋電図フィードバック，手指脈拍フィードバック，呼吸バイオフィードバック，脳波バイオフィードバック）

☐ 問題を治療するために治療プログラムを設定する

☐ 使用する具体的なモニタリング機器に関する処置を説明する

☐ 患者が通電性のあるものに接触できないような治療部屋を準備する

☐ 機械類に患者を接続する [**必要な場合**]

☐ バイオフィードバック装置を操作する [**指示に従って**]

☐ 治療効果を比較するための適切なベースラインを設定する

☐ 機器の合図に対する身体的な反応を修正するための学習をする患者を援助する

☐ 正確な機能を確保するために使用前は機器の確認をするよう患者を指導する

☐ 機器に関連する恐れや懸念に答える

☐ セッションのタイミング，頻度，期間，状況について，患者／家族と話し合う

☐ 患者の反応を強化するために，適切な評価基準を明確にする

☐ 各セッション後に進捗をフィードバックする

☐ 治療の成果を評価するために患者と一緒に条件を設定する

第 1 版：1992。改訂：2008

参考文献

Andrasik, F., & Lords, A. O. (2004). Biofeedback. In L. Freeman (Ed.), *Mosby's complementary & alternative medicine: A research-based approach* (2nd ed., pp. 207-235). Mosby.

Anselmo, J. (2005). Relaxation: The first step to restore, renew, and self-heal. In B. M. Dossey, L. Keegan, & C. E. Guzzetta (Eds.), *Holistic nursing: A handbook for practice* (4th ed., pp. 523-566). Jones and Bartlett.

Bray, D. (2001). Biofeedback. In D. Rankin-Box (Ed.), *The nurse's handbook of complementary therapies* (pp. 145-152). Bailliere Tindall.

Fontaine, K. L. (2005). *Complementary & alternative therapies for nursing practice* (2nd ed.). Pearson: Prentice Hall.

Good, M. (2006). Biofeedback. In M. Snyder & R. Lindquist (Eds.), *Complementary/alternative therapies in nursing* (5th ed., pp. 117-128). Springer.

Micozzi, M. S. (2006). *Fundamentals of complementary and integrative medicine* (3rd ed.). W. B. Saunders.

Part 3 介入 **599**

6680	バイタルサイン・モニタリング
	Vital Signs Monitoring

定義：心血管系，呼吸器系，疼痛，体温データを収集し分析すること

行動

- ☐ 血圧，脈拍，体温，疼痛，呼吸状態の観察をする[**適切な場合**]
- ☐ 自動のバイタルサイン監視システムの使用に関する施設のプロトコルに従う
- ☐ 手動で両腕の血圧を測定して比較する
- ☐ 少なくとも1日1回，手動の血圧値と自動監視血圧値を比較する
- ☐ 血圧の傾向と大きな変動に留意する
- ☐ 体位を変換する前後で，横になっているとき，座っているとき，立っているときの血圧を観察する[**適切な場合**]
- ☐ 循環器の薬剤を投与した後の血圧を観察する[**可能な場合**]
- ☐ 活動中および活動前後の血圧，脈拍，呼吸状態を観察する[**適切な場合**]
- ☐ 状態や能力を考慮し，適切な方法（例：腋窩，直腸，口腔，鼓膜）で検温を開始する
- ☐ 持続の体温モニタリング装置を開始し，維持する[**適切な場合**]
- ☐ 低体温または高体温の徴候と症状を観察し，報告する
- ☐ 中枢および末梢の脈拍の有無と性状を観察する
- ☐ 脈拍数，リズム，量，振幅，左右対称性をモニターする
- ☐ 心尖部と橈骨動脈の脈拍を同時に測定し，差異を記録する[**適切な場合**]
- ☐ 奇脈がないか観察する
- ☐ 交互脈がないか観察する
- ☐ 脈圧の増大，または減少がないか観察する
- ☐ 心調律と回数を観察する
- ☐ 心拍出量を監視する
- ☐ 心音を観察する
- ☐ 呼吸の速さとリズムを観察する（例：深さと対称性）
- ☐ 肺音を観察する
- ☐ パルスオキシメトリーで酸素化のレベルを観察する
- ☐ 異常な呼吸の型がないか観察する（例：チェーンストークス呼吸，クスマウル呼吸，起座呼吸，奇異呼吸，ビオー呼吸，無呼吸，失調性呼吸，過剰な溜息）
- ☐ 皮膚の色調，体温，湿潤を観察する
- ☐ 中枢または末梢のチアノーゼを観察する
- ☐ ばち状指を観察する
- ☐ クッシング徴候の有無を観察する（脈圧の増大，徐脈，収縮期血圧の上昇）
- ☐ 妥当性のある疼痛アセスメントスケールを用いて，疼痛を観察する
- ☐ 鎮痛薬投与の前後で，疼痛を観察する
- ☐ バイタルサインの変化について，起こりうる原因を特定する
- ☐ 情報を得るための道具が正確かを定期的に，望ましくは8時間おきに点検する

第1版：1992。改訂：2004，2024

参考文献

Henshaw, C. M. (2021). Vital signs. In R. F. Craven, C. J. Hirnle, & C. M. Henshaw (Eds.), *Fundamentals of nursing: Human health and function* (9th ed., pp. 373-441). Wolters-Kluwer.

de Castro, C. C., Pereira, A. K., da, S., & Bastos, B. R. (2018). Implementation of the evaluation of pain as the fifth vital sign. *Journal of Nursing UFPE / Revista de Enfermagem UFPE, 12*(11), 3009-3014.

https://doi.org/10.5205/1981-8963-v12i11a236994p3009-3014-2018

Downey, C. L., Chapman, S., Randell, R., Brown, J. M., & Jayne, D. G. (2018). The impact of continuous versus intermittent vital signs monitoring in hospitals: A systematic review and narrative synthesis. *International Journal of Nursing Studies*, *84*, 19-27.

Flack, J. M., & Adekola, B. (2020). Blood pressure and the new ACC/AHA hypertension guidelines. *Trends Cardiovascular Medicine*, *30*(3), 160-164. https://doi.org/10.1016/j.tcm

Newman, S. (2017). Do not disturb: Vital sign monitoring as a predictor of clinical deterioration in monitored patients. *Kentucky Nurse*, *65*(2), 15-17.

Perry, A. G., & Potter, P. A. (2020). *Fundamentals of nursing* (10th ed.). Elsevier.

Perry, A. G., Potter, P. A., Ostendorf, W., & LaPlante, N. (2021). *Clinical nursing skills and techniques* (10th ed.). Elsevier.

Sapra, A., Malik, A., & Bhandari, P. (2020). Vital sign assessment. In *StatPerals*. StatPearls Publishing. https://www.ncbi.nlm.nih.gov/books/NBK553213/

Tucker, G., & Lusher, A. (2018). The use of early warning scores to recognize and respond to patient deterioration in district nursing. *British Journal of Community Nursing*, *23*(2), 76-79. https://doi.org/10.12968/bjcn.2018.23.2.76

0590	排尿管理
	Urinary Elimination Management

定義：最適な排尿パターンを維持すること

行動

☐ 普段の排泄パターンを判定する

☐ 排泄衝動の認識能力を判定する

☐ 排泄パターンを決定する際に年齢を考慮する（幼児や就学前の子どもの夜尿症やトイレトレーニング，高齢者の生理的変化による失禁）

☐ ケアを提供する際に文化的・社会的な違いを考慮する

☐ 頻度，濃度，におい，量，色調を含む排尿を観察する[**適切な場合**]

☐ 排尿能力に影響を及ぼす可能性のある変化がないか，機能状態をモニターする（例：安全に歩行または起立する能力，指示に従う能力，セルフケア活動を手伝う意欲）

☐ 失禁エピソードの原因となる因子を特定する（例：すぐに起き上がれない，トイレから遠い）

☐ 最後の尿排泄の時間を記録する[**適切な場合**]

☐ 膀胱のスキャナーを使用する[**適応がある場合**]

☐ 間欠的導尿を実施する[**適応がある場合**]

☐ 尿量を記録するように指導する[**適切な場合**]

☐ 便器，尿器またはトイレへの容易なアクセスを確保する

☐ 尿意にはただちに反応するよう指導する[**適切な場合**]

☐ トイレ介助の依頼に迅速に対応する

☐ 手の届くところにコールランプを置く

☐ 一定時間ごとに介助を行う（例：起床後，食後，就寝前）

☐ 尿器や便器の使用介助を行う[**必要な場合**]

☐ 排尿後，個人衛生を援助する[**必要な場合**]

☐ 尿閉，尿路感染，脱水，水分過多の徴候や症状を監視する

☐ 特にカテーテルを留置している場合は，十分な水分摂取を促す

☐ 尿路感染症の徴候や症状が発生した場合，医療従事者を紹介する

☐ 尿検査のために中間尿の検体を採取する[**適切な場合**]

☐ 食事の際，食間，夕方に約250mLの水分を飲むよう指導する

☐ 排尿にかかわる決まった習慣の確立において援助する[**適切な場合**]

☐ 関連処置の前は膀胱を空にするよう指導する

Part 3　介入　**601**

☐ 手順に従って最初の排尿時間を記録する[**適切な場合**]

☐ 尿路感染症の徴候や症状について指導し，観察をする

☐ 感染の回復の最初の徴候や症状があった場合は，中間尿の検体を採取するよう指導する

☐ 理解を確実にするためにティーチバックを用いる

第 1 版：1992。改訂：2000, 2004, 2024

参考文献

Berman, A., Snyder, S. J., & Frandsen, G. (2018). Urinary elimination. In *Kozier and Erb's Fundamentals of nursing: Concepts, process and practice*(10th ed., pp. 1174-1200). Pearson.

Jefferson, L. (2021). Urinary elimination. In P. A. Potter, A. G. Perry, P. A. Stockert, & A. M. Hall (Eds.), *Fundamentals of nursing* (10th ed., pp. 1150-1171). Elsevier.

Kopf-Klakken, S. (2021). Urinary elimination. In R. F. Craven, C. J. Hirnle, & C. J. Henshaw (Eds.), *Fundamentals of nursing: Human health and function* (8th ed.). Wolters-Kluwer.

Lough, M. E. (2022). Kidney disorders and therapeutic management. In L. D. Urden, K. M. Stacy, & M. E. Lough (Eds.), *Critical care nursing: Diagnosis and management* (9th ed., pp. 655-668). Elsevier.

Perry, A. G., Potter, P. A., Ostendorf, W. R., & LaPlante, N. (2021). Urinary elimination. In *Clinical nursing skills and technique* (10th ed., pp. 870-880). Mosby.

Touhy, T. (2020). Elimination. In K. Jett & T. A. Touhy (Eds.), *Toward healthy aging* (10th ed., pp. 201-210). Elsevier.

Williams, P. (2020). *Basic geriatric nursing* (7th ed.). Elsevier.

0600	**排尿習慣訓練**
	Urinary Habit Training

は

定義：認知能力や身体的能力に制限がある人の不随な膀胱排出を防ぐために，個別の排泄スケジュールを確立すること

行動

☐ トイレスケジュールの開発プロセスに介護者にも参加してもらう

☐ 排尿パターンを確立するために 3 日間の連続詳細記録を保持する

☐ 失禁エピソードを確立するために，電子的モニタリング装置を用いる[**適切な場合**]

☐ 排尿パターンと通常のルーチンに基づいて，初期トイレスケジュールの間隔を設定する（例：食事，起床，就寝）

☐ 排尿誘導スケジュールの開始時間と終了時間を設定する

☐ できるだけトイレの間隔を 2 時間以上に設定する

☐ 処方された間隔で患者のトイレを援助し，排泄を促す

☐ 便座を高くする，手すり等の特別なトイレ適応を提供する[**必要な場合**]

☐ 排泄のためのプライバシーを確保する

☐ 患者の排尿を促すために，暗示力を活用する（例：水を流す，トイレを洗浄する）

☐ 患者が 5 分以上トイレにいないように援助する

☐ 24 時間以内に 3 回以上の失禁エピソードがある場合，トイレの間隔を 30 分短縮する

☐ 24 時間以内に 2 回以下の失禁エピソードになった場合，排泄間隔を維持する

☐ 48 時間以内に失禁がない場合，最適な 4 時間間隔が達成されるまでトイレ間隔を 30 分ずつ長くする

☐ トイレのスケジュールを強化し順守するために，介護者との間で日々のコンチネンス記録について話し合う

☐ 排泄習慣の確立と維持を援助するために，スケジュールどおりの排泄を維持する

☐ 患者が予定されたトイレ時間に排尿したとき，患者には正のフィードバックまたは正の強化（例：5 分間の世間話）を与え，患者が失禁しているときには何もコメントしない

第 2 版：1996。改訂：2018

参考文献

Lewis, S., Dirksen, S., Heitkemper, M., Bucher, L., & Camera, I. (2011). *Medical-surgical nursing:*

Assessment and management of clinical problems (8th ed., pp. 1150-1151). Elsevier Mosby.

Ostaszkiewicz, J., Chestney, T., & Roe, B. (2004, updated 2009). Habit retraining for the management of urinary incontinence in adults. *Cochrane Database of Systematic Reviews, 2004*(2). https://doi.org/10.1002/14651858.CD002801.pub2

0640	排尿誘導
	Prompted Voiding

定義：決まった時間に呼びかける等により排尿を思い起こさせ，トイレが成功したときには肯定的な社会的フィードバックをすることによって，尿意を促進すること

行動

☐ 尿意を認識する能力を確認する

☐ 排尿パターンを確立するために，3日間の排尿記録をとり，成功の可能性を判断する

☐ 排尿パターンに基づいて，最初の排尿誘導スケジュールの間隔を確立する

☐ 排尿誘導スケジュールの開始時間と終了時間を設定する

☐ 設定された排尿誘導は，15分以内に実施する

☐ 排尿の要求に対して，自分で開始するための時間を確保する

☐ 濡れているか乾いているかどうかを尋ねることで，認識を確認する

☐ 衣類やリネンを物理的にチェックすることによって，反応の正確さを確認する[適切な場合]

☐ 排尿認識の正確さと，設定した排尿誘導での成功に対する，肯定的なフィードバックを与える

☐ 排尿のすべての要求について尊厳をもったコミュニケーションをする

☐ 排尿認識の状態にかかわらず，便器や代用品の使用を促す（最大3回）

☐ 排尿認識の状態にかかわらず，排尿援助を提供する

☐ 排泄のためのプライバシーを提供する

☐ 希望される排泄行動を称賛することにより，肯定的なフィードバックを提供する

☐ 失禁または排尿の拒否についてコメントを控える

☐ 次の排尿予定時間に関する情報を知らせる

☐ 認知機能に障害がない場合，排尿予定の時間以外は意識的に尿を我慢するよう指導する

☐ 尿意に反応して排尿するために，自分からトイレに行くよう指導する

☐ カルテに排尿誘導の成果を記録する

☐ 毎週，および必要に応じて，強化のために排尿認識状態の記録についてスタッフと話し合い，排尿スケジュールの順守を奨励する

☐ 介入に対する十分な快適さを確保するためのスタッフに対する定期的な研修を行う

第3版：2000。改訂：2024

参考文献

Lai, C. K. Y., & Wan, X. J. (2017). Using prompted voiding to manage urinary incontinence in nursing homes: Can it be sustained? *Journal of the American Medical Directors Association, 18*(6), 509-514.

Newman, D. K. (2019). Evidence-based practice guideline: Prompted voiding for individuals with urinary incontinence. *Journal of Gerontological Nursing, 45*(2), 14-26. https://doi.org/10.3928/00989134-20190111-03

Rosenberg, K. (2017). Prompted voiding offers long-term benefits to nursing home residents. *AJN, American Journal of Nursing, 117*(11), 61. https://doi.org/10.1097/01.NAJ.0000526751.14668.e6

Part 3 介入　　**603**

0430	**排便管理**
	Bowel Management

定義：規則的な排便パターンを確立し維持すること

行動

- ☐ 診断，手術，排便習慣を含む健康歴を確認する
- ☐ 排便の習慣に影響する因子（例：薬剤，運動，睡眠，ストレス，喫煙，食事）を特定する
- ☐ 既往の腸の問題，排便のルーチン，下剤や浣腸の使用に注意する
- ☐ 日時，頻度，硬さ，量，形状，色調を含む排便を観察する[**適切な場合**]
- ☐ 下痢，便秘，宿便の徴候や症状を観察する（例：腹部聴診，便の頻度や硬さ）
- ☐ 胃腸の副作用（有害でないものも含む）について，薬剤情報を評価する
- ☐ 便失禁について評価する[**必要な場合**]
- ☐ 規則的な排便の促進に役立つ特定の食品について指導する
- ☐ 栄養士へ相談する[**必要な場合**]
- ☐ 排便の頻度，硬さ，量，形状，色調について記録するよう指導する
- ☐ 直腸坐剤，浣腸，直腸指診を行う[**適切な場合**]
- ☐ 個別の排便のトレーニングプログラムを開始する[**適切な場合**]
- ☐ 排便トレーニングの原則を指導する
- ☐ 途切れることのない，一貫した排便予定時間を始める
- ☐ プライバシーを確保する
- ☐ 排便プログラムを変更する[**必要な場合**]
- ☐ 健康的な排便習慣を指導する（例：息まないようにする，トイレでの正しい姿勢）
- ☐ バイオフィードバックを使用する[**処方に従って**]
- ☐ ガスを発生させる食物の摂取を減らすことを奨励する[**適切な場合**]
- ☐ 繊維含量の高い食品について，患者を指導する[**適切な場合**]
- ☐ 食事の後に温かい水分を与える[**適切な場合**]
- ☐ 理解を確実にするためにティーチバックを用いる

第 1 版：1992。改訂：2000，2024

は

参考文献

Beierwaltes, P., Church, P., Gordon, T., Ambartsumyan, L., Brei, T., Castillo, H., & Castillo, J. (2020). Bowel function and care: Guidelines for the care of people with spina bifida. *Journal of Pediatric Rehabilitation Medicine, 13*(4), 491-498. https://doi.org/10.3233/PRM-200724

Craven, R. F., Hirnle, C. J., & Henshaw, C. J. (2021). *Fundamentals of nursing: Human health and function* (8th ed.). Wolters-Kluwer.

Dietz, N., Sarpong, K., Ugiliweneza, B., Wang, D., Aslan, S. S., Castillo, C., Boakye, M., & Herrity, A. N. (2021). Longitudinal trends and prevalence of bowel management in individuals with spinal cord injury. *Topics in Spinal Cord Injury Rehabilitation, 27*(4), 53-67. https://doi.org/10.46292/sci21-00008

Patton, V. (2021). Nurse-initiated bowel management strategies for first-line management of faecal incontinence. *Journal of Stomal Therapy Australia, 41.* (4), 14-17. https://doi.org/10.33235/jsta.41.4.14-17

Potter, P. A., Perry, A. G., Stockert, P. A. & Hall, A. M. (2021). *Fundamentals of Nursing* (10th ed.). Elsevier.

Williams, P. (2020). *Basic geriatric nursing* (7th ed.). Elsevier.

604 Part 3 介入

6800	ハイリスク妊娠ケア

High-Risk Pregnancy Care

定義：母親と赤ちゃんに対して健康的な成果を促進するために，ハイリスク妊娠を明らかにし，管理すること

行動

☐ 妊娠結果の不良に関連する医学的因子の有無を確認する（例：糖尿病，甲状腺疾患，高血圧，肥満，血栓形成傾向または深部静脈血栓の既往，自己免疫疾患，ヘルペス，HIV，心疾患または心臓外科手術の既往，オピオイド系鎮痛剤によって管理されている慢性疼痛，オピオイド代替療法，てんかん）

☐ 妊娠に関連する危険因子について，産科的な既往を検討する（例：繰り返す流産，早期産，過期産，妊娠高血圧症候群，多胎児，子宮内胎児発育遅延，常位胎盤早期剥離，前置胎盤，妊娠悪阻，Rh 感作，前期破水，遺伝子障害の家族歴）

☐ 不良な妊娠結果に関連する人口統計学的因子，社会学的因子を認識する（例：若年または高齢の出産，人種，民族，社会経済的に低い階層，出生前ケアの遅れまたは未受診，身体的虐待，物質乱用）

☐ 明らかになった危険因子に対する患者の理解を確認する

☐ 妊娠やペアレンティングによるライフスタイルの変化，胎児の健康，経済的変化，家族機能，個人の安全について，感情や恐れを表出するよう奨励する

☐ 危険因子と通常行われるサーベイランス検査およびその手順を明示した教材を提供する

☐ 健康的な成果を得る機会を高めることができるセルフケア技術について患者を指導する（例：水分摂取，食事療法，活動変容，定期的な妊婦検診の重要性，血糖値の正常化，禁欲を含めた性的な予防措置）

☐ 性欲の処理や性行為に関する代替方法について指導する

☐ 具体的なプログラムを紹介する（例：禁煙，薬物乱用治療，糖尿病教育，早期産予防教育，虐待シェルター，疼痛管理提供者，遺伝カウンセリング，性感染症クリニック）**[適切な場合]**

☐ 処方剤の使用について患者を指導する（例：インスリン，子宮収縮抑制剤，降圧剤，抗生物質，抗凝固剤，抗けいれん剤）

☐ 自己観察方法を患者に指導する（例：バイタルサイン，血糖検査，子宮活動の観察）**[適切な場合]**

☐ ただちに医療的な対応が必要な徴候や症状について，書面による指示書を提供するためにガイドラインを作成する（例：腟からの鮮血の流出，羊水漏出の変化，通常とは異なる腟分泌物，胎動の減少，妊娠 37 週以前の 1 時間に 4 回以上の子宮収縮，頭痛，視覚障害，上腹部の疼痛，顔面浮腫を伴う急速な体重増加）

☐ 在胎週数のさまざまな時期における早産に伴う胎児のリスクについて話し合う

☐ 早産が予想される場合，新生児集中治療室を見学させる（例：多胎妊娠）

☐ 胎児の状態と胎盤機能を評価するために，検査を実施する（例：ノンストレステスト，バイオフィジカルプロファイルテスト，超音波検査）

☐ 子宮頸部の検体を採取する**[適切な場合]**

☐ 胎児の診断的処置を援助する（例：採血，羊水穿刺，絨毛膜検体採取，経皮的臍帯穿刺による胎児採血，ドップラー血流測定）

☐ 胎児に対する治療処置を援助する（例：胎児輸血，胎児外科手術，減数手術，中絶処置）

☐ 検査と処置の結果に関する医学的な説明について解説をする

☐ 侵襲的処置後に Rh 感作を予防するために，Rho（D）免疫グロブリンを投与する（例：RhoGAM，Gamulin Rh）**[適切な場合]**

☐ クリニックでのフォローアップのための計画を立てる

☐ 分娩経過の間に治療が必要となる場合に備えて予期ガイダンスを行う

☐ 出生前教室への早期登録を奨励する，または床上安静の患者に出産教育の資料を提供する

☐ ハイリスク要因をもった母親が分娩後，共通して経験することについて予期ガイダンスを行う（例：疲労，抑うつ，慢性的ストレス，妊娠および出産について幻滅する，収入の喪失，パートナーとの不和，性的機能障害）

☐ ハイリスク要因をもつ母親を対象としたサポートグループへ紹介する**[必要な場合]**

Part 3 介入 **605**

□ 在宅ケア機関に紹介する（例：周産期専門看護サービス，周産期ケースマネジメント，公衆衛生看護）
□ 妊娠期を通して身体的および心理社会的状態を厳密に観察する
□ 母親および胎児の状態が正常から逸脱した際は医師または助産師へただちに報告する
□ 患者教育，検査結果，胎児検査結果，対象者の反応を記録する

第2版：1996。改訂：2018

参考文献

Bayrampour, H., Heaman, M., Duncan, K. A., & Tough, S. (2012). Advanced maternal age and risk perception: A qualitative study. *BMC Pregnancy and Childbirth, 12*(1), 100.

Gilbert, E. S. (2011). *Manual of high-risk pregnancy and delivery* (5th ed.). Mosby Elsevier.

Kellogg, A., Rose, C. H., Harms, R. H., & Watson, W. J. (2011). Current trends in narcotic use in pregnancy and neonatal outcomes. *American Journal of Obstetrics and Gynecology, 204*(3), 259.e1-259. e4.

Krans, E. E., & Davis, M. M. (2012). Preventing low birthweight: 25 years, prenatal risk, and the failure to reinvent prenatal care. *American Journal of Obstetrics and Gynecology, 206*(5), 398-403.

Nakamura, Y. (2010). Nursing intervention to enhance acceptance of pregnancy in first-time mothers: Focusing on the comfortable experiences of pregnant women. *Japan Journal of Nursing Science, 7*(1), 29-36.

Niebyl, J. R. (2010). Nausea and vomiting in pregnancy. *New England Journal of Medicine, 363*(16), 1544-1550.

Simpson, K. R., & Creehan, P. A. (2014). *Perinatal nursing* (4th ed.). Lippincott Williams & Wilkins.

8278	**発達促進：乳児**
	Developmental Enhancement: Infant

は

定義：1歳以下の子どもの身体的・認知機能的・社会的・情緒的側面における適切な発達を促進すること

行動

□ 適切な乳児の栄養および栄養習慣を構成するものについて親に説明する
□ 母乳栄養か瓶哺乳での栄養にするかの決定について話し合い，支援する
□ 母乳または乳児用調製粉乳の適切な保管と準備，扱い方について説明する
□ 月齢が約6か月のころに固形の食物を紹介し，食物の選択および準備，導入方法，食物の保存について親に説明をする
□ ベッド上にいるときにボトルに入ったジュースやミルクを乳児に与えないように親に説明する
□ 準備ができているという徴候も含め，乳児の離乳の説明を先行して行う
□ 睡眠と覚醒のサイクルの混乱を軽減または排除するような就寝習慣の確立を奨励する
□ 睡眠妨害や睡眠障害がないか親が確認する支援をする
□ 睡眠妨害や睡眠障害の適切な管理方法を決定する
□ 乳児と子育て者が添い寝をすることのリスクと利点について話し合う
□ 遊びの間，視覚や聴覚，触覚，運動の刺激を提供する
□ 乳児の行動様式や気質の型に関した遊びやケアを構築する
□ 発達に合わせた安全な玩具や活動を提供する
□ 6か月でフッ素化合物の補給を開始する必要性を説明する
□ 1本目の乳歯が生えているところを湿らせた布を使って口腔内をきれいにし始めることを親に説明する
□ 乳歯が何本か生えたら，水またはフッ素化合物の含まれない歯みがき粉と毛先の柔らかい歯ブラシを使用する
□ 初回およびそれ以降の歯科検診の適切な計画を立てる
□ 推奨されている検査を行う（例：貧血，鉛汚染，視力）
□ 計画した予防接種のリスクや利点，禁忌，副作用（有害でないものも含む）に関連する適切な情報を提

606 Part 3 介入

供する
- [ ] 選ばれた子どもたちの集団に追加の予防接種の必要性があるか判断する
- [ ] しつけや自立性，動きの増加，安全性に関連する説明を先行して行う
- [ ] しつけのための短時間の隔離と体罰に関して話し合い，短時間の隔離を促す
- [ ] 子どもの特定の発達段階および興味のレベルに適した外傷予防方略について親に説明する
- [ ] 乳児が探検できる安全な空間の用意を奨励する
- [ ] 熱傷や電気熱傷，窒息，誤嚥，中毒，転落，身体的外傷，溺水，交通外傷に対する外傷予防方略について話し合う
- [ ] 乳幼児突然死症候群（SIDS）に対する予防方略について親に説明する
- [ ] 子どもの気質と乳児の他者との相互関係の型の関連について親に説明する
- [ ] 家族が乳児とこころの触れ合いや愛着形成をすることを促進する
- [ ] 親の技術や努力をサポートし，称賛する
- [ ] 親の仕事復帰や子育ての選択肢について話し合う
- [ ] 家族内の争いごとや支援の不足，病的な状態がないか特定し，対処する
- [ ] 子どもの発達および子育てに関する情報を親に提供する
- [ ] 親教育を紹介する［**必要な場合**］

第6版：2013

参考文献

Ball, J. W., & Bindler, R. C. (2008). Health promotion and health maintenance for the newborn and infant. In *Pediatric nursing: Caring for children* (pp. 281-308) (4th ed.). Pearson: Prentice Hall.

Levine, D. A. (2006). Evaluation of the well child. In R. M. Kliegman, K. J. Marcdante, H. B. Jenson, & R. E. Behrman (Eds.), *Nelson essentials of pediatrics* (5th ed., pp. 34-43). Elsevier Saunders.

Wilson, D. (2007). Health promotion of the infant and family. In M. J. Hockenberry & D. Wilson (Eds.), *Wong's nursing care of infants and children* (8th ed., pp. 499-565). Mosby Elsevier.

Wong, D. L., Hockenberry, M. J., Wilson, D., Perry, S. E., & Lowdermilk, D. L. (2006). The infant and family. In *Maternal child nursing care* (pp. 1027-1088) (3rd ed.). Elsevier.

6670	バリデーション療法

Validation Therapy

定義：事実よりも感情を重んじた治療的なコミュニケーション方法を高齢認知症患者に用いること

行動

- [ ] 患者の認知機能障害のステージを判断する（見当識障害，時間の混乱，反復動作，植物状態）
- [ ] 混乱が急性のものまたは可逆的な原因，植物状態の段階にある場合はバリデーション療法を使用しない
- [ ] 傾聴する
- [ ] 患者の知覚や経験を訂正したり，否定しない
- [ ] クライエントの現実を受け入れる
- [ ] 「感情的な」言葉を使わないようにする
- [ ] 威嚇的でない事実の質問をする（例：誰が，何を，どこで，いつ，どのように）
- [ ] 「なぜ？」と尋ねることを避ける
- [ ] テンポを上げながら，患者の繰り返すキーワードを言い換える
- [ ] 患者の目に入るようにしながら，アイコンタクトを維持する
- [ ] クライエントの感情に合わせ，感情を表現する（例：愛情，恐怖，悲嘆）
- [ ] 患者に親しみのある音楽を使用して，歌い，交流する
- [ ] 身体の動きを観察し，まねる

□ 支援的なタッチングを行う（頬や肩，腕，手に優しく触れる）

□ クライエントが使用する動詞を注意して聞き，患者の使用する言語で話し，患者の好む感覚を使用する（聴覚，視覚，運動感覚）

□ 愛情や安全，活動，役に立っている感覚といった必要性に行動を結びつける

□ 過去を振り返りながら，患者と昔話をする

□ 慣れ親しんだコーピング方法をみつけるための支援をする

第5版：2008

参考文献

Day, C. R. (1997). Validation therapy: A review of the literature. *Journal of Gerontological Nursing,* *23*(4), 29-34.

Feil, N. (2002). *The validation breakthrough: Simple techniques for communicating with people with* *Alzheimer's type dementia* (2nd ed.). Health Professions Press.

Taft, L. B. (1998). Validation therapy. In M. Synder & R. Lindquist (Eds.), *Complementary/alternative* *therapies in nursing* (3rd ed., pp. 231-242). Springer.

Warner, M. (2000). Designs for validation therapy. *Nursing Homes: Long Term Care Management, 49*(6), 25-28.

7940	犯罪捜査データ収集

Forensic Data Collection

定義：犯罪捜査報告（法医学的報告）に必要な患者のデータを収集・記録すること

は

行動

□ 患者および関係者とのラポールを確立する［適切な場合］

□ 他のすべての検査者と協力的な関係を確立する

□ 正常部分も含めて，対象の部分すべての検査を行う

□ 検査で省略した部分は，その理由も含めて記録する

□ 検査ではみたままの事実のみを提示する（例：何が検査されたか，何が正常であったか（該当する陰性所見），何が異常であったか）

□ 身体負傷に関しては，創傷の大きさ・色調・損傷の種類・部位を詳述する（適応がある場合，傷の深さと軌跡も加える）

□ 不規則な創傷の場合，最大横径と最大縦径を計測する

□ 創傷の色調表現はできるだけ単純な基本色で表す（例：赤，青，紫，茶）

□ 創傷の位置については，身体を前方正中線と後方中心線に分け，正中線から右または左にどれだけ離れているかという2次元（長さと中線の観点）で表す

□ 一貫して，傷の中心から計測する

□ 挫傷痕は時間とともに薄れ，証拠として失われてしまうのでただちに記録する

□ 擦過傷については，外力の始点の反対側に皮膚細胞が重なるという特徴を用いて方向性を記録する

□ 裂傷については，切創や刺創と区別する

□ 創傷の発生順序とその順番の理由を記録する［可能な場合］

□ 可能性のある凶器をいくつも挙げることは避ける（検査の不確かさと不全性を意味することになる）

□ 創傷の軌跡を明確にする

□ 銃創を完全に描写する（例：煤痕の有無，斑点，擦過輪）

□ 銃創の位置は時計の文字盤で表し，身体のどの部位を12時としたかを報告書に記載する

□ 銃口痕を含めた，銃創周囲のあらゆる挫傷や変色を詳述する

□ 文字による報告書を補完するために，身体の図解や写真を使用する

□ 身体の図解に加えるべき情報についてのルールを順守する（例：事件番号，被害者氏名，検査日時，終了時間，検査に立ち会った人物の氏名とID番号）

608　Part 3　介入

- ☐ 特定につながる特徴を描写する（例：傷痕，刺青，マニキュア，ボディピアス，皮膚病変）
- ☐ 傷痕の位置を描写する
- ☐ 犯罪現場の写真と同様に，事件番号が創傷を覆ったり影になったりしないように創傷部位の写真を撮る（例：被害者と事件番号を写真に含める）
- ☐ 創傷の洗浄前に，最初に身体全体の写真を撮影する
- ☐ 中距離と近距離からの写真を，身体のどの部位のものかがわかるように目印になるようなものを含めて撮影する（例：胸部の創傷では乳頭）
- ☐ 創傷の洗浄の前後に，最後の写真として近距離から撮る（小さく ID 番号を入れ，創傷がほぼフレームにいっぱいになるような構図にする）
- ☐ ポインターを付した写真は，ポインターが創傷部を隠すようなことがないように（ポインター有り無し）2 枚を必ず撮影する
- ☐ 歪みを避けるために，創傷部位の写真は必ず皮膚表面に対して垂直に撮影する
- ☐ 遠近法の観点から，写真には必ず定規を含める
- ☐ 色調の歪みを避けるために，色のついた創傷部位の写真には必ずカラースケールを含める
- ☐ 水分による照り返しを避け，陪審で使用可能なように，写真を撮る前に創傷部位を洗浄し乾かす
- ☐ 衣服，宝飾品，その他の個人的な所有物について説明する（例：メーカー名，サイズ）
- ☐ それぞれの所有物がみつかった場所を記録する（例：左手首に黄色の金属製腕時計）
- ☐ それぞれの所有物に関連する情報を記録する（例：シャツに煤が付着した銃創）
- ☐ すべての所有物の写真を撮る
- ☐ すべての医療介入を図で示す（例：心電図のパッド，気管内挿管チューブ，点滴注射，留置カテーテル）
- ☐ すべての標本を集め，きちんとラベルがついた紙袋に入れる
- ☐ すべての標本に，日時・種類・収集方法を記載する
- ☐ すべての標本に，証拠保全プロトコルを正確に用いる
- ☐ 後から明らかになった情報や事柄は，追加報告として記録する
- ☐ 後から明らかになった情報や事柄に対するすべての反応を記録する（例：性的暴行の証拠が示されてから 24 時間後に実施された性的暴行に関する検査）
- ☐ 創傷部位の変化パターンを記録するために，被害者のフォローアップ訪問を毎日行うための計画を立てる［可能な場合］
- ☐ 法的証拠要件に従って報告書を準備する（例：年月日での表示，24 時間での時刻表示，黒色インクの使用，修正液の使用禁止，図とワークシートを含めたすべてにページ番号を記載，全ページにイニシャル署名，空白ページの禁止）
- ☐ 原本保存に関して，病院または検査官のプロトコルに従う。自営の場合は，自分で原本を保存する
- ☐ 事件に関して接触したすべての連絡先が記録された記録用紙を，事件のファイルに添付して提出する
- ☐ 誤りによって報告書を新しく作成または修正する必要がある場合，新しい報告書には作成日時・作成理由・原本の誤りの説明・訂正についての情報を加え，「訂正報告書」と題して作成する
- ☐ 情報（例：創傷の軌跡，深さ）を自分で得ることが難しい場合には，別の検査者から情報を得る（例：医務官，救命救急医，救命救急看護師）
- ☐ 他の検査者から情報を得た場合には，情報内容・情報提供者・職位・情報収集日時を記録する
- ☐ 被害者とその家族に適切なカウンセリングとフォローアップケアを提供する［適応がある場合］

第 5 版：2008

参考文献

Burgess, A. W., Brown, K., Bell, K., Ledray, L. E., & Poarch, J. C. (2005). Sexual abuse of older adults: Assessing signs of a serious crime and reporting it. *American Journal of Nursing, 105*(10), 66-71.

Calianno, C., & Martin-Boyan, A. (2006). When is it appropriate to photograph a patient's wound? *Advances in Skin & Wound Care, 19*(6), 304-307.

Cohen, S. S. (2003). *Trauma nursing secrets*. Hanley & Belfus.

Hoyt, C. A. (2006). Integrating forensic science into nursing processes in the ICU. *Critical Care Nursing Quarterly, 29*(3), 259-270.

Lynch, V. A. (2006). *Forensic nursing*. Mosby.

Part 3 介入 **609**

6592	パンデミック対策
	Pandemic Precautions

定義：感染症の拡大から人々を守るための方略の推進

行動

☐ パンデミック対策について，科学的かつ事実に基づいた情報を提供する

☐ パンデミック対策に関する話し合いにおいて，汚名を着せたり疎外したりしないようにする

☐ パンデミック対策に対する抵抗の理由を明らかにする**［必要な場合］**

☐ パンデミック関連疾患に罹患する可能性を高める危険性の高い地域（例：工業施設や食品加工施設，矯正施設，医療施設，サービス業）について話し合う

☐ 疾病の蔓延につながる可能性のある，集会所，多世代居住，ホームレス状態等の生活環境を特定する

☐ パンデミック関連疾患に感染する可能性を高めるような特定の行動を特定する

☐ パンデミック関連疾患に関する一般的な症状について教育する

☐ 毎日の健康状態をモニターする方法を特定する

☐ 公共の場に出たり，顔を触ったり，接触頻度の高い表面に触れたりした後は，石けんと水で少なくとも 20 秒間，頻繁に手洗いをすることを奨励する

☐ 手が目にみえて汚れておらず，石けんと水が利用できない場合は，少なくとも 60%のアルコールを含む手指消毒剤を使用するよう教育する

☐ 家庭や職場で，よく触れる表面を汚染除去するための手段を特定する

☐ 咳やくしゃみをカバーするための適切な方法を示す

☐ マスクを着用する科学的根拠と適切な方法について教育する

☐ パンデミック関連疾患の感染を減らすために，入手可能な予防接種を利用するよう教育する

☐ 前症状または無症状期にある人との密接な接触は感染につながる可能性があるため，他人との物理的な距離を保つよう指導する

☐ パンデミック関連疾患の感染を減らすために，自宅待機命令や州ごとのマスク着用義務の利点について話し合う

☐ パンデミック時に，換気の悪い空間や混雑した場所が感染拡大に及ぼす影響について話し合う

☐ 自宅の誰かがパンデミック関連疾患と診断された場合，適切な自己分離と隔離の手順について，患者とその家族を教育する

☐ 診断前も含み，パンデミック関連疾患と診断された人との潜在的な接触者を特定する**［必要な場合］**

☐ 被災者に物資やリソースを提供するために利用できる地区，地域，国のリソースを特定する

第 8 版：2024

参考文献

Centers for Disease Control and Prevention. (2020). *Coronavirus disease 2019 (COVID-19): How to protect yourself.* https://www.cdc.gov/coronavirus/2019-ncov/prevent-getting-sick/prevention.html

Centers for Disease Control and Prevention. (2020). *Social distancing. Centers for Disease Control and Prevention website.* https://www.cdc.gov/coronavirus/2019-ncov/prevent-getting-sick/social-distancing.html

Lynteris, C., & Poleykett, B. (2018). The anthropology of epidemic control: Technologies and Materialities. *Medical Anthropology, 37*(6), 433-441. https://doi.org/10.1080/01459740.2018.1484740

Maragakis, L. L. (2020). *Coronavirus, social and physical distancing and self-quarantine.* John Hopkins Website, Health. https://www.hopkinsmedicine.org/health/conditions-and-diseases/coronavirus/coronavirus-social-distancing-and-self-quarantine

Mukherji, A., Gupta, T., & Agarwal, J. P. (2020). Time, distance, shielding and ALARA; drawing similarities between measures for radiation protection and Coronavirus disease pandemic response. *Indian Journal of Cancer, 57*(2), 221-223.

Nicola, M., O'Neill, N., Sohrabi, C., Khan, M., Agha, M., & Agha, R. (2020). Evidence based management guideline for the COVID-19 pandemic. *International Journal of Surgery, 77*, 206-216.

Purba, A. K. (2020). How should the role of the nurse change in response to Covid-19? *Nursing Times, 116*(6), 25-28.

Wee, L., Sim, X., Conceicao, E., Aung, M., Tan, K., Ko, K., Wong, H., Wijaya, L., Tan, B.,

610   Part 3 介入

Venkatachalam, I., & Ling, M. (2020). Containing COVID-19 outside the isolation ward: The impact of an infection control bundle on environmental contamination and transmission in a cohorted general ward. *American Journal of Infection Control, 48*(9), 1056-1061.

8140	ハンドオフ（申し送り）

Handoff Report

定義：勤務シフト交代またはケアの場の変更に伴い，他の看護スタッフと患者の重要なケア情報のやりとりをすること

行動

☐ 用いる報告の種類を選択する（例：対面，録音テープ，患者のベッドサイド，巡回，電子カルテの要約，チームの打ち合わせ）

☐ これから加わるスタッフに自己紹介する[**必要な場合**]

☐ 氏名・年齢・病室番号等の患者の個人情報を報告する

☐ 主訴，入院理由，最近の手術について明らかにする[**適切な場合**]

☐ 主治医を明らかにし，相談する

☐ 重要な既往歴を要約する[**必要な場合**]

☐ 主要な医学的診断と看護診断を特定する[**適切な場合**]

☐ 解決済みの医学的診断と看護診断を特定する[**適切な場合**]

☐ 引継ぎを受ける看護スタッフが必要な最新で重要な情報に焦点をあて，簡潔に申し送る

☐ ベッドサイドで行われる場合，報告に協力し質問をすることを患者に奨励する

☐ 標準化された報告様式，ツール，記号を用いる（例：SBAR[状況，背景，アセスメント，提案]）

☐ 食事療法，輸液療法，薬物療法，運動療法を含む治療計画を説明する

☐ チューブについて，どこにあるか，いつ挿入されたか，いつ内容物が空になるかを検討する[**適切な場合**]

☐ 次の24時間以内にすべき検査を明らかにする

☐ 最新の検査結果を報告する[**適切な場合**]

☐ 最新のケア期間で示されるバイタルサイン，症状と徴候を含む健康状態のデータを説明する

☐ 実施中の看護介入について説明する

☐ 看護介入に対する患者と家族の反応を説明する

☐ 目標に向けた進捗状況を要約する

☐ 退院計画を要約する[**適切な場合**]

☐ 新たな臨床の場に行く看護師を申し送りのプロセスにおいて訓練する

☐ 申し送りのプロセスを定期的に評価し，改訂する[**適応がある場合**]

第2版：1996。改訂：2018

参考文献

Agency for Healthcare Research and Quality. (2013). *Nurse bedside shift report: Implementation handbook.* http://www.ahrq.gov/professionals/systems/hospital/engagingfamilies/strategy3/index.html

Laws, D., & Amato, S. (2010). Incorporating bedside reporting into changeof-shift report. *Rehabilitation Nursing, 35*(2), 70-74.

Riesenberg, L. A., Leitzsch, J., & Cunningham, J. M. (2010). Nursing handoffs: A systematic review of the literature. *American Journal of Nursing, 110*(4), 24-34.

Staggers, N., & Jennings, B. M. (2009). The content and context of change of shift report on medical and surgical units. *Journal of Nursing Administration, 39*(9), 393-398.

Wakefield, D. S., Ragan, R., Brandt, J., & Tregnago, M. (2012). Making the transition to nursing bedside shift reports. *The Joint Commission Journal on Quality and Patient Safety, 38*(6), 243-253.

Part 3 介入　**611**

7700	ピアレビュー（同僚評価）
	Peer Review

定義：専門職としての業務基準に照らし，同僚の能力を体系的に評価すること

行動

☐ ピアレビュー委員会の機能とレビュー手順を導くための方針を作成し使用する [**必要な場合**]

☐ 専門職としての業務プロトコルと業務基準作成に参加する

☐ 委員会の会議に参加する [**適切な場合**]

☐ 評価手順を調整する [**必要な場合**]

☐ 評価のために，業務中の同僚の観察を行う

☐ 質・安全性・患者満足度の成果の評価に焦点をあてる

☐ 評価をするときは看護師の発達段階（新人から熟達者）を考慮する

☐ 同僚の支援が必要な活動を明確にする

☐ 長所と改善を要する点について，意見を提供する [**適応がある場合**]

☐ 選出された同僚の資格情報を確認する [**必要な場合**]

☐ 昇進や臨床上の昇格を推奨する [**適切な場合**]

☐ 監督やカウンセリングを提供する [**適切な場合**]

☐ フィードバックの機会を提供する

☐ 変更や改善のための共同責任体制を作成する [**必要な場合**]

☐ 適切な継続教育や研修の調整を行う [**必要な場合**]

☐ 苦情の処理にかかわる [**必要な場合**]

第 2 版：1996。改訂：2018

参考文献

George, V., & Haag-Heitman, B. (2011). Nursing peer review: The manager's role. *Journal of Nursing Management, 19*(2), 254-259.

Haag-Heitman, B., & George, V. (2011). Nursing peer review: Principles and practice. *American Nurse Today, 6*(9), 48-53.

Haag-Heitman, B., & George, V. (2011). *Peer review in nursing: Principles for successful practice.* Jones & Bartlett.

Morby, S. K., & Skalla, A. (2010). A human care approach to nursing peer review. *Nursing Science Quarterly, 23*(4), 297-300.

1390	ヒーリングタッチ
	Healing Touch

定義：人の身体的・感情的・精神的・スピリチュアルな健康と癒しのエネルギーシステムにタッチングと影響を及ぼす思いやりを用いて非侵襲的なバイオフィールド療法を提供すること

行動

☐ 気をそらすもののない，快適でプライベートな環境をつくる

☐ 身体に触れることへの意欲を確認する

☐ セッションの共同目標を明確にする

☐ 疑問が生まれたらいつでも質問をするように患者に助言する

☐ 患者にリラクセーションを促す，快適で安全な体位にする（例：椅子，リクライニングチェア，マッサージテーブルは身体を安全にサポートできる場合に使用する）

☐ 締めつけているものを取り除く（例：眼鏡，靴，ベルト）

☐ 楽な衣類を患者に着せる

ひ

612 Part 3 介入

- [ ] 快適な温度の提供のためだけに，ドレープを羽織る
- [ ] 内側の自己に意識を集中させることで自分自身を中心にする
- [ ] 地球のエネルギーに適応することによって自己をみがく
- [ ] 患者のエネルギー分野に同調する
- [ ] 患者の最善の利益のために働く意思を設定する
- [ ] 患者のエネルギー領域（オーラ）とつぼのアセスメントを行い，清浄かどうか，バランスがとれているか，エネルギー技法を用いるかどうかを決定する
- [ ] ヒーリングを促進するために具体的なヒーリングタッチの方法を決定する（例：エネルギー領域を平滑化する，全身の接続，エーテルバイタリティ，磁場平穏，磁気疼痛ドレーン，らせん瞑想，ピラミッド法）
- [ ] 患者の領域をきれいにし，バランスを整え，元気づけるために手を用いる
- [ ] エネルギー分野やエネルギーセンターが，バランスがとれ，滑らかで，接続され，左右対称で，流れていると感じるまで続行する
- [ ] 起こった変化を明確にするために，エネルギーアセスメントを繰り返す
- [ ] 起き上がる前に，身体をゆっくりと動かし，ストレッチをするよう患者を指導する
- [ ] 患者が立ち上がったときにめまいを経験している場合，地球に根ざし，地球のエネルギーとつながることができるよう，患者の身体に触れる
- [ ] エネルギーの動きで失われた水分を補給するために患者にグラスの水を提供する
- [ ] 患者が理解できる言い方で，精力的な仕事に関するフィードバックを提供する
- [ ] 患者に，セッション中またはセッション後に経験したことや覚えたことを説明するように依頼する
- [ ] エネルギー仕事の特性を記録する
- [ ] セッションに，身体的，精神的，感情的な反応を記録する

第6版：2013

参考文献

Hover-Kramer, D. (2002). *Healing touch: A guidebook for practitioners*. Delmar Thomson Learning.

Hutchison, C. P. (1999). Healing touch: An energetic approach. *American Journal of Nursing*, *99*(4), 43-48.

Umbreit, A. (2006). Healing touch. In M. Snyder & R. Lindquist (Eds.), *Complementary/alternative therapies in nursing* (5th ed., pp. 203-223). Springer.

Wardell, D. W., & Weymouth, K. F. (2004). Review of studies of healing touch. *Journal of Nursing Scholarship*, *36*(2), 147-154.

6900	**非栄養的吸啜**
	Nonnutritive Sucking

定義：乳児に吸啜の機会を提供すること

行動

- [ ] 気道閉塞を防ぐための基準に合う滑らかなおしゃぶりまたはその代用品を選択する
- [ ] 清潔なおしゃぶりを使用する（例：毎日殺菌し，1人の幼児限定で，汚染場所に触れていない）
- [ ] 乳児が耐えられる一番大きなサイズの柔らかいおしゃぶりを舌の上に置く
- [ ] 乳児が口腔底部に舌を置けるように体位を整える
- [ ] 吸啜反射を支援するために，乳児の下顎の下に母指と示指を置く [必要であれば]
- [ ] 吸啜を促進する必要がある場合，おしゃぶりを使って乳児の舌をリズミカルに動かす [必要な場合]
- [ ] 吸啜反射を刺激するために優しく乳児の頬を擦る
- [ ] 経管栄養中と経管栄養後の5分間，吸啜を促進するためにおしゃぶり，または（大人が）手袋をはめた指を与える
- [ ] 長期間の高カロリー輸液を受けている乳児には最低4時間ごとに吸啜を促進するためにおしゃぶり，

Part 3　介入　**613**

または手袋をはめた指を提供する

☐ 乳児が吸啜を継続する様子を示したら，授乳後はおしゃぶり，または手袋をはめた指を使用する

☐ おしゃぶり，または手袋をはめた指をしゃぶっている間，乳児を揺らしたり，抱く**［可能な場合］**

☐ 静かで適切な音楽をかける

☐ おしゃぶりを落とさないように体位を整える

☐ 吸啜の欲求に合わせることの重要性を親に知らせる

☐ 授乳終了後，乳房での非栄養的吸啜をさせるよう，母乳栄養をしている母親に奨励する

☐ 乳首の吸啜に代わるものについて情報を提供する（例：第1指，他の指，おしゃぶり）

☐ 非栄養的吸啜の使用法について親に説明する

☐ 理解を確実にするためにティーチバックを用いる

第1版：1992。改訂：2000，2024

参考文献

Bakker, L., Jackson, B., & Miles, A. (2021). Oral-feeding guidelines for preterm neonates in the NICU: A scoping review. *Journal of Perinatology, 41*(1), 140-149. https://doi.org/10.1038/s41372-020-00887-6

Grassi, A., Sgherri, G., Chorna, O., Marchi, V., Gagliardi, L., Cecchi, F., Laschi, C., & Guzzetta, A. (2019). Early intervention to improve sucking in preterm newborns: A systematic review of quantitative studies. *Advances in Neonatal Care, 19*(2), 97-109. https://doi.org/10.1097/ANC.0000000000000543

Hockenberry, M. J., Rodgers, C. C., & Wilson, D. (2022). *Wong's essentials of pediatric nursing.* Elsevier.

John, H. B., Suraj, C., Padankatti, S. M., Sebastian, T., & Rajapandian, E. (2019). Nonnutritive sucking at the mother's breast facilitates oral feeding skills in premature infants: A pilot study. *Advances in Neonatal Care, 19*(2), 110-117. https://doi.org/10.1097/ANC.0000000000000545

Matson, S., & Smith, J. E. (2016). *Core curriculum for maternal-newborn nursing.* Elsevier.

Ostadi, M., Jokar, F., Armanian, A. M., Namnabati, M., Kazemi, Y., & Poorjavad, M. (2021). The effects of swallowing exercise and non-nutritive sucking exercise on oral feeding readiness in preterm infants: A randomized controlled trial. *International Journal of Pediatric Otorhinolaryngology, 142,* 110602. https://doi.org/10.1016/j.ijporl.2020.110602

Ziegler, A., Maron, J. L., Barlow, S. M., & Davis, J. M. (2020). Effect of pacifier design on nonnutritive suck maturation and weight gain in preterm infants: A pilot study. *Current Therapies in Research Clinical Experience, 93,* 100617. https://doi.org/10.1016/j.curtheres.2020.100617

3316	**鼻腔洗浄**
	Nasal Irrigation

定義：生理食塩水での洗浄によって鼻粘膜機能を強化すること

行動

☐ 治療前に禁忌がないか確認する（顔面の外傷が完全には治っていない患者，吸引によるリスクを高めるような神経的または筋骨格系の問題がある患者）

☐ あらかじめ調製され，個包装された／家庭の材料を使用し，洗浄液を用意する

☐ 施設のガイドラインまたは患者の好みに合わせて，食塩の濃度や液の温度を調節しながら，ティースプーン1杯の塩とティースプーン半分の重曹を約470mLの飲用の微温湯と混ぜる**［必要な場合］**

☐ 鼻粘膜の炎症を避けるため，ヨウ素や凝固阻害剤，保存料が含まれていない塩を使用する（例：コーシャー，缶詰，漬物用塩を使用する）

☐ 低い陽圧のかかる機器（例：バルブ付きシリンジやスプレーボトル）または重力圧式機器（例：鼻洗浄器や他の鼻洗浄商品）を使って，洗浄液を作成する

☐ シンクまたはベースン（洗面器）の上に頭部を下に向けた状態にして，一方の鼻孔がもう一方の上にくるように顔を傾ける

☐ 先端を押し込んだり，鼻中隔に注入しないように気をつけながら，心地よい程度満たされるまで，上になっているほうの鼻孔に容器の先端を優しく挿入する，または注入する

☐ 用意した洗浄液の大体半分量を鼻孔に注入する

☐ 普通に口で呼吸をするよう患者を指導する

☐ 下側になった鼻孔から排出される洗浄液を観察する（例：量，色調，粘性）

614　　Part 3　介入

□ もう一方の鼻孔でも同様に行う

□ 洗浄液が喉の奥や耳に流入するのを防ぐため，頭側の位置を調整する[必要な場合]

□ 優しく鼻をかむことを奨励する

□ 1日に1～3回，もしくは指示されたとおりに鼻洗浄を行う

□ 使用後は毎回，器具を洗浄する

□ 毎日新しい洗浄液を用意する

□ 患者が疼痛や鼻出血，他の問題を訴えたときは中断する

□ 自己洗浄法を患者に指導する

□ 点鼻剤を投与する[必要な場合]

□ ヘルスケア提供者に紹介する

第6版：2013

参考文献

Azar, A. E., & Muller, B. A. (2006). A practical evidence-based approach to rhinosinusitis. *The Journal of Respiratory Disease, 27*(9), 372-379.

Harvey, R., Hannan, S. A., Badia, L., & Scadding, G. (2007). Nasal saline irrigations for the symptoms of chronic rhinosinusitis. *Cochrane Database of Systematic Reviews,* (3). https://doi.org/10.1002/14651858.CD006394.pub2

Kassel, J. C., King, D., & Spurling, G. K. P. (2010). Saline nasal irrigation for acute upper respiratory tract infections. *Cochrane Database of Systematic Reviews, 2010*(3). https://doi.org/10.1002/14651858.CD006821.pub2

Moyad, M. A. (2009). Conventional and alternative medical advice for cold and flu prevention: What should be recommended and what should be avoided? *Urologic Nursing, 29*(6), 455-458.

Rabago, D., & Zgierska, A. (2009). Saline nasal irrigation for upper respiratory conditions. *American Family Physician, 80*(10), 1117-1119, 1121-1122.

Steele, R. W. (2005). Chronic sinusitis in children. *Clinical Pediatrics, 44*(6), 465-471.

6594	人との関係距離促進

Physical Distance Facilitation

定義：伝染性疾患の蔓延を防ぐため，人と人との一定の距離を保ち，接触する回数を減らすこと

行動

□ 社会的距離をおく必要性を判断する（例：感染者，伝染性疾患発生時の外出の必要性）

□ 伝染性疾患の危険因子（例：年齢，身体障害者，社会経済的低階層，換気の悪い混雑した住宅，呼吸器疾患）や死亡率の増加（例：合併症，慢性呼吸器疾患，高齢者）の有無を判断する

□ 外出前に地域の保健当局の指導を受け，それに従うよう指導する（例：旅行の制限，外出の制限，物理的距離の必要性）

□ 外出する際同居していない人と，または同居で家にいる感染者と，密接な身体的接触を避けるよう促す（確立されたガイドラインに従って人と人との距離を保つ）

□ 非同居者や感染者との接触時間を最小限にする

□ 外出時や感染者との接触時には個人防護具（PPE）の使用を奨励する（例：マスク，手袋）

□ その他の日常的な予防行動（例：洗っていない手で顔を触らない，石けんと水で20秒以上頻繁に手を洗う，手指消毒剤を使用する）を奨励する

□ 咳やくしゃみをするときはティッシュで鼻と口を覆い，呼吸器分泌物に触れた後はティッシュを捨て，手指衛生を行うように指導する

□ 適切な手指衛生を行わず，不必要に物品に触れることを避けるよう推奨する

□ 不必要な外出を避け，家の外で人に会う機会を制限する

□ すべての交流において，健康的な社会的距離の取り方を模範とする（例：定められたガイドラインに従う）

□ 用事や通勤の際，安全に移動するために，利用可能な社会的距離の取り方を考慮するよう指導する（例：徒歩，自転車，車椅子での移動，公共交通機関，ライドシェア，タクシーの利用）

Part 3　介入　**615**

- ☐ 在宅勤務の手配を推奨する[**可能な場合**]
- ☐ 公共交通機関の不必要な利用を避ける
- ☐ 公共交通機関を利用する際は，定められたガイドラインに従い，他の乗客や運行事業者との距離を保つよう指導する（バス停での待ち時間，バス，ライドシェア，電車での座席指定）
- ☐ ライドシェアやタクシーを利用する際は，相乗りを避けるよう指導する
- ☐ 大型のライドシェア車両では後部座席に座り，運転手と適切な距離を保つよう指導する
- ☐ 他者と直接会うときは距離を保つよう指導する[**定められたガイドラインに従って**]
- ☐ 距離をおくことが難しい混雑した場所や集まりを避けるよう指導する
- ☐ 屋内外を問わず，すれ違うときは他の人に適切なスペースを与える
- ☐ 生活必需品のために直接店を訪れるのは，どうしても必要なときだけにするよう指導する
- ☐ 買い物中や列に並んでいるときは，他人との適切な距離を保つよう指導する
- ☐ 適切な距離を保つための物理的なガイドに従うよう指導する（例：マスクの使用，床のテープマーキング，壁の標識）
- ☐ ドライブスルー，非接触での受け取り，または配達サービスを利用し，他人と顔を合わせるのを制限するよう指導する[**可能な場合は常に**]
- ☐ マスクを着用し，宅配業者と自分との間に物理的な距離を保つよう指導する
- ☐ 感染している場合は，自宅で他の人と適切な距離を保つよう奨励する
- ☐ 家庭内での感染者の移動を，専用トイレのある個室に制限する[**可能な場合**]
- ☐ 感染している場合，タオルや食器等の共有は避ける
- ☐ こまめな手指衛生を指導する
- ☐ テクノロジーを活用して社会的，精神的なつながりを保つよう奨励する
- ☐ 電子機器を使って愛する人を訪問するよう勧める[**可能な場合**]
- ☐ 安全な社会活動（例：通話，ビデオチャット，ソーシャルメディアへの接続）を選択するよう奨励する
- ☐ 社会的に距離を置きつつも，活動的であり続けることを奨励する（例：距離を保てる近所で，散歩，自転車，車椅子）

第8版：2024

参考文献

Centers for Disease Control and Prevention. (2020). *Social distancing.* https://www.cdc.gov/coronavirus/2019-ncov/prevent-getting-sick/socialdistancing. html

Curran, E. (2020, June 16). Social distancing—do they mean us? *Nursing Times.* https://www.nursingtimes.net/opinion/social-distancing-do-theymean-us-16-06-2020/

Maragakis, L. L. (2020). *Coronavirus, social and physical distancing and self-quarantine.* John Hopkins Website: Health. https://www.hopkinsmedicine.org/health/conditions-and-diseases/coronavirus/coronavirussocial-distancing-and-self-quarantine

Mukherji, A., Gupta, T., & Agarwal, J. P. (2020). Time, distance, shielding and ALARA; drawing similarities between measures for radiation protection and Coronavirus disease pandemic response. *Indian Journal of Cancer, 57*(2), 221-223.

Nicola, M., O'Neill, N., Sohrabi, C., Khan, M., Agha, M., & Agha, R. (2020). Evidence based management guideline for the COVID-19 pandemic. *International Journal of Surgery, 77,* 206-216.

Purba, A. K. (2020). How should the role of the nurse change in response to Covid-19? *Nursing Times, 116*(6), 25-28.

Wee, L., Sim, X., Conceicao, E., Aung, M., Tan, K., Ko, K., Wong, H., Wijaya, L., Tan, B., Venkatachalam, I., & Ling, M. (2020). Containing COVID-19 outside the isolation ward: The impact of an infection control bundle on environmental contamination and transmission in a cohorted general ward. *American Journal of Infection Control, 48*(9), 1056-1061.

ひ

616 Part 3 介入

3583	皮膚ケア：移植部位

Skin Care: Graft Site

定義：創傷合併症を予防し，移植部位治癒を促進すること

行動

☐ ドレッシング材をあてる［施設のプロトコルに従って］

☐ 十分な疼痛コントロールを行う（例：投薬，音楽療法，気晴らし法，マッサージ）

☐ 移植部位の治療（移植部位を高く保つ，針で水疱等の内容物を吸引する，水疱の治療）については，医療機関のプロトコルに従う

☐ 新たな移植部位への摩擦やずれを避ける

☐ 移植片が接着するまでは許可された活動にとどめるよう指導する

☐ 治癒過程中は患側を動かさないよう指導する

☐ ドレッシング部位を毎日観察する［施設のプロトコルに従って］

☐ 移植部位の色調，皮膚の熱感，毛細血管再充満時間，皮膚緊張感を観察する

☐ 感染徴候（例：発熱，疼痛）および他の合併症について観察する

☐ 不動による合併症（例：肺炎，肺塞栓，褥瘡）の発症を予防する

☐ 精神的支援を行い，理解および配慮を示す

☐ 移植部位のケアについて指導する（例：圧迫ストッキング，ドレッシング，日光や温熱パッドを避ける，禁煙）［処方に従って］

☐ 理解を確実にするためにティーチバックを用いる

第 4 版：2004。改訂：2024

参考文献

American Nurses Association & International Society of Plastic and Aesthetic Nurses. (2020). *Plastic and aesthetic nursing: Scope and standards of practice* (3rd ed.).

Myers, B. A. (2020). *Wound management: Principles and practice* (4th ed.). Pearson.

Nicol, N. H. (2016). *Dermatological nursing essentials: A core curriculum* (3rd ed.). Wolters Kluwer.

Rebar, C. R., & Bidigare, C. (2021). Concepts of care for patients with skin problems. In D. Ignativicius, M. L. Workman, C. R. Rebar, & N. M. Heimgartner (Eds.), *Medical-Surgical nursing: Concepts for interprofessional collaborative care* (10th ed., pp. 1101-1188). Elsevier.

Uoya, Y., Ishii, N., Sakai, S., Kiuchi, T., Uno, T., & Kishi, K. (2021). A novel technique to achieve rapid wound healing of donor site wounds in splitthickness skin grafts of a patient undergoing anticoagulation therapy. *International Journal of Lower Extremity Wounds*, *20*(2), 162-166. https://doi.org/10.1177/1534734620938169

3570	皮膚ケア：吸収性製品

Skin Care: Absorbent Products

定義：通気性のある保護用布地や素材を使用する際の成人における皮膚合併症の予防

行動

☐ 失禁の種類を特定する（例：軽度の失禁，中程度から重度の失禁，便失禁または尿失禁）または過剰な皮膚のひだにたまる汗を特定する

☐ 皮膚の損傷リスクがある人を特定するために，評価ツールや標準化されたスケールを使用する（例：ブレーデンスケール，国際失禁調査質問票─短縮版［ICIQ-SF］）

☐ 個々のニーズを特定する（例：臭気対策，衣服の汚れ防止，自己適用，皮膚の損傷や摩擦エリア，美的音声または視覚の質，価格，大きなサイズ）

☐ 製品使用に対する期待を特定する（例：皮膚のひだの湿気保護，水泳用衣，日中用衣，夜用衣，旅行用衣，ベッドの濡れ防止，尿失禁または便失禁のカバー，再利用可能または洗濯可能）

☐ 製品の特性を考慮する（例：布裏地，会陰パッド，パンティライナー，パッド付きおむつ，ウエスト

バンド製品，夜用ブリーフ，日中用ブリーフ，取り外し可能，再利用可能，引き上げ式，再利用可能なタブ）

☐ 製品の強度を調整する（軽度の漏れには軽い会陰パッドを使用し，夜間のカバーにはより重いブリーフに変更する）[**適応があり必要な場合**]

☐ 製品の使用ガイドラインを超えないようにする（例：3時間ごとに交換する）

☐ 製品を皮膚ケアのニーズに合わせる（皮膚損傷のリスクがある場合は，きついプラスチック製品を避ける）

☐ 製品を解剖学的に適合させる（ヒップの測定値を使用し，脚とウエストの開口部がぴったり合うことを確認する，きつすぎたり緩すぎたりしないようにする，利用可能な場合は製品のサイズチャートを使用する，適用前に皮膚のひだ保護シートを希望のサイズに切る）

☐ 事前にカットされた皮膚のひだシートを再度切らないようにする

☐ 事前にカットされた皮膚のひだシートを半分に折りたたんでよりよいフィット感を得る[**適応がある場合**]

☐ 事前にカットされた皮膚のひだシートは毎日または濡れたときに交換する

☐ 衣服に合う製品を選ぶ（例：吸収力が低い，小型の製品，薄い衣服の下では色付きの接着剤やデザインを避ける）

☐ ニーズに応じて使いやすい製品を選ぶ[**適応があり必要な場合**]

☐ 好みに応じて製品の臭気中和能力を確認する

☐ 失禁に影響を与える薬剤を投与する際には製品のニーズを考慮する（例：下剤，利尿剤）

☐ 製品の交換やトイレのたびに皮膚の状態を確認する

☐ 皮膚と粘膜を点検し，発赤，極端な温かさ，浮腫，排液，または圧力の蓄積の徴候（押しても白くならない赤み）を確認する

☐ 局所的な予防皮膚処置を施す[**適応がある場合**]

☐ 目にみえる汚れが最小限であっても，汚れた製品を再利用しない

☐ 製品の種類，使用方法，適応症および禁忌について指導する

☐ 製品を選択する能力を確認し，計画に含める[**適切な場合**]

☐ 皮膚損傷の徴候と，損傷が発生した場合に必要な製品の変更について指導する

☐ 製品を使用する際の局所的な予防皮膚処置とスキンケアに関する指導を行う

☐ 発疹や擦り傷があるかどうか皮膚を監視し，発疹や擦り傷がある場合は製品を変更する[**適応がある場合**]

☐ 製品がきつく感じたり，動きを制限したりする場合は製品を変更する

☐ 皮膚の状態を8時間ごと，または適応に応じて記録する

第8版：2024

参考文献

Berman, A., Snyder, S. J., & Frandsen, G. (2021). Hygiene. In *Kozier and Erb's fundamentals of nursing: Concepts, process and practice* (11th ed., pp. 669-685). Pearson.

Craven, R. F., Hirnle, C. J., & Henshaw, C. M. (2021). Hygiene and self-care. In *Fundamentals of nursing: Human health and function* (8th ed., pp. 604-634). Wolters-Kluwer.

Doty, S. K., & Engels, D. (2021). Containment methods for incontinence. *Nursing made incredibly easy! 19*(5), 30-38. https://doi.org/10.1097/01.NME.0000767248.48860.3e

Hockenberry, M. J., Rodgers, C. C., & Wilson, D. (2022). *Wong's essentials of pediatric nursing* (11th ed.). Elsevier.

Kanerva Rice, S., Pendrill, L., Petersson, N., Nordlinder, J., & Farbrot, A. (2018). Rationale and design of a novel method to assess the usability of body-worn absorbent incontinence care products by caregivers. *Journal of Wound, Ostomy & Continence Nursing, 45*(5), 456-464. https://doi.org/10.1097/WON.0000000000000462

Perry, A. G., Potter, P. A., Ostendorf, W. R., & LaPlante, N. (2021). *Clinical nursing skills and technique* (10th ed.). Mosby.

Potter, P. A., Perry, A. G., Stockert, P. A., & Hall, A. M. (2021). *Fundamentals of nursing* (10th ed.). Elsevier.

Schwartz, D., Magen, Y. K., Levy, A., & Gefen, A. (2018). Effects of humidity on skin friction against medical textiles as related to prevention of pressure injuries. *International Wound Journal, 15*(6), 866-874.

Voegeli, D. (2019). Prevention and management of moisture-associated skin damage. *Nursing Standard*, *34*(2), 77-82. https://doi.org/10.7748/ns.2019. e11314

Williams, P. (2020). *Basic geriatric nursing* (7th ed). Elsevier.

3584	皮膚ケア：局所処置

Skin Care: Topical Treatments

定義：皮膚統合性を促進し損傷を最小限に抑えるために，局所的に薬剤を塗布すること，または装置を操作すること

行動

□ 皮膚損傷のリスクがある人に対し，毎日皮膚を観察する

□ 皮膚や組織の破壊のリスクを軽減するための対策を実施する（例：完全入浴の頻度を減らす，皮膚に老廃物や滲出液が残らないようにする，刺激の少ない石けんを使用する，エモリエント剤を使用する，頻繁に寝返りをうつ，体位を変える）

□ 標準化されたツールまたはスケール（例：ブレーデンスケール）を用いて，病変または損傷部位を評価する

□ 患部に外用剤（例：抗生物質，抗炎症剤，エモリエント剤，抗真菌剤，剥離剤）を塗布する［**適切な場合**］

□ 患部に透明な閉鎖性ドレッシング材をあてる［**必要な場合**］

□ 表皮のいぼに液体窒素を塗布する，またはスプレーする［**適切な場合**］

□ 局所への温罨法は控える

□ 皮膚損傷の程度を記録する

□ 肌触りの悪いベッドリネンの使用を避け，清潔で乾燥していてしわや異物がないように保つ

□ 抗菌石けんで洗浄する［**適切な場合**］

□ 皮膚へのアルカリ性の石けんの使用は控える

□ 乾燥を避けるために純水を使用して皮膚を洗浄する（例：新生児）［**可能な場合**］

□ 石けんの乾燥効果を避けるために，皮膚を丁寧に完全にすすぐ

□ 皮膚の湿度を保つためコロイド状の風呂に浸す［**適切な場合**］

□ 皮膚を完全に乾かす

□ トイレの衛生用品を提供する［**必要な場合**］

□ 失禁後に皮膚を洗浄し，清潔で乾いたリネンを用意する

□ 発汗後は皮膚を乾燥させる

□ 汗による湿気がたまりやすい皮膚の表面をチェックする

□ 深い皮膚のひだに乾燥パウダーを適用する，もしくは薬用パウダーを皮膚に塗布する［**適切な場合**］

□ 粘着性のテープや残骸を除去する

□ 浮腫部位を支持する（例：腕の下に枕を置く，陰嚢の負荷を減らすサポーター）［**適切な場合**］

□ 唇や口腔粘膜を湿らせる潤滑剤を塗布する［**必要な場合**］

□ 背部マッサージや頸部マッサージを行う［**適切な場合**］

□ コンドーム型カテーテルに変更する［**適切な場合**］

□ 失禁用下着には余裕をもたせる［**適切な場合**］

□ 失禁用パッドを装着する［**適切な場合**］

□ 乾燥や発赤の患部周囲をマッサージする［**適切な場合**］

□ 適切なオストミー装具を装着する［**必要な場合**］

□ 専門サービスへのコンサルテーションを開始する［**必要な場合**］

□ 身体の動きを制限しないような服を着せる

□ 皮膚裂傷のリスクがある成人に，長袖，長ズボン，または膝丈の靴下を着用するよう勧める

Part 3　介入　**619**

□ 皮膚を過度に掻いたり裂けてしまわないよう手をミトンで覆う［**適切な場合**］

□ ベッドや椅子に保護用のデバイス（例：パッド）を使用する

□ 踵の保護材を使用する［**適切な場合**］

□ 具体的なスケジュールを活用し，ベッド上安静の人や体動困難な患者を少なくとも2時間ごとに体位変換する

□ ベッド上安静の人のために，圧力を軽減するように設計された適切なパッド，クッション，マットレス，またはベッドを提供する

□ 徹底した足のケアを行う

□ 歯科衛生を提供する

□ 重曹や塩を歯の清掃に使用している高齢者に対して，高ナトリウム含有のため摂取を避けるよう指導する

□ 肌露出時に推奨される日焼け止め（SPF）を提供する

□ 加湿器で周囲の環境を加湿する［**必要な場合**］

□ 適切な治癒を促進するための対策を実施する（例：十分な休息，食事および水分を提供する，毎日，創や皮膚をチェックする，粘着テープによる皮膚裂傷を避ける）

第1版：1992。改訂：1996，2000，2024

参考文献

Awank, B., Dayang, A., Avsar, P., Patton, D., O'Connor, T., Budri, A., Nugent, L., & Moore, Z. (2021). What is the impact of topical preparations on the incidence of skin tears in older people? A systematic review. *Wounds UK, 17*(2), 33-43.

Colwell, J. C. (2021). Skin integrity and wound care. In A. Perry, P. Potter, P. Stockert, & A. Hall (Eds.), *Fundamentals of Nursing* (10th ed., pp. 1235-1299). Elsevier.

Cooke, A., Bedwell, C., Campbell, M., McGowan, L., Ersser, S. J., & Lavender, T. (2018). Skin care for healthy babies at term: A systematic review of the evidence. *Midwifery, 56*, 29-43.

Pather, P., Hines, S., Kynoch, K., & Coyer, F. (2017). Effectiveness of topical skin products in the treatment and prevention of incontinence-associated dermatitis: A systematic review. *JBI Database of Systematic Reviews & Implementation Reports, 15*(5), 1473-1496.

Potter, P.A., Ostendorf, W.R., & LaPlante, N. (2018). *Clinical nursing skills and techniques* (9th ed.) Personal hygiene and bedmaking. (pp. 445-481). Mosby.

Williams, P. (2020). Care of aging skin and mucous membranes: *Basic geriatric nursing* (7th ed., pp. 272-291). Elsevier.

3582	皮膚ケア：採皮部位
	Skin Care: Donor Site

定義：創傷合併症を予防し，採皮部位の治癒を促進すること

行動

□ 採皮部位のドレッシングを少なくても毎日観察する［**施設のプロトコルに従って**］

□ ドレッシングを交換する［**施設のプロトコルに従って**］

□ 十分な疼痛コントロールを提供する（例：投薬，音楽療法，気晴らし法，マッサージ）

□ 創傷部位に薬剤を使用する［**施設のプロトコルに従って**］

□ 感染徴候（例：発熱，疼痛）および他の術後合併症を観察する

□ 採皮部位を清潔に保ち，乾燥させ，圧迫がかからないようにする

□ 治癒した採皮部位の皮膚に対して，滑らかで柔軟な状態に保つよう患者を指導する

□ 過度の出血がある場合は圧迫を加え，圧迫しても出血が減少しない場合は医療従事者に連絡するよう指導する

□ ドナー部位の皮膚に対して極端な温度への曝露や外傷を避け，日光へ曝露させないよう患者を指導する

□ 報告すべき徴候や症状を，すぐに医療従事者に連絡するよう指導する

620　Part 3　介入

☐ 理解を確実にするためにティーチバックを用いる

第 4 版：2004。改訂：2024

参考文献

American Nurses Association & International Society of Plastic and Aesthetic Nurses. (2020). *Plastic and aesthetic nursing: Scope and standards of practice* (3rd ed.).

Myers, B. A. (2020). *Wound management: Principles and practice* (4th ed.). Pearson.

Nicol, N. H. (2016). *Dermatological nursing essentials: A core curriculum* (3rd ed.). Wolters Kluwer.

Rebar, C. R., & Bidigare, C. (2021). Concepts of care for patients with skin problems. In D. Ignativicius, M. L. Workman, C. R. Rebar, & N. M. Heimgartner (Eds.), *Medical-Surgical nursing: Concepts for interprofessional collaborative care* (10th ed., pp. 1101-1188). Elsevier.

Uoya, Y., Ishii, N., Sakai, S., Kiuchi, T., Uno, T., & Kishi, K. (2021). A novel technique to achieve rapid wound healing of donor site wounds in splitthickness skin grafts of a patient undergoing anticoagulation therapy. *International Journal of Lower Extremity Wounds*, *20*(2), 162-166. https://doi.org/10.1177/1534734620938169

3590	皮膚サーベイランス
	Skin Surveillance

定義：皮膚と粘膜の統合性を維持するために，患者のデータを収集し，分析すること

行動

☐ 皮膚と粘膜の発赤，極端な熱感，浮腫，排液について観察する

☐ 末梢の色調，熱感，腫脹，脈拍，皮膚の質感，潰瘍形成について観察する

☐ 外科的切開創の状態を観察する[**適切な場合**]

☐ 皮膚損傷のリスクがある患者を特定するためにアセスメントツールを用いる（例：ブレーデンスケール）

☐ 皮膚の色調と温度を観察する

☐ 皮膚・粘膜の変色，紫斑，破綻がある部位を観察する

☐ 皮膚の発疹と擦過傷を観察する

☐ 皮膚の過度な乾燥と湿潤を観察する

☐ 圧迫と摩擦の原因を観察する

☐ 感染，特に浮腫がある部位を観察する

☐ 衣服の締めつけがないか観察する

☐ 皮膚または粘膜の変化について記録する

☐ 皮膚の状態の増悪を予防するために方策を確立する（例：マットレス，体位変換のスケジュール）

☐ 家族／介護者に対し，皮膚損傷の徴候について指導する[**適切な場合**]

第 1 版：1992。改訂：2008

参考文献

McCance, K. L., & Huether, S. E. (2006). *Pathophysiology: The biologic basis for disease in adults and children* (5th ed.). Mosby.

Perry, A. G., & Potter, P. A. (2006). *Clinical nursing skills and techniques* (6th ed.). Elsevier Mosby.

Potter, P. A., & Perry, A. G. (2005). *Fundamentals of nursing* (6th ed.). Mosby.

Taylor, C., Lillis, C., LeMone, P., & Lynn, P. (2008). *Fundamentals of nursing: The art and science of nursing care* (6th ed.). Lippincott Williams and Wilkins.

Titler, M., Pettit, D., Bulechek, G., McCloskey, J., Craft, M., Cohen, M., Crossley, J. D., Denehy, J. A., Glick, O. J., Kruckeberg, T. W., Maas, M. L., Prophet, C. M., & Tripp-Reimer, T. (1991). Classification of nursing interventions for care of the integument. *Nursing Diagnosis*, *2*(2), 45-56.

Urden, L. D., Stacy, K. M., & Lough, M. E. (2006). *Thelan's critical care nursing: Diagnosis and management* (5th ed.). Mosby Elsevier.

Part 3 介入 **621**

1340	皮膚刺激

Cutaneous Stimulation

定義：疼痛，筋肉のけいれん，炎症または悪心等の望ましくない徴候および症状を減少させる目的で，皮膚および皮下組織を刺激すること

行動

☐ 皮膚刺激のさまざまな方法，感覚に対するそれらの影響，および刺激中の患者の期待について話し合う

☐ 参加する個人の意欲，参加する能力，好み，重要他者のサポート，および禁忌に基づいて特定の皮膚刺激方略を選択する

☐ 患者と患者の条件に最も適切な皮膚刺激のタイプを選択する（例：マッサージ，寒冷，氷，熱，メントール，振動または経皮的電気神経刺激法（TENS））

☐ 適用，頻度，および手順について指導する

☐ 直接適用が不可能な場合，代替部位を考慮して，刺激部位を選択する（例：患部の周囲，末梢側，患部と脳との中間）

☐ 刺激部位として指圧点を考慮する**[適切な場合]**

☐ 選択した方法に基づいて，刺激の持続時間と頻度を決定する

☐ 電気刺激装置は，良好な状態にあることを確認する**[適切な場合]**

☐ 影響を受けた部位上または周りに直接刺激を与える**[適切な場合]**

☐ 刺激の断続的な使用を奨励する**[適切な場合]**

☐ 可能なかぎり家族を参加させる

☐ 感覚の変化が達成されない場合は，別の方法や刺激の部位を選択する

☐ 疼痛の増強や皮膚の炎症が生じた場合は刺激を中止する

☐ 刺激に対する反応を評価し，記録する

第1版：1992。改訂：2013

参考文献

Konno, R. (2010). Cochrane review summary for cancer nursing: Acupuncture-point stimulation for chemotherapy-induced nausea or vomiting. *Cancer Nursing*, 33(6), 479-480.

Kubsch, S. M., Neveau, T., & Vandertie, K. (2001). Effect of cutaneous stimulation on pain reduction in emergency department patients. *Accident and Emergency Nursing*, 9(3), 143-151.

Smith, T. J., Coyne, P. J., Parker, C. G. L., Dodson, P., & Ramakrishnan, V. (2010). Pilot trial of a patient-specific cutaneous electrostimulation device (MC5-A Calmare) for chemotherapy-induced peripheral neuropathy. *Journal of Pain and Symptom Management*, 40(6), 883-891.

Timby, B. K., & Smith, N. E. (2007). Caring for clients with pain. In *Introductory medical-surgical nursing* (pp. 175-188) (9th ed.). Lippincott Williams & Wilkins.

7630	費用の抑制

Cost Containment

定義：資源の効率的かつ効果的な利用の管理・促進

行動

☐ 物品や器具を効率的かつ効果的に活用する

☐ 使用中の，または以前に使用されていた資源についての記録を作成する

☐ サービス提供のために必要な，適切なヘルスケアの場を決定する（例：在宅ケア，救急ケア，救急病棟，クリニック，急性期ケア，長期療養型ケア）

☐ 重症度に応じて，予算内で職員を割り当てる

☐ 予算管理やコスト抑制に役立つ技術を導入する（例：スタッフプログラム，製品追跡，供給予測プロ

622　Part 3　介入

グラム）

☐ ケアがタイミングよく提供されるように，他部署にケアニーズを伝え調整する

☐ ヘルスケアの必要性を評価する（例：処置，検査，専門ケア）

☐ 不要または重複した検査や処置を防ぐために，専門職チームのメンバーと協議する

☐ ケアの必要がなくなった場合には退院する

☐ 物品や器具の競争価格を定期的に調査する

☐ 供給品が使い捨てか再利用可能か，購入するかリースするかを判断する

☐ 物品や器具を競争価格で購入する

☐ 費用の削減と質の保証のために，標準化された記録を使用する

☐ 費用の削減と質の保証のために，専門職チームメンバーと協働する[**適切な場合**]

☐ 費用対効果に優れた質の高いケアの提供を観察するために，質改善プログラムを使用する

☐ 費用対効果の観点から，サービスとプログラムを継続的に評価する

☐ 費用削減の方法を明確にする

☐ ヘルスケアサービスを受ける場所と時間に関する選択肢と費用についての情報を提供する

☐ 特定の検査や処置の費用・時間・選択肢に関する情報を提供する

☐ サービスや料金に関する質問を奨励する

☐ 経済状態について話し合う[**適切な場合**]

☐ 必要な資源を確保するために，独創的な選択肢を探る

☐ 理解を確実にするためにティーチバックを用いる

第3版：2000。改訂：2024

参考文献

Brydges, G., Krepper, R., Nibert, A., Young, A., & Luquire, R. (2019). Assessing executive nurse leaders' financial literacy level: A mixed-methods study. *JONA: The Journal of Nursing Administration*, *49*(12), 596-603. https://doi.org/10.1097/NNA.0000000000000822

Conley, P. (2019). Certified and advanced degree critical care nurses improve patient outcomes. *Dimensions of Critical Care Nursing*, *38*(2), 108-112. https://doi.org/10.1097/DCC.0000000000000342

Huber, D. L., & Joseph, M. L. (2021). *Leadership and nursing care management* (7th ed.). Elsevier.

Kelly, P., & Porr, C. (2018). Ethical nursing care versus cost containment: Considerations to enhance RN practice. *Online Journal of Issues in Nursing*, *23*(1), 3. https://doi.org/10.3912/OJIN.Vol23No01Man06

Marquis, B. L., & Huston, C. J. (2021). *Leadership roles and management functions in nursing: Theory and applications*. (10th ed.). Wolters Kluwer.

Stadhouders, N., Kruse, F., Tanke, M., Koolman, X., & Jeurissen, P. (2019). Effective healthcare cost-containment policies: A systematic review. *Health Policy*, *123*(1), 71-79. https://doi.org/10.1016/j.healthpol.2018.10.015

Ultimate Kronos Group. (2021). Unleashing the power of healthcare workforce data. *Healthcare Financial Management*, *75*(3), 16-19.

Welch, T. D., & Smith, T. (2020). Understanding FTEs and nursing hours per patient day. *Nurse Leader*, *18*(2), 157-162. https://doi.org/10.1016/j.mnl.2019.10.003

Young, C., White, M., & Dorrington, M. (2018). Nurse staffing improvements through interprofessional strategic workforce action planning. *Nursing Economic$*, *36*(4), 163-194.

3460	**ヒル療法**
	Leech Therapy

定義：静脈血流を改善するために医療用ヒルを活用すること

行動

☐ ヒル療法は認められた医療の療法であることを説明し安心してもらう

☐ インフォームドコンセントを得る

☐ 血算検査すべておよびその他の検査を実施する[**施設のプロトコルに従って**]

☐ 予防的抗生物質を投与する[**処方に従って**]

Part 3 介入　　**623**

□ 石けんと水で治療部位を洗浄しすすぐ

□ ヒルの頭を治療部位に向けて配置し，付着させる

□ 治療部位をワセリンまたは透明な粘着ドレッシングで覆う [**処方に従って**]

□ ヒルが移動しないようにヒル接着部位をタオルやガーゼで覆う

□ ヒルが付着するのが遅い場合は，治療部位に血液を 1 滴置く

□ ヒルを 30 ～ 90 分間そのままにしておく [**処方に従って**]

□ バイオハザード廃棄物として処理する [**施設の方針に従って**]

□ 副作用がないか監視する (例：過剰な出血，過敏反応，感染)

□ いったん接着したヒルを手で触ったり除去したりしないよう指導する

□ 患者から離れないヒルはアルコール綿で優しくなでて除去する

□ 未使用のヒルは食塩水 (湧水または蒸留水を使って) を満たした容器に入れ，密閉し冷蔵する

□ 腸内容物の逆流防止のために，血液吸引後のヒルは慎重に取り扱う

□ 焼却するためにアルコールで満たした小さい容器にヒルを入れる

□ 血液の流れの停滞や抑制を防ぐために，過酸化水素水と滅菌水それぞれ同量の混合液で治療部位を 1 ～ 2 時間ごとに洗浄する

□ ヘモグロビン値とヘマトクリット値を少なくとも 1 日 1 回観察する [**適切な場合**]

□ 治療に対する反応を記録する

第 2 版：1996。改訂：2004，2024

参考文献

del Rosario, C., & Barkley, J. T. (2017). Postoperative graft and flap care: What clinical nurses need to know. *MEDSURG Nursing*, *26*(3), 180-192.

Labarite, A., & Parsh, B. (2020). How to manage leech therapy. *Nursing*, *50*(11), 11-12. https://doi.org/10.1097/01.NURSE.0000718916.16465.aa

Spiers, E. (2018). Managing vascular compromise of hand and digit replantation following traumatic amputation. *British Journal of Nursing*, *27*(20), S50-S56. https://doi.org/10.12968/bjon.2018.27.Sup20.S50

Şenel, E., Taylan Özkan, A., & Mumcuoglu, K. Y. (2020). Scientometric analysis of medicinal leech therapy. *Journal of Ayurveda and Integrative Medicine*, *11*(4), 534-538. https://doi.org/10.1016/j.jaim.2018.11.006

1052	**瓶哺乳**
	Bottle Feeding

定義：水分 (調製乳，母乳) を準備し，哺乳瓶を使って乳児に提供すること

行動

□ 哺乳開始前に乳児の睡眠と覚醒のパターンを確認する

□ 哺乳前に液体の温度を室温にする

□ 哺乳のために乳児を支持してセミファーラー位にする

□ 哺乳中と哺乳後に乳児が頻繁にげっぷをするよう援助する

□ 舌の上面に乳首をのせる

□ 乳首の柔らかさと穴と瓶のサイズを調整することで水分摂取量を管理する

□ 衣服を緩めたり手や足を擦ったり乳児に話しかけたりすることで乳児の覚醒を促す

□ 乳探し反射を刺激することによる吸啜を奨励する [**適切な場合**]

□ 吸啜の動きに同調して頬を圧迫することで吸啜の効果を上げる [**適切な場合**]

□ 液体の漏れを減少させ，口唇を上手に閉じられるように顎を支持する

□ 水分摂取量を観察する

□ 哺乳中に吸啜反射を観察および評価する

624　　Part 3　介入

☐ 乳児の体重をモニタリングする［**適切な場合**］

☐ 低温殺菌されていないミルクは煮沸する

☐ 調製乳をつくるために使う水は煮沸する［**適応がある場合**］

☐ 哺乳用品の滅菌について指導する

☐ 濃縮調製乳の正しい希釈濃度について指導する

☐ 調製乳の正しい保管方法について指導する

☐ 母乳の適切な保存方法について指導する

☐ 液体の摂取を無理に中止しないよう指導する

☐ 濃縮または粉の調製乳を希釈するために使用される水のフッ化物含有量を確認し，フッ化物の補給を勧める［**適応がある場合**］

☐ 調製乳を温めるための電子レンジの使用について注意を促す

☐ 毎哺乳後に実施する乳児の歯性状態に適した口腔衛生方法を実際に示す

☐ 就寝時の哺乳瓶による虫歯を防ぐための代替案について話し合う

☐ 理解を確実にするためにティーチバックを用いる

第 1 版：1992。改訂：2000，2024

参考文献

Appleton, J., Russell, C. G., Laws, R., Fowler, C., Campbell, K., & Denney-Wilson, E. (2018). Infant formula feeding practices associated with rapid weight gain: A systematic review. *Maternal Child Nutrition*, *14*, e12602. https://doi.org/10.1111/mcn.12602

Hockenberry, M. J., Rodgers, C. C., & Wilson, D. (2022). *Wong's essentials of pediatric nursing*. Elsevier.

Kotowski, J., Fowler, C., Hourigan, C., & Orr, F. (2020). Bottle-feeding an infant feeding modality: An integrative literature review. *Maternal & Child Nutrition*, *16*(2), e12939. https://doi.org/10.1111/mcn.12939

Matson, S., & Smith, J. E. (2016). *Core curriculum for maternal-newborn nursing*. Elsevier.

Savage, J. S., Hohman, E. E., Marini, M. E., Shelly, A., Paul, I. M., & Birch, L. L. (2018). INSIGHT responsive parenting intervention and infant feeding practices: Randomized clinical trial. *The International Journal of Behavioral Nutrition and Physical Activity*, *15*(1), 64. https://doi.org/10.1186/s12966-018-0700-6

Part 3　介入　**625**

5820	不安軽減

Anxiety Reduction

定義：予期される危険について，その特定されない原因に対する憂慮・恐れ・不吉な予感・不安を最小限に抑えること

行動

☐ 言語的，非言語的な不安の徴候を特定する

☐ 落ち着いた，安心させるようなアプローチを用いる

☐ 行動に対しての期待を明確に述べる

☐ 感覚的なものを含め，処置の間に患者が経験しうることを，すべての処置において患者に説明する

☐ ストレスのかかる状況に対する人の認識を理解するよう努める

☐ 診断，治療，予後に関して情報を提供する

☐ 安全を確保し，不安を軽減させるために一緒にいる

☐ 付き添うことを家族に奨励する [**適切な場合**]

☐ 安全を象徴するものを提供する

☐ 背部マッサージおよび頸部マッサージを行う [**適切な場合**]

☐ 競争をしないような活動を奨励する [**適切な場合**]

☐ 治療器具を視界に入らないところに設置する

☐ 注意深く傾聴する

☐ 行動を強化する [**適切な場合**]

☐ 信頼を高める雰囲気をつくる

☐ 感情，知覚，恐れを言葉にすることを奨励する

☐ 不安レベルが変化する時期を明らかにする

☐ 緊張緩和のための気分転換活動を提供する

☐ ゆっくりとした深呼吸を導く

☐ 不安に陥る状況を明らかにできるよう支援する

☐ ニーズに対して刺激を管理する [**適切な場合**]

☐ 適切な心理学的防衛機制を使うことができるよう支援する

☐ これから起こりうる出来事の現実的な説明を明確に伝えるよう患者を援助する

☐ 意思決定能力を確認する

☐ リラクセーション法の使用について指導する（例：ガイド付きイメージング，音楽，マッサージ，アロマセラピー，アートセラピー，ヨガ，太極拳）

☐ リラクセーションを促進する電話アプリやバーチャルイマーシブリアリティ技術の使用を提案する

☐ 不安を軽減させるために薬剤を投与する [**適切な場合**]

第 1 版：1992。改訂：2004，2024

参考文献

Boyer, P. J., Yell, J. A., Andrews, J. G., & Seckeler, M. D. (2020). Anxiety reduction after pre-procedure meetings in persons with CHD. *Cardiology in the Young, 30*(7), 991-994. https://doi.org/10.1017/S1047951120001407

Brandt, C. P., Paulus, D. J., Lopez-Gamundi, P., Green, C., Lemaire, C., & Zvolensky, M. J. (2019). HIV Anxiety Reduction/Management Program (HAMRT): Pilot randomized controlled trial. *AIDS Care, 31*(12), 1527-1532. https://doi.org/10.1080/09540121.2019.1597962

Keptner, K. M., Fitzgibbon, C., & O'Sullivan, J. (2021). Effectiveness of anxiety reduction interventions on test anxiety: A comparison of four techniques incorporating sensory modulation. *British Journal of Occupational Therapy, 84*(5), 289-297. https://doi.org/10.1177/0308022620935061

Sridhar, A., Shiliang, Z., Woodson, R., & Kwan, L. (2020). Non-pharmacological anxiety reduction with immersive virtual reality for first-trimester dilation and curettage: A pilot study. *European Journal of Contraception & Reproductive Health Care, 25*(6), 480-483. https://doi.org/10.1080/13625187.2020.1836

626 Part 3 介入

146

2420	フィトセラピー（植物療法）

Phytotherapy

定義：健康を維持し，病気を治療するために，薬草に含まれる有効成分や物質を使用すること

行動

☐ 既往歴から，ハーブ療法やフラワーエッセンス療法に適しているか決定する

☐ 既往歴のアレルギーを確認する

☐ ハーブやフラワーエッセンスの治療上の使用について患者を指導する（例：背景，哲学，作用機序，禁忌）

☐ 個人の健康状態に関連すると示されているさまざまな植物を選択する

☐ 信頼できる情報源から薬用物質を入手する

☐ バッチ博士の38種類のフラワーエッセンスコレクションのような調合貯蔵されたフラワーエッセンスの使用を考慮する

☐ 薬用ハーブや薬用フラワーの下処理をする（例：収集，洗浄，切断，調理）**[適応がある場合]**

☐ 薬用植物やその一部をどのように処理するかを決定する（例：浸出させる，煎じる，浸軟させる）

☐ 直射日光を避け，適切な環境に下準備したものを貯蔵する

☐ ハーブ製品の投与について，用量とガイドラインを確認する

☐ 正しいハーブ製品の使用について，患者を援助する（例：準備，投与時間，投与方法）

☐ 他の処方薬との相互作用の影響を説明する**[必要な場合]**

☐ 期待される反応や潜在的な副作用（有害なもの）を観察する

☐ フィトセラピー（植物療法）の実施とそれに対する反応を病歴に記録する

第7版：2018

参考文献

Brendler, T., Gruenwald, J., Ulbricht, C., & Basch, E. (2006). Devil's claw (harpagophytum procumbens DC): An evidence-based systematic review by the natural standard research collaboration. *Journal of Herbal Pharmacotherapy*, 6(1), 89-126.

Bunchorntavakul, C., & Reddy, K. R. (2013). Review article: Herbal and dietary supplement hepatotoxicity. *Alimentary Pharmacology and Therapeutics*, 37(1), 3-17.

Dwyer, A. V., Whitten, D. L., & Hawrelak, J. A. (2011). Herbal medicines, other than St. John's Wort, in the treatment of depression: A systematic review. *Alternative Medicine Review*, 16(1), 40-49.

Lakhan, S., & Vieira, K. (2010). Nutritional and herbal supplements for anxiety and anxiety-related disorders: Systematic review. *Nutrition Journal*, 9(42). https://doi.org/10.1186/1475-2891-9-42

Sánchez, M. T. (2012). Phytotherapy for the treatment of chronic venous insufficiency. The buckeye. *Revista Internacional De Ciencias Podológicas*, 6(1), 31-37.

Sarris, J., Panossian, A., Schweitzer, I., Stough, C., & Scholey, A. (2011). Herbal medicine for depression, anxiety, and insomnia: A review of psychopharmacology and clinical evidence. *European Neuropsychopharmacology*, 21(12), 841-860.

Scheffer, M. (2009). *Bach flowers for crisis care: Remedies for emotional and psychological well-being.* Healing Arts Press.

0910	副子法

Splinting

定義：支持器具によって損傷した身体部分を安定させ，固定し，保護すること

行動

☐ 損傷した身体部分の循環を観察する（例：脈拍，毛細血管の再充填，感覚）

☐ 損傷部位の遠位側の動きを観察する

□ 傷害部位の出血を観察する

□ 副子を適用する前に，開放創を包帯で覆い，出血をコントロールする

□ 患者の動き，特に負傷した身体部分の動きを最小限に抑える

□ 最も適切な副子材を明らかにする（例：硬質，軟質，解剖学的なもの，牽引するもの）

□ 硬い副木にはパッドをつける

□ 上の関節を固定し，損傷部位の下で関節を固定する

□ フットボードを使用して足をサポートする

□ 損傷のある手や手首を機能的な位置にする

□ 損傷部位を支えるために手を用い，動きを最小限に抑え，可能な場合は別のヘルスケアチームメンバーの援助を受けて，損傷部位に副子を装着する

□ つり包帯（スリング）を装着する[**適切な場合**]

□ 支持機器の下の皮膚の統合性を観察する

□ 等尺性運動を奨励する[**適切な場合**]

□ 副子のケア方法について，患者や家族を指導する

第 1 版：1992。改訂：2013

参考文献

Pfeiffer, R. P., Thygerson, A., & Palmieri, N. F. (2009). In B. Gulli & E. W. Ossman, Medical (Eds.), *Sports first aid and injury prevention*. Jones & Bartlett.

Schottke, D. (2007). Injuries to muscles and bones. In A. N. Pollack (Ed.), *First responder: Your first response in emergency care* (4th ed., pp. 327-367). Jones & Bartlett.

Thygerson, A. (2005). Splinting extremities. In *American Academy of Orthopaedic Surgeons, First aid, CPR, and AED* (4th ed., pp. 239-254). Jones & Bartlett.

1310	腹部マッサージ
	Abdominal Massage

定義：腹部を手で円を描くように動かすことで，痛みを軽減し，膨満感を減らし，便秘を改善すること

行動

□ 禁忌の有無を確認する（例：血小板の減少，皮膚の完全性の低下，深部静脈血栓症，開放性病変のある部位，発赤や炎症，腫瘍，触覚過敏）

□ 仰臥位でリラックスして行う

□ 腹部マッサージの手順と効果を説明する

□ 横隔膜呼吸法を指導する

□ 腹部を露出する前にプライバシーを保つ

□ 手を温める

□ 時計回りまたは反時計回りに手を動かす，または手の動きでI，L，U，Oの文字をつくる

□ 少なくとも食後 2 時間以上経過してから腹部マッサージを行う

□ 水分制限がない場合は，1 日の適切な水分摂取量を指導する

□ 食物繊維の適切な摂取量を指導する

□ 症状の軽減を高めるため，マッサージ時にエッセンシャルオイルを使用する（例：ペパーミント，フェンネル，ジンジャー，アニス，シナモン）

□ 体を直立させ，腰を 90 度に曲げた姿勢で排便するよう指導する[**可能な場合**]

□ ベッド上安静の場合，腰と膝を曲げた側臥位で排便するよう指導する

□ 腹部マッサージ後の排便習慣と膨満感を毎日観察する

□ マッサージとその反応を記録する

第 8 版：2024

628 Part 3 介入

参考文献

Birimoglu Okuyan, C., & Bilgili, N. (2019). Effect of abdominal massage on constipation and quality of life in older adults: A randomized controlled trial. *Complementary Therapies in Medicine*, *47*, 102219. https://doi.org/10.1016/j.ctim.2019.102219

Çevik, K., Çetinkaya, A., Yiğit Gökbel, K., Menekşe, B., Saza, S., & Tıkız, C. (2018). The effect of abdominal massage on constipation in the elderly residing in rest homes. *Gastroenterology Nursing*, *41*(5), 396-402. https://doi.org/10.1097/sga.0000000000000343

Dehghan, M., Mehdipoor, R., & Ahmadinejad, M. (2018). Does abdominal massage improve gastrointestinal functions of intensive care patients with an endotracheal tube? A randomized clinical trial. *Complementary Therapies in Clinical Practice*, *30*, 122-128. https://doi.org/10.1016/j.ctcp.2017.12.018

Fekri, Z., Aghebati, N., Sadeghi, T., & Farzadfard, M. T. (2021). The effects of abdominal "I LOV U" massage along with lifestyle training on constipation and distension in the elderly with stroke. *Complementary Therapies in Medicine*, *57*, 102665. https://doi.org/10.1016/j.ctim.2021.102665

Forootan, M., Bagheri, N., & Darvishi, M. (2018). Chronic constipation: A review of literature. *Medicine*, *97*(20), e10631-e10631. https://doi.org/10.1097/MD.0000000000010631

Li, J., Yuan, M., Liu, Y., Zhao, Y., Wang, J., & Guo, W. (2017). Incidence of constipation in stroke patients: A systematic review and meta-analysis. *Medicine*, *96*(25). https://doi.org/10.1097/MD.0000000000007225

2150	腹膜透析療法

Peritoneal Dialysis Therapy

定義：透析液を腹腔内に注入し排出すること，およびその反応をモニタリングすること

行動

☐ 選択された腹膜透析の手順と目的を説明する

☐ 注入前に透析液を温める

☐ 注入／排出の支障の有無に注目し，カテーテルの開通性を評価する

☐ 注入／排出量と，毎回／累積体液量バランスを記録する

☐ 腹膜カテーテル挿入前の患者の膀胱を空にする

☐ 腹膜透析カテーテルに過剰な機械的ストレスをかけない（例：咳，更衣，大量の注入）

☐ 透析中の血圧，脈拍，呼吸，体温，患者の反応を観察する

☐ 腹膜カテーテルとの接続は無菌操作で行う

☐ 検体を採取し，血液検査結果をチェックする（例：尿素窒素，血清クレアチニン，および血清 Na 値，K 値，PO4 値）

☐ 腹膜流出物の細菌培養により細胞数を得る [**適応がある場合**]

☐ ベースラインとなるバイタルサインを記録する（体重，体温，脈拍，呼吸，血圧）

☐ 腹囲を測定し記録する

☐ 毎日体重を測定し記録する

☐ 接続とチューブをしっかりと固定する

☐ 機器や透析液を確認する [**プロトコルに従って**]

☐ 透析液を交換する（注入量，滞留時間，排出量）[**プロトコルに従って**]

☐ 感染の徴候を観察する（例：腹膜炎および出口部位の炎症／排液）

☐ 呼吸困難の徴候を観察する

☐ 腸穿孔や液漏れを観察する

☐ 治療の最適な効果を得るために，透析時間，食事制限，疼痛，気分転換に対するニーズの調整を患者と協働して行う

☐ 医学的治療の必要性を示す徴候および症状を自分で観察するよう患者を指導する（例：発熱，出血，呼吸窮迫，不整脈，混濁した排出液，腹痛）

☐ 在宅透析を必要とする患者に手順を指導する

第 1 版：1992。改訂：1996，2004

参考文献

Fearing, M. O., & Hart, L. K. (1992). Dialysis therapy. In G. M. Bulechek & J. C. McCloskey (Eds.), *Nursing interventions: Essential nursing treatments* (2nd ed., pp. 587-601). W.B. Saunders.

Smeltzer, S. C., & Bare, B. G. (2004). Management of patients with upper or lower urinary tract dysfunction (10th ed.) *Brunner & Suddarth's textbook of medical surgical nursing* (Vol. 2, pp. 1271-1308). Lippincott Williams & Wilkins.

4090	不整脈の管理
	Dysrhythmia Management

定義：不整脈を予防し，認識し，治療を促進すること

行動

☐ 患者／家族に心疾患や不整脈の既往があるか確認する

☐ 不整脈を引き起こしうる酸素の欠乏，酸塩基異常，電解質異常を観察し，是正する

☐ ワイヤレスの遠隔測定器もしくは有線の電極を心電図に接続する[**適応がある場合**]

☐ 患者の要求に応じて，適切なリード線を選択する

☐ リード線の位置および信号品質が適切か確かめる

☐ 心電図モニターのアラーム値を設定する

☐ ベッドサイドでの心電図モニタリングが有資格者によって行われていることを確認する

☐ 調律異常のリスク増大を示す心電図の変化を観察する（例：不整脈，ST変化，虚血，QT間隔の観察）

☐ 12誘導心電図を測定しやすいようにしておく[**適切な場合**]

☐ 不整脈発症に関連する動きに留意する

☐ 不整脈の頻度および持続時間に留意する

☐ 不整脈に対する血行動態の反応を観察する

☐ 不整脈に関連する胸痛や失神が患者にあるかどうかを確認する

☐ 緊急時に抗不整脈剤をすぐに使用できるようにしておく

☐ 静脈ラインを確保する[**適切な場合**]

☐ 1次または2次救命処置を行う[**適応がある場合**]

☐ 組織循環促進のため，末梢静脈点滴または血管収縮剤を投与する[**適応がある場合**]

☐ 一時的な経静脈式または体外式ペースメーカーの挿入を援助する[**適切な場合**]

☐ 不整脈に関連するリスクについて，患者と家族に指導する

☐ 診断検査のために患者／家族の準備をする（例：心臓カテーテル検査または電気生理学的検査等）

☐ 治療の選択肢の理解において，患者と家族を援助する

☐ 処方薬の効果と副作用（有害でないものも含む）について，患者と家族に指導する

☐ 恒久的ペースメーカーや植込み式自動除細動器の使用に関連するセルフケア行動について，患者／家族を指導する[**適応がある場合**]

☐ 不整脈再発のリスクを低減する方法について，患者と家族に指導する

☐ 救急医療システムへの連絡方法について，患者と家族に指導する

☐ 心肺蘇生法を家族に指導する[**適切な場合**]

第1版：1992。改訂：2013

参考文献

American Association of Critical-Care Nurses. (2006). In J. G. Alspach (Ed.), *Core curriculum for critical care nursing* (6th ed.). Saunders Elsevier.

American Heart Association. (2005). 2005 American Heart Association guidelines for cardiopulmonary resuscitation and emergency cardiovascular care. *Circulation, 112*(Suppl. 24), IV-1-IV-211.

American Heart Association. (2005). Electric therapies: Automated external defibrillators, defibrillation, cardioversion, and pacing. *Circulation, 112*(Suppl. 24), IV-35-IV-46.

Drew, B., Califf, R., Funk, M., Kaufman, E., Krucoff, M., Laks, M., Macfarlane, P. W., Sommargren, C.,

Swiryn, S., & Van Hare, G. F. (2004). Practice standards for electrocardiographic monitoring in hospital settings: An American Heart Association Scientific Statement from the Councils on Cardiovascular Nursing, Clinical Cardiology and Cardiovascular Disease in the Young. *Circulation*, *110*(17), 2721-2746.

Funk, M., Winkler, C. G., May, J. L., Stephens, K., Fennie, K. P., Rose, L. L., et al. (2010). Unnecessary arrhythmia monitoring and underutilization of ischemia and QT interval monitoring in current clinical practice: Baseline results of the practical use of the latest standards for electrocardiography trial. *Journal of Electrocardiology*, *43*(6), 542-547.

McKinley, M. G. (2011). Electrocardiographic leads and cardiac monitoring. In D. Wiegand (Ed.), *AACN procedure manual for critical care* (6th ed., pp. 490-501). Elsevier Saunders.

Urden, L. D., Stacy, K. M., & Lough, M. E. (2006). *Thelan's critical care nursing: Diagnosis and management* (5th ed.). Mosby Elsevier.

1660	フットケア
	Foot Care

定義：リラクセーション，清潔，健康のために，足をきれいにし，検査すること

行動

☐ フットケアに関する知識と技能の現在のレベルを判断する

☐ 現在のフットケアの習慣とルーチンを把握する

☐ 足首を含む足の皮膚に炎症，ひび割れ，病変，うおのめ，タコ，変形，浮腫がないかを調べる

☐ 靴が適切にフィットしているかを調べ，摩耗している箇所を指摘する

☐ 歩行と足への重量配分を観察する

☐ 靴と靴下の清潔さと全体の状態を観察する

☐ 足の水分補給レベル，下肢の動脈不全，下肢浮腫を観察する

☐ 足を洗うか足浴を行う [**必要な場合**]

☐ 趾間をしっかり乾燥させる

☐ ローションを塗布する

☐ 爪を清潔にする

☐ ローションまたは吸湿性粉末を塗布する [**適応がある場合**]

☐ 爪の厚さや変色を調べる

☐ 爪を清潔にし，爪が軟らかく通常の厚さの場合，足用の爪切りを使用し，つま先のカーブをガイドとして用い，爪を切る [**爪切りのプロトコルに従って**]

☐ 爪の溝に切り込んではいけない

☐ 角を滑らかにするために，エメリーボードを使って爪やすりをかける

☐ フットケアの重要性について指導する

☐ 傷害のリスクレベルに関する情報を提供する

☐ フットケア実施能力の判定（例：視力，運動能力，判断力）を行う

☐ 視力に障害がある場合，または運動能力に問題がある場合は，フットケアを大切な人に手伝ってもらうことを勧める

☐ 足のセルフケア活動について肯定的なフィードバックを提供する

☐ 靴内部の状態の悪い部分を点検するよう指導する

☐ 手背で足の温度を観察するよう指導する

☐ 特に感覚が鈍くなっている場合には，定期検査の重要性を指導する

☐ 自宅での日常的な足の評価とケアの計画立案を支援する

☐ 赤み，腫れ，熱感，乾燥，浸軟，圧痛，開いている部分がないか，足の表面全体と指の間を，毎日点検することを勧める

☐ 鏡を使ったり，他の人の手を借りたりして足の検査を行うよう指導する [**必要な場合**]

Part 3 介入 **631**

- ☐ ぬるま湯と刺激の少ない石けんを使って毎日足を洗うよう指導する
- ☐ 洗浄後，特に足の指の間を十分に乾燥させるよう指導する
- ☐ 毎日，短時間の浸水，常温の水での入浴，またはエモリエント剤の塗布により，皮膚に水分を与えるよう指導する
- ☐ 糖尿病患者者における神経障害，外傷，血管疾患と潰瘍形成や下肢切断のリスクとの関係についての情報を提供する
- ☐ 治癒しない病変や感染した病変がある場合等，医療従事者に連絡する時期について助言する
- ☐ 軽度の足のトラブルに対する適切なセルフケア方法に関する助言を行う
- ☐ 足への潜在的な傷害源に関する注意（例：暑さ，寒さ，角質やタコの切断，化学薬品，強力な消毒薬や収斂剤，粘着テープ，裸足やつま先の開いた靴の着用）を払う
- ☐ 足の爪の正しい切り方を指導する（足の指の輪郭に沿って，比較的まっすぐに切ること，鋭利な縁はエメリーボードでやすりをかけること）
- ☐ 入浴後にタオルや軽石で優しくバフをかける等，柔らかい角質のケアを指導する
- ☐ 厚い爪や巻き爪，角質，タコ，骨の変形には専門医による治療を勧める [適応がある場合]
- ☐ 適切な靴を勧める（ヒールが低く，足の形に合った靴の形であること，つま先が適度な深さであること，靴底が衝撃を吸収する素材でできていること，紐やストラップでフィット感を調節できること，アッパーの通気性がよく，柔らかく，柔軟性のある素材でできていること，歩行障害や手足の長さの障害に合わせた変更が可能であること，必要に応じて変更が可能であること）
- ☐ 適切なソックスを推薦する（吸収性があり，締めつけないもの等）
- ☐ 新しい靴を購入する際には，きちんと足のサイズを測り，フィッティングをすることを含むガイドラインを推奨する
- ☐ 最初の 2 週間は，新しい靴を 1 度に数時間しか履かないことを勧める
- ☐ 靴のなかを毎日点検し，異物，爪の先，ライニングの破れ，ざらざらした部分がないか確認するよう指導する
- ☐ 局所的な圧迫を避けるため，靴を毎日 2 回（例：正午と午後 5 時）履き替えるよう指導する
- ☐ 適切な靴や装具の必要性を説明する [適切な場合]
- ☐ 靴下のゴムバンドや足を組む等，神経や血管を圧迫する行為への注意を払う
- ☐ 禁煙を勧める [適切な場合]
- ☐ 家族を指導に加える [適切な場合]
- ☐ 他の医療従事者から提供された情報を補強する [適切な場合]
- ☐ フットケアのガイドラインを文書で提供する
- ☐ フットケアのガイドラインを文書化する [適応がある場合]
- ☐ 理解を確実にするためにティーチバックを用いる

第 1 版：1992。改訂：2004，2024

参考文献

Aziz, M. G. (2021). Hygiene and self-care. In R. F. Craven, C. J. Hirnle, & C. J. Henshaw (Eds.), *Fundamentals of nursing: Human health and function* (8th ed.). Wolters-Kluwer.

Berman, A., Snyder, S. J., & Frandsen, G. (2018). Hygiene. In *Kozier and Erb's Fundamentals of nursing: Concepts, process and practice* (pp. 684-688) (10th ed.). Pearson.

Perry, A. G., Potter, P. A., Ostendorf, W. R., & Laplante, N. (2022). Personal hygiene and bedmaking. In *Clinical Nursing Skills and Techniques* (10th ed.). Elsevier.

Porter-O'Grady, T. (2021). Wound and foot care nursing on the streets of the city: A view from here. *Journal of Wound, Ostomy & Continence Nursing.* 48(1), 69-74.

Potter, P. A., Perry, A. G., Stockert, P. A., & Hall, A. M. (2021). *Fundamentals of Nursing,* (10th ed.). Elsevier.

Trelease, J., & Simmons, J. (2021). Getting ready for foot care certification: Intervention and treatment for dermatological conditions affecting the feet and lower extremities. *Journal of Wound, Ostomy & Continence Nursing,* 48(3), 262-264.

Williams, P. (2020). *Basic geriatric nursing* (7th ed.). Elsevier.

632 Part 3 介入

7726	プリセプター：学生

Preceptor: Student

定義：学生の学習体験を援助し支援すること

行動

- [ ] 学生をスタッフと患者に紹介する
- [ ] 病棟と施設の臨床的特徴を説明する
- [ ] 病棟と施設の目標を伝える
- [ ] その病棟と施設に学生を適応させる
- [ ] 病棟や施設に新規配属された学生に受容的態度をみせる
- [ ] ロールモデルとしての自分の行動の重要性を認識する
- [ ] この経験（実習）の目標について話し合う［適切な場合］
- [ ] スタッフと学生間のオープンなコミュニケーションを奨励する
- [ ] コースの目標と学生の能力レベルを考慮しながら，患者の割り当てや可能性のある学習体験を推薦する［適切な場合］
- [ ] 学生がケア提供者として患者に受け入れられるようにする
- [ ] 業務を委託する前に学生の知識と能力のレベルを確認する
- [ ] できるだけ多くの複雑な技術を実習する機会を提供する（例：静脈留置針の挿入，カテーテルの挿入，チームミーティングの司会，スタッフへのプレゼンテーション）
- [ ] 方針や手順マニュアルを活用できるよう学生を援助する
- [ ] 学生が火災や災害時の方針と緊急時の手順を知り，理解しているかを確認する
- [ ] 必要物品を探せるよう学生を援助する
- [ ] スタンダードプリコーション（標準的感染予防策）に関する情報と基準を提供する
- [ ] 受け持ち患者のケアプランを話し合う［適切な場合］
- [ ] 看護過程の適用について学生を指導する
- [ ] ケアプラン立案のためのカンファレンスに学生を参加させる［適切な場合］
- [ ] 医師とのやりとりや患者の申し送りをする学生を支援する
- [ ] 学生に問題がある場合にはできるだけ早く臨床指導者と話し合う［適切な場合］
- [ ] 学生の能力レベルを超える看護活動については見学体験をさせる
- [ ] 学生の仕事ぶりを臨床指導者にフィードバックする［適切な場合］
- [ ] 電子テクノロジーを利用して教職員や学生と連絡をとる（例：E メール，SMS メッセージ，ソーシャルネットワーク）［適切な場合］
- [ ] 学生に建設的なフィードバックを提供する［適切な場合］
- [ ] 処置を初めて行う学生を援助する［適切な場合］
- [ ] 患者の特定の状況に基づいて，看護実践上の問題について学生と話し合う［適切な場合］
- [ ] 記録に学生と連署する［適切な場合］
- [ ] 研究活動に学生を参加させる［適切な場合］
- [ ] 学生のリーダーシップ経験を支援する［適切な場合］
- [ ] 他のヘルスケア提供者との協働関係を構築するロールモデルとしての役割を果たす
- [ ] 施設の方針に変更が生じた場合は臨床指導者に知らせる［適切な場合］
- [ ] コンピュータシステムに適応させる［適切な場合］
- [ ] プリセプターと同じ日・同じ時間に働くことを学生に奨励する
- [ ] 1 人の学生に複数のプリセプターをあてるのは避ける

第 2 版：1996。改訂：2018

参考文献

Carlson, E., Pilhammar, E., & Wann-Hansson, C. (2010). "This is nursing": Nursing roles as mediated by precepting nurses during clinical practice. *Nurse Education Today, 30*(8), 763-767.

Koontz, A. M., Mallory, J. L., Burns, J. A., & Chapman, S. (2010). Staff nurses and students: The good, the bad, and the ugly. *MEDSURG Nursing, 19*(4), 240-246.

Luhanga, F., Myrick, F., & Yonge, O. (2010). The preceptor experience: An examination of ethical and accountability issues. *Journal of Professional Nursing, 26*(5), 264-271.

Sedgwick, M., & Harris, S. (2012). A critique of the undergraduate nursing preceptorship model. *Nursing Research and Practice.* https://doi.org/10.1155/2012/248356

7722	プリセプター：職員

Preceptor: Employee

定義：各臨床領域における計画的なオリエンテーションを通して，新規採用職員または転属してきた職員を援助し支援すること

行動

□ 新規配属者をスタッフに紹介する

□ 病棟と施設の臨床的特徴を説明する

□ 病棟と施設の目標を伝える

□ 病棟や施設に新規配属された人に受容的態度をみせる

□ オリエンテーション期間の目標について話し合う

□ オリエンテーション用のチェックリストを提供する[**適切な場合**]

□ オリエンテーションの内容を新規配属者の必要性に合わせて調整する

□ クリニカルラダーとケア提供者の専門性，彼らの責任範囲について話し合う

□ 臨床での役割を果たすために必要な技術を復習する

□ 火災や災害対策について検討する[**適切な場合**]

□ 緊急コードの手順について検討する[**適切な場合**]

□ 方針や手順マニュアルの活用について話し合う[**適切な場合**]

□ 臨床記録およびその他の記録用紙の使用について指導する[**適切な場合**]

□ スタンダードプリコーション（標準的感染予防策）に関する情報と基準を提供する[**適切な場合**]

□ 病棟のプロトコルについて話し合う[**適切な場合**]

□ オリエンテーション中，業務責任を一緒に担う[**適切な場合**]

□ 必要物品を探せるよう援助する

□ コンピュータシステムに適応させる[**適切な場合**]

□ 新しい処置の際には援助する[**適切な場合**]

□ 仕事量やスケジュールに対する期待を具現化する

□ 自分の性格や，性格が教育方法に及ぼす影響を知る

□ 新規職員には週単位の目標を立てる

□ 世代間の違いがどのように職業態度や人間関係に影響しうるかに注意する

□ 質問に答え，懸念事項について話し合う[**適切な場合**]

□ 相談できる臨床専門職を明らかにする[**適切な場合**]

□ 一定の間隔を設け，仕事ぶりをフィードバックする

□ 臨床判断を形成するのを助けるために，臨床での体験や学んだ教訓を共有する

□ 特に高度にストレスフルな期間は，精神的な支援を提供する

□ 病棟内の社交の催しに参加させる[**適切な場合**]

第2版：1996。改訂：2018

634　　Part 3　介入

参考文献

Garneau, A. Z. (2012). Mentorship and preceptorship. In J. Zerwekh & A. Garneau (Eds.), *Nursing today: Transitions and trends* (7th ed., pp. 47-60). Elsevier Saunders.

Grossman, S. (2013). *Mentoring in nursing: A dynamic and collaborative process* (2nd ed.). Springer.

Horton, C. D., DePaoli, S., Hertach, M., & Bower, M. (2012). Enhancing the effectiveness of nurse preceptors. *Online Journal for Nurses in Professional Development, 28*(4), E1-E7.

Twibell, R., St., Pierre, J., Johnson, D., Barton, D., Davis, C., Kidd, M., & Rook, G. (2012). Tripping over the welcome mat: Why new nurses don't stay and what the evidence says we can do about it. *American Nurse Today, 7*(6), 357-365.

Ulrich, B., Krozek, C., Early, S., Ashlock, D. H., Africa, L. M., & Carman, M. L. (2010). Improving retention, confidence, and competence of new graduate nurses; results from a 10-year longitudinal database. *Nursing Economic$, 28*(6), 36.

8700	プログラム開発
	Program Development

定義：集団やコミュニティの安寧強化，または健康問題の予防・軽減・排除のためにデザインされた組織活動一式の計画・実施・評価

行動

- □ 重要な健康ニーズあるいは問題を特定する
- □ 必要性や優先順位を決定するために，利用可能なリソースを利用する（例：コミュニティ保健ニーズ評価ツール）
- □ 優先すべきニーズや問題を調査するために，特別委員会を結成する
- □ 計画立案のプロセスに関する関係者を教育する
- □ ニーズや問題に取り組むための選択肢を明らかにする
- □ 費用・必要な資源・実現可能性・必要な活動について選択肢を評価する
- □ ニーズや問題に取り組む目的と目標を設定する
- □ 実施のための方法・活動・時間枠を記述する
- □ プログラム実施のための資源と制約を明確にする
- □ 標的集団・提供者・関係団体にプログラムを認めてもらう
- □ プログラムの実施と管理を行う職員を雇用する[**適切な場合**]
- □ 器具と物品を調達する[**適切な場合**]
- □ 想定される利害関係者にプログラムを売り込む
- □ プログラムの導入を促進する
- □ プログラム活動の進捗状況を監視する
- □ 適用可能性・効率性・費用対効果の観点からプログラムを評価する
- □ プログラムの修正と改良を行う

第3版：2000。改訂：2024

参考文献

Abbott, S., & Bryar, R. (2022). Nurse-led projects for people experiencing homelessness and other inclusion health groups: a realist evaluation. *British Journal of Community Nursing, 27*(1), 32-39. https://doi.org/10.12968/bjcn.2022.27.1.32

Chambers, R. S. (2021). Developing a peer support program to mitigate compassion fatigue in health care: A quality improvement project. *Nebraska Nurse, 54*(1), 4-5.

Moura, S., Nguyen, P., Benea, A., & Townsley, C. (2022). The development and implementation of the After Cancer Treatment Transition (ACTT) Program for survivors of cancer. *Canadian Oncology Nursing Journal, 32*(1), 3-21. https://doi.org/10.5737/23688076321311

Pirozzi, M., & Strigari, L. (2021). Project management for healthcare: The case of the translational research. *PM World Journal, 10*(4), 1-9.

Springer, M. L. (2019). *Project and program management: A competencybased approach* (4th ed.). Purdue University Press.

Part 3 介入 **635**

7330	文化ケアの交渉

Culture Care Negotiation

定義：文化的に合致した，安全で効果的なケアを促進するための行動を支援，便宜を図り，容易にし，または可能にする

行動

☐ 探索的質問を用いて，健康状態を理解する（例：この病気はあなたにどのような影響を与えていますか？　病気の原因は何だと思いますか？）

☐ 必要に応じて文化的アセスメントツールを使用し，医療行為や医療従事者の推奨に同意できる部分とできない部分を判断する（例：ABCD 文化的アセスメントツール，異文化コミュニケーションの LEARN モデル）

☐ 文化的な信念に関するオープンな議論を促進する

☐ 提供者と本人の共通点を認識する

☐ コミュニケーションのギャップを解消する

☐ 健康に悪影響を及ぼす文化的慣習を特定する

☐ 意見の相違を率直に話し合い，明確にする

☐ 問題が解決できない場合，医学的知識や患者の信念に関する知識，倫理基準に基づき，治療上容認しうる妥協点を協議する

☐ 本人と家族が参加し，医療従事者の推奨に適合した文化的に適切な方略を含むケアプランを推奨する

☐ 情報を処理し意思決定に至るための十分な時間を患者に与える

☐ 患者との相互作用の際には，リラックスしてゆったりとした態度をみせる

☐ 専門用語の使用を避ける

☐ 文化上必要な施設や設備の手配をする

☐ 文化的嗜好について医療チームに情報を提供する

☐ 適切な場合は，処方された治療を順守するための計画に家族を含める

☐ 医療従事者と本人を巻き込んだ最終プランを選択する

☐ 患者への支援や直接的なケアに家族をかかわらせるよう調整する

☐ すべての医療従事者間で異文化間コミュニケーションを促進する（例：通訳・2 か国語で書かれた資料あるいはメディア媒体，正確な非言語的コミュニケーション手段の活用，偏見を避ける）

☐ 医療制度に関する情報を提供する

☐ 人々のノンアドヒアランスの理由を他の医療従事者が理解し，受け入れられるよう支援する

☐ その人と同じ人生経験や言語をもつ介護者を提供する **[可能な場合]**

☐ 適切な文化的要素を取り入れることで，治療環境を変化させる

☐ 文化的に多様な背景をもつ人々とのあらゆる出会いを，独自の経験として扱う

☐ 一般的な介入を文化に配慮した方法に修正する（例：患者教育）

第 1 版：1992。改訂：2000，2024

参考文献

Ali, P. A., & Watson, R. (2018). Language barriers and their impact on provision of care to patients with limited English proficiency: Nurses' perspectives. *Journal of Clinical Nursing, 27*(5-6), e1152-e1160.

American Nurses Association (ANA). (2021). *Nursing: Scope and standards of practice* (4th ed.), Nursesbooks.

Berman, A., Snyder, S. J., & Frandsen, G. (2018). *Kozier and Erb's fundamentals of nursing: Concepts, process and practice* (10th ed.). Pearson.

Mikell, M. J., & Snethen, J. (2020). Perceptions of health promotion and maintenance among latinos in faith communities. *Journal of Christian Nursing, 37,* 100-107. https://doi.org/10.1097/CNJ.0000000000000709

Perry, A. G., Potter, P. A., Ostendorf, W. R., & LaPlante, N. (2021). *Clinical nursing skills and technique* (10th ed.). Mosby.

Persaud, S. (2021). Culturally congruent care in radiology nursing. *Journal of Radiology Nursing, 40*(3),

636　Part 3　介入

227-231.

Potter, P. A., Perry, A. G., Stockert, P. A., & Hall, A. M. (2021). *Fundamentals of nursing* (10th ed.). Elsevier.

Wehbe-Alamah, H. B. (2020). Madeleine Leininger's Theory of Cultural Care Diversity and Universality. In *M. C. Smith Nursing theories and nursing practice* (5th ed.). F.A. Davis.

Williams, P. (2020). *Basic geriatric nursing* (7th ed.). Elsevier.

6830	分娩期ケア
	Intrapartal Care

定義：分娩の第 1 期および第 2 期を観察し管理すること

行動

☐ 陣痛のステージ，リスクの状態，破膜の有無を判断する

☐ 分娩室へ入室させる

☐ インフォームドコンセントを得る

☐ 産婦の出産への準備と目標を確認する

☐ 産婦の目標に合わせた家族の出産経過への参加を奨励する

☐ 産婦を分娩に備えさせる [**施設のプロトコル，施術者と産婦の要請に従って**]

☐ 陣痛を通しての感情的・心理的ニーズを把握する

☐ 分娩第 1 期の長さが女性によって異なることを教育する

☐ 氷片や湿らせたタオル，硬いキャンディを提供する [**必要な場合**]

☐ 2 時間ごとに膀胱を空にするよう産婦に奨励する

☐ 処方された食事を説明する

☐ マンツーマンのケアを提供する

☐ 安楽とサポートの提供において，分娩介助者や家族を援助する

☐ 腹部触診後，完全な子宮頸管拡張，排臨，胎位，停留を確認するために腟診を行う

☐ 陣痛が始まったら，陣痛の頻度と胎児の心拍数を記録するためにパルトグラムを使用する [**プロトコルに従って**]

☐ 子宮頸部検査を記録する [**プロトコルに従って**]

☐ 分娩時のプライバシーを確保する

☐ 検査の許可を得る [**必要な場合**]

☐ 胎位を確認するためにレオポルド触診法を実施する

☐ 入院時および分娩中に腟検査を行い，過度の操作を避ける [**必要な場合**]

☐ バイタルサインと疼痛レベルをモニタリングする [**プロトコルに従って**]

☐ 陣痛の頻度，持続時間，強さ，間欠期間を確認するために触診を実施する [**必要な場合**]

☐ 胎児心拍数の断続的聴診を行う [**プロトコルに従って**]

☐ 陣痛間の胎児心拍数をモニタリングしてベースラインを確立し，陣痛中および陣痛後の一過性徐脈あるいは一過性頻脈を判断するために観察する

☐ 電気的胎児モニタリングを装着する [**プロトコルに従って，または適切な場合**]

☐ 胎児心拍モニタリングのプロセスと機器について指導する

☐ 異常な胎児心拍数の変化を主治医へ報告する

☐ 異常な胎児心拍数を修正するための体位変換を補助する

☐ 陣痛中に可能な体位について，明確で一貫性のあるエビデンスに基づいた説明を行う

☐ ポジショニングと歩行（例：座位，立位，膝立ち）の利点を説明する

☐ 快適なポジショニングを支援するために，出産用具（例：分娩ボール，ピーナッツボール，分娩バー，水治療法）を使用する

Part 3　介入　**637**

- ☐ 長時間の仰臥位や同じ姿勢を避けることの重要性を教育する
- ☐ 呼吸法，リラクセーション法，視覚化技法を指導する
- ☐ 人工破膜を実施する，または援助する [**プロトコルに従って**]
- ☐ 人工破膜の前後で胎児心拍数を聴診する
- ☐ 自然破水または人工破水後の羊水の性状，胎児心拍数，陣痛のパターンを記録する
- ☐ 陣痛の進捗状況を常に報告する
- ☐ 分娩の間，コーピング（対処）を観察する
- ☐ 分娩第 2 期の陣痛のためのいきみ方の指導を行う
- ☐ 分娩第 2 期において，自発的な努責を奨励する
- ☐ 分娩第 2 期における努責とその経過時間の有効性を評価する
- ☐ 好みに応じて，背中と恥骨上部に温湿布を行う
- ☐ 分娩における出来事を記録する
- ☐ 適切な時間に手指洗浄をして出産に立ち会うことができるように主治医に知らせる

第 1 版：1992。改訂：1996, 2018, 2024

参考文献

Cluett, E. R., Burns, E., & Cuthbert, A. (2018). Immersion in water during labor and birth. *Cochrane Database of Systematic Reviews*, 5, CD000111. https://doi.org/10.1002/14651858.CD000111.pub4

Czech, I., Fuchs, P., Fuchs, A., Lorek, M., Tobolska-Lorek, D., Drosdzol-Cop, A., & Sikora, J. (2018). Pharmacological and non-pharmacological methods of labor pain relief: Establishment of effectiveness and comparison. *International Journal of Environmental Research and Public Health*, 15(12), 2792. https://doi.org/10.3390/ijerph15122792

Lavender, T., Cuthbert, A., & Smyth, R. M. (2018). Effect of partograph use on outcomes for women in spontaneous labour at term and their babies. *Cochrane Database of Systematic Reviews*, 8, CD005461. https://doi.org/10.1002/14651858.CD005461.pub5

National Institute for Health and Care Excellence (NICE). (2019). *2019 surveillance of intrapartum care for healthy women and babies* (NICE guideline CG190). https://www.ncbi.nlm.nih.gov/books/NBK550941/

Smith, C. A., Levett, K. M., Collins, C. T., Dahlen, H. G., Ee, C. C., & Suganuma, M. (2018). Massage, reflexology and other manual methods for pain management in labour. *Cochrane Database of Systematic Reviews*, 3(3), CD009290. https://doi.org/10.1002/14651858.CD009290.pub3

World Health Organization. (2018). WHO recommendations: Intrapartum care for a positive childbirth experience.

6834	**分娩期ケア：ハイリスク出産**
	Intrapartal Care: High-Risk Delivery

定義：多胎児や胎位異常における経腟分娩を援助すること

行動

- ☐ 出産の経過において，予測される追加の処置やスタッフについて患者と支援者に情報提供をする
- ☐ 産婦または胎児の状態の変化について主治医に情報を提供する [**適切な場合**]
- ☐ 電気的胎児モニタリング機器・超音波検査機器・麻酔器具，新生児蘇生セット・鉗子（パイパー鉗子）・予備の新生児保温機等の適切な機器を準備する
- ☐ 出産に参加するよう特別な介助者に知らせる（例：新生児科医，新生児集中治療看護師，麻酔科医）
- ☐ 産科チームのスタッフがガウンと手袋を着用する際に援助を提供する
- ☐ 電気的胎児モニタリングを継続する
- ☐ 分娩第 2 期における努責を指導する
- ☐ 母体の異常なバイタルサインまたは胎児の異常な心音記録について，主治医に報告する
- ☐ 産婦の安楽のための手段を援助するよう支援者に奨励する
- ☐ スタンダードプリコーション（標準的感染予防策）を実践する
- ☐ 会陰部を洗浄する

638 Part 3 介入

☐ 後方後頭位から前方後頭位へ，胎児の頭部を用手的に回転させる，またはその援助をする［**適切な場合**］

☐ 双子の第1子の分娩時間または骨盤位での臍高までの娩出時間を記録する

☐ 追加で実施する羊膜の人工破膜を援助する［**必要な場合**］

☐ 第2子または第3子の胎児心拍数の観察を継続する

☐ 胎位を確認するために超音波検査を実施する［**適切な場合**］

☐ 骨盤位での分娩中，胎児の屈位を促進するために，用手的に児頭を追跡する［**主治医の指示に従って**］

☐ マックロバーツ体位をとらせ，恥骨上縁圧迫法を実施する［**医師または助産師の指示に従って**］

☐ 主治医が後続する児頭を娩出させている間，胎児の体を支える

☐ 鉗子または吸引器の装着を援助する［**必要な場合**］

☐ 母体への麻酔投与を援助する（例：挿管）［**必要な場合**］

☐ 分娩時間を記録する

☐ 新生児の蘇生を援助する［**必要な場合**］

☐ 出産を促進するために実施された処置を記録する（例：麻酔，鉗子分娩，吸引分娩，会陰切開，恥骨上縁圧迫法，マックロバーツ体位，胎児蘇生）

☐ ハイリスク出産に関連した新生児の特徴を説明する（例：血腫および鉗子による圧迫痕）

☐ 産後出血を厳密に観察する

☐ 麻酔から回復する母親を援助する［**適切な場合**］

☐ 出産後早期の親と新生児の相互作用を奨励する

第2版：1996。改訂：2018

参考文献

Association of Women's Health, Obstetric and Neonatal Nurses. (2013). *Basic, high-risk, and critical-care intrapartum nursing: Clinical competencies and education guide* (5th ed.).

Davidson, M., London, M., & Ladewig, P. (2016). *Old's maternal-newborn nursing and women's health across the lifespan* (10th ed.). Pearson.

Troiano, N., Harvey, C., & Chez, B. (Eds.). (2013). *High-risk and critical care obstetrics* (3rd ed.). Lippincott, Williams & Wilkins.

8300	ペアレンティング促進
	Parenting Promotion

定義：ペアレンティングに関する情報，支援，包括的なサービスの調整をリスクの高い家族に対して提供すること

行動

- ☐ 家庭環境の構造（インプットの適切な提供，子どもと家族にとっての安全な空間）を調べる
- ☐ フォローアッププログラムのなかからハイリスク家族を明らかにし，登録する
- ☐ 出生前ケアを早期から定期的に受けるよう母親に奨励する
- ☐ 母親との信頼関係を確立し，フォローアップ訪問を計画するために退院前に，入院している母親を訪れる
- ☐ リスクのレベルに応じて適応がある場合，家庭訪問を行う
- ☐ 子どもの発達的・能力的なレベルに見合う現実的な期待をもつよう親を援助する
- ☐ 親になることによる役割移行と期待について親を援助する
- ☐ 父親への支援を行うための男性の家庭訪問者を紹介する[**適切な場合**]
- ☐ 家族の知識レベルに応じて情報を提供する
- ☐ ペアレンティング技能の発展のためにパンフレット，書籍，その他の教材を提供する
- ☐ 年齢に適した行動管理の方略について話し合う
- ☐ 乳児特有の気質を明らかにするために親を援助する
- ☐ 乳児によって表現された行動的な合図に反応できるよう親を指導する
- ☐ 子どもと親の相互作用のモデルを示し，奨励する
- ☐ サポートグループに親を紹介する[**適切な場合**]
- ☐ 社会的支援システムを開発・維持・活用する親を援助する
- ☐ 批判的でない態度で，親の問題や懸念を聴取する
- ☐ 自尊感情を向上させるためにペアレンティングの技能に対して肯定的なフィードバックを提供し，成功体験が得られるようにする
- ☐ 社交的能力を発展するために親を援助する
- ☐ コーピング技能を指導しモデルを示す
- ☐ ロールモデル，実践，再強化を通して問題解決技能を強化する
- ☐ 玩具貸出機関を通じて玩具を提供する
- ☐ 子どもの健康状態・小児科検診・予防接種の状況を観察する
- ☐ 親の健康状態と健康維持活動を観察する
- ☐ 小児科検診や他のサービスへの移送手段を手配する[**必要な場合**]
- ☐ コミュニティの資源に紹介する[**適切な場合**]
- ☐ コミュニティ機関と家族の協働を調整する
- ☐ 職業訓練または雇用者との連携を提供する[**必要な場合**]
- ☐ 家族計画支援が受けられる場所について親に情報を提供する
- ☐ 避妊具の一貫した適切な使用を観察する[**適切な場合**]
- ☐ 保育園の手配を援助する[**必要な場合**]
- ☐ レスパイトケアを紹介する[**適切な場合**]
- ☐ ドメスティックバイオレンスセンターを紹介する[**必要な場合**]
- ☐ 薬物乱用治療に紹介する[**必要な場合**]
- ☐ フォローアップとプログラムの評価のために適応がある場合，データを収集し記録する

第3版：2000。改訂：2024

640 Part 3 介入

参考文献

Beatson, R., Molloy, C., Perini, N., Harrop, C., & Goldfeld, S. (2021). Systematic review: An exploration of core componentry characterizing effective sustained nurse home visiting programs. *Journal of Advanced Nursing*, 77(6), 2581-2594. https://doi.org/10.1111/jan.14755

Molloy, C., Beatson, R., Harrop, C., Perini, N., & Goldfeld, S. (2021). Systematic review: Effects of sustained nurse home visiting programs for disadvantaged mothers and children. *Journal of Advanced Nursing*, 77(1), 147-161. https://doi.org/10.1111/jan.14576

Moon, D. J., Lauer, S. J., & Unell, B. (2021). Behavior CheckerR staff training for positive parenting in primary care: changes in the knowledge, attitudes, and confidence. *Journal of Child & Family Studies*, 30(4), 932-940. https://doi.org/10.1007/s10826-021-01917-3

Ruiz, C. M., Drummond, J. D., Beeman, I., & Lach, L. M. (2017). Parenting for the promotion of adolescent mental health: A scoping review of programmes targeting ethnoculturally diverse families. *Health & Social Care in the Community*, 25(2), 743-757. https://doi.org/10.1111/hsc.12364

Tully, L. A., Piotrowska, P. J., Collins, D. A. J., Mairet, K. S., Black, N., Kimonis, E. R., Hawes, D. J., Moul, C., Lenroot, R. K., Frick, P. J., Anderson, V., & Dadds, M. R. (2017). Optimising child outcomes from parenting interventions: fathers' experiences, preferences and barriers to participation. *BMC Public Health*, 17, 1-14. https://doi.org/10.1186/s12889-017-4426-1

Williams, M. E., Hoare, Z., Owen, D. A., & Hutchings, J. (2020). Feasibility study of the enhancing parenting skills programme. *Journal of Child & Family Studies*, 29(3), 686-698. https://doi.org/10.1007/s10826-019-01581-8

0630	ペッサリー管理
	Pessary Management

定義：腹圧性尿失禁・子宮の後傾・性器脱・子宮頸管機能不全を治療するために，腟装具を装着しその反応をモニタリングすること

行動

☐ ペッサリー療法の禁忌の履歴を確認する（例：骨盤感染，裂傷，占拠性病変，服薬不履行または子宮内膜症）

☐ エストロゲンの必要性を明らかにする**［適切な場合］**

☐ ペッサリー装着前に，維持管理について話し合う（装着は試行錯誤であること，頻繁なフォローアップ訪問が必要であること，洗浄の手順）

☐ ペッサリー選択の前に性行為のニーズを話し合う

☐ 特定の種類のペッサリーに関するメーカーの指示を確認する

☐ ペッサリーの種類を選択する**［適切な場合］**

☐ 膀胱と直腸を空にするよう指導する

☐ 腟粘膜の状態を視覚的に確認するため，腟鏡検査を行う

☐ 内診を行う

☐ メーカーの説明書に従ってペッサリーを挿入する

☐ 体位を変更するよう依頼する（例：立位，しゃがむ，歩く，少しいきむ）

☐ フィット感を確認するために，2回目の内診は直立姿勢で行う

☐ ペッサリーをはずすための方法を指導する**［適切な場合］**

☐ ペッサリーの種類に基づいて，性交または腟洗浄が禁忌であることを指導する

☐ 不快感，排尿困難，腟分泌物の色・粘度・頻度の変化を報告するよう指導する

☐ 刺激を軽減するための薬剤を処方する**［適切な場合］**

☐ ペッサリーのセルフケアを行う能力を確認する

☐ 24時間および72時間後にペッサリーフィット感を再確認するスケジュールを作成する**［適切な場合］**

☐ 年2回のPAP検査を推奨する**［適切な場合］**

☐ ペッサリーの使用に対する治療効果を明らかにする

☐ 異常な腟分泌物，におい，かゆみ，腟の色の変化の有無を観察する

☐ ペッサリーの位置を触診する

Part 3　介入　　**641**

☐ ペッサリーをはずす[**適切な場合**]

☐ 腟に擦過傷，裂傷，潰瘍がないかを調べる

☐ ペッサリーを洗浄し，確認する[**メーカーの指示に従って**]

☐ ペッサリーを交換するか，または再装着する[**適切な場合**]

☐ 1〜3か月の間隔で医師の継続的なフォローアップスケジュールを作成する

☐ 水と刺激の少ない石けんを使った腟の衛生を推奨する

☐ 炎症を軽減するために局所にエストロゲンを塗布する[**必要な場合**]

☐ 骨盤底筋強化訓練を推奨する[**適切な場合**]

☐ ペッサリーの使用に関する疑問や質問を述べる場を設ける

☐ ペッサリーがセクシャルヘルスに与える影響を判断する

☐ 理解を確実にするためにティーチバックを用いる

第3版：2000。改訂：2024

参考文献

Dwyer, L., Kearney, R., & Lavender, T. (2019). A review of pessary for prolapse practitioner training. *British Journal of Nursing*, *28*(9), S18-S24. https://doi.org/10.12968/bjon.2019.28.9.S18

Hooper, G. L. (2018). Person-Centered care for patients with pessaries. *The Nursing Clinics of North America*, *53*(2), 289-301. https://doi.org/10.1016/j.cnur.2018.01.006

Rantell, A. (2019). Vaginal pessaries for pelvic organ prolapse and their impact on sexual function. *Sexual Medicine Reviews*, *7*(4), 597-603. https://doi.org/10.1016/j.sxmr.2019.06.002

Smeltzer, S. C., & Bare, B. G. (2017). Management of patients with female reproductive disorders (14th ed.) *Brunner & Suddarth's textbook of medical surgical nursing* (Vol. 2, pp. 1478-1492). Lippincott Williams & Wilkins.

Vasconcelos, C., Silva Gomes, M. L., Ribeiro, G. L., Oriá, M., Geoffrion, R., & Vasconcelos Neto, J. A. (2020). Women and healthcare providers' knowledge, attitudes and practice related to pessaries for pelvic organ prolapse: A systematic review. *European Journal of Obstetrics, Gynecology, and Reproductive Biology*, *247*, 132-142. https://doi.org/10.1016/j.ejogrb.2020.02.016

Wu, Y. M., & Welk, B. (2019). Revisiting current treatment options for stress urinary incontinence and pelvic organ prolapse: A contemporary literature review. *Research and Reports in Urology*, *11*, 179-188. https://doi.org/10.2147/RRU.S191555

7610	**ベッドサイド検査（POCT：Point of Care Testing）**
	Point of Care Testing

定義：患者ケアの場で検査を実施すること

行動

☐ 検査実施前に十分な訓練またはオリエンテーションを受ける

☐ 色覚検査を受ける[**特定の検査に必要な場合や施設からの要請がある場合**]

☐ 熟練検査プログラムに参加する[**施設からの要望がある場合**]

☐ 検体採取と保管に関する施設の手順に従う[**適切な場合**]

☐ とり違いを防ぐため検体にはすぐにラベルを貼る[**適切な場合**]

☐ 実施する検査に適した検体を使用する

☐ 採取検体に関してタイミングよくベッドサイド検査を行う

☐ 検体を手で扱う際には，スタンダードプリコーション（標準的感染予防策）を実践する

☐ 試薬の保管については，製造元の指示あるいは施設の手順マニュアルに従う

☐ 試薬の有効期限切れを避けるために，検査紙や市販の検査キットを含むすべての調合試薬の有効期限を確認する

☐ 計器類の補正に関しては，製造元のガイドラインや施設の手順に従う

☐ 機器の校正を記録する[**必要な場合**]

☐ 製造元が推奨する手順あるいは施設の手順に沿って，品質管理チェックを行う

642 Part 3 介入

- □ 品質チェックの記録をする [**必要な場合**]
- □ 製造元の指示あるいは施設の手順に従って，検査を実施する
- □ 規定の時間を必要とする検査では，正確なタイミングを確保する
- □ 検査結果を記録する [**施設の手順に従って**]
- □ 危機的な臨床判断があった場合は，POCT の結果を中央検査室を用いて確認する
- □ 異常値あるいは重篤な結果については医師に報告する [**適切な場合**]
- □ 製造元のガイドラインや施設の手順に従って，機器の清掃とメンテナンスを行う
- □ 清掃とメンテナンスを記録する [**必要な場合**]
- □ 適切な資源を監督し，特別な場で必要に応じて職員を教育するために，関連する検査グループの代表を含む多専門職チームを確立する
- □ トレーニング，熟練性のテスト，品質保証，在庫管理，コンピュータの必要性とインターネットの接続性，安全性を含む，日々の業務を監督する運営チームを確立する [**特定の場において必要な場合**]
- □ 検査結果を患者に伝える [**適切な場合**]

第 2 版：1996。改訂：2018

参考文献

Academy of Medical Laboratory Science, Association of Clinical Biochemists in Ireland, Irish Medicines Board & RCPI Faculty of Pathology. (2007). *Guidelines for safe and effective management and use of point of care testing.* http://www.rcpi.ie/content/docs/000001/370_5_media.pdf

Dunning, M., & Fischbach, F. (2010). *Nurse's quick reference to common laboratory and diagnostic tests* (5th ed.). Lippincott Williams & Wilkin.

Robertson-Malt, S. (2008). Nursing role in point of care testing. *The Journal of Near-Patient Testing and Technology,* 7(4), 246-247.

7960	**ヘルスケア情報のやりとり**

Health Care Information Exchange

定義：他の医療従事者に患者のケア情報を提供すること

行動

- □ 自分の身分を証明し，紹介する専門家と場所を明確にする
- □ 医師から患者紹介の指示を得る [**必要な場合**]
- □ 最低限必要な患者の個人情報を特定する
- □ 患者の既往歴を説明する
- □ 現在の看護診断と医学的診断を明確にする
- □ 解決済みの看護診断と医学的診断を明確にする [**適切な場合**]
- □ 食事療法，薬物療法，運動療法を含むケアプランについて説明する
- □ 実施中の看護介入について説明する
- □ ケアに必要な器具や物品を明確にする
- □ 目標に向けた患者の進捗状況を要約する
- □ 退院あるいは移送の予定日を確認する [**適切な場合**]
- □ フォローアップケアのための再診予定日を明確にする [**適切な場合**]
- □ 患者の長所と資源について話し合う
- □ 継続ケアにおける家族の役割を説明する
- □ ケアを提供している他の施設を明らかにする
- □ 他施設の医療従事者に情報を要求する
- □ 他の医療従事者とケアを調整する
- □ 患者または家族の懸念事項について他のヘルスケア提供者と共有する

Part 3　介入　**643**

□ 他の医療従事者からの情報を患者と家族と共有する[**適切な場合**]

□ 情報を電子テクノロジーで送信する[**可能な場合**]

□ 電子患者記録の開発と改善に参加する

□ ヘルスインフォメーション・テクノロジーに関しての教育を引き続き受ける

第 2 版：1996。改訂：2004，2018

参考文献

Berman, A., & Snyder, S. (2012). *Kozier & Erb's fundamentals of nursing: Concepts, process, and practice* (9th ed.). Pearson Education.

Edwards, N., Davies, B., Ploeg, J., Virani, T., & Skelly, J. (2007). Implementing nursing best practice guidelines: Impact on patient referrals. *BMC Nursing, 6*(1), 1-9. https://doi.org/10.1186/1472-6955-6-4

Huston, C. (2013). The impact of emerging technology on nursing care: Warp speed ahead. *OJIN: The Online Journal of Issues in Nursing, 18*(2), Manuscript 1.

National Transitions of Care Coalition. (2010). *Improving transitions of care with health information technology*. http://www.ntocc.org/Portals/0/PDF/Resources/HITPaper.pdf

Vest, J. R., & Gamm, L. D. (2010). Health information exchange: Persistent challenges and new strategies. *Journal of the American Medical Informatics Association, 17*(3), 288-294.

7685	ヘルスケア提供者協働
	Health Care Provider Collaboration

定義：質の高い医療を提供するために，専門職間で協力すること

行動

□ 専門職間チームとの協力関係を確立する

□ 専門職間チームのオリエンテーションに参加する

□ 医療従事者がケアユニットのルーチンを学ぶのを支援する

□ 教育プログラムに参加する

□ オープンで直接的なコミュニケーションを奨励する

□ 重要な電子メッセージ（例：チャット，電子メール）を口頭でフォローする

□ 構造化されたコミュニケーションツール（例：状況・背景・評価・推奨（SBAR））の使用を奨励し，明確なコミュニケーションを促進する[**必要な場合**]

□ 専門職間チームに担当介護者を知らせるシステムを作成し，使用する

□ 慣れない日常生活を通して，入居者と医療従事者をコーチする

□ 予定されている処置の変更を専門職間チームに知らせる

□ ケアに関する懸念や実践に関連した問題について，関係する医療従事者と直接話し合う

□ 専門職間チームに懸念を伝えるよう促す

□ 状態の変化を報告する[**適切な場合**]

□ ベッドサイド回診や専門職間ケアチームに参加する[**適切な場合**]

□ 臨床上の問題に対処するために，専門職間の委員会に参加する

□ 専門職間のプロジェクトや委員会をフォーラムとして利用する

□ 適切な専門職間チームに情報を提供する

□ 新しい機器や消耗品に関する専門職間チームの要望をフォローする

□ 診療，設備，人員配置の変更について，専門職間チームにフィードバックを提供する

□ 新しい機器や診療の変更に関する研修に，専門職間チームを参加させる

□ 専門職間チームによる共同教育プログラムへの参加を奨励する

□ 共同研究や質の向上活動を支援する

第 8 版：2024

644 Part 3 介入

参考文献

Abu Dalal, H. J., Ramoo, V., Chong, M. C., Danaee, M., & Aljeesh, Y. I. (2022). The impact of organizational communication satisfaction on health care professionals' work engagement. *Journal of Nursing Management, 30*(1), 214-225. https://doi.org/10.1111/jonm.13476

Berman, A., Snyder, S. J., & Frandsen, G. (2021). *Kozier and Erb's Fundamentals of nursing: Concepts, process and practice* (11th ed.). Pearson.

Craven, R. F., Hirnle, C. J., & Henshaw, C. J. (2021). *Fundamentals of nursing: Human health and function* (9th ed.). Wolters-Kluwer.

Galeno Rodrigues, M. E. N., da Costa Belarmino, A., Custódio, L. L., Verde Gomes, I. L., & Ferreira Júnior, A. R. (2020). Communication in health work during the COVID-19 pandemic. *Investigacion & Educacion En Enfermeria, 38*(3), 1-11. https://doi.org/10.17533/udea.iee.v38n3e09

Homeyer, S., Hoffmann, W., Hingst, P., Oppermann, R. F., & Dreier-Wolfgramm, A. (2018). Effects of interprofessional education for medical and nursing students: Enablers, barriers and expectations for optimizing future interprofessional collaboration—A qualitative study. *BMC Nursing, 17*(1), 1-10. https://doi.org/10.1186/s12912-018-0279-x

Michel, L. (2017). A failure to communicate? Doctors and nurses in American hospitals. *Journal of Health Politics, Policy & Law, 42*(4), 709-717. https://doi.org/10.1215/03616878-3856149

Potter, P. A., Ostendorf, W. R., & LaPlante, N. (2018). *Clinical nursing skills and techniques* (9th ed.). Mosby.

Williams, P. (2020). *Basic geriatric nursing* (7th ed.). Elsevier.

7400	ヘルスシステム案内
	Health System Guidance

定義：場所に応じた適切な医療サービスの利用を促進する

行動

- [ ] 場所によって利用できる適切なサービスを決定する
- [ ] 医療制度と医療ニーズに関する現在の知識を把握する
- [ ] 利用可能なヘルスケアサービスとその機能，期待できることをすぐに説明する
- [ ] ヘルスケアとコミュニケーションの調整ができるよう援助する
- [ ] 適切な医療従事者を選択できるように援助する
- [ ] さまざまなヘルスケア提供者にどのような種類のサービスが期待できるかについて，患者を指導する
- [ ] 施設の質を判断するための認定や賞（例：Leapfrog Safety, Magnet, Pathway to Excellence）について知らせる
- [ ] 適切なコミュニティの資源とその担当窓口の情報を提供する
- [ ] セカンドオピニオンの利用を促す［**適切な場合**］
- [ ] 救急サービスを利用する方法を説明する［**適切な場合**］
- [ ] 医療従事者と患者とのコミュニケーションを促進する［**適切な場合**］
- [ ] 他の医療従事者にコンサルテーションすることを奨励する［**適切な場合**］
- [ ] 他のヘルスケア専門職から提供された情報を見直し強化する
- [ ] 機器の調達方法に関する情報を提供する
- [ ] それぞれのサービスがケアを提供するために必要な時間を調整したり，あるいはスケジュールに組み入れる［**適切な場合**］
- [ ] 特定の検査や処置に伴う費用・時間・代替方法・リスクに関する情報を患者に提供する
- [ ] 入院後あるいは退院後の患者の活動目的や場所について，書面あるいは印刷物で指示を与える［**適切な場合**］
- [ ] ヘルスケア活動の目的と場所が書かれた書面あるいは印刷物を渡す［**適切な場合**］
- [ ] 他のヘルスケア提供者との訪問の成果について話し合う［**適切な場合**］
- [ ] ヘルスケアサービスを利用するために必要な移動手段を明確にし，促進する
- [ ] フォローアップの連絡をとる［**適切な場合**］
- [ ] 現在のヘルスケアフォローアップが十分かどうかをモニターする

Part 3 介入 **645**

☐ 退院後の介護者に報告書を提供する［**適切な場合**］

☐ サービスや料金についての質問を奨励する

☐ 第三者支払機関の払い戻し規定に従う

☐ 支援（例：住宅や経済的援助）を受けるための書類作成を援助する［**必要な場合**］

☐ 患者に受診予約日時を知らせる［**適切な場合**］

☐ 書面または印刷物による指示を行う［**適切な場合**］

☐ 理解を確実にするためにティーチバックを用いる

第 1 版：1992。改訂：2000，2004，2024

参考文献

Craven, R. F., Hirnle, C. J., & Henshaw, C. J. (2021). *Fundamentals of nursing: Concepts and competencies for practice* (9th ed.). Wolters-Kluwer.

De Looper, M., Damman, O., Smets, E., Timmermans, D., & Van Weert, J. (2020). Adapting online patient decision aids: effects of modality and narration style on patients' satisfaction, information recall and informed decision making. *Journal of Health Communication, 25*(9), 712-726.

Hota, S., Manning, P. G., Voo, T. C., & Chin, J. C. (2019). Overcoming professional and system barriers to achieving patient-centered informed consent. *The Journal of Hospital Ethics, 6*(1), 81-82.

Pedersen, H. F., Holsting, A., Frostholm, L., Rask, C., Jensen, J. S., Høeg, M. D., & Schröder, A. (2019). Understand your illness and your needs: Assessment-informed patient education for people with multiple functional somatic syndromes. *Patient Education and Counseling, 102*(9), 1662-1671. https://doi.org/10.1016/j.pec.2019.04.016

Potter, P. A., Perry, A. G., Stockert, P. A., & Hall, A. M. (2021). *Fundamentals of Nursing* (10th ed.). Elsevier.

Schaaf, M., Warthin, C., Freedman, L., & Topp, S. M. (2020). The community health worker as service extender, cultural broker and social change agent: A critical interpretive synthesis of roles, intent and accountability. *BMJ Global Health, 5*(6), e002296. https://doi.org/10.1136/bmjgh-2020-002296

Stoll, K., & Jackson, J. (2019). Supporting patient autonomy and informed decision-making in prenatal genetic testing. *Cold Spring Harbor Perspectives in Medicine*, a036509.

0410	便失禁ケア
	Bowel Incontinence Care

定義：腸のコンチネンスと皮膚の統合性を促進する

行動

☐ 診断，手術，排便習慣を含む健康歴を確認する

☐ 腸の習慣に影響する因子（例：薬剤，運動，睡眠，ストレス，喫煙，食事，トイレの利用）を特定する

☐ 既存の腸の問題，排便習慣，下剤や浣腸の使用に注意する

☐ 排便の頻度，硬さ，量，色等を観察する［**適切な場合**］

☐ 便失禁の物理的または心理的な原因を特定する

☐ 行動の問題と原因を説明する

☐ 失便の原因を排除する（例：薬物療法，食事，感染症，便失禁）［**可能な場合**］

☐ 腸管管理プログラム（例：手順，結果）を開発する

☐ 排便を記録するよう指導する［**適切な場合**］

☐ 肛門周囲の皮膚の発赤，かゆみ，痛み，圧迫傷害，感染症を観察する

☐ 排便ごとに肛門周囲を洗い，十分に乾燥させる（石けんと水，非イオン性洗剤）

☐ スキン保湿バリアクリームで，尿・便・汗による過剰な水分から皮膚を保護する（例：ワセリン，ラノリン，ジメチコン）［**処方に従って**］

☐ 処方されていない限り，会陰部へのパウダーやクリームの塗布を避ける

☐ ベッドと衣類の清潔と乾燥を保つ

☐ 食事や水分の必要量をモニタリングする

☐ 下痢の原因となる食物を避けるよう説明する

646 Part 3 介入

- ☐ 下痢に対する処方薬を投与する（例：ロペラミド，アトロピン）
- ☐ 無傷の皮膚をもつ人に，直腸チューブ・肛門塞栓器具，糞便収集装置を使用する［プロトコルに従って］
- ☐ 失禁用パンツとパッドを提供する［必要な場合］
- ☐ 排便訓練プログラムを開始する［適切な場合］
- ☐ 理解を確実にするためにティーチバックを用いる

第1版：1992。改訂：2013，2024

参考文献

Axelrod, M. I., & Fontanini-Axelrod, A. (2021). Treating functional nonretentive fecal incontinence using a comprehensive behavioral treatment across settings. *Clinical Practice in Pediatric Psychology.* https://doi.org/10.1037/cpp0000425

Barrie, M. (2018). Nursing management of patients with faecal incontinence. *Nursing Standard, 33*(2), 69. https://doi.org/10.7748/ns.2018.e11167

Craven, R. F., Hirnle, C. J., & Henshaw, C. J. (2021). *Fundamentals of nursing: Human health and function* (8th ed.). Wolters-Kluwer.

Devendorf, A. R., Bradley, S. E., Barks, L., Klanchar, A., Orozco, T., & Cowan, L. (2021). Stigma among veterans with urinary and fecal incontinence. *Stigma and Health, 6*(3), 335-343. https://doi.org/10.31234/osf.io/3wv2u

Williams, P. (2020). *Basic geriatric nursing* (7th ed.). Elsevier.

Yates, A. (2018). Preventing skin damage and incontinence-associated dermatitis in older people. *British Journal of Nursing, 27*(2), 76-77. https://doi.org/10.12968/bjon.2018.27.2.76

0412	便失禁ケア：遺糞症
	Bowel Incontinence Care: Encopresis

定義：子どもの排便の自制を促進すること

行動

- ☐ トイレトレーニング歴・遺糞の間隔・問題を解消しようとした試みについての情報を収集する
- ☐ 下着等の汚れの原因を明らかにする（例：便秘や宿便）［適切な場合］
- ☐ 身体的な原因を調べるための検査を依頼する（例：内視鏡検査，放射線検査，便分析）
- ☐ 診断検査のために，子どもと家族の準備をする
- ☐ 直腸指診を行う［適切な場合］
- ☐ 正常な排便の生理やトイレトレーニングについて家族を指導する
- ☐ 家族と一緒に排便の再トレーニング計画を立てる（例：鉱油，高食物繊維食，規則的にトイレへ行く習慣）
- ☐ 食後10～15分後に，10分間隔でトイレに行くことを子どもに奨励する
- ☐ 腹部をリラックスさせるためにフットスツールを足の下に置く
- ☐ 排便の養生法に参加しやすいように，肯定的な強化（ご褒美）を子どもに提供する（例：シール，褒め言葉，特別な活動）
- ☐ 介護者の反応と子どもの自尊感情を含む，家族の心理社会的アセスメントを実施する
- ☐ 遺糞症の心理社会的ダイナミクスについて，親と話し合う（例：家族構成，家族崩壊，自尊心の問題，自己制限的な性格）
- ☐ 子どもが自分の感情に向き合えるようにプレイセラピーを使用する
- ☐ 家族のコミュニケーションパターン，長所，コーピング能力を調査する
- ☐ 排泄に関する不安を取り除くことによって，安心感を育むことを親に奨励する
- ☐ 友人のからかいを打ち消せるように，親が自宅で愛と受容を示すことを奨励する
- ☐ 家族療法を紹介する［適切な場合］

第2版：1996。改訂：2018

参考文献

American Academy of Pediatrics. (2015). *Soiling (encopresis).* http://www.healthychildren.org/English/

health-issues/conditions/emotional-problems/Pages/Soiling-Encopresis.aspx

Coughlin, E. C. (2003). Assessment and management of pediatric constipation in primary care. *Pediatric Nursing, 29*(4), 296-301.

Hockenberry, M. J., & Wilson, D. (2011). *Wong's nursing care of infants and children* (pp. 722-723) (9th ed.). Elsevier Mosby.

Montgomery, D. F., & Navarro, F. (2008). Management of constipation and encopresis in children. *Journal of Pediatric Health Care, 22*(3), 199-204.

2760	片側無視管理
	Unilateral Neglect Management

定義：障害された知覚能力に適応できるように患者を支援しながら，患側を保護し，安全に再統合すること

行動

☐ 通常の精神状態，理解力，運動機能，感覚機能，注意持続時間，情緒的反応を評価する

☐ 感覚，視覚，聴覚の3つの主要な刺激に対する異常反応を観察する

☐ 患者の知覚障害に関して，現実的なフィードバックをする

☐ 徹底した説明，一貫した方法で患者のケアを実施する

☐ 麻痺のある四肢が適切かつ安全な位置にあることを確かめる

☐ 急性期には健側に注意を向けることで，患者の生活環境を障害に適合するための援助をする

☐ 移乗および移動を監督し，援助する

☐ 会話を始める際は，健側の肩に触れる[**適切な場合**]

☐ 食物や飲物を視界に入るところに置き，皿を移動させる[**必要な場合**]

☐ 個人の所有物，テレビ，読み物等を健側に配置し，右側または左側の視野を使えるように環境を調整する

☐ 患者の注意を向け直すための頻繁なきっかけを提供し，環境に対する合図をする

☐ 室内での素早い動きは避ける

☐ 環境内のものの移動を避ける

☐ 患者の健側から近づき，ケアできるようにベッドの位置を整える

☐ 患側の柵を上げておく[**適切な場合**]

☐ 左右を見渡すよう患者を指導する

☐ 患側の可動域訓練とマッサージを実施する

☐ 患側に触れること，患部を使うことを患者に奨励する

☐ 無視部位とその機能の再統合を促すタイミングと方略について，作業療法士および理学療法士と相談する

☐ 患者が無視側を補えるようであれば，徐々に患側に注意を向けていく

☐ 患者が無視側を補えるようであれば，徐々にものや活動を患側に移行していく

☐ 患者が無視側を補えるようであれば，移動時には患側に立って介助する

☐ 患者が無視側を補えるようであれば，日常生活活動の援助を患側から行う

☐ 患者が無視側を補えるようであれば，入浴や身支度を整える際にまず患側から行うよう援助する

☐ 患者が無視側を補えるようであれば，患側への触刺激や言語刺激を与える

☐ 片側無視の原因，機序，治療について介護者を指導する

☐ 患者の努力を支援し，ケアを援助するために，リハビリテーションに家族を含める[**適切な場合**]

第2版：1996。改訂：2018

参考文献

Dai, C., Huang, Y., Chou, L., Wu, S., Wang, R., & Lin, L. (2013). Effects of primary caregiver participation in vestibular rehabilitation for unilateral neglect patients with right hemispheric stroke:

648　　Part 3　介入

A randomized controlled trial. *Neuropsychiatric Disease and Treatment*, *9*, 477-484.

Klinke, M., Hafsteinsdóttir, T., Hjaltason, H., & Jónsdóttir, H. (2015). Wardbased interventions for patients with hemispatial neglect in stroke rehabilitation: A systematic literature review. *International Journal of Nursing Studies*, *52*(8), 1375-1403.

National Institute for Health and Clinical Excellence. (2013). *Stroke rehabilitation: Long term rehabilitation after stroke*. London, England: National Collaborating Centre for Women's and Children's Health.

Woodward, S., & Mestecky, A. (Eds.). (2011). *Neuroscience nursing: Evidence-based practice*. Wiley-Blackwell.

0450	便秘の管理
	Constipation Management

定義：不規則な排便を予防し緩和する

行動

☐ 診断，手術，排便習慣等の健康歴を確認する

☐ 便秘の原因または要因を特定する（例：薬物治療，運動，睡眠，ストレス，ダイエット）

☐ 便秘の徴候や症状を観察する（例：腹部膨満感，痛み，吐き気，腸音がしない）

☐ 宿便の徴候や症状を観察する

☐ 頻度，粘度，形状，量，色調を含む排便を観察する[**適切な場合**]

☐ 排便の頻度について，医療従事者に相談する

☐ 問題の理由とケアの根拠を説明する

☐ 排泄スケジュールを設定する[**適切な場合**]

☐ 腹部マッサージを行う[**耐えられる場合**]

☐ 宿便を摘便する[**必要な場合**]

☐ 摘便の処置に関する情報を提供する[**必要な場合**]

☐ 浣腸または洗浄を行う[**適切な場合**]

☐ 体重を定期的に測定する

☐ 水分摂取量の増量を奨励する[**禁忌でない場合**]

☐ 胃腸の副作用（有害でないものも含む）について，薬剤データを評価する

☐ 便の色調，量，頻度，粘度を記録するよう指導する

☐ 食事日記を継続させる方法を指導する

☐ 高繊維食品について指導する[**適切な場合**]

☐ 栄養士に相談する[**必要な場合**]

☐ 下剤，軟便剤，浣腸の適切な使用法を指導する

☐ 食事，運動，水分摂取，睡眠の重要性を指導する

☐ 便秘を解消するまでの期間について説明する

☐ 理解を確実にするためにティーチバックを用いる

第 1 版：1992。改訂：2000，2004，2024

参考文献

Berman, A., Snyder, S. J., & Frandsen, G. (2018). *Kozier and Erb's fundamentals of nursing: Concepts, process and practice*. (10th ed.). Pearson.

Choi, Y. I., Kim, K. O., Chung, J. W., Kwon, K. A., Kim, Y. J., Kim, J. H., & Park, D. K. (2021). Effects of automatic abdominal massage device in treatment of chronic constipation patients: A prospective study. *Digestive Diseases and Sciences*, *66*(9), 3105-3112. https://doi.org/10.1007/s10620-020-06626-3

Cochrane, D. J. (2021). Care planning, diagnosis and management in paediatric functional constipation. *The New Zealand Medical Journal*, *134*(1536), 113-143.

Craven, R.F., Hirnle, C.J., & Henshaw, C.J. (2021). *Fundamentals of nursing: Human health and function* (8th ed.). Wolters-Kluwer.

Potter, P. A., Perry, A. G., Stockert, P. A., & Hall, A. M. (2021). *Fundamentals of nursing* (10th ed.).

Elsevier.

Robertson, J., Baines, S., Emerson, E., & Hatton, C. (2018). Constipation management in people with intellectual disability: A systematic review. *Journal of Applied Research in Intellectual Disabilities*, *31*(5), 709-724. https://doi.org/10.1111/jar.12426

Rodriguez, G., Muter, P., Inglese, G., Goldstine, J. V., & Neil, N. (2021). Evolving evidence supporting use of rectal irrigation in the management of bowel dysfunction: An integrative literature review. *Journal of Wound, Ostomy, and Continence Nursing: Official Publication of The Wound, Ostomy and Continence Nurses Society*, *48*(6), 553-559. https://doi.org/10.1097/WON.0000000000000816

Trads, M., Deutch, S. R., & Pedersen, P. U. (2018). Supporting patients in reducing postoperative constipation: Fundamental nursing care - a quasiexperimental study. *Scandinavian Journal of Caring Sciences*, *32*(2), 824-832. https://doi.org/10.1111/scs.12513

Wang, Q.-S., Liu, Y., Zou, X.-N., Ma, Y.-L., & Liu, G.-L. (2020). Evaluating the efficacy of massage intervention for the treatment of poststroke constipation: A meta-analysis. *Evidence-Based Complementary & Alternative Medicine (ECAM)*, *2020*, 1-8. https://doi.org/10.1155/2020/8934751

Williams, P. (2020). *Basic geriatric nursing* (7th ed.). Elsevier.

650 Part 3 介入

6500	放火対策

Fire-Setting Precautions

定義：放火行為を予防すること

行動

☐ 入院時および患者がケア環境へ戻ってくるたび（例：外出からの帰室またはレクリエーション活動）に発火しやすいもの（例：マッチまたはライター）がないか捜索する

☐ 放火に使用される物品を取り除くために患者の環境を定期的に捜索する

☐ 患者の認知機能と自己管理能力に応じて，適切な行動期待とその結果を明らかにする

☐ 規則や行動上の期待，その帰結について患者に伝える

☐ リスクについて他のケア提供者に伝える

☐ 放火に使用される物品が除去された環境においても継続して監視を行う

☐ 患者が喫煙を許可されている場合，厳密な監督を行う

☐ 放火行動を絶つという口頭での約束を患者から得る

☐ 適切な方法で感情を表出することを奨励する

☐ 患者の衝動コントロール訓練を援助する［適切な場合］

☐ 放火行動のリスクが増加した場合，監視と安全を強化する（例：区域制限または隔離）

第2版：1996。改訂：2018

参考文献

Gannon, T. A., & Pina, A. (2010). Firesetting: Psychopathology, theory and treatment. *Aggression and Violent Behavior, 15*(3), 224-238.

Jones, J., Fitzpatrick, J., & Rogers, V. (2012). *Psychiatric-mental health nursing: An interpersonal approach.* Springer.

Lambie, I., Ioane, J., Randell, I., & Seymour, F. (2013). Offending behaviours of child and adolescent firesetters over a 10-year follow-up. *Journal of Child Psychology and Psychiatry and Allied Disciplines, 54*(12), 1295-1307.

Schultz, J. M., & Videbeck, S. L. (2013). *Lippincott's manual of psychiatric nursing care plans* (9th ed.). Lippincott Williams & Wilkins.

3620	縫合

Suturing

定義：滅菌縫合資材と針を用いて，創部の両端を接合すること

行動

☐ 患者に，麻酔や縫合資材，滅菌粘着テープ，テープ，ポビドンヨード，他の局所溶液に対するアレルギーがないか明らかにする

☐ ケロイド形成の既往がないか明らかにする［適切な場合］

☐ 深い創傷や顔面および関節の創傷，感染の可能性がある創傷は医師に紹介する

☐ おびえている小児または混乱している成人に対して固定を行う［適切な場合］

☐ 適切な方法を用いて，創傷部位に近接している体毛を剃る

☐ 石けん，および水または他の低刺激消毒液で周囲の皮膚を洗浄する

☐ 縫合処置の際は無菌操作を用いる

☐ 創傷部位に局所麻酔または静脈注射麻酔を投与する［適切な場合］

☐ 創傷部位を感覚鈍麻させるのに十分な麻酔作用時間を設ける

☐ 適切なガーゼおよび縫合針，縫合資材を選択する

☐ 創傷に最適な縫合方法を確認する（連続的または断続縫合）

Part 3　介入　　**651**

- ☐ 縫合針が皮膚表面を垂直に出入りするような位置をとる
- ☐ 針自体のラインまたはカーブを追うように針を引き抜く
- ☐ 皮膚が弯曲するのを避けるために縫合部を確実に引き抜く
- ☐ こま結びで縫合ラインをしっかりと締める
- ☐ 創傷部を密着させるために滅菌粘着テープでとめる（例：切開ラインを垂直にとめる，創部のずれや過剰な牽引を予防するために縫合の末端を交差させてとめる）[**適切な場合**]
- ☐ 抗菌剤またはドレッシング材を装着する前に縫合部を洗浄する
- ☐ ドレッシング材を装着する[**適切な場合**]
- ☐ 感染の徴候と症状を含めた縫合ラインまたは滅菌粘着テープ部位のケア方法を患者に指導する
- ☐ 縫合部または滅菌粘着テープの除去について患者を指導する
- ☐ 解剖学的部位に応じて，縫合後1～2週間以内に抜糸する（顔面は5～7日，頸部は7日，頭皮は10日，体幹と上肢は10～14日，下肢は14～21日）
- ☐ 抜糸に適切な技法を用いる（例：鉗子で優しく持ち上げる，縫合ラインに沿って結び目をしっかり固定し，切断する）
- ☐ 再診日時の予定を立てる[**適切な場合**]

第1版：1992。改訂：1996，2018

参考文献

Dockery, G. D. (2008). Scar prevention: Proper surgical technique, suturing, and dressing can help minimize postoperative skin complications. *Podiatry Management, 27*(5), 153-154, 156, 158, 160-162. (Excerpted from Dockery, G. L., & Crawford, M. E., Eds., Lower extremity soft tissue & cutaneous plastic surgery, Chapter 26: Scars, 2006, Saunders, Elsevier).
Mackay-Wiggan, J., & Elston, D.M. (2014). *Suturing techniques.* http://emedicine. medscape.com/article/1824895-overview#a15
Perry, A., Potter, P., & Ostendorf, W. (Eds.). (2014). *Clinical nursing skills and techniques* (8th ed.). Elsevier Mosby.
Rothrock, J. C. (Ed.). (2011). *Alexander's care of the patient in surgery* (14th ed.). Elsevier Mosby.

ほ

0570	膀胱訓練
	Urinary Bladder Training

定義：膀胱の蓄尿能力と患者の排尿抑制能力を高めることにより，切迫性尿失禁を伴う人の膀胱機能を改善すること

行動

- ☐ 尿意に対する患者の認識力を確認する
- ☐ 排泄日記をつけることを奨励する
- ☐ 排尿パターンを確立するために，3日間の排尿記録をとる
- ☐ 尿失禁のパターンを明らかにできるよう患者を援助する
- ☐ 排泄日記を本人と確認する
- ☐ 排尿パターンに基づいて，最初のトイレスケジュールの間隔を確立する
- ☐ 排尿誘導スケジュールの開始時間と終了時間を設定する
- ☐ トイレの間隔を1時間以上，できれば2時間以上に設定する
- ☐ 規定の間隔で患者に排尿してもらうか，または患者に排尿することを思い出してもらう
- ☐ 排泄のためのプライバシーを提供する
- ☐ 排尿の援助として連想力を用いる（例：流水音，トイレの水を流す）
- ☐ ペパーミントのエッセンシャルオイルをコットンに含ませるか，トイレに垂らして排泄を助ける
- ☐ 5分以上トイレに座らせた状態にしない
- ☐ 24時間以内に3回以上の失禁があった場合，トイレ間隔を30分間短縮する

652 Part 3 介入

☐ 24 時間以内の失禁が 3 回以下の場合，トイレ間隔を維持する

☐ 予定のトイレ時間に 2 回以上排泄できなかった場合はトイレ間隔を 30 分ずつ長くする

☐ 3 日間失禁がない場合，最適な 4 時間間隔が達成されるまでトイレ間隔を 1 時間ずつ長くする

☐ 膀胱スキャナーを使用する [**適応がある場合**]

☐ 間欠カテーテル治療プロトコルを実施する [**適応がある場合**]

☐ 失禁は改善されるという自信を表出する

☐ 意識的にスケジュールされた排泄の時間まで尿をためておくよう指導する

☐ 強化のために，日々の自制した記録について話し合う

第 2 版：1996。改訂：2004，2024

参考文献

Berman, A., Snyder, S. J., & Frandsen, G. (2018). Urinary elimination. In *Kozier and Erb's fundamentals of nursing: Concepts, process and practice* (10ed. ed., pp. 1174-1200). Pearson.

Gaikwad, A. J., & Kanase, S. B. (2020). Effect of structured bladder training in urinary incontinence. *Indian Journal of Physiotherapy & Occupational Therapy*, 14(1), 30-36.

Jefferson, L. (2021). Urinary elimination. In P. A. Potter, A. G. Perry, P. A. Stockert, & A. M. Hall (Eds.), *Fundamentals of nursing* (10th ed., pp. 1150-1171). Elsevier.

Kopf-Klakken, S. (2021). Urinary elimination. In R. F. Craven, C. J. Hirnle, & C. J. Henshaw (Eds.), *Fundamentals of nursing: Human health and function* (9th ed., pp. 1096-1114). Wolters-Kluwer.

Lough, M. E. (2022). Kidney disorders and therapeutic management. In L. D. Urden, K. M. Stacy, & M. E. Lough (Eds.), *Critical care nursing: Diagnosis and management* (9th ed., pp. 655-668). Elsevier.

Newman, D. K. (2019). Evidence-based practice guideline: Prompted voiding for individuals with urinary incontinence. *Journal of Gerontological Nursing*, 45(2), 14-26. https://doi.org/10.3928/00989134-20190111-03

Perry, A. G., Potter, P. A., Ostendorf, W. R., & LaPlante, N. (2021). Urinary elimination. In *Clinical nursing skills and technique* (10th ed., pp. 870-880). Mosby.

Touhy, T. (2020). Elimination. In K. Jett & T. A. Touhy (Eds.), *Toward healthy aging* (10th ed., pp. 201-210). Elsevier.

Williams, P. (2020). *Basic geriatric nursing* (7th ed). Elsevier.

0550	膀胱洗浄
	Bladder Irrigation

定義：洗浄や薬剤投与のために膀胱に薬液を注入すること

行動

☐ 処置について患者と重要他者へ指導する

☐ 処置の間，プライバシーを維持し，途中で中断しないようにする

☐ 洗浄が持続的か間欠的かを決定する

☐ スタンダードプリコーション（標準的感染予防策）を順守する

☐ 無菌操作を維持しながら，滅菌済みの洗浄物品を組み立てる [**施設のプロトコルに従って**]

☐ 患者をセミファーラー位にさせ，安楽な姿勢にする

☐ 処置の前後に，注入部または Y 字接続部末端をアルコール綿で消毒する

☐ 洗浄溶液を注入する [**施設のプロトコルに従って**]

☐ 反復処置が必要な場合，それぞれの洗浄ごとに患者へ十分な説明を行う

☐ 反復処置が必要な場合，注入のたびに患者の安楽および注入の容易さのレベルを監視する

☐ 処置が困難になりすぎたり，カテーテルが閉塞している可能性がある場合，洗浄を中断する

☐ カテーテルが閉塞した場合，医師に報告する

☐ 正確な持続注入速度を監視し，維持する

☐ 洗浄の最後にカテーテルを新たな排液バッグに接続する

☐ 使用した溶液の量・溶液の特徴・排液回収量・患者の反応を記録する [**施設のプロトコルに従って**]

Part 3 介入　　**653**

☐ 処置の最後に患者の安楽を確保する

第2版：1996。改訂：2018

参考文献

Cutts, B. (2005). Developing and implementing a new bladder irrigation chart. *Nursing Standard, 20*(8), 48-52.

Lynn, P. (2011). *Taylor's clinical nursing skills: A nursing process approach* (3rd ed.). Wolters Kluwer Health/Lippincott Williams & Wilkins.

Potter, P., Perry, A., Stockert, P., & Hall, A. (Eds.). (2013). *Fundamentals of nursing* (8th ed.). Elsevier Mosby.

Rew, M. (2005). Caring for catheterized patients: Urinary catheter maintenance. *British Journal of Nursing, 14*(2), 87-91.

6600	放射線療法管理
	Radiation Therapy Management

定義：放射線療法の副作用（有害でないものも含む）を理解し，最小限に抑えるよう患者を援助すること

行動

☐ 早期開始，長期間に及ぶ闘病，副作用（有害でないものも含む）によるリスクがある患者に対して，治療前の精密検査を検討する

☐ 特定された危険因子を緩和させるための措置を行う

☐ 治療の副作用（有害でないものも含む）と毒性作用を観察する

☐ 悪性細胞に対する放射線の効果に関する情報を患者と家族に提供する

☐ 心臓ペースメーカーを装着している患者の管理のために，推奨された放射線予防措置を行う

☐ 皮膚の統合性に変調をきたす原因を観察し，適切に治療する

☐ 粘着性のテープや他の皮膚刺激物質の使用は避ける

☐ 組織が折り重なっている易感染性部位に対し，特別なスキンケアを提供する（例：殿部，会陰部，鼡径部）

☐ 治療部位への消臭剤やアフターシェーブローションの塗布は避ける

☐ 照射部位へのマーキングを維持すること，石けんの使用や軟膏の塗布を避けること，日光や温熱曝露の際には保護をすること等のスキンケアの必要性について話し合う

☐ 患者に対して，かつら，スカーフ，帽子，ターバン等の入手可能な毛髪代替用品について指導し，毛髪喪失への対処を援助する**[適切な場合]**

☐ さらなる毛髪の喪失を予防するために髪の毛を優しく洗い，櫛を入れ，絹の枕カバーを使用し眠るよう患者を指導する**[適切な場合]**

☐ 治療の終了後に毛髪が再生することを患者に説明し安心させる**[適切な場合]**

☐ 口腔粘膜の感染徴候を観察する

☐ ワックス不使用の断裂のないデンタルフロス・超音波歯ブラシ・水流式口腔内洗浄機器を使用することで，口腔内衛生の良好な状態の維持を奨励する**[適切な場合]**

☐ 人工唾液や唾液分泌刺激剤，非アルコール性口腔スプレー，シュガーレスミントの使用，フッ化物療法を実施し，口腔内健康回復活動を開始する**[適切な場合]**

☐ さらなる評価のために，報告すべき徴候と症状を含む口腔内の自己アセスメントの方法を患者に指導する（例：熱感，疼痛，圧痛）

☐ う歯は急速に形成されることから，頻回な歯科継続ケアの必要性を患者に指導する

☐ 食欲不振，悪心，嘔吐，味覚の変化，食道炎，下痢について患者を観察する**[適切な場合]**

☐ 十分な水分と栄養摂取を促す

☐ 合併症を予防するために食事療法を促進する

☐ 性機能不全の可能性について話し合う**[適切な場合]**

☐ 避妊具を使用する期間を含む，治療が性機能に及ぼす影響を指導する**[適切な場合]**

ほ

654　Part 3　介入

□ 副作用（有害でないものも含む）をコントロールするために必要に応じて投薬をする（例：悪心や嘔吐に対する制吐剤）

□ 倦怠感に関する患者の訴えを聴取し，倦怠感のレベルを観察する

□ エネルギー管理方法を患者と家族に指導する［**適切な場合**］

□ 頻繁に休息時間を設け，活動間の間隔をとり，1日の活動要求を制限することで疲労を管理するよう患者を援助する［**適切な場合**］

□ 放射線治療直後に休息をとることを奨励する

□ 患者にとって効果的で受け入れられる疼痛管理法を用い，十分な安楽のレベルに達することができるよう患者を援助する

□ 腎臓と膀胱への水分を維持するために水分摂取を促す［**適切な場合**］

□ 尿路感染症の徴候を観察する

□ 治療が骨髄機能に与える影響について患者と家族へ説明する［**適切な場合**］

□ 人混みを避ける，衛生状態を維持する，手洗い法等の感染予防方法について患者と家族を指導する［**適切な場合**］

□ 全身性の感染・貧血・出血傾向の徴候と症状を観察する

□ 好中球減少症と出血に対する予防措置を確立する［**適応がある場合**］

□ 放射線療法機器に関する患者の感情について話し合うよう促す［**適切な場合**］

□ 治療の予後や成功に関する不安の表出ができるよう促す

□ 治療関連症状に関する患者の確信のなさや不安，懸念を軽減させるような，治療の効果に関する具体性のある客観的な情報を提供する

□ 二次的悪性腫瘍に関すること，感染や倦怠感，出血傾向の増悪を報告する重要性について，長期生存者とその家族に指導する

□ 内部放射線照射療法を受けている患者に対し，施設のプロトコルに則った放射線防護を開始し，維持する（例：ゴールドシード挿入療法，放射性医薬品）

□ 患者，家族，面会者に対して放射線防護に関するプロトコルを説明する

□ 患者が放射線防護措置を受けている間，さまざまな活動を提示する

□ 面会者の病室への入室時間を制限する［**適切な場合**］

□ 患者が放射線療法の予防措置として隔離されている場合，スタッフの病室への入室時間を制限する

□ ケアを提供している間，放射線源からは距離をとる（例：子宮内器具挿入患者ではベッドの頭側に立つ）［**適切な場合**］

□ 放射線を含む処置の介助中は鉛のエプロン／シールドを装着し，自分自身を防護する

第1版：1992。改訂：2008

参考文献

Barsevick, A. M., Whitmer, K., Sweeney, C., & Nail, L. M. (2002). A pilot study examining energy conservation for cancer treatment-related fatigue. *Cancer Nursing, 25*(5), 333-341.

Brooks-Brunn, J. A. (2000). Esophageal cancer: An overview. *MEDSURG Nursing, 9*(5), 248-254.

Bruce, S. D. (2004). Radiation-induced xerostomia: How dry is your patient? *Clinical Journal of Oncology Nursing, 8*(1), 61-67.

Christman, N. J., & Cain, L. B. (2004). The effects of concrete objective information and relaxation on maintaining usual activity during radiation therapy. *Oncology Nursing Forum, 31*(2), E39-E45.

Colella, J., & Scrofine, S. (2004). High-dose brachytherapy for treating prostate cancer: Nursing considerations. *Urologic Nursing, 24*(1), 39-44, 52.

D'Haese, S., Bate, T., Claes, S., Boone, A., VanVoorden, V., & Efficace, F. (2005). Management of skin reactions during radiotherapy: A study of nursing practice. *European Journal of Cancer Care, 14*(1), 28-42.

Hogle, W. P. (2001). Pacing the standard of nursing practice in radiation oncology. *Clinical Journal of Oncology Nursing, 5*(6), 253-256, 267-268.

Itano, J. K., & Taoka, K. T. (Eds.). (2005). *Core curriculum for oncology nursing* (4th ed.). Elsevier Saunders.

Magnan, M. A., & Mood, D. W. (2003). The effects of health state, hemoglobin, global symptom distress, mood disturbance, and treatment site on fatigue onset, duration, and distress in patients receiving radiation therapy. *Oncology Nursing Forum, 30*(2), E33-E39.

Nail, L. M. (2002). Fatigue in patients with cancer. *Oncology Nursing Forum, 29*(3), 537-546.

Smith, M., Casey, L., Johnson, D., Gwede, C., & Riggin, O. Z. (2001). Music as a therapeutic intervention for anxiety in patients receiving radiation therapy. *Oncology Nursing Forum, 28*(5), 855-862.
Yarbro, C. H., Frogge, M. H., & Goodman, M. (2005). *Cancer nursing: Principles and practice* (6th ed.). Jones and Bartlett.

7410	保険の認定支援
	Insurance Authorization

定義：医療サービスや医療機器への支払いを，患者や医療者が第三者機関から確保できるよう支援する

行動

☐ 特定のサービスや機器の利用にあたって，患者の保険会社が事前承認を必要とするかどうかを確認する

☐ 2010年の「患者保護と妥当な医療に関する法律」の結果として，保険における承認に変更が生じたことを理解する[*]

☐ 医療サービスまたは医療機器の利用にあたって，事前に承認を得る理由を説明する

☐ 情報提供に関する同意の必要性を説明する

☐ 情報提供用紙に，患者または責任者としての成人の署名をもらう

☐ 患者または責任者としての成人に，保険給付金譲渡用紙に必要な情報の記入と署名をしてもらう[**必要な場合**]

☐ 第三者機関に医療サービスまたは医療機器の必要性を説明する

☐ 医療機器の指示書を入手する，または作成する[**適切な場合**]

☐ 医療機器の指示書を第三者支払機関に提出する

☐ 請求書の作成を援助する[**必要な場合**]

☐ 第三者支払機関との連絡を促進する[**必要な場合**]

☐ 患者記録に事前承認を得ている証拠を記載する（例：承認番号）[**必要な場合**]

☐ 事前承認要請の状況を，患者または責任者としての成人に伝える

☐ 他の部署に事前承認の情報を提供する[**必要な場合**]

☐ 患者の経済的な負担について話し合う（例：自己負担経費）[**適切な場合**]

☐ 第三者支払機関からの支払いが拒否された場合，該当する医療従事者に通知する

☐ 承認が拒否された場合には別のケア手段を交渉する（例：外来通院扱い，ケア／重症度の変更）[**適切な場合**]

☐ 請求が拒否され訴えを起こす場合に援助をする[**適切な場合**]

☐ 必要な医療サービスや機器を利用できるよう援助する

☐ 提供されたケアを記録する[**必要な場合**]

☐ 継続的に必要な医療サービスについて他の医療従事者と協働する[**適切な場合**]

☐ 医療サービスの継続的な必要性について文書化する[**必要な場合**]

☐ 請求に必要な情報を第三者支払機関に提供する（例：氏名，社会保障番号，医療従事者）[**必要な場合**]

☐ 医療保険の相互運用性と説明責任に関する法律（HIPAA法），または書類形式の標準化によって，事前承認プロセスの簡素化と標準化をサポートする

第2版：1996。改訂：2018

*訳注：アメリカは先進国の中で唯一公的国民皆保険制度がなかった国であったが，手頃な価格の医療サービスを全国民に提供することを目的に掲げた法律である。日本は1961年から皆保険制度が始まった。

参考文献

American Medical Association. (2011). Standardization of prior authorization process for medical services white paper. http://www.ama-assn.org/resources/doc/psa/standardization-prior-auth-whitepaper.pdf

Mathews, A. W. (2012, August 2). Remember managed care? It's quietly coming back. *Wall Street Journal*.

Rosenbaum, S. (2011). The Patient Protection and Affordable Care Act: Implications for public health policy and practice. *Public Health Reports*, *126*(1), 130-135.

0840	ポジショニング
	Positioning

定義：生理学的／心理的な安寧，治療効果を促進するために，体位を整える

行動

- □ 適切な治療マットレス／ベッドの上に寝かせる
- □ しっかりしたマットレスを提供する
- □ 体位変換の手順を説明する［適切な場合］
- □ 体位変換への参加を患者に奨励する［適切な場合］
- □ 体位変換前後の酸素化状態をモニタリングする
- □ 体位変換前に前投薬を投与する［適切な場合］
- □ 指定された治療的体位にする
- □ 極端な側方回旋や過伸展を行わず，ニュートラルなアライメントを観察する［適切な場合］
- □ ケアプランに好みの睡眠体位を加える［禁忌でない場合］
- □ 適切なアライメント（姿勢）に体位を整える
- □ 患部を固定する，または支持する［適切な場合］
- □ 患部を挙上する［適切な場合］
- □ 呼吸困難を緩和する体位をとる（例：セミファーラー位）［適切な場合］
- □ 浮腫領域のサポートを提供する（例：腕の下に枕を置く，陰嚢を支える）［適切な場合］
- □ 換気血流が調和するように体位を整える（健側の肺を下にする体位）［適切な場合］
- □ 能動的または受動的な関節可動域運動を奨励する［適切な場合］
- □ 関節を動かすことによるけがやその他の合併症のリスクを減らすという関節の目標を奨励する
- □ 受動的ポジショニングに必要な専門家の数を特定する
- □ 頸部の適切なサポートを提供する
- □ 疼痛を増悪させる体位をとらないように援助する
- □ 切断部位を屈曲位にするのを避ける
- □ 食後すぐに体位を変えるのを避ける
- □ 患者の位置を決め，体位変換時に摩擦とずれを最小限に抑える
- □ ベッドにフットボードを取りつける［適応がある場合］
- □ ログロール（丸太転がし）法を用いて体位変換をする
- □ 排尿を促進する体位をとる［適切な場合］
- □ 創傷が突っ張らないように体位を整える［適切な場合］
- □ 背もたれで支える［適切な場合］
- □ 静脈還流を改善するために，下肢を心臓よりも高く上げる［適切な場合］
- □ どのような活動を行っているときでも，よい姿勢とよいボディメカニクスを用いる方法を指導する
- □ 牽引装置が正しい位置になっているか確認する
- □ 牽引の位置と整合性を保つ
- □ ベッドの頭側を挙上する［適切な場合］
- □ 皮膚状態に応じて体位変換を行う
- □ 体位変換のためのスケジュール表を作成する［適切な場合］

Part 3 介入 **657**

□ 具体的なスケジュールに従って，少なくとも 2 時間ごとに体動制限がある人の体位変換を行う［適切な場合］

□ 手足をサポートするために，適切な器具を使用する（例：ハンドロールと転子ロール）

□ 呼び出しランプや頻繁に使用するものは手の届く範囲に置く

□ 手の届く範囲にベッド用のスイッチを配置する

□ 受動的ポジショニングの時間と手順を記録する

第 1 版：1992。改訂：2000，2024

参考文献

Berman, A., Snyder, S. J., & Frandsen, G. (2018). *Kozier and Erb's Fundamentals of nursing: Concepts, process and practice* (10th ed.). Pearson.

Katz, S., Arish, N., Rokach, A., Zaltzman, Y., & Marcus, E. L. (2018). The effect of body position on pulmonary function: A systematic review. *BMC Pulmonary Medicine, 18*(1), 159-175.

Perry, A. G., Potter, P. A., Ostendorf, W. R., & Laplante, N. (2022). *Clinical Nursing Skills and Techniques* (10th ed.). Elsevier.

Schutt, S. C., Tarver, C., & Pezzani, M. (2017). Pilot study: Assessing the effect of continual position monitoring technology on compliance with patient turning protocols. *Nursing Open, 5*(1), 21-28.

Williams, P. (2020). *Basic geriatric nursing* (7th ed.). Elsevier.

0846	ポジショニング：車椅子

Positioning: Wheelchair

ほ

定義：快適性を高め，皮膚の統合性を促進し，自立を促すために，適切に選択された車椅子に患者を乗せること

行動

□ 患者に適切な車椅子を選択する（例：標準の成人，セミリクライニング，完全にリクライニング，切断者用，特別に幅の広い，狭いもの）

□ 足の推進を利用して動く患者のために，シートから床までが低い車椅子を選択する

□ 患者のニーズに合わせたクッションを選択する

□ 患者のポジショニング時には適切なボディメカニクスを用いる

□ 患者が選択されたパッドの上に座って適切な靴を身に着けているとき，車椅子での患者の体位を確認する

□ シート上で骨盤を中央に置き，できるだけ深く座るように整える

□ 腸骨稜が水平で，左右の高さが同じであることを確認する

□ 椅子の両側の隙間を少なくとも 5 〜 8cm 確保する

□ 膝の後部からスリングシートの前部までの車椅子との隙間を少なくとも 5 〜 8cm 確保する

□ フットレストに床から少なくとも 5cm の隙間があることを確認する

□ 腰部を 100 度，膝を 105 度，足首を 90 度の角度に維持し，踵がフットレストにぴったり乗るようにして休ませる

□ クッションから肘の真下までの距離を測定し，2.5cm 足した高さにアームレストを調整する

□ 必要な重量をサポートできるよう，背もたれは通常，垂直から 10 〜 15 度の角度に調整する

□ シートを後方に向かって 10 度傾ける

□ 垂直から 20 度の位置に脚をポジショニングする

□ 車椅子での正しい姿勢を維持する能力がないことを観察する

□ 長時間座っていることによる影響をモニタリングする（例：褥瘡，皮膚裂傷，挫傷，拘縮，不快感，尿失禁，社会的孤立，転倒・転落）

□ 患者の問題や筋力低下を補正するために，車椅子を変更する，または器具を取りつける

□ 特別なニーズをもつ患者のために，パッドをつけることやその他の機能強化を提供する（例：輪郭がつけられたパッド付き背もたれ，パッド付きレッグレストパネル，ひじ掛け，パッド付きトレイ）

658 Part 3 介入

□ 頻繁な体重の小移動を促す

□ 健康状態に基づいて，患者が車椅子に乗っていられる適切な時間を決定する

□ ベッドから車椅子への移乗方法を患者に指導する[適切な場合]

□ 移乗を補助するためにモンキーバーやスライドボードを提供する[適切な場合]

□ 車椅子の操作方法を患者に指導する[適切な場合]

□ 上半身の強度を高める運動を患者に指導する[適切な場合]

第1版：1992。改訂：2013

参考文献

Gavin-Dreschnack, D. (2004). Effects of wheelchair posture on patient safety. *Rehabilitation Nursing*, *29*(6), 221-226.

Gavin-Dreschnack, D., Nelson, A., Fitzgerald, S., Harrow, J., Sanchez-Anguiano, A., Ahmed, S., & Powell-Cope, G. (2005). Wheelchair-related falls: Current evidence and directions of improved quality of care. *Journal of Nursing Care Quality*, *20*(2), 119-127.

Kozier, B., Erb, G., Berman, A., & Snyder, S. (2004). Activity and exercise. In *Fundamentals of nursing: Concepts, process, and practice* (pp. 1058-1112) (7th ed.). Prentice Hall.

Mayall, J. K., & Desharnais, G. (1995). *Positioning in a wheelchair* (2nd ed.). Slack.

Nelson, A. L., Groer, S., Palacious, P., Mitchell, D., Sabharwal, S., Kirby, R. L., Gavin-Dreschnack, D., & Powell-Cope, G. (2010). Wheelchair-related falls in veterans with spinal cord injury residing in the community: A prospective cohort study. *Archives of Physical Medicine Rehabilitation*, *91*(8), 1166-1173.

0842	ポジショニング：術中

Positioning: Intraoperative

定義：不快感や合併症のリスクを低減または排除しながら，手術部位の露出を促進するために，患者や患者の身体の一部の位置を整えること

行動

□ 処置の期間と種類，麻酔の必要性，患者の年齢，体重，現在の薬物療法を確認する

□ 栄養状態，慢性疾患の有無，併存疾患，既存の褥瘡，ハイリスク状態について注意する（例：肥満，糖尿病，貧血，高齢者，骨のミネラル喪失，小児患者）

□ ハイリスクな手術状況を明らかにする（例：2時間以上の処置，病的な肥満患者，血管の手術，特定の身体領域に対する過剰な圧迫，広い体表面の冷環境への曝露）

□ 患者の関節の可動域，関節の安定性，または人工器官や埋め込み機器の有無を確認する

□ 末梢循環状態と神経学的状態を確認する

□ 皮膚統合性を確認する

□ ポジショニングに関連する傷害を受けやすくなる具体的な危険因子を記録する

□ 患者の移乗前に，手術台が機能しているか，閉鎖されているか，正しいパッドがつけられ適切に準備されているかを確認する

□ 必要なすべての装置が清潔で，正常に動作することを確認する

□ 手術台への患者の移乗を援助するための人を最低4人確保する

□ ストレッチャーや手術室のベッドのタイヤをロックする

□ 手術台への移乗方法や援助の人数について記録する

□ 麻酔剤を投与された患者を動かす前に麻酔を確認する

□ ボディメカニクスを維持し，人間工学理論を用いて自己受傷を予防する

□ 患者をゆっくり優しく動かす

□ 加温，プライバシーと安心を提供する[必要な場合]

□ すべてのチューブ，ドレーン，ライン，呼吸経路，他の装置を保護する

□ 拘束ストラップの下の循環を妨げることなく，手術室のベッドでの患者を固定するために補助器具を用いる

Part 3 介入　　**659**

□ 四肢のずれを防ぐために，拘束ストラップを用いる
□ 移乗中は頭部と頸部を支える
□ 麻酔の深度，意識レベルに合わせて，移乗と体位を調整する
□ 麻酔状態の患者を移動させる際には，身体のすべての部位をサポートし，身体のアライメント（姿勢）を維持する
□ 移乗の際に患者を引っ張ったり，引きずったりすることを避ける
□ 眼を保護する [**適切な場合**]
□ 四肢や頭部を支える補助具を使用する
□ 身体の一部を固定または支持する [**適切な場合**]
□ 適切な身体のアライメント（姿勢）を常に維持する
□ 適切な治療用マットレスやパッドに乗せる [**適応がある場合**]
□ 睡眠中または覚醒中のどちらでも快適になるように患者をポジショニングする
□ 手術部位が十分に露出していることを確認する
□ 居心地の悪い体位にしないこと，身体部位への過度な圧迫・あぶみや牽引の使用が血液供給を妨げることを確認する
□ 患者のガウンが頸部や胸部を締めつけていないか，胸部に置かれた上肢の圧迫が呼吸を妨げていないか，確認する
□ 不可逆的な神経損傷を防ぐために，トレンデレンブルグ位を用いる場合はパッドが付いた肩の固定具を用いる
□ 手術で指定されている体位をとらせる（仰臥位，伏臥位，側臥位，砕石位等）
□ 四肢を挙上する [**適切な場合**]
□ 骨突出部にパッドをあてる
□ 表層神経に圧迫がかかるのを避けるために，パッドをあてる，または患者の体位変換をする
□ 安全帯や上肢抑制を使用する [**必要な場合**]
□ 手術台を調整する [**適切な場合**]
□ 体位を整えたり，牽引する機械を確認する [**適切な場合**]
□ 手術中の患者の体位を確認する
□ 結果を危うくする体位に介入する
□ 気道，静脈カテーテル，モニタリング機器へのアクセスを確保する
□ 処置中に，装置や人が患者に無理な圧迫をかけないようにする
□ 処置の間の体位を維持するために，体位，ストラップ，パッドを観察する
□ 体位と使用した機械を記録する
□ ポジショニングと安全策にかかわるすべての手術中のアセスメントについて記録する
□ 適切な血行動態調整を可能にするために，処置の終了時に患者をゆっくりと再ポジショニングする

第2版：1996。改訂：2018

参考文献

Dybec, R. B. (2004). Intraoperative positioning and care of the obese patient. *Plastic Surgical Nursing*, 24(3), 118-122.

Graling, P., & Tea, C. (2006). Preventing intraoperative positioning injuries. *Nursing Management*, 37(7), 9-10.

Perry, A., Potter, P., & Ostendorf, W. (Eds.). (2014). *Clinical nursing skills and techniques* (8th ed.). Elsevier Mosby.

Rothrock, J. C. (Ed.). (2015). *Alexander's care of the patient in surgery* (15th ed.). Elsevier Mosby.

660　Part 3　介入

0844	**ポジショニング：神経学的**

Positioning: Neurologic

定義：脊髄損傷や脊椎の易刺激性のある患者，またはそのリスクのある患者の身体アライメント（姿勢）の最適化を達成すること

行動

- ☐ 患部を固定する，または支持する［**適切な場合**］
- ☐ 指定された治療的体位にする
- ☐ 患部を圧迫しない
- ☐ 患部を支持する
- ☐ 頸部の適切なサポートを提供する
- ☐ 患者の体位変換時には適切なボディメカニクスを用いる
- ☐ 硬いマットレスを提供する
- ☐ 空気循環式ベッドに寝かせる［**可能な場合**］
- ☐ 運動機能レベルに応じて，患者に合わせたコールシステムを提供する（例：小さい圧で作動するもの，声に反応するもの，息で作動するもの，顎の動きで作動するもの）
- ☐ 適切な身体のアライメント（姿勢）を維持する
- ☐ 頭部と頸部のアライメント（姿勢）を整える
- ☐ 足関節を中間位に維持するためにヒールブーツを用いる
- ☐ 骨片除去部位に体重をのせるような体位は避ける
- ☐ 身体の接地する表面積を大きくし，骨突出部への圧迫を減少させるため，ベッドの頭側をできるだけ低くする（肺の機能に応じて）
- ☐ 2時間ごと，またはより頻繁に，ログロール（丸太転がし）法を用いて体位変換をする［**適応がある場合**］
- ☐ 体位変換の際，脊椎の解剖学的アライメント（姿勢）（例：ねじれがない状態）を維持し，脊椎を安定させる
- ☐ 体位変換の際，重篤患者では，脳組織の酸素化や頭蓋内圧をモニタリングする［**適切な場合**］
- ☐ 頸椎カラーを装着する
- ☐ 頸椎カラーのケアを指導する［**必要な場合**］
- ☐ 頸椎カラーやブレース（支柱）を使用時のセルフケア能力を観察する
- ☐ 副子やブレース（支柱）を装着し，維持する
- ☐ ブレース（支柱）や頸椎カラーの下の皮膚統合性を観察する
- ☐ ブレース（支柱）のケアを指導する［**必要な場合**］
- ☐ 手指の下にハンドロールを置く
- ☐ どのような活動を行っているときでも，よい姿勢とよいボディメカニクスを用いる方法を患者に指導する
- ☐ ピン挿入部位のケアを指導する［**必要な場合**］
- ☐ ピン挿入部の牽引を観察する
- ☐ 牽引または整形外科的なピン挿入部のケアを実施する
- ☐ 牽引機器の設定を確認する
- ☐ 患者が動いているときは牽引の重りを支える
- ☐ 骨突出部位の皮膚損傷を観察する（例：仙骨，坐骨結節，踵骨）
- ☐ リハビリテーションスタッフが決めたとおりに，患肢の受動的関節可動域運動を行う
- ☐ ベッドのなかで患者が体位変換をできるように援助する方法や関節可動域運動の方法について，家族に指導する［**適切な場合**］
- ☐ 体位変換への参加を患者に推奨する（例：体位変換の時間をスタッフに知らせる）［**可能な場合**］

Part 3　介入　**661**

- □ 車椅子使用時の皮膚損傷リスク低減のために，圧力除去について指導する（例：傾ける，寄りかかる）
- □ 車椅子への移乗時に座位をとる際，起立性低血圧を観察する
- □ 身体バランスがよい患者では，椅子や車椅子への移乗を援助する際はスライドボードを用いる

第 1 版：1992。改訂：2013

参考文献

Fries, J. M. (2005). Critical rehabilitation of the patient with spinal cord injury. *Critical Care Nursing Quarterly*, *28*(2), 179-187.

Ledwith, M. B., Bloom, S., Maloney-Wilensky, E., Coyle, B., Polomano, R., & LeRoux, P. D. (2010). Effect of body position on cerebral oxygenation and physiologic parameters in patients with acute neurological conditions. *Journal of Neuroscience Nursing*, *42*(5), 280-287.

National Spinal Cord Injury Statistical Center. (2006). *The 2006 NSCISC statistical annual report for the model spinal cord injury care systems.*

Smeltzer, S. C., & Bare, B. G. (2004). Management of patients with neurologic trauma (10th ed.) *Brunner & Suddarth's textbook of medical surgical nursing* (Vol. 2, pp. 1910-1941). Lippincott Williams & Wilkins.

Sprigle, S., Maurer, C., & Sorenblum, S. E. (2010). Load redistribution in variable position wheelchairs in people with spinal cord injury. *Journal of Spinal Cord Medicine*, *33*(1), 58-64.

3330	**ポジショニング：腹臥位**
	Positioning: Prone

定義：人工呼吸を受けた人をうつ伏せにする介助

ほ

行動

- □ 体位変換の臨床基準（例：動脈血酸素分圧と吸入酸素分画の比が 150mmHg 未満）および体位変換の禁忌（例：脊椎不安定症，顔面または骨盤骨折，開胸または胸壁不安定，頭蓋内圧のコントロール不能，重度の血行動態不安定）を考慮する
- □ 腹臥位を標準化するために，施設の方針および手順を用いる（チェックリスト，プロトコル，ガイドライン，看護ケアに関する業務指示等）
- □ リスクと利点を含め，腹臥位の根拠と手順を説明する
- □ あらかじめ役割分担された体位変換のための適切な人数の専門家（例：呼吸療法士，看護師，理学療法士）を確保する
- □ 体位変換中の医療器具（例：気管チューブ，胸腔ドレーン，経腸栄養，膀胱カテーテル）の安定性と位置決めを確保する
- □ ベースラインのバイタル値，血行動態データ，皮膚の前外側面を記録する
- □ 圧迫損傷の危険性がある部位（例：額，顎，胸骨，肩，膝，前腸骨稜）にフォームドレッシングを貼る
- □ うつ伏せになる 1 時間前から経腸栄養を休止し，その後再開する
- □ ベッドサイドに緊急挿管装置を設置する
- □ 十分な鎮静を行う
- □ 目のケアを行う（潤滑油や軟膏の塗布，テープでまぶたを閉じる等）
- □ チームメンバーをベッドの両側に配置する（左右に 3 人ずつ配置し，頭部を支える）
- □ 寝返りの際に頭部をベッドから離し，チームメンバーが頭部を支えるようにする
- □ 両腕を水泳の姿勢にするか，体の側面に沿わせる
- □ バイタルサインと血液ガス分析を評価する［操作後 1 時間以内と 4 時間あるいは 6 時間ごと，または適応がある場合］
- □ 末梢の酸素飽和度と酸素飽和度が 92 〜 96％になるように継続的にモニターする
- □ 呼吸困難を観察する
- □ 血行動態が不安定になった場合は仰臥位に戻す（例：予定外の抜管，気管内チューブ閉塞，喀血，SpO_2 ＜ 85％または PaO_2 ＜ 55mmHg が 5 分以上続く，心停止，心拍数 30bpm 以下，収縮期血圧 60mmHg 以下が 5 分以上続く）

662　　Part 3　介入

□ 陰唇接合部への損傷や偶発的な抜管を避けるため，操作後は気管チューブの位置を確認する

□ 2時間ごとに腕と頭の位置を入れ替える

□ 侵襲的器具の再校正を行う

□ うつ伏せになる時間を記録する

□ 手順の許容性を記録する

第8版：2024

参考文献

Binda, F., Marelli, F., Galazzi, A., Pascuzzo, R., Adamini, I., & Laquintana, D. (2021). Nursing management of prone positioning in patients with COVID-19. *Critical Care Nurse*, 41(2), 27-35. https://doi.org/10.4037/ccn2020222

Gordon, A., Rabold, E., Thirumala, R., Husain, A. A., Patel, S., & Cheema, T. (2019). Prone positioning in ARDS. *Critical Care Nursing Quarterly*, 42(4), 371-375. https://doi.org/10.1097/CNQ.0000000000000277

Guérin, C., Albert, R. K., Beitler, J., Gattinoni, L., Jaber, S., Marini, J. J., Munshi, L., Papazian, L., Pesenti, A., Vieillard-Baron, A., & Mancebo, J. (2020). Prone position in ARDS patients: Why, when, how and for whom. *Intensive Care Medicine*, 46(12), 2385-2396. https://doi.org/10.1007/s00134-020-06306-w

Montanaro, J. (2021). Using in situ simulation to develop a prone positioning protocol for patients with ARDS. *Critical Care Nurse*, 41(1), 12-24. https://doi.org/10.4037/ccn2020830

Elharrar, X., Trigui, Y., Dols, A. M., Touchon, F., Martinez, S., Prud'homme, E., & Papazian, L. (2020). Use of prone positioning in non-intubated persons with COVID-19 and hypoxemic acute respiratory failure. *Journal of the American Medical Association (JAMA)*, 323(22), 2336-2338. https://doi.org/10.1001/jama.2020.8255

Jiang, L. G., LeBaron, J., Bodnar, D., Caputo, N. D., Chang, B. P., Chiricolo, G., & Sharma, M. (2020). Conscious proning: An introduction of a proning protocol for non-intubated, awake, hypoxic emergency department COVID-19 persons. *Academic Emergency Medicine*, 27(suppl 7), 566-569. https://doi.org/10.1111/acem.14035

Zaretsky, J., Corcoran, J. R., Savage, E., Berke, J., Herbsman, J., Fischer, M., Kmita, D., Laverty, P., Sweeney, G., & Horwitz, L. I. (2022). Increasing rates of prone positioning in acute care patients with COVID-19. *Joint Commission Journal on Quality and Patient Safety*, 48(1), 53-60. https://doi.org/10.1016/j.jcjq.2021.09.005

1610	保清
	Bathing
定義：リラクセーション・清潔・ヒーリングを目的として身体をきれいにすること	

行動

□ 文化や年齢を考慮した入浴の進め方を考慮する

□ 必要な介助の量と種類を決定する（例：完全なベッド浴, 部分浴, バッグ浴, タオル浴, 浴槽浴, シャワー）

□ 温めたパック入りの洗い流し不要のクレンザーまたは抗菌クレンザーを使用するプロセスを説明する**[適応がある場合]**

□ 希望する身の回り品（例：タオル, デオドラント, バスソープ, シャンプー, ローション, アロマセラピー用品）を提供する

□ 個人的な体験（温かく, リラックスできる, プライベートなもの）を保証することにより, 治療環境を提供する

□ 椅子シャワー浴・バスタブ浴・ベッドサイドバス・立位シャワー・半身浴を援助する**[適切または必要な場合]**

□ 浴槽には安全帯を使用し, 床にはゴム製のバスマットやタオルを敷いて滑りを防止する

□ 静脈内カテーテルや創傷被覆材は, すべてビニールで覆う**[適応がある場合]**

□ 背中, 下肢, 足の洗浄を補助する**[適応がある場合]**

□ 清潔な部位から汚れた部位へ洗浄する（胸部から会陰部等）

□ 髪を洗い, 櫛でとかし, 髭を剃る**[必要な場合]**

□ 快適な湯温で入浴させる

Part 3　介入　**663**

- [ ] 通常の就寝の儀式に親や家族が参加するよう促す［**適切な場合**］
- [ ] 子どもと一緒に楽しい入浴テクニックを用いる（例：人形や玩具を洗う，ボートを潜水艦にみたてる，プラスチックカップの底に穴を開け水を入れて，子どもに「雨」をかける等）
- [ ] 通常の就寝前の習慣，睡眠前の合図や小道具，慣れ親しんだもの（例：子どもの場合は，お気に入りの毛布や玩具，揺りかご，おしゃぶり，絵本。大人の場合は，家で読んだ本や枕）を，維持できるようにする［**適切な場合**］
- [ ] 会陰部のケアを援助する［**必要な場合**］
- [ ] 衛生対策を援助する（例：デオドラントや香水の使用）
- [ ] 足浴を実施する［**必要な場合**］
- [ ] 保清時に皮膚状態を観察する
- [ ] 皮膚の乾燥した領域にローションやクリームを塗布する
- [ ] 皮膚表面が硬くなったり，呼吸器を刺激するのを避けるために，乾燥パウダーは皮膚の深いヒダには控えめに塗布する
- [ ] 保清時の機能的能力を観察する
- [ ] 浴槽やシャワーの出入りを介助する［**必要な場合**］
- [ ] 入浴中に会話をすることで，心理社会的安寧を促進する
- [ ] 排泄後と食事前に手洗いを提供する
- [ ] 入浴介助，髭剃り，洗髪，櫛での整髪を行う［**適切な場合**］
- [ ] セルフケア能力に応じて，爪の手入れを行う
- [ ] セルフケアができるようになるまで介助を行う
- [ ] 理容師や美容師の補助を行う［**必要な場合**］
- [ ] 手順の許容範囲を記録する［**指示された場合**］

第 1 版：1992。改訂：2000，2024

参考文献

Berman, A., Snyder, S. J., & Frandsen, G. (2021). Hygiene. In *Kozier and Erb's fundamentals of nursing: Concepts, process and practice* (pp. 669-685) (11th ed.). Pearson.

Craven, R. F., Hirnle, C. J., & Henshaw, C. M. (2021). Hygiene and self-care: *Fundamentals of nursing: Human health and function* (pp. 604-634) (8th ed.). Wolters-Kluwer.

Hockenberry, M. J., Rodgers, C. C., & Wilson, D. (2022). *Wong's essentials of pediatric nursing* (11th ed.). Elsevier.

Perry, A. G., Potter, P. A., Ostendorf, W. R., & LaPlante, N. (2021). *Clinical nursing skills and technique* (10th ed.). Mosby.

Potter, P. A., Perry, A. G., Stockert, P. A., & Hall, A. M. (2021). *Fundamentals of Nursing* (10th ed.). Elsevier.

Williams, P. (2020). *Basic geriatric nursing* (7th ed). Elsevier.

ほ

5220	**ボディイメージ強化**
	Body Image Enhancement

定義：身体的自己に対する患者の意識的・無意識的な認知や態度を改善させること

行動

- [ ] 発達段階に基づいたボディイメージに対する期待を確認する
- [ ] 予測できるボディイメージの変容に患者が備えるために，予期ガイダンスを用いる
- [ ] ティーンエージャーや他のハイリスク集団において，特定の身体的特徴に対する嫌悪感が社会的機能の麻痺を形成していないかどうか確認する
- [ ] 疾病や手術がもたらす変化について話し合えるよう援助する［**適切な場合**］
- [ ] 実際の身体的変化または身体機能レベルの変化の程度を明らかにするよう支援する
- [ ] 最近の身体的な変化がボディイメージとして統合されているかどうかを確認する

664 Part 3 介入

- [ ] 身体的外観を患者の価値観と切り離して考えられるよう援助する［適切な場合］
- [ ] 思春期に生じる変化について話し合えるよう援助する［適切な場合］
- [ ] 認知（例：不合理な信念，二項対立的思考，自動思考，認知エラー）と，ボディイメージに関する感情や行動における役割について話し合う
- [ ] 正常な妊娠において生じる変化について話し合えるよう援助する［適切な場合］
- [ ] 加齢によって生じる変化について話し合えるよう援助する［適切な場合］
- [ ] ボディイメージと現実の相違について，本人や家族の認知を明らかにする
- [ ] 加齢のさまざまな段階における正常な身体変化について指導する［適切な場合］
- [ ] ボディイメージの変化のために社会的孤立が増長していないかを確認する
- [ ] 先天的な状態，身体損傷，疾病，手術が原因でボディイメージに影響を及ぼすストレス因子について話し合えるよう援助する
- [ ] ボディイメージの観点から患者の文化，宗教，人種，性別，ジェンダー，年齢が及ぼす影響を明らかにする
- [ ] 自己批判的な発言の頻度を観察する
- [ ] 変化した身体部分を患者がみることができているかどうか観察する
- [ ] 否定的なボディイメージが，さまざまな行動（例：身体チェック，体重を量る，つまむ，鏡でチェックする），身体回避（例：鏡を避ける，ぶかぶかの服を着る），外見へのとらわれ（例：身だしなみを整えたり，管理したり，外見を変えたりするために時間を費やす努力）にどのように表れているかを話し合う
- [ ] ログ，日記，日誌等を使って，思考を自己監視し，再構築する方法を指導する
- [ ] 身体を表現する否定的なボディイメージの言い方（例：「私のお腹はみっともない」）を，「私のお腹は丸い」のような偏見のない事実に基づいた表現に変え，改善する方法を指導する
- [ ] 身体の嫌いな部分に注意を向けるのではなく，他の部分に注意を向け，身体全体をみるように指導する
- [ ] ボディイメージに影響を与えた重要な出来事を追体験するために，想像力を集中させ，方向づけるようデザインされた誘導イメージ演習を実施する
- [ ] 摂食障害とそれに関連する行動や認知について話し合う（摂食障害発症の危険因子，不健康な食事パターン（例：暴飲暴食，絶食，食事制限，過度の運動））
- [ ] 否定的なボディイメージの反応や状況を徐々に消滅させることを目的とした曝露練習を行う（鏡を使って参加者自身の身体を曝露する）
- [ ] 具体的な課題に関する口頭または書面による契約書を作成し，合意する
- [ ] 具体的な行動を行ううえでの障壁を特定し，それを克服する方法を計画する
- [ ] 行動やタスクのパフォーマンスについてフィードバックを行う
- [ ] ボディイメージの認識を改善するためにデザインされた認知的または行動的なエクササイズの継続的な実施に関して，励ましを与える
- [ ] ストレスの概念，ストレスとは何か（例：健康な形と不健康な形），ストレスの原因は何か，ストレスが健康と安寧に及ぼす影響について話し合う
- [ ] ボディイメージの認知や行動を対象とせず，不安やストレスの軽減を目指すストレス管理技法（漸進的筋弛緩法，深呼吸法等）を用いる
- [ ] 代替支援リソースに関する情報（自助本，ウェブサイト，ソーシャルメディア，サポートグループ等）を提供する
- [ ] 否定的なボディイメージの原因について話し合う（例：メディアの影響，体重に関する特定の否定的な発言やからかいを受けること，完璧主義の内的欲求）
- [ ] 体型に批判的な非現実的な美のイメージを設定するメディアメッセージを読み解くためのメディアリテラシートレーニングを行う
- [ ] 性別や外見に関する固定観念，偏見，差別について話し合う（例：女性や男性に関する固定観念，痩せている人，太っている人，偏見や差別が身体イメージに与える影響）
- [ ] メディアの影響に抵抗するための方略の使用を援助する（例：否定的な情報源を避ける）
- [ ] 現在の美の理想像に反する，力を与える女性像や男性像を提示する

Part 3　介入　**665**

☐ 自尊感情の概念，自尊感情の形成方法，自尊感情に影響を与える要因，自尊感情と安寧との関係について説明する

☐ 自尊感情を高めるためのエクササイズを提供する（例：才能や肯定的な性格の特徴をリストアップする）

☐ 健康的なボディイメージを促進するための身体活動とその役割について説明する

☐ ボディイメージに影響を与える対人関係について話し合う（例：仲間からのプレッシャー，社会的拒絶，容認されないこと，外見に基づくからかいの影響，体型・体重・ダイエットに関するネガティブな会話の影響）

☐ 他者とのコミュニケーションを高めるための対人関係スキルの活用を指導する（例：意見の表明，対人関係の葛藤の解決法）

☐ 肯定的なボディイメージを促進するためのマインドフルネス・エクササイズ（例：深呼吸，ボディスキャン，瞑想，マインドフルな食事）を提供する

☐ 摂食障害，うつ病，低い自尊感情，社会不安の発症等，否定的な身体イメージがもたらす心理的影響について話し合う

☐ 子どもの外観変化に対して用いる親のコーピング方略を明らかにする

☐ 親の反応に子どもがどのように対応するのかを確認する［**適切な場合**］

☐ 子どもの身体変化と将来的な身体的な調整に対する重要性を指導する［**適切な場合**］

☐ 子どもへの介入を行う前に，感情を明らかにするよう援助する［**適切な場合**］

☐ 肯定的に認識している身体部位を認識できるよう援助する

☐ 衣類，かつら，化粧等，外観の変化が及ぼす影響を軽減するための手段を明らかにする［**適切な場合**］

☐ 外観を強化させる行動を明らかにできるよう援助する

☐ 面会者と会う前に化粧をすることができるよう入院患者を援助する［**適切な場合**］

☐ 理解を確実にするためにティーチバックを用いる

第1版：1992。改訂：2000，2024

ほ

参考文献

Aboody, D., Siev, J., & Doron, G. (2020). Building resilience to body image triggers using brief cognitive training on a mobile application: A randomized controlled trial. *Behaviour Research and Therapy*, *134*, 103723. https://doi.org/10.1016/j.brat.2020.103723

Johnson, S., Egan, S. J., Andersson, G., Carlbring, P., Shafran, R., & Wade, T. D. (2019). Internet-delivered cognitive behavioural therapy for perfectionism: Targeting dysmorphic concern. *Body Image*, *30*, 44-55.

Morgan, K. I., & Townsend, M. C. (2021). *Davis Advantage for psychiatric mental health nursing* (10th ed.). F.A. Davis.

Sattler, F. A., Eickmeyer, S., & Eisenkolb, J. (2020). Body image disturbance in children and adolescents with anorexia nervosa and bulimia nervosa: A systematic review. *Eating and Weight Disorders: EWD*, *25*(4), 857-865.

Varcarolis, E. M., & Fosbre, C. D. (2021). *Essentials of psychiatric mental health nursing: A communication approach to evidence-based care* (4th ed.). Elsevier.

0140	ボディメカニクスの促進
	Body Mechanics Promotion

定義：疲労・筋骨格の歪み・損傷を予防するために，日常活動における姿勢や動きの活用を促進すること

行動

☐ 患者の正しい姿勢の学習と取り組みを確認する

☐ ボディメカニクス推進計画を開発する際に，理学療法士と協働する［**適応がある場合**］

☐ ボディメカニクスと運動に対する患者の理解を確認する（例：活動／演習を行うときに，正しいテクニックの実践を繰り返す）

☐ 背骨の構造と機能，身体を動かし使用するための最適な姿勢について，患者を指導する

666 Part 3 介入

- □ 疲労，歪み，損傷を防ぐための正しい姿勢の必要性について，患者を指導する
- □ どのような身体活動を実践中でも，損傷予防のための姿勢とボディメカニクスを用いるための方法について，患者を指導する
- □ 自分の筋骨格系の異常，姿勢と筋肉組織の潜在的な影響について，患者の認識を確認する
- □ しっかりしたマットレス／椅子や枕の使用を指導する [適切な場合]
- □ 腹臥位での睡眠を避けるよう指導する
- □ 適切な睡眠体位をとれるよう援助する
- □ 長時間同じ姿勢で座らないよう援助する
- □ 立位時に，片方の足から他方の足に体重を移動させる方法を実演する
- □ 起立姿勢から歩行を始めるとき，まず足を動かしてから身体を動かすよう患者を指導する
- □ 安全な患者の移動方法と運動補助をボディメカニクスの原理と併用する
- □ 適切な運動姿勢を明らかにできるよう，患者／家族を援助する
- □ 運動の開始前や普段は行わない作業をする前に，準備運動を選択できるよう患者を援助する
- □ 背中の可動性を促すための屈曲訓練を行えるよう患者を援助する [適応がある場合]
- □ 各運動の繰り返しの頻度と回数について，患者／家族を指導する
- □ 患者の姿勢／ボディメカニクスの向上を観察する
- □ 筋肉や関節の疼痛の原因になる可能性がある体位に関する情報を提供する

第 1 版：1992。改訂：2008

参考文献

Kozier, B., Erb, G., Berman, A., & Snyder, S. (2004). *Fundamentals of nursing: Concepts, process, and practice* (7th ed.). Prentice Hall.

Patient Safety Center of Inquiry, Veterans Health Administration and Department of Defense. (2005). *Patient care ergonomics resource guide: Safe patient handling and movement.* http://www.visn8.va.gov/visn8/patientsafetycenter/resguide/ErgoGuidePtOne.pdf

Perry, A. G., & Potter, P. A. (2006). *Clinical nursing skills and techniques* (6th ed.). Elsevier Mosby.

Smith, S. F., Duell, D. J., & Martin, B. C. (2004). *Clinical nursing skills: Basic to advanced skills* (6th ed.). Prentice Hall.

5244	母乳栄養カウンセリング

Lactation Counseling

定義：母乳栄養を確立し，母乳栄養の成功の維持を援助すること

行動

- □ 母乳栄養による心理学的・生理学的利点について情報を提供する
- □ 母乳栄養に対する理解だけでなく，母乳栄養に対する母親の欲求と動機を確認する
- □ 母乳栄養に関する誤認や誤情報，間違いを訂正する
- □ 重要他者・家族・友人による母親へのサポート提供を奨励する（例：称賛，激励，元気づけ，家事の手伝い，十分に休息と栄養がとれるようにする）
- □ 教材を提供する [必要な場合]
- □ 母乳栄養のクラスやサポートグループへの参加を奨励する
- □ 出産後に母乳を与える機会を提供する [可能な場合]
- □ 乳児の哺乳の合図について指導する（例：乳首を探す，吸引する，静かに覚醒する）
- □ 乳児が正しく乳房に吸着していることの確認を援助する（例：乳児の正しい姿勢を観察する，乳頭の把持と圧搾，嚥下音の聴取）
- □ さまざまな授乳体位を指導する（例：交差横抱き，フットボール抱き，添い寝抱き）
- □ 授乳が行われている徴候について母親を指導する（例：母乳の流出，嚥下音の聴取，溢乳感覚）
- □ 授乳を促進する方法について話し合う（例：リラクセーション法，乳房マッサージ，静かな環境）

Part 3 介入 **667**

- □ 栄養的吸啜と非栄養的吸啜の違いについて情報提供をする
- □ 乳児の吸啜能力を観察する
- □ 吸啜訓練を実演する（例：清潔な手指を用いて吸啜反射を刺激し吸着できるようにする）[**必要な場合**]
- □ もう一方の乳房で授乳する前に，最初の乳房で乳児への授乳を終えるよう母親を指導する
- □ 授乳中の乳児の吸啜を中断させる方法を指導する[**必要な場合**]
- □ 乳首ケアについて母親を指導する
- □ 乳首の疼痛と乳首の皮膚統合性障害を観察する
- □ 乳汁うっ滞（うつ乳）とそれに付随する不快感を避けるまたは最小限に抑える方法について話し合う（例：頻回な授乳，乳房マッサージ，温熱圧搾，搾乳，授乳または搾乳後のアイスパック装着，抗炎症剤の投与）
- □ 乳管閉鎖，乳腺炎，カンジダ感染の徴候，症状，管理方略を指導する
- □ 十分な休息，水分摂取，バランスのよい食事の必要性について話し合う
- □ 補助的な栄養補給，おしゃぶり，乳頭保護の必要性の判断において援助をする
- □ 身体に合った支持的なブラジャーの装着を母親に奨励する
- □ 授乳と搾乳の時間を記録し続けるよう指導する[**適応がある場合**]
- □ 乳児の排便と排尿パターンについて指導する
- □ 1度にまとまった授乳や急激な成長も含めて通常の授乳パターンの頻度について話し合う
- □ 職場や学校復帰後の授乳継続を奨励する
- □ 非電動式搾乳（例：用手搾乳または手動式器具）と電動式搾乳（例：シングルまたはダブル搾乳器，早期産児の母親のための病院仕様搾乳器）を含めた搾乳の選択肢について話し合う
- □ 搾乳された母乳の適切な取り扱いについて指導する（例：収集，保管，解凍，準備，栄養価の強化，加温）
- □ 母乳の供給状態の確認において，ラクテーションコンサルタント（母乳相談員）に相談するよう患者を指導する（例：不十分な母乳栄養が認められている，または実際に起こっているのかどうか）
- □ 最も効果的な母乳の供給を目指す方略について話し合う（例：乳房マッサージ，頻回な搾乳，乳房内の母乳を完全に空にする，カンガルーケア，薬物療法）
- □ 早期産児の母親に対する病院施設の方針に従って，授乳の指導と支援を提供する（例：搾乳の頻度を指導する，母乳の供給の増量が予測される時期を明らかにする，在胎週数に応じた正常な授乳パターン，乳児が上手に母乳を飲めるようになったときの搾乳からの離脱）
- □ ヘルスケア専門家またはラクテーションコンサルタント（母乳相談員）に報告すべき徴候と症状について指導する
- □ 患者の具体的なニーズに応じて，退院指導と継続ケアの調整を提供する（例：健常な月齢の乳児，多胎児，早期産児，病児の母親）
- □ ラクテーションコンサルタント（母乳相談員）に紹介する
- □ 再母乳分泌を援助する[**必要な場合**]
- □ 乳離れの選択肢について話し合う
- □ 授乳時において，市販薬や経口避妊剤を含むあらゆる薬剤を内服する前に，母親自身のヘルスケア専門家に相談するよう母親を指導する
- □ 避妊方法について話し合う
- □ 母乳栄養中の母親が勤務中に搾乳し母乳を保存するための機会提供を雇用者に奨励する

第2版：1996。改訂：2000，2013

ほ

参考文献

Dyson, L., McCormick, F. M., & Renfrew, M. J. (2005). Interventions for promoting the initiation of breastfeeding. *Cochrane Database of Systematic Reviews, 2005*(2). https://doi.org/10.1002/14651858.CD001688.pub2

Hill, P. D. (2001). Lactation counseling. In M. Craft-Rosenberg & J. Denehy (Eds.), *Nursing interventions for infants, children, and families* (pp. 61-76). Sage.

Kramer, M. S., & Kakuma, R. (2002). *The optimal duration of exclusive breastfeeding: A systematic review.* Geneva, Switzerland: World Health Organization.

Lang, S. (2002). *Breastfeeding special care babies* (2nd ed.). London: Bailliere Tindall.

Riordan, J. (2005). *Breastfeeding and human lactation* (3rd ed.). Jones & Bartlett.

Walker, M. (2006). *Breastfeeding management for the clinician: Using the evidence*. Jones & Bartlett.
Ward, S. L., & Hisley, S. M. (2009). Caring for the postpartal woman and her family. In *Maternal-child nursing care: Optimizing outcomes for mothers, children, & families* (pp. 469-509). F.A. Davis.

6870	母乳分泌抑制
	Lactation Suppression

定義：疼痛を伴う乳汁うっ滞（うつ乳）を最小限に抑え，母乳産生の抑制を促すこと

行動

☐ 搾乳の選択肢について話し合う（例：用手搾乳，手動式搾乳器具，電動式搾乳器具）

☐ 乳房の緊満を軽減しつつ，乳房を完全には空にしないように用手的または手動式搾乳器具や電動式搾乳器具を用いて十分な搾乳を行うように患者を指導する

☐ 良質な搾乳器の確保において患者を援助する

☐ 個人的な因子（例：出産後の経過時間，乳房を空にする頻度，現在の母乳産生量）に基づいた搾乳スケジュール（例：頻度と継続時間）の決定において患者を援助する

☐ 乳汁うっ滞とそれに伴う不快感または疼痛を観察する

☐ 不快感または疼痛を軽減する方法を患者に指導する（例：乳房へのアイスパックまたは冷たいキャベツの葉の装着，鎮痛剤）

☐ 母乳分泌抑制剤を投与する［適切な場合］

☐ 乳汁分泌が抑制されるまで，身体に合った支持的なブラジャーの継続的な装着を患者に奨励する

☐ 生理学的な変化について予期的な説明を提供する（例：子宮のけいれんと乳汁分泌抑制後の母乳減少）

☐ 授乳中止に付随して患者が抱く感情や懸念，問題点について話し合う

第 1 版：1992。改訂：2013

参考文献

Moore, D. B., & Catlin, A. (2003). Pediatric ethics, issues, & commentary. Lactation suppression: Forgotten aspect of care for the mother of a dying child. *Pediatric Nursing, 29*(5), 383-384.
Oladapo, O. T., & Fawole, B. (2009). Treatments for suppression of lactation. *Cochrane Database of Systematic Reviews*, CD005937. https://doi.org/10.1002/14651858.CD005937pub2
Pillitteri, A. (2007). Nutritional needs of a newborn. In *Maternal and child health nursing: Care of the childbearing and childrearing family* (pp. 722-746) (5th ed.). Lippincott Williams & Wilkins.
Riordan, J. (2005). *Breastfeeding and human lactation* (3rd ed.). Jones and Bartlett.
Walker, M. (2006). *Breastfeeding management for the clinician: Using the evidence*. Jones & Bartlett.

2280	ホルモン補充療法
	Hormone Replacement Therapy

定義：ホルモン補充療法の安全かつ効果的な利用を促進すること

行動

☐ ホルモン補充療法の選択理由を明らかにする

☐ ホルモン補充療法に代わる治療を再検討する

☐ 治療効果と副作用（有害なもの）を観察する

☐ 複数のホルモンの組み合わせによる有効性と安全性に関する知識を再確認する（エストロゲン，プロゲステロン，アンドロゲン等）

☐ 補助療法の相互作用についての知識を再確認する（例：カルシウムやビタミン D 補充，運動，チアジド投与）

☐ さまざまな投与法と投与経路に関する知識を再確認する（例：経口から継続的，または逐次投与，経皮，経腟）

☐ 食事を見直し，カフェイン，飽和脂肪酸を含む脂肪，砂糖の制限を提案する

Part 3　介入　**669**

□ 継続か中止の決定を促す

□ 担当介護者と一緒にホルモン補充療法の変更を促す［**適切な場合**］

□ 治療の量とレジメンを確実に個別化し，症状の程度や閉経開始年齢を考慮し，最も少ない適切な投与量を選択する

□ 年に1回，継続に関して短期間での決定をするよう勧める

□ 薬剤や薬剤量の調整をする［**適切な場合**］

□ 理解を確実にするためにティーチバックを用いる

第4版：2004。改訂：2024

参考文献

Dilks, A., & Soos, E. (2019). Bioidentical hormone replacement therapy: Implications for practice. *Journal of Aesthetic Nursing*, *8*(4), 166-171. https://doi.org/10.12968/joan.2019.8.4.166

Lobo, R. A. (2017). Hormone-replacement therapy: Current thinking. *Nature Reviews. Endocrinology*, *13*(4), 220-231. https://doi.org/10.1038/nrendo.2016.164

Perry, M. (2019). Menopausal symptoms and hormone replacement therapy. *Journal of Community Nursing*, *33*(3), 61-66.

Smeltzer, S. C., & Bare, B. G. (2021). Assessment and management of female physiologic processes (15th ed.) *Brunner & Suddarth's textbook of medical surgical nursing* (Vol. 2, pp. 1389-1412). Lippincott Williams & Wilkins.

Speroff, L., Glass, R., & Kase, N. (2019). *Clinical gynecologic endocrinology and infertility* (pp. 834-879) (9th ed.). Lippincott Williams & Wilkins.

ほ

670 Part 3 介入

2870	麻酔後ケア

Postanesthesia Care

定義：全身または局所麻酔を受けたばかりの患者を観察し管理すること

行動

☐ ラテックスアレルギーを含む，患者のアレルギーを検討する
☐ 気道と循環が適切に確保されているかを確認する
☐ 酸素を投与する[**適切な場合**]
☐ 酸素化状態をモニタリングする
☐ 人工換気をする[**適切な場合**]
☐ 呼吸の質と回数をモニタリングする
☐ 深呼吸と咳嗽を患者に奨励する
☐ 手術室看護師と麻酔科医からの申し送りを受ける
☐ 麻酔後ケア病棟で開始する術後指示を明確にする
☐ 15分ごとかそれ以上頻繁に，疼痛アセスメントも含めたバイタルサインをモニタリングし，記録する[**適切な場合**]
☐ 体温を観察する
☐ 温罨法を実施する(例：温かい毛布，電気毛布)[**必要な場合**]
☐ 尿量を確認する
☐ 非薬剤的な鎮痛法および鎮痛剤投与を行う[**必要な場合**]
☐ 制吐剤を投与する[**指示に従って**]
☐ 麻酔の拮抗剤を投与する[**適切な場合，施設のプロトコルに従って**]
☐ 麻酔科医に連絡する[**適切な場合**]
☐ クモ膜下麻酔の深度を観察する
☐ 感覚および運動機能の回復を観察する
☐ 神経学的状態を観察する
☐ 意識レベルを観察する
☐ 患者安全の必要性に見合うケアを提供する
☐ 温かい毛布を提供する[**適切な場合**]
☐ 診断検査の結果を解釈する[**適切な場合**]
☐ バイタルサインのベースラインを確認するため，病院の記録を確認する[**適切な場合**]
☐ 患者の状態が改善しているか悪化しているかを調べるため，現在と以前の状態を比較する
☐ 言語刺激または触覚刺激を与える[**適切な場合**]
☐ シバリングを抑えるために静脈注射剤を投与する[**施設のプロトコルに従って**]
☐ 術野を観察する[**適切な場合**]
☐ 患者を抑制する[**適切な場合**]
☐ ベッドを調整する[**適切な場合**]
☐ プライバシーを提供する[**適切な場合**]
☐ 患者と家族に情緒的な支援を行う[**適切な場合**]
☐ 患者が退院できる状態にあるか確認する
☐ 術後の病棟に患者の申し送りをする
☐ 次のケアを行う場所への移動のために，患者を退院させる

第2版：1996。改訂：2004，2018

Part 3 介入 **671**

参考文献

American Society of Peri-Anesthesia Nurses. (2012). *2012-2014 Perianesthesia Nursing: Standards, practice recommendations and interpretive statements.*
Conner, R., Spruce, L., & Burlingame, B. (2013). *Perioperative standards and recommended practices.* Association of periOperative Registered Nurses.
Rothrock, J. C. (Ed.). (2015). *Alexander's care of the patient in surgery* (15th ed.). Elsevier Mosby.

2840	麻酔剤投与
	Anesthesia Administration

定義：麻酔剤の準備および投与と，投与中の患者反応の観察

行動

- ☐ 予定された外科的処置前，できれば前日かそれ以前に，術前の患者評価を行う
- ☐ 患者から提供された情報が患者ID（識別装置）や医療記録と完全に一致しているか確認する（例：リストバンド，ベッドの名札，指紋認証ソフトウェア，手のひら静脈認証）
- ☐ 既存の健康状態，アレルギー，特定の麻酔剤や麻酔技術に対する禁忌を判断するために，患者本人と患者記録を調べる
- ☐ 麻酔に対する患者のレディネス（準備状態）を記録する（例：術前の絶食，投薬計画，上気道感染症に罹患していないこと，挿管の既往）
- ☐ 患者の体重を記録する
- ☐ 患者の健康状態や提案されている手術に基づき，診断や検査を含む適切なコンサルテーションを依頼する
- ☐ 手術および麻酔に必要な生理学的準備のための術前指示を実施する
- ☐ 患者と処置に適した麻酔計画を作成し，記録する
- ☐ 麻酔の全段階にかかわるヘルスケア提供者と協働する
- ☐ 麻酔により予想されることを，疑問や懸念事項に回答しながら，患者に説明する
- ☐ インフォームドコンセントを得る
- ☐ 各麻酔剤が投与される前にすべての麻酔機器の安全確認を行う
- ☐ 緊急時や蘇生に必要な物品が使用できることを確認する
- ☐ 学会が推奨する基本的な麻酔のためのモニター指針に従って，静脈モニタリングラインや侵襲的モニタリングライン，非侵襲的モニタリング機器の使用を開始する
- ☐ 適切な麻酔前投薬と輸液を投与する
- ☐ ストレッチャーから手術台への患者の移乗を援助する
- ☐ 末梢神経の障害や褥瘡を予防する体位にあることを確認する
- ☐ 適切に安全帯を装着し，麻酔中の患者の安全性を確保する
- ☐ 各患者の生理学的ニーズ，患者の要望，臨床判断，麻酔看護師業務の範囲と基準に沿って，一貫した麻酔を行う
- ☐ 麻酔中のどの段階においても，適切な酸素供給を確保しながら適切な気道確保を維持する
- ☐ 失血量を確認し，輸血をする**［必要な場合］**
- ☐ 必要な水分量を計算し，輸液を静脈投与する**［適応がある場合］**
- ☐ バイタルサイン，呼吸循環状態の適切性，麻酔に対する反応，他の生理学的パラメーターをモニタリングする
- ☐ 適切な検査値を測定し評価する
- ☐ 麻酔を管理し，生理学的恒常性を維持し，麻酔や手術に対する副作用や好ましくない反応を是正するために必要な補助剤や輸液を投与する
- ☐ 眼を保護する
- ☐ 指示された薬剤や輸液の投与，換気の補助によって，麻酔からの覚醒を管理する

672 Part 3 介入

- [ ] 適切なモニタリングや酸素療法を行いながら，麻酔後回復室や集中治療室まで患者に同行する
- [ ] 移送先の病棟の看護スタッフに患者の包括的な申し送りを行う
- [ ] 術後の疼痛や麻酔の副作用（有害でないものも含む）を管理する
- [ ] 転棟する前に，術直後の回復と安定を確認する
- [ ] 麻酔後ケア病棟からの転棟後，麻酔後フォローアップ評価を行い，麻酔の副作用（有害でないものも含む）や合併症に関連するケアを実施する

第1版：1992。改訂：1996, 2018

参考文献

American Association of Nurse Anesthetists (AANA). (2013). *Professional practice manual for the certified registered nurse anesthetist.*
American Society for Anesthesiologists (ASA). (2011). *Standards for basic anesthetic monitoring.* https://www.asahq.org/
Naglehaut, J., & Plaus, K. (2014). *Nurse anesthesia* (5th ed.). Elsevier Saunders.
Perry, A., Potter, P., & Ostendorf, W. (Eds.). (2014). *Clinical nursing skills and techniques* (8th ed.). Elsevier Mosby.
Rothrock, J. C. (Ed.). (2015). *Alexander's care of the patient in surgery* (15th ed.). Elsevier Mosby.

1480	マッサージ法
	Massage

定義：疼痛を緩和し，リラックスさせる／循環を改善させるために，さまざまな程度の圧力を手で加えることによって，皮膚および皮下組織を刺激すること

行動

- [ ] 血小板の減少，皮膚統合性の低下，深部静脈血栓症，開放病変のある領域，発赤または炎症，腫瘍，感覚過敏等の禁忌をスクリーニングする
- [ ] マッサージを受ける患者の意欲を評価する
- [ ] 望ましい反応を獲得できるマッサージ時間を確立する
- [ ] マッサージする身体領域を選択する
- [ ] 温かい湯で手を洗う
- [ ] 気をそらすものがなく，暖かく快適で，プライベートな環境を準備する
- [ ] マッサージしやすい快適な体位にポジショニングする
- [ ] マッサージする領域だけが露出するように覆布をかける［必要な場合］
- [ ] 露出させない領域を毛布・シーツ・バスタオルで覆布する［必要な場合］
- [ ] 過敏または禁忌を評価しながら，摩擦を減らすために，ローション・オイル・ドライパウダーを用いる（頭部または頭皮にローションやオイルを使用しない）
- [ ] 手で包むか温かい湯に瓶を浸し，ローションやオイルを数分間温める
- [ ] 連続的で均一的に，長いストロークで揉む，または手のひら，指，親指の振動によってマッサージする
- [ ] マッサージの部位，テクニック，圧力を，患者の安楽やマッサージの目的に合わせる
- [ ] 他の領域に不都合がある場合，または患者にとってより快適な場合は，手または足をマッサージする
- [ ] マッサージ中は，呼吸を深くしリラックスすることを患者に奨励する
- [ ] 不快に感じるマッサージの部位をすべて報告することを患者に奨励する
- [ ] マッサージ終了時に，準備ができるまで休んでから，ゆっくり移動するよう患者を指導する
- [ ] マッサージを単体で行う，または他の方法と併用する［適切な場合］
- [ ] マッサージに対する反応を評価し記録する

第1版：1992。改訂：2008

参考文献

Altman, G. B. (2004). *Delmar's fundamental and advanced nursing skills* (2nd ed.). Delmar Learning.

Coe, A. B., & Anthony, M. L. (2005). Understanding bodywork for the patient with cancer. *Clinical Journal of Oncology Nursing, 9*(6), 733-739.

Fontaine, K. L. (2005). *Complementary and alternative therapies for nursing practice* (2nd ed.). Pearson Prentice Hall.

Smith, M. C., Kemp, J., Hemphill, L., & Vojir, C. P. (2002). Outcomes of therapeutic massage for hospitalized cancer patients. *Journal of Nursing Scholarship, 34*(3), 257-262.

Smith, S. F., Duell, D. J., & Martin, B. C. (2004). *Clinical nursing skills: Basic to advanced skills* (6th ed.). Prentice Hall.

Snyder, M., & Tseng, Y. (2002). Massage. In M. Snyder & R. Lindquist (Eds.), *Complementary/alternative therapies in nursing* (4th ed., pp. 223-233). Springer.

Wang, H. L., & Keck, J. F. (2004). Foot and hand massage as an intervention for postoperative pain. *Pain Management Nursing, 5*(2), 59-65.

2660	末梢感覚管理
	Peripheral Sensation Management

定義：感覚の変化がある患者の損傷や不快感を予防する，または最小限に抑えること

行動

☐ 鋭利刺激，鈍角刺激，温冷の認識を観察する

☐ 知覚障害を観察する（例：感覚麻痺，しびれ，知覚過敏，知覚減退，疼痛レベル）[**適切な場合**]

☐ 食物，飲物，風呂のお湯の温度を確認する際には，健側の使用を患者に推奨する

☐ ものの位置や手触りを確認する際には，健側の使用を患者に推奨する

☐ 入浴中，座位，臥位，体位変換のとき，身体部位の位置を確認するよう患者または家族を指導する

☐ 皮膚統合性の変化について，毎日皮膚を観察するよう患者または家族を指導する

☐ ブレース（支柱），装具，靴，衣類が身体に合っているかを観察する

☐ 水温を調べるために温度計を使用するよう患者または家族に指導する

☐ 調理器具を扱う際は，断熱ミトンの使用を奨励する

☐ 温度，質感，固有の特性による有害な可能性があるものに身体が接触する際には，患側を覆う手袋や防護服の使用を奨励する

☐ 加温パッド，湯たんぽ，アイスパック等の，熱いものや冷たいものの使用は避けるか，使用中は厳密に観察をする

☐ ヒールが低く柔らかい，足に合った靴を履くことを患者に奨励する

☐ 離被架を用いて，患部にシーツが直接あたらないようにする

☐ 靴，ポケット，衣類のしわや異物を確認する

☐ 体位変換の目安として，不快感よりも時間を目安にするよう患者を指導する

☐ 体圧分散器具を使用する[**適切な場合**]

☐ 極度な温度変化から身体を保護する

☐ 頭部・頸部・背部を固定する[**適切な場合**]

☐ 排泄機能を確認する

☐ 排尿方法を確立する[**適切な場合**]

☐ 排便方法を確立する[**適切な場合**]

☐ 鎮痛剤，副腎皮質ステロイド，抗けいれん剤，三環系抗うつ剤，局所麻酔を投与する[**必要な場合**]

☐ 血栓性静脈炎や静脈血栓塞栓症を観察する

☐ 異常感覚や感覚変化の原因を話し合い，明らかにする

☐ 固有感覚が障害されている場合，目で身体部位の位置を確認するよう患者を指導する

第1版：1992。改訂：2013

674 Part 3 介入

参考文献

Bader, M. E., & Littlejohns, L. R. (Eds.). (2004). *AANN Core curriculum for neuroscience nursing* (4th ed.). W.B. Saunders.

Barker, E. (2008). *Neuroscience nursing: A spectrum of care* (3rd ed.). Mosby Elsevier.

Gore, M., Brandenburg, N. A., Dukes, E., Hoffman, D. L., Tai, K., & Stacey, B. (2005). Pain severity in diabetic peripheral neuropathy is associated with patient functioning, symptom levels of anxiety and depression, and sleep. *Journal of Pain and Symptom Management, 30*(4), 374-385.

Hickey, J. (2009). *The clinical practice of neurological and neurosurgical nursing* (6th ed.). Lippincott Williams & Wilkins.

Paice, J. A. (2009). Clinical challenges: Chemotherapy-induced peripheral neuropathy. *Seminars in Oncology Nursing, 25*(2 Suppl. 1), S8-S19.

Pugh, S., Mathiesen, C., Meighan, M., Summer, D., & Zrelak, P. (2008). *Guide to the care of the hospitalized patient with ischemic stroke* (pp. 5-38) (2nd ed.). American Association of Neuroscience Nurses.

Ratliff, C., Tomaselli, N., Goldberg, M., Bonham, P., Crawford, P., Flemister, B., Johnson, J., Kelechi, T., & Varnado, M. (2010). *Guideline for prevention and management of pressure ulcers*. Wound, Ostomy, and Continence Nurses Society.

Smith, C. M., & Cotter, V. (2008). Age-related changes in health. In E. Capezuti, D. Zwicker, M. Mezey, & T. Fulmer (Eds.), *Evidence-based geriatric nursing protocols for best practice* (3rd ed., pp. 431-458). Springer.

Part 3 介入 **675**

1640	耳のケア
	Ear Care

定義：耳または聴覚に対する脅威を予防または最小化すること

行動

☐ 聴覚機能を観察する

☐ 感染の徴候や症状のための解剖学的構造を観察する（例：炎症組織および排液）

☐ 耳の解剖学的構造とその機能について患者を指導する

☐ 患者から報告される徴候や機能障害の症状を観察する（例：疼痛，圧痛，瘙痒感，聴力の変化，耳鳴り，めまい）

☐ 慢性中耳炎のエピソードを観察する（適切な予防措置や治療法が採用されていることを確認する）

☐ 子どもの聴覚障害または感染の徴候や症状を観察する方法を親に指導する

☐ 聴覚検査を行う［**適切な場合**］

☐ 定期的な聴力検査の重要性について患者を指導する

☐ 妊婦期のケアの重要性を妊婦に指導する（例：耳毒性薬剤の回避，適切な食事摂取，アルコール依存症の厳密なコントロール）

☐ 感音性難聴の可能性がない予防接種の情報を親に提供する（例：風疹，はしか，おたふくかぜに対するワクチン接種）

☐ ウォッシュタオルで覆った指で外耳をきれいにする

☐ 耳をきれいにするための方法を患者に指導する

☐ 耳垢の過剰な蓄積を観察する

☐ 耳垢除去のために，患者の指先よりも小さな異物（例：綿棒，ヘアピン，爪楊枝，その他の鋭利なもの）を使用しないよう患者に指導する

☐ 過剰な耳垢は，耳介を下に引きながら，ねじったウォッシュタオルの端を使って除去する

☐ 経過観察，用手除去，耳垢溶解剤が無効な場合には，過剰な耳垢の除去のために耳の洗浄を考慮する

☐ 子どもが耳のなかに異物を入れないよう親を指導する

☐ 点耳剤を投与する［**必要な場合**］

☐ 適切な点耳剤の投与について，患者を指導する

☐ 騒音に対する持続的な曝露を観察する方法について，患者に指導する

☐ 騒音に対する持続的な曝露の際の聴覚保護の重要性について患者に指導する

☐ 乳児の瓶哺乳を避けるよう，または仰臥位で瓶哺乳をしないよう親を指導する

☐ ピアスをしている患者に，挿入部位の感染を避ける方法を指導する

☐ 耳に感染を起こしやすい患者には，水泳用耳栓の使用を奨励する

☐ 補助装置または治療のための適切な使用およびケアについて患者に指導する（例：補聴器，投薬計画，鼓膜チューブ）

☐ ヘルスケア提供者への報告が必要な徴候や症状について，患者を指導する

☐ 耳の専門医に患者を紹介する［**必要な場合**］

第 1 版：1992。改訂：2013

参考文献

Bryant, R. (2007). The child with cognitive, sensory, or communication impairment. In M. J. Hockenberry & D. Wilson (Eds.), *Wong's nursing care of infants and children* (8th ed., pp. 989-1027). Mosby Elsevier.

Craven, R., & Hirnle, C. (2009). *Fundamentals of nursing: Human health and function* (6th ed.). Lippincott Williams & Wilkins.

Russek, J. A. (2010). Care of patients with ear and hearing problems. In D. D. Ignatavicius & M. L. Workman (Eds.), *Medical-surgical nursing: Patientcentered collaborative care* (6th ed., pp. 1120-1137). Elsevier Saunders.

676 Part 3 介入

1645	耳の洗浄

Ear Irrigation

定義：外耳道を洗浄し，耳垢やゴミを取り除くこと

行動

- ☐ 薬剤投与前に各薬剤投与記録（MAR）の正確性と完全性を確認する［**適応がある場合**］
- ☐ 薬剤投与の６つの原則（例：適切な人，適切な薬剤，適切な量，適切な経路，適切な時間，適切な記録）を順守する
- ☐ 少なくとも２つの識別子（例：氏名，生年月日）を用いて本人確認を行う
- ☐ 病歴やアレルギー歴があれば記入する［**適応がある場合**］
- ☐ 薬物に関する知識と投与または治療方法を判断する
- ☐ 必要な投薬前または処置前の評価（例：血圧，脈拍）を行う
- ☐ 横向きまたは座った状態で，頭を患部の耳のほうに傾ける
- ☐ 頭，首，肩の下に吸収パッドを敷く
- ☐ 耳の下に洗面器を置き，排液を受ける
- ☐ 耳介と外耳道を洗浄する
- ☐ 灌流液を温める
- ☐ 処置中に満腹感を感じることがよくあることを説明する
- ☐ 灌流液が鼓膜に達すると不快感があることを説明する
- ☐ シリンジに温めた溶液を入れる
- ☐ 外耳道をまっすぐにし，シリンジの先端を外耳道に挿入する
- ☐ 外耳道の上部に薬液を静かに上向きに注入する
- ☐ 薬液を使い切るまで，または耳管が洗浄されるまで，薬液の注入を続ける
- ☐ 注射器で薬液の流れを妨げないようにする
- ☐ シリンジを使用しない場合は，灌流容器を吊り下げ，ノズルの付いたチューブに薬液を流し，チューブに空気が入っていないことを確認してから耳に注入する
- ☐ 灌流が終了したら，患側を横向きに寝かせ，余分な液を排出させる
- ☐ 綿球を外耳道に入れ，余分な体液を吸収させる［**適応がある場合**］
- ☐ 灌流に対する反応を観察する［**適応がある場合**］
- ☐ 注入直後と，薬剤を使用した場合はその作用が予想される時点で，排出物の性状と量，管の外観，不快感を記録する
- ☐ 綿球を使用した場合は，綿球を取りはずしたときの排出を検査する
- ☐ 投薬とその反応を記録する［**施設のプロトコルに従って**］

第 8 版：2024

参考文献

Berman, A., Snyder, S., & Frandsen, G. (2021). Otic medications. In *Kozier and Erb's Fundamentals of nursing: Concepts, process and practice* (pp. 902-904) (11th ed.). Pearson.

Kirby, N. (2021). Medication administration. In R. F. Craven, C. J. Hirnle, & C. J. Henshaw, (Eds.), *Fundamentals of nursing: Human health and function* (8th ed., pp. 410-471). Wolters-Kluwer.

Perry, A. G. (2018). Administering ear medications. In A. G. Perry, P. A. Potter, W. R. Ostendorf, & N. Laplante (Eds.), *Clinical nursing skills and techniques* (9th ed., pp. 547-550). Mosby.

Sanoski, C. A., & Vallerand, A. H. (2021). *Davis's drug guide for nurses* (17th ed.). F.A. Davis.

Part 3 介入　**677**

5960	瞑想促進
	Meditation Facilitation

定義：音・物体・視覚映像・呼吸・動きに焦点をあてることによって，現時点における拡大した意識のリラックスした内的状態を促進すること

行動

☐ 瞑想について，患者の以前の経験を話し合う

☐ 瞑想を学ぶための患者の希望について話し合う

☐ 瞑想中は穏やかでいながらも注意を怠らない

☐ 静かな妨げるもののない時間を提供する

☐ 穏やかで平和的な環境を選択する

☐ 快適な服を着るよう患者に助言する

☐ 瞑想セッションの長さを決める

☐ 背筋を伸ばして手を膝に置き，安楽な姿勢で静かに座るよう患者に指導する［可能な場合］

☐ 眼を開けていても閉じていても，視線は約 1m 前方の下に向けるように伝える

☐ 呼吸，言葉，全身等，対象を 1 つ選んで意識を集中させるように患者を支援する

☐ 選択した対象に意識を集中させ，思考が定まらないときはそのままさまよわせ，徐々に選択した対象に意識を戻すように患者を指導する

☐ 意識の対象があいまいになったり消えたりした場合は，思考を自由にしてただ座っているように患者を指導する

☐ 思考が考えることや白昼夢に行くよりも選択した対象に意識を戻すように指導する

☐ 毎日 10 分間瞑想し，希望に応じて最終的には 1 日約 25 分または 1 日 2 回にまで増やしていくことを患者に奨励する

☐ 瞑想の詳細な指示とサポートを受けられる瞑想グループへの参加を患者に提案する

第 1 版：1992．改訂：2000，2018

参考文献

Austin, J. H. (2011). *Meditating selflessly: Practical neural Zen*. Massachusetts Institute of Technology Press.

Kabat-Zinn, J. (2012). *Mindfulness for beginners: Reclaiming the present moment and your life*. Sounds-True.

Lutz, A., Slagter, H., Dunne, J., & Davidson, R. (2008). Attention regulation and monitoring in meditation. *Trends in Cognitive Sciences*, 12(4), 163-169.

Watson, J. (2008). *Nursing: Philosophy and science of caring (revised)*. University Press of Colorado.

1650	眼のケア
	Eye Care

定義：眼部または視覚の統合性に対する脅威を予防する，または最小限に抑えること

行動

☐ 意識レベルに関係なく，手順を説明する

☐ 発赤，滲出物，潰瘍を観察する

☐ 眼部に触らないように患者を指導する

☐ 角膜反射を観察し，瞳孔が等しく，丸く，光や収容に反応するかどうかを判断する（例：PERRLA（Pupils Equal：瞳孔同等，Rounds：正円，Reactive to Light and Accommodation：対光反射および近見反射））

☐ 目の動きの対称性を観察する

☐ 処置の前に仰臥位をとる

678 Part 3 介入

- ☐ 清潔なぬるま湯または生理食塩水で湿らせた清潔な手ぬぐいまたはコットンを使用する
- ☐ コンタクトレンズをはずす[**適切な場合**]
- ☐ 視力回復のため，アイシールドを装着し，交互に使用する[**適切な場合**]
- ☐ 保湿性のある目薬や眼軟膏を投与する[**適切な場合**]
- ☐ 閉眼した眼瞼にテープを貼付する[**適切な場合**]
- ☐ 加湿した部屋を使用する[**適切な場合**]
- ☐ 目を洗浄するときは，内側または鼻から外側への動きを保つ
- ☐ 両目に処置を行う場合は，清潔な目から始める
- ☐ 綿棒，コットン，手ぬぐいは，必ず片目ずつ新しいものを使用する
- ☐ 綿棒やシールドの共用は避ける
- ☐ アイケアを行う[**4 時間ごと，または処方に従って**]
- ☐ 目を乾燥させる酸素療法を受けている場合は，アイケアの頻度を調整する
- ☐ サングラスや帽子の着用を指導し，紫外線を避ける，または減らす
- ☐ アイケアを指導する[**適応がある場合**]
- ☐ 定期的な眼科検診を指導する（例：65 歳以上は毎年，包括的な拡張眼科検診が必要）
- ☐ ケアと眼の状態を記録する
- ☐ 理解を確実にするためにティーチバックを用いる

第 1 版：1992。改訂：2000，2024

参考文献

Fowler, S. B. (2020). Climate change and eye health. *Insight: The Journal of the American Society of Ophthalmic Registered Nurses*, 45(3), 31-41.

Perry, A., Potter, P. A., Ostendorf, W. R., & LaPlante, N. (2018). Care of the eye and ear. In *Clinical nursing skills and techniques* (pp. 485-491) (9th ed.). Mosby.

Ramke, J., Zwi, A. B., Silva, J. C., Nyawira, M., Rono, H., Gichangi, M., Qureshi, M. B., & Gilbert, C. E. (2018). Evidence for national universal eye health plans. *Bulletin of the World Health Organization*, 96(10), 695-704.

Watkinson, S., Williamson, S., & Seewoodhary, R. (2020). Coronavirus and ocular involvement: Promoting safe eye care. *Insight: The Journal of the American Society of Ophthalmic Registered Nurses*, 45(4), 29-33.

1655	眼の洗浄
	Eye Irrigation

定義：薬剤の投与，粒子や有害な化学物質の除去のために眼を洗浄すること

行動

- ☐ 薬剤投与前に各薬剤投与記録（MAR）の正確性と完全性を確認する[**適応がある場合**]
- ☐ 薬剤を投与する場合は，薬剤投与の 6 つの原則（例：適切な人，適切な薬剤，適切な量，適切な経路，適切な時間，適切な記録）を順守する
- ☐ 少なくとも 2 つの識別子（例：氏名，生年月日）を用いて本人確認を行う
- ☐ 病歴とアレルギーを記録する[**適応がある場合**]
- ☐ 薬剤に関する知識，投与方法または手順の理解度を確認する
- ☐ 必要な投薬前または処置前の評価（例：血圧，脈拍）を行う
- ☐ 患眼を下にして横向きに寝かせる
- ☐ 頭，首，肩の下に吸収パッドを敷く
- ☐ 目の横に洗面器を置き，排液を受ける
- ☐ 下結膜嚢を露出させる
- ☐ 段階的に灌流する場合は，上まぶたと下まぶたを露出させる準備をする（最初に下まぶたを押さえ，

次に上まぶたを持ち上げる）

☐ 眼窩の骨隆起を軽く圧迫してまぶたを固定し，反射的なまばたきを防ぐ

☐ 灌流中に過度の圧力がかからないように，眼球から 2.5cm の高さに灌流器を置く

☐ 内眼角から外眼角にかけての結膜部分に薬液を直接点眼する

☐ 鼻涙管に向かって灌流しないようにする

☐ 眼から出る溶液が透明になるまで，または投薬の指示どおりに灌流する

☐ 灌流中，定期的に眼を閉じて動かし，分泌液やゴミを取り除くよう指示する

☐ 灌流が終わったら，眼球を洗浄し，乾燥させる [必要な場合]

☐ 洗浄の際，まぶたを目頭から目尻まで拭く

☐ アイパッドを使用する [適応がある場合]

☐ 灌流に対する反応を観察する [適応がある場合]

☐ 薬剤投与と反応性を記録する [施設のプロトコルに従って]

第 8 版：2024

参考文献

Berman, A., Snyder, S. J., & Frandsen, G. (2018). Medications: *Kozier and Erb's Fundamentals of nursing: Concepts, process and practice* (pp. 814-815) (10th ed.). Pearson. 823-824.

Kirby, N. (2021). Medication administration. In R. F. Craven, C. J. Hirnle, & C. J. Henshaw, C. J. (Eds.), *Fundamentals of nursing: Human health and function* (8th ed., pp. 410-471). Wolters-Kluwer.

Potter, P. A., Ostendorf, W. R., & LaPlante, N. (2018). Administering ophthalmic medications: *In Clinical nursing skills and techniques* (pp. 541-547) (9th ed.). Mosby.

Sanoski, C. A., & Vallerand, A. H. (2021). *Davis's drug guide for nurses* (17th ed.). F.A. Davis.

7560	面会・見舞いの促進
	Visitation Facilitation

定義：家族や友人による有益な面会の支援

行動

☐ 面会に関する患者の意向を明確にし，情報を提供する

☐ 患者と家族にとっての面会の法的／倫理的な意味合いと，情報に関する権利について考慮する

☐ 面会者が多い，患者の気分がよくない，疲労，身体的な状態等の理由による面会制限の必要性を決める

☐ 家族や友人の面会を増やす必要性を明確にする

☐ 面会によって特に問題が生じるようであれば，それを明確にする

☐ 柔軟な患者中心の面会方針を設定する [適切な場合]

☐ 面会のための環境を整える

☐ 面会の方針について家族／重要他者と話し合う

☐ 夜間付き添いの方針について家族／重要他者と話し合う

☐ 患者の状態に対する家族の理解について話し合う

☐ 食事の際等に患者を援助する家族／重要他者の責任と行動について協議する

☐ 家族／重要他者にとって最適な面会時間を設定する

☐ 面会時間を制限する理由について説明する

☐ 面会が患者／家族のニーズに合っているかどうかを定期的に，患者／家族の双方と評価をし見直す

☐ 初回の面会の前に子どもを含めた面会者に対し，面会中に見聞きする可能性がある情報を提供しておく [適切な場合]

☐ 行われている処置について説明する

☐ 言語的なコミュニケーションだけでなくタッチングも用いるよう家族を促す [適切な場合]

680 Part 3 介入

□ ベッドサイドに椅子を用意する
□ 安静時間を確保しつつも面会には柔軟に対応する
□ 家族の面会に対する患者の反応を観察する
□ 面会に対する患者の言語的・非言語的な合図に注意する
□ 子どもの面会を促す [**適切な場合**]
□ 重要他者とのつながりを維持するために電話の使用を勧める [**適切な場合**]
□ 伝染性疾患の場合には，面会前に特に子ども等の面会者のスクリーニングを行う
□ 面会中に家族が感じたことの意味を明確にする
□ 面会後の家族にサポートとケアを行う [**必要な場合**]
□ 家族が自宅から電話ができるよう病棟の電話番号を教える
□ 患者の状態の急変時には，看護師が自宅に電話をする旨を家族に伝える
□ 病棟の近くで近親者が眠れるよう場所を提供する [**適切な場合**]
□ 適切な宿泊所と食事を確保できるよう家族を援助する
□ 無給で 12 週間休職する権利に関する法律の情報を家族に提供する
□ 面会者に理解できる言葉で質問に答え，ケアの説明をする
□ 面会者に受容的な態度で接する
□ 医師や他のケア提供者とのミーティング／相談を促進する
□ 面会後に，子どもを含めた面会者の感想や報告を聴取する
□ 面会後に，子どもを継続的にサポートする計画を立てられるよう親を援助する
□ 動物が面会に来られるよう手配する [**適切な場合**]

第 1 版：1992。改訂：2000

参考文献

Daly, J. M. (1999). Visitation facilitation. In G. M. Bulechek & J. C. McCloskey (Eds.), *Nursing interventions: Effective nursing treatments*. W.B. Saunders.

Halm, M. (1990). Effects of support groups on anxiety of family members during critical illness. *Heart & Lung, 19*(1), 62-71.

Kleiber, C., Davenport, T., & Freyenberger, B. (2006). Open bedside rounds for families with children in pediatric intensive care units. *American Journal of Critical Care, 15*(5), 492-496.

Kleiber, C., Montgomery, L. A., & Craft-Rosenberg, M. (1995). Information needs of the siblings of critically ill children. *Children's Health Care, 24*(1), 47-60.

Krapohl, G. L. (1995). Visiting hours in the adult intensive care unit: Using research to develop a system that works. *Dimensions of Critical Care Nursing, 14*(5), 245-258.

Lazure, L. L. (1997). Strategies to increase patient control of visiting. *Dimensions of Critical Care Nursing, 16*(1), 11-19.

Montgomery, L. A., Kleiber, C., Nicholson, A., & Craft-Rosenberg, M. (1997). A research-based sibling visitation program for the neonatal ICU. *Critical Care Nurse, 17*(2), 29-40.

Sims, J. M., & Miracle, V. A. (2006). A look at critical care visitation: The case for flexible visitation. *Dimensions of Critical Care Nursing, 25*(4), 175-180.

Titler, M. G., Cohen, M. Z., & Craft, M. J. (1991). Impact of adult critical care hospitalization: Perceptions of patients, spouses, children, and nurses. *Heart & Lung, 20*(2), 174-182.

Part 3 介入　**681**

4035	**毛細管採血**
	Capillary Blood Sample

定義：踵・指・皮膚等の末梢部位から動静脈血を採血すること

行動

☐ 正しい本人確認を行う

☐ 年齢に見合う方法を用いて不安を最小限に抑える

☐ スタンダードプリコーション（標準的感染予防策）を維持する

☐ 穿刺部位を選択する（例：踵の外側下部，手指や足趾の末節骨側面，前腕等の他の部位）

☐ 静脈穿刺や踵部毛細血管穿刺の前に，疼痛緩和策を提供する

☐ 検体が動脈血の場合は，約 5 分間穿刺部位を温める[**施設のプロトコルに従って**]

☐ 皮膚の穿刺では無菌操作を用いる[**施設のプロトコルに従って**]

☐ 年齢に応じてランセットの長さを選択する（例：乳児・幼児は 0.85mm，年長児・成人は 2.2mm）

☐ 6 か月以上 8 歳未満は 1.5mm 以下，8 歳以上は 2.4mm まで，踵の外側下部を穿刺する

☐ ランセットまたは承認された穿刺器具を用い，素早く，連続的に，意図的に 1 回穿刺する[**メーカー
の説明書に従って**]

☐ 血液の最初の 1 滴を乾いたガーゼで拭き取る

☐ 検査に適した方法で血液を採取する（例：濾紙や試験紙の製造業者の指定する部分に血液を 1 滴落とす，
毛細管現象によりチューブに血液を採取する）

☐ 血流を促進するため，できるだけ穿刺部位から遠い部位を間欠的に圧迫する

☐ 穿刺部位を過剰に押しつけること，またはミルキングによる溶血反応を起こさないようにする

☐ 検査のタイミングや検体の保存について，メーカーのガイドラインに従う（例：検体採取管にシール
を貼る）[**必要な場合**]

☐ 検体にラベルを貼付する[**施設のプロトコルに従って**]

☐ 検体を検査室に送付する[**必要な場合**]

☐ 穿刺部位に包帯を巻く[**必要な場合**]

☐ 自己採血を指導し，できているかを確認する[**適切な場合**]

☐ 器具を適切に廃棄する

☐ 毛細管採血の完了を記録する

第 4 版：2004。改訂：2024

参考文献

Glasgow-Roberts, N. (2021). Best practices in capillary blood collection. *MLO: Medical Laboratory Observer, 53*(2), 36-38.

Merter, O. S., & Bolişik, Z. B. (2021). The effects of manual and automatic lancets on neonatal capillary heel blood sampling pain: A prospective randomized controlled trial. *Journal of Pediatric Nursing, 58*, e8-e12.

Serafin, A., Malinowski, M., & Prażmowska-Wilanowska, A. (2020). Blood volume and pain perception during finger prick capillary blood sampling: Are all safety lancets equal? *Postgraduate Medicine, 132*(3), 288-295.

Wong, D. L., Perry, S. E., & Hockenberry, M. J. (2018). *Maternal child nursing care* (6th ed.). Mosby.

Yassin, D. F., & Al-Abbadi, M. A. (2017). Benefits of an instrument-compatible capillary blood collection microtube. *MLO: Medical Laboratory Observer, 49*(11), 50-52.

682 Part 3 介入

6450	妄想の管理
	Delusion Management

定義：現実的な根拠がほとんど，あるいはまったくない，誤りのある固定された信念をもつ患者の安楽・安全・現実性見当識づけ（リアリティオリエンテーション）を促進すること

行動

□ 患者と信頼を築き，人間関係を構築する

□ 無条件の受容と支援を伝える

□ ケア提供者と妄想について話し合う機会を患者に提供する

□ 間違った信念について議論しないようにする

□ 事務的に疑念を述べる

□ 妄想的考えを強化しないようにする

□ 妄想の内容よりも，その根底にある感情について話し合うことに焦点をあてる（「おびえを感じているようにみえる」）

□ 落ち着いて，現実に即した表現で患者の妄想に反応する

□ 安楽と安心を提供する

□ 信頼のおける他者と一緒に妄想的信念を確認するよう患者に奨励する（例：現実検討）

□ 妄想的な考えに基づいた行動をとる前に，ケア提供者に対して妄想を言葉にするよう患者に奨励する

□ 妄想について話し合うことが受け入れられない社会的状況を判断するために患者を援助する

□ 妄想が正しい，または間違っていると決めつけず，おびえや不安，怒りについて話し合うよう奨励する

□ 注意力や技能が必要なレクリエーション活動や気分転換活動を提供する

□ セルフケア能力を観察する

□ セルフケアを援助する[**必要な場合**]

□ 患者の身体的状態を観察する（例：体重，水分出納，歩き回る患者の足底部）

□ 十分な休息と栄養を提供する

□ 妄想での自傷的または暴力的な内容の有無を観察する

□ 有害になりうる妄想的な行動から患者と他者を保護する

□ 安全な環境を維持する

□ 適切なレベルで患者の監視と監督を行う

□ 患者の安全を保障する

□ 患者が行動をコントロールできなくなったときは患者と他者に対して安全と安楽を提供する（例：限界設定，区域制限，身体拘束，隔離）

□ 過剰な環境刺激を軽減する[**必要な場合**]

□ 妄想を引き起こすストレス因子を避ける，または除去するよう患者を援助する

□ 首尾一貫した日常の活動を維持する

□ 毎日，同質のケア提供者に業務についてもらう

□ 抗精神病剤および抗不安剤を投与する[**定期的に，または必要な場合に**]

□ 患者と重要他者に対して服薬指導を実施する

□ 薬剤の副作用（有害でないものも含む）と期待される治療的効果について患者を観察する

□ 妄想を経験している患者の取り扱い方について家族および重要他者を指導する

□ 妄想が疾病に基づくものである場合，患者と重要他者に対して疾病指導を実施する（例：せん妄，統合失調症，うつ病）

第2版：1996。改訂：2018

Part 3 介入 **683**

参考文献

Fortinash, K., & Worret, P. (2012). *Psychiatric mental health nursing* (5th ed.). Mosby Elsevier.
Kneisl, C., & Trigoboff, E. (2012). *Contemporary psychiatric-mental health nursing* (3rd ed.). Prentice Hall.
Mohr, W. K. (2012). *Psychiatric-mental health nursing: Evidence-based concepts, skills, and practices* (8th ed.). Wolters Kluwer Health/Lippincott Williams & Wilkins.
Stuart, G. W. (Ed.). (2013). *Principles and practice of psychiatric nursing* (10th ed.). Elsevier Mosby.

1670	毛髪頭皮ケア
	Hair and Scalp Care

定義：健康的で清潔で魅力的な髪と頭皮を促進すること

行動

- □ 異常を含む，髪と頭皮の状態を観察する（例：乾燥，粗い，またはもろい髪，害虫の侵入，フケ，栄養不良）
- □ 異常を治療する，または適切なヘルスケア提供者に知らせる
- □ 洗髪するための物品を準備する（例：洗髪ベースン，シャンプーボード，防水パッド，タオル，シャンプー，コンディショナー）
- □ 快適な体位をとれるよう患者を援助する
- □ 凝血がある場合に溶解させるため，洗髪前に過酸化水素またはアルコールを使用する
- □ キャップを使用することを確認し，市販の使い捨てクレンジングキャップを患者にかぶせ，薬液が髪や頭皮に作用するようにマッサージする［メーカーの指示に従って］
- □ シャンプーとコンディショナーで頭皮や毛髪をマッサージし，洗髪して状態を整える
- □ 洗浄中は冷えを避ける（室温を調整し，温めたタオルを提供する）
- □ 頭皮の火傷を避けるために，低温設定のヘアドライヤーで髪を乾かす
- □ 幅の広い歯の櫛を用いて，髪にブラシをかける，または櫛でとかす［必要な場合］
- □ 頭皮の乾燥や剥離領域には少量のオイルを塗布する
- □ 毛髪を整える
- □ 脱毛に対する患者の反応を観察し，サポートを提供する（帽子・かつら・スカーフの選択を援助する，コミュニティ機関を紹介する，髪の成長を刺激するための毛髪移植および薬剤について話し合う）［適応がある場合］
- □ 髪をカットする床屋や美容院を手配する
- □ 髭剃りのための物品を準備する（例：クリーム，タオル，安全カミソリや電気カミソリ）
- □ 過度の出血リスクがある患者では，電気カミソリを用いて体毛を剃る［必要な場合］
- □ 外科手術前に，はさみ・ヘアクリッパー・化学除毛剤を用いて脱毛処置を行う［施設の方針と医師の指示を参照して］
- □ 毛髪ケアについて，患者または親を指導する（例：幼児の頭皮と髪の洗浄，害虫の侵入予防）
- □ 紹介する［適切な場合］

第 1 版：1992。改訂：2008，2013

参考文献

Craven, R., & Hirnle, C. (2009). *Fundamentals of nursing: Human health and function* (6th ed.). Lippincott Williams & Wilkins.
Smith, S. F., Duell, D. J., & Martin, B. C. (2008). *Clinical nursing skills: Basic to advanced skills* (7th ed.). Pearson Prentice Hall.
Titler, M., Pettit, D., Bulechek, G., McCloskey, J., Craft, M., Cohen, M., Crossley, J. D., Denehy, J. A., Glick, O. J., Kruckeberg, T. W., Maas, M. L., Prophet, C. M., & Tripp-Reimer, T. (1991). Classification of nursing interventions for care of the integument. *Nursing Diagnosis, 2*(2), 45-56.

684 Part 3 介入

2380	薬剤管理

Medication Management

定義：薬剤の安全で効果的な使用を促進すること

行動

- □ 標準化されたツールを用いて，処方された薬剤，処方されていない薬剤，栄養補助食品やハーブサプリメントを含む，すべての薬剤に関する情報を引き出す
- □ 必要な薬剤を確認し，指示書または手順に従って投与する
- □ 使用した市販薬の種類と量を確認する
- □ 市販薬の使用と，市販薬が現在の状態に及ぼす影響について，情報を提供する
- □ 文化に基づく民間療法を使用しているかどうか，市販薬と処方薬の使用に及ぼす影響の可能性を確認する
- □ 薬剤投与方法の効果を観察する
- □ 薬剤の治療効果を観察する
- □ 薬物毒性や副作用（有害なもの）の徴候や症状を観察する
- □ 血清濃度を観察する（例：電解質，プロトロンビン，薬剤）[適切な場合]
- □ 治療用でない薬剤との相互作用を監視する
- □ 服用した薬剤の種類と量を患者／家族と一緒に定期的に見直す
- □ 薬物療法に関連する経済的な懸念と必要な薬剤を入手する能力について話し合う
- □ 自己投薬が可能か，投薬介助が必要かを判断する
- □ 古い薬剤・中止した薬剤・禁忌の薬剤を破棄する
- □ 医療従事者と一緒に薬剤の変更を促す[適切な場合]
- □ 薬剤の変更に対する反応を観察する
- □ 薬物療法に関する知識を確認する
- □ 患者が処方どおりに服用することを妨げる因子を確認する
- □ 処方された薬物療法とのコンコーダンスを高めるための方略を開発する（薬剤の副作用（有害でないものも含む）を管理する，適切な場合に低コストのジェネリック医薬品を使用する，薬物送達サービスを利用する）
- □ 処方薬を入手する際に使用できる財源を調べる[適切な場合]
- □ 薬剤が生活様式に与える影響を確認する
- □ 望ましくないライフスタイルへの影響を最小限に抑えるために，薬剤の自己服用のタイミングや方法に代替案を提供する
- □ 薬剤投与に合わせて必要なライフスタイルの調整を援助する[適切な場合]
- □ 治療効果を得るために必要な薬剤の数と頻度を最小限にするために，他の医療専門職に相談する
- □ 患者の優先事項や嗜好を取り入れるために，他の医療専門職と明確にコミュニケーションをとる
- □ 医療従事者の自己投薬の指示を得る[適切な場合]
- □ 薬剤の投与方法を指導する[適切な場合]
- □ 薬剤の期待される効果と副作用（有害でないものも含む）を指導する
- □ どんなときに治療を受けるべきか指導する
- □ 薬剤の自己服用を増進するため，文書情報や視覚的な情報を提供する[適切な場合]
- □ 薬剤の自己管理を目的として，ベッドサイドに置いた薬剤の保存・補充・管理のための方法を確立する
- □ 薬剤による治療計画を管理する方略について確認する
- □ 薬物療法に関する詳細な情報を得るための情報源リストを提供する
- □ 薬物治療に関連する質問に答え，懸念について話し合うため，退院後に連絡をとる[適切な場合]

Part 3 介入 **685**

□ 薬剤の効果を確認するため，スクリーニング検査を受けることを奨励する[**必要な場合**]

□ 理解を確実にするためにティーチバックを用いる

第 1 版：1992。改訂：1996，2000，2004，2024

参考文献

Berman, A., Snyder, S. J., & Frandsen, G. (2018). *Kozier and Erb's Fundamentals of nursing: Concepts, process and practice* (pp. 750-829) (10th ed.). Pearson.

Kirby, N. (2021). Medication administration. In R. F. Craven, C. J. Hirnle, & C. J. Henshaw (Eds.), *Fundamentals of nursing: Human health and function* (8th ed., pp. 410-471). Wolters-Kluwer.

Potter, P. A., Ostendorf, W. R., & LaPlante, N. (2018). Safe medication preparation. In *Clinical nursing skills and techniques* (pp. 501-522) (9th ed.). Mosby.

Sanoski, C. A., & Vallerand, A. H. (2021). *Davis's drug guide for nurses* (17th ed.). F.A. Davis.

Tomlinson, J., Cheong, V., Fylan, B., Silcock, J., Smith, H., Karban, K., & Blenkinsopp, A. (2020). Successful care transitions for older people: A systematic review and meta-analysis of the effects of interventions that support medication continuity. *Age and Ageing*, *49*(4), 558-569. https://doi.org/10.1093/ageing/afaa002

Williams, P. (2020). Medications and older adults. In *Basic geriatric nursing* (pp. 132-149) (7th ed.). Elsevier.

2385	薬剤管理：医療用大麻
	Medication Management: Medical Cannabis

定義：医療用大麻を準備し，投与し，有効性を評価すること

行動

□ 医療用大麻および嗜好用大麻の使用が合法化された州における，現在の段階を把握する

□ 地域の医療大麻薬局の原則を決定する（例：どのように資格を取得するか，誰が薬局から大麻を入手できるか）

□ 対象となる症状（例：悪液質，化学療法による吐き気と嘔吐，慢性疼痛，神経障害）に対する認定を提供する

□ 投与する薬剤について指導し，質問に適切に答える

□ 薬剤投与の 6 つの原則（例：適切な人，適切な薬剤，適切な量，適切な経路，適切な時間，適切な記録）を順守する

□ 投与量と反応を記録に残す

□ 大麻の望ましくない副作用（有害でないものも含む）や毒性（幻覚，ドライアイ，妄想，血圧低下，注意力や記憶力の低下等）を観察する

□「低用量からゆっくり開始する」という原則を用い，有効性と副作用（有害なもの）をモニタリングしながら用量を漸増するよう指導する

□ 投与量，症状，緩和，副作用（有害なもの）を定期的に日誌に記録するよう指導する

□ 小児の手の届かない鍵のかかる場所に安全に保管し，適切に廃棄するよう指導する（薬局にある回収容器等）

□ 他の医療従事者と臨床で得られた知見を共有する

□ 登録介護者として，医療用大麻承認プログラムでのみ大麻を投与する

□ FDA 承認の合成 THC 薬（例：ドロナビノール，ナビロン）を投与する[**施設の処方と方針に従って**]

□ 理解を確実にするためにティーチバックを用いる

第 8 版：2024

参考文献

Campbell, C. T., Phillips, M. S., & Manasco, K. (2017). Cannabinoids in pediatrics. *The Journal of Pediatric Pharmacology and Therapeutics*, *22*(3), 176-185.

National Academies of Sciences, Engineering, and Medicine. (2017). *The health effects of cannabis and cannabinoids: The current state of evidence and recommendations for research*. National Academies Press.

National Conference of State Legislatures (NCSL). (2017). *State Medical Marijuana Laws*. http://www.

ncsl.org/research/health/state-medical-marijuana-laws.aspx

Russell, K. A. (2019). Caring for patients using medical marijuana. *Journal of Nursing Regulation*, *10*(3), 47-59.

Russell, K. A., & Duderstadt, K. G. (2019). Medical marijuana guidelines for practice: Health policy implications. *Journal of Pediatric Healthcare*, *33*(6), 722-726.

The National Council of State Boards of Nursing (NCSBN) Medical Marijuana Guidelines Committee. (2018). The NCSBN national nursing guidelines for medical marijuana. *Journal of Nursing Regulation*, *9*(2. Suppl.), S5. https://doi.org/10.1016/S2155-8256(18)30082-6

2398	薬剤管理：ウエアラブル（身に着けられる）注入装置

Medication Management: Wearable Infusion Device

定義：送達装置を介した持続的または断続的な薬物注入の自己投与の促進

行動

□ 薬物および投与方法の理解度を判定する

□ 輸液をコントロールする能力を判定する

□ 自己管理の同意または合意を得る

□ 輸液計画の正確な伝達を確実にするために治療チームと協力する

□ ポンプの種類とプログラムおよび使用に必要な手順を決定する（例：持続的または間欠的，基礎投与量の速度調整，連続クローズドループグルコースモニタリング，ハイブリッドクローズドループモニタリング）

□ 薬剤自己投与ケア計画を開発する

□ 健康状態の緊急エピソード（例：低血糖，高血糖）に対するケア手段を確保する

□ 本人，家族，介護者に，血中濃度モニタリング，投与量の調整（例：基礎，持続，ボーラス），安全な薬物投与のための要件等のケア計画を指導する

□ 活動の変化に伴い，必要な投薬の調整を検討する

□ 薬物投与に必要な食事の変更を検討する

□ デリバリーデバイスの操作に関して本人，家族，ケア提供者へ指導する

□ 本人，家族，ケア提供者が送達装置の操作に精通していることを確認する

□ 不慮の健康上のエピソード（例：チューブのよじれ，カテーテルセットの漏れ，カニューレのはずれ，挿入部位の血腫，誤ったプログラミング，電池切れ，空の薬剤カートリッジ）に伴うポンプの問題を特定する

□ 薬物注入の中止の可能性を含め，装置の緊急時管理基準を確保する

□ 一時的な中止または中断が発生した場合の装置のラベルづけと保管に関する計画を開発する

□ 装置の使用前および使用中の心理状態，セルフケア行動，教育，訓練を観察する

□ 投与される薬剤の種類に応じて，基本的な生理学的モニタリング（例：呼吸パターン，血糖値，インスリン注入速度，食事，運動）が維持されていることを確認する

□ 注入部位に発赤，痛み，感染の徴候，脂肪異栄養症の徴候がないか定期的に検査し，部位のローテーションを確実に行う**［適応がある場合］**

□ 注入部位が2～3日ごとに入れ替わるようにする

□ ポンプ注入の調整を行う**［適応がある場合］**

□ ポンプの位置を調整する（例：入浴，水泳，コンタクトスポーツ等の活動のための取りはずし）**［適応がある場合］**

□ 特に学齢期の小児および青少年に対して，継続的な動機づけ，教育，支援を行う**［適応がある場合］**

□ 機器メーカーおよび連絡先情報へのアクセスを確保する

□ デバイスデータ（例：投与量，注入時間，血液値）へのアクセス方法を指導する

□ ポンプのブランドに関連した消耗品（チューブ，針，アームバンド，バッテリー等）を入手する

□ 必要な期間内にポンプのメンテナンスを行う

Part 3 介入 **687**

- ☐ モニタリング要件およびベストプラクティス評価が施設の方針と一致していることを確認する
- ☐ 使用した機器，投与した薬剤，機器管理方法，モニタリング要件を確実に文書化する［**施設の文書化方針に従って**］
- ☐ 退院後の問題に対する看護師の連絡先情報を提供する
- ☐ デバイス情報の識別を携帯するよう指導する
- ☐ 理解を確実にするためにティーチバックを用いる

第 8 版：2024

参考文献

Bostelman, C. (2019). 5-Fluorouracil infiltrations and ambulatory pumps: Education, prevention, and management considerations. *Clinical Journal of Oncology Nursing, 23*(5), 537-539. https://doi. org/10.1188/19.CJON. 537-539

Cinar, A. (2019). Automated insulin delivery algorithms. *Diabetes Spectrum, 32*(3), 209-214. https://doi. org/10.2337/ds18-0100

Collard, S. S., Regmi, P. R., Hood, K. K., Laffel, L., Weissberg, B. J., Naranjo, D., & Barnard, K. K. (2020). Exercising with an automated insulin delivery system: Qualitative insight into the hopes and expectations of people with type 1 diabetes. *Practical Diabetes, 37*(1), 19-23. https://doi.org/10.1002/ pdi.2255

Grissinger, M. (2018). Ambulatory pump safety: Managing home infusion patients admitted to the emergency department and hospital. *Pharmacy & Therapeutics, 43*(8), 450-445.

Heile, M., Hollstegge, B., Broxterman, L., Cai, A., & Close, K. (2020). Automated insulin delivery: Easy enough to use in primary care?. *Clinical Diabetes*, 474-485. https://doi.org/10.2337/cd20-0050

Latham, J. (2019). The artificial pancreas: What school nurses need to know. *NASN School Nurse, 34*(2), 86-89. https://doi.org/10.1177/1942602X18804491

Paparella, S. F. (2018). Ambulatory infusion pumps: Coming to an Emergency Department near you. *Journal of Emergency Nursing, 44*(5), 517-519.

Ramkissoon, C., Herrero, P., Bondia, J., & Vehi, J. (2018). Unannounced meals in the artificial pancreas: Detection using continuous glucose monitoring. *Sensors, 18*(3), E884. https://doi.org/10.3390/s18030884

Turksoy, K., Frantz, N., Quinn, L., Dumin, M., Kilkus, J., Hibner, B., Cinar, A., & Littlejohn, E. (2017). Automated insulin delivery: The light at the end of the tunnel. *Journal of Pediatrics, 186*, 17-28. https://doi.org/10.1016/j.jpeds.2017.0055

2390	薬剤処方
	Medication Prescribing

定義：健康増進のための薬剤を処方すること

行動

- ☐ 現在の健康問題の徴候と症状を評価する
- ☐ 既往歴と使用中の薬剤を確認する
- ☐ 現在服用している薬剤と各薬剤の適応を確認する
- ☐ 既存のアレルギーとその反応を特定する
- ☐ 薬剤投与を管理する能力を確認する
- ☐ 現在の問題に適応した薬剤を明らかにする
- ☐ 新しい薬剤と現在の薬剤を比較し，適合性，不適切な可能性のある薬剤，薬物－薬物相互作用，併存疾患のある人の薬物－疾患相互作用を確認する
- ☐ 規範当局の規制やプロトコルに従って，薬剤を処方する
- ☐ 薬剤名・用法・用量を含めて処方箋を書く
- ☐ 誤解しやすい紛らわしい略語は略さずに記載する（例：μg，mg，ユニット）
- ☐ 用量を示す小数点の前にゼロを入れ，はっきりとわかりやすく記載されていることを確認する（例：.2 ではなく 0.2）
- ☐ 末尾に 0 を使用しない（例：2.0 ではなく，2 とする）
- ☐ 電子処方箋を活用する［**可能な場合**］
- ☐ 標準化された略語・頭文字・記号を使用する

688 Part 3 介入

- □ すべての薬剤に関する指示が正確かつ完全に，使用目的に応じた区別をつけて記載されていることを確認する
- □ 推奨されている投与開始時の薬剤量に従う（例：体重 kg 当たりの mg 数，体表面積当たりの用量，最低有効用量）
- □ 適切な検査室で薬効モニタリングを実施する［適応がある場合］
- □ 薬剤師に相談する［適切な場合］
- □ 不適切な処方を減らすため，定期的に薬剤師の意見を聞く
- □ 信頼できる文献を調べる［必要な場合］
- □ 1日1回投与やジェネリック医薬品を使用し，薬物療法を簡素化する［可能な場合］
- □ 低用量で1回ずつ服薬を開始する［可能な場合］
- □ 新規薬剤のリスクと有効性を処方前に確認する
- □ 不適切な処方や多剤併用による有害事象を減らすため，薬剤リストを定期的に見直す
- □ 薬剤の投与方法について，患者／家族に指導する［適切な場合］
- □ 薬剤の使用根拠，予想される作用，副作用（有害でないものも含む）について指導する
- □ 新たな症状の原因として薬物有害事象の可能性を考慮する
- □ 薬物有害事象を治療するために薬剤を開始する「処方カスケード」を避ける
- □ 生活に及ぼす影響を最小限に抑えるため，自己投薬のタイミングや方法の代替案を提供する
- □ 調剤方法について指導する［必要な場合］
- □ エラーのリスクを減らすため，1つの薬局を利用するよう促し，薬剤の変更を薬剤師に知らせる
- □ 追加の援助を求める必要がある場合について指導する
- □ 薬物療法の順守状況を定期的に確認する
- □ 薬剤の治療効果と副作用（有害なもの）を観察する［適切な場合］
- □ 各薬剤について，薬効と継続使用を再検討する［必要な場合］
- □ 耐えることが難しい副作用（有害でないものも含む），治療効果の欠如，服薬指導の順守不足が報告された場合は，服薬を中止する
- □ 適応，予防策，副作用（有害なもの），毒性作用，用量の情報を含む，臨床で使用される薬剤の知識を維持する［規範当局の方針や規制に従って］
- □ 理解を確実にするためにティーチバックを用いる

第2版：1996。改訂：2004，2024

参考文献

Anderson, R., & Ferguson, R. (2020). A nurse practitioner-led medication reconciliation process to reduce hospital readmissions from a skilled nursing facility. *Journal of the American Association of Nurse Practitioners, 32*(2), 160-167.

Fong, J., Buckley, T., Cashin, A., & Pont, L. (2017). Nurse practitioner prescribing in Australia: A comprehensive literature review. *Australian Critical Care, 30*(5), 252-259. https://doi.org/10.1016/j.aucc.2016.11.003

Fong, J., Cashin, A., & Buckley, T. (2020). Models of prescribing, scope of practice, and medicines prescribed, a survey of nurse practitioners. *Journal of Advanced Nursing (John Wiley & Sons, Inc.), 76*(9), 2311-2322. https://doi.org/10.1111/jan.14444

Granara, B., & Laurent, J. (2017). Provider attitudes and practice patterns of obesity management with pharmacotherapy. *Journal of the American Association of Nurse Practitioners, 29*(9), 543-550.

Hanson, C. M., & Cahill, M. (2019). Understanding regulatory, legal and credentialing requirements. In *Hamric and Hanson's Advanced Practice Nursing: An Integrative approach* (pp. 572-575) (6th ed.). Elsevier.

Kulsick, C., Votta, J., Wright, W. L., White, P., & Strowman, S. (2021).Enhancing medication adherence in older adults at two nurse practitioner-owned clinics. *Journal of the American Association of Nurse Practitioners, 33*(7), 553-562. https://doi.org/10.1097/JXX.0000000000000414

Nissen, L. (2018). Prescribing in the future. *Lamp, 75*(10), 24-25.

Stitzlein Davies, P. (2017). Opioids for pain management in older adults: Strategies for safe prescribing. *Nurse Practitioner, 42*(2), 20-29. https://doi.org/10.1097/01.NPR.0000511772.62176.10

Part 3　介入　**689**

2370	薬剤処方中止
	Medication Deprescribing

定義：多剤併用による有害事象を管理し，副作用（有害でないものも含む）のリスクを軽減するために，意図的に薬剤の漸減，中断，中止を行うこと

行動

□ 薬物療法の目標を決定する

□ 完全な薬歴（薬剤のバイアルやリストを調べる，医療従事者や薬局と連絡をとる等）を入手する

□ 本人および家族と薬歴を確認する

□ 重複処方がないか，薬剤リストを照合する

□ 現在の薬剤名，用量，頻度，経路を投薬リストに記録する

□ 処方された薬剤がまだ適応かどうか，臨床的に適切かどうかを判断する

□ 治療効果を得るために必要な薬剤の数と頻度を最小限にするために，他の医療専門職に相談する

□ リストにある薬剤の漸減または中止のリスクと利益を評価する

□ 薬物使用の適切性に関する公表されたガイドラインを参照する（高齢者における不適切な薬物使用の可能性に関するビーズ基準）

□ 診療ガイドラインに基づき，中止する薬剤の優先順位を決める

□ 公表されているエビデンスに基づく推奨に従って，投薬の中止または漸減を導く

□ 他の医療従事者，本人，家族と意思決定を共有する

□ 本人と家族に服薬中止または漸減スケジュールの指示書を提供する[**適切な場合**]

□ 投薬中止による潜在的な有害事象を観察する

□ 治療再開の必要性を評価する

第8版：2024

参考文献

Chou, J., Tong, M., & Brandt, N. (2019). Combating polypharmacy through deprescribing potentially inappropriate medications. *Journal of Gerontological Nursing, 45*(1), 9-15.

Farrell, B., Richardson, L., Raman-Wilms, L., de Launay, D., Alsabbagh, M. W., & Conklin, J. (2018). Self-efficacy for deprescribing: A survey for health care professionals using evidence-based deprescribing guidelines. *Research in Social & Administrative Pharmacy: RSAP, 14*(1), 18-25. https://doi.org/10.1016/j.sapharm.2017.01.003

Murdoch, V. (2020). Inappropriate use of diuretics and antibiotics for wet or 'leaky' legs. *Journal of Community Nursing, 34*(4), 58-62.

Nierop-van Baalen, C., Grypdonck, M., Hecke, A., & Verhaeghe, S. (2020). Associated factors of hope in cancer patients during treatment: A systematic literature review. *Journal of Advanced Nursing, 76*(7), 1520-1537.

Sun, W., Tahsin, F., Lam, A., & Pizzaccalla, A. (2019). Raising awareness about the critical importance of the nursing role in deprescribing medication for older adults. *The Journal of the Gerontological Nursing Association, 40*(4), 17-22.

Tjia, J., DeSanto-Madeya, S., Mazor, K., Han, P., Nguyen, B., Curran, T., Gallagher, J., & Clayton, M. (2019). Nurses' perspectives on family caregiver medication management support and deprescribing. *Journal of Hospice & Palliative Nursing, 21*(4), 312-318.

2395	薬剤突合
	Medication Reconciliation

定義：服用しているすべての薬剤の正確なリストを作成する

行動

□ 入院・移送・退院を含む，すべての移動のタイミングで薬剤の飲み合わせを確認する

□ 状態変化時や薬剤変更時に薬剤の突合せをする

690　　Part 3　介入

- [ ] 処方薬・市販薬・栄養補助食品・ハーブサプリメント等を含む，すべての薬剤情報を調べることが可能な標準化されたツールを使用する
- [ ] 薬剤の照合をするときは，気を散らさず，ゆっくり行う
- [ ] 医療機関への入院時，外来受診時，病棟や施設間の移動時に薬剤のリストを集める
- [ ] 薬剤のバイアル（小瓶）やリストを調べ，本人や家族に確認し，医療従事者や薬剤師とコミュニケーションをとって，完全な服薬歴を入手する［必要な場合］
- [ ] 薬剤名・用量・回数・投与経路を薬剤リストに記録する
- [ ] 最終服薬の日時を確認する
- [ ] リストが適切にすべて埋められていることを確実にするため，薬剤リストを症状や服用歴と比較する
- [ ] 現在服用している薬剤，または服用すべき薬剤と新たに指示された薬剤を比較し，重複・漏れ・相互作用・現在の薬剤を継続する必要性に対処する
- [ ] 退院時に薬剤が適切に継続・再開・中止されるよう，最初の在宅投薬リスト，現在の投薬指示，退院時の投薬指示を比較する
- [ ] 指示した医師に不具合を報告する［必要な場合］
- [ ] 退院時に服用する薬剤について，薬剤ごとに文書で情報を提供する
- [ ] 退院時の服薬情報管理の重要性を説明する
- [ ] 薬剤リストを更新し，受診や入院のたびに医療従事者と薬剤調整をするよう説明する
- [ ] 間違えるリスクを低減させるために，同じ薬局ですべての薬剤を取得するよう指導する
- [ ] 薬剤管理に積極的に参加するよう指導する
- [ ] 理解を確実にするためにティーチバックを用いる

第5版：2008。改訂：2024

参考文献

Berman, A., Snyder, S. J., & Frandsen, G. (2018). *Kozier and Erb's Fundamentals of nursing: Concepts, process and practice* (pp. 750-829) (10th ed.). Pearson.

Fredericks, T. (2018). Medication reconciliation. *MEDSURG Nursing*, 27(5), 329-330.

Guisado-Gil, A. B., Mejías-Trueba, M., Alfaro-Lara, E. R., Sánchez-Hidalgo, M., Ramírez-Duque, N., & Santos-Rubio, M. D. (2020). Impact of medication reconciliation on health outcomes: An overview of systematic reviews. *Research in Social & Administrative Pharmacy*, 16(8), 995-1002. https://doi.org/10.1016/j.sapharm.2019.10.011

Institute for Healthcare Improvement. (2018). Reconcile medications at all transition points. http://www.ihi.org/resources/Pages/Changes/Reconcile MedicationsatAllTransitionPoints.aspx

Marien, S., Krug, B., & Spinewine, A. (2017). Electronic tools to support medication reconciliation: A systematic review. *Journal of the American Medical Informatics Association*, 24(1), 227-240. https://doi.org/10.1093/jamia/ocw068

Ostendorf, W. R. (2021). Medication administration. In P. A. Potter, A. G. Perry, P. A. Stockert, & A. Hall (Eds.), *Fundamentals of nursing* (10th ed., pp. 606-607). Elsevier.

Potter, P. A., Ostendorf, W. R., & LaPlante, N. (2018). Safe medication preparation. *In Clinical nursing skills and techniques* (pp. 501-522) (9th ed.). Mosby.

Romanoski, M. (2018). Improving practice—Reconciliation of medications. *Geriatric Nursing*, 39(6), 723-724. https://doi.org/10.1016/j.gerinurse.2018.10.010

Sanoski, C. A., & Vallerand, A. H. (2021). *Davis's drug guide for nurses* (17th ed.). F.A. Davis.

The Joint Commission. (2018). Ambulatory health care national patient safety goals. https://www.jointcommission.org/assets/1/6/2018_AHC_NPSG_goals_final.pdf

Tong, M., Hye Young Oh, Thomas, J., Patel, S., Hardesty, J. L., & Brandt, N. J. (2017). Nursing home medication reconciliation. *Journal of Gerontological Nursing*, 43(4), 9-14. https://doi.org/10.3928/00989134-20170313-04

4510	薬物等の乱用・依存に対する治療
	Substance Use Treatment

定義：薬物・たばこ・酒の乱用や依存の結果，機能障害を示す患者とその家族のケアをすること

行動

- [ ] 明確な制限を設定しながら信頼関係を構築する（例：優しく，しかし毅然とした態度で機能障害の根

拠を提供する，薬物等の乱用や依存に焦点をあて続ける，希望を鼓舞する）

☐ 共存症の存在，精神医学的または医学的障害の併発を考慮し，それに応じて治療を変更する

☐ さまざまな因子に関連する疾患としての障害の理解において，患者を援助する（例：遺伝的，心理的，環境的要因）

☐ 機能障害を引き起こす薬物等の使用量や使用頻度には個人差があるという情報を患者に提供する

☐ 薬物等の使用が及ぼす影響について，患者を指導する（例：身体的，心理的，社会的）

☐ 医学的，心理的，社会的，職業的，住居関連，法的な困難に対する治療の必要性について話し合う

☐ 薬物等の使用に関連する機能障害とその治療に対する責任を受け入れようとする患者の努力を奨励する，または称賛する

☐ 離脱期間中の症状管理を行う

☐ 薬剤を投与する（例：ジスルフィラム，アカンプロサート，メサドン，ニコチンパッチやガム，ブプレノルフィン）[適応がある場合]

☐ 治療に使用される薬剤について，患者と家族を指導する

☐ 治療を行う（例：認知療法，動機づけ療法，カウンセリング，家族支援，家族療法，青年期コミュニティ強化アプローチ）[適応がある場合]

☐ 多専門職プログラムを確立する（例：短期入院居住療法，薬物離脱プログラム，居住的治療コミュニティ療法）[適切な場合]

☐ 治療中・治療後の自助サポートプログラムへの参加を患者に推奨する（例：12段階プログラム（自助グループによるグループディスカッションを通した中毒からの離脱プログラム），WFS（女性のためのアルコール依存回復プログラム），PR（薬物・アルコール依存からの回復プログラム））

☐ 薬物等の使用からの離脱の重要性を話し合い，最適な治療目標を明らかにする（例：完全な離脱，段階的な節制，乱用の自制）

☐ 薬物等の使用において，乱用する役割と防ぐ役割のグループ対決方略を調整し，促進する（例：拒絶）

☐ ストレス管理法を患者に指導する（例：運動，瞑想，リラクセーション療法）

☐ 健康的で効果的なコーピング方法の開発において，患者を援助する

☐ 患者の家族や他の社会的な結びつきにおいて，機能不全状態にある関係性のパターンを明らかにし，対処する（例：共依存，イネーブリング）

☐ 支援的な人とのつながりの認識と促進を援助する

☐ 社会生活や人間関係の再構築，自己中心性の改善を援助する

☐ 治療中における薬物等の使用を監視する（例：尿スクリーニング検査，呼気分析）

☐ 感染症を観察し，治療し，行動変容の援助を提供する（例：HIV/AIDS，B型肝炎，C型肝炎，結核）[必要な場合]

☐ 自己価値の発達について患者を援助し，肯定的な努力と意欲を奨励する

☐ 治療の進捗を評価するために，薬物等の使用に関する詳細な記録を書くことを患者に奨励する

☐ 1日のうちで，薬物等の使用に費やす時間と通常のパターンを評価するため，患者を援助する

☐ 薬物等の乱用障害に対する教育・予防・治療を目的とした有効なプログラム・資源・法律に後れをとらないようにするための努力に関与する

☐ 再発を助長する症状や行動について患者を指導する（例：疲労，うつ，不誠実，自己満足）

☐ 再発予防計画を立案する（例：誓約書を書く，ストレスのかかる状況におけるさまざまなニーズに対する資源を明らかにする，薬物等の乱用の代わりになる健康増進活動を明らかにする）

☐ 薬物等の乱用障害とそれに関連した機能障害を家族に指導し，治療の計画と活動に参加させる

☐ 回復のための努力に家族が参加することを奨励する

☐ 専門家に紹介する

第1版：1992。改訂：2013

参考文献

Essau, C. A. (Ed.). (2008). *Adolescent addiction: Epidemiology, assessment, and treatment*. Academic Press.

Jacobson, S. A., Pies, R. W., & Katz, I. R. (2007). Treatment of substancerelated disorders. In *Clinical*

692 Part 3 介入

manual of geriatric psychopharmacology (pp. 403-475). American Psychiatric.

Lickteig, M. (2009). Substance use disorders. In W. K. Mohr (Ed.), *Psychiatricmental health nursing: Evidence-based concepts, skills, and practices* (7th ed., pp. 607-650). Wolters Kluwer Health/Lippincott Williams & Wilkins.

Trigoboff, E. (2009). Substance-related disorders. In C. R. Kneisl & E. Trigoboff (Eds.), *Contemporary psychiatric-mental health nursing* (2nd ed., pp. 323-369). Pearson Prentice Hall.

World Health Organization, Department of Mental Health and Substance Abuse. (2009). *Guidelines for the psychosocially assisted pharmacological treatment of opioid dependence.*

4516	薬物等の乱用・依存に対する治療：過剰服薬

Substance Use Treatment: Overdose

定義：1 つまたは複数の薬物を摂取した結果，有害作用を発現している患者のケアをすること

行動

☐ 気道を開通または確保する

☐ 呼吸器系，循環器系，消化器系，腎臓系，神経系の状態を観察する

☐ バイタルサインをモニタリングする

☐ 患者を最適な体位にする（例：患者が覚醒している場合セミファーラー位，患者に応答がない場合左側臥位）

☐ 安全な環境を提供する（例：ベッド柵にパッドをつける，ベッドの高さを最も低い位置に設定する，危険なものは除去する，患者の病室のそばに警備員を配置する）

☐ 患者または家族とラポールを構築する（例：批判的ではないアプローチ，叱責をしない）

☐ 必要な毒物スクリーニング検査と器官系検査を実施する（例：尿中および血清中薬物スクリーニング検査，動脈血ガス分析（ABG），血液電解質値，肝機能検査，血中尿素窒素，血清クレアチニン値（Cr））

☐ 最も確実な治療の決定において，中毒事故管理センターと連絡をとる

☐ 静脈ラインを確保し，処方されたとおりに薬剤を投与する

☐ 摂取した薬物に特質的な症状を観察する（例：オピオイド過剰摂取による縮瞳・低血圧・徐脈，アセトアミノフェン過剰摂取後 48～72 時間における悪心・嘔吐・発汗・右上腹部痛，コカイン過剰摂取による散瞳・頻脈・けいれん・胸痛）

☐ 摂取した薬物と患者の症状に特質的な薬剤を投与する（例：制吐剤，チアミン，グルコース，フルマゼニル，カルシウム，血管収縮剤，抗不整脈剤，強心剤）

☐ 薬剤吸収を阻害し，薬剤の排出を促す薬剤を投与する，またはそのための処置を行う（例：トコン，活性炭，胃洗浄，血液透析，下剤，交換輸血，尿と血清の pH 値の変化，腸全体の洗浄）

☐ 患者とコミュニケーションをとり，患者に安心感を与え，幻覚または妄想に着目し，恐れや他の感情について理解していることを伝達する

☐ 水分摂取量と排出量を観察する

☐ 高体温を治療する（例：アンフェタミンまたはコカイン中毒によって引き起こされた発熱をアイスパックで冷やす）

☐ 患者と家族に情動的なサポートを提供する

☐ 自殺傾向を監視する

☐ 薬物の適切な使用法を指導する

☐ 事故による過量摂取の可能性を最小限に抑える方法を明らかにする患者を援助する（例：薬剤はもとの容器で保管する，混乱や記憶の問題に対処する，子どもの手の届かないところに保管する）

☐ フォローアップケアのための患者のニーズについて，家族やケア提供者を指導する

☐ 誤嚥とけいれんの予防策について，家族やケア提供者を指導する

☐ 専門家に紹介する（例：在宅ケア施設，ソーシャルワーカー，精神科医，薬物使用者治療プログラム）

第 1 版：1992。改訂：2013

参考文献

Johnson, J. M. (2008). Over-the-counter overdoses: A review of ibuprofen, acetaminophen, and aspirin toxicity in adults. *Advanced Emergency Nursing Journal, 30*(4), 369-378.

Smeltzer, S. C., Bare, B. G., Hinkle, J. L., & Cheever, K. H. (2008). Emergency nursing. In *Brunner & Suddarth's textbook of medical-surgical nursing* (11th ed., pp. 2516-2557). Lippincott Williams & Wilkins.

Sturt, P. A. (2005). Toxicologic conditions. In J. Fultz & P. A. Sturt (Eds.), *Mosby's emergency nursing reference* (3rd ed., pp. 643-681). Elsevier Mosby.

4512	薬物等の乱用・依存に対する治療：禁酒
	Substance Use Treatment: Alcohol Withdrawal

定義：アルコール摂取の急な中断を経験している患者のケアをすること

行動

- ☐ 飲酒の程度，精神状態，体調を判断する
- ☐ 血中アルコール濃度と，血算（CBC），尿素，電解質，肝機能検査等の有用なマーカーを観察する
- ☐ 有効な尺度を用いて離脱症候群の重症度を観察する（例：Clinical Institute Withdrawal Assessment of Alcohol Scale - Revised［CIWA-AR］）
- ☐ 水分補給を励行する（例：水，電解質飲料）
- ☐ 解毒のために刺激の少ない環境をつくる
- ☐ 禁酒中のバイタルサインをモニタリングする
- ☐ 振戦せん妄を観察する
- ☐ 現実見当識をつけさせる［**適切な場合**］
- ☐ アルコール依存症の管理または再発予防のために薬物を投与する［**適切な場合**］
- ☐ 身体的不快を軽減する薬物を投与する［**必要な場合**］
- ☐ 攻撃的な行為を示す患者へは中立的な態度で接する
- ☐ 幻覚に対して，治療的な態度で対処する
- ☐ 必要十分な栄養と水分摂取を維持する
- ☐ ビタミン療法を行う［**適切な場合**］
- ☐ 解毒中に隠れてアルコールを摂取していないか観察する
- ☐ アルコール摂取中止に関する本人と家族の心配事を傾聴する
- ☐ 離脱中に起こりうる徴候や症状（例：疲労，抑うつ）について指導する
- ☐ 動機づけ面接や簡単なカウンセリング等の心理社会的介入を行う［**適切な場合**］
- ☐ 患者と家族に情動的なサポートを提供する［**適切な場合**］
- ☐ 適切なカウンセリングによるフォローアップを勧める（例：アルコーホーリクスアノニマス，アルコール依存症回復者の訪問）

第1版：1992。改訂：2000，2024

参考文献

American Nurses Association and International Nursing Society on Addictions. (2013). *Addictions nursing: Scope and standards of practice*. American Nurses Association.

Boyd, M. A. (2021). *Psychiatric nursing: Contemporary practice* (7th ed.). Wolters Kluwer.

Duong, T., Vytialingam, R., & O'Regan, R. (2018). *A brief guide to the management of alcohol and other drug withdrawal*. Perth, Western Australia: Mental Health Commission.

Manning, V., Arunogiri, S., Frei, M., Ridley, K., Mroz, K., Campbell, S., & Lubman, D. (2018). *Alcohol and other drug withdrawal: Practice guidelines* (3rd ed.). Turning Point.

Substance Abuse and Mental Health Services Administration and National Institute on Alcohol Abuse and Alcoholism. (2015). *Medication for the treatment of alcohol use disorder: A brief guide*. Substance Abuse and Mental Health Services Administration.

694 Part 3 介入

4514	薬物等の乱用・依存に対する治療：薬物からの離脱

Substance Use Treatment: Drug Withdrawal

定義：薬物の解毒を経験中の患者のケアをすること

行動

☐ バイタルサインをモニタリングする

☐ 呼吸器系と循環器系の観察をする（例：高血圧，頻脈，緩徐呼吸）

☐ 意識レベルの変化を観察する

☐ 水分の摂取量と排出量を観察する

☐ 自殺企図を観察する

☐ 自殺リスクがある患者には予防策を講じる

☐ 離脱症状を観察する（例：倦怠感，感覚障害，過敏症，暴力，抑うつ，パニック発作，依存症，不眠，興奮，筋肉痛，食欲変化，あくび，衰弱，頭痛，鼻汁，瞳孔散大，悪寒，不安，発汗，悪心，嘔吐，振戦，精神病，運動失調）

☐ 症状管理をする

☐ 交差耐性を意識しながら薬剤を投与する（例：ベンゾジアゼピン，クロルプロマジン，ジアゼパム，ニコチン代替薬，フェノバルビタール，クロニジン，トラゾドン，メサドン，α_2刺激剤，抗精神病剤）

☐ けいれん発作リスクがある患者には予防策を講じる

☐ 必要十分な栄養を提供する（例：少量の水分や高カロリー食を頻繁に与える）

☐ 日常生活活動を援助する

☐ 転倒・転落リスクがある患者には予防策を講じる

☐ 刺激の少ない環境を維持する（例：低く落ち着いた声で話す；安全を保障する；安楽で暗く，静かで脅威のない環境を確保する）

☐ 患者を現実に向けさせる

☐ フォローアップサポートへの参加を患者に奨励する（例：ピアグループ（仲間集団），個人や家族のカウンセリング，薬物回復教育プログラム）

☐ 支援的な援助を提供する（例：食料やシェルターの提供，構造化心理療法）

☐ 専門家に紹介する

☐ 家族と重要他者によるサポートを促す

☐ 家族や重要他者にサポートを提供する[**適切な場合**]

☐ 薬物乱用と薬物依存の過程について，患者と家族を指導する

第1版：1992。改訂：2013

参考文献

Lickteig, M. (2009). Substance use disorders. In W. K. Mohr (Ed.), *Psychiatricmental health nursing: Evidence-based concepts, skills, and practices* (7th ed., pp. 607-650). Wolters Kluwer Health/Lippincott Williams & Wilkins.

Trigoboff, E. (2009). Substance-related disorders. In C. R. Kneisl & E. Trigoboff (Eds.), *Contemporary psychiatric-mental health nursing* (2nd ed., pp. 323-369). Pearson: Prentice Hall.

World Health Organization, Department of Mental Health and Substance Abuse. (2009). *Guidelines for the psychosocially assisted pharmacological treatment of opioid dependence.*

Part 3　介入　**695**

4500	薬物等の乱用・依存予防
	Substance Use Prevention

定義：アルコールまたは薬物乱用を抑止する

行動

- ☐ 薬物等の使用の危険因子を特定する（例：不適応行動，否定的なライフイベント，家族の葛藤，児童虐待，ネグレクト）
- ☐ 薬物誤用の原因と結果を説明する
- ☐ ストレスの増加に対処するためのカウンセリングを行う
- ☐ 個人が不安を軽減する方略を使えるように支援する
- ☐ 困難な，または感情的に苦痛を伴う出来事や，いらいらする，またはいらだたせる状況にどのように準備し，対処し，または回避するかを相談する
- ☐ 社会的孤立を軽減するために支援する［**適切な場合**］
- ☐ ライフスタイルの選択について，責任をもって意思決定することを奨励する
- ☐ エビデンスに基づく薬物乱用防止プログラム（例：生活技能訓練，社会技能訓練，能力向上プログラム，社会的抵抗技能訓練）に取り組む
- ☐ よい模範を示すことの重要性を親に奨励する
- ☐ 依存の徴候と症状の識別について親と教員を指導する
- ☐ 子育てスキルの開発，養育行動，明確な境界線やルールの確立，親の監視に関して親をサポートする
- ☐ 課外活動における薬物とアルコールの消費を禁止する学校の方針をサポートするよう，親を指導する
- ☐ 就学前から青年期の間の子どもの活動への参加を親に奨励する
- ☐ 小学校低学年に対するアルコールおよび薬物教育において，主体的に考え・態度の変容ができるよう推奨する
- ☐ レクリエーション活動として，薬物使用と飲酒を避ける学校プログラムを実施する
- ☐ アルコールに関連した傷害を減少させるためのコミュニティグループを支援または設立する
- ☐ 薬物等の使用問題に関するキャンペーンを推進する
- ☐ 飲酒と薬物使用および飲酒に関連した行動について，生徒に調査する［**適応がある場合**］
- ☐ パーティーや同窓会等，ティーンエージャーのための2次会活動を援助する
- ☐ 薬物等の使用に関心のあるさまざまなコミュニティグループ間において，活動の調整を促す
- ☐ 予防プログラムに家族を参加させる
- ☐ 宗教的信条，実践，信仰に触発されたスピリチュアルプログラムへの参加を支援する

第1版：1992。改訂：2000，2024

参考文献

American Nurses Association and International Nursing Society on Addictions. (2013). *Addictions nursing: Scope and standards of practice*. American Nurses Association.

Boyd, M. A. (2021). *Psychiatric nursing: Contemporary practice* (7th ed.). Wolters Kluwer.

Grim, B. J., & Grim, M. E. (2019). Belief, behavior, and belonging: how faith is indispensable in preventing and recovering from substance abuse. *Journal of Religion and Health, 58*(5), 1713-1750. https://doi.org/10.1007/s10943-019-00876-w

Hines, C. B., & Owings, C. R. (2021). Opioids: Understanding how acute actions impact chronic consequences. *Dimensions of Critical Care Nursing, 40*(5), 268-274. https://doi.org/10.1097/DCC.0000000000000487

Pfister, A., Koschmieder, N., & Wyss, S. (2020). Limited access to familybased addiction prevention services for socio-economically deprived families in Switzerland: A grounded theory study. *International Journal for Equity in Health, 19*(1), 194. https://doi.org/10.1186/s12939-020-01305-1

Ryan, S. A., Kokotailo, P., & Committee on Substance Use and Prevention. (2019). Alcohol use by youth. *Pediatrics, 144*(1), e20191357. https://doi.org/10.1542/peds.2019-1357

Substance Abuse and Mental Health Services Administration. (2019). *Substance Abuse and Mental Health Services Administration: Substance misuse prevention for young adults*. National Mental Health and Substance Use Policy Laboratory.

696 Part 3 介入

Tierney, M., Finnell, D. S., Naegle, M., Mitchell, A. M., & Pace, E. M. (2020). The future of nursing: Accelerating gains made to address the continuum of substance use. *Archives of Psychiatric Nursing, 34*(5), 297-303. https://doi.org/10.1016/j.apnu.2020.07.010

5370	役割強化
	Role Enhancement

定義：特定の役割行動を明確にし，補うことによって関係を改善できるよう，患者／重要他者／家族を援助すること

行動

☐ ライフサイクルにおけるさまざまな役割を明らかにできるよう，患者を援助する

☐ 家族における通常の役割を明らかにできるよう，患者を援助する

☐ 生涯を通して，役割の移行時期を認識できるよう，患者を援助する

☐ 役割不全を明らかにできるよう，患者を援助する

☐ 役割発達のために必要な行動を明らかにできるよう，患者を援助する

☐ 疾病や障害によって必要となる具体的な役割変化を認識できるよう，患者を援助する

☐ 高齢の親の依存とそれに伴う役割変化を受容できるよう，成人した子どもを援助する [**適切な場合**]

☐ 役割変化の現実的な説明をみつけることを，患者に奨励する

☐ 役割変化にうまく対処するための方略を明らかにできるよう，患者を援助する

☐ 家族の疾病による役割変化を補うために，家族の役割適応について，話し合いを促す

☐ 特定の状況がどのようにして生じるのか，および役割がどのように発展するのかを想像できるよう，患者を援助する

☐ 他者の役割を演じ他者の反応を患者に予想させることによって，役割のリハーサルを促す

☐ 新生児の誕生によって起こる兄弟姉妹の役割変化について，話し合いを促す [**適切な場合**]

☐ 親役割の明確化を支援するために母子同室の機会を提供する [**適切な場合**]

☐ 子どもが自立し家を出ること（空の巣症候群）に伴う役割適応について，話し合いを促す [**適切な場合**]

☐ 新たな行動を学習するための役割モデルを提供する [**適切な場合**]

☐ 新たな行動をロールプレイする機会を患者に促す

☐ 相互補完的な役割において患者と重要他者の間で期待に関する話し合いを促す

☐ 役割を果たすために必要な新たな行動について，患者や親を指導する

☐ 新たな役割を学習する一環として，関連するグループに相互作用を促す

第 1 版：1992。改訂：2008

参考文献

Bunten, D. (2001). Normal changes with aging. In M. Maas, K. Buckwalter, M. Hardy, T. Tripp-Reimer, M. Titler, & J. Specht (Eds.), *Nursing care of older adults: Diagnoses, outcomes, & interventions* (pp. 518-520). Mosby.

Ebersole, P., Hess, P., Touhy, T., & Jett, K. (2005). *Gerontological nursing & healthy aging* (2nd ed.). Elsevier Mosby.

Larsen, P. D., Lewis, P. R., & Lubkin, I. M. (2006). Illness behavior and roles. In I. M. Lubkin & P. D. Larsen (Eds.), *Chronic illness: Impact and interventions* (pp. 23-44). Jones and Bartlett.

Mercer, R. T. (2004). Becoming a mother versus maternal role attainment. *Journal of Nursing Scholarship, 36*(3), 226-232.

Miller, J. F. (2000). *Coping with chronic illness: Overcoming powerlessness* (3rd ed.). F. A. Davis.

Moorhead, S. A. (1985). Role supplementation. In G. M. Bulechek & J. C. McCloskey (Eds.), *Nursing interventions: Treatments for nursing diagnoses* (pp. 152-159). W. B. Saunders.

Part 3　介入　**697**

6000	**誘導イメージ法**

Guided Imagery

定義：特定の状態・成果・行動を達成するため，望ましくない感情から注意をそらすために，目的をもって想像力を利用すること

行動

☐ 深刻な情動問題・精神疾患の既往・幻覚についてスクリーニングする

☐ 現在の減少したエネルギーレベルや集中力の欠如，こころのなかに浮かぶ考えに集中する認知能力を阻害する他の症状をスクリーニングする

☐ 有効な誘導イメージ法の原理・利点・限界・種類を説明する

☐ 誘導イメージ法が有用かどうかを明らかにするために，過去のコーピング経験に関する情報を引き出す

☐ 鮮明なイメージを生み出す能力とそれを現実であるかのように経験する能力について話し合う

☐ 看護師なしで誘導イメージ法を実施する力があるかを確認する（例：1人で，または録音を使用して）

☐ さまざまな誘導イメージ法のなかから選択するよう，患者に奨励する（例：看護師の誘導，録音）

☐ 締めつけのない衣類を着用し，目を閉じ，患者に安楽な姿勢をとるよう促す

☐ 邪魔が入らない，心地よい環境を提供する（例：ヘッドホンを使用する）**[可能な場合]**

☐ ビーチに横たわっている，新雪が降るのをみている，いかだに乗って水に浮かんでいる，夕陽をみている等，患者がこれまでに経験したことのある，楽しいリラックスできるイメージについて話し合う

☐ 宗教的な信念・スピリチュアルな信念・芸術的な興味・個人的な好みを考慮しつつ，選択したイメージを個別化する

☐ 五感をできるかぎり用いて場面を表現する

☐ リラクセーションへの誘導を促す（例：平和的なイメージ，楽しい感覚，リズミカルな呼吸）**[適切な場合]**

☐ イメージ誘導をするときは声のトーンを調整する

☐ 場面をこころのなかで思いめぐらせ，状況を詳細に描写できるよう，患者を援助する

☐ イメージを誘導する際には「もしかして」，「もし望むなら」，「気に入るのなら」等の寛容な指示や暗示を用いる

☐ 患者にゆっくりと場面を経験させる（どのようにみえるか，におい，聞き，感じ，味わうのか？）

☐ 浮かんでいる，溶けている，解放する等の心地よいイメージを与える言葉や表現を用いる

☐ 浄化される，または部分的に浄化されるイメージを開発する（例：イメージのなかですべての疼痛が赤いチリとしてみえ，川の下流に洗い流される）

☐ 深呼吸しながらゆっくり数を数える，ゆっくりと動く，リラックスする，元気を回復する，俊敏になっているところを想像する等，誘導イメージ法を終了させる方法を開発できるよう，患者を援助する

☐ 体験について考えたことや思ったことを表出するよう，患者に奨励する

☐ 泣く等の，予測していない体験（しかし，しばしば治療的である）への準備を患者にしてもらう

☐ 誘導イメージ法の実践を患者に指導する**[可能な場合]**

☐ 誘導イメージ法の体験を音声データ等で記録する**[有用な場合]**

☐ 誘導イメージ法を実践する適切な時間について，患者と一緒に計画する

☐ 予防的に誘導イメージ法を用いる

☐ 誘導イメージ法の効果とその結果として生じた知覚と認知の変化をアセスメントするために経過観察を計画する

☐ 鎮痛剤の補助として，または他の処置と併用して，誘導イメージ療法方略を用いる**[適切な場合]**

☐ 誘導イメージ法に対する反応を評価し記録する

第1版：1992。改訂：2008

698　　Part 3　介入

参考文献

Dossey, B. (1995). Using imagery to help heal your patient. *American Journal of Nursing*, *95*(6), 41-46.

Eller, L. S. (1999). Guided imagery interventions for symptom management. In J. Fitzpatrick (Ed.), *Annual review of nursing research* (Vol. 17, pp. 57-84). Springer.

Herr, K. A., & Mobily, P. R. (1999). Pain management. In G. M. Bulechek & J. C. McCloskey (Eds.), *Nursing interventions: Effective nursing treatments* (3rd ed., pp. 149-171). W.B. Saunders.

Kwekkeboom, K., Kneip, J., & Pearson, L. (2003). A pilot study to predict success with guided imagery for cancer pain. *Pain Management Nursing*, *4*(3), 112-123.

McCaffery, M., & Pasero, C. (1999). Practical nondrug approaches to pain. In M. McCaffery & C. Pasero (Eds.), *Pain: Clinical manual* (2nd ed., pp. 399-427). Mosby.

Post-White, J. (1998). Imagery. In M. Snyder & R. Lindquist (Eds.), *Complementary/Alternative therapies in nursing* (3rd ed., pp. 103-122). Springer.

Van Kuiken, D. (2004). A meta-analysis of the effect of guided imagery practice on outcomes. *Journal of Holistic Nursing*, *22*(2), 164-179.

5320	ユーモア
	Humor

定義：人間関係を構築し，緊張を緩和し，怒りを解放し，学習を促進し，痛みを伴う感情に対処するために，愉快なこと・楽しいこと・滑稽なことを知覚し，称賛し，表出するよう，患者を促すこと

行動

☐ 患者が好むユーモアのタイプを明らかにする

☐ ユーモアに対する患者の典型的な反応を明らかにする（例：笑う，笑顔になる）

☐ 患者が最も受容的になる時間帯を明らかにする

☐ 患者が敏感になる内容領域を避ける

☐ 笑いの有効性を患者と話し合う

☐ 患者にとって適度に刺激をもたらすユーモアの素材を選択する

☐ ユーモラスなゲーム，アニメ，ジョーク，動画，音声，本等を集め，利用できるようにする

☐ 状況におけるユーモアの不適切を指摘する

☐ ユーモアの視覚化を推奨する（例：近寄りがたい権力者が下着しか身に着けていない姿を描く）

☐ 馬鹿げたことやおどけることを奨励する

☐ 自発的なユーモアの発生を阻害または減少させる環境的な障壁を取り除く

☐ 患者の反応を観察し，非効果的な場合はユーモア方略を中止する

☐ 認知障害がある患者に対する使用を避ける

☐ ユーモアを楽しむ姿勢を示す

☐ 患者のユーモアの試みに肯定的に反応する

第1版：1992。改訂：2008

参考文献

Buxman, K. (1991). Make room for laughter. *American Journal of Nursing*, *91*(12), 46-51.

Kolkmeier, L. G. (1988). Play and laughter: Moving toward harmony. In B. M. Dosseyk, L. Keegan, C. E. Guzetta, & L. G. Kolkmeier (Eds.), *Holistic nursing: A handbook for practice* (pp. 289-304). Aspen.

Smith, K. (2006). Humor. In M. Snyder & R. Lindquist (Eds.), *Complimentary/alternative therapies in nursing* (5th ed., pp. 93-106). Springer.

Sullivan, J. L., & Deane, D. M. (1988). Humor and health. *Journal of Gerontological Nursing*, *14*(1), 20-24.

Part 3　介入　**699**

5280	許し促進

Forgiveness Facilitation

定義：他者・自己・より高度な力に対する怒りと反感の感情を，善行・共感・謙虚さへと置き換えようとする個人の意欲を援助すること

行動

☐ 問題を「あるがまま」にするのを妨げる／助ける患者の信念を明らかにする

☐ 怒りや反感が正当であると認められるのはどういうときかを認識する

☐ 怒りと反感の根源を明らかにする [**可能な場合**]

☐ 諭したり口先だけの文句を述べたりせず，共感的に傾聴する

☐ 過程としての許容を探索する

☐ 怒り・苦しさ・反感の感情を探索できるよう，患者を支援する

☐ 許容の過程を促進するために，共在・タッチ・共感を用いる [**適切な場合**]

☐ 自分・他者／より高度な力とともに，改心や和解の可能性を探索する

☐ 許しによる健康と癒しの側面を考察できるよう，患者を援助する

☐ スピリチュアリティ実践を用いることで癒やしの障壁を克服できるよう，患者を援助する（例：称賛・導き・洞察の祈り，癒やし，タッチング，癒やしの視覚化，感謝）[**適切な場合**]

☐ 情動的な解放とリラクセーションのための技能を指導する

☐ 個人または集団の懸念に対する許容過程を促すために，仲裁人（客観的な集団）を探し出せるようクライエントを援助する

☐ 信仰の伝統的な儀式の利用を勧める（例：塗油，告解，悔悛）[**適切な場合**]

☐ 祈り・聖書・他の読み物を通して，神の許し／より高度な力や内なる自分に対する許しを伝える [**適切な場合**]

☐ 個人の進歩の程度に対する受容を伝える

第3版：2000。改訂：2008

参考文献

Brush, B. L., McGee, E. M., Cavanaugh, B., & Woodward, M. (2001). Forgiveness: A concept analysis. *Journal of Holistic Nursing, 19*(1), 27-41.

Burkhardt, M. A., & Nagai-Jacobson, M. G. (2002). *Spirituality: Living our connectedness.* Albany, NY: Delmar.

Enright, R. D. (2001). *Forgiveness is a choice: A step-by-step process for resolving anger and restoring hope.* American Psychological Association.

Enright, R. D., & Fitzgibbons, R. P. (2000). *Helping clients to forgive: An empirical guide for resolving anger and restoring hope.* American Psychological Association.

Festa, L. M., & Tuck, I. (2000). A review of forgiveness literature and with implications for nursing practice. *Holistic Nursing Practice, 14*(4), 77-86.

Worthington, E. L., Jr. (1998). An empathy-humility-commitment model of forgiveness applied within family dyads. *Journal of Family Therapy, 20*(1), 59-76.

700 Part 3　介入

6700	羊水補充灌流

Amnioinfusion

定義：臍帯圧迫を軽減し，胎便で混濁した羊水を希釈するため，分娩中の子宮に液体を注入すること

行動

☐ 羊水の量が不適切である徴候がないか観察する（例：羊水過少，子宮内発育遅延，過期妊娠，わかっている胎児の尿管異常，長引く破水）

☐ 子宮内生理食塩水注入の潜在的な禁忌を確認する（例：羊膜炎，羊水過多，多胎妊娠，深刻な胎児ジストレス，胎児の頭皮 pH7.20 未満，わかっている胎児奇形，わかっている子宮奇形）

☐ 分娩中の電気的胎児モニタリングによって，心拍の変動性・持続性の徐脈を観察する

☐ 破水時に濃い胎便の有無を記録する

☐ インフォームドコンセントを確実にとる

☐ 子宮内生理食塩水注入に必要な物品を用意する

☐ 注入物で子宮内カテーテルをフラッシュする

☐ 無菌操作で子宮内カテーテルを挿入する

☐ 挿入した後，カテーテルに目盛りをつけ，フラッシュする

☐ 子宮腔内に迅速に等張液を注入する [**処方に従って**]

☐ ベッドの頭部を 15 〜 30 度下げるか，仰臥位で足を心臓の高さより高くする

☐ 指示された速度で持続的に注入し続ける

☐ 子宮内圧値を観察する

☐ 返ってくる液体の性状を観察する

☐ 会陰のパッドを交換する [**適切な場合**]

☐ 電気的胎児モニタリングの波形の変化を記録する

☐ 副作用の徴候がないか観察する（例：子宮の過度の膨満，臍帯脱出，羊水塞栓症）

☐ 介入の効果を評価するため，分娩時に臍帯の血液ガスデータを取得する

第 2 版：1996。改訂：2004，2024

参考文献

Ahmed, B. (2021). Amnioinfusion in severe oligohydramnios with intact membrane: An observational study. *Journal of Maternal and Fetal Neonatal Medicine, 23*, 1-4. https://doi.org/10.1080/14767058.2021.1918081

Contro, E., & Jauniaux, E. (2021). Amnioinfusion: from termination of pregnancy to therapy. *British Journal of Gynecology, 128*(2), 303. https://doi.org/10.1111/1471-0528.16484

Matson, S., & Smith, J. E. (2016). *Core curriculum for maternal-newborn nursing* (5th ed.). Elsevier.

Mol, B., Kempen, L., Teeffelen, A., Schuit, E., & Pajkrt, E. (2017). Does amnioinfusion improve perinatal outcome in midtrimester rupture of membranes? A randomized controlled trial. *Journal of Pediatric Child Health, 53*, 69-69. https://doi.org/10.1111/jpc.13494_203

6050	ヨガ

Yoga

定義：個人またはグループに対し，反復的な身体動作，ポーズ，瞑想，呼吸法，リラクセーション法を指導すること

行動

☐ ヨガに取り組む意欲と機能的能力を評価する

☐ 参加を制限または禁止する禁忌事項（例：深部静脈血栓症，脊椎手術，炎症，開放性病変のある部位）をスクリーニングする

Part 3　介入　**701**

☐ ヨガの利点と限界を含め，それぞれの種類を説明する（例:陰，ホット，エアリアル，産前産後，バー，アシュタンガ）

☐ 個人的，相互的な目的やゴールを特定する（例：意識の向上，柔軟性，共感性，リラクセーション，ストレスの軽減）

☐ 目標を達成するために，ヨガのルーチンとスタイルを選択する

☐ 動きによってアプローチする身体の特定の部位を選ぶ

☐ 静かで快適なプライベート空間をつくる

☐ ヨガマットと適切な音楽を用意する

☐ 不必要な注意散漫（例：光，騒音，訪問者）を制限する

☐ 動きやすい服装を推奨し，動きを制限するもの（例：ベルト，靴）を身につけない

☐ 練習2時間前の食事は避ける

☐ 練習中の飲水は避ける

☐ 練習前にどのような食べ物を食べてもよいかを説明する（例：消化のよい食べ物，全粒粉の炭水化物，高蛋白質の食べ物）

☐ ポーズの修正や小道具（例：毛布，椅子）の使用が有効な場合（例：妊娠中，高齢者）には，ポーズの修正や小道具の使用を許可する

☐ バランスに重点をおきながら，最初の快適な姿勢をとれるようにサポートする

☐ 自己の中心に集中するよう促す（例：数回の深呼吸で集中する，内なる自己を意識する，心身をリラックスさせる，地球のエネルギーに同調する）

☐ ヨガの基本的な構成要素について説明する（例：最初の呼吸法，体幹や筋肉の強化・柔軟性・バランスのためのさまざまなポーズ，最後の瞑想の時間）

☐ 最初の呼吸法を指導する（例：現在のパターン，姿勢と呼吸の関係，吸気時の構造的な変化，呼気時の筋肉の収縮，スムーズなパターン，注意が散漫になったときの呼吸への集中）

☐ 1点を凝視するか，目を閉じるよう助言する

☐ 痛みや不快感のある部位への集中と呼吸パターンの集中を促す

☐ ポーズテクニックを指導する（例：15分間ポーズを続ける，ポーズを交ぜる（立位，座位，膝立ち，仰臥位，腹臥位），リラックスタイムと交互に行う等）

☐ ポーズ中に避けられない痛みや不快感があることを認める

☐ 前屈，後屈，側屈，ひねり，倒立，バランス等のポーズ移行を促す

☐ サバーサナのポーズでセッションを終える（仰向けに寝て，足をマットの上に置いてリラックスした開脚姿勢になり，両腕を体から数センチ離して手のひらを上に向け，顎を半分胸のほうに倒して首の後ろを伸ばし，目を閉じ，使ったエネルギーを手放すことに集中して深い呼吸をする）

☐ 瞑想の頻度と時間を増やし，日常生活に組み込むことができるかどうかを判断する

☐ 毎回短い間隔で瞑想の時間を増やし，定期的なセッションに組み込む

☐ 瞑想の前後に不快感を引き起こす状況を特定する（例：疲労，注意力，ストレス，他の人の存在）

☐ セッション中の身体的，社会的，精神的，感情的，スピリチュアルな反応を観察する

☐ エネルギッシュなワークに関するフィードバックを，理解しやすい言葉で提供する

☐ できないことではなく，できることに集中するよう促す

☐ 理解を確実にするためにティーチバックを用いる

第8版：2024

参考文献

Bukar, N. K., Eberhardt, L. M., & Davidson, J. (2019). East meets west in psychiatry: Yoga as an adjunct therapy for management of anxiety. *Archives of Psychiatric Nursing, 33*(4), 371-376.

Kupershmidt, S., & Barnable, T. (2019). Definition of a yoga breathing (Pranayama) protocol that improves lung function. *Holistic Nursing Practice, 33*(4), 197-203.

Malarvizhi, M., Maheshkumar, K., Bhavani, M., & Hariprasad, B. (2019). Effect of 6 months of yoga practice on quality of life among patients with asthma: A randomized control trial. *Advances in Integrative Medicine, 6*(4), 163-166. https://doi.org/10.1016/j.aimed.2018.12.001

Mascaro, J. S., Waller, A. V., Wright, L, Leonard, T., Haack, C., & Waller, E. K. (2019). Individualized, single session yoga therapy to reduce physical and emotional symptoms in hospitalized hematological

702 Part 3 介入

cancer patients. *Integrative Cancer Therapies, 18*, 1-8. https://doi.org/10.1177/1534735419861692

Stephens, M. (2017). *Yoga therapy: Foundations, methods, and practices for common ailments.* North Atlantic Books.

Wiles, A. K., Van Puymbroeck, M., Crowe, B. M., & Schmid, A. A. (2021). An investigation into the use of yoga in recreational therapy practice. *Therapeutic Recreation Journal, 55*(1), 78-96. https://doi.org/10.18666/TRJ-2021-V55-I1-10145

5210	予期ガイダンス

Anticipatory Guidance

定義：予想される発達的危機または状況的危機に対して患者を備えさせること

行動

- ☐ これから起こりうる発達的危機または状況的危機を明らかにし，さらにその危機が個人や家族の生活に及ぼす影響を明らかにできるよう，患者を援助する
- ☐ 正常な発達と行動について指導する [**適切な場合**]
- ☐ 患者の行動に関する現実的な期待についての情報を提供する
- ☐ 患者の通常の問題解決方法を明らかにする
- ☐ どのように問題を解決するのか決められるよう，患者を援助する
- ☐ 誰が問題を解決するのかを決められるよう，患者を援助する
- ☐ 患者の問題解決能力を強化するために事例を用いる [**適切な場合**]
- ☐ 一連の行動のために有効な資源と選択肢をみつけられるよう，患者を援助する [**適切な場合**]
- ☐ 起こりうる発達上の重大な局面や状況的な危機に対処できるよう，必要な技能を患者と一緒に予行演習する [**適切な場合**]
- ☐ 予期される役割変化に適応できるよう，患者を援助する
- ☐ 準備された参考資料を患者に提供する（例：教材，パンフレット）[**適切な場合**]
- ☐ 患者に読むための文献や電子資料を提案する [**適切な場合**]
- ☐ コミュニティの機関を患者に紹介する [**適切な場合**]
- ☐ 発達的局面または状況的局面の要所において訪問を計画する
- ☐ 懸念や困難を抱えている患者に対し，臨時的な訪問を予定する
- ☐ 成功または再強化の必要性を評価するためにフォローアップのための電話を予定する
- ☐ 援助を受けるために連絡可能な電話番号を患者に提供する [**必要な場合**]
- ☐ 家族と重要他者を参加させる [**可能な場合**]

第 1 版：1992。改訂：2013

参考文献

Craft-Rosenberg, M., & Krajicek, M. (Eds.). (2006). *Nursing excellence for children and families.* Springer.

Hagan, J., Shaw, J., & Duncan, P. (Eds.). (2007). *Bright futures: Guidelines for health supervision of infants, children, and adolescents* (3rd ed.). American Academy of Pediatrics.

Rancour, P. (2008). Using archetypes and transitions theory to help patients move from active treatment to survivorship. *Clinical Journal of Oncology Nursing, 12*(6), 935-940.

Rosen, L. (2008). Infant sleep and feeding. *Journal of Obstetric, Gynecologic, & Neonatal Nursing, 37*(6), 706-714.

Sattler, B., & Davis, A. (2008). Nurses' role in children's environmental health protection. *Pediatric Nursing, 34*(4), 329-339.

Skybo, T., & Policka, B. (2007). Health promotion model for childhood violence prevention and exposure. *Journal of Clinical Nursing, 16*(1), 38-45.

2300	与薬
	Medication Administration

定義：処方薬や市販薬を準備し，投与し，効果を評価すること

行動

☐ 正確で安全な投薬のため，医療機関の方針と手順に従う

☐ 薬剤投与の安全性と効率性を最大限にできる環境を促進する

☐ 薬物療法を受ける人の状態，薬物療法に関する適応症や情報（例：投与量の範囲，期待される治療効果，起こりうる副作用，他の薬剤との相互作用）に精通している

☐ 投薬の目的を説明し，質問に適切に答える

☐ 薬剤投与の6つの原則（例：適切な人，適切な薬剤，適切な量，適切な経路，適切な時間，適切な記録）を順守する

☐ 少なくとも2つの識別子（例：氏名，生年月日）を用いて本人確認を行う

☐ 1度に1人分の薬剤しか準備しない

☐ 適切な器具や服用に適した方法で薬剤を準備する

☐ 投薬の処方指示には，個人名，薬剤名，投与量と回数，投与経路，投薬の理由，承認のための適切な署名が含まれていることを確認する

☐ 投与前に，必要な情報が欠落している薬剤処方指示を明確にする

☐ 投与前に薬剤の形状変化を確認する（例：腸溶錠がつぶれている，経口液剤が静脈注射用シリンジに入れられている，通常とは異なる包装）

☐ 人の安全を脅かす可能性のある薬剤の投与を拒否する

☐ 1度に1人の投薬管理記録（MAR），コンピュータで印刷したもの，コンピュータの投薬管理画面だけをみる

☐ 施設の方針および手順により必要とされる配薬システムを使用する（例：単位用量，自動配薬システム）

☐ 適切なラベルが貼られていない薬剤，薬剤のシールが破れている薬剤，期限切れの薬剤の投与は避ける

☐ 未使用の薬剤や期限切れの薬剤を廃棄する**[施設のガイドラインに従って]**

☐ 投薬量を計算する**[必要な場合]**

☐ すべての計算をダブルチェックする

☐ 薬剤の準備・確認・投与時の中断を避ける

☐ 規範当局の規制に従って，薬剤の処方や推奨をする**[適切な場合]**

☐ 処方権限，プロトコル，ポリシー，手順に従って薬剤を管理する

☐ 医療従事者の処方，医療機関の方針，および手順を使用して，適切な投薬方法を指導する（患者IDブレスレットをスキャンし，投薬バーコードをスキャンする）

☐ 投薬前に患者のアレルギーに注意し，薬剤を投与しない**[適切な場合]**

☐ 市販薬や漢方薬を含め，アレルギー，相互作用，禁忌を監視する

☐ 本人が不適切な薬剤を識別できることが多いため，投与する前に，それぞれの薬剤の種類，投与理由，予想される作用，副作用（有害なもの）を本人や介護者に確認してから投与する

☐ 投薬の前にすべての質問に答え，投薬に関する知識を確認する

☐ 規制薬物を準備する際，前回の薬数を記録で確認し，現在の薬数と入手可能な薬数が一致していることを確認する

☐ 規制薬物では署名をする**[施設のプロトコルに従って]**

☐ 規制薬物数の不一致をただちに報告する

☐ 睡眠剤，麻酔剤，抗生物質が中止されるのか，再度処方されるのかを更新日に確認する

☐ 薬剤を放置しない

704   Part 3　介入

- [ ] すべての服薬を確認する
- [ ] 投与後，観察された場合のみ投薬内容を記録する
- [ ] すべての薬剤が摂取されるまで患者のそばにいる
- [ ] 時間的に重要な投薬は，指示された時間に正確に行う（指示された時間の前後 30 分以内に行う）
- [ ] 投薬前に必要な評価（例：血圧，脈拍）を行う
- [ ] 薬剤投与前後にバイタルサインや検査結果をモニタリングする[**適切な場合**]
- [ ] 服薬する患者を援助する[**必要な場合**]
- [ ] 適切な方法と経路で投与する
- [ ] すべての非経口薬投与に無菌的手技を用いる
- [ ] 薬剤の期待される効果と潜在的な副作用（有害なもの）について，患者本人と家族に説明する
- [ ] 薬剤の期待される効果と潜在的な副作用（有害なもの）に関する理解を確認し，記録する
- [ ] 頓用剤の必要性を決定するため確認する[**適切な場合**]
- [ ] すべての薬剤の治療効果について患者を観察する
- [ ] 薬剤の副作用（有害なもの），毒性，相互作用について観察する
- [ ] 薬剤投与および患者本人の反応を記録する（例：薬剤の一般名，用量，時間，投与経路，投与理由，効果を含める）[**施設のプロトコルに従って**]
- [ ] 理解を確実にするためにティーチバックを用いる

第 1 版：1992。改訂：2013，2024

参考文献

Berman, A., Snyder, S. J., & Frandsen, G. (2018). Medications. In *Kozier and Erb's fundamentals of nursing: Concepts, process and practice* (pp. 750-829) (10th ed.). Pearson.

Boyer, M. J. (2020). *Math for nurses* (10th ed.). Wolters-Kluwer.

Kirby, N. (2021). Medication administration. In R. F. Craven, C. J. Hirnle, & C. J. Henshaw (Eds.), *Fundamentals of nursing: Human health and function* (8th ed., pp. 410-471). Wolters-Kluwer.

Potter, P. A., Ostendorf, W. R., & LaPlante, N. (2018). Nonparenteral medications. In *Clinical nursing skills and techniques* (pp. 523-579) (9th ed.). Mosby.

Potter, P. A., Ostendorf, W. R., & LaPlante, N. (2018). Parenteral medications. In *Clinical nursing skills and techniques* (pp. 580-628) (9th ed.). Mosby.

Potter, P. A., Ostendorf, W. R., & LaPlante, N. (2018). Safe medication preparation. In *Clinical nursing skills and techniques* (pp. 501-522) (9th ed.). Mosby.

Sanoski, C. A., & Vallerand, A. H. (2021). *Davis's drug guide for nurses* (17th ed.). F.A. Davis.

Williams, P. A. (2020). Medications and older adults. In *Basic geriatric nursing* (pp. 132-149) (7th ed.). Elsevier.

2322	**与薬：眼内ディスク**

Medication Administration: Intraocular Disk

定義：眼内ディスク薬を準備し，挿入する

行動

- [ ] 正確で安全な投薬のため，医療機関の方針と手順に従う
- [ ] 安全で効率的な薬剤投与を最大化する環境を促進する
- [ ] 薬物療法を受ける人の状態，薬物療法に関する適応症や情報（例：投与量の範囲，期待される治療効果，起こりうる副作用，他の薬剤との相互作用）に精通している
- [ ] 薬剤投与前に各薬剤投与記録（MAR）の正確性と完全性を確認する
- [ ] 健康歴とアレルギー歴を確認する
- [ ] 薬剤に関する知識と投与法の理解を確認する
- [ ] 投薬の目的を説明し，質問に適切に答える
- [ ] 薬剤投与の 6 つの原則（例：適切な人，適切な薬剤，適切な量，適切な経路，適切な時間，適切な記録）を順守する

□ 少なくとも2つの識別子（例：氏名，生年月日）を用いて本人確認を行う

□ 投薬前に必要な評価（例：血圧，脈拍，血糖値アセスメント，痛みの程度）を行う

□ 仰臥位または椅子に座った状態で，頸部をやや過伸展させ，目線を上に向ける

□ 薬剤や涙を拭き取るためのティッシュを用意する[適応がある場合]

□ まぶたとまつ毛の汚れを落とし，拭き綿面を1度だけ使用し内眼角から外眼角に向かって洗浄する

□ 指先をディスクに軽く押し当て，ディスクが指に密着していることを確認する

□ ディスクが密着しない場合は，滅菌生理食塩水で指先を湿らせる[必要な場合]

□ ディスクの凸面を指先にあてる

□ 下まぶたを引き下げ，目から離す

□ 上を向くように指示する

□ ディスクを結膜嚢に入れ，虹彩と下まぶたの間の強膜に浮かせる

□ 下まぶたを引き出してディスクの上にかぶせ，ディスクが下まぶたに覆われてみえなくなるようにする

□ ディスクが角膜や上まぶたの下にないことを確認する

□ ディスクが目のなかで溶けない限り，所定の時間が経過したら取り除く

□ 下まぶたを軽く引き下げて取り出す

□ 親指と人差し指でディスクをつまんで取り除く

□ 薬剤の局所的，全身的，および副作用（有害なもの）を観察する

□ 自己投与技術に関する指導を行う[適切な場合]

□ 投薬と対応状況を記録する[施設のプロトコルに従って]

□ 理解を確実にするためにティーチバックを用いる

第8版：2024

参考文献

Berman, A., Snyder, S. J., & Frandsen, G. (2018). Medications. In *Kozier and Erb's Fundamentals of nursing: Concepts, process and practice* (pp. 813-815) (10th ed.). Pearson.

Kirby, N. (2021). Medication administration. In R. F. Craven, C. J. Hirnle, & C. J. Henshaw (Eds.), *Fundamentals of nursing: Human health and function* (8th ed., pp. 410-471). Wolters-Kluwer.

Potter, P. A., Ostendorf, W. R., & LaPlante, N. (2018). Administering ophthalmic medications. In *Clinical nursing skills and techniques* (pp. 541-547) (9th ed.). Mosby.

Sanoski, C. A., & Vallerand, A. H. (2021). *Davis's drug guide for nurses* (17th ed.). F.A. Davis.

2311	与薬：吸入
	Medication Administration: Inhalation

定義：吸入剤を準備し投与すること

行動

□ 正確で安全な投薬のため，医療機関の方針と手順に従う

□ 安全で効率的な投薬管理を行うための環境を整える

□ 薬物療法を受ける人の状態，薬物療法に関する適応症や情報（例：投与量の範囲，期待される治療効果，起こりうる副作用，他の薬剤との相互作用）に精通している

□ 薬剤投与前に各薬剤投与記録（MAR）の正確性と完全性を確認する

□ 健康歴とアレルギー歴を確認する

□ 薬剤に関する知識と投与法の理解を確認する

□ 投薬の目的を説明し，質問に適切に答える

□ 薬剤投与の6つの原則（例：適切な人，適切な薬剤，適切な量，適切な経路，適切な時間，適切な記録）を順守する

706　　Part 3　介入

- [ ] 少なくとも2つの識別子（例：氏名，生年月日）を用いて本人確認を行う
- [ ] 投薬前に必要な評価（例：血圧，脈拍，血糖値アセスメント，痛みの程度）を行う
- [ ] 薬剤の取り扱いや投与に関する能力を確認する
- [ ] 処方に従って吸入器を使用できるよう援助する
- [ ] 事前に指示されている場合は，装置の使用方法を実演してもらう
- [ ] 最新の装置と薬剤に合った手技を修正する [**必要な場合**]
- [ ] 吸入器にあるエアロチャンバー（スペーサー）の使用法を指導する [**適切な場合**]
- [ ] 呼吸作動式定量吸入器の使用法を指導する [**適切な場合**]
- [ ] 吸入器を振り，吸入器のキャップをはずし，吸入器を逆さにして薬剤を投与する
- [ ] 吸入器を口または鼻に装着し，頭を少し後ろに傾け，息を完全に吐ききるよう補助する
- [ ] ゆっくり息を吸いながら吸入器のボタンを押し，薬剤を放出するよう患者を指導する
- [ ] ネブライザー使用時は，ゆっくり深呼吸し，吸気終末で息を短く止め，自然に息を吐く
- [ ] 息を10秒間とめさせる [**適切な場合**]
- [ ] 鼻から，またはすぼめた口から，ゆっくり息を吐き出させる
- [ ] 吸入薬の説明書どおり，吸入を繰り返すよう説明する
- [ ] 2種類の定量吸入器が処方された場合，吸入と吸引の間に時間をおくよう指導する [**施設のプロトコルに従って**]
- [ ] 薬剤容器をはずしてから，温かいお湯で吸入器を洗浄するよう指導する
- [ ] 吸入器から噴霧が実際に出ているか判断できるように指導する
- [ ] 吸入器が空になったことを判断できるように指導する
- [ ] 必要に応じてネブライザーの使用方法を指導する（例：使用中の口または鼻からの呼吸，薬剤と投与量，ネブライザーと器具の使用と洗浄）[**必要な場合**]
- [ ] 呼吸を観察し，肺を聴診する [**適切な場合**]
- [ ] 薬剤の効果をモニタリングし，望ましい効果と起こりうる副作用（有害でないものも含む）について，患者とケア提供者に指導する
- [ ] 自己投薬法を指導し，できているかを確認する [**適切な場合**]
- [ ] 薬剤投与および反応を記録する [**施設のプロトコルに従って**]
- [ ] 理解を確実にするためにティーチバックを用いる

第3版：2000。改訂：2004，2024

参考文献

Berman, A., Snyder, S. J., & Frandsen, G. (2018). Medications. In *Kozier and Erb's Fundamentals of nursing: Concepts, process and practice* (pp. 821-823) (10th ed.). Pearson.

Garzon Maaks, D. L., Barber Starr, N., Brady, M. A., Gaylord, N. M., Driessnack, M., & Duderstadt, K. (2021). *Burns' pediatric primary care* (7th ed.). Elsevier.

Kirby, N. (2021). Medication administration. In R. F. Craven, C. J. Hirnle, & C. J. Henshaw (Eds.), *Fundamentals of nursing: Human health and function* (8th ed., pp. 410-471). Wolters-Kluwer.

Potter, P. A., Ostendorf, W. R., & LaPlante, N. (2018). Using metered-dose inhalers, using dry powder inhaled medications, using small-volume nebulizers. In *Clinical nursing skills and techniques* (pp. 554-565) (9th ed.). Mosby.

Richardson, B. (2020). *Pediatric primary care: Practice guidelines for nurses* (4th ed). Jones & Bartlett Learning.

Sanoski, C. A., & Vallerand, A. H. (2021). *Davis's drug guide for nurses* (17th ed.). F.A. Davis.

Part 3　介入　**707**

2302	与薬：胸膜間
	Medication Administration: Interpleural

定義：胸膜内カテーテルから薬剤を投与すること

行動

☐ 正確で安全な投薬のため，医療機関の方針と手順に従う

☐ 安全で効率的な投薬管理を行うための環境を整える

☐ 薬物療法を受ける人の状態，薬物療法に関する適応症や情報（例：投与量の範囲，期待される治療効果，起こりうる副作用，他の薬剤との相互作用）に精通している

☐ 薬剤投与前に各薬剤投与記録（MAR）の正確性と完全性を確認する

☐ 健康歴とアレルギー歴を確認する

☐ 薬剤に関する知識と投与法の理解を確認する

☐ 投薬の目的を説明し，質問に適切に答える

☐ 薬剤投与の6つの原則（例：適切な人，適切な薬剤，適切な量，適切な経路，適切な時間，適切な記録）を順守する

☐ 少なくとも2つの識別子（例：氏名，生年月日）を用いて本人確認を行う

☐ 投薬前に必要な評価（例：血圧，脈拍，血糖値アセスメント，痛みの程度）を行う

☐ 胸膜内カテーテルの管理とモニタリングについて，施設の方針およびプロトコルに従う

☐ 安楽レベルを確認する

☐ 胸膜内カテーテルおよび薬剤投与の目的，利点，原理について指導する

☐ バイタルサインをモニタリングする

☐ 無菌操作を維持する

☐ カテーテルが正しい位置にあることを胸部X線検査で確認する[**適切な場合**]

☐ カテーテル挿入前後の疼痛を観察する[**適切な場合**]

☐ 手技を開始する直前にタイムアウトを実施し，適切な人，部位，位置，手技が特定され，関連する情報および必要な器具がすべて利用可能であることを最終評価する

☐ 薬剤注入の前に胸膜内カテーテル内の液体を吸引する

☐ 薬剤投与前に逆血がないことを確認する

☐ 吸引した液体の色調と量を観察する

☐ 胸膜内カテーテルの確認中に2mL以上の液体が吸引されたら，薬剤投与を控える

☐ すべての薬剤は無菌操作によって準備する

☐ 間欠的もしくは持続的な点滴によって，胸膜内カテーテルから鎮痛剤を投与する

☐ 胸膜内カテーテルに圧力がかからないように体位を整える

☐ 生理学的反応を解析するためのモニタリング手段を用い，最適なケアを実施するための看護介入を開始する

☐ 息切れ，不整脈，異常な呼吸音を観察する

☐ 胸膜内カテーテルからの漏れに注意する

☐ 投与された薬剤による鎮痛効果，副作用（有害でないものも含む），有害作用を観察する

☐ 薬剤投与ポンプをカテーテルに接続する[**適切な場合**]

☐ 薬剤投与を記録する[**確立された施設の方針に従って**]

☐ 鎮痛剤の投与中は，必要なすべてのケアを提供する[**必要な場合**]

☐ 使用機器や薬剤に関連する鎮痛法によって起こりうる合併症を予測する

☐ 緊急状態を確認し，施設の方針や手順，ガイドラインに従って治療を開始する

☐ 胸膜内カテーテルを使用した状態で，早期離床を奨励する[**適切な場合**]

708　　Part 3　介入

- □ ドレッシング材を交換する［適切な場合］
- □ 胸膜内カテーテル挿入部の感染の徴候や症状を観察する
- □ 胸膜内カテーテルを抜去する［指示と施設の方針に従って］
- □ 理解を確実にするためにティーチバックを用いる

第 1 版：1992。改訂：2013，2024

参考文献

Banka, R., Ellayeh, M., & Rahman, N. (2021). Pleurodesis. In *Reference Module in Biomedical Sciences.* Elsevier. https://doi.org/10.1016/B978-0-08-102723-3.00143-8

Cheng, G. S., & Ilfeld, B. M. (2018). An evidence-based review of the efficacy of perioperative analgesic techniques for breast cancer-related surgery. *Pain Medicine*, *18*(7), 1344-1365.

Dhanjal, S., & Shannon, C. (2020). Interpleural analgesia. In *StatPearls*. StatPearls Publishing. https://www.ncbi.nlm.nih.gov/books/NBK526020/

Koshini, S. (2020). *A comparative randomized study of thoracic paravertebral block versus inter pleural block for post operative analgesia after modified radical mastectomy, cholecystectomy and nephrectomy surgeries*. Chengalpattu: Doctoral dissertation, Chengalpattu Medical College and Hospital.

Rajaretnam, N., Smith, N., Massey, L., Rockett, M., & Aroori, S. (2020). Is epidural analgesia still the gold standard analgesic technique for pancreaticoduodenectomy? *HPB*, *22*, S306.

Spasova, A. (2021). *Interpleural analgesia in the treatment of pain syndromes: Methodology and clinical application*. Sciencia Scripts.

2313	**与薬：筋肉内**

Medication Administration: Intramuscular (IM)

定義：薬剤を準備し，筋肉内に投与すること

行動

- □ 正確で安全な投薬のため，医療機関の方針と手順に従う
- □ 安全で効率的な投薬管理を行うための環境を整える
- □ 薬物療法を受けている人の状態，薬物療法に関する適応症や情報（例：投与量の範囲，期待される治療効果，起こりうる副作用，他の薬物との相互作用）に精通している
- □ 薬剤投与前に各薬剤投与記録（MAR）の正確性と完全性を確認する
- □ 健康歴とアレルギー歴を確認する
- □ 薬剤に関する知識と投与法の理解を確認する
- □ 投薬の目的を説明し，質問に適切に答える
- □ 薬剤投与の 6 つの原則（例：適切な人，適切な薬剤，適切な量，適切な経路，適切な時間，適切な記録）を順守する
- □ 少なくとも 2 つの識別子（例：氏名，生年月日）を用いて本人確認を行う
- □ 投薬前に必要な評価（例：血圧，脈拍，血糖値アセスメント，痛みの程度）を行う
- □ 筋肉内注射の適応と禁忌を考慮する
- □ 患者と薬剤の情報（例：薬剤の粘度，薬剤の量，注射部位，患者の体重，脂肪組織の量）に基づき，正しい注射針と注射器を選択する
- □ 脂肪量が多く筋肉組織への到達が妨げられる肥満者には，長くて太いゲージの注射針を選択する
- □ やせ細った筋肉や萎縮した筋肉への注射は避ける
- □ 適切なラベルが貼付されていない薬剤は廃棄する
- □ 製造者の指示に従い，アンプル，バイアル，プレフィルドシリンジ等から適切な量を準備する
- □ 適切な注射部位を選択する（例：腹殿筋，外側広筋，三角筋）
- □ 定期的に注射する場合は，肥大のリスクを減らすために注射部位をローテーションさせる
- □ 浮腫，腫瘤，圧痛がないか部位を触診し，瘢痕，打撲，擦過傷，感染のある部位を避ける
- □（実施者は）利き手でないほうの手で，皮膚をしっかりと引っ張る
- □ 無菌操作および適切なプロトコルを用いて注射する

Part 3　介入　**709**

☐ 90度の角度で素早く針を刺入させる

☐ 注射前の吸引による不快感が増すことで推奨されなくなったため，吸引に関する施設の方針に従う

☐ 吸引を使用する[**適応がある場合**]

☐ 血液が吸引されない場合は，ゆっくりと薬剤を注射する

☐ 薬剤注入後，10秒待ってから針を抜き，皮膚を離す

☐ 注射部位を優しく圧迫し，マッサージは避ける

☐ 注射部位の急性疼痛について観察する

☐ 大量の薬剤の注射は避ける（最大投与量は，成人4～5mL，小児・高齢者・痩せ型の人2mL，幼児・乳児1mL，新生児0.5mL）

☐ 指示に従い，Z-track法（利き手でないほうの手の尺側で約2.5～3.5cm横方向に皮膚と皮下組織を引っ張り，注射が完了するまで皮膚を固定し，その後皮膚を離す）を使用する

☐ 注射部位やその遠位部に対する感覚や運動の変化を観察する

☐ 薬剤の期待される効果と予測できない効果をモニタリングする

☐ 薬剤投与および反応を記録する[**施設のプロトコルに従って**]

第3版：2000。改訂：2004，2024

参考文献

Berman, A., Snyder, S. J., & Frandsen, G. (2018). Medications. In *Kozier and Erb's Fundamentals of nursing: Concepts, process and practice* (pp. 801-802) (10th ed.). Pearson.

Kirby, N. (2021). Medication administration. In R. F. Craven, C. J. Hirnle, & C. J. Henshaw (Eds.), *Fundamentals of nursing: Human health and function* (8th ed., pp. 410-471). Wolters-Kluwer.

Potter, P. A., Ostendorf, W. R., & LaPlante, N. (2018). Administering intramuscular injections. In *Clinical nursing skills and techniques* (pp. 600-607) (9th ed.). Mosby.

Sanoski, C. A., & Vallerand, A. H. (2021). *Davis's drug guide for nurses* (17th ed.). F.A. Davis.

2304	**与薬：経口**
	Medication Administration: Oral

定義：経口剤を準備し投与すること

行動

☐ 正確で安全な投薬のため，医療機関の方針と手順に従う

☐ 安全で効率的な服薬管理を行うための環境を整える

☐ 薬物療法を受ける人の状態，薬物療法に関する適応症や情報（例：投与量の範囲，期待される治療効果，起こりうる副作用，他の薬剤との相互作用）に精通している

☐ 薬剤投与前に各薬剤投与記録（MAR）の正確性と完全性を確認する

☐ 健康歴とアレルギー歴を確認する

☐ 薬剤に関する知識と投与法の理解を確認する

☐ 投薬の目的を説明し，質問に適切に答える

☐ 薬剤投与の6つの原則（例：適切な人，適切な薬剤，適切な量，適切な経路，適切な時間，適切な記録）を順守する

☐ 少なくとも2つの識別子（例：氏名，生年月日）を用いて本人確認を行う

☐ 投薬前に必要な評価（例：血圧，脈拍，血糖値アセスメント，痛みの程度）を行う

☐ 1度に1人分の薬剤を準備する

☐ 1度に1つのMAR，コンピュータのプリントアウト，またはコンピュータの投薬管理画面だけをみる

☐ 輸液の選択を判断し，その輸液で投薬が可能かどうかを判断し，指示があれば水分制限を維持する

☐ 経口投与禁忌を判断する（例：嚥下困難，悪心嘔吐，腸管の炎症，蠕動運動低下，最近の消化管手術歴，胃内吸引への接続，絶食，意識レベルの低下）

☐ 一刻を争う投薬は，指示された時間に正確に行う（指示された時間の前後30分以内）

710　　Part 3　介入

- ☐ 投薬前に座位またはファウラー位をとる
- ☐ 投薬後 30 分間は同じ姿勢を保つ
- ☐ 座れない場合は側臥位をとる
- ☐ コップをもって，1 錠ずつ口に入れる等，服薬介助を行う
- ☐ 服薬を急がせたり，無理強いしたりしない
- ☐ 薬剤投与前に，嚥下障害スクリーニングツールを用いて，嚥下能力および誤嚥のリスクを評価する **[適応がある場合]**
- ☐ 可能性のある薬剤の相互作用や禁忌を確認する
- ☐ 薬剤の容器または包装に使用期限を記入し，使用期限の切れた薬剤は廃棄する
- ☐ 薬剤の種類に応じて，空腹時，食事時，食後 2 ～ 3 時間後に与える **[適切な場合]**
- ☐ 手袋を着用しない限り，薬剤の取り扱いや調製は避ける
- ☐ 飲みづらい味の薬剤は食物や飲物と混ぜる **[適切な場合]**
- ☐ 薬局で味つけしたシロップと薬剤を混ぜる **[適切な場合]**
- ☐ 薬剤を砕いて少量の軟らかい食べ物（例：アップルソース，プリン）と混ぜる **[症状や年齢によって必要な場合]**
- ☐ 薬の放出が早すぎたり，不活性化したり，意図した作用部位に到達しない可能性があるため，腸溶性コーティング剤は粉砕したり分割したりしない
- ☐ トローチをかんだり飲み込んだりしないように注意する
- ☐ 発泡性薬剤の場合は，ベッドサイドでコップ 1 杯の水に錠剤または粉末を加え，溶かしたらすぐに投与する
- ☐ 薬剤の期待される効果と潜在的な副作用（有害なもの）に関する情報を提供する
- ☐ 舌下錠の適切な投与法を指導する
- ☐ 舌下錠を舌の下に置き，飲み込まずにゆっくり溶かすように指示する
- ☐ 口腔内の頬の粘膜にバッカル錠を置き，薬剤が溶けるまで保持してもらう
- ☐ 舌下錠やバッカル錠が完全に溶けるまでは飲食をしないよう指導する
- ☐ すべての薬剤を服用していることを確認する
- ☐ 薬剤を放置しない
- ☐ 投与後と観察後のみ，記録する
- ☐ 服薬が完了するまで付き添う
- ☐ 誤嚥の可能性について観察する **[適切な場合]**
- ☐ 薬剤投与後に口腔内を確認する **[適切な場合]**
- ☐ 投薬後 30 分以内に安楽な姿勢に戻る
- ☐ コンピュータ制御の自動調剤または単位用量投薬カートを使用する **[施設の方針に従って]**
- ☐ 薬剤の服用方法について，患者または家族を指導する
- ☐ 治療効果，副作用（有害なもの），薬剤毒性，相互作用について観察する
- ☐ 薬剤投与および反応を記録する **[施設のプロトコルに従って]**
- ☐ 理解を確実にするためにティーチバックを用いる

第 1 版：1992。改訂：2000, 2004, 2024

参考文献

Berman, A., Snyder, S. J., & Frandsen, G. (2018). Medications. In *Kozier and Erb's fundamentals of nursing: Concepts, process and practice* (pp. 792-793) (10th ed.). Pearson.

Boyer, M. J. (2020). *Math for nurses* (10th ed.). Wolters-Kluwer.

Kirby, N. (2021). Medication administration. In R. F. Craven, C. J. Hirnle, & C. J. Henshaw (Eds.), *Fundamentals of nursing: Human health and function* (8th ed., pp. 410-471). Wolters-Kluwer.

Potter, P. A., Ostendorf, W. R., & LaPlante, N. (2018). Administering intramuscular injections. In *Clinical nursing skills and techniques* (pp. 589-593) (9th ed.). Mosby.

Sanoski, C. A., & Vallerand, A. H. (2021). *Davis's drug guide for nurses* (17th ed.). F.A. Davis.

2318	与薬：経腟
	Medication Administration: Vaginal

定義：経腟剤を準備し挿入すること

行動

☐ 正確で安全な投薬のため，医療機関の方針と手順に従う

☐ 安全で効率的な投薬管理を行うための環境を整える

☐ 薬物療法を受ける人の状態，薬物療法に関する適応症や情報（例：投与量の範囲，期待される治療効果，起こりうる副作用，他の薬剤との相互作用）に精通している

☐ 薬剤投与前に各薬剤投与記録（MAR）の正確性と完全性を確認する

☐ 健康歴とアレルギー歴を確認する

☐ 薬剤に関する知識と投与法の理解を確認する

☐ 投薬の目的を説明し，質問に適切に答える

☐ 薬剤投与の６つの原則（例：適切な人，適切な薬剤，適切な量，適切な経路，適切な時間，適切な記録）を順守する

☐ 少なくとも２つの識別子（例：氏名，生年月日）を用いて本人確認を行う

☐ 投薬前に必要な評価（例：血圧，脈拍，血糖値アセスメント，痛みの程度）を行う

☐ 投与前に排泄させる

☐ 腹部または下肢にドレープをかけ，プライバシーを確保する［適応がある場合］

☐ ルームライトまたは携帯用グースネックランプを使用し，適切な明るさを確保する［適応がある場合］

☐ 坐剤または錠剤の先端の丸い部分に水溶性潤滑剤を塗布する

☐ 手袋をした利き手の人差し指に潤滑剤を塗る

☐ 大陰唇のヒダを前後方向にゆっくりと広げる

☐ 坐剤，錠剤またはカプセルの丸い端を腟の後壁に沿って７〜10cm挿入するか，アプリケーターを５〜7cm挿入する

☐ 指を抜き，余分な潤滑剤を拭き取る

☐ ゼリー，クリームまたはフォームを塗布するときと同じ位置と手技を使用し，アプリケーターに薬剤の指示どおりに充填する

☐ アプリケーターを５〜7.5cm挿入し，アプリケーターのプランジャーを押して薬剤を注入する

☐ 少なくとも10分間，仰臥位でいるよう指導する

☐ 腟潅注または灌流を同じ姿勢で行い，下にベッドパンおよび吸収パッドを追加する

☐ 腟洗浄または灌流は体温で行う

☐ 容器のチューブまたはノズルを準備する

☐ 陰唇のヒダを広げ，ノズルを入れ，腟口から仙骨へ向けて挿入する

☐ 容器を腟の高さより30〜50cm高くする

☐ ノズルを回転させながら溶液を流す

☐ 薬液を全量注入する

☐ ノズルを抜き，座位を補助し，数分間ベッドパンの上にとどまる

☐ 薬物投与後，会陰部を洗浄し，乾燥させる［適応がある場合］

☐ 会陰パッドを提供する［適応がある場合］

☐ 使用後はアプリケーターを含むすべての器具を洗浄する

☐ 会陰部の清潔を維持する

☐ 薬剤の効果をモニタリングする

☐ 自己管理技術を説明する［適切な場合］

712 Part 3 介入

☐ 治療効果を確実にするため，処方された薬剤はすべて服用するよう指導する

☐ 性交渉を控えるよう指導する［薬剤の適応がある場合］

☐ 月経中も服薬を継続するよう指導する

☐ 腟粘膜の刺激につながるため，腟剤の過度の使用を避けるよう指導する

☐ 薬剤投与および反応を記録する［施設のプロトコルに従って］

☐ 理解を確実にするためにティーチバックを用いる

第3版：2000。改訂：2004，2024

参考文献

Berman, A., Snyder, S. J., & Frandsen, G. (2018). Medications. In *Kozier and Erb's Fundamentals of nursing: Concepts, process and practice* (pp. 818-820) (10th ed.). Pearson.

Kirby, N. (2021). Medication administration. In R. F. Craven, C. J. Hirnle, & C. J. Henshaw (Eds.), *Fundamentals of nursing: Human health and function* (8th ed., pp. 410-471). Wolters-Kluwer.

Potter, P. A., Ostendorf, W. R., & LaPlante, N. (2018). Administering vaginal instillations. In *Clinical nursing skills and techniques* (pp. 565-569) (9th ed.). Mosby.

Sanoski, C. A., & Vallerand, A. H. (2021). *Davis's drug guide for nurses* (17th ed.). F.A. Davis.

2301	与薬：経腸

Medication Administration: Enteral

定義：胃腸内に挿入されたチューブから薬剤を投与すること

行動

☐ 正確で安全な投薬のため，医療機関の方針と手順に従う

☐ 安全で効率的な投薬管理を行うための環境を整える

☐ 薬物療法を受ける人の状態，薬物療法に関する適応症や情報（例：投与量の範囲，期待される治療効果，起こりうる副作用，他の薬剤との相互作用）に精通している

☐ 薬剤投与前に各薬剤投与記録（MAR）の正確性と完全性を確認する

☐ 健康歴とアレルギー歴を確認する

☐ 薬剤に関する知識と投与法の理解を確認する

☐ 投薬の目的を説明し，質問に適切に答える

☐ 薬剤投与の6つの原則（例：適切な人，適切な薬剤，適切な量，適切な経路，適切な時間，適切な記録）を順守する

☐ 少なくとも2つの識別子（例：氏名，生年月日）を用いて本人確認を行う

☐ 投薬前に必要な評価（例：血圧，脈拍，血糖値アセスメント，痛みの程度）を行う

☐ チューブによる経口剤投与を受けている患者の禁忌をすべて確認する（例：腸管炎症，蠕動運動低下，最近の胃腸の手術歴，胃内吸引への接続）

☐ 薬剤に適したチューブが選択されていることを確認する

☐ 経腸栄養剤との薬物適合性を確認する［適応がある場合］

☐ 栄養剤の投与に合わせて薬剤投与スケジュールを作成する［適応がある場合］

☐ 液状の薬剤を入手する［可能な場合］

☐ 薬剤の形状を変更する前に薬剤師に相談する［必要な場合］

☐ 舌下剤，徐放性剤，チュアブル（咀嚼）剤，長時間作用型剤，または腸溶性コーティング剤を粉砕することは避ける

☐ 製剤の変更が不可能な医薬品について，代替薬が入手できない場合は，医療従事者に連絡する

☐ 薬理学的な指示に従って薬剤を準備する（例：粉砕する，液体と混ぜる，カプセルを開ける，滅菌針でジェルカプセルを刺す，溶かす）

☐ 液体制限のため，水量を調整する［必要な場合］

☐ 経腸栄養を中止し，投薬前に15mLの水で洗浄する

Part 3　介入　　**713**

☐ 経腸チューブが詰まらないように，薬剤を個別に投与する

☐ 投与前に薬剤が溶けていることを確認する

☐ 薬剤の期待される効果と潜在的な副作用（有害なもの）に関する情報を患者に提供する

☐ 経腸栄養剤の投与には，正しい注射シリンジを使用する

☐ 消化管内容物を吸引し，5 〜 10mL の吸引液の pH レベルと色（内容物の pH が 5.5 以下，色は緑色から褐色，またはオフホワイト，肺内容物の pH が 6 以上，色は粘液を伴う透明から淡黄色）を確認するか，または X 線フィルムを入手し，施設のガイドラインに従ってチューブの留置を確認する

☐ 投薬中は，高ファーラー位に体位を整える [禁忌でない場合]

☐ 胃内物を吸引し，30mL の空気または年齢に見合う量の空気でフラッシュし，吸引物を戻す。さらに 30mL の水でチューブ内をフラッシュする [適切な場合]

☐ 胃残留量を測定し 200mL を超える場合は投薬を中止する

☐ 胃の残留量が多い場合は，30 〜 60 分後に胃残留量を再確認し，食事も控えるようにする

☐ 2 回目の確認後，胃残留量が多く，薬剤が残っているのであれば医療従事者に連絡する

☐ 注射器からプランジャー（内筒）を抜き，クランプしたり，ひねったチューブにつなぐ

☐ クランプしたり，ひねったチューブを開放した後，15 〜 30mL の水でチューブを洗浄する

☐ シリンジのバレルを上げ下げして流量を調整する [必要な場合]

☐ 胃に余分な空気が入らないように，水を注入する前にチューブをつまむか，クランプする

☐ 注射器に薬剤を注ぎ，クランプしたチューブを解放する

☐ プランジャー（内筒）は流れを促すためだけに用い，シリンジ筒から薬剤が自由に流れるようにして投与する [必要な場合]

☐ 投薬のたびに，15 〜 30mL の温かい湯，または年齢に見合う量の湯で，薬剤投与後にチューブ内をフラッシュする

☐ 最後の投薬後，30mL 〜 60mL の水あるいは年齢に応じた適量の水を流す

☐ 水分出納表に，水分の総量を記録する

☐ 経管栄養を再開する [処方に従って]

☐ 薬剤が供給液に合わない場合は，供給液をさらに 30 〜 60 分間保持する

☐ 減圧に使用したチューブから薬剤を投与する場合は，吸着を促進するために吸引をはずし，チューブを 20 〜 30 分間クランプしたままにする

☐ シリンジを洗浄し，ベッドサイドの保管場所に戻す

☐ 投薬後 1 時間は，ベッドの頭部を 30 度以上高く保つ

☐ 治療効果，副作用（有害なもの），薬剤の毒性，相互作用について，観察する

☐ 薬剤投与および反応を記録する [施設のガイドラインに従って]

第 1 版：1992。改訂：1996，2004，2024

参考文献

Alsaeed, D., Furniss, D., Blandford, A., Smith, F., & Orlu, M. (2018). Carers' experiences of home enteral feeding: A survey exploring medicines administration challenges and strategies. *Journal of Clinical Pharmacy & Therapeutics*, *43*(3), 359-365. https://doi.org/10.1111/jcpt.12664

Berman, A., Snyder, S. J., & Frandsen, G. (2018). Medications. In *Kozier and Erb's Fundamentals of nursing: Concepts, process and practice* (pp. 780-781) (10th ed.). Pearson.

Kirby, N. (2021). Medication administration. In R. F. Craven, C. J. Hirnle, & C. J. Henshaw (Eds.), *Fundamentals of nursing: Human health and function* (8th ed., pp. 410-471). Wolters-Kluwer.

Li, T., Eisenhart, A., & Costello, J. (2017). Development of a medication review service for patients with enteral tubes in a community teaching hospital. *American Journal of Health-System Pharmacy*, *74*, S47-S51. https://doi.org/10.2146/ajhp160519

Portela Beserra, M. P., Gonçalves de Oliveira, C. L. C., Portela, M. P., de Oliveira Lopes, M. V., de França Fonteles, M. M., Beserra, M. P. P., De Oliveira, C. L. C. G., Lopes, M. V., de, O., Fonteles, M. M., & de, F. (2017). Drugs via enteral feeding tubes in inpatients: dispersion analysis and safe use of dispensers. *Nutricion Hospitalaria*, *34*(2), 257-263. https://doi.org/10.20960/nh.486

Potter, P. A., Ostendorf, W. R., & LaPlante, N. (2018). Administering medications through a feeding tube. In *Clinical nursing skills and techniques* (pp. 530-536) (9th ed.). Mosby.

Sanoski, C. A., & Vallerand, A. H. (2021). *Davis's drug guide for nurses* (17th ed.). F.A. Davis.

Smith, S. F., Duell, D. J., Martin, B. C., Aebersold, M. L., & Gonzalez, L. (2017). Administering

714　Part 3　介入

medications per enteral (NG or NI) feeding tube. In *Clinical nursing skills: Basic to advanced skills* (pp. 585-586) (9th ed.). Pearson.

2315	**与薬：経直腸**
	Medication Administration: Rectal

定義：直腸坐剤，錠剤，カプセルを準備し，挿入する

行動

- □ 正確で安全な投薬のため，医療機関の方針と手順に従う
- □ 安全で効率的な投薬管理を行うための環境を整える
- □ 薬物療法を受ける人の状態，薬物療法に関する適応症や情報（例：投与量の範囲，期待される治療効果，起こりうる副作用，他の薬剤との相互作用）に精通している
- □ 薬剤投与前に各薬剤投与記録（MAR）の正確性と完全性を確認する
- □ 健康歴とアレルギー歴を確認する
- □ 薬剤に関する知識と投与法の理解を確認する
- □ 投薬の目的を説明し，質問に適切に答える
- □ 薬剤投与の6つの原則（例：適切な人，適切な薬剤，適切な量，適切な経路，適切な時間，適切な記録）を順守する
- □ 少なくとも2つの識別子（例：氏名，生年月日）を用いて本人確認を行う
- □ 投薬前に必要な評価（例：血圧，脈拍，血糖値アセスメント，痛みの程度）を行う
- □ 直腸手術歴，出血歴，直腸用剤の投与禁忌の有無をカルテで確認する
- □ 胃腸の変化を示すすべての徴候と症状の存在を確認する（例：便秘や下痢）
- □ 坐剤を自分で保持する患者の能力を確認する
- □ 上肢を上に上げた曲げた状態で側臥位（左側臥位）になるよう支援する
- □ プライバシーを保ち，殿部が露出するようにベッドカバーやタオルをかける［可能な場合］
- □ ゴム手袋をした利き手の第2指（示指）と坐剤に潤滑剤を塗布する
- □ 錠剤，カプセル，または錠剤を，指示に従い，坐薬と同様の方法で滑りやすくする
- □ 口からゆっくりと深呼吸をし，肛門括約筋を緩めるよう指導する
- □ 殿部を引っ込める
- □ 坐剤，錠剤，カプセルを肛門から静かに挿入し，内肛門括約筋を通過させ，直腸壁にあてる（成人は10cm，小児は5cm）
- □ 便のなかに薬剤を埋め込まないようにする
- □ 殿部を数分間押しつける
- □ 5分間，仰臥位または側臥位でいるよう指導する
- □ メーカーの指示に従い，薬剤を保持するよう指導する
- □ 人工肛門から薬剤を挿入するため，仰臥位になる
- □ 潤滑剤を使用し，肛門からの挿入と同じ手技で，人工肛門用の坐剤や薬剤を挿入する
- □ 薬剤の効果をモニタリングする
- □ 自己管理技術に関する説明を行う［適切な場合］
- □ 坐剤を投与する前にホイル包装を取り除くよう本人に周知徹底する
- □ 直腸投与でも経口投与と同じ効果が得られることを確認する
- □ 自己投与の場合，薬剤またはアプリケーターの操作能力を確認する
- □ 薬剤投与および反応を記録する［施設のプロトコルに従って］
- □ 理解を確実にするためにティーチバックを用いる

第3版：2000。改訂：2004, 2024

Part 3　介入　**715**

参考文献

Berman, A., Snyder, S. J., & Frandsen, G. (2018). Medications. In *Kozier and Erb's Fundamentals of nursing: Concepts, process and practice* (pp. 820-821) (10th ed.). Pearson.

Hua, S. (2019). Physiological and pharmaceutical considerations for rectal drug formulations. *Frontiers in Pharmacology, 10*, 1196. https://doi.org/10.3389/fphar.2019.01196

Kirby, N. (2021). Medication administration. In R. F. Craven, C. J. Hirnle, & C. J. Henshaw (Eds.), *Fundamentals of nursing: Human health and function* (8th ed., pp. 410-471). Wolters-Kluwer.

Lam, S. H. F., Li, D. R., Hong, C. E., & Vilke, G. M. (2018). Systematic review: Rectal administration of medications for pediatric procedural sedation. *Journal of Emergency Medicine, 55*(1), 51-63. https://doi.org/10.1016/j.jemermed.2018.04.025

Lindauer, A., Sexson, K., & Harvath, T. A. (2017). Teaching caregivers to administer eye drops, transdermal patches, and suppositories. *AJN American Journal of Nursing, 117*(1), 54-59. https://doi.org/10.1097/01.NAJ.0000511568.58187.36

Potter, P. A., Ostendorf, W. R., & LaPlante, N. (2018). Administering rectal suppositories. In *Clinical nursing skills and techniques* (pp. 569-580) (9th ed.). Mosby.

Sanoski, C. A., & Vallerand, A. H. (2021). *Davis's drug guide for nurses* (17th ed.). F.A. Davis.

Selge, C., Bausewein, C., & Remi, C. (2018). Rectal administration of baclofen at the end of life. *Journal of Pain & Symptom Management, 56*(5), e1-e3. https://doi.org/10.1016/j.jpainsyman.2018.07.023

2316	**与薬：経皮**
	Medication Administration: Skin

定義：経皮剤を準備し塗布すること

行動

- ☐ 正確で安全な投薬のため，医療機関の方針と手順に従う
- ☐ 安全で効率的な投薬管理を行うための環境を整える
- ☐ 薬物療法を受ける人の状態，薬物療法に関する適応症や情報（例：投与量の範囲，期待される治療効果，起こりうる副作用，他の薬剤との相互作用）に精通している
- ☐ 薬剤投与前に各薬剤投与記録（MAR）の正確性と完全性を確認する
- ☐ 健康歴とアレルギー歴を確認する
- ☐ 薬剤に関する知識と投与法の理解を確認する
- ☐ 投薬の目的を説明し，質問に適切に答える
- ☐ 薬剤投与の6つの原則（例：適切な人，適切な薬剤，適切な量，適切な経路，適切な時間，適切な記録）を順守する
- ☐ 少なくとも2つの識別子（例：氏名，生年月日）を用いて本人確認を行う
- ☐ 投薬前に必要な評価（例：血圧，脈拍，血糖値アセスメント，痛みの程度）を行う
- ☐ 薬剤の塗布部位の皮膚状態を確認する
- ☐ 皮膚の包皮や古い組織が薬剤と患部組織の接触を阻害するため，患部を洗浄する**[必要な場合]**
- ☐ 以前塗布した薬剤を拭き取り皮膚を清潔にする
- ☐ 治療効果が減少するため，以前に塗布した薬剤の上から新しい薬剤を塗布することは避ける
- ☐ 患部のみを露出させ，患部以外をカバーする**[適応がある場合]**
- ☐ 標準化された計測器を用いて，正しい量の局所塗布浸透薬剤を計測する
- ☐ 処方された厚さに局所剤を塗布する
- ☐ 皮膚が過度に乾燥している場合は，湿った状態で外用剤を塗布する
- ☐ 体毛の少ない皮膚に経皮パッチや局所剤を貼付または塗布する**[適切な場合]**
- ☐ 経皮吸収型パッチのサイズが変わると投与量が変わるため，小さくカットして使用できないことを説明する
- ☐ 新しい強さの薬剤が必要な場合は，医療従事者に通知し，オーダーを変更するよう指示する
- ☐ 手袋をはめた両手で薬剤を軟らかくする**[必要な場合]**
- ☐ 皮膚に均等に薬剤を塗る**[適切な場合]**

716　Part 3　介入

- ☐ 薬剤を塗布する際は，髪の生える方向に沿って，長く均一なストロークで行う
- ☐ 局所浸透薬剤の塗布部をローテーションする
- ☐ 塗布後，皮膚が油っぽく感じることがあることを説明する
- ☐ 投与量申請用紙を使用する抗狭心症剤の使用には，日付，時間，イニシャルを記入する
- ☐ エアゾール容器を強く振ってから塗布する
- ☐ 薬剤を噴霧する際は，噴霧器をもつ推奨距離を使用する
- ☐ 顔を背けるか，タオルで顔を一時的に覆うよう指導する［適応がある場合］
- ☐ 懸濁液タイプの薬剤を振りかける［適応がある場合，指示に従って］
- ☐ ガーゼドレッシングまたはパッドに懸濁型薬剤を塗布し，髪の生える方向になでるように塗布する
- ☐ 皮膚表面が十分に乾いてから粉薬を塗布する
- ☐ 薬剤を塗布する場合，適切に顔を覆う
- ☐ 皮膚を軽く払い，ドレッシング材で覆う［適応がある場合］
- ☐ 局所または全身に対する薬剤効果と副作用（有害なもの）を観察する
- ☐ 自己管理技術に関する説明を行う［適切な場合］
- ☐ 薬剤投与および反応を記録する［施設のプロトコルに従って］
- ☐ 理解を確実にするためにティーチバックを用いる

第3版：2000。改訂：2024

参考文献

Berman, A., Snyder, S. J., & Frandsen, G. (2018). Medications. In *Kozier and Erb's Fundamentals of nursing: Concepts, process and practice* (pp. 759-813) (10th ed.). Pearson.

Kirby, N. (2021). Medication administration. In R. F. Craven, C. J. Hirnle, & C. J. Henshaw (Eds.), *Fundamentals of nursing: Human health and function* (8th ed., pp. 410-471). Wolters-Kluwer.

Potter, P. A., Ostendorf, W. R., & LaPlante, N. (2018). Administering topical medications to the skin. In *Clinical nursing skills and techniques* (pp. 536-541) (9th ed.). Mosby.

Sanoski, C. A., & Vallerand, A. H. (2021). *Davis's drug guide for nurses* (17th ed.). F.A. Davis.

2303	与薬：骨髄内

Medication Administration: Intraosseous

定義：緊急時の水分・血液・薬剤の短期間投与のために，骨皮質から髄腔内に針を挿入すること

行動

- ☐ 正確で安全な投薬のため，医療機関の方針と手順に従う
- ☐ 安全で効率的な投薬管理を行うための環境を整える
- ☐ 薬物療法を受ける人の状態，薬物療法に関する適応症や情報（例：投与量の範囲，期待される治療効果，起こりうる副作用，他の薬剤との相互作用）に精通している
- ☐ 薬剤投与前に各薬剤投与記録（MAR）の正確性と完全性を確認する
- ☐ 健康歴とアレルギー歴を確認する
- ☐ 薬剤に関する知識と投与法の理解を確認する
- ☐ 投薬の目的を説明し，質問に適切に答える
- ☐ 薬剤投与の6つの原則（例：適切な人，適切な薬剤，適切な量，適切な経路，適切な時間，適切な記録）を順守する
- ☐ 少なくとも2つの識別子（例：氏名，生年月日）を用いて本人確認を行う
- ☐ 投薬前に必要な評価（例：血圧，脈拍，血糖値アセスメント，痛みの程度）を行う
- ☐ 診療の範囲と機関のガイドラインの範囲内で薬剤を管理する
- ☐ 患者の治療に対する適切性を判断し，反応性と緊急の必要性を確立する
- ☐ 禁忌の状況（例：対象四肢のコンパートメント症候群，以前に骨内挿入部位を使用したことあるいは

最近骨内挿入を試みたが失敗した，部位またはその上の骨折，以前に整形外科手術またはハードウェアを使用したことがある，挿入部位の近くに感染症または重度の熱傷がある，局所の血管障害）では，骨内アクセスを制限する

- □ 骨疾患（例：骨形成不全症，骨ペトロ症，骨粗鬆症）がある場合は骨内アクセスの使用を避ける
- □ 年齢や病態に応じた適切な腹腔内デバイスを使用し，可能であれば安全に設計されたデバイスを使用する
- □ 臨床状況に基づき，メーカーの使用説明書に従って適切な骨内留置部位を選択する
- □ 成人，小児ともに最もよく使用される部位を考慮する（例：小児は脛骨近位部，脛骨遠位部，上腕骨近位部，大腿骨遠位部，成人は胸骨）
- □ 不適切な留置による合併症を避けるため，臨床的に可能なかぎり，留置前に適切なランドマークを確認する
- □ 骨内デバイスのドリルまたはドライバを用い，体格指数に合った正しい針サイズを確認する
- □ ドリルがない，あるいはドライバ装置のため，適切なサイズのスタイレット付き針を選択する
- □ 意図した部位に挿入する前に，局所麻酔剤として皮下リドカインの使用を考慮する
- □ 四肢を固定し，医療機関の方針と手順に基づき，適切な溶液（例：アルコールベースのクロルヘキシジン，ポビドンヨード，70％アルコール）を用いて皮膚の消毒を行う
- □ 注射部位に1％リドカインを投与する[適切な場合]
- □ 下方に60～90度の角度でスタイレット付きの針を刺入する
- □ 内部のスタイレットを抜く[必要な場合]
- □ 正しい針の位置，骨に刺入して抵抗がなくなる感覚，5～10mL（成人）または2～5mL（小児）の防腐剤を含まない0.9％塩化ナトリウムで洗浄したときに浸潤の徴候がないことを確認し，骨髄内器具の正しい位置を確認する
- □ 血液または骨髄を吸引して留置を確認するが，他の留置確認の徴候がある場合は不適切な留置の徴候とはならない[可能な場合]
- □ 最初の留置位置の確認と移動後の位置確認のため，カラードップラー超音波の使用を考慮する
- □ 針を溶液でフラッシュする[施設のプロトコルに従って]
- □ 針をテープで固定し，適切な滅菌ドレッシング材をあてる[施設のプロトコルに従って]
- □ チューブを針に接続し，流量による重力または圧力によって薬液を注入する
- □ 静脈ラインを末梢に固定する
- □ 薬剤と薬液の適合性を明らかにする
- □ 投与速度を確認し，調整する
- □ 点滴液や薬剤の漏出，感染，脂肪塞栓の徴候と症状を観察する
- □ 同じ部位で何度も骨内アクセスを試みることを避け，針を適切に留置し，骨内デバイスを固定し，搬送や体位変換の際に骨内留置を再確認し，刺激の強い溶液や既知の滲出液，大量の輸液を行う前に行うことで，浸潤や滲出液のリスクを軽減する
- □ 脛骨に留置する場合は，触診とふくらはぎの周囲長を含め，継続的かつ頻繁に骨内留置部位と四肢の評価を行う
- □ 点滴時間は24時間以内，合計48時間以内とする
- □ 治療が完了したとき，または機能障害の徴候が現れたときは，24時間以内に速やかに骨盤内装具を抜去する
- □ 合併症のリスクを軽減するため，骨内留置器具の使用および取りはずしについては製造元の指示に従う
- □ 注射部位，針の種類とサイズ，点滴液や薬剤の種類，投与速度，反応を記録する[施設のプロトコルに従って]
- □ 治療に対する反応を記録する[施設のプロトコルに従って]
- □ 静脈ラインを確保し，状態が安定したら骨髄内投与ラインを中止する
- □ 教育およびコンピテンシープログラムを通じて，骨腔内ルートの適切な使用を改善する
- □ すべてのコンピテンシープログラムに，デモンストレーションによる安全な挿入の知識と技能の初回

718　Part 3　介入

および継続的な検証，適切なデバイス管理の実演，および骨内アクセスに関連する合併症の認識能力を含める

第2版：1996。改訂：2004，2024

参考文献

Infusion Nurses Society. (2021). Infusion therapy standards of practice, 8th edition. *Journal of Infusion Nursing, 39*(1S), 1-179.

Kirby, N. (2021). Medication administration. In R. F. Craven, C. J. Hirnle, & C. J. Henshaw (Eds.), *Fundamentals of nursing: Human health and function* (8th ed., pp. 410-471). Wolters-Kluwer.

Konopka, E., Webb, K., Reserva, J., Moy, L., Ton-That, H., Speiser, J., & Tung, R. (2021). Cutaneous complications associated with intraosseous access placement. *Cutis, 107*(6), E31-E33. https://doi.org/10.12788/cutis.0303

Nguyen, L., Suarez, S., Daniels, J., Sanchez, C., Landry, K., & Redfield, C. (2019). Effect of intravenous versus intraosseous access in prehospital cardiac arrest. *Air Medical Journal, 38*(3), 147-149. https://doi.org/10.1016/j.amj.2019.02.005

Potter, P. A., Ostendorf, W. R., & LaPlante, N. (2018). Safe medication preparation. In *Clinical nursing skills and techniques* (pp. 501-522) (9th ed.). Mosby.

Sanoski, C. A., & Vallerand, A. H. (2021). *Davis's drug guide for nurses* (17th ed.). F.A. Davis.

Santos, A. P., Conkin, R., & Dowd, K. (2017). Needle break: Complication and management of intraosseous vascular access. *American Surgeon, 83*(1), e18-e20. https://doi.org/10.1177/000313481708300112

2321	**与薬：持続皮下注入**
	Medication Administration: Continuous Subcutaneous Infusion

定義：皮下ルートによる持続点滴としての薬剤を準備し，投与すること

行動

☐ 正確で安全な投薬のため，医療機関の方針と手順に従う

☐ 安全で効率的な投薬管理を行うための環境を整える

☐ 薬物療法を受ける人の状態，薬物療法に関する適応症や情報（例：投与量の範囲，期待される治療効果，起こりうる副作用，他の薬剤との相互作用）に精通している

☐ 薬剤投与前に各薬剤投与記録（MAR）の正確性と完全性を確認する

☐ 健康歴とアレルギー歴を確認する

☐ 薬剤に関する知識と投与法の理解を確認する

☐ 投薬の目的を説明し，質問に適切に答える

☐ 薬剤投与の6つの原則（例：適切な人，適切な薬剤，適切な量，適切な経路，適切な時間，適切な記録）を順守する

☐ 少なくとも2つの識別子（例：氏名，生年月日）を用いて本人確認を行う

☐ 投薬前に必要な評価（例：血圧，脈拍，血糖値アセスメント，痛みの程度）を行う

☐ 薬剤投与ポンプを入手し，プログラムする

☐ 薬剤投与ポンプが安全機能を備えていることを確認する（例：ロックアウト間隔，警告アラーム）

☐ MARおよび他の免許をもつスタッフ1名とともに，プレフィルド剤容器を確認する

☐ チューブを取りつけた小型の翼付き静脈カテーテルを入手する

☐ 輸液の確立と維持に必要な，長さが最も短く，ゲージが最も小さい針を使用する

☐ 無菌的手技を用いて針とポンプチューブのプライミングを行う

☐ 患者を仰臥位にし，ドレープをかけ，プライバシーを確保する

☐ 刺激，骨の隆起，腰のライン等がない適切な注射部位を選択する（最も一般的な注射部位は鎖骨下と腹部）

☐ 薬剤を考慮して注射部位を選択する（鎮痛剤は胸部上部に，インスリンは腹部に最もよく吸収される）

☐ ポンプチューブが邪魔にならない注射部位を選択する

☐ 注射部位を2回洗浄し（例：アルコール，消毒液の順），両方とも乾燥させる

Part 3　介入　**719**

☐ 皮膚を軽くつまむか持ち上げる

☐ 注射針を 45 ～ 90 度の角度で刺し，皮膚包帯をはずし，注射針の翼を固定する

☐ 挿入部位に閉塞性の透明ドレッシング材を貼る

☐ 挿入部位が痛んだり，赤く腫れたり，漏れたりした場合は，スタッフに知らせるよう指示する

☐ アレルギー反応がないか観察する

☐ 合併症がある場合は，部位を入れ替える［**必要な場合**］

☐ 挿入部位に局所的な痛みや灼熱感を訴えたり，挿入部位が赤く腫れたり，液漏れを起こしたりした場合は，針を抜き，別の部位に新しい針を刺す

☐ アレルギー反応の徴候がある場合は，ただちに輸液を中止し，アレルギー反応への適切な対応について機関のガイドラインに従う

☐ 投薬警告ブレスレットの必要性を指導する

☐ 予想される薬効と予想外の薬効を観察する

☐ 薬剤投与と反応性を記録する［**施設のガイドラインに従って**］

第 8 版：2024

参考文献

Alvarenga, C. S., La Banca, R. O., Neris, R. R., de Cassia Sparapani, V., Fuentealba-Torres, M., Cartagena-Ramos, D., Leal, C. L., Esper, M. V., & Nascimento, L. C. (2022). Use of continuous subcutaneous insulin infusion in children and adolescents with type 1 diabetes mellitus: A systematic mapping review. *BMC Endocrine Disorders*, 22(1), 1-15. https://doi.org/10.1186/s12902-022-00950-7

Berman, A., Snyder, S. J., & Frandsen, G. (2018). Medications. In *Kozier and Erb's fundamentals of nursing: Concepts, process and practice* (pp. 794-797) (10th ed.). Pearson.

Cicero, T. (2021). Intravenous therapy. In R. F. Craven, C. J. Hirnle, & C. J. Henshaw (Eds.), *Fundamentals of nursing: Human health and function* (8th ed., pp. 472-541). Wolters-Kluwer.

Kirby, N. (2021). Medication administration. In R. F. Craven, C. J. Hirnle, & C. J. Henshaw (Eds.), *Fundamentals of nursing: Human health and function* (8th ed., pp. 410-471). Wolters-Kluwer.

McGaugh, S. M., Zaharieva, D. P., Pooni, R., D'Souza, N. C., Vienneau, T., Ly, T. T., & Riddell, M. C. (2021). Carbohydrate requirements for prolonged, fasted exercise with and without basal rate reductions in adults with type 1 diabetes on continuous subcutaneous insulin infusion. *Diabetes Care*, 44(2), 610-613. https://doi.org/10.2337/dc20-1554

Potter, P. A., Ostendorf, W. R., & LaPlante, N. (2018). Administering continuous subcutaneous medications. In *Clinical nursing skills and techniques* (pp. 620-628) (9th ed.). Mosby.

Sanoski, C. A., & Vallerand, A. H. (2021). *Davis's drug guide for nurses* (17th ed.). F.A. Davis.

2314	与薬：静脈内
	Medication Administration: Intravenous (IV)

定義：薬剤を準備し，経静脈ルートで投与すること

行動

☐ 正確で安全な投薬のため，医療機関の方針と手順に従う

☐ 安全で効率的な投薬管理を行うための環境を整える

☐ 薬物療法を受ける人の状態，薬物療法に関する適応症や情報（例：投与量の範囲，期待される治療効果，起こりうる副作用，他の薬剤との相互作用）に精通している

☐ 薬剤投与前に各薬剤投与記録（MAR）の正確性と完全性を確認する

☐ 健康歴とアレルギー歴を確認する

☐ 薬剤に関する知識と投与法の理解を確認する

☐ 投薬の目的を説明し，質問に適切に答える

☐ 薬剤投与の 6 つの原則（例：適切な人，適切な薬剤，適切な量，適切な経路，適切な時間，適切な記録）を順守する

☐ 少なくとも 2 つの識別子（例：氏名，生年月日）を用いて本人確認を行う

☐ 投薬前に必要な評価（例：血圧，脈拍，血糖値アセスメント，痛みの程度）を行う

720 Part 3 介入

- [ ] 薬物投与中の特別なモニタリングの必要性（心臓の薬物投与時のテレメトリー等）に関して，医療機関のガイドラインを確認する
- [ ] 標準化された濃度と投与量の点滴薬を使用し，薬局で調剤されたもの，または市販されているものを使用する [可能な場合]
- [ ] ケアユニットで，注意喚起の高い点滴薬の準備は避ける（例：化学療法，ヘパリン，ドパミン，ドブタミン，ニトログリセリン，カリウム，抗生物質，マグネシウム）
- [ ] 標準化された濃度の高アラート点滴薬のみを使用する
- [ ] 高アラート薬については，医療機関のガイドラインに従い，免許をもつスタッフ2名による独自のダブルチェックを行う [施設のガイドラインに従って]
- [ ] 配合禁忌の静脈注射剤を確認する
- [ ] 同じ輸液ラインや輸液に相性の悪い薬剤を混注しない
- [ ] 適合しない薬剤を投与する必要がある場合，または現在の輸液ラインに一時的に中断または中止できない薬剤が含まれている場合は，追加の輸液サイトを開始する
- [ ] 汚染や偶発的な接続解除のリスクを減らすため，追加輸液デバイス（例：延長セット）の使用は1本の輸液ラインのみに制限する
- [ ] 医療機関の方針および手順に従って技術を使用する（例：バーコード，投与エラー削減ソフトウェア付きスマートポンプ，容量制御投与セット，ミニ輸液投与セット）[可能な場合]
- [ ] 注射器で調製されたすべての薬剤にラベルを貼る
- [ ] ベッドサイドで調製され，中断することなくただちに投与される薬剤を除き，ラベルの貼られていない薬剤シリンジは廃棄し，使用しない
- [ ] 薬剤の使用期限日に注意する
- [ ] 薬剤投与のための適切な機器を準備する
- [ ] アンプルまたはバイアルから静脈点滴剤を適切な濃度で準備する
- [ ] メーカー，医療機関の方針，参考文献が推奨する場合を除き，点滴静注液を希釈しない
- [ ] 静脈注射用カテーテルが静脈内にあり，開通していることを確認する
- [ ] 静脈ラインの無菌状態を維持する
- [ ] 投与前，洗浄前，ロック前の接続面（例：ニードルレスコネクター，注入ポート）の消毒を行う
- [ ] 製造業者，医療機関の方針，または参考文献が推奨する速度で静脈内注射液を投与する
- [ ] ボーラス投与する際は，患者に一番近い静脈注射用ポートを選択し，ポートより上のラインを塞ぎ，ライン内に静脈注射液を投与する前に血液の戻りを吸引する
- [ ] 点滴カテーテル挿入部位の上部に腫脹や浮腫がないか，投与中および点滴後48時間観察する
- [ ] 膨疹や腫脹があれば投与を中止し，浸潤があれば静脈留置カテーテルを抜去する
- [ ] 薬剤投与の前後に適切な溶液で静脈ラインをフラッシュしロックする [施設のプロトコルに従って]
- [ ] ピギーバック点滴用輸液チューブを薬液バッグに接続し，レギュレーターフロークランプを開いてチューブを充填する
- [ ] ピギーバック薬バッグを1次輸液バッグの高さより上に吊るし，1次輸液ラインの適切なコネクターに接続する
- [ ] スライドクランプまたは輸液ポンプの注入速度で流量を調節する
- [ ] ピギーバック液が空になった後，1次輸液が自動的に開始されるようにする
- [ ] 投与中および投与後数分間は副作用を注意深く観察する
- [ ] 副作用が認められた場合はただちに投与を中止する
- [ ] アレルギー反応への適切な対応（例：抗ヒスタミン薬の投与）については，各機関のガイドラインに従う
- [ ] 点滴部位に浸潤や静脈炎の症状がみられた場合は，ただちに薬剤の投与を中止する
- [ ] 皮下組織への静脈内投与によるダメージの程度を判断する
- [ ] 静脈内漏出ケアに関する施設ガイドラインに従う
- [ ] 投与中に点滴薬が点滴液と不適合であることが判明した場合（点滴液がチューブ内で混濁した場合），

Part 3 介入 **721**

点滴を中止し，点滴ラインをクランプする

☐ 現在のチューブに適合しない薬剤がある場合は，新しいチューブで点滴を再開する

☐ 輸液容器に薬剤を追加する前に，消毒薬またはアルコール綿棒で輸液容器への注入ポートを清掃する

☐ 輸液容器に薬液を追加する場合，バッグやボトルを回転させながら薬液を静かに混ぜる

☐ 既存の輸液に薬剤を追加する場合，現在の輸液量で十分であることを確認する

☐ 薬剤の追加ラベルをすべて記入し，静脈点滴容器に貼付する[**適切な場合**]

☐ 輸液デバイスを接続または再接続する前に，人と輸液容器の間にあるすべてのカテーテル，投与セットまたはアドオンデバイスをトレースする

☐ 人の近くやコンテナの近くの両方で，投与セットには輸液または薬剤のラベルを貼る

☐ 本人または介護者が単独で輸液を管理する場合を除き（例：在宅介護の場合），デバイスまたは輸液の接続または接続解除の必要性が現実的または認識される場合はいつでも，免許を有するスタッフの支援を得るよう，本人，介護者，および無免許の介助者に指示する

☐ 複数のバスキュラーアクセスデバイス（VAD）またはカテーテルルーメンを使用している場合，どのデバイスまたはルーメンからどの溶液や薬剤を注入しているかを記録する

☐ 異なる目的のチューブを異なる方向に通す（静脈カテーテルは頭部へ，栄養チューブは足部へ）

☐ 針，注射器，器具の廃棄は，医療機関の慣行に従って行う

☐ 静脈ラインを確保する[**適切な場合**]

☐ 点滴部位，点滴チューブ，点滴液の推奨される変更に関する機関の慣例に従う

☐ 薬剤に対する反応を明らかにするため観察する

☐ 定期的に静脈注射セット，投与速度，溶液を確認する[**施設のプロトコルに従って**]

☐ 注射部位の漏れや静脈炎を観察する

☐ 輸液の投与や，患者が医療現場を離れた後に起こりうる徴候や症状を含め，報告すべきことを含む本人および介護者への教育を行う

☐ 薬剤投与および患者の反応を記録する[**施設のプロトコルに従って**]

☐ 理解を確実にするためにティーチバックを用いる

第3版：2000。改訂：2004，2024

参考文献

Berman, A., Snyder, S. J., & Frandsen, G. (2018). Medications. In *Kozier and Erb's Fundamentals of nursing: Concepts, process and practice* (pp. 803-811) (10th ed.). Pearson.

Cicero, T. (2021). Intravenous therapy. In R. F. Craven, C. J. Hirnle, & C. J. Henshaw (Eds.), *Fundamentals of nursing: Human health and function* (8th ed., pp. 472-541). Wolters-Kluwer.

Gorski, L. A. (2017). The 2016 Infusion Therapy Standards of Practice. *Home Healthcare Now, 35*(1), 10-18. https://doi.org/10.1097/NHH.0000000000000481

Infusion Nursing Society. (2021). *Policies and procedures for infusion therapy: Acute care* (6th ed.).

Infusion Nursing Society. (2021). *Standards of practice* (8th ed.).

Potter, P. A., Ostendorf, W. R., & LaPlante, N. (2018). Parenteral medications. In *Clinical nursing skills and techniques* (pp. 607-619) (9th ed.). Mosby.

Sanoski, C. A., & Vallerand, A. H. (2021). *Davis's drug guide for nurses* (17th ed.). F.A. Davis.

2319	与薬：脊髄内

Medication Administration: Intraspinal

定義：確立された硬膜外またはクモ膜下ルートから薬剤を投与しモニタリングすること

行動

☐ 正確で安全な投薬のため，医療機関の方針と手順に従う

☐ 安全で効率的な投薬管理を行うための環境を整える

☐ 薬物療法を受ける人の状態，薬物療法に関する適応症や情報（例：投与量の範囲，期待される治療効果，起こりうる副作用，他の薬剤との相互作用）に精通している

☐ 薬剤投与前に各薬剤投与記録（MAR）の正確性と完全性を確認する

722　Part 3　介入

- [ ] 健康歴とアレルギー歴を確認する
- [ ] 薬剤に関する知識と投与法の理解を確認する
- [ ] 投薬の目的を説明し，質問に適切に答える
- [ ] 薬剤投与の6つの原則（例:適切な人，適切な薬剤，適切な量，適切な経路，適切な時間，適切な記録）を順守する
- [ ] 少なくとも2つの識別子（例：氏名，生年月日）を用いて本人確認を行う
- [ ] 投薬前に必要な評価（例：血圧，脈拍，血糖値アセスメント，痛みの程度）を行う
- [ ] 診療の範囲と機関のガイドラインの範囲内で薬剤を管理する
- [ ] 無菌操作を維持する
- [ ] 脊髄内アクセス装置および投与セットは，専用の輸液投与システムとして識別・表示され，他の輸液投与システムおよびアクセスシステムと区別されていることを確認する
- [ ] 防腐剤を含まない薬剤のみを使用する
- [ ] 0.2μm，界面活性剤不使用，微粒子保持性，空気除去フィルターを使用して脊髄内注入液を濾過する
- [ ] 脊髄内投与とその他の非経口投与の薬剤では，投与デバイス，システム，コネクターを使い分ける
- [ ] 髄腔内投与薬は別々に準備・保管し，「髄腔内投与用」と明確に表示する
- [ ] 薬剤投与前，またはシリンジや薬剤の容器，速度，濃度が変更された場合は，他の有資格医療従事者と独自にダブルチェックを行う
- [ ] 静脈内または髄腔内投与に用いる薬剤の安全性を確認し，薬剤が防腐剤を含まない0.9%塩化ナトリウムまたは他の適切な溶液と混合されていることを確認する
- [ ] 口腔咽頭細菌叢の飛沫感染のリスクを減らすため，すべての脊髄内薬物注入時にマスクを着用する
- [ ] 患者のバイタルサイン，安楽度，神経学的状態，可動性，運動機能，感覚機能を観察する［適切な場合］
- [ ] 点滴や投薬の前に，脊髄内アクセスデバイスの装着を確認する
- [ ] 薬物投与前に硬膜外アクセスデバイスを吸引し，髄液や血液がないことを確認する
- [ ] 0.5mLを超える漿液が吸引された場合は，カテーテルが腔内へ移動している可能性があるため，医療従事者に通知し，投薬は行わない
- [ ] 髄液の存在と血液の非存在を確認するため，投薬前に髄腔内および脳室アクセスデバイスを吸引する
- [ ] フィルター付きの針を用いて保存料不使用の薬剤を無菌的に準備する
- [ ] ゆっくりと薬剤を注射する［施設のプロトコル，医師の指示に従って］
- [ ] 器具へのアクセスや部位のケアには，クロルヘキシジン水溶液またはポビドンヨード水溶液のみを使用する
- [ ] すべての消毒液には神経毒性の可能性があるため，皮膚消毒液は完全に乾燥させてから使用する
- [ ] 硬膜外またはクモ膜下カテーテル挿入部位について，感染の徴候を観察する
- [ ] 挿入部位を清潔で，乾燥した無傷の滅菌ドレッシングで覆う
- [ ] 偶発的な脱落のリスクを軽減するため，アクセス部位を固定用製品で固定するか，チューブのループをテープで身体に固定する
- [ ] トンネル型およびアクセス型硬膜外デバイスの部位ケアとドレッシング交換は，医療機関の方針に従って行う
- [ ] 部位を可視化できるように透明な半透性ドレッシングを使用し，硬膜外アクセスデバイスにはクロルヘキシジン含浸ドレッシングを使用する［可能な場合］
- [ ] 硬膜外またはクモ膜下カテーテル挿入部のドレッシング材について，透明の滲出液を観察する
- [ ] 硬膜外またはクモ膜下カテーテルのドレッシング材が濡れている場合は医療従事者に知らせる
- [ ] カテーテルを皮膚に固定し，すべてのチューブの接続部にテープを貼る［適切な場合］
- [ ] クモ膜下または硬膜外カテーテルのチューブに印をつける［適切な場合］
- [ ] すべてのカテーテル，投与セットまたはアドオンデバイスを，輸液デバイスを接続または再接続する前，新しい環境またはサービスへのケア移行の都度，およびハンドオフプロセスの一環として，人と容器の間でトレースする
- [ ] 滴下ポンプが適切にキャリブレーションされ，機能していることを確認する［施設のプロトコルに従っ

て]

□ フリーフロー防止機能付き電子輸液ポンプを使用し，持続輸液を行う

□ 不用意な脊髄内アクセスのリスクを軽減するため，注入ポートのない投与セットを使用する

□ 点滴の設定・投与速度・溶液を定期的に確認する

□ 中枢神経系の感染を観察する（例：発熱，意識レベルの変化，悪心・嘔吐）

□ 脊髄内ライン挿入・抜去前に現在の抗凝固療法を確認する

□ 硬膜外血腫や麻痺のリスクがあるため，脊髄内挿入前および抜去前は抗凝固剤を控える

□ 呼吸抑制時にナロキソンの投与が必要となる可能性があるため，挿入後少なくとも 24 時間は末梢静脈アクセスを維持する

□ 脊髄内注入を開始または再開した後，少なくとも最初の 24 時間は，安定するまで 1 ～ 2 時間ごと，その後は 4 時間ごと，あるいは往診のたびに観察する

□ 脊髄腔内アクセスデバイスの装着の原則と，挿入手順中に予想されることに関連した指導を行う

□ 処方薬，市販薬，サプリメント等を含め，アルコールの使用と使用したすべての薬剤の報告の重要性に関した指導を行う

□ 痛みの知覚の変化，副作用（有害でないものも含む）の新規または悪化，発熱等，報告すべき徴候や症状について指導する

□ めまい，鎮静，多幸感，不安，発作，呼吸抑制を含む過量服用の臨床徴候に関した指導を行う

□ カテーテルの損傷や脱落のリスクが高まる可能性があるため，輸液ポンプシステムを留置している患者には 6 週間は腰を曲げたりひねったりしないよう指導し，脊椎を積極的に繰り返し曲げたりひねったりする場合は全般的に注意する

□ 薬剤投与および反応を記録する[施設のガイドラインに従って]

□ 理解を確実にするためにティーチバックを用いる

第 4 版：2004。改訂：2024

参考文献

Hess, S. R., Lahaye, L. A., Waligora, A. C., Sima, A. P., Jiranek, W. A., & Golladay, G. J. (2019). Safety and side-effect profile of intrathecal morphine in a diverse patient population undergoing total knee and hip arthroplasty. *European Journal of Orthopaedic Surgery & Traumatology*, *29*(1), 125-129. https://doi.org/10.1007/s00590-018-2293-9

Infusion Nurses Society. (2021). Infusion therapy standards of practice, 8th edition. *Journal of Intravenous Nursing*, *39*(1S), 1-179.

Kirby, N. (2021). Medication administration. In R. F. Craven, C. J. Hirnle, & C. J. Henshaw (Eds.), *Fundamentals of nursing: Human health and function* (8th ed., pp. 410-471). Wolters-Kluwer.

Pittelkow, T. P., Bendel, M. A., Strand, J. J., & Moeschler, S. M. (2019). Curing opioid toxicity with intrathecal targeted drug delivery. *Case Reports in Medicine*, *2019*. https://doi.org/10.1155/2019/3428576

Potter, P. A., Ostendorf, W. R., & LaPlante, N. (2018). Parenteral medications. In *Clinical nursing skills and techniques* (pp. 580-628) (9th ed.). Mosby.

Potter, P. A., Ostendorf, W. R., & LaPlante, N. (2018). Safe medication preparation. In *Clinical nursing skills and techniques* (pp. 501-522) (9th ed.). Mosby.

Sanoski, C. A., & Vallerand, A. H. (2021). *Davis's drug guide for nurses* (17th ed.). F.A. Davis.

Scanlon, M. M., Gazelka, H. M., Moeschler, S. M., Hoelzer, B. C., Hooten, W. M., Bendel, M. A., & Lamer, T. J. (2017). Surgical site infections in cancer patients with intrathecal drug delivery devices. *Pain Medicine*, *18*(3), 520-525. https://doi.org/10.1093/pm/pnw203

Vice-O'Con, K. (2018). Pharmacologic methods for preventing pruritus in patients receiving intrathecal opioids for cesarean delivery. *AANA Journal*, *86*(1), 59-66.

2310	与薬：点眼

Medication Administration: Eye

定義：点眼剤を準備し投与すること

行動

□ 正確で安全な投薬のため，医療機関の方針と手順に従う

724　　Part 3　介入

□ 安全で効率的な投薬管理を行うための環境を整える
□ 薬物療法を受ける人の状態，薬物療法に関する適応症や情報（例：投与量の範囲，期待される治療効果，起こりうる副作用，他の薬剤との相互作用）に精通している
□ 薬剤投与前に各薬剤投与記録（MAR）の正確性と完全性を確認する
□ 健康歴とアレルギー歴を確認する
□ 薬剤に関する知識と投与法の理解を確認する
□ 投薬の目的を説明し，質問に適切に答える
□ 薬剤投与の6つの原則（例：適切な人，適切な薬剤，適切な量，適切な経路，適切な時間，適切な記録）を順守する
□ 少なくとも2つの識別子（例：氏名，生年月日）を用いて本人確認を行う
□ 投薬前に必要な評価（例：血圧，脈拍，血糖値アセスメント，痛みの程度）を行う
□ 仰臥位または椅子に座り，頸部を少し伸ばし，目を上に向ける
□ 薬剤や涙を拭き取るためのティッシュを用意する [適応がある場合]
□ まぶたとまつ毛の洗浄を行い，洗浄面を1度だけ使用し，内眼角から外眼角に向かって洗浄する
□ 人差し指で眼窩下部の骨を押し込み，親指で下まぶたを軽く引き下げる
□ もう片方の手で薬剤の容器をもち，額にあてる
□ 無菌操作を用いて結膜嚢に薬剤を注入する
□ まぶた，まつ毛，眼球に手やアプリケーターで触れない
□ 角膜に直接薬液を滴下すると不快感が増すので避ける
□ 下まぶたを離し，目を閉じるように指示する
□ まばたきや閉眼により薬液がまぶたの縁に付着した場合は，再度点眼する
□ 薬剤が全身に効果を及ぼす場合，鼻涙管を優しく圧迫する
□ 眼球に直接圧力をかけないようにする
□ 薬剤が行きわたるように，軽く眼を閉じるよう指導する
□ 眼帯をする [適応がある場合]
□ 眼帯は眼を圧迫しないようにしっかりとテープで固定する
□ 局所または全身に対する薬剤効果と副作用（有害なもの）を観察する
□ 薬剤の種類によっては目がかすむことがあることを説明する
□ サングラスをかけると，瞳孔拡張剤の羞明効果が減少することを説明する
□ 視力に影響を与える薬剤（瞳孔を拡大する薬剤や毛様体筋を麻痺させる薬剤等）を使用している場合は，運転や鋭敏な視力を必要とする活動を行わないよう指導する
□ 自己管理技術について説明する [適切な場合]
□ 薬剤投与および患者の反応を記録する [施設のプロトコルに従って]

第3版：2000。改訂：2024

参考文献

Berman, A., Snyder, S. J., & Frandsen, G. (2018). Medications. In *Kozier and Erb's Fundamentals of nursing: Concepts, process and practice* (pp. 813-815) (10th ed.). Pearson.

Kirby, N. (2021). Medication administration. In R. F. Craven, C. J. Hirnle, & C. J. Henshaw (Eds.), *Fundamentals of nursing: Human health and function* (8th ed., pp. 410-471). Wolters-Kluwer.

Potter, P. A., Ostendorf, W. R., & LaPlante, N. (2018). Administering ophthalmic medications. In *Clinical nursing skills and techniques* (pp. 541-547) (9th ed.). Mosby.

Sanoski, C. A., & Vallerand, A. H. (2021). *Davis's drug guide for nurses* (17th ed.). F.A. Davis.

Part 3 介入 **725**

2308	与薬：点耳
	Medication Administration: Ear

定義：点耳剤を準備し投与すること

行動

☐ 正確で安全な投薬のため，医療機関の方針と手順に従う

☐ 安全で効率的な投薬管理を行うための環境を整える

☐ 薬物療法を受ける人の状態，薬物療法に関する適応症や情報（例：投与量の範囲，期待される治療効果，起こりうる副作用，他の薬剤との相互作用）に精通している

☐ 薬剤投与前に各薬剤投与記録（MAR）の正確性と完全性を確認する

☐ 健康歴とアレルギー歴を確認する

☐ 薬剤に関する知識と投与法の理解を確認する

☐ 投薬の目的を説明し，質問に適切に答える

☐ 薬剤投与の6つの原則（例：適切な人，適切な薬剤，適切な量，適切な経路，適切な時間，適切な記録）を順守する

☐ 少なくとも2つの識別子（例：氏名，生年月日）を用いて本人確認を行う

☐ 投薬前に必要な評価（例：血圧，脈拍，血糖値アセスメント，痛みの程度）を行う

☐ 治療する側の耳が上になるように側臥位をとってもらう，または椅子に座ってもらう

☐ 綿棒のついたアプリケーターで耳介と外耳道を洗浄する

☐ 薬剤を注入する前に温める（微温湯に短時間つける，手で強く握る）

☐ 子どもの場合は耳介を下方と後方に，大人の場合は上方外側に引っ張り，外耳道をまっすぐにする

☐ スポイトを外耳道の上にもっていき，外耳道の側面に薬液を垂らし，薬液が流れ込むようにする（耳介開口部に薬液を垂らすと不快感が増すので避ける）

☐ 急な動きによる傷害を避けるため，可能な限り先端の軟らかいゴムを使用する

☐ 5～10分間，側臥位のままでいるよう，患者に指導する

☐ 耳珠（じじゅ）を指で優しく圧迫またはマッサージする

☐ 綿球または芯を外耳に入れ，薬剤を外耳道に留める[**適応がある場合**]

☐ 15分後に綿球を取り除く

☐ 5～10分待ってから，もう一方の耳に点耳する[**処方に従って**]

☐ 自己投薬法を指導し，できているかを確認する[**適切な場合**]

☐ 薬剤投与および反応を記録する[**施設のプロトコルに従って**]

☐ 理解を確実にするためにティーチバックを用いる

第3版：2000。改訂：2004，2024

参考文献

Berman, A., Snyder, S. J., & Frandsen, G. (2018). Medications. In *Kozier and Erb's Fundamentals of nursing: Concepts, process and practice* (pp. 815-817) (10th ed.). Pearson.

Boyer, M. J. (2020). *Math for nurses* (10th ed.). Wolters-Kluwer.

Kirby, N. (2021). Medication administration. In R. F. Craven, C. J. Hirnle, & C. J. Henshaw (Eds.), *Fundamentals of nursing: Human health and function* (8th ed., pp. 410-471). Wolters-Kluwer.

Potter, P. A., Ostendorf, W. R., & LaPlante, N. (2018). Administering ear medications. In *Clinical nursing skills and techniques* (pp. 547-550) (9th ed.). Mosby.

Sanoski, C. A., & Vallerand, A. H. (2021). *Davis's drug guide for nurses* (17th ed.). F.A. Davis.

726 Part 3 介入

2320	**与薬：点鼻**
	Medication Administration: Nasal

定義：点鼻剤を準備し投与すること

行動

- ☐ 正確で安全な投薬のため，医療機関の方針と手順に従う
- ☐ 安全で効率的な投薬管理を行うための環境を整える
- ☐ 薬物療法を受ける人の状態，薬物療法に関する適応症や情報（例：投与量の範囲，期待される治療効果，起こりうる副作用，他の薬剤との相互作用）に精通している
- ☐ 薬剤投与前に各薬剤投与記録（MAR）の正確性と完全性を確認する
- ☐ 健康歴とアレルギー歴を確認する
- ☐ 薬剤に関する知識と投与法の理解を確認する
- ☐ 投薬の目的を説明し，質問に適切に答える
- ☐ 薬剤投与の6つの原則（例：適切な人，適切な薬剤，適切な量，適切な経路，適切な時間，適切な記録）を順守する
- ☐ 少なくとも2つの識別子（例：氏名，生年月日）を用いて本人確認を行う
- ☐ 投薬前に必要な評価（例：血圧，脈拍，血糖値アセスメント，痛みの程度）を行う
- ☐ 点鼻剤投与前に優しく鼻をかむよう指導する［禁忌でない場合］
- ☐ 仰臥位になり，投薬する側の鼻腔に合わせて頭部の位置を適切に整えられるよう患者を援助する
- ☐ 副鼻腔に薬剤を注入する場合は，仰臥位でベッドの端に頭をのせるか，肩の下に枕を置き，頭を後方に倒す
- ☐ 上顎洞，前頭洞に点滴する場合は，頭部を治療する副鼻腔側に向ける
- ☐ 篩骨洞，蝶形骨洞に点滴する場合は，伏臥位のまま頭を後方に倒す
- ☐ 点鼻剤投与中は口呼吸するよう指導する
- ☐ 鼻孔の1cm上で容器を保持し，処方された滴数を注入する
- ☐ 点鼻剤投与後の5分間は仰臥位のままでいるよう指導する
- ☐ 点鼻スプレー投与時には頭部をまっすぐに保ち，後傾しないよう指導する
- ☐ 鼻孔にノズルを挿入し，薬剤投与時はボトルを素早くしっかりと押し込む
- ☐ スプレーの先端を鼻の正中線に向ける
- ☐ 吸入時に噴霧する
- ☐ 投与後の数分間は鼻をかまないよう指導する
- ☐ 余分なスプレーを飲み込まないように，投与中は小児を直立の姿勢に保つ
- ☐ 鼻パックやタンポンによる薬剤の挿入について指導する（例：所定の時間そのままにする，鼻をかまない，薬剤の意図する効果）
- ☐ 鼻づまりの再発が起こる可能性があるため，充血除去剤の点鼻剤を頻繁に使用したり，数日間使用したりしないよう指導する
- ☐ 刺激性の薬剤（例：カルシトニン）を常用する場合は，鼻腔を交互に使用するよう指導する
- ☐ 家族それぞれが異なるスポイトやスプレーをもつように指導する
- ☐ OTCの点鼻液や点鼻スプレーは，1つの病気にのみ使用し，その後は廃棄するよう指導する
- ☐ 薬剤に対する反応を明らかにするため，患者を観察する
- ☐ 薬剤投与および患者の反応を記録する［施設のプロトコルに従って］
- ☐ 理解を確実にするためにティーチバックを用いる

第4版：2004。改訂：2024

参考文献

Berman, A., Snyder, S. J., & Frandsen, G. (2018). Medications. In *Kozier and Erb's Fundamentals of nursing: Concepts, process and practice* (pp. 817-818) (10th ed.). Pearson.

Kirby, N. (2021). Medication administration. In R. F. Craven, C. J. Hirnle, & C. J. Henshaw (Eds.), *Fundamentals of nursing: Human health and function* (8th ed., pp. 410-471). Wolters-Kluwer.

Potter, P. A., Ostendorf, W. R., & LaPlante, N. (2018). Administering nasal instillations. *In Clinical nursing skills and techniques* (pp. 550-554) (9th ed.). Mosby.

Sanoski, C. A., & Vallerand, A. H. (2021). *Davis's drug guide for nurses* (17th ed.). F.A. Davis.

2307	与薬：脳室リザーバー

Medication Administration: Ventricular Reservoir

定義：留置カテーテルから側脳室に薬剤を投与しモニタリングすること

行動

☐ 正確で安全な投薬のため，医療機関の方針と手順に従う

☐ 安全で効率的な投薬管理を行うための環境を整える

☐ 薬物療法を受ける人の状態，薬物療法に関する適応症や情報（例：投与量の範囲，期待される治療効果，起こりうる副作用，他の薬剤との相互作用）に精通している

☐ 薬剤投与前に各薬剤投与記録（MAR）の正確性と完全性を確認する

☐ 健康歴とアレルギー歴を確認する

☐ 薬剤に関する知識と投与法の理解を確認する

☐ 投薬の目的を説明し，質問に適切に答える

☐ 薬剤投与の6つの原則（例：適切な人，適切な薬剤，適切な量，適切な経路，適切な時間，適切な記録）を順守する

☐ 少なくとも2つの識別子（例：氏名，生年月日）を用いて本人確認を行う

☐ 投薬前に必要な評価（例：血圧，脈拍，血糖値アセスメント，痛みの程度）を行う

☐ 安楽レベルを判断する

☐ 神経学的状態とバイタルサインを観察する

☐ リザーバー上の剃毛を行う **[施設のプロトコルに従って]**

☐ 口腔咽頭細菌叢の飛沫感染を防ぐため，マスクを着用する等，無菌的手技を維持する

☐ クロルヘキシジン水溶液またはポビドンヨード液で頭皮を消毒し，完全に乾かしてからアクセスする

☐ 第2指（示指）で優しく圧迫しながら，リザーバーを脳脊髄液で満たす

☐ リザーバーに細い針を斜めに刺し，脳脊髄液の色と混濁を観察しながら吸引する

☐ 脳脊髄液の検体を採取する **[適切な場合，指示または施設のプロトコルに従って]**

☐ 薬剤投与前に脳脊髄液を吸引し，血性または混濁した逆流について評価する

☐ 髄腔内投与薬は別々に準備し，「髄腔内投与用」と明示して保管する

☐ 薬物投与前およびシリンジや薬物の容器，速度，濃度が変更された場合は，資格のある他の医療従事者による独自のダブルチェックを行う

☐ 静脈内経路の安全性，および防腐剤を含まない0.9%塩化ナトリウムや化学療法用溶液（例：メトトレキサート，シタラビン）との混注の安全性を確認する

☐ フィルター付きの適切なサイズの注射針を使用してゆっくりと薬剤を注入する **[医療従事者の指示と施設のプロトコルに従って]**

☐ 心室リザーバーには防腐剤を含まない薬剤のみを使用する

☐ 薬剤が脳脊髄液としっかり混ざるように第2指（示指）で圧迫する

☐ 不注意による過量投与に対処するため，ナロキソンを確実に入手できるようにする

☐ リザーバーが決して空にならないようにする

☐ 周囲組織への偶発的な注入を避けるため，針の配置に厳重な注意を払う

☐ ポンプ中隔へのアクセスに超音波の使用を検討する **[適応がある場合]**

☐ 注射部位にドレッシング材をあてる **[適切な場合]**

728 Part 3 介入

☐ 出血や髄液漏れの徴候がないか部位を観察する

☐ 仰臥位で2時間，神経学的悪化を観察する

☐ 呼吸抑制に対するナロキソン投与が必要となる可能性があるため，少なくとも24時間は末梢静脈アクセスを維持する。

☐ 中枢神経系の感染を観察する（例：発熱，意識レベルの変化，悪心嘔吐）

☐ 薬剤投与および患者の反応を記録する**[施設のプロトコルに従って]**

第2版：1996。改訂：2000，2004，2024

参考文献

Berman, A., Snyder, S. J., & Frandsen, G. (2018). *Kozier and Erb's fundamentals of nursing: Concepts, process and practice* (pp. 750-829) (10th ed.). Pearson.

Infusion Nurses Society. (2021). Infusion therapy standards of practice 8th edition. *Journal of Intravenous Nursing, 39*(1S), 1-179.

Jeston, S. (2020). *Ventricular reservoir management in neonates*. The Royal Children's Hospital in Melbourne. https://www.rch.org.au/rchcpg/hospital_clinical_guideline_index/Ventricular_reservoir_management_in_Neonates/

Kirby, N. (2021). Medication administration. In R. F. Craven, C. J. Hirnle, & C. J. Henshaw (Eds.), *Fundamentals of nursing: Human health and function* (8th ed., pp. 410-471). Wolters-Kluwer.

Potter, P. A., Ostendorf, W. R., & LaPlante, N. (2018). Parenteral medications. In *Clinical nursing skills and techniques* (pp. 580-628) (9th ed.). Mosby.

Potter, P. A., Ostendorf, W. R., & LaPlante, N. (2018). Safe medication preparation: *Clinical nursing skills and techniques* (pp. 501-522) (9th ed.). Mosby.

Sanoski, C. A., & Vallerand, A. H. (2021). *Davis's drug guide for nurses* (17th ed.). F.A. Davis.

Zubair, A., & De Jesus, O. (2021). Ommaya Reservoir. In *StatPearls*. StatPearls Publishing. https://www.ncbi.nlm.nih.gov/books/NBK559011/

2317	**与薬：皮下**
	Medication Administration: Subcutaneous

定義：薬剤を準備し皮下投与すること

行動

☐ 正確で安全な投薬のため，医療機関の方針と手順に従う

☐ 安全で効率的な投薬管理を行うための環境を整える

☐ 薬物療法を受ける人の状態，薬物療法に関する適応症や情報（例：投与量の範囲，期待される治療効果，起こりうる副作用，他の薬剤との相互作用）に精通している

☐ 薬剤投与前に各薬剤投与記録（MAR）の正確性と完全性を確認する

☐ 健康歴とアレルギー歴を確認する

☐ 薬剤に関する知識と投与法の理解を確認する

☐ 投薬の目的を説明し，質問に適切に答える

☐ 薬剤投与の6つの原則（例：適切な人，適切な薬剤，適切な量，適切な経路，適切な時間，適切な記録）を順守する

☐ 少なくとも2つの識別子（例：氏名，生年月日）を用いて本人確認を行う

☐ 投薬前に必要な評価（例：血圧，脈拍，血糖値アセスメント，痛みの程度）を行う

☐ 皮下注射の適応と禁忌を考慮する

☐ 患者と薬剤情報に基づき，正しい針とシリンジを選択する

☐ アンプルまたはバイアルから適切な量を準備する**[製造販売元の指示に従って]**

☐ 適切な注射部位を選択する（例：上腕外側，腹部，大腿部前面）

☐ インスリン注射部位を順番にローテーションする

☐ BMI 25以下の人は，インスリンの針を短くする

☐ インスリンを自己注射させる**[可能な場合]**

☐ インスリンのバイアルは冷凍庫ではなく冷蔵庫で保管する

Part 3 介入 **729**

- [ ] 使用中のバイアルは室温で保管する
- [ ] 冷たいインスリンは注射しない
- [ ] 注射部位の浮腫，腫瘤，圧痛を触診し，その部位を避ける
- [ ] 瘢痕，打撲，擦過傷，感染のある部位は避ける
- [ ] ヘパリンを皮下投与する場合は，臍から5cm以上離し，腹部を使用する
- [ ] ヘパリンと相互作用のある生薬（例：ニンニク，ショウガ，イチョウ，マロニエ，フィーバーフュー）を服用しない
- [ ] 投与量を変更する必要がある場合を除き，プレフィルド低分子注射器から空気を抜かない
- [ ] ヘパリン注射の際には吸引しない
- [ ] 無菌操作を用いて注射をする
- [ ] 患者の体形に合わせて，45〜90度の角度で素早く針を刺入する
- [ ] 個人に応じて少量（成人0.5〜1.5mL，小児では最大0.5mL）と水溶性薬剤に制限する
- [ ] ニードルレスシステムまたはニードルシステムを必要に応じて選択する
- [ ] 痩せている人には腹部を使用する
- [ ] SQ組織に確実に薬剤を到達させるために，5cmの組織を把持できる場合は90度の角度で挿入し，2.5cmしか把持できない場合は45度の角度で挿入する
- [ ] 注射部位を優しく圧迫し，マッサージは避ける
- [ ] 薬剤の期待される効果と予測できない効果をモニタリングする
- [ ] 定期的な皮下注射針や薬剤，注射ペンの注射手技について，本人や家族に指導する
- [ ] 定期的な注射が必要な場合，自己注射の技術を習得させる
- [ ] 注射手技のデモンストレーションを行い，習得したことを確認する
- [ ] 注射部位に合併症がないか観察し，合併症があればすぐに医療従事者に報告するよう本人と家族に指導する
- [ ] 薬剤投与前に注射ペンのプライミングを確実に行う
- [ ] 薬剤投与および患者の反応を記録する[**施設のプロトコルに従って**]
- [ ] 理解を確実にするためにティーチバックを用いる

第3版：2000。改訂：2004，2024

参考文献

Berman, A., Snyder, S. J., & Frandsen, G. (2018). Medications. In *Kozier and Erb's fundamentals of nursing: Concepts, process and practice* (pp. 794-797) (10th ed.). Pearson.

Kirby, N. (2021). Medication administration. In R. F. Craven, C. J. Hirnle, & C. J. Henshaw (Eds.), *Fundamentals of nursing: Human health and function* (8th ed., pp. 410-471). Wolters-Kluwer.

Potter, P. A., Ostendorf, W. R., & LaPlante, N. (2018). Administering intramuscular injections. In *Clinical nursing skills and techniques* (pp. 593-600) (9th ed.). Mosby.

Sanoski, C. A., & Vallerand, A. H. (2021). *Davis's drug guide for nurses* (17th ed.). F.A. Davis.

2312	与薬：皮内
	Medication Administration: Intradermal

定義：薬剤を準備し皮内投与すること

行動

- [ ] 正確で安全な投薬のため，医療機関の方針と手順に従う
- [ ] 安全で効率的な投薬管理を行うための環境を整える
- [ ] 薬物療法を受ける人の状態，薬物療法に関する適応症や情報（例：投与量の範囲，期待される治療効果，起こりうる副作用，他の薬剤との相互作用）に精通している
- [ ] 薬剤投与前に各薬剤投与記録（MAR）の正確性と完全性を確認する
- [ ] 健康歴とアレルギー歴を確認する

730　Part 3　介入

☐ 薬剤に関する知識と投与法の理解を確認する

☐ 投薬の目的を説明し，質問に適切に答える

☐ 薬剤投与の6つの原則（例：適切な人，適切な薬剤，適切な量，適切な経路，適切な時間，適切な記録）を順守する

☐ 少なくとも2つの識別子（例：氏名，生年月日）を用いて本人確認を行う

☐ 投薬前に必要な評価（例：血圧，脈拍，血糖値アセスメント，痛みの程度）を行う

☐ 皮膚試験の目的に対する理解を確認する

☐ 注射の種類に合わせて適切な針とシリンジを選択する

☐ 製造元の指示に従い，アンプルまたはバイアルから正しく用量を準備する

☐ 適切な注射部位を選択し，打撲，炎症，浮腫，病変，変色のある部位を避けて皮膚を確認する

☐ 5〜15度の角度で素早く針を刺入する

☐ 皮膚表面の小水疱を確認しながら，ゆっくりと薬剤を注入する

☐ 注射は少量（例：0.01〜0.1mL）にとどめる

☐ 注射針を抜いた後の出血や，皮下組織に薬剤が入ったとして検査結果が無効になるような出血がないか注意深く観察する

☐ アレルギー反応について観察する

☐ 注射部位に印をつけ，注射後適切な間隔をあけて部位を確認する（例：48〜72時間）

☐ 特定のアレルゲンや薬剤の期待される効果をモニタリングする

☐ 注射領域と注射部位の皮膚の外観を記録する

☐ 適切な間隔をあけた後で，注射部位の外観を記録する

☐ 理解を確実にするためにティーチバックを用いる

第3版：2000。改訂：2024

参考文献

Berman, A., Snyder, S. J., & Frandsen, G. (2018). Medications. In *Kozier and Erb's Fundamentals of nursing: Concepts, process and practice* (pp. 792-793) (10th ed.). Pearson.

Kirby, N. (2021). Medication administration. In R. F. Craven, C. J. Hirnle, & C. J. Henshaw (Eds.), *Fundamentals of nursing: Human health and function* (8th ed., pp. 410-471). Wolters-Kluwer.

Potter, P. A., Ostendorf, W. R., & LaPlante, N. (2018). *Clinical nursing skills and techniques* (pp. 589-593) (9th ed.). Administering intramuscular injections. Mosby.

Sanoski, C. A., & Vallerand, A. H. (2021). *Davis's drug guide for nurses* (17th ed.). F.A. Davis.

Part 3 介入 **731**

5326	ライフスキル強化

Life Skills Enhancement

定義：日々の生活における要求と挑戦に対し，自主的に効果的に臨む個人の能力を発展すること

行動

☐ 共感，思いやり，自発性，組織性，耐性，粘り強さを用いることにより，ラポール（信頼関係）を構築する

☐ 患者，家族，グループ，コミュニティのライフスキルの学習ニーズを明らかにする

☐ 患者の教育レベルを評価する

☐ ライフスキルに関する知識レベルを確認する

☐ 患者の現在のスキルレベルとスキル内容に対する理解を評価する

☐ 患者の学習スタイルを評価する

☐ ライフスキルプログラムの目標を相互に協議し決定する

☐ プログラムセッションの回数と時間の長さを決定する

☐ 達成可能な追加された目標を設定することによって，モチベーションを強化する

☐ 患者の認知，精神運動，情動の能力と障害を評価する

☐ 特定の情報を学習する患者の能力を明らかにする（患者の発達レベル，生理学的状態，見当識，疼痛，疲労，基本的欲求の満たされないニーズ，情動状態，疾病への適応について考慮する）

☐ 特定の情報を学習する患者の動機を明らかにする（健康に対する信念，過去のコンプライアンス違反，ヘルスケアまたは学習に対する不快な経験，矛盾した目標）

☐ 適切な教育方法と方略を選択する

☐ 適切な教材を選択する

☐ 患者の認知的，精神運動的，情緒的な能力と障害に合わせて内容を調整する

☐ 段階的な進歩を可能にするために，より複雑な技能を1つずつの構成要素に分割する

☐ 学習促進のために指導法を調整する[**適切な場合**]

☐ 学習の助けとなる環境を提供する

☐ 実際の生活状況での個人間の相互作用を刺激するシナリオを用いて，適切な行動のロールプレイを用いる

☐ 患者の向上した学習スキルについて，その進歩に伴って肯定的なフィードバックをする

☐ 実際の生活状況において，新たな技能を実践し強化するための課題を用いる

☐ コミュニケーション技能の強化を目的とした方略を指導する[**必要な場合**]

☐ アサーティブトレーニング（主張訓練法）を提供する[**必要な場合**]

☐ 患者の自己認識を強化するための方略を用いる

☐ 適切な社交的能力訓練を提供する[**必要な場合**]

☐ 建設的な方法で問題解決ができるよう，患者を援助する

☐ 葛藤を管理する方法を患者に指導する[**必要な場合**]

☐ 優先順位をつけ，意思決定をすることを患者に指導する

☐ 価値の明確化ができるよう，患者を援助する

☐ 時間管理について指導する[**必要な場合**]

☐ 食事療法，栄養管理，食物の準備について指導する[**必要な場合**]

☐ ストレス管理法の活用を患者に指導する[**適切な場合**]

☐ 疾病の症状管理法を患者に指導する[**適切な場合**]

☐ 服薬管理について患者を指導する[**適切な場合**]

☐ 職場の基本について患者を指導する（例：仕事実践の改善，具体的な職場と期待される実践についての学習，友人をつくり適切なつながりをもつ）

732　　Part 3　介入

☐ レジャー活動の参加を確認し手配する
☐ 資産の管理や資金の調達に関する援助を提供する[**適応がある場合**]
☐ 家族または重要他者にも参加してもらう[**適切な場合**]

第6版：2013

参考文献

Bartels, S., Forester, B., Mueser, K., Miles, K., Dums, A., Pratt, & Perkins, L. (2004). Enhanced skills training and health care management for older persons with severe mental illness. *Community Mental Health Journal*, *40*(1), 75-90.

Bellack, A. S., Mueser, K. T., Gingerich, S., & Agresta, J. (2004). *Social skills training for schizophrenia: A step-by-step guide* (2nd ed.). Guilford Press.

Grawe, R. W., Hagen, R., Espeland, B., & Mueser, K. T. (2007). The better life program: Effects of group skills training for persons with severe mental illness and substance abuse disorders. *Journal of Mental Health*, *16*(5), 625-634.

Liberman, R. P. (2007). Dissemination and adoption of social skills training: Social validation of an evidence-based treatment for the mentally disabled. *Journal of Mental Health*, *16*(5), 595-623.

Liberman, R. P., Glynn, S. M., Blair, K. E., Ross, D., & Marder, S. R. (2002). In vivo amplified skills training: Promoting generalization of independent living skills for clients with schizophrenia. *Psychiatry*, *65*(2), 137-155.

World Health Organization. (1999). *Partners in life skills education*: Conclusions from a United Nations inter-agency meeting.

6570	ラテックスの安全対策

Latex Precautions

定義：ラテックスに対する全身反応のリスクを低減すること

行動

☐ ラテックスアレルギーの有無を判定する
☐ 神経管欠損症（例：二分脊椎）または先天性泌尿器疾患（例：膀胱外反症）の既往の有無を判断する
☐ バナナ，キウイ，アボカド，マンゴー，栗等の食品に対するアレルギーを判定する
☐ 過去にラテックスやその他のアレルギーに対してどのような反応を示したかを確認する
☐ 天然ゴムラテックスに対する全身反応の履歴を確認する（例：顔面または強膜の浮腫，流涙，蕁麻疹，鼻炎，喘鳴）
☐ アレルギー検査のためにアレルギー専門医へ紹介する[**適切な場合**]
☐ 診療記録にアレルギーまたはアレルギーのリスクを記録する
☐ 患者にアレルギーバンドを装着する
☐ ラテックス防護措置を示す標識を提示する
☐ 環境を調査し，ラテックス製品を除去する
☐ ラテックス以外の代替品を使用する（風船や輪ゴムを避ける，包帯のパッケージの内容を確認する，学校の緊急用キットにはラテックス不使用の製品のみを用意する）[**可能な場合は常に**]
☐ 全身反応の徴候と症状を観察する
☐ 医療従事者，薬剤師，その他のケア提供者に情報を提供する[**適応がある場合**]
☐ 薬物投与をする[**適切な場合**]
☐ ラテックスアレルギーを発現させる危険因子について指導する
☐ アレルギー反応の徴候と症状について指導する
☐ ラテックスを含む家庭用品やラテックスを含有しない代替製品について指導する[**適切な場合**]
☐ 家庭用製品の非ラテックス代替品リストを文書で提供する
☐ 医療用警告タグを装着するよう説明する
☐ 緊急時の処置（例：アドレナリン）について患者と家族を指導する[**適切な場合**]
☐ ラテックスを排除した環境について面会者を指導する（例：ゴム風船の禁止）

Part 3　介入　**733**

□ ラテックスアレルギー反応と治療法に関する職員教育を毎年実施する
□ 理解を確実にするためにティーチバックを用いる

第 2 版：1996。改訂：2004，2024

参考文献

Berman, A., Snyder, S. J., & Frandsen, G. (2018). Asepsis. In *Kozier and Erb's Fundamentals of nursing: Concepts, process and practice* (pp. 621-622) (10th ed.). Pearson.

Leppert, K. (2021). Perioperative nursing. In R. F., Craven, C. J., Hirnle, & C. J. Henshaw (Eds.), *Fundamentals of nursing: Human health and function* (8th ed.). Wolters-Kluwer.

Liberatore, K. (2019). Protecting patients with latex allergies. *AJN, American Journal of Nursing, 119*(1), 60-63. https://doi.org/10.1097/01. NAJ.0000552616.96652.72

Potter, P. A., Perry, A. G., Stockert, P. A., & Hall, A. M. (2021). *Fundamentals of Nursing* (10th ed.). Elsevier.

ら

734 Part 3 介入

4820	リアリティオリエンテーション （現実性オリエンテーション，現実性見当識づけ）

Reality Orientation

定義：アイデンティティ（自己同一性）・時間・環境に対する患者の意識を促進すること

行動

- ☐ 対話を始めるときは患者を名前でよぶ
- ☐ ゆっくりと正面から患者に近づく
- ☐ 患者との対話では，落ち着いた，安心させるような働きかけを行う
- ☐ 患者の特定のニーズや能力を反映させた一貫したアプローチを用いる（例：堅実な思いやり，積極的な好意，受動的な好意，率直，要求をしない）
- ☐ 適切なペース，音，トーンではっきりと話しかける
- ☐ 1度に1つの質問をする
- ☐ 患者の能力を超過した要求をすることによって，患者をいらだたせないようにする（例：答えられない見当識に関する質問を繰り返す，患者が具体的な言葉でしか考えていないことを抽象化する，実践不可能な活動，患者の好みや能力の範囲を超えた意思決定）
- ☐ 人，場所，時間に関する情報を患者に提供する**[必要な場合]**
- ☐ 患者の尊厳を保つ方法によって現実を提示する（例：他の説明を提示する，論争は避ける，患者を論破しようとしない）
- ☐ 患者が最後に表出した言葉を繰り返す**[適切な場合]**
- ☐ 作話の内容に口をはさむよりも，話題を変更する，感情・テーマに反応することによって作話を中断する
- ☐ 1度に1つの単純な指示を与える
- ☐ 言語的コミュニケーションの理解を高めるために，ジェスチャーやものを用いる
- ☐ 具体的で現実を重視した自己の外側にあるものに焦点をあて，具体的な「今，ここ」の活動（例：日常生活活動）に参加させる
- ☐ 身体的な補助と態度を示す（例：歯みがきに必要な動作のために患者の手をとって動かす）**[課題の達成に必要な場合]**
- ☐ 感覚入力を高めるための補助具の使用を奨励する（例：眼鏡，補聴器，義歯）
- ☐ 自分自身の服を着用するよう患者に勧め，必要に応じて援助する
- ☐ 性同一性を象徴する物品を提供する（例：ハンドバッグや帽子）**[適切な場合]**
- ☐ 物品の適切な使用を促進するために写真による手がかりを用いる
- ☐ なじみのない状況は避ける**[可能な場合]**
- ☐ これから起こる通常の生活の変化と環境の変化に対して，変化が起こる前に患者が準備できるよう援助する
- ☐ 必要に応じてとる短時間の昼寝を含め，十分な休息と睡眠を提供する
- ☐ 患者と親しいケア提供者を担当にする
- ☐ 能力，ニーズ，好みに基づいて，ケアへの参加を家族に奨励する
- ☐ 一貫性のある物理的な環境と通常の生活を提供する
- ☐ 慣れ親しんだ物品を手元に置く**[可能な場合]**
- ☐ 認知を促すために周囲の物品にラベルを貼付する
- ☐ 患者のニーズに応じて，人間的な感覚刺激と環境的な感覚刺激を調節する（例：訪問，視覚や音，照明，におい，触覚の刺激）
- ☐ 記憶を刺激し，見当識を回復させ，適切な行動を促すため，環境的な手がかりを活用する（例：標識，絵，時計，カレンダー，環境の色分け）
- ☐ 特定の患者に誤った認識を誘発させるような刺激を取り除く（例：壁にかかった絵やテレビの画像）**[可**

能な場合]

□ 最新のニュース情報を提供する（例：テレビ，新聞，ラジオ，口頭報告）[**適切な場合**]

□ リアリティオリエンテーションを促すグループの環境／教室に患者に参加してもらう [**適切で可能な場合**]

□ リアリティオリエンテーションの促進に関して，家族や重要他者に心理教育を提供する

□ 見当識，認知機能，行動機能，クオリティ・オブ・ライフ（QOL）の変化を観察する

第 1 版：1992。改訂：2008

参考文献

Bates, J., Boote, J., & Beverley, C. (2004). Psychosocial interventions for people with a milder dementing illness: A systematic review. *Journal of Advanced Nursing, 45*(6), 644-658.

Cacchione, P. Z., Culp, K., Laing, J., & Tripp-Reimer, T. (2003). Clinical profile of acute confusion in the long-term care setting. *Clinical Nursing Research, 12*(2), 145-158.

Foreman, M. D., Mion, L. C., Trygstad, L., & Fletcher, K. (2003). Delirium: Strategies for assessing and treating. In M. Mezey, T. Fulmer, I. Abraham, & D. Zwicker (Eds.), *Geriatric nursing protocols for best practice* (2nd ed., pp. 116-140). Springer.

Hewitt, J. (2002). Psycho-affective disorder in intensive care units: A review. *Journal of Clinical Nursing, 11*(5), 575-584.

Minardi, H., & Hayes, N. (2003). Nursing older adults with mental health problems: Therapeutic interventions—part 2. *Nursing Older People, 15*(7), 20-24.

Onder, G., Zanetti, O., Giacobini, E., Frisoni, G. B., Bartorelli, L., Carbone, G., Lambertucci, P., Silveri, M. C., & Bernabei, R. (2005). Reality orientation therapy combined with cholinesterase inhibitors in Alzheimer's disease: Randomised control trial. *The British Journal of Psychiatry, 187*(5), 450-455.

Thomas, H., Feyz, M., LeBlanc, J., Brosseau, J., Champoux, M.-C., Christopher, A., Desrmeaux, N., Dorais, L., & Lin, H. (2003). North Star project: Reality orientation in an acute care setting for patients with traumatic brain injuries. *Journal of Head Trauma Rehabilitation, 18*(3), 292-302.

Videbeck, S. L. (2006). *Psychiatric mental health nursing* (3rd ed.). Lippincott Williams & Wilkins.

6610	リスク確認
	Risk Identification

定義：個人や集団のために潜在的な危険因子を分析し，健康リスクを明確にし，リスク低減の方略に優先順位をつけること

行動

□ 現存するまたは過去の医学診断と看護診断およびその治療の根拠のために，過去の健康歴と記録を検討する

□ 日常のリスクアセスメント方法から得られたデータを検討する

□ 資源の有効性と質を確認する（例：心理学的資源，経済的資源・教育レベルに応じた資源・家族およびその他のための社会資源・コミュニティ資源）

□ 危険因子の軽減を援助する機関の資源を明確にする

□ 正確な記録と統計を維持する

□ 生物的，環境的，行動的なリスクとそれらの相互関係を明確にする

□ 典型的なコーピング方略を明らかにする

□ 過去と現在の機能レベルを確認する

□ 基本的な日常生活でのニーズの状態を確認する

□ 基本的な日常生活でのニーズと健康ニーズに適切なコミュニティ資源を明確にする

□ 医学および看護の処置に対するコンプライアンスを確認する

□ リスク因子とリスク軽減のための計画を指導する

□ 共同目標設定を行う [**適切な場合**]

□ リスク軽減のための優先順位の領域を決定するのに有用な基準を考える（例：意識と動機のレベル，有効性，コスト，実行可能性，好み，公平さ，スティグマ形成，リスクが警告されない状態でいた場合の結果の重大性）

736 Part 3　介入

- [ ] 個人または集団と協働してリスク軽減活動について話し合い，計画立案をする
- [ ] リスク軽減活動を実行する
- [ ] 医療従事者／ヘルスケア機関に紹介する［適切な場合］
- [ ] 健康リスクの長期的な観察を計画する
- [ ] リスク軽減方略と活動の長期間にわたるフォローアップを計画する

第 1 版：1992。改訂：2013

参考文献

Doll, L. S., Bonzo, S. E., Mercy, J. A., & Sleet, D. A. (Eds.). (2007). *Handbook of injury and violence prevention [E. N. Haas, Managing]*. Springer.

Kutcher, S., & Chehil, S. (2007). *Suicide risk management: A manual for health professionals*. Oxford: Blackwell.

Stanhope, M., & Lancaster, J. (2008). *Public health nursing: Populationcentered health care in the community* (7th ed.). Mosby Elsevier.

6614	リスク確認：遺伝

Risk Identification: Genetic

定義：個人・家族・集団のために潜在する遺伝的な危険因子を明らかにし，分析すること

行動

- [ ] 機密性を保持し，プライバシーを守る
- [ ] 確認された，または疑われる遺伝的危険因子を調査し，理解度を判断する
- [ ] 確認された，または疑われる遺伝的危険因子に関連する出生前および産科歴，発育歴，過去および現在の健康状態を含む完全な健康歴を検討する
- [ ] 危険因子となりうる環境（例：潜在的な催奇形性物質や発がん性物質への曝露）について検討する
- [ ] 危険因子となりうる生活習慣を見直す（例：たばこ，アルコール，処方薬，薬物の使用）
- [ ] 家族支援，他のサポートシステム，過去のコーピング技法の有無とその質を確認する
- [ ] 包括的な家族歴を聴取または検討し，少なくとも 3 世代にわたる家系図を作成する
- [ ] 家族に発現している疾病診断記録を得る
- [ ] 生化学検査または放射線検査，染色体検査，連鎖解析，DNA 検査等の遺伝的障害の有無を確定または予測しうる診断的検査の選択肢を検討する
- [ ] 診断方法に関する情報を提供する
- [ ] 診断に関する選択肢の利点，リスク，費用について話し合う
- [ ] 直接的に関連する場合，保険や仕事上で起こりうる差別の問題について話し合う
- [ ] 直接的に関連する場合，他の家族を検査することの問題点について話し合う
- [ ] リスクの明確化を基本とした遺伝的カウンセリング介入を開始する［適切な場合］
- [ ] 遺伝カウンセリングのために，遺伝ヘルスケア専門家へ紹介する［必要な場合］
- [ ] リスク明確化のためのカウンセリングの要約記録を親に提供する［適応がある場合］

第 3 版：2000。改訂：2024

参考文献

King, E., Mahon, S. M. (2017). Genetic testing: Challenges and changes in testing for hereditary cancer syndromes. *Clinical Journal of Oncology Nursing*, *21*(5), 589-598. https://doi.org/10.1188/17.CJON.589-598

McEwen, A., & Jacobs, C. (2021). Who we are, what we do, and how we add value: The role of the genetic counseling 'philosophy of practice' statement in a changing time. *Journal of Genetic Counseling*, *30*(1), 114-120. https://doi.org/10.1002/jgc4.1308

McReynolds, K., & Lewis, S. (2017). Genetic counseling for hereditary cancer: A primer for NPs. *Nurse Practitioner Journal*, *42*(7), 22-28. https://doi.org/10.1097/01.NPR.0000520422.06782.65

Mendes, Á., Metcalfe, A., Paneque, M., Sousa, L., Clarke, A. J., & Sequeiros, J. (2018). Communication of information about genetic risks: Putting families at the center. *Family Process*, *57*(3), 836-846.

Part 3 介入 **737**

https://doi.org/10.1111/famp.12306
Patch, C., & Middleton, A. (2018). Genetic counselling in the era of genomic medicine. *British Medical Bulletin, 126*(1), 27-36. https://doi.org/10.1093/bmb/ldy008
Sharma, S., Khanna, G., & Gangane, S. D. (2019). *Textbook of pathology and genetics for nurses.* India: Elsevier.

6620	リスク確認：感染症

Risk Identification: Infectious Disease

定義：潜在的なリスク要因の分析，健康リスクの判定，感染症患者のリスク低減方略の優先順位をつけること

行動

☐ 適切な機関のガイドライン（例：世界保健機関（WHO），疾病予防管理センター（CDC））を用いて危険因子を特定する

☐ 最近の渡航歴を確認し，曝露の有無を判断する

☐ 予防接種状況を確認する

☐ 集団への曝露と接触者追跡の必要性を判断する（例：デイケア，大学の学生寮，長期介護施設，病院）

☐ 曝露された可能性のある他の個人を特定するために接触者追跡を行う場合，プライバシーを維持する

☐ ハイリスク行動があるかどうかを判断する（例：無防備な性行為，リスクのある人との15分以上の密接な接触）

☐ 曝露が判明している個人に対して，適切な検査，治療，隔離の手順を推奨する

☐ 検査の確定を待つ間，飛沫感染や空気感染の懸念がある場合は，他の人から隔離する

☐ 感染拡大を防ぐための適切な方法を指導する

☐ 処方された治療法に従う

☐ 感染を示す可能性のある症状について，介護者に知らせる[**該当する場合**]

☐ さまざまな環境において，適切な予防措置を開始する

☐ 適切な行政機関に伝染性感染症を報告する[**法律によって必要な場合**]

第8版：2024

参考文献

Centers for Disease Control and Prevention, National Center for Emerging and Zoonotic Infectious Diseases (NCEZID), Division of Healthcare Quality Promotion (DHQP) (2019). Infection control in healthcare personnel: Infrastructure and routine practices for occupational infection prevention and control services. Accessed at https://www.cdc.gov/infectioncontrol/guidelines/healthcare-personnel/assessment.html
Johansson, M. A., Quandelacy, T. M., Kada, S., Prasad, P. V., Steele, M., Brooks, J. T., Slayton, R. B., Biggerstaff, M., & Butler, J. C. (2021). SARS-CoV-2 transmission from people without COVID-19 symptoms. *JAMA Network Open, 4*(1). https://doi.org/10.1001/jamanetworkopen.2020.35057
Levy, S. B., Gunta, J., & Edemekong, P. (2019). Screening for sexually transmitted diseases. *Primary Care: Clinics in Office Practice, 46,* 157-173. https://doi.org/10.1016/j.pop.2018.10.013
Martin, G., & Boland, M. (2018). Planning and preparing for public health threats at airports. *Globalization and Health, 14*(28), 1-5. https://doi.org/10.1186/s12992-018-0323-3
Saurabh, S., & Prateek, S. (2017). Role of contact tracing in containing the 2014 Ebola outbreak: A review. *African Health Sciences, 17*(1), 225-236. https://doi.org/10.4314/ahs.v17i1.28
United States Preventative Services Task Force. (n.d.). *Recommendations.* https://www.uspreventiveservicestaskforce.org/uspstf/topic_search_results
World Health Organization. (2021). *Considerations for implementing and adjusting public health and social measures in the context of COVID-19.* Accessed at https://www.who.int/publications/i/item/considerations-inadjusting-public-health-and-social-measures-in-the-context-of-covid-19-interim-guidance

738 Part 3 介入

6612	リスク確認：乳児の家族

Risk Identification: Childbearing Family

定義：ペアレンティングの困難を経験していそうな個人や家族を明確にし，ペアレンティングに関する問題の発生を予防するための方略に優先順位をつけること

行動

☐ 母親の年齢を確認する

☐ 親の発達段階を確認する

☐ 母親の出産経験を確認する

☐ 家族の経済状況を確認する

☐ 母親の教育状況を確認する

☐ 母親の婚姻状況を確認する

☐ 母親の居住状況を確認する（例：居住場所，ホームレス状態，同居者の有無，在留資格）

☐ 識字能力を確認する

☐ 過去のすべての妊娠での結果を確認する

☐ 過去に母親から生まれた子どもが，今も母親の保護下にあるかどうかを確認する

☐ 英語またはコミュニティで使用されている他の言語に対する理解力を確認する

☐ 過去の社会福祉サービスへの受給状況を確認する

☐ 過去の虐待歴や暴力歴を確認する

☐ 過去の抑うつ状態または他の精神疾患罹患歴を確認する

☐ 兄弟姉妹の健康状態と予防接種状況を確認する

☐ 愛着形成について問題を示唆する行動を観察する

☐ 妊娠期の愛着形成の徴候を考証する目的で，妊娠期および分娩期の記録を検討する

☐ 合併症を発症しやすい患者の因子に関して，妊娠期の病歴を検討する

☐ 妊娠経過と分娩期，産褥期，新生児期における入院に関する情報を検討し，更新し，完結させる [**必要な場合**]

☐ 妊娠期に母親が受けていた薬物療法に着目する

☐ 新生児のグルコース貯蔵に影響を与える可能性のあるストレス因子に関して，妊娠期の病歴を検討する（例：糖尿病，妊娠高血圧症候群，心機能障害または腎機能障害）

☐ 超音波検査や子宮底の変化によって認められた妊娠期の異常胎児成長のパターンについて，その病歴を検討する

☐ 薬物の使用期間，使用された薬物の種類（アルコールを含む），分娩前の最終薬物使用時の時間と強さに着目しながら，母親の薬物への依存歴を検討する

☐ 計画外妊娠に対する親の感情を確認する

☐ 計画外妊娠が家族に受け入れられているかどうかを確認する

☐ 計画外妊娠を家族がサポートしているかどうかを確認する

☐ 妊婦や父親，家族内の他の子どもたちや大人，家族，妊娠している女性と親しい者によって妊娠が心理社会的に受容されているのか考証する

☐ 多胎妊娠の存在に着目し，多胎児を育てることに関する課題を考慮する

☐ 分娩期において母親に投与されたあらゆる薬物に注意する（例：鎮静剤，麻酔剤，鎮痛剤）

☐ 愛着形成を遅らせる可能性のある母親の病的状態に注意する（例：分娩の遷延，感染症，鎮静剤の投与）

☐ ケア提供者との相互作用能力の発達を遅らせる可能性のある胎児および新生児の病的状態に注意する（例：胎児切迫仮死，低酸素症，羊水過少症または羊水過多症，高血糖または低血糖）

☐ 出生後の新生児と母親との分離の因子を明らかにする

☐ 愛着形成を示す行動に注意しながら，親と乳児の相互作用を観察する

Part 3　介入　**739**

- [ ] 多胎児との愛着形成行動に着目する（例：双生児，三つ子）
- [ ] 家族への教育を通して家族の愛着形成を促す
- [ ] 愛着形成を促進する活動を実施する
- [ ] ペアレンティング調整問題の適応となる可能性を割り出すために，早期の小児科受診において新生児の行動的評価をする
- [ ] 出産後 2 ～ 6 週間の母親に対して，資格を有するヘルスケア専門家のフォローアップを促進する
- [ ] 出生後 2 ～ 6 週間の新生児に対し，資格を有するヘルスケア専門家によるフォローアップを促進する
- [ ] 個人または家族と協働し，リスク軽減のために対象となる領域に優先順位をつける
- [ ] 個人または家族と協働し，リスク軽減活動の計画を立案する
- [ ] 新生児の退院時に，認可されたチャイルドシートの装着を求めることで新生児の安全を促進する
- [ ] ペアレンティングに関する問題のリスクまたは愛着形成の遅れが指摘された場合，適切なコミュニティの機関にフォローアップの紹介をする

第 1 版：1992。改訂：2013

参考文献

Fouquier, K. F. (2011). The concept of motherhood among three generations of African American women. *Journal of Nursing Scholarship, 43*(2), 145-153.

Lutz, K. F., Anderson, L. S., Pridham, K. A., Riesch, S. K., & Becker, P. T. (2009). Furthering the understanding of parent-child relationships: A nursing scholarship review series. Part 1: Introduction. *Journal for Specialists in Pediatric Nursing, 14*(4), 256-261.

Lutz, K. F., Anderson, L. S., Riesch, S. K., Pridham, K. A., & Becker, P. T. (2009). Furthering the understanding of parent-child relationships: A nursing scholarship review series. Part 2: Grasping the early parenting experience—The insider view. *Journal for Specialists in Pediatric Nursing, 14*(4), 262-283.

Taubman-Ben-Ari, O., Findler, L., & Kuint, J. (2010). Personal growth in the wake of stress: The case of mothers of preterm twins. *Journal of Psychology, 144*(2), 185-204.

Underdown, A., & Barlow, J. (2011). Interventions to support early relationships: Mechanisms identified within infant massage programmes. *Community Practitioner, 84*(4), 21-26.

Ward, S. L., & Hisley, S. M. (2009). *Maternal-child nursing care: Optimizing outcomes for mothers, children, & families.* F. A. Davis.

6040	リラクセーション法
	Relaxation Therapy

定義：疼痛・筋緊張・不安等の望ましくない徴候や症状を軽減する目的でのリラクセーションを奨励し，リラクセーションを導く技法を用いること

り

行動

- [ ] 有効なイメージ誘導法の原理，利点，限界，種類を説明する（例：音楽リラクセーション，瞑想法，リズム呼吸リラクセーション，顎関節リラクセーション，漸進的筋弛緩法）
- [ ] 現在のエネルギーレベルの減少や集中力の欠如，またはリラクセーション法で焦点をあてるべき認知機能を妨げるような他の症状をスクリーニングする
- [ ] 過去のリラクセーション介入が有用だったかどうかを明らかにする
- [ ] 具体的なリラクセーション方略の選択前に，参加に対する意欲，参加のための能力，好み，過去の経験，禁忌を考慮する
- [ ] 選択したリラクセーション介入について詳細な説明を提供する
- [ ] 薄暗い照明で心地よい温度の，静かで邪魔が入らない環境をつくる [可能な場合]
- [ ] 締めつけのない衣類を着用し，目を閉じ，患者に安楽な姿勢をとるよう促す
- [ ] リラクセーション介入の内容を個別化する（例：変更が必要か確認する）
- [ ] 深呼吸，あくび，腹式呼吸，平和なイメージ等，リラクセーションを導くための行動を引き出す
- [ ] 患者をリラックス状態に導き，感覚が起こるままにする
- [ ] ゆっくりとしたリズミカルな言葉のペースで，柔らかいトーンの声を用いる

740　　Part 3　介入

☐ リラクセーション法を実演し，患者と一緒に練習する

☐ 実演されたリラクセーション法に応えて行うことを奨励する［可能な場合］

☐ リラクセーション法を実施する必要性を予測する

☐ リラクセーション法の準備と実施のための，書面による案内を提供する

☐ 選択したリラクセーション法を頻繁に繰り返し，実践することを奨励する

☐ 患者が眠ってしまう場合を想定して，邪魔の入らない時間を提供する

☐ リラクセーション法を実施する日時のコントロールを奨励する

☐ 達成されたリラクセーションに関する患者の記録を定期的に評価し，筋緊張・心拍数・血圧・皮膚温を周期的に観察する［適切な場合］

☐ 個人が活用するためのリラクセーション法の録音・録画データを開発する［適切な場合］

☐ リラクセーション方略を鎮痛剤の補助として，または他の処置と併用して用いる［適切な場合］

☐ リラクセーション法に対する反応を評価し記録する

第 1 版：1992。改訂：2008

参考文献

Benson, H., & Klipper, M. Z. (2000). *The relaxation response*. HarperTorch.

Herr, K. A., & Mobily, P. R. (1999). Pain management. In G. M. Bulechek & J. C. McCloskey (Eds.), *Nursing interventions: Effective nursing treatments* (3rd ed., pp. 149-171). W. B. Saunders.

Mandle, C. L., Jacobs, S. C., Arcari, P. M., & Domar, A. D. (1996). The efficacy of relaxation response interventions with adult patients: A review of the literature. *Journal of Cardiovascular Nursing*, *10*(3), 4-26.

McCaffery, M., & Pasero, C. (1999). Practical nondrug approaches to pain. In M. McCaffery & C. Pasero (Eds.), *Pain: Clinical manual* (2nd ed., pp. 399-427). Mosby.

Snyder, M. (1998). Progressive muscle relaxation. In M. Snyder & R. Lindquist (Eds.), *Complementary/ alternative therapies in nursing* (3rd ed., pp. 1-13). Springer.

Part 3　介入　**741**

| 1520 | **レイキ（霊気，靈氣）** |
| | *Reiki* |

定義：特定の順序での手の置き方と象徴を用いることによって，人間のエネルギー領域の再充電・再調整・再調和のために，普遍的な生命力に導くこと

行動

☐ 落ち着きのある快適な環境をつくる

☐ 癒やしの環境をつくるために，アロマや穏やかな音楽を用いる

☐ 自分の手を洗う

☐ 特定の部位における疼痛の存在，または特定の病気の存在等，主訴について尋ねる

☐ レイキの受け手は，服を着たまま心地よく座るか，マッサージテーブルの上に仰臥位で横たわらせる

☐ 気をそらす不必要なものはすべて制限する

☐ こころをリラックスさせ，自分自身に集中させるために数回深呼吸をする

☐ レイキは施術を行うことであり開業医ではないことを覚えておく

☐ 穏やかなセッション開始の方法として，レイキを約1m先から送ることで始める [**可能な場合**]

☐ 特定の一連の手の置き方に従う：眼を覆う，耳を覆う，片手を額に置く，片手を頭頂部に置く，頸部に置く，上胸部に置く，腹部に置く，下腹部に置く，大腿部（片側ずつ）に置く，膝（片側ずつ）に置く，下肢に置く，足首に置く，足に置く，足底に置く，患者をうつ伏せにして，肩に置く，腰部に置く，腰に置く，脚の前側と脚の後側に置く

☐ 直感に導かれるままにレイキシンボルを描くか，視覚化する（例：パワー，精神的または情緒的，距離）

☐ 最も癒やしを必要とする身体部位に手を置き（または数cm上にかざして），直感に動きを導かせる

☐ 5～15分間，またはエネルギーの流れがよりゆっくりに感じられるまで，あるいは直感によって手の位置を動かすタイミングの知らせがあるまで，それぞれの領域で手をとめる

☐ セッション中に不適切と思われる身体の性的な器官や部位に直感が導いた場合，施術のための特別な許可を求める

☐ できるだけ多くの接触を維持するために，片手を同時に動かす

☐ 患者がリラクセーション反応と関連する変化を経験したかどうかを記録する

第6版：2013

参考文献

Lee, M. S., Pittler, M. H., & Ernst, E. (2008). Effects of Reiki in clinical practice: A systematic review of randomised clinical trials. *International Journal of Clinical Practice, 62*(6), 947-954.

Lubeck, W., Petter, F. A., & Rand, W. L. (2001). *The spirit of Reiki: The complete handbook of the Reiki system.* Twin Lakes, WI: Lotus Press.

Miles, P., & True, G. (2003). Reiki—Review of a biofield therapy history, theory, practice, and research. *Alternative Therapies in Health and Medicine, 9*(2), 62-72.

Ring, M. E. (2009). Reiki and changes in pattern manifestations. *Nursing Science Quarterly, 22*(3), 250-258.

Shore, A. G. (2004). Long-term effects of energetic healing on symptoms of psychological depression and self-perceived stress. *Alternative Therapies in Health and Medicine, 10*(3), 42-48.

Vitale, A. (2007). An integrative review of Reiki touch therapy research. *Holistic Nursing Practice, 21*(4), 167-179.

Wardell, D. W., & Engebretson, J. (2001). Biological correlates of Reiki touch healing. *Journal of Advanced Nursing, 33*(4), 439-445.

れ

742 Part 3 介入

6560	レーザー対策

Laser Precautions

定義：患者や他者に対するレーザー関連傷害リスクを抑制すること

行動

☐ レーザー製造会社から得た安全に関する情報の検討を含む，確立されたレーザーに関する安全の知識を，レーザー使用環境において従事するすべての職員が熟知する

☐ レーザー装置を操作するすべての職員が適切なトレーニングを受けていることを確認する

☐ 名目的な危険区域を明らかにする（直接的・反射的・散乱的なレーザー放射のレベルが，通常のレーザー操作中の最大許容照射量を超える区域）

☐ レーザーを使用する際に，レーザー治療室のすべての入り口にレーザー標識を明確に示しておく

☐ 公称障害区域におけるすべてのドアおよび窓が閉鎖されていることを確認する

☐ ブロックを透過する種類のレーザー光線の使用に際して，全面ガラス戸のドアを含む窓が遮蔽物で覆われていることを確認する［適切な場合］

☐ 偶発的なレーザー光線の活性化またはレーザー光線の誤った部位への照射を防ぐために手順を確実に実行する

☐ レーザー装置の鍵は許可された職員のみが使用するよう制限する

☐ レーザーが稼働していないときには，レーザー機器を待機状態にする

☐ レーザー装置の稼働手順を明確にしたうえで，フットスイッチを操縦者の使用しやすい場所に設置する

☐ レーザー使用区域から他のペダルはすべて除去する

☐ フットペダルでレーザー装置を稼働することができるのはレーザー操縦者のみであることを確認する

☐ レーザー介助者は，レーザー稼働中にレーザーを受ける人に付き添う責任がないことを確認する

☐ 成分崩壊や不慮の事故が起こった場合に，レーザーを無力化するための緊急停止スイッチをすぐに押せるようにしておく

☐ レーザー手術中に反射面は最小限にする

☐ 適切なレーザー，ファイバー，フィルター，レンズ，連結装置を提供する［適切な場合］

☐ 公称障害区域にいる人は保護眼鏡を装着する，または特定の周波数に合わせたフィルターおよびレーザー稼働に合わせた光学濃度フィルターを使用していることを確認する

☐ レーザーが稼働している区域への入り口において正しくレーザー周波数が確認でき，光学濃度眼部保護眼鏡（レーザー保護眼鏡）が入手できることを確認する

☐ レーザー光線から患者の目と眼瞼を保護する

☐ 器具と備品がレーザーに対して安全であることを確認する

☐ 軟膏および溶液は不燃性のものであることを確認する

☐ 煙吸引器を組み立てて接続する［適切な場合］

☐ 開放創および最小限の侵襲的処置の両方において，レーザーの使用によって生じた空気伝播汚染への職業上の曝露を防ぐために，煙吸引器を使用することで手術中に生じた排煙を除去する

☐ 感染性廃棄物である可能性のある使用済みの煙吸引フィルター，チューブ，吸引管に配慮し，その取り扱いにはスタンダードプリコーション（標準的感染予防策）を用いる；感染性廃棄物として捨てる

☐ 排煙が生じる手術手技において，職員は呼吸保護具を装着していることを確認する（例：装着テスト済み N95 外科手術用タイプフェイスレスピレーターマスク，高フィルターサージカルマスク）

☐ 消化器と消火設備を確認する

☐ 製造会社の推奨を基本として，職員はレーザーの種類に従って適切な消火器具を使用して消火ができることを確認する

☐ レーザー装置を準備する［プロトコルに従って］

☐ 電気コードを点検する

Part 3 介入 **743**

- □ レーザーファイバーに破損がないか点検する
- □ 進入用通路の管理システムを作動させる[**適切な場合**]
- □ レーザーの点火をテストする
- □ レーザーを使用している間，動かないことの重要性について患者を指導する[**適切な場合**]
- □ 患者の身体の一部を固定する[**適切な場合**]
- □ 湿らせたタオルまたはスポンジでレーザー照射部位の周囲の組織を保護する
- □ 温熱効果のあるレーザーを使用する際は手術野周囲の露出している組織を生理食塩水で満たした資材で保護する
- □ 直腸用の容器を提供する[**適切な場合**]
- □ レーザーの設定を調整する[**医師または施設のプロトコルに従って**]
- □ 損傷の恐れがある患者を観察する
- □ レーザーの使用に関する規則を順守し，火災のおそれがある環境を監視する
- □ 高濃度酸素下環境ではレーザー手術は実施しないことを確認し，可燃性物質または予防措置に漏れがないか，環境を監視する
- □ 患者の気道チューブまたは消化管チューブに関して，レーザー処置の際に火災を引き起こす可能性を最小限に抑えるためにレーザーに耐久性のある気管内挿管チューブを使用していることを確認する
- □ 指定された安全な場所にレーザーの鍵を返却する
- □ レーザーレンズを滅菌する[**適切な場合**]
- □ 情報を記録する[**プロトコルに従って**]
- □ レーザー安全チェックリストを活用する
- □ 周術期の文書記録の付属としてレーザーのデータを提供する[**適切な場合**]
- □ サービスとメンテナンス作業を記録する

第2版：1996。改訂：2018

参考文献

Association of Operating Room Nurses. (2014). *Perioperative standards and recommended practices.*
Castelluccio, D. (2012). Implementing AORN recommended practices for laser safety. *AORN Journal*, *95*(5), 612-627.
Simon, M. (2011). Laser safety: Practical measures and latest legislative requirements. *Journal of Perioperative Practice*, *21*(9), 299-303.
Smeltzer, S. C., & Bare, B. G. (2004). Intraoperative nursing management (10th ed.) *Brunner & Suddarth's textbook of medical surgical nursing* (Vol. 1, pp. 417-435). Lippincott Williams & Wilkins.

れ

5360 | **レクリエーション療法**
Recreation Therapy

定義：病気や障害による影響を軽減または排除するだけでなく，自立機能と社会的技能強化のレクリエーション活動を意図すること

行動

- □ レクリエーション活動への参加を制限するすべての不足を明らかにする（例：可動性，認知，財政）
- □ 意味のあるレクリエーション活動を明らかにするよう，患者を援助する
- □ 好きなレクリエーション活動が個人にもたらす意義を探索できるように援助する
- □ レクリエーション活動の計画立案に患者を参加させる
- □ 身体的・心理的・社会的な能力に見合うレクリエーション活動を選択できるように患者を援助する
- □ レクリエーション活動に必要な資源が得られるように援助する
- □ 安全なレクリエーション用具を提供する
- □ 安全措置を講じる
- □ レクリエーション活動の集まりを監督する[**適切な場合**]

744 Part 3 介入

☐ レクリエーション活動に参加している患者の身体的・精神的な能力を観察する
☐ 適切な年齢と能力に見合う新しいレクリエーション活動を提供する
☐ 不安を軽減する目的でレクリエーション活動を提供する（例：トランプゲームやパズル）
☐ レクリエーション活動のための移送手段が得られるように援助する
☐ レクリエーション活動への参加を積極的に促す
☐ レクリエーション活動への情動的，身体的，社会的反応を観察する

第1版：1992。改訂：1996, 2018

参考文献

Bauer, C., Victorson, D., Rosenbloom, S., Borocas, J., & Silver, R. (2010). Alleviating distress during antepartum hospitalization: A randomized controlled trial of music and recreation therapy. *Journal of Women's Health, 19*(3), 523-531.

Caldwell, L. (2005). Leisure and health: Why is leisure therapeutic? *British Journal of Guidance & Counselling, 33*(1), 7-26.

Pressman, S. D., Matthews, K. A., Cohen, S., Martire, L. M., Scheier, M., Baum, A., & Schulz, R. (2009). Association of enjoyable leisure activities with psychological and physical well-being. *Psychosomatic Medicine, 71*(7), 725-732.

Yang, H., & An, D. (2011). Health people 2020: Implications for recreation therapy. *American Journal of Recreation Therapy, 10*(4), 17-23.

Zanca, J. M., & Dijkers, M. P. (2014). Describing what we do: A qualitative study of clinicians' perspectives on classifying rehabilitation interventions. *Archives of Physical Medicine and Rehabilitation, 95*(Suppl. 1), S55-S65.e2.

8340	# レジリエンス（回復力）促進

Resilience Promotion

定義：環境および社会的ストレス要因に対する対処方略の開発，使用，強化を促進すること

行動

☐ 現在の対処方略を判定する
☐ ポジティブな対処方略の使用を促進する
☐ マインドフルネス（例：日記，ヨガ，瞑想）の実践を奨励し，ストレスを管理するためのリソース（例：静寂の部屋）を提供する
☐ 身体の健康，ストレスへの適応，不安やうつ等の感情による負担の軽減のために，前向きなライフスタイル（例：適切な栄養，十分な睡眠，水分補給，定期的な運動等）を促進する
☐ 飲酒，薬物，有害物質で痛みをごまかす等，否定的な発散を避けるようにする
☐ 共感的で理解ある人々との有意義で健康的な人間関係の構築を促進する
☐ 習慣や伝統の発展を奨励する（例：誕生日，休暇）
☐ 関係者からの支援を受け入れやすくする
☐ 支援者（例：カウンセラー，従業員支援，牧師や神父）との定期的なつながりや交流を促す
☐ グループ，信仰に基づくコミュニティ，その他の地域組織への積極的な参加を促す
☐ 過去の経験を生かし，健康的な自己目標をもちやすくする
☐ 目標達成のために助けを求めることを奨励する
☐ 変化を受け入れ，受け入れるように促す
☐ 対人関係能力の向上を支援する［必要な場合］
☐ ロールモデルを提供する［必要な場合］
☐ 将来に対する楽観的な考えをもつように支援する
☐ 助言と支援のためのリソースを特定するのを支援する
☐ 家族グループ活動を奨励する
☐ 学習を促す環境を家族が提供できるよう援助する

Part 3 介入 **745**

- ☐ 肯定的な健康を求める行動を奨励する
- ☐ 年齢に応じた期待を抱けるよう指導する
- ☐ ルールを構築するよう家族に奨励する
- ☐ 自己主張できる技術を身につけられるよう援助する
- ☐ 意思決定スキルをロールプレイできるよう援助する
- ☐ サービスや活動への参加を促す
- ☐ 理解を確実にするためにティーチバックを用いる

第 3 版：2000。改訂：2024

参考文献

American Psychological Association. (2020). *Building your resilience.* http://www.apa.org/helpcenter/road-resilience.aspx

Coffield, C., Michael, S., & Srinivasavaradan, D. (2021). Building resilience: Resources to help families grow from challenging times. *Exceptional Parent*, 51(1), 33-38.

Cooper, A. L., Brown, J. A., & Leslie, G. D. (2021). Nurse resilience for clinical practice: An integrative review. *Journal of Advanced Nursing*, 77(6), 2623-2640. https://doi.org/10.1111/jan.14763

Duncan, J. M., Garrison, M. E., & Killian, T. S. (2021). Measuring family resilience: Evaluating the Walsh Family Resilience questionnaire. *Family Journal*, 29(1), 80-85. https://doi.org/10.1177/1066480720956641

Gomes de Medeiros, A. P., Pinheiro de Carvalho, M. A., Araújo de Medeiros, J. R., Dias Dantas, G., Carvalho do Nascimento, A. Q. I., Silva Pimentel, E. R., da Silva Pascoal, F. F., & Porfirio Souza, G. (2019). Resilient characteristics of families in dealing with psychic suffering. *Journal of Nursing UFPE / Revista de Enfermagem UFPE*, 13, 38-44. https://doi.org/10.5205/1981-8963.2019.236727

Luo, D., Eicher, M., & White, K. (2020). Individual resilience in adult cancer care: A concept analysis. *International Journal of Nursing Studies*, 102, 103467. https://doi.org/10.1016/j.ijnurstu.2019.103467

McKinley, C. E., & Theall, K. P. (2021). Weaving Healthy Families Program: Promoting resilience while reducing violence and substance use. *Research on Social Work Practice*, 31(5), 476-492. https://doi.org/10.1177/1049731521998441

Silva, D. J., Petrilla, C. M., Matteson, D., Mannion, S., & Huggins, S. L. (2020). Increasing resilience in youth and families: YAP's Wraparound Advocate Service Model. *Child & Youth Services*, 41(1), 51-82. https://doi.org/10.1080/0145935X.2019.1610870

Stacey, G., & Cook, G. (2019). A scoping review exploring how the conceptualization of resilience in nursing influences interventions aimed at increasing resilience. *International Practice Development Journal*, 9(1), 1-16. https://doi.org/10.19043/ipdj.91.009

Wakhid, A., & Hamid, A. Y. S. (2020). Family resilience minimizes posttraumatic stress disorder: A systematic review. *Enfermeria Clinica*, 30, 1-5. https://doi.org/10.1016/j.enfcli.2020.01.002

れ

8720	レジリエンス（回復力）促進：コミュニティ
	Resilience Promotion: Community

定義：身体的，行動的，社会的健康を改善するための公衆衛生と医療システムを強化する資産の利用を促進する

行動

- ☐ 人口またはコミュニティにおける失業，ホームレス，教育達成度，投獄，精神的・身体的健康問題の有無を判断する
- ☐ コミュニティの優先事項を特定するために，利用可能な文書を使用する（例：コミュニティ保健ニーズ調査）
- ☐ 懸念事項の減少を支援する適切なコミュニティサービスの開発を促進する（公衆衛生，医療，社会サービス，失業サービス，行動衛生サービス，住宅へのアクセスを促進する）
- ☐ 公衆衛生，医療，社会サービスへのアクセスを強化する
- ☐ コミュニティの住民がケアへのアクセス方法を知り，サービスに対する現実的または認知的な障壁によって制限されないようにする
- ☐ 身体的・精神的健康管理へのアクセスを促進する
- ☐ コミュニティの住民に定期的な教育イベントやリソースを提供し，日常的な状況でも緊急の状況でも，自分自身や他人をケアするために何をすべきかを知ってもらう

746 Part 3 介入

☐ 健康とレジリエンス（回復力）を強化するよう個人に奨励する（例：健康的な生活習慣を身につける，有意義なグループとのつながりを維持する，自分や家族の避難計画や災害対応計画を作成する）

☐ コミュニティの住民がお互いの生活に定期的にかかわるような，社会的なつながりを奨励する

☐ リスクのある人々に，彼らに役立つプログラム（例：カウンセラー，ソーシャルサービス，従業員支援）を提供し，彼らが自分の健康を守るために積極的に参加できるようにする

☐ リスクのある人々にサービスを提供するプログラムに対し，強固な災害および事業継続計画を策定するよう促す

☐ 健康増進グループ，信仰に基づくコミュニティ，その他の地域組織の発展を促進する

☐ 社会サービスを含むネットワークを構築する（例：従来の公衆衛生，医療，緊急事態管理のパートナーに加え，行動衛生サービス，コミュニティ組織，企業，学界，リスクのある個人，信仰に基づく利害関係者等）

☐ 公衆衛生および行動衛生対策，緊急事態への備え，コミュニティの健康回復力への介入に関する継続的な教育プログラムを支援する

第8版：2024

参考文献

American Psychological Association. (2020). *Resilience*. https://www.apa.org/topics/resilience

Crowe, L. (2017). Tips on building resilience and improving well-being. *Emergency Nurse*, *24*(10), 14. https://doi.org/10.7748/en.24.10.14.s16

Ellis, W., Dietz, W. H., & Chen, K.-L. D. (2022). Community resilience: A dynamic model for public health 3.0. *Journal of Public Health Management & Practice*, *28*, S18-S26. https://doi.org/10.1097/PHH.0000000000001413

Gerhardstein, B., Tucker, P. G., Rayman, J., & Reh, C. M. (2019). A fresh look at stress and resilience in communities affected by environmental contamination. *Journal of Environmental Health*, *82*(4), 36-38.

Jewett, R. L., Mah, S. M., Howell, N., & Larsen, M. M. (2021). Social cohesion and community resilience during COVID-19 and pandemics: A rapid scoping review to inform the United Nations Research Roadmap for COVID-19 Recovery. *International Journal of Health Services*, *51*(3), 325-336. https://doi.org/10.1177/0020731421997092

Mann, G., Cafer, A., Kaiser, K., & Gordon, K. (2020). Community resilience in a rural food system: Documenting pathways to nutrition solutions. *Public Health*, *186*, 157-163. https://doi.org/10.1016/j.puhe.2020.06.041

Teodorczuk, A., Thomson, R., Chan, K., & Rogers, G. D. (2017). When I say... resilience. *Medical Education*, *51*(12), 1206-1208. https://doi.org/10.1111/medu.13368

U.S. Department of Health and Human Services. (2020). *Community resilience*. https://www.phe.gov/Preparedness/planning/abc/Pages/community.aspx

---

7260	**レスパイトケア（息抜きケア）**
	Respite Care

定義：家族介護者に休息を与えるために短期間のケアを提供すること

行動

☐ 患者と家族との治療的人間関係を確立する

☐ ケア提供者の耐性を観察する

☐ レスパイトケアのための入手可能な公的資金援助について，患者と家族に情報提供をする

☐ 宿泊施設のあるレスパイトケアを手配する

☐ 在宅サービスのボランティアを調整する［適切な場合］

☐ コミュニティ支援サービスを手配する（例：食事，デイケア，サマーキャンプ）

☐ ケア提供者の代理を手配する

☐ レスパイトケア提供者の技術レベルを観察する

☐ 日常的なケアに従う

☐ 運動・歩行訓練・清潔等のケアを提供する［適切な場合］

☐ 対象者に合った活動プログラムを提供する［適切な場合］

Part 3　介入　　**747**

☐ 緊急時の電話連絡先を入手する

☐ 普段からかかわりのある医療従事者との連絡手段を確認する

☐ 緊急ケアを提供する **[必要な場合]**

☐ 通常の家庭での環境を維持する

☐ 帰宅に際して普段のケア提供者に報告を行う

第 1 版：1992。改訂：2013

参考文献

Barnard-Brak, L., & Thomson, D. (2009). How is taking care of caregivers of children with disabilities related to academic achievement? *Child Youth Care Forum*, *38*(2), 91-102.

Barrett, M., Wheatland, B., Haselby, P., Larson, A., Kristjanson, L., & Whyatt, D. (2009). Palliative respite services using nursing staff reduces hospitalization of patients and improves acceptance among carers. *International Journal of Palliative Nursing*, *15*(8), 389-395.

Cowen, P. S., & Reed, D. A. (2002). Effects of respite care for children with developmental disabilities: Evaluation of an intervention for at risk families. *Public Health Nursing*, *19*(4), 272-283.

Donath, C., Winkler, A., & Grassel, E. (2009). Short-term residential care for dementia patients: Predictors for utilization and expected quality from a family caregiver's point of view. *International Psychogeriatrics*, *21*(4), 703-710.

Molzahn, A. E., Gallagher, E., & McNulty, V. (2009). Quality of life associated with adult day centers. *Journal of Gerontological Nursing*, *35*(8), 37-46.

Perry, J., & Bontinen, K. (2001). Evaluation of a weekend respite program for persons with Alzheimer disease. *Canadian Journal of Nursing Research*, *33*(1), 81-95.

Salin, S., Kaunonen, M., & Astedt-Kurki, P. (2009). Informal carers of older family members: How they manage and what support they receive from respite care. *Journal of Clinical Nursing*, *18*(4), 492-501.

7615	**連携強化**
	Collaboration Enhancement

定義：専門職と介護者間で連携を促進すること

行動

☐ 他者の意見を探求し，他者の貢献を尊重する

☐ およそ 5 ～ 9 名のチームをつくる

☐ 全員が同じようにコンピュータ上の情報や紙面に表示されている情報を得ることができ，互いに目と目を合わせて対面できるような，5 ～ 9 名のスタッフを十分支援できる集団作業空間をつくる

☐ 映像機器を用いた通信会議を容易に行うことができる作業空間をつくる

☐ より強いネットワークを構築するために，普段座っている場所からの移動をグループメンバーに奨励する

☐ 他のメンバーや訪問者が座っている場所 (例：ベンチ) が視野内に入る場所であり，個人的に集中する仕事を行うことができる作業空間を提供する

☐ 個々がくつろいで話ができる社交場を提供する

☐ 環境の範囲を規定することで，職員が仕事をする場所を選択し，管理してもらう

☐ 専門家連携による指導日およびソーシャルイベント (交流会)，大学教員の共同任命，学際的な教育プログラムや臨床講義活動を含む，学際的な教育プログラムを支援する

☐ 職員の調整や情報伝達を支援するためにウェブ上のソフトウェアを提供する (例：カレンダー，予定表，委員会活動，適切な書式および文書記録)

☐ 患者をチームメイトとして含める **[適切な場合]**

☐ 情報伝達用具を使用する (例：日々の相談，復唱，状況，背景，評価，提案 (SBAR)，質問をする機会) **[必要な場合]**

☐ 状況に応じて，法律的および倫理的な問題に関する対話を継続する

☐ チームメンバー間で誤認や固定観念について取り扱う

☐ 衝突の解決のための方略として交渉をする

748 Part 3 介入

□ チーム内の協働努力によって増大した利益に価値をおく

第7版：2018

参考文献

Freshman, B., Rubino, L., & Chassiakos, Y. R. (Eds.). (2010). *Collaboration across the disciplines in health care*. Jones and Bartlett.

Interprofessional Education Collaborative Expert Panel. (2011). *Core competencies for interprofessional collaborative practice: Report of an expert panel*.

The Joint Commission. (2012). *Improving patient and worker safety: Opportunities for synergy, collaboration and innovation*.

MacDonald, M., Bally, J., Ferguson, L., Murray, B., Fowler-Kerry, S., & Anonson, J. (2010). Knowledge of the professional role of others: A key interprofessional competency. *Nurse Education in Practice*, *10*(4), 238-242.

Steelcase WorkSpace Futures. (2010). How the workplace can improve collaboration. http://www.steelcase.com/content/uploads/2015/01/three sixty-collaboration-white-paper-v2.6.pdf

Part 3　介入　**749**

6530	ワクチン接種の管理
	Vaccination Management

定義：ワクチン接種へのアクセス，指示の提供，接種の実施，ワクチン接種状況の監視を促進する

行動

☐ 医療システム内の複数の接点で，ワクチン情報を提供するチームアプローチを実施する

☐ 適切な予防接種の必要性を判断するための既往歴と予防接種状況を把握する

☐ 重篤な副反応のリスクを増大させる状態（以前のワクチンに対するアナフィラキシー反応，卵やゼラチンアレルギー）を特定する

☐ ワクチンの免疫産生能を低下させる可能性のある状態について話し合う

☐ 妊娠と授乳の状態を確認する

☐ 妊娠中の女性に対し，出産後の新生児への免疫を促進するために推奨されるワクチン接種について指導する（例：破傷風，百日咳，インフルエンザワクチン）

☐ 妊娠中または授乳中の女性に対し，年1回のインフルエンザ，破傷風・ジフテリア・百日咳（TDaP）を含む推奨ワクチンについて説明する

☐ 妊娠中に接種してはいけないワクチン（例：ヒトパピローマウイルス（HPV），麻疹，おたふくかぜ，風疹（MMR），水痘，特定の旅行関連ワクチン）について教育する

☐ 予防接種の必要性が満たされていない場合，健康と安寧に大きな影響があることを教える

☐ 小児に必要な推奨予防接種（例：B型肝炎，A型肝炎，ロタウイルス，ジフテリア，破傷風，百日咳，インフルエンザ，ポリオ，麻疹，おたふくかぜ，風疹，髄膜炎菌血清群A・C・W・Y，髄膜炎菌血清群B，水痘），投薬経路，使用の理由と利点，副反応，副作用（有害でないものも含む），スケジュールについて説明する

☐ 予防接種の推奨年齢と接種スケジュールを説明する

☐ 現在法律で義務づけられていない病気の予防接種について説明する（例：インフルエンザ，肺炎球菌，帯状疱疹，ヒトパピローマウイルス，A型肝炎，B型肝炎，COVID-19）

☐ 特別な事態が発生した場合や曝露された場合に利用できる予防接種について説明する（例：コレラ，インフルエンザ，ペスト，狂犬病，ロッキー山紅斑熱，天然痘，腸チフス，チフス，黄熱病，結核）

☐ 疾病管理予防センター（CDC）が作成したワクチンの情報に関する文書を提供する

☐ 予防接種を受けた日付と予防接種の種類を記録するためのメモ帳を提供し，更新する

☐ ワクチン投与にあたって，インフォームドコンセントを徹底する

☐ 同時投与や予防接種の使用に関する最新の推奨事項など，適切な投与方法を決定する

☐ 投薬前に，各人の投薬記録（MAR）の正確性と完全性をチェックする

☐ 薬剤投与の6つの原則（例：適切な人，適切な薬剤，適切な量，適切な経路，適切な時間，適切な記録）を順守する

☐ 少なくとも2つの識別子（例：氏名，生年月日）を用いて本人確認を行う

☐ 薬剤に関する知識と投与法の理解を確認する

☐ 投薬前に必要な評価（例：血圧，脈拍）ができる

☐ 乳児の大腿前外側に注射を行う。複数の注射を行う場合は同時に行い，補助のスタッフを加える［**適切な場合**］

☐ 小児に対する年齢に応じた苦痛緩和策を含め，ワクチン接種時に利用可能な苦痛緩和技術に関する教育を行う

☐ 予防接種に伴う痛みを軽減するために，望ましい疼痛管理技術を取り入れる

☐ 薬剤投与後に特定の期間，患者を観察する

☐ ワクチンの情報を記録する（例：製薬会社，ロットナンバー，有効期限）［**施設のプロトコルに従って**］

☐ 幼稚園，小学校，中学校，高等学校，大学への入学にあたって，どの予防接種が法律により必要とされているのかを家族に情報を提供する

わ

750 Part 3 介入

□ 適切な間隔をあけて，予防接種のスケジュールを組む

□ ヘルスケア機関（救急外来・入院を含む）を受診するたびに予防接種の投与状況を確認し，必要に応じて予防接種を行う

□ 予防接種の安全性に関して，信頼できる情報源から，視覚資料，配布資料，推奨事項を使用する

□ ワクチンのリスクと利益について，文化的に配慮した適切な教育レベルのコミュニケーションを提供する

□ 教育は簡単で簡潔にする

□ 複数回の接種や追加接種を必要とするワクチンの重要性，有効性，必要性について議論する

□ 複数の予防接種を受ける必要があり，二重接種や一時的な予防接種ができない場合は，フォローアップの予防接種計画を立てる

□ 一般的な，また予想されるワクチン接種後の副作用（有害でないものも含む）についての教育を行う

□ 教育実施時にワクチンを確保し，順次接種できるようにする

□ 年1回を基本として，完璧を期するために学校の予防接種記録の監査をする

□ 予防接種の状態を常に最新の状態に維持するよう説明する

□ 予防接種の実施はガイドライン（例：日本環境感染学会の医療関係者のためのワクチンガイドライン）に従う

□ 海外に旅行に行く人に対し，適切なワクチン接種についての情報を提供する

□ 一連の予防接種投与が遅れても，スケジュールを再度初めから行う必要はないことを教える

□ 予防接種費用を援助してくれる地域のリソースを含め，ワクチン接種にかかる費用について話し合う**［適切な場合］**

□ 予防接種支払いのための財務計画について支援する（例：保険適用と自治体等のクリニック）

□ 無料予防接種プログラムに参加している医療機関を特定する

□ すべての人に対して無料，またはすべての人が支払い可能な金額の予防接種が提供できるようなプログラムや政策の提唱をする

□ 予防接種状況を追跡するための国への登録プログラムを支援する

□ ワクチン教育を記録する

□ 予防接種の拒否を記録する**［適切な場合］**

□ 定期的なフォローアップを行い，将来のワクチン接種の必要性を予測する

□ 予防接種の前に準備，教育，質問に答える

□ 理解を確実にするためにティーチバックを用いる

第1版：1992。改訂：2000，2004，2024

参考文献

Abdullahi, L. H., Kagina, B. M., Ndze, V. N., Hussey, G. D., & Wiysonge, C. S. (2020). Improving vaccination uptake among adolescents. *Cochrane Database of Systematic Reviews, 1,* CD011895. https://doi.org/10.1002/14651858.CD011895.pub2

American Academy of Pediatrics. (2020). *Immunizations: Vaccine administration.* https://www.aap.org/en-us/advocacy-and-policy/aap-health-initiatives/immunizations/Practice-Management/Pages/Vaccine-Administration.aspx

American Academy of Pediatrics. (2021). *Administering vaccines: Dose, route, site, and needle size.* https://www.immunize.org/catg.d/p3085.pdf

Centers for Disease Control and Prevention. (2021). Catch-up immunizations schedule for persons aged 4 months-18 years who start late or who are more than 1 month behind, United States 2021. https://www.cdc.gov/vaccines/schedules/hcp/imz/catchup.html#table-catchup

Centers for Disease Control and Prevention. (2021). *Recommended adult immunization schedule for ages 19 years and older.* https://www.cdc.gov/vaccines/schedules/downloads/adult/adult-combined-schedule.pdf

Centers for Disease Control and Prevention. (2021). *Recommended child and adolescent immunization schedule for ages 18 years or younger.* https://www.cdc.gov/vaccines/schedules/downloads/child/0-18yrs-childcombined-schedule.pdf

Cwynar, C. M., & Osborne, K. (2019). Immunization-associated pain: Taking research to the bedside. *Journal of Pediatric Health Care, 33*(4), 446-454. https://doi.org/10.1016/j.pedhc.2018.12.004

Heavey, E. (2020). Guiding patients to appropriate vaccination during pregnancy. *The Nurse Practitioner, 45*(6), 19-24. https://doi.org/10.1097/01.NPR.0000666180.07149.f6

5930	笑いヨガ

Laughter Yoga

定義：詠唱や手拍子，瞑想，体の動き，ストレッチ等のエクササイズによって補助される，長時間の自発的な笑いの使用

行動

☐ 個人またはグループの準備と意欲を評価する

☐ 個人との相互目標と，行動や生理的な変化（例：ストレスの軽減，安寧の感覚の増大，痛みの減少，睡眠の質の向上）を確認する

☐ 個人の快適さを確保するために，穏やかで快適なプライベート環境を提供する

☐ セッションの頻度と時間を決める（通常 25 ～ 30 分）

☐ 同意を得る [適応がある場合]

☐ 10 分間のウォームアップエクササイズから始める（例：深い腹式呼吸，体のストレッチ，首や肩の緩やかなストレッチ，顔の筋肉をほぐすための微笑み）

☐ ストレッチ，音，動きを追加してウォームアップを変化させる（例：腹を抱えて笑うライオンの咆哮，詠唱に合わせてリズミカルに手を叩く，腹部を使って肺を満たす深呼吸）

☐ ウォームアップの後は，15 分間の身体活動（左手で右側の肩から手首まで 5 回タップし，左側も同様に繰り返し，次に両足を 5 回タップする）を繰り返し唱えながら行う

☐ 身体活動とともに詠唱を繰り返し，タッピングと詠唱の回数を徐々に増やす

☐ 遊びを取り入れながら，徐々に活動を増やす（例：ナンセンスな歌を歌い，一節終わるごとに笑う，笑いながら部屋のなかを踊り回る，シナリオのふりをし，終始または最後に笑う）

☐ セッション中，深呼吸をするように促す

☐ 動きとともに，さまざまな高揚感や愉快な笑いを取り入れる

☐ 理解を容易にするために，必要に応じて動きや笑いを実演する [必要な場合]

☐ 陽気な活動（願い事をしたり，願いが叶ったかのように喜んだりする）を使って，幸せな気持ちや明るい気分になるよう促す

☐ 不快感や痛みがある場合は，すぐにセッションを中止する

☐ 最後の 5 分間は，身体をリラックスさせ，微笑み，深呼吸をする

☐ 身体的，社会的，精神的，感情的，スピリチュアルな反応を観察する

第 8 版：2024

参考文献

Bressington, D., Yu, C., Wong, W., Ng, T. C., & Chien, W. T. (2018). The effects of group-based laughter yoga interventions on mental health in adults: A systematic review. *Journal of Psychiatric Mental Health Nursing, 25*(8), 517-527. https://doi.org/10.1111/jpm.12491

Kuru Alici, N., & Arikan Dönmez, A. (2020). A systematic review of the effect of laughter yoga on physical function and psychosocial outcomes in older adults. *Complementary Therapeutic Clinical Practices, 41*, 101252. https://doi.org/10.1016/j.ctcp.2020.101252

Memarian, A., Sanatkaran, A., & Bahari, S. M. (2017). The effect of laughter yoga exercises on anxiety and sleep quality in patients suffering from Parkinson's disease. *Biomedical Research and Therapy, 4*(7), 1463-1479. https://doi.org/10.15419/bmrat.v4i07.200

Rezaei, S., Mahfeli, M., Mousavi, S. V., & Poorabolghasem Hosseini, S. (2019). The effect of laughter yoga on the quality of life of elderly nursing home residents. *Caspian Journal of Neurological Science, 5*(1), 7-15. http://cjns.gums.ac.ir/article-1-254-en.html

Shattla, S. I., Mabrouk, S. M., & Abed, G. A. (2019). Effectiveness of laughter yoga therapy on job burnout syndromes among psychiatric nurses. *International Journal of Nursing, 6*(1), 33-47.

Tanaka, A., Tokuda, N., & Ichihara, K. (2018). Psychological and physiological effects of laughter yoga sessions in Japan: A pilot study. *Nursing in Health Sciences, 20*(3), 304-312. https://doi.org/10.1111/nhs.12562

van der Wal, N., & Kok, R. N. (2019). Laughter-inducing therapies: Systematic review and meta-analysis. *Social Science & Medicine, 232*, 473-488. https://doi.org/10.1016/j.socscimed.2019.02.018

PART 4

看護専門分野の中核介入

Core Interventions For Nursing — Specialty Areas

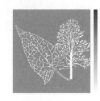

看護専門分野の中核介入

　本項では，57 の専門分野の中核介入を 50 音順に記載する。中核介入とは，専門分野の性質を明らかにする，限定的で中心的な一連の介入と定義される。中核介入リストをみれば，専門分野の実践範囲を決定することができる。一連の中核介入は，専門分野において看護師が使うすべての介入を含むのではなく，むしろ専門分野において看護師によって頻繁に，もしくは主として使われているような介入，もしくは専門分野の看護師の役割に重要な介入を含んでいる。

　専門分野の中核介入のこのリストは，最初は，使用の適切性を検証するように問われた専門分野の組織に所属している看護師に対する調査結果として生まれたものである。39 の専門分野に対する中核介入の研究および最初のリストは，『看護介入分類　第 3 版』で出版された。新しい介入を含んでいる更新と新しい専門分野は第 4 版に加えられた。

　『看護介入分類　第 8 版』では，各専門分野のリストが検討され，新しい中核介入および削除された中核介入とともに更新され，4 つの新しい専門分野が加えられた：**災害看護，情報科学看護，法的看護，旅行健康看護**である。中核介入が明らかにされている 57 の専門分野の全体的なリストは以下の通りである。

1. HIV/AIDS 看護
2. 移植看護
3. 依存症看護
4. 遺伝看護
5. 外来ケア看護
6. 学校看護
7. 眼科看護
8. がん看護
9. 看護麻酔学／麻酔後ケア看護
10. 感染制御と疫学的看護
11. キャンプ看護
12. 救急看護
13. クリティカルケア看護
14. 形成外科看護
15. 血管系看護
16. 航空看護
17. 公衆衛生看護
18. 更生ケア看護
19. コミュニティの信仰看護

Part 4　看護専門分野の中核介入　**755**

20. 災害看護
21. 在宅看護
22. 産科看護
23. 産業保健看護
24. 耳鼻咽喉／頭頸看護
25. 司法看護
26. 周術期看護
27. 消化器系看護
28. 小児がん看護
29. 小児看護
30. 小児と青年の精神科看護
31. 情報学看護
32. 助産看護
33. 女性の健康看護
34. 神経科学看護
35. 新生児看護
36. 腎臓看護
37. 整形外科看護
38. 精神科看護／精神衛生看護
39. 脊髄損傷看護
40. 全体論的看護
41. 創傷，オストミー，失禁看護
42. 大学保健看護
43. 疼痛管理看護
44. 糖尿病看護
45. ドメスティックバイオレンス（家庭内暴力）看護
46. 内科・外科看護
47. 熱傷看護
48. 発達障害看護
49. 泌尿器系看護
50. 皮膚科看護
51. 放射線科看護
52. 法的看護
53. ホスピス・緩和ケア看護
54. 輸液看護
55. リハビリテーション看護
56. 旅行健康看護
57. 老年看護

Part 4　看護専門分野の中核介入

　専門分野による中核介入の明確化は，多様な実践領域における看護の性質を伝達することに役立つ。実践の専門分野による中核介入のリストは，看護情報システム，職員教育プログラム，職員能力評価，紹介ネットワーク，資格試験，看護学部カリキュラム，研究と理論構築の発展にきわめて有用である。看護師が標準化された用語本来の利益を獲得できるように，臨床データベースの構築に興味をもつ専門分野の組織のメンバーに NIC の介入を使用することを奨励する。利用者が必要であれば，新たな介入の提案や，新しい専門分野の機関の提出を歓迎している。

HIV/AIDS 看護
HIV/AIDS Care Nursing

- 意思決定支援
- 運動促進
- エネルギー管理
- 悪心管理
- 介護者支援
- カウンセリング
- 家族関与促進
- 家族支援
- 家族統合性促進
- 価値明確化
- 患者権利擁護
- 感染コントロール
- 感染防御
- 記憶訓練
- 気分管理
- 教育：個人
- 教育：疾患経過
- 教育：処置または治療
- 教育：処方された薬剤
- ケースマネジメント
- 下痢管理
- 健康教育
- 健康スクリーニング
- 高体温管理
- 好中球減少症対策
- コーピング強化
- 財源補助
- 酸塩基平衡管理
- 社会正義促進
- 床上安静ケア
- 情動支援
- 身体的機能強化
- セルフケア援助
- 創傷ケア
- ダイイングケア
- 体液量管理
- 体液量モニタリング
- 多専門職ケアカンファレンス
- 電解質管理
- 電解質モニタリング
- 伝染性疾患管理
- 疼痛管理：慢性
- 認知再構築
- バイタルサイン・モニタリング
- 不安軽減
- ヘルスシステム案内
- 保険の認定支援
- 薬剤管理
- 薬剤管理：医療用大麻
- 薬剤突合
- 与薬
- リスク確認：感染症
- レジリエンス（回復力）促進
- レジリエンス（回復力）促進：コミュニティ

移植看護
Transplant Nursing

- 意思決定支援
- カウンセリング
- 家族関与促進
- 家族支援
- 家族統合性促進
- 価値明確化

Part 4　看護専門分野の中核介入　**757**

- 幹細胞移植
- 患者権利擁護
- 患者識別
- 感染コントロール
- 感染防御
- 教育：個人
- 教育：疾患経過
- 教育：処置または治療
- 教育：処方された薬剤
- 経静脈（Ⅳ）療法
- ケースマネジメント
- 検査データ解釈
- 高血圧管理
- 高血糖管理
- 好中球減少症対策
- コーピング強化
- 財源補助
- サーベイランス

- サポートグループ
- 酸塩基平衡管理
- 情動支援
- 臓器獲得
- 創傷ケア
- 体液量管理
- 体液量モニタリング
- 多専門職ケアカンファレンス
- 低血圧管理
- 低血糖管理
- 電解質管理
- 電解質モニタリング
- 疼痛管理：慢性
- バイタルサイン・モニタリング
- 保険の認定支援
- 薬剤管理
- 薬剤突合
- 与薬

依存症看護
Addictions Nursing

- 怒りのコントロール援助
- 栄養管理
- カウンセリング
- 化学的身体抑制
- 家族療法
- 環境管理：安全
- 希望鼓舞
- 教育：安全な性行為
- 教育：疾患経過
- 教育：集団
- ギルトワーク（罪悪感緩和作業）の促進
- 禁煙支援
- 緊張緩和管理
- グループセラピー
- 健康教育
- 健康コーチング
- 健康スクリーニング
- 行動管理
- 行動契約
- 行動変容：社交的な能力
- コーピング強化
- 再発予防
- サポートグループ
- 自己主張訓練（アサーション・トレーニング）
- 自己責任促進

- 自己尊重強化
- 社会化強化
- 紹介
- 称賛
- 衝動コントロールの訓練
- 身体検査
- スピリチュアルサポート
- 制限設定
- 積極的傾聴
- 摂食障害の管理
- セルフ・アウェアネス強化
- せん妄の管理
- 退院調整計画
- 体液／電解質管理
- 対立の仲介
- 疼痛管理：慢性
- 逃亡予防
- 日記記述法
- バイタルサイン・モニタリング
- 毛細管採血
- 薬剤管理
- 薬物等の乱用・依存に対する治療
- 薬物等の乱用・依存に対する治療：過剰服薬
- 薬物等の乱用・依存に対する治療：禁酒

758　　Part 4　看護専門分野の中核介入

- 薬物等の乱用・依存に対する治療：薬物からの離脱
- 薬物等の乱用・依存予防
- 許し促進
- 予期ガイダンス
- 与薬
- ライフスキル強化
- リスク確認
- レクリエーション療法

遺伝看護
Genetics Nursing

- 遺伝カウンセリング
- 親教育：育児家族
- 親教育：乳児
- カウンセリング
- 家族結集
- 家族支援
- 家族統合性促進
- 価値明確化
- 環境管理：コミュニティ
- 環境リスク保護
- 患者権利擁護
- 危機介入
- 教育：疾患経過
- 記録
- グリーフワーク促進（悲嘆緩和作業促進）
- 健康コーチング
- 健康スクリーニング
- 健康政策モニタリング
- 健康リテラシー強化
- 検査データ解釈
- コーピング強化
- サポートグループ
- 自己効力感強化
- 紹介
- 情動支援
- 積極的傾聴
- 多専門職ケアカンファレンス
- 妊娠中絶時ケア
- 妊娠前カウンセリング
- ノーマライゼーション促進
- 不安軽減
- ヘルスケア情報のやりとり
- 予期ガイダンス
- リスク確認：遺伝

外来ケア看護
Ambulatory Care Nursing

- 意思決定支援
- 移送：施設間
- 委託
- 栄養カウンセリング
- 遠隔通信相談
- 教育：学童期の安全（6〜12歳）
- 教育：学童期の栄養（6〜12歳）
- 教育：学童期の発達（6〜12歳）
- 教育：個人
- 教育：疾患経過
- 教育：処置または治療
- 教育：処方された食事
- 教育：処方された薬剤
- 教育：青年期の安全（12〜21歳）
- 教育：青年期の栄養（12〜21歳）
- 教育：青年期の発達（12〜21歳）
- 教育：乳児の発達（0〜3か月）
- 教育：乳児の発達（4〜6か月）
- 教育：乳児の発達（7〜9か月）
- 教育：乳児の発達（10〜12か月）
- 教育：幼児期の安全（1〜5歳）
- 教育：幼児期の栄養（1〜5歳）
- 教育：幼児期の発達（1〜5歳）
- 記録
- 記録：ミーティング
- 経静脈（IV）療法
- ケースマネジメント
- 健康教育
- 健康コーチング
- 健康スクリーニング
- 健康リテラシー強化
- 検査補助
- 行動変容
- コーピング強化

Part 4 看護専門分野の中核介入 **759**

- サーベイランス
- 紹介
- 情動支援
- 処方：検査
- 処方：非薬物治療
- 視力検査
- スタッフの監督
- 創傷ケア：保護
- 退院フォローアップ
- 電子健康記録入手援助
- トランスジェンダーのホルモン療法
- トリアージ：遠隔通信
- トリアージ：救急センター
- バイタルサイン・モニタリング
- 不安軽減
- ベッドサイド検査（POCT：Point of Care Testing）
- ヘルスケア提供者協働
- ヘルスシステム案内
- 毛細管採血
- 薬剤管理
- 薬剤処方
- 与薬：筋肉内
- 与薬：経口
- 与薬：静脈内
- 与薬：皮内
- リスク確認
- ワクチン接種の管理

学校看護

School Nursing

- アレルギー管理
- 怒りのコントロール援助
- 意思決定支援
- 委託
- 栄養カウンセリング
- 遠隔通信相談
- 応急処置（ファーストエイド）
- 親教育：育児家族
- 親教育：青年期
- 温罨法／冷罨法
- 介護者支援
- カウンセリング
- 学習促進
- 家族関与促進
- 家族支援
- 家族統合性促進
- 価値明確化
- 患者権利擁護
- 感染コントロール
- 危機介入
- 虐待からの保護支援：子ども
- 救急ケア
- 教育：学童期の安全（6 ～ 12 歳）
- 教育：学童期の栄養（6 ～ 12 歳）
- 教育：学童期の発達（6 ～ 12 歳）
- 教育：個人
- 教育：スポーツ傷害予防
- 教育：青年期の安全（12 ～ 21 歳）
- 教育：青年期の栄養（12 ～ 21 歳）
- 教育：青年期の発達（12 ～ 21 歳）
- 教育：幼児期の安全（1 ～ 5 歳）
- 教育：幼児期の栄養（1 ～ 5 歳）
- 教育：幼児期の発達（1 ～ 5 歳）
- 記録
- グリーフワーク促進（悲嘆緩和作業促進）
- 健康教育
- 健康コーチング
- 健康スクリーニング
- 健康リテラシー強化
- 高体温管理
- 子どもケア
- コーピング強化
- コンタクトレンズのケア
- サポートグループ
- 自己効力感強化
- 自己尊重強化
- 自殺予防
- 社会化強化
- 出血軽減
- 出血軽減：創傷
- 紹介
- 称賛
- 情動支援
- 視力検査
- スピリチュアルサポート
- 青年期ケア
- 積極的傾聴
- 喘息の管理

760　　Part 4　看護専門分野の中核介入

- 創傷ケア
- ソーシャルマーケティング
- 多専門職ケアカンファレンス
- タッチング
- 鎮静法
- 鎮痛剤投与
- 疼痛管理：急性
- 疼痛管理：慢性
- 乗物の安全性向上
- バイタルサイン・モニタリング
- 皮膚サーベイランス
- 不安軽減
- ヘルスケア情報のやりとり

- ヘルスシステム案内
- 眼のケア
- 薬剤管理
- 薬剤管理：ウエアラブル（身に着けられる）注入装置
- 薬物等の乱用・依存予防
- ユーモア
- 予期ガイダンス
- 与薬：経口
- レジリエンス（回復力）促進
- レジリエンス（回復力）促進：コミュニティ
- ワクチン接種の管理

眼科看護
Ophthalmic Nursing

- 遠隔通信相談
- 家族関与促進
- 感染コントロール
- 感染コントロール：術中
- 教育：個人
- 教育：疾患経過
- 教育：術前
- 教育：処置または治療
- 教育：処方された薬剤
- 教育：精神運動技能
- 経静脈（IV）療法
- コミュニケーション強化：視覚障害
- コンサルテーション
- コンタクトレンズのケア
- サーベイランス
- 手術準備
- 手術補助
- 術前調整
- 情動支援
- 静脈（IV）穿刺

- 視力検査
- 切開部ケア
- 積極的傾聴
- セデーション管理
- セルフケア援助
- 退院調整計画
- 退院フォローアップ
- 低血糖管理
- 転倒・転落予防
- 疼痛管理：急性
- ドライアイの予防
- バイタルサイン・モニタリング
- 眼のケア
- 眼の洗浄
- 与薬
- 与薬：眼内ディスク
- 与薬：筋肉内
- 与薬：経口
- 与薬：点眼
- レーザー対策

がん看護
Oncology Nursing

- アドバンスト・ケア・プランニング
- 安楽管理
- 栄養管理
- 栄養モニタリング
- エネルギー管理
- 嘔吐管理

- 悪心管理
- 音楽療法
- 介護者支援
- 化学療法管理
- 家族関与促進
- 幹細胞移植

Part 4　看護専門分野の中核介入　**761**

- 感染コントロール
- 感染防御
- 希望鼓舞
- 教育：疾患経過
- 教育：処置または治療
- 検査データ解釈
- 高体温管理
- 好中球減少症対策
- コーピング強化
- 財源補助
- サポートグループ
- 自己効力感強化
- 死別ケア
- 出血予防
- 準備的感覚情報提供
- 静脈（IV）穿刺
- スピリチュアルサポート
- 創傷ケア：非治癒性
- ダイイングケア
- 退院フォローアップ
- 体液量管理
- ダンス療法

- 中心静脈アクセス管理：中心挿入
- 中心静脈アクセス管理：末梢挿入
- 治療的タッチング
- 鎮痛剤投与
- 疼痛管理：急性
- 疼痛管理：慢性
- 排尿管理
- 排便管理
- ヒーリングタッチ
- 不安軽減
- フィトセラピー（植物療法）
- 放射線療法管理
- マッサージ法
- 末梢感覚管理
- 薬剤管理
- 薬剤管理：医療用大麻*
- 薬剤管理：ウエアラブル（身に着けられる）注入装置
- 与薬
- リラクセーション法
- レイキ（霊気，靈氣）

看護麻酔学／麻酔後ケア看護
Nurse Anesthesiology and Post Anesthesia Care Nursing

- 悪性高熱症対策
- アナフィラキシー管理
- インシデント報告
- 悪心管理
- 換気援助
- 患者識別
- 感染コントロール：術中
- 気圧式ターニケット管理
- 気管内挿管チューブ抜管
- 気管内挿管と固定
- 技術管理
- 規制医薬品の確認
- 気道確保
- 気道吸引
- 救急ケア
- 教育：術前
- 記録
- 経静脈（IV）療法
- 経皮的電気神経刺激（TENS）
- 血液製剤投与
- 検査データ解釈

- 高血糖管理
- 呼吸モニタリング
- コードブルー（救命救急コード）管理
- 採血：献血
- 採血：静脈血
- 採血：動脈血
- 酸塩基平衡管理
- 酸塩基モニタリング
- 酸素療法
- 自己血輸血
- 自己調節鎮痛法（PCA）の援助
- 質モニタリング
- 手術準備
- 手術対策
- 術前調整
- 循環ケア：機械的援助器具
- 紹介
- 静脈（IV）穿刺
- 除細動器管理：体外
- 除細動器管理：体内
- ショック管理

762   Part 4   看護専門分野の中核介入

- 処方：検査
- 人工呼吸器管理：侵襲的
- 人工的気道管理
- 心臓ペースメーカー管理：一時的
- 心臓ペースメーカー管理：永久
- 迅速導入気管内挿管
- 頭蓋内圧（ICP）モニタリング
- セデーション管理
- 蘇生
- 体液量管理
- 体液量減少管理
- 体液量増多管理
- 体液量補正
- 体液量モニタリング
- 中心静脈アクセス管理：中心挿入
- 中心静脈アクセス管理：末梢挿入
- 鎮痛剤投与
- 鎮痛剤投与：髄腔内
- 低血糖管理

- 低体温処置
- 低体温療法
- 電解質管理
- 電解質モニタリング
- 疼痛管理：急性
- トリアージ：救急センター
- バイタルサイン・モニタリング
- 不整脈の管理
- ヘルスケア提供者協働
- ポジショニング：術中
- 麻酔後ケア
- 麻酔剤投与
- 眼のケア
- 薬剤管理
- 薬剤処方
- 与薬
- 与薬：静脈内
- ラテックスの安全対策
- レーザー対策

感染制御と疫学的看護
Infection Control and Epidemiology Nursing

- 医療用製品評価
- 学習促進
- 隔離促進
- 環境管理：安全
- 環境リスク保護
- 感染コントロール
- 感染コントロール：術中
- 感染防御
- 教育：安全な性行為
- 教育：感染制御
- 記録：ミーティング
- 研究プロトコル管理
- 健康教育
- 健康政策モニタリング

- 好中球減少症対策
- コミュニティの健康擁護
- サーベイランス
- 質モニタリング
- 多専門職ケアカンファレンス
- 伝染性疾患管理
- バイオテロリズムへの対応準備
- パンデミック対策
- 人との関係距離促進
- プログラム開発
- ラテックスの安全対策
- リスク確認
- リスク確認：感染症
- ワクチン接種の管理

キャンプ看護
Camp Nursing

- アレルギー管理
- 遠隔通信相談
- 応急処置（ファーストエイド）
- 温罨法／冷罨法
- カウンセリング
- 感染コントロール

- 救急ケア
- 教育：学童期の安全（6〜12歳）
- 教育：学童期の栄養（6〜12歳）
- 教育：学童期の発達（6〜12歳）
- 教育：スポーツ傷害予防
- 教育：青年期の安全（12〜21歳）

- 教育：青年期の栄養（12 〜 21 歳）
- 教育：青年期の発達（12 〜 21 歳）
- 記録
- 高体温管理
- 行動変容：社交的な能力
- 自殺予防
- 出血軽減
- 紹介
- 情動支援
- 制限設定
- 創傷ケア

- 対立の仲介
- 疼痛管理：急性
- バイタルサイン・モニタリング
- 皮膚サーベイランス
- 不安軽減
- 薬剤管理
- ユーモア
- 与薬：経口
- ライフスキル強化
- リスク確認

救急看護

Emergency Nursing

- アドバンスト・ケア・プランニング
- アナフィラキシー管理
- 移送：施設間
- 移送：施設内
- 応急処置（ファーストエイド）
- 隔離促進
- 家族共在促進
- 患者識別
- 気管内抜管：緩和的
- 危機介入
- 気道確保
- 虐待からの保護支援：家庭内パートナー
- 虐待からの保護支援：子ども
- 救急ケア
- 教育：個人
- 記録
- 経静脈（IV）療法
- けいれん発作管理
- 血液製剤投与
- 血栓溶解療法の管理
- 高体温管理
- 呼吸モニタリング
- コードブルー（救命救急コード）管理
- 採血：静脈血
- 再入院予防
- 酸素療法
- 死別ケア
- 循環ケア：静脈機能不全
- 循環ケア：動脈機能不全
- 静脈（IV）穿刺

- 除細動器管理：体外
- 除細動器管理：体内
- ショック管理
- ショック管理：敗血症
- 処方：検査
- 神経学的モニタリング
- 人工呼吸器管理：非侵襲的
- 人身売買の検知
- 心臓ケア：急性期
- 心臓ペースメーカー管理：一時的
- 迅速導入気管内挿管
- 性的暴行トラウマケア
- 創傷ケア
- 蘇生
- 体液／電解質管理
- 体液量減少管理
- 体液量補正
- 電解質管理
- 疼痛管理：急性
- トリアージ：遠隔通信
- トリアージ：救急センター
- バイオテロリズムへの対応準備
- バイタルサイン・モニタリング
- 犯罪捜査データ収集
- パンデミック対策
- 人との関係距離促進
- 不整脈の管理
- 与薬
- リスク確認：感染症

クリティカルケア看護

Critical Care Nursing

- アドバンスト・ケア・プランニング
- 意思決定支援
- 移送：施設間
- 移送：施設内
- 委託
- ウィーニング（人工呼吸器離脱）
- 嘔吐管理
- 悪心管理
- 介護者支援
- 家族関与促進
- 家族共在促進
- 観血的血行動態モニタリング
- 患者権利擁護
- 気管内抜管：緩和的
- 技術管理
- 気道確保
- 気道吸引
- 教育：処置または治療
- 記録
- 経静脈（IV）療法
- 血行動態調節
- 血栓溶解療法の管理
- 呼吸モニタリング
- コードブルー（救命救急コード）管理
- 再入院予防
- 酸塩基モニタリング
- 酸素療法
- 死別ケア
- 循環ケア：機械的援助器具
- 情動支援
- 除細動器管理：体外
- 除細動器管理：体内
- ショック管理
- ショック管理：敗血症
- 神経学的モニタリング
- 人工呼吸器管理：侵襲的
- 人工呼吸器管理：肺炎予防
- 人工呼吸器管理：非侵襲的
- 人工的気道管理
- 心臓ケア：急性期
- 心臓のリスク管理
- 心臓ペースメーカー管理：一時的
- 心臓ペースメーカー管理：永久
- 迅速導入気管内挿管
- 頭蓋内圧（ICP）モニタリング
- セデーション管理
- 退院調整計画
- 体液／電解質管理
- 体液量管理
- 体液量モニタリング
- 体温調節
- 体温調節管理
- 体外式膜型人工肺（ECMO）療法
- 多専門職ケアカンファレンス
- 中心静脈アクセス管理：中心挿入
- 中心静脈アクセス管理：末梢挿入
- 鎮痛剤投与
- 電解質管理
- 電解質モニタリング
- 疼痛管理：急性
- 疼痛管理：慢性
- バイタルサイン・モニタリング
- 不安軽減
- ヘルスケア提供者協働
- ポジショニング
- ポジショニング：腹臥位
- 面会・見舞いの促進
- 与薬
- 与薬：静脈内

形成外科看護

Plastic Surgery Nursing

- 意思決定支援
- 温罨法／冷罨法
- カウンセリング
- 価値明確化
- 患者識別
- 感染コントロール
- 感染防御
- 教育：個人
- 教育：術前
- 経静脈（IV）療法

- 自己調節鎮痛法（PCA）の援助
- 手術器材管理
- 出血予防
- 術前調整
- 準備的感覚情報提供
- 情動支援
- 睡眠強化
- 切開部ケア
- セデーション管理
- セルフケア援助
- 創傷ケア
- 創傷ケア：保護
- 瘙痒管理
- 鎮痛剤投与
- 疼痛管理：急性
- 日記記述法
- バイタルサイン・モニタリング
- 皮膚ケア：移植部位
- 皮膚ケア：局所処置
- 皮膚ケア：採皮部位
- 皮膚サーベイランス
- 保険の認定支援
- ボディイメージ強化
- 誘導イメージ法
- 与薬
- 与薬：眼内ディスク
- レーザー対策

血管系看護
Vascular Nursing

- 運動促進：筋力トレーニング
- 運動療法：関節可動性
- 運動療法：筋肉コントロール
- 運動療法：歩行
- 栄養管理
- 下肢モニタリング
- 感染防御
- 教育：個人
- 教育：処方された運動
- 禁煙支援
- グリーフワーク促進（悲嘆緩和作業促進）
- 健康スクリーニング
- 高血圧管理
- 循環ケア：静脈機能不全
- 循環ケア：動脈機能不全
- 循環対策
- 褥瘡ケア
- 褥瘡予防
- 切開部ケア
- 切断ケア
- セルフケア援助
- 創傷ケア
- 創傷ケア：非治癒性
- 塞栓ケア：肺動脈
- 塞栓ケア：末梢血管
- 塞栓予防
- 退院調整計画
- 爪のケア（ネイルケア）
- 低血圧管理
- 疼痛管理：急性
- 疼痛管理：慢性
- 皮膚ケア：移植部位
- 皮膚ケア：局所処置
- 皮膚ケア：採皮部位
- ヒル療法
- フットケア
- 片側無視管理
- 末梢感覚管理
- 薬剤管理
- リスク確認

航空看護
Flight Nursing

- アナフィラキシー管理
- 移送：施設間
- 遠隔通信相談
- 介護者支援
- 家族共在促進
- 換気援助
- 観血的血行動態モニタリング
- 患者識別
- 技術管理
- 救急ケア

766　Part 4　看護専門分野の中核介入

- 経静脈（Ⅳ）療法
- 血液製剤投与
- 血栓溶解療法の管理
- 検査データ解釈
- 呼吸モニタリング
- コードブルー（救命救急コード）管理
- 酸素療法
- 出血軽減
- 静脈（Ⅳ）穿刺
- 除細動器管理：体外
- 除細動器管理：体内
- ショック管理
- ショック管理：血管性
- ショック管理：循環血液量減少性
- ショック管理：心臓性
- ショック管理：敗血症
- ショック予防
- 人工呼吸器管理：侵襲的
- 人工呼吸器管理：非侵襲的
- 人工的気道管理
- 心臓ケア：急性期
- 迅速導入気管内挿管
- セデーション管理
- 創傷ケア
- 蘇生
- 体液量減少管理
- 疼痛管理：急性
- トリアージ：コミュニティにおける災害
- 乳児ケア：早産児
- バイタルサイン・モニタリング
- 与薬

公衆衛生看護
Community Public Health Nursing

- 隔離促進
- 家事家政援助
- 家族計画：避妊
- 環境管理：コミュニティ
- 環境管理：労働者の安全性
- 環境リスク保護
- 虐待からの保護支援
- 教育：安全な性行為
- 教育：学童期の安全（6 ～ 12 歳）
- 教育：学童期の栄養（6 ～ 12 歳）
- 教育：学童期の発達（6 ～ 12 歳）
- 教育：集団
- 教育：青年期の安全（12 ～ 21 歳）
- 教育：青年期の栄養（12 ～ 21 歳）
- 教育：青年期の発達（12 ～ 21 歳）
- 教育：乳児の安全（0 ～ 3 か月）
- 教育：乳児の安全（4 ～ 6 か月）
- 教育：乳児の安全（7 ～ 9 か月）
- 教育：乳児の安全（10 ～ 12 か月）
- 教育：乳児の栄養（0 ～ 3 か月）
- 教育：乳児の栄養（4 ～ 6 か月）
- 教育：乳児の栄養（7 ～ 9 か月）
- 教育：乳児の栄養（10 ～ 12 か月）
- 教育：乳児の発達（0 ～ 3 か月）
- 教育：乳児の発達（4 ～ 6 か月）
- 教育：乳児の発達（7 ～ 9 か月）
- 教育：乳児の発達（10 ～ 12 か月）
- 教育：幼児期の安全（1 ～ 5 歳）
- 教育：幼児期の栄養（1 ～ 5 歳）
- 教育：幼児期の発達（1 ～ 5 歳）
- 教育：幼児の安全（13 ～ 18 か月）
- 教育：幼児の安全（19 ～ 24 か月）
- 教育：幼児の安全（25 ～ 36 か月）
- 教育：幼児の栄養（13 ～ 18 か月）
- 教育：幼児の栄養（19 ～ 24 か月）
- 教育：幼児の栄養（25 ～ 36 か月）
- ケースマネジメント
- 健康教育
- 健康スクリーニング
- 健康政策モニタリング
- 健康リテラシー強化
- コミュニティの健康開発
- コミュニティの健康擁護
- コミュニティの災害準備
- コンサルテーション
- 財源管理
- 再入院予防
- サーベイランス：コミュニティ
- 社会正義促進
- 紹介
- 人身売買の検知
- 生活維持支援
- ソーシャルマーケティング
- 退院調整計画：家庭準備

Part 4　看護専門分野の中核介入　　767

- 乗物の安全性向上
- バイオテロリズムへの対応準備
- パンデミック対策
- プログラム開発
- 文化ケアの交渉
- ペアレンティング促進
- ヘルスケア情報のやりとり
- ヘルスケア提供者協働

- ヘルスシステム案内
- 与薬
- リスク確認
- リスク確認：感染症
- レジリエンス（回復力）促進：コミュニティ
- 連携強化
- ワクチン接種の管理

更生ケア看護
Correctional Care Nursing

- 怒りのコントロール援助
- 栄養管理
- 応急処置（ファーストエイド）
- カウンセリング
- 家族統合性促進
- 環境管理：暴力予防
- 環境リスク保護
- 希望鼓舞
- 救急ケア
- 教育：安全な性行為
- 教育：個人
- 教育：集団
- 教育：処方された薬剤
- 共在
- 緊張緩和管理
- 区域の制限
- ケアリング相互作用促進
- 健康スクリーニング
- 健康政策モニタリング
- 行動契約
- コーピング強化
- 再発予防
- サーベイランス
- 自殺予防

- 紹介
- 称賛
- 情動支援
- 身体検査
- 制限設定
- 積極的傾聴
- 創傷ケア
- 付き添い
- 皮膚サーベイランス
- プログラム開発
- 文化ケアの交渉
- ヘルスケア情報のやりとり
- 薬剤管理
- 薬物等の乱用・依存に対する治療
- 薬物等の乱用・依存に対する治療：過剰服薬
- 薬物等の乱用・依存に対する治療：禁酒
- 薬物等の乱用・依存に対する治療：薬物からの離脱
- 薬物等の乱用・依存予防
- ユーモア
- 許し促進
- 与薬
- ライフスキル強化

コミュニティの信仰看護
Faith Community Nursing

- 意思決定支援
- 移転ストレス軽減
- 遠隔通信相談
- 介護者支援
- 家族支援
- 家族統合性促進
- 価値明確化

- 環境管理：コミュニティ
- 危機介入
- 希望鼓舞
- 虐待からの保護支援
- 教育：個人
- 教育：集団
- 共在

768　　Part 4　看護専門分野の中核介入

- ギルトワーク（罪悪感緩和作業）の促進
- グリーフワーク促進（悲嘆緩和作業促進）
- 傾聴訪問
- 健康教育
- 健康リテラシー強化
- コーピング強化
- サーベイランス
- 社会化強化
- 社会正義促進
- 宗教依存の治療
- 宗教儀式強化
- 紹介
- 情動支援
- スピリチュアルサポート
- スピリチュアル的な成長促進
- 生活維持支援
- 積極的傾聴
- セルフケア援助
- タッチング
- 文化ケアの交渉
- ヘルスケア情報のやりとり
- ヘルスシステム案内
- 薬剤管理
- ユーモア
- 許し促進
- 予期ガイダンス
- レジリエンス（回復力）促進
- レジリエンス（回復力）促進：コミュニティ

災害看護
Disaster Nursing

- 移乗
- 応急処置（ファーストエイド）
- カウンセリング
- 隔離促進
- 家族共在促進
- 環境管理：安全
- 環境管理：コミュニティ
- 環境リスク保護
- 危機介入
- 救急ケア
- グリーフワーク促進（悲嘆緩和作業促進）
- 健康スクリーニング
- 健康政策モニタリング
- コーピング強化
- コミュニティの健康開発
- コミュニティの健康擁護
- コミュニティの災害準備
- サポートグループ
- サポートシステム強化
- 社会正義促進
- 情動支援
- スピリチュアルサポート
- 鎮静法
- トラウマセラピー（身体的心的外傷療法）：子ども
- トリアージ：遠隔通信
- トリアージ：救急センター
- トリアージ：コミュニティにおける災害
- 入院時ケア
- バイオテロリズムへの対応準備
- パンデミック対策
- リスク確認
- レジリエンス（回復力）促進：コミュニティ

在宅看護
Home Health Nursing

- アドバンスト・ケア・プランニング
- 安楽管理
- 遠隔通信相談
- オストミーケア
- 親教育：育児家族
- 親教育：乳児
- 介護者支援
- 隔離促進
- 家事家政援助
- 家族関与促進
- 教育：安全な性行為
- 教育：学童期の安全（6 ～ 12 歳）
- 教育：学童期の栄養（6 ～ 12 歳）
- 教育：学童期の発達（6 ～ 12 歳）
- 教育：個人
- 教育：集団

Part 4　看護専門分野の中核介入　　**769**

- 教育：処置または治療
- 教育：処方された食事
- 教育：処方された薬剤
- 教育：青年期の安全（12 ～ 21 歳）
- 教育：青年期の栄養（12 ～ 21 歳）
- 教育：青年期の発達（12 ～ 21 歳）
- 教育：乳児の安全（0 ～ 3 か月）
- 教育：乳児の安全（4 ～ 6 か月）
- 教育：乳児の安全（7 ～ 9 か月）
- 教育：乳児の安全（10 ～ 12 か月）
- 教育：乳児の栄養（0 ～ 3 か月）
- 教育：乳児の栄養（4 ～ 6 か月）
- 教育：乳児の栄養（7 ～ 9 か月）
- 教育：乳児の栄養（10 ～ 12 か月）
- 教育：乳児の発達（0 ～ 3 か月）
- 教育：乳児の発達（4 ～ 6 か月）
- 教育：乳児の発達（7 ～ 9 か月）
- 教育：乳児の発達（10 ～ 12 か月）
- 教育：幼児期の安全（1 ～ 5 歳）
- 教育：幼児期の栄養（1 ～ 5 歳）
- 教育：幼児期の発達（1 ～ 5 歳）
- 教育：幼児の安全（13 ～ 18 か月）
- 教育：幼児の安全（19 ～ 24 か月）
- 教育：幼児の安全（25 ～ 36 か月）
- 教育：幼児の栄養（13 ～ 18 か月）
- 教育：幼児の栄養（19 ～ 24 か月）
- 教育：幼児の栄養（25 ～ 36 か月）
- きょうだい支援
- 禁煙支援
- 経静脈（IV）療法
- 健康教育
- 健康コーチング
- 更衣
- サーベイランス：遠隔監視

- 死別ケア
- 紹介
- 床上安静ケア
- 情動支援
- 処方：非薬物治療
- 身体的機能強化
- セルフケア援助
- セルフケア援助：排泄
- 創傷ケア
- ダイイングケア
- 退院調整計画：家庭準備
- 電子健康記録入手援助
- 転倒・転落予防
- 疼痛管理：慢性
- 導尿
- 導尿：外的
- 認知症の管理：徘徊
- 乗物の安全性向上
- バイタルサイン・モニタリング
- 排便管理
- 発達促進：乳児
- 人との関係距離促進
- 皮膚ケア：吸収性製品
- ペアレンティング促進
- 保清
- 母乳栄養カウンセリング
- 毛髪頭皮ケア
- 薬剤管理
- 薬剤管理：ウエアラブル（身に着けられる）注入装置
- 薬剤処方中止
- 与薬：持続皮下注入
- リスク確認
- ワクチン接種の管理

産科看護
Obstetric Nursing

- 愛着促進
- 親教育：乳児
- 家族計画：避妊
- 家族統合性促進：子育て家族
- 割礼ケア（包皮切除術ケア）
- 観血的血行動態モニタリング
- 教育：個人
- 教育：乳児の安全（0 ～ 3 か月）
- 教育：乳児の栄養（0 ～ 3 か月）

- 教育：乳児の発達（0 ～ 3 か月）
- グリーフワーク促進（悲嘆緩和作業促進）：周産期死亡
- 経静脈（IV）療法
- 健康リテラシー強化
- 高血圧管理
- 光線療法：新生児
- サーベイランス：妊娠後期
- 産褥期ケア

Part 4　看護専門分野の中核介入

- 出血軽減：妊娠中の子宮
- 出血軽減：分娩後の子宮
- 出産
- 出産準備
- 出生前ケア
- 処置支援：乳幼児
- 陣痛管理
- 陣痛誘発
- 陣痛抑制
- 蘇生：新生児
- 蘇生：胎児
- 体温調節：新生児
- 帝王切開出産ケア
- 電気的胎児モニタリング：妊娠期
- 電気的胎児モニタリング：分娩期

- 疼痛管理：急性
- 乳児ケア
- 乳児ケア：新生児
- 妊娠中絶時ケア
- ハイリスク妊娠ケア
- 瓶哺乳
- 分娩期ケア
- 分娩期ケア：ハイリスク出産
- ペアレンティング促進
- 母乳栄養カウンセリング
- 薬物等の乱用・依存に対する治療
- 与薬
- 与薬：脊髄内
- リスク確認：乳児の家族

産業保健看護

Occupational Health Nursing

- アレルギー管理
- 意思決定支援
- 運動促進
- 栄養カウンセリング
- 遠隔通信相談
- 親教育：育児家族
- 親教育：青年期
- カウンセリング
- 隔離促進
- 家族支援
- 環境管理：安全
- 環境管理：コミュニティ
- 環境管理：暴力予防
- 環境管理：労働者の安全性
- 環境リスク保護
- 感染防御
- 危機介入
- 技術管理
- 救急ケア
- 教育：感染制御
- 教育：個人
- 教育：集団
- 禁煙支援
- ケースマネジメント
- 健康教育
- 健康コーチング
- 健康スクリーニング
- 健康リテラシー強化

- 呼吸モニタリング
- 出生前ケア
- 紹介
- 情動支援
- 除細動器管理：体外
- 視力検査
- 心臓ケア：リハビリテーション期
- 積極的傾聴
- 喘息の管理
- 創傷ケア
- ソーシャルマーケティング
- 退院フォローアップ
- 体重管理
- 体重減少への支援
- 伝染性疾患管理
- 転倒・転落予防
- トリアージ：コミュニティにおける災害
- 乗物の安全性向上
- バイオテロリズムへの対応準備
- パンデミック対策
- 不安軽減
- ヘルスシステム案内
- 保険の認定支援
- 耳のケア
- 薬物等の乱用・依存に対する治療
- 薬物等の乱用・依存予防
- 予期ガイダンス
- リスク確認

Part 4 看護専門分野の中核介入 **771**

- ワクチン接種の管理

耳鼻咽喉／頭頸看護
Otorhinolaryngology and Head/Neck Nursing

- アレルギー管理
- 運動療法：バランス
- 遠隔通信相談
- 嚥下療法
- 化学療法管理
- 感染コントロール：術中
- 気管内挿管と固定
- 気道確保
- 気道吸引
- 教育：術前
- 教育：処置または治療
- 教育：処方された運動
- 教育：処方された食事
- 教育：処方された薬剤
- 禁煙支援
- クリティカルパスの開発
- 経静脈（IV）療法
- 口腔衛生維持
- 口腔衛生修復
- 口腔衛生促進
- 誤嚥の予防
- コミュニケーション強化：言語障害
- コミュニケーション強化：聴覚障害
- 自己効力感強化
- 手術準備

- 手術対策
- 手術補助
- 出血軽減：鼻
- 術前調整
- 人工呼吸器管理：非侵襲的
- 人工的気道管理
- 頭蓋内圧（ICP）モニタリング
- 喘息の管理
- 創傷ケア
- 退院調整計画
- チューブケア
- 鎮痛剤投与
- 疼痛管理：急性
- 疼痛管理：慢性
- 鼻腔洗浄
- 不安軽減
- 放射線療法管理
- ポジショニング：術中
- ボディイメージ強化
- 麻酔後ケア
- 耳のケア
- 耳の洗浄
- 与薬
- 与薬：吸入
- 与薬：点鼻

司法看護
Forensic Nursing

- インシデント報告
- カウンセリング
- 家族統合性促進
- 環境管理：暴力予防
- 患者権利擁護
- 患者識別
- 危機介入
- 虐待からの保護支援
- 救急ケア
- 記録
- 記録：ミーティング
- グリーフワーク促進（悲嘆緩和作業促進）
- 健康スクリーニング

- 検査データ解釈
- 検査補助
- 検体管理
- コンサルテーション
- 死後ケア
- 紹介
- 情動支援
- 人身売買の検知
- 性的暴行トラウマケア
- 宣誓供述
- 鎮静法
- 伝染性疾患管理
- 犯罪捜査データ収集

772 Part 4 看護専門分野の中核介入

- 不安軽減
- ヘルスケア情報のやりとり
- ヘルスシステム案内

- 薬物等の乱用・依存予防
- リスク確認

周術期看護

Perioperative Nursing

- 悪性高熱症対策
- アナフィラキシー管理
- 安楽管理
- 移送：施設内
- 委託
- 医療用製品評価
- 環境管理：安全
- 環境管理：労働者の安全性
- 患者権利擁護
- 患者識別
- 感染コントロール：術中
- 気圧式ターニケット管理
- 技術管理
- 教育：術前
- 共在
- 記録
- クリティカルパスの開発
- 経静脈（IV）療法
- 血液製剤投与
- 検体管理
- サプライチェーンマネジメント（物流プロセス管理）
- 酸素療法
- 自己血輸血
- 質モニタリング
- 手術器材管理
- 手術準備
- 手術対策
- 手術補助

- 術前調整
- 情動支援
- 褥瘡予防
- ショック管理
- 迅速導入気管内挿管
- 積極的傾聴
- セデーション管理
- セルフケア援助：移乗
- 創傷ケア
- 退院調整計画
- 体液量モニタリング
- 体温調節：周術期
- タッチング
- 低体温療法
- 電解質管理
- 疼痛管理：急性
- バイタルサイン・モニタリング
- 皮膚ケア：移植部位
- 皮膚ケア：採皮部位
- 皮膚サーベイランス
- 不安軽減
- プリセプター：職員
- ヘルスケア提供者協働
- 縫合
- ポジショニング：術中
- 麻酔後ケア
- ラテックスの安全対策
- レーザー対策

消化器系看護

Gastroenterological Nursing

- 胃管挿入
- 栄養カウンセリング
- 嚥下療法
- 嘔吐管理
- 悪心管理
- オストミーケア
- 感染コントロール

- 完全静脈栄養（TPN）管理
- 浣腸投与
- 技術管理
- 気道確保
- 気道吸引
- 気晴らし
- 経静脈（IV）療法

Part 4 看護専門分野の中核介入 773

- 経腸栄養
- 下痢管理
- 検体管理
- 誤嚥の予防
- 鼓腸緩和
- サーベイランス
- 自己効力感強化
- 情動支援
- 静脈（IV）穿刺
- 食事療法の段階
- 食事療法の段階：体重減少手術
- セデーション管理
- 創傷ケア
- チューブケア：消化管

- 鎮静法
- 疼痛管理：急性
- 疼痛管理：慢性
- バイタルサイン・モニタリング
- 排便管理
- 腹部マッサージ
- 便失禁ケア：遺糞症
- 便秘の管理
- 麻酔剤投与
- 与薬：筋肉内
- 与薬：経口
- 与薬：経直腸
- 与薬：静脈内

小児がん看護
Pediatric Hematology/Oncology Nursing

- アドバンスト・ケア・プランニング
- 意思決定支援
- 遺伝カウンセリング
- 嘔吐管理
- 悪心管理
- 親教育：育児家族
- 介護者支援
- 化学療法管理
- 家族関与促進
- 家族機能維持
- 家族共在促進
- 家族結集
- 家族統合性促進
- 幹細胞移植
- 完全静脈栄養（TPN）管理
- 感染防御
- 希望鼓舞
- 教育：学童期の安全（6 ～ 12 歳）
- 教育：学童期の栄養（6 ～ 12 歳）
- 教育：学童期の発達（6 ～ 12 歳）
- 教育：疾患経過
- 教育：処方された薬剤
- 教育：青年期の安全（12 ～ 21 歳）
- 教育：青年期の栄養（12 ～ 21 歳）
- 教育：青年期の発達（12 ～ 21 歳）
- 教育：乳児の安全（0 ～ 3 か月）
- 教育：乳児の安全（4 ～ 6 か月）
- 教育：乳児の安全（7 ～ 9 か月）
- 教育：乳児の安全（10 ～ 12 か月）

- 教育：乳児の栄養（0 ～ 3 か月）
- 教育：乳児の栄養（4 ～ 6 か月）
- 教育：乳児の栄養（7 ～ 9 か月）
- 教育：乳児の栄養（10 ～ 12 か月）
- 教育：乳児の発達（0 ～ 3 か月）
- 教育：乳児の発達（4 ～ 6 か月）
- 教育：乳児の発達（7 ～ 9 か月）
- 教育：乳児の発達（10 ～ 12 か月）
- 教育：幼児期の安全（1 ～ 5 歳）
- 教育：幼児期の栄養（1 ～ 5 歳）
- 教育：幼児期の発達（1 ～ 5 歳）
- きょうだい支援
- グリーフワーク促進（悲嘆緩和作業促進）
- 経静脈（IV）療法
- ケースマネジメント
- 血液製剤投与
- 高体温管理
- 好中球減少症対策
- 子どもケア
- コーピング強化
- 死別ケア
- 出血予防
- 処置支援：乳幼児
- 青年期ケア
- 積極的傾聴
- セデーション管理
- ダイイングケア
- 体液／電解質管理
- 多専門職ケアカンファレンス

774　Part 4　看護専門分野の中核介入

- 中心静脈アクセス管理：中心挿入
- 中心静脈アクセス管理：末梢挿入
- 治療的遊戯
- 鎮静法
- 鎮痛剤投与
- 疼痛管理：急性
- 疼痛管理：慢性
- トラウマセラピー（身体的心的外傷療法）：子ども

- ノーマライゼーション促進
- 不安軽減
- 放射線療法管理
- 与薬：筋肉内
- 与薬：経口
- 与薬：持続皮下注入
- 与薬：静脈内

小児看護
Pediatric Nursing

- 遺伝カウンセリング
- 栄養管理
- 親教育：育児家族
- 親教育：青年期
- 親教育：乳児
- 介護者支援
- 家族関与促進
- 家族共在促進
- 環境管理：安全
- 完全静脈栄養（TPN）管理
- 技術管理
- 虐待からの保護支援：子ども
- 教育：学童期の安全（6 〜 12 歳）
- 教育：学童期の栄養（6 〜 12 歳）
- 教育：学童期の発達（6 〜 12 歳）
- 教育：スポーツ傷害予防
- 教育：青年期の安全（12 〜 21 歳）
- 教育：青年期の栄養（12 〜 21 歳）
- 教育：青年期の発達（12 〜 21 歳）
- 教育：トイレ訓練
- 教育：乳児の安全（0 〜 3 か月）
- 教育：乳児の安全（4 〜 6 か月）
- 教育：乳児の安全（7 〜 9 か月）
- 教育：乳児の安全（10 〜 12 か月）
- 教育：乳児の栄養（0 〜 3 か月）
- 教育：乳児の栄養（4 〜 6 か月）
- 教育：乳児の栄養（7 〜 9 か月）
- 教育：乳児の栄養（10 〜 12 か月）
- 教育：乳児の発達（0 〜 3 か月）
- 教育：乳児の発達（4 〜 6 か月）
- 教育：乳児の発達（7 〜 9 か月）
- 教育：乳児の発達（10 〜 12 か月）
- 教育：幼児期の安全（1 〜 5 歳）
- 教育：幼児期の栄養（1 〜 5 歳）

- 教育：幼児期の発達（1 〜 5 歳）
- 教育：幼児の安全（13 〜 18 か月）
- 教育：幼児の安全（19 〜 24 か月）
- 教育：幼児の安全（25 〜 36 か月）
- 教育：幼児の栄養（13 〜 18 か月）
- 教育：幼児の栄養（19 〜 24 か月）
- 教育：幼児の栄養（25 〜 36 か月）
- 記録
- 経静脈（IV）療法
- 健康教育
- 高体温管理
- 呼吸モニタリング
- 子どもケア
- サーベイランス
- 酸素療法
- 情動支援
- 処置支援：乳幼児
- 人身売買の検知
- 青年期ケア
- 摂食
- 喘息の管理
- 退院調整計画
- 体液／電解質管理
- 体温調節：新生児
- 多専門職ケアカンファレンス
- 治療的遊戯
- 疼痛管理：急性
- 疼痛管理：慢性
- トラウマセラピー（身体的心的外傷療法）：子ども
- 乳児ケア
- 乳児ケア：新生児
- 乳児ケア：早産児
- ノーマライゼーション促進

Part 4　看護専門分野の中核介入　　**775**

- 乗物の安全性向上
- バイタルサイン・モニタリング
- 発達促進：乳児
- ペアレンティング促進
- 耳の洗浄
- 眼の洗浄

- 薬剤管理：ウエアラブル（身に着けられる）注入装置
- 与薬
- リスク確認
- リスク確認：遺伝
- ワクチン接種の管理

小児と青年の精神科看護
Child and Adolescent Psychiatric Nursing

- アートセラピー（芸術療法）
- 遠隔通信相談
- 家族関与促進
- 家族機能維持
- 家族結集
- 家族療法
- 活動療法
- 環境管理：コミュニティ
- 気分管理
- 虐待からの保護支援：子ども
- 教育：学童期の安全（6〜12歳）
- 教育：学童期の栄養（6〜12歳）
- 教育：学童期の発達（6〜12歳）
- 教育：処方された薬剤
- 教育：青年期の安全（12〜21歳）
- 教育：青年期の栄養（12〜21歳）
- 教育：青年期の発達（12〜21歳）
- 教育：幼児期の安全（1〜5歳）
- 教育：幼児期の栄養（1〜5歳）
- 教育：幼児期の発達（1〜5歳）
- 緊張緩和管理
- ケアリング相互作用促進
- ケースマネジメント
- 健康教育
- 健康リテラシー強化
- 行動管理：自傷行為
- 行動管理：性的

- 行動管理：不注意と多動
- 行動変容：社交的な能力
- 子どもケア
- 衝動コントロールの訓練
- 人身売買の検知
- 身体検査
- スタッフの監督
- 青年期ケア
- 対立の仲介
- 多専門職ケアカンファレンス
- ダンス療法
- 付き添い
- 逃亡予防
- トラウマセラピー（身体的心的外傷療法）：子ども
- トランスジェンダーのホルモン療法
- 内省指導
- 尿失禁ケア：遺尿症
- ノーマライゼーション促進
- ペアレンティング促進
- 便失禁ケア：遺糞症
- 妄想の管理
- 薬剤管理
- 薬剤処方
- ライフスキル強化
- レジリエンス（回復力）促進

情報学看護
Informatics Nursing

- 意思決定支援
- 医療用製品評価
- インシデント報告
- 遠隔通信相談
- オーダー転記
- 環境管理：安全

- 環境管理：労働者の安全性
- 環境リスク保護
- 技術管理
- 記録
- 記録：ミーティング
- クリティカルパスの開発

776　　Part 4　看護専門分野の中核介入

- 研究プロトコル管理
- 健康スクリーニング
- 健康政策モニタリング
- 健康リテラシー強化
- コンピテンシー管理
- 財源管理
- サプライチェーンマネジメント（物流プロセス管理）
- サーベイランス
- サーベイランス：遠隔監視
- サーベイランス：ビデオ監視
- 質モニタリング

- ソーシャルマーケティング
- 多専門職ケアカンファレンス
- 電子健康記録入手援助
- 犯罪捜査データ収集
- 費用の抑制
- プログラム開発
- ヘルスケア情報のやりとり
- ヘルスケア提供者協働
- ヘルスシステム案内
- リスク確認
- 連携強化

助産看護

Midwifery Nursing

- 愛着促進
- 意思決定支援
- 委託
- 栄養カウンセリング
- 遠隔通信相談
- 親教育：乳児
- 家族計画：非計画的妊娠
- 家族計画：避妊
- 家族統合性促進：子育て家族
- 環境管理
- 虐待からの保護支援
- 教育：個人
- 教育：乳児の安全（0 〜 3 か月）
- 教育：乳児の栄養（0 〜 3 か月）
- 教育：乳児の発達（0 〜 3 か月）
- 記録
- 月経前症候群（PMS）管理
- 健康教育
- 健康コーチング
- 健康スクリーニング
- 光線療法：新生児
- サーベイランス：妊娠後期
- 産褥期ケア
- 自己効力感強化
- 出産
- 出産準備
- 紹介
- 情動支援

- 処置支援：乳幼児
- 処方：検査
- 陣痛管理
- 性カウンセリング
- 生殖能力維持
- 積極的傾聴
- 退院調整計画
- 体温調節：新生児
- 疼痛管理：急性
- 入院時ケア
- 乳児ケア：新生児
- 乳児ケア：早産児
- 乳房検査
- 妊娠前カウンセリング
- ハイリスク妊娠ケア
- 分娩期ケア
- ヘルスケア提供者協働
- 縫合
- 母乳栄養カウンセリング
- 母乳分泌抑制
- ホルモン補充療法
- 薬剤管理
- 薬剤処方
- 羊水補充灌流
- 予期ガイダンス
- 与薬：脊髄内
- リスク確認：乳児の家族

Part 4　看護専門分野の中核介入　**777**

女性の健康看護
Women's Health Obstetric and Neonatal Nursing

- 意思決定支援
- 運動促進
- 栄養カウンセリング
- 遠隔通信相談
- カウンセリング
- 家族計画：非計画的妊娠
- 家族計画：避妊
- 家族計画：不妊
- 虐待からの保護支援
- 虐待からの保護支援：家庭内パートナー
- 教育：安全な性行為
- 教育：個人
- 教育：疾患経過
- 傾聴訪問
- 月経前症候群（PMS）管理
- 健康教育
- 健康コーチング
- 健康スクリーニング
- 健康リテラシー強化
- 行動変容

- 骨盤底筋運動
- コーピング強化
- 自己効力感強化
- 社会正義促進
- 情動支援
- 陣痛管理
- 生殖能力維持
- 体重管理
- 体重減少への支援
- 乳房検査
- 妊娠中絶時ケア
- 妊娠前カウンセリング
- ペッサリー管理
- ヘルスシステム案内
- 膀胱訓練
- ボディイメージ強化
- ホルモン補充療法
- 薬剤管理
- 予期ガイダンス
- リスク確認

神経科学看護
Neuroscience Nursing

- エネルギー管理
- 嚥下療法
- 化学的身体抑制
- 環境管理：安全
- 気道確保
- クモ膜下出血対策
- けいれん発作管理
- けいれん発作対策
- 血栓溶解療法の管理
- 行動管理
- コミュニケーション強化：言語障害
- コミュニケーション強化：視覚障害
- サーベイランス
- サーベイランス：ビデオ監視
- 自己効力感強化
- 自律神経反射異常亢進管理
- 神経学的モニタリング
- 身体的機能強化
- 睡眠強化
- 頭蓋内圧（ICP）モニタリング

- せん妄の管理
- 体温調節
- 体温調節管理
- チューブケア：脳室瘻／脊髄液ドレナージ
- 超音波検査：膀胱
- 低体温療法
- 転倒・転落予防
- 疼痛管理：急性
- 疼痛管理：慢性
- 導尿：外的
- 導尿：間欠的
- 認知刺激
- 認知症の管理
- 認知症の管理：徘徊
- 脳循環促進
- 脳浮腫管理
- 乗物の安全性向上
- 排尿管理
- 排便管理
- 皮膚サーベイランス

778　　Part 4　看護専門分野の中核介入

- 不安軽減
- 片側無視管理
- ポジショニング：神経学的
- ボディイメージ強化

- 妄想の管理
- 薬剤管理
- 与薬

新生児看護

Neonatal Nursing

- 愛着促進
- 安楽管理
- 移送：施設間
- 移送：施設内
- ウィーニング（人工呼吸器離脱）
- 栄養管理
- 栄養モニタリング
- 栄養療法
- オストミーケア
- 親教育：乳児
- 介護者支援
- 家族関与促進
- 家族支援
- 割礼ケア（包皮切除術ケア）
- カンガルーケア
- 換気援助
- 環境管理
- 患者識別
- 完全静脈栄養（TPN）管理
- 感染防御
- 気管内挿管チューブ抜管
- 気管内挿管と固定
- 技術管理
- 気道確保
- 気道吸引
- 教育：乳児の安全（0〜3か月）
- 教育：乳児の栄養（0〜3か月）
- 教育：乳児の発達（0〜3か月）
- きょうだい支援
- 記録
- クリティカルパスの開発
- 経静脈（IV）療法
- 経腸栄養
- 血液製剤投与
- 検査データ解釈
- 光線療法：新生児
- 呼吸モニタリング
- サーベイランス
- 酸塩基平衡管理

- 酸素療法
- 静脈（IV）穿刺
- 処置支援：乳幼児
- ショック管理：循環血液量減少性
- 人工呼吸器管理：侵襲的
- 人工呼吸器管理：非侵襲的
- 人工的気道管理
- 睡眠強化
- 摂食
- 創傷ケア
- 蘇生
- 蘇生：新生児
- 退院調整計画
- 体液量管理
- 体液量減少管理
- 体液量モニタリング
- 体温調節
- 体温調節：新生児
- 体外式膜型人工肺（ECMO）療法
- 多専門職ケアカンファレンス
- 中心静脈アクセス管理：中心挿入
- チューブケア：胸腔
- チューブケア：臍静脈ライン
- チューブケア：消化管
- チューブケア：尿路
- 鎮痛剤投与
- 電解質管理
- 電解質管理：高カリウム血症
- 電解質管理：高カルシウム血症
- 電解質管理：高ナトリウム血症
- 電解質管理：高マグネシウム血症
- 電解質管理：高リン血症
- 電解質管理：低カリウム血症
- 電解質管理：低カルシウム血症
- 電解質管理：低ナトリウム血症
- 電解質管理：低マグネシウム血症
- 電解質管理：低リン血症
- 疼痛管理：急性
- 導尿

Part 4 看護専門分野の中核介入 **779**

- 導尿：間欠的
- 乳児ケア
- 乳児ケア：視力検査支援
- 乳児ケア：新生児
- 乳児ケア：早産児
- バイタルサイン・モニタリング
- 非栄養的吸啜
- 皮膚ケア：局所処置
- 皮膚サーベイランス
- 瓶哺乳
- ヘルスケア情報のやりとり

- ポジショニング
- 母乳栄養カウンセリング
- 眼のケア
- 面会・見舞いの促進
- 薬剤管理
- 与薬
- 与薬：筋肉内
- 与薬：経口
- 与薬：経腸
- 与薬：静脈内
- 与薬：点眼

腎臓看護

Nephrology Nursing

- 安楽管理
- 意思決定支援
- 委託
- 栄養モニタリング
- 遠隔通信相談
- 嘔吐管理
- 悪心管理
- 家族関与促進
- 価値明確化
- 環境管理：安全
- 感染コントロール
- 感染防御
- 技術管理
- 教育：個人
- 教育：疾患経過
- 教育：処置または治療
- 教育：処方された食事
- 教育：処方された薬剤
- 教育：精神運動技能
- 経静脈（IV）療法
- ケースマネジメント
- 血液透析療法
- 健康リテラシー強化
- 検査データ解釈
- 検体管理
- 高血圧管理
- 高血糖管理
- 財源補助

- 酸塩基平衡管理
- 自己効力感強化
- 出血軽減：創傷
- 情動支援
- 臓器獲得
- 瘙痒管理
- 体液／電解質管理
- 体液量管理
- 体液量減少管理
- 体液量増多管理
- 体液量モニタリング
- 多専門職ケアカンファレンス
- 超音波検査：膀胱
- 低血圧管理
- 低血糖管理
- 電解質管理
- 電解質モニタリング
- 透析アクセスの維持
- バイタルサイン・モニタリング
- 腹膜透析療法
- 文化ケアの交渉
- ベッドサイド検査（POCT：Point of Care Testing）
- ヘルスケア提供者協働
- 便秘の管理
- 毛細管採血
- 薬剤管理
- 与薬

780   Part 4   看護専門分野の中核介入

整形外科看護

Orthopedic Nursing

- 運動促進
- 運動療法：関節可動性
- 運動療法：歩行
- 温罨法／冷罨法
- 咳嗽強化
- 下肢モニタリング
- 感染コントロール
- 規制医薬品の確認
- ギプスケア：維持
- ギプスケア：湿潤
- 教育：個人
- 教育：術前
- 教育：処置または治療
- 教育：処方された運動
- 教育：処方された薬剤
- クリティカルパスの開発
- 経静脈（IV）療法
- 血液製剤投与
- 牽引／固定ケア
- 自己血輸血
- 自己調節鎮痛法（PCA）の援助
- 準備的感覚情報提供
- 床上安静ケア
- 静脈（IV）穿刺
- 褥瘡予防
- 身体的機能強化
- 身体抑制
- 切開部ケア
- 切断ケア
- セルフケア援助
- セルフケア援助：移乗
- せん妄の管理
- 創傷ケア
- 創傷ケア：閉鎖式ドレナージ
- 創傷ケア：保護
- 塞栓ケア：末梢血管
- 退院調整計画
- チューブケア：尿路
- 鎮痛剤投与
- 転倒・転落予防
- 疼痛管理：急性
- 疼痛管理：慢性
- 尿閉ケア
- 皮膚ケア：局所処置
- 皮膚サーベイランス
- 副子法
- 便秘の管理
- ポジショニング
- ポジショニング：車椅子
- 保清
- 与薬
- 与薬：筋肉内
- 与薬：経口
- 与薬：静脈内

精神科看護／精神衛生看護

Psychiatric/Mental Health Nursing

- 怒りのコントロール援助
- 外出／外泊援助
- 回想療法
- カウンセリング
- 化学的身体抑制
- 隔離
- 家族関与促進
- 家族療法
- ガーデニング療法
- 環境管理：暴力予防
- 環境療法
- 危機介入
- 気分管理
- 虐待からの保護支援
- ギルトワーク（罪悪感緩和作業）の促進
- 緊張緩和管理
- 区域の制限
- グリーフワーク促進（悲嘆緩和作業促進）
- グループセラピー
- ケアリング相互作用促進
- 傾聴訪問
- ケースマネジメント
- 幻覚管理
- 健康コーチング
- 健康リテラシー強化
- 光線療法：気分調節

Part 4　看護専門分野の中核介入　**781**

- 行動管理：自傷行為
- 行動管理：性的
- 行動管理：不注意と多動
- 行動変容
- 行動変容：社交的な能力
- コーピング強化
- コンサルテーション
- 再入院予防
- 再発予防
- サーベイランス：ビデオ監視
- サポートグループ
- 自己主張訓練（アサーション・トレーニング）
- 自己尊重強化
- 自殺予防
- 社会正義促進
- 衝動コントロールの訓練
- 処方：検査
- 人身売買の検知
- 身体検査
- 身体抑制
- 制限設定
- 積極的傾聴
- 摂食障害の管理
- セルフ・アウェアネス強化
- セルフケア援助
- ダンス療法
- 治療的遊戯
- 鎮静法
- 付き添い

- 電気けいれん療法（ECT）管理
- 動機づけ面接法
- 逃亡予防
- 読書療法
- トランスジェンダーのホルモン療法
- 内省指導
- 日記記述法
- 認知再構築
- 認知症の管理
- 認知症の管理：入浴
- 認知症の管理：徘徊
- 不安軽減
- 腹部マッサージ
- 放火対策
- ボディイメージ強化
- 妄想の管理
- 薬剤管理
- 薬剤処方
- 薬物等の乱用・依存に対する治療：禁酒
- 薬物等の乱用・依存に対する治療：薬物からの離脱
- 薬物等の乱用・依存予防
- 与薬
- ライフスキル強化
- リアリティオリエンテーション（現実性オリエンテーション，現実性見当識づけ）
- レジリエンス（回復力）促進
- レジリエンス（回復力）促進：コミュニティ

脊髄損傷看護

Spinal Cord Injury Nursing

- 移乗
- 移転ストレス軽減
- 栄養管理
- 介護者支援
- 外出／外泊援助
- 下肢モニタリング
- 家族関与促進
- 感染防御
- 気道吸引
- 希望鼓舞
- 教育：個人
- 教育：疾患経過
- 教育：集団
- 教育：処方された薬剤

- 教育：精神運動技能
- 共同目標設定
- ケースマネジメント
- 牽引／固定ケア
- 更衣
- 行動管理
- 呼吸理学療法
- コーピング強化
- 財源補助
- 循環対策
- 情動支援
- 褥瘡ケア
- 褥瘡予防
- 自律神経反射異常亢進管理

- 人工呼吸器管理：侵襲的
- 人工呼吸器管理：肺炎予防
- 人工呼吸器管理：非侵襲的
- 人工的気道管理
- 身体的機能強化
- 積極的傾聴
- 摂食
- セルフケア援助
- セルフケア援助：移乗
- セルフケア援助：排泄
- 創傷ケア：非治癒性
- 退院調整計画
- 体液量管理
- 体温調節管理
- 多専門職ケアカンファレンス
- チューブケア：尿路
- 超音波検査：膀胱
- 疼痛管理：急性
- 疼痛管理：慢性
- 導尿
- 導尿：外的
- 導尿：間欠的
- 排便管理
- ヘルスケア情報のやりとり
- 膀胱訓練
- ポジショニング
- ポジショニング：車椅子
- 保清
- ボディイメージ強化
- 末梢感覚管理
- 薬剤管理

全体論的看護

Holistic Nursing

- アートセラピー（芸術療法）
- アニマルセラピー（動物介在療法）
- アロマセラピー
- 意思決定支援
- 運動促進
- 栄養カウンセリング
- エネルギー管理
- 音楽療法
- 介護者支援
- カウンセリング
- 家族関与促進
- 価値明確化
- ガーデニング療法
- 環境管理
- 希望鼓舞
- 教育：個人
- 教育：集団
- 共在
- 共同目標設定
- 健康教育
- 健康コーチング
- 健康スクリーニング
- コーピング強化
- 指圧療法
- 自己効力感強化
- 自己責任促進
- 自己尊重強化
- 自己変容補助
- 情動支援
- 自律訓練
- 真実告知
- スピリチュアルサポート
- スピリチュアル的な成長促進
- 積極的傾聴
- セルフ・アウェアネス強化
- 漸進的筋肉リラクセーション法
- タッチング
- ダンス療法
- 治療的タッチング
- 鎮静法
- 読書療法
- 日記記述法
- 認知再構築
- バイオフィードバック
- ヒーリングタッチ
- 不安軽減
- フィトセラピー（植物療法）
- 腹部マッサージ
- ボディイメージ強化
- マッサージ法
- 瞑想促進
- 薬剤管理：医療用大麻*
- 誘導イメージ法
- ユーモア

- ヨガ
- 予期ガイダンス
- リラクセーション法
- レイキ（霊気，靈氣）
- 笑いヨガ

創傷，オストミー，失禁看護
Wound, Ostomy, and Continence Nursing

- 栄養管理
- オストミーケア
- 下肢モニタリング
- 家族関与促進
- 感染コントロール
- 教育：疾患経過
- 教育：処置または治療
- 酸塩基平衡管理
- 循環ケア：静脈機能不全
- 循環ケア：動脈機能不全
- 情動支援
- 褥瘡ケア
- 褥瘡予防
- 切開部ケア
- セルフケア援助
- 創傷ケア
- 創傷ケア：非治癒性
- 創傷ケア：保護
- 体液／電解質管理
- 多専門職ケアカンファレンス
- 電解質管理
- 疼痛管理：慢性
- 導尿：外的
- 尿失禁ケア
- 排尿管理
- 皮膚ケア：吸収性製品
- 皮膚ケア：局所処置
- 皮膚サーベイランス
- 腹部マッサージ
- 便失禁ケア
- 薬剤管理
- 与薬：経皮

大学保健看護
College Health Nursing

- 意思決定支援
- 栄養管理
- 応急処置（ファーストエイド）
- カウンセリング
- 危機介入
- 教育：安全な性行為
- 教育：個人
- 教育：スポーツ傷害予防
- 教育：セクシュアリティ
- 禁煙支援
- 健康教育
- 健康コーチング
- 健康スクリーニング
- コーピング強化
- 自己尊重強化
- 自殺予防
- 紹介
- 情動支援
- 処方：検査
- 処方：非薬物治療
- 視力検査
- 睡眠強化
- 性カウンセリング
- 性的暴行トラウマケア
- 積極的傾聴
- 摂食障害の管理
- 喘息の管理
- 体重管理
- 伝染性疾患管理
- 乗物の安全性向上
- 不安軽減
- ヘルスシステム案内
- 薬剤管理
- 薬剤処方
- 薬物等の乱用・依存予防
- 与薬：皮下
- ワクチン接種の管理

疼痛管理看護
Pain Management Nursing

- 安楽管理
- 意思決定支援
- 医療用製品評価
- 運動促進
- エネルギー管理
- 温罨法／冷罨法
- 音楽療法
- 感染コントロール
- 規制医薬品の確認
- 気晴らし
- 教育：処置または治療
- 教育：処方された薬剤
- 共同目標設定
- 経静脈（IV）療法
- 経皮的電気神経刺激（TENS）
- ケースマネジメント
- 健康教育
- 健康コーチング
- 健康政策モニタリング
- 行動契約
- コーピング強化
- サーベイランス
- サポートグループ
- 自己効力感強化
- 自己尊重強化
- 自己調節鎮痛法（PCA）の援助
- 質モニタリング
- 手術準備
- 手術補助
- 紹介
- スピリチュアルサポート
- セデーション管理
- 漸進的筋肉リラクセーション法
- ダイイングケア
- 退院調整計画
- 多専門職ケアカンファレンス
- タッチング
- 中心静脈アクセス管理：中心挿入
- 中心静脈アクセス管理：末梢挿入
- 治療的タッチング
- 鎮痛剤投与
- 鎮痛剤投与：髄腔内
- 疼痛管理：急性
- 疼痛管理：慢性
- バイオフィードバック
- ヒーリングタッチ
- フィトセラピー（植物療法）
- 腹部マッサージ
- ヘルスケア情報のやりとり
- ヘルスケア提供者協働
- 保険の認定支援
- マッサージ法
- 瞑想促進
- 薬剤管理
- 薬剤管理：医療用大麻*
- 薬剤管理：ウエアラブル（身に着けられる）注入装置
- 薬剤突合
- 誘導イメージ法
- ユーモア
- ヨガ
- 与薬
- 与薬：持続皮下注入
- リラクセーション法
- レイキ（靈気，靈氣）
- 笑いヨガ

糖尿病看護
Diabetes Nursing

- 意思決定支援
- 運動促進
- 栄養カウンセリング
- 栄養管理
- 栄養モニタリング
- 遠隔通信相談
- 介護者支援
- 下肢モニタリング
- 家族関与促進
- 感染コントロール
- 教育：疾患経過
- 教育：処置または治療
- 教育：処方された食事
- 教育：処方された薬剤

- 共同目標設定
- 禁煙支援
- ケースマネジメント
- 健康教育
- 健康コーチング
- 健康スクリーニング
- 高血圧管理
- 高血糖管理
- 行動契約
- 財源補助
- サポートグループ
- 脂質異常症管理
- 褥瘡ケア
- 褥瘡予防
- 切断ケア
- 創傷ケア：非治癒性
- 退院フォローアップ
- 体重管理
- 体重減少への支援
- 多専門職ケアカンファレンス
- 低血糖管理
- 皮膚サーベイランス
- フットケア
- ヘルスシステム案内
- 薬剤管理
- 薬剤管理：ウエアラブル（身に着けられる）注入装置
- 与薬：持続皮下注入
- リスク確認

ドメスティックバイオレンス（家庭内暴力）看護
Domestic Violence Nursing

- 意思決定支援
- インシデント報告
- 応急処置（ファーストエイド）
- カウンセリング
- 家族統合性促進
- 家族療法
- 環境管理：暴力予防
- 患者識別
- 危機介入
- 希望鼓舞
- 虐待からの保護支援：家庭内パートナー
- 虐待からの保護支援：高齢者
- 虐待からの保護支援：子ども
- 救急ケア
- 教育：個人
- 記録
- 緊張緩和管理
- グリーフワーク促進（悲嘆緩和作業促進）
- グループセラピー
- 健康スクリーニング
- コーピング強化
- コンサルテーション
- サポートグループ
- 自己主張訓練（アサーション・トレーニング）
- 自己尊重強化
- 社会正義促進
- 紹介
- 情動支援
- 人身売買の検知
- スピリチュアルサポート
- 性的暴行トラウマケア
- 積極的傾聴
- 宣誓供述
- 対立の仲介
- 鎮静法
- 伝染性疾患管理
- トリアージ：遠隔通信
- 犯罪捜査データ収集
- 不安軽減
- ヘルスケア情報のやりとり
- ヘルスシステム案内
- 薬物等の乱用・依存予防
- ライフスキル強化
- リスク確認
- レジリエンス（回復力）促進：コミュニティ

内科・外科看護
Medical-Surgical Nursing

- 胃管挿入
- 栄養管理
- 嘔吐管理
- 悪心管理
- オストミーケア
- 化学的身体抑制
- 化学療法管理
- 家族関与促進
- 家族共在促進
- 患者権利擁護
- 患者識別
- 感染コントロール
- 完全静脈栄養（TPN）管理
- 浣腸投与
- 気道吸引
- 教育：個人
- 教育：疾患経過
- 教育：処置または治療
- 教育：処方された薬剤
- 記録
- クリティカルパスの開発
- 経静脈（IV）療法
- 経腸栄養
- けいれん発作管理
- けいれん発作対策
- 血液製剤投与
- 牽引／固定ケア
- 健康リテラシー強化
- 検査データ解釈
- 更衣
- 高血圧管理
- 高血糖管理
- 誤嚥の予防
- 呼吸モニタリング
- コードブルー（救命救急コード）管理
- 再入院予防
- サーベイランス
- サーベイランス：ビデオ監視
- 酸塩基平衡管理
- 酸素療法
- 死後ケア
- 自己調節鎮痛法（PCA）の援助
- 脂質異常症管理
- 質モニタリング

- 出血軽減：消化管
- 循環ケア：静脈機能不全
- 循環ケア：動脈機能不全
- 床上安静ケア
- 情動支援
- 静脈（IV）穿刺
- 食事療法の段階
- 褥瘡ケア
- 褥瘡予防
- ショック管理
- ショック予防
- 神経学的モニタリング
- 人工呼吸器管理：非侵襲的
- 人工的気道管理
- 心臓ペースメーカー管理：永久
- 身体的機能強化
- 身体抑制
- スタッフの監督
- 切開部ケア
- 摂食
- セルフケア援助
- 喘息の管理
- 創傷ケア
- 創傷ケア：非治癒性
- 創傷ケア：保護
- 退院調整計画
- 体液／電解質管理
- 多専門職ケアカンファレンス
- 中心静脈アクセス管理：中心挿入
- 中心静脈アクセス管理：末梢挿入
- チューブケア：胸腔
- チューブケア：消化管
- チューブケア：尿路
- 超音波検査：膀胱
- 低血圧管理
- 低血糖管理
- 電解質管理
- 転倒・転落予防
- 疼痛管理：急性
- 疼痛管理：慢性
- 導尿：外的
- 尿失禁ケア
- バイタルサイン・モニタリング
- 排尿管理

- 排便管理
- 皮膚ケア：吸収性製品
- 皮膚サーベイランス
- 便失禁ケア
- 保清
- 毛細管採血
- 薬剤管理

- 薬剤管理：ウエアラブル（身に着けられる）注入装置
- 薬剤処方中止
- 薬剤突合
- 与薬
- 与薬：持続皮下注入

熱傷看護

Burn Nursing

- 安楽管理
- 栄養療法
- 家族関与促進
- 感染コントロール
- 希望鼓舞
- 教育：処置または治療
- グリーフワーク促進（悲嘆緩和作業促進）
- 経静脈（IV）療法
- コーピング強化
- 床上安静ケア
- 情動支援
- ショック管理：敗血症
- セルフケア援助
- 創傷ケア
- 創傷ケア：熱傷
- 創傷ケア：保護
- 体液量管理

- 体液量モニタリング
- 体温調節
- 電解質管理
- 疼痛管理：急性
- 疼痛管理：慢性
- バイタルサイン・モニタリング
- 皮膚ケア：移植部位
- 皮膚ケア：採皮部位
- 皮膚サーベイランス
- ポジショニング
- 保清
- ボディイメージ強化
- 薬剤管理
- 与薬
- 与薬：経皮
- 与薬：静脈内

発達障害看護

Developmental Disability Nursing

- 移転ストレス軽減
- インシデント報告
- 栄養管理
- 遠隔通信相談
- 家族関与促進
- 環境管理：安全
- 患者権利擁護
- 感染コントロール
- 虐待からの保護支援
- 教育：安全な性行為
- 教育：処方された薬剤
- 記録
- 緊張緩和管理
- けいれん発作管理
- けいれん発作対策

- ケースマネジメント
- 健康教育
- 健康コーチング
- 健康スクリーニング
- 健康リテラシー強化
- 行動管理
- 行動管理：自傷行為
- 行動変容：社交的な能力
- 誤嚥の予防
- 子どもケア
- コミュニケーション強化：言語障害
- コミュニケーション強化：視覚障害
- コミュニケーション強化：聴覚障害
- 財源補助
- 社会正義促進

Part 4　看護専門分野の中核介入

- 身体的機能強化
- スタッフの監督
- 青年期ケア
- セルフケア援助
- 退院フォローアップ
- 体重管理
- 多専門職ケアカンファレンス
- ノーマライゼーション促進

- 排便管理
- 発達促進：乳児
- 不安軽減
- 薬剤管理
- 与薬
- ライフスキル強化
- リスク確認：遺伝

泌尿器系看護
Urologic Nursing

- オストミーケア
- 介護者支援
- 化学療法管理
- 感染コントロール：術中
- 教育：個人
- 教育：疾患経過
- 教育：術前
- 教育：処置または治療
- 教育：処方された薬剤
- 経静脈（Ⅳ）療法
- ケースマネジメント
- 検体管理
- 行動変容
- 骨盤底筋運動
- 手術準備
- 手術対策
- 手術補助
- 術前調整
- 準備的感覚情報提供
- 積極的傾聴
- 創傷ケア
- 体液／電解質管理
- 体温調節：周術期
- チューブケア

- チューブケア：尿路
- 超音波検査：膀胱
- 鎮痛剤投与
- 透析アクセスの維持
- 導尿
- 導尿：外的
- 導尿：間欠的
- 尿失禁ケア
- 尿閉ケア
- バイオフィードバック
- 排尿管理
- 排尿習慣訓練
- 排尿誘導
- 皮膚ケア：吸収性製品
- ペッサリー管理
- 膀胱訓練
- 膀胱洗浄
- 放射線療法管理
- ポジショニング：術中
- ボディイメージ強化
- 薬剤管理
- 与薬
- ラテックスの安全対策

皮膚科看護
Dermatology Nursing

- 意思決定支援
- 遠隔通信相談
- 学習促進
- 環境管理：コミュニティ
- 感染コントロール
- 教育：疾患経過
- 教育：処置または治療

- 教育：処方された薬剤
- 記録
- 健康教育
- 健康スクリーニング
- 検査補助
- 光線療法：皮膚
- 行動変容

Part 4 看護専門分野の中核介入　789

- コーピング強化
- サポートシステム強化
- 自己責任促進
- 手術補助
- 情動支援
- 褥瘡ケア
- 切開部ケア
- 創傷ケア
- 創傷洗浄
- 瘙痒管理

- 皮膚ケア：移植部位
- 皮膚ケア：吸収性製品
- 皮膚ケア：局所処置
- 皮膚ケア：採皮部位
- 皮膚サーベイランス
- ヘルスケア提供者協働
- ボディイメージ強化
- 与薬：経皮
- レーザー対策

放射線科看護
Radiology Nursing

- アレルギー管理
- インシデント報告
- 遠隔通信相談
- 換気援助
- 環境管理：安全
- 感染コントロール
- 感染防御
- 技術管理
- 気道確保
- 気道吸引
- 救急ケア
- 教育：個人
- 教育：処置または治療
- 禁煙支援
- 経静脈（IV）療法
- 血液製剤投与
- 研究プロトコル管理
- 健康スクリーニング
- 検査補助
- 誤嚥の予防
- 呼吸モニタリング
- コードブルー（救命救急コード）管理
- 酸素療法
- 質モニタリング
- 出血軽減
- 出血予防
- 循環対策
- 準備的感覚情報提供
- 紹介
- 情動支援
- 静脈（IV）穿刺
- ショック予防
- 神経学的モニタリング

- 心臓のリスク管理
- 心臓ペースメーカー管理：永久
- スタッフの監督
- セデーション管理
- 塞栓ケア：肺動脈
- 塞栓ケア：末梢血管
- 塞栓予防
- 蘇生
- 退院調整計画
- 体液／電解質管理
- 体液量管理
- 体液量補正
- 体液量モニタリング
- タッチング
- チューブケア
- チューブケア：胸腔
- チューブケア：消化管
- チューブケア：尿路
- 超音波検査：膀胱
- 鎮静法
- 鎮痛剤投与
- 疼痛管理：急性
- 疼痛管理：慢性
- 導尿
- 脳循環促進
- バイタルサイン・モニタリング
- 不安軽減
- 不整脈の管理
- ヘルスケア情報のやりとり
- 放射線療法管理
- 与薬
- 与薬：静脈内
- ラテックスの安全対策

Part 4　看護専門分野の中核介入

- リラクセーション法
- レーザー対策

法的看護
Legal Nursing

- 意思決定支援
- 医療用製品評価
- インシデント報告
- 遠隔通信相談
- 環境リスク保護
- 患者権利擁護
- 技術管理
- 記録
- 記録：ミーティング
- 健康スクリーニング
- 健康政策モニタリング
- 健康リテラシー強化
- コミュニティの健康擁護
- コンサルテーション
- サーベイランス
- 質モニタリング
- 人身売買の検知
- 宣誓供述
- 多専門職ケアカンファレンス
- 電子健康記録入手援助
- 犯罪捜査データ収集
- ヘルスケア情報のやりとり
- リスク確認
- 連携強化

ホスピス・緩和ケア看護
Hospice and Palliative Care Nursing

- アドバンスト・ケア・プランニング
- アロマセラピー
- 意思決定支援
- 栄養管理
- エネルギー管理
- 遠隔通信相談
- 介護者支援
- 回想療法
- 家族関与促進
- 家族統合性促進
- 価値明確化
- 環境管理
- 患者権利擁護
- 気管内抜管：緩和的
- 共在
- グリーフワーク促進（悲嘆緩和作業促進）
- ケースマネジメント
- 呼吸モニタリング
- コーピング強化
- 財源補助
- サポートシステム強化
- 死別ケア
- 宗教儀式強化
- 床上安静ケア
- 情動支援
- 褥瘡予防
- 神経学的モニタリング
- 睡眠強化
- スピリチュアルサポート
- 積極的傾聴
- セルフケア援助
- せん妄の管理
- ダイイングケア
- 体液／電解質管理
- 多専門職ケアカンファレンス
- タッチング
- 鎮痛剤投与
- 疼痛管理：急性
- 疼痛管理：慢性
- 排尿管理
- 排便管理
- 皮膚サーベイランス
- ヒーリングタッチ
- 不安軽減
- フィトセラピー（植物療法）
- ヘルスケア情報のやりとり
- ヘルスシステム案内
- 便秘の管理
- ポジショニング
- 面会・見舞いの促進
- 薬剤管理
- 薬剤管理：医療用大麻*

Part 4 　看護専門分野の中核介入　**791**

- 薬剤処方中止
- 許し促進
- 予期ガイダンス

- 与薬：持続皮下注入
- レスパイトケア（息抜きケア）

輸液看護

Infusion Nursing

- アレルギー管理
- 医療用製品評価
- インシデント報告
- 栄養管理
- 栄養モニタリング
- 栄養療法
- 介護者支援
- 化学療法管理
- 環境管理：安全
- 観血的血行動態モニタリング
- 感染コントロール
- 完全静脈栄養（TPN）管理
- 感染防御
- 技術管理
- 教育：処置または治療
- 教育：処方された薬剤
- 経静脈（IV）療法
- 血液製剤投与
- 血栓溶解療法の管理
- 健康教育
- 検査データ解釈
- 高血圧管理
- 高血糖管理
- 採血：献血
- 採血：静脈血
- 採血：動脈血
- サプライチェーンマネジメント（物流プロセス管理）
- 酸塩基平衡管理
- 酸塩基平衡管理：呼吸性アシドーシス
- 酸塩基平衡管理：呼吸性アルカローシス
- 酸塩基平衡管理：代謝性アシドーシス
- 酸塩基平衡管理：代謝性アルカローシス
- 酸塩基モニタリング
- 自己調節鎮痛法（PCA）の援助
- 質モニタリング
- 静脈（IV）穿刺
- 体液／電解質管理

- 体液量管理
- 体液量減少管理
- 体液量増多管理
- 体液量モニタリング
- 中心静脈アクセス管理：中心挿入
- 中心静脈アクセス管理：末梢挿入
- チューブケア：臍静脈ライン
- チューブケア：脳室瘻／脊髄液ドレナージ
- 鎮痛剤投与：髄腔内
- 低血圧管理
- 低体温処置
- 電解質管理
- 電解質管理：高カリウム血症
- 電解質管理：高カルシウム血症
- 電解質管理：高ナトリウム血症
- 電解質管理：高マグネシウム血症
- 電解質管理：高リン血症
- 電解質管理：低カリウム血症
- 電解質管理：低カルシウム血症
- 電解質管理：低ナトリウム血症
- 電解質管理：低マグネシウム血症
- 電解質管理：低リン血症
- 電解質モニタリング
- 透析アクセスの維持
- 疼痛管理：急性
- 疼痛管理：慢性
- 腹膜透析療法
- ヘルスケア情報のやりとり
- 毛細管採血
- 薬剤管理：ウエアラブル（身に着けられる）注入装置
- 与薬：骨髄内
- 与薬：持続皮下注入
- 与薬：静脈内
- 与薬：脊髄内
- 与薬：脳室リザーバー
- リスク確認

リハビリテーション看護
Rehabilitation Nursing

- 意思決定支援
- 移転ストレス軽減
- 運動促進：筋力トレーニング
- 栄養管理
- エネルギー管理
- 嚥下療法
- 学習促進
- 家族関与促進
- 家族支援
- 環境管理：安全
- 記憶訓練
- 希望鼓舞
- 教育：個人
- 共同目標設定
- ケースマネジメント
- 健康教育
- 健康コーチング
- 更衣
- 行動管理
- コーピング強化
- コミュニケーション強化：言語障害
- 財源補助
- 再発予防
- 自己効力感強化
- 自己責任促進
- 社会化強化
- 情動支援
- 褥瘡ケア
- 褥瘡予防
- 身体的機能強化
- 切断ケア
- セルフケア援助
- 創傷ケア：非治癒性
- 塞栓予防
- 退院調整計画
- 退院調整計画：家庭準備
- 多専門職ケアカンファレンス
- 超音波検査：膀胱
- 疼痛管理：慢性
- 導尿：外的
- ノーマライゼーション促進
- 排尿管理
- 排便管理
- 片側無視管理
- ポジショニング
- ポジショニング：車椅子
- ボディイメージ強化
- ボディメカニクスの促進
- 薬剤管理
- ライフスキル強化

旅行健康看護
Travel Health Nursing

- 意思決定支援
- 移送：施設間
- 委託
- 栄養カウンセリング
- 応急処置（ファーストエイド）
- 隔離促進
- 教育：個人
- 教育：疾患経過
- 教育：処置または治療
- 教育：処方された食事
- 教育：処方された薬剤
- 記録
- 記録：ミーティング
- 健康教育
- 健康コーチング
- 健康スクリーニング
- 健康リテラシー強化
- 検査補助
- 行動変容
- コーピング強化
- サーベイランス
- 紹介
- 情動支援
- 処方：検査
- 処方：非薬物治療
- 視力検査
- 人身売買の検知
- 睡眠強化
- 退院フォローアップ
- 電子健康記録入手援助

Part 4 看護専門分野の中核介入 **793**

- 伝染性疾患管理
- トリアージ：遠隔通信
- トリアージ：救急センター
- バイタルサイン・モニタリング
- パンデミック対策
- 人との関係距離促進
- 不安軽減
- ベッドサイド検査（POCT：Point of Care Testing）
- ヘルスケア提供者協働

- ヘルスシステム案内
- 毛細管採血
- 薬剤管理
- 薬剤処方
- 与薬：筋肉内
- 与薬：経口
- 与薬：皮内
- リスク確認
- リスク確認：感染症
- ワクチン接種の管理

老年看護

Gerontological Nursing

- 安楽管理
- 移転ストレス軽減
- 運動促進
- 運動療法：歩行
- 栄養管理
- 介護者支援
- 回想療法
- 下肢モニタリング
- 家族関与促進
- 活動療法
- 患者権利擁護
- 浣腸投与
- 虐待からの保護支援：高齢者
- グリーフワーク促進（悲嘆緩和作業促進）
- ケースマネジメント
- 健康リテラシー強化
- 更衣
- 行動管理
- コーピング強化
- コミュニケーション強化：視覚障害
- コミュニケーション強化：聴覚障害
- 財源補助
- 自己効力感強化
- 社会正義促進
- 情動支援
- 褥瘡予防
- 処方：検査
- 処方：非薬物治療
- 身体的機能強化
- 積極的傾聴
- セルフケア援助

- せん妄の管理
- 創傷ケア：非治癒性
- ダイイングケア
- 退院調整計画：家庭準備
- 退院フォローアップ
- 体液／電解質管理
- 直腸脱管理
- 疼痛管理：慢性
- 読書療法
- 尿失禁ケア
- 認知症の管理
- 認知症の管理：入浴
- 認知症の管理：徘徊
- 排尿習慣訓練
- 排尿誘導
- 排便管理
- バリデーション療法
- 皮膚ケア：吸収性製品
- フットケア
- 便失禁ケア
- 便秘の管理
- 保険の認定支援
- ポジショニング
- 耳の洗浄
- 毛髪頭皮ケア
- 薬剤処方
- 薬剤処方中止
- 薬剤突合
- 与薬
- レスパイトケア（息抜きケア）

PART 5

NIC介入を達成するために必要と推定される時間と教育水準

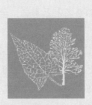

Estimated Time and Education—
Level Necessary to Perform Nic
Interventions

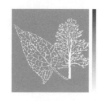

NIC介入を達成するために必要と推定される時間と教育水準

　本項では，分類の本版の614介入の各々を提供するために推定される時間と人材の種類を列挙する（**表5.1**参照）。推定は以下の方法により導き出された。

　第1段階：『看護介入分類　第2版』に含まれていた433の介入は，NICをコーディング／医療費支払いマニュアルに組み込んでいる利用者からの要請を受けて，1999年に評価された[1]。研究チーム員の小集団は，各専門知識領域の選択された介入を以下に対して評価した。①各介入に必要とされる教育および，②各介入に必要とされる時間。評価グループのメンバーは，介入の定義や行動に対して，『看護介入分類　第2版』[4]を参照した。各集団の評価者は，作業結果を主任研究者に提出し，主任研究者は研究チームの他の2名とともに，全体の一貫性を保つために全介入の全評価を見直した。

　第2段階：2000年に出版された『看護介入分類　第3版』[5]に追加された新たな53介入に対して，2000年の秋に同じ方法論を用いて評価が実施された。第2版から第3版の介入への変更は，評価への影響の検討も調査された。これに続き486すべての介入の評価が見直され，これらの一部は同じ類との一貫性を保つために修正された。この情報は，アイオワ大学看護学部の看護分類・臨床的有用性センター（CNC）より，"486看護介入を実施するための評価された時間と教育の必要条件"[2]と題された論文で発表された。また，この論文の一部は，*Nursing Economic$*（"看護介入の費用を決定する：始まり"）に発表された[3]。

　第3段階と現在継続中：2002年以来，分類の新版に対して，同じ基準を用いて新しいおのおのの時間と教育を推定した。

　必要とされる教育は，介入の実践にあたって多くの州における多くの事例で介入を行うために必要な最低の教育レベルと定義され，以下のように評価される：①補助（例：看護助手，認定看護助手（CNA），手術器械出し専門職員），看護助手（LPN），准看護師（LVN），②登録看護師（RN；学士，準学士もしくは専門学校にかかわらず基礎教育），③上級者（例：上級実践看護師（APN）とは，資格，証明書もしくは専門領域の資格の有無にかかわらず修士号あるいは博士号（看護実践博士（DNP）もしくは学術博士（PhD））を含む，登録看護師の基礎教育を超えた専門教育や訓練と定義される。このような分類は徹底的な議論を経て選定された。このような分類は他の可能性を超えて選定された。なぜならば，分類によって評価者はそれらを区別できるが，評価者が一貫性を保つことができないほど細かいものではないと感じられたからである。登録看護師の準備の基本的な種類は，1つの分類の中にまとめられた。なぜならば，登録看護師の教育準備によって仕事の責任を一般には区別しない実践状況の現実をこの1つの分類は反映しているからである。

　必要とされる時間は，その介入の開始と完了に必要とされる平均時間と定義されている。これは，償還評価を決定するため，そして，重症度水準の経緯を援助するために使用できる平均時間である。時間は以下の5つの分類に分けられる：①15分以下，②16～30分，③

31 〜 45 分，④ 46 〜 60 分，⑤ 1 時間以上。

　推定は，その介入や専門実践領域を熟知しているような人々の判断に基づいていることを強調する。ここに含まれている評価は，実践施設や提供者によって異なるかもしれない。推定は，必要とされる時間，必要とされる医療従事者のレベル，看護ケアの費用を評価するための開始点を示している。

| 表5.1 | 50 音順の 614 介入リスト：必要な時間と教育水準 |

介　入	コード	教育水準	必要時間
愛着促進	6710	RN 基礎教育	1 時間超
悪性高熱症対策	3840	RN 基礎教育	1 時間超
アートセラピー（芸術療法）	4330	RN 基礎教育以上	46 〜 60 分
アドバンスト・ケア・プランニング	7300	RN 基礎教育	16 〜 30 分
アナフィラキシー管理	6412	RN 基礎教育	46 〜 60 分
アニマルセラピー（動物介在療法）	4320	看護助手	16 〜 30 分
アレルギー管理	6410	RN 基礎教育	31 〜 45 分
アロマセラピー	1330	RN 基礎教育	15 分以下
安全な集会	7810	RN 基礎教育	15 分以下
安楽管理	6482	看護助手	15 分以下
怒りのコントロール援助	4640	RN 基礎教育以上	16 〜 30 分
胃管挿入	1080	RN 基礎教育	15 分以下
意思決定支援	5250	RN 基礎教育	16 〜 30 分
移乗	0970	看護助手	15 分以下
移送：施設間	7890	RN 基礎教育	16 〜 30 分
移送：施設内	7892	RN 基礎教育	31 〜 45 分
委託	7650	RN 基礎教育	15 分以下
遺伝カウンセリング	5242	RN 基礎教育以上	46 〜 60 分
移転ストレス軽減	5350	RN 基礎教育	16 〜 30 分
医療用製品評価	7760	RN 基礎教育	1 時間超
インシデント報告	7980	RN 基礎教育	16 〜 30 分
ウィーニング（人工呼吸器離脱）	3310	RN 基礎教育	1 時間超
運動促進	0200	RN 基礎教育	31 〜 45 分
運動促進：筋力トレーニング	0201	RN 基礎教育	31 〜 45 分
運動促進：ストレッチング	0202	RN 基礎教育	31 〜 45 分
運動療法：関節可動性	0224	RN 基礎教育	16 〜 30 分
運動療法：筋肉コントロール	0226	RN 基礎教育以上	16 〜 30 分
運動療法：バランス	0222	RN 基礎教育	16 〜 30 分
運動療法：歩行	0221	看護助手	15 分以下
栄養カウンセリング	5246	RN 基礎教育	16 〜 30 分
栄養管理	1100	RN 基礎教育以上	31 〜 45 分
栄養モニタリング	1160	RN 基礎教育	15 分以下
栄養療法	1120	RN 基礎教育	16 〜 30 分

（つづく）

798　Part 5　NIC 介入を達成するために必要と推定される時間と教育水準

| 表 5.1 | 50 音順の 614 介入リスト：必要な時間と教育水準（つづき） | | |

介　入	コード	教育水準	必要時間
会陰ケア	1750	看護助手	15 分以下
エネルギー管理	0180	RN 基礎教育	16 〜 30 分
遠隔通信相談	8180	RN 基礎教育	16 〜 30 分
嚥下療法	1860	RN 基礎教育	31 〜 45 分
応急処置（ファーストエイド）	6240	看護助手	16 〜 30 分
嘔吐管理	1570	RN 基礎教育	16 〜 30 分
悪心管理	1450	RN 基礎教育	16 〜 30 分
オストミーケア	0480	RN 基礎教育以上	16 〜 30 分
オーダー転記	8060	RN 基礎教育	15 分以下
親教育：育児家族	5566	RN 基礎教育	16 〜 30 分
親教育：青年期	5562	RN 基礎教育	16 〜 30 分
親教育：乳児	5568	RN 基礎教育	31 〜 45 分
温罨法／冷罨法	1380	RN 基礎教育	15 分以下
音楽療法	4400	RN 基礎教育	15 分以下
介護者支援	7040	RN 基礎教育	1 時間超
外出／外泊援助	7440	RN 基礎教育	15 分以下
咳嗽強化	3250	看護助手	15 分以下
回想療法	4860	RN 基礎教育以上	46 〜 60 分
カウンセリング	5240	RN 基礎教育以上	46 〜 60 分
化学的身体抑制	6430	RN 基礎教育	15 分以下
化学療法管理	2240	RN 基礎教育以上	46 〜 60 分
学習促進	5520	RN 基礎教育	16 〜 30 分
隔離	6630	RN 基礎教育	1 時間超
隔離促進	6596	RN 基礎教育	15 分以下
家事家政援助	7180	RN 基礎教育	31 〜 45 分
下肢モニタリング	3480	RN 基礎教育	15 分以下
家族関与促進	7110	RN 基礎教育	1 時間超
家族機能維持	7130	RN 基礎教育	1 時間超
家族共在促進	7170	RN 基礎教育	1 時間超
家族計画：非計画的妊娠	6788	RN 基礎教育	46 〜 60 分
家族計画：避妊	6784	RN 基礎教育	31 〜 45 分
家族計画：不妊	6786	RN 基礎教育以上	46 〜 60 分
家族結集	7120	RN 基礎教育	1 時間超
家族支援	7140	RN 基礎教育	1 時間超
家族統合性促進	7100	RN 基礎教育	1 時間超
家族統合性促進：子育て家族	7104	RN 基礎教育	1 時間超
家族療法	7150	RN 基礎教育以上	1 時間超
価値明確化	5480	RN 基礎教育	16 〜 30 分
活動療法	4310	RN 基礎教育	46 〜 60 分
カップ授乳：新生児	8240	看護助手	31 〜 45 分
割礼ケア（包皮切除術ケア）	3000	RN 基礎教育	46 〜 60 分

Part 5　NIC 介入を達成するために必要と推定される時間と教育水準　**799**

表5.1	50 音順の 614 介入リスト：必要な時間と教育水準（つづき）

介　入	コード	教育水準	必要時間
ガーデニング療法	4368	RN 基礎教育	1 時間超
カンガルーケア	6840	RN 基礎教育	46 〜 60 分
換気援助	3390	RN 基礎教育	15 分以下
環境管理	6480	看護助手	31 〜 45 分
環境管理：安全	6486	RN 基礎教育	31 〜 45 分
環境管理：コミュニティ	6484	RN 基礎教育	1 時間超
環境管理：暴力予防	6487	看護助手	1 時間超
環境管理：労働者の安全性	6489	RN 基礎教育	1 時間超
環境リスク保護	8880	RN 基礎教育	46 〜 60 分
環境療法	4390	RN 基礎教育	1 時間超
観血的血行動態モニタリング	4210	RN 基礎教育	46 〜 60 分
幹細胞移植	4266	RN 基礎教育以上	1 時間超
患者権利擁護	7460	看護助手	15 分以下
患者識別	6574	RN 基礎教育	15 分以下
感染コントロール	6540	RN 基礎教育	31 〜 45 分
感染コントロール：術中	6545	RN 基礎教育	1 時間超
完全静脈栄養（TPN）管理	1200	RN 基礎教育	16 〜 30 分
感染防御	6550	RN 基礎教育	31 〜 45 分
浣腸投与	0466	看護助手	16 〜 30 分
気圧式ターニケット管理	2865	RN 基礎教育	46 〜 60 分
記憶訓練	4760	RN 基礎教育以上	31 〜 45 分
気管内挿管チューブ抜管	3270	RN 基礎教育	15 分以下
気管内挿管と固定	3120	RN 基礎教育	16 〜 30 分
気管内抜管：緩和的	1360	RN 基礎教育	15 分以下
危機介入	6160	RN 基礎教育以上	46 〜 60 分
技術管理	7880	RN 基礎教育	15 分以下
規制医薬品の確認	7620	RN 基礎教育	15 分以下
気道確保	3140	RN 基礎教育	16 〜 30 分
気道吸引	3160	RN 基礎教育	15 分以下
気晴らし	5900	看護助手	31 〜 45 分
ギブスケア：維持	0762	看護助手	15 分以下
ギブスケア：湿潤	0764	RN 基礎教育	16 〜 30 分
気分管理	5330	RN 基礎教育	31 〜 45 分
希望鼓舞	5310	RN 基礎教育	16 〜 30 分
虐待からの保護支援	6400	RN 基礎教育	1 時間超
虐待からの保護支援：家庭内パートナー	6403	RN 基礎教育	1 時間超
虐待からの保護支援：高齢者	6404	RN 基礎教育	1 時間超
虐待からの保護支援：子ども	6402	RN 基礎教育	1 時間超
虐待からの保護支援：信仰	6408	RN 基礎教育	1 時間超
救急カートチェック	7660	看護助手	15 分以下

（つづく）

表5.1　50音順の614介入リスト：必要な時間と教育水準（つづき）

介　入	コード	教育水準	必要時間
救急ケア	6200	看護助手	16 ～ 30 分
教育：安全な性行為	5622	RN 基礎教育	16 ～ 30 分
教育：学童期の安全（6 ～ 12 歳）	5654	RN 基礎教育	16 ～ 30 分
教育：学童期の栄養（6 ～ 12 歳）	5652	RN 基礎教育	16 ～ 30 分
教育：学童期の発達（6 ～ 12 歳）	5650	RN 基礎教育	16 ～ 30 分
教育：感染制御	5649	RN 基礎教育	16 ～ 30 分
教育：個人	5606	RN 基礎教育	31 ～ 45 分
教育：疾患経過	5602	RN 基礎教育	16 ～ 30 分
教育：集団	5604	RN 基礎教育	1 時間超
教育：術前	5610	RN 基礎教育	16 ～ 30 分
教育：処置または治療	5618	RN 基礎教育	16 ～ 30 分
教育：処方された運動	5612	RN 基礎教育	16 ～ 30 分
教育：処方された食事	5614	RN 基礎教育	16 ～ 30 分
教育：処方された薬剤	5616	RN 基礎教育	16 ～ 30 分
教育：スポーツ傷害予防	6648	RN 基礎教育	46 ～ 60 分
教育：精神運動技能	5620	RN 基礎教育	16 ～ 30 分
教育：青年期の安全（12 ～ 21 歳）	5674	RN 基礎教育	16 ～ 30 分
教育：青年期の栄養（12 ～ 21 歳）	5672	RN 基礎教育	16 ～ 30 分
教育：青年期の発達（12 ～ 21 歳）	5670	RN 基礎教育	16 ～ 30 分
教育：セクシャリティ	5624	RN 基礎教育	16 ～ 30 分
教育：トイレ訓練	5634	RN 基礎教育	16 ～ 30 分
教育：乳児の安全（0 ～ 3 か月）	5645	RN 基礎教育	16 ～ 30 分
教育：乳児の安全（4 ～ 6 か月）	5646	RN 基礎教育	16 ～ 30 分
教育：乳児の安全（7 ～ 9 か月）	5647	RN 基礎教育	16 ～ 30 分
教育：乳児の安全（10 ～ 12 か月）	5648	RN 基礎教育	16 ～ 30 分
教育：乳児の栄養（0 ～ 3 か月）	5640	RN 基礎教育	16 ～ 30 分
教育：乳児の栄養（4 ～ 6 か月）	5641	RN 基礎教育	16 ～ 30 分
教育：乳児の栄養（7 ～ 9 か月）	5642	RN 基礎教育	16 ～ 30 分
教育：乳児の栄養（10 ～ 12 か月）	5643	RN 基礎教育	16 ～ 30 分
教育：乳児の発達（0 ～ 3 か月）	5655	RN 基礎教育	16 ～ 30 分
教育：乳児の発達（4 ～ 6 か月）	5658	RN 基礎教育	16 ～ 30 分
教育：乳児の発達（7 ～ 9 か月）	5656	RN 基礎教育	16 ～ 30 分
教育：乳児の発達（10 ～ 12 か月）	5657	RN 基礎教育	16 ～ 30 分
教育：幼児期の安全（1 ～ 5 歳）	5684	RN 基礎教育	16 ～ 30 分
教育：幼児期の栄養（1 ～ 5 歳）	5682	RN 基礎教育	16 ～ 30 分
教育：幼児期の発達（1 ～ 5 歳）	5680	RN 基礎教育	16 ～ 30 分
教育：幼児の安全（13 ～ 18 か月）	5665	RN 基礎教育	16 ～ 30 分
教育：幼児の安全（19 ～ 24 か月）	5666	RN 基礎教育	16 ～ 30 分
教育：幼児の安全（25 ～ 36 か月）	5667	RN 基礎教育	16 ～ 30 分
教育：幼児の栄養（13 ～ 18 か月）	5660	RN 基礎教育	16 ～ 30 分
教育：幼児の栄養（19 ～ 24 か月）	5661	RN 基礎教育	16 ～ 30 分

Part 5 NIC 介入を達成するために必要と推定される時間と教育水準 **801**

| 表 5.1 | 50 音順の 614 介入リスト：必要な時間と教育水準（つづき） | | | |

介　入	コード	教育水準	必要時間
教育：幼児の栄養（25 ～ 36 か月）	5662	RN 基礎教育	16 ～ 30 分
共在	5340	看護助手	16 ～ 30 分
きょうだい支援	7280	RN 基礎教育	16 ～ 30 分
共同目標設定	4410	RN 基礎教育	46 ～ 60 分
ギルトワーク（罪悪感緩和作業）の促進	5300	RN 基礎教育	31 ～ 45 分
記録	7920	RN 基礎教育	15 分以下
記録：ミーティング	7926	RN 基礎教育	1 時間超
禁煙支援	4490	RN 基礎教育	46 ～ 60 分
緊張緩和管理	6170	RN 基礎教育	16 ～ 30 分
区域の制限	6420	看護助手	1 時間超
クモ膜下出血対策	2720	RN 基礎教育	15 分以下
クリティカルパスの開発	7640	RN 基礎教育	1 時間超
グリーフワーク促進（悲嘆緩和作業促進）	5290	RN 基礎教育	31 ～ 45 分
グリーフワーク促進（悲嘆緩和作業促進）：周産期死亡	5294	RN 基礎教育	31 ～ 45 分
グループセラピー	5450	RN 基礎教育以上	46 ～ 60 分
ケアリング相互作用促進	5000	RN 基礎教育	1 時間超
経静脈（IV）療法	4200	RN 基礎教育	15 分以下
経腸栄養	1056	RN 基礎教育	16 ～ 30 分
傾聴訪問	5328	RN 基礎教育	46 ～ 60 分
経皮的電気神経刺激（TENS）	1540	RN 基礎教育以上	16 ～ 30 分
けいれん発作管理	2680	RN 基礎教育	16 ～ 30 分
けいれん発作対策	2690	RN 基礎教育	15 分以下
ケースマネジメント	7320	RN 基礎教育以上	1 時間超
血液製剤投与	4030	RN 基礎教育	1 時間超
血液透析療法	2100	RN 基礎教育以上	1 時間超
血液濾過療法	2110	RN 基礎教育	1 時間超
月経前症候群（PMS）管理	1440	RN 基礎教育以上	16 ～ 30 分
血行動態調節	4150	RN 基礎教育	16 ～ 30 分
血栓溶解療法の管理	4270	RN 基礎教育	1 時間超
下痢管理	0460	RN 基礎教育	15 分以下
牽引／固定ケア	0940	RN 基礎教育	15 分以下
幻覚管理	6510	RN 基礎教育	1 時間超
研究プロトコル管理	8130	RN 基礎教育	31 ～ 45 分
健康教育	5510	RN 基礎教育	16 ～ 30 分
健康コーチング	5305	RN 基礎教育	31 ～ 45 分
健康スクリーニング	6520	RN 基礎教育	46 ～ 60 分
健康政策モニタリング	7970	RN 基礎教育	1 時間超
健康リテラシー強化	5515	RN 基礎教育	16 ～ 30 分
検査データ解釈	7690	RN 基礎教育	15 分以下
検査補助	7680	看護助手	16 ～ 30 分

（つづく）

802 Part 5 NIC 介入を達成するために必要と推定される時間と教育水準

表 5.1	50 音順の 614 介入リスト：必要な時間と教育水準（つづき）

介　入	コード	教育水準	必要時間
検体管理	7820	看護助手	15 分以下
更衣	1630	看護助手	15 分以下
口腔衛生維持	1710	RN 基礎教育	15 分以下
口腔衛生修復	1730	RN 基礎教育	15 分以下
口腔衛生促進	1720	RN 基礎教育	15 分以下
高血圧管理	4162	RN 基礎教育	31 〜 45 分
高血糖管理	2120	RN 基礎教育	1 時間超
光線療法：気分調節	6926	RN 基礎教育	31 〜 45 分
光線療法：新生児	6924	RN 基礎教育	1 時間超
光線療法：皮膚	3510	RN 基礎教育	16 〜 30 分
高体温管理	3786	RN 基礎教育	16 〜 30 分
好中球減少症対策	6581	RN 基礎教育	16 〜 30 分
行動管理	4350	RN 基礎教育	46 〜 60 分
行動管理：自傷行為	4354	RN 基礎教育	31 〜 45 分
行動管理：性的	4356	RN 基礎教育	31 〜 45 分
行動管理：不注意と多動	4352	RN 基礎教育	31 〜 45 分
行動契約	4420	RN 基礎教育	46 〜 60 分
行動変容	4360	RN 基礎教育	1 時間超
行動変容：社交的な能力	4362	RN 基礎教育	1 時間超
誤嚥の予防	3200	看護助手	15 分以下
呼吸モニタリング	3350	RN 基礎教育	15 分以下
呼吸理学療法	3230	RN 基礎教育	16 〜 30 分
鼓腸緩和	0470	RN 基礎教育	15 分以下
骨盤底筋運動	0560	RN 基礎教育以上	16 〜 30 分
コードブルー（救命救急コード）管理	6140	RN 基礎教育	31 〜 45 分
子どもケア	8274	RN 基礎教育	46 〜 60 分
コーピング強化	5230	RN 基礎教育	31 〜 45 分
コミュニケーション強化：言語障害	4976	RN 基礎教育	31 〜 45 分
コミュニケーション強化：視覚障害	4978	看護助手	16 〜 30 分
コミュニケーション強化：聴覚障害	4974	看護助手	16 〜 30 分
コミュニティの健康開発	8500	RN 基礎教育	1 時間超
コミュニティの健康擁護	8510	RN 基礎教育	1 時間超
コミュニティの災害準備	8840	RN 基礎教育	1 時間超
コンサルテーション	7910	RN 基礎教育	46 〜 60 分
コンタクトレンズのケア	1620	看護助手	15 分以下
コンピテンシー管理	7850	RN 基礎教育	1 時間超
採血：献血	4234	RN 基礎教育	1 時間超
採血：静脈血	4238	RN 基礎教育	15 分以下
採血：動脈血	4232	RN 基礎教育	15 分以下
財源管理	8550	RN 基礎教育以上	1 時間超
財源補助	7380	RN 基礎教育	46 〜 60 分

Part 5　NIC介入を達成するために必要と推定される時間と教育水準　**803**

表5.1	50音順の614介入リスト：必要な時間と教育水準（つづき）			

介　入	コード	教育水準	必要時間
再入院予防	7470	RN 基礎教育	16 〜 30 分
再発予防	5235	RN 基礎教育	31 〜 45 分
催眠	5920	RN 基礎教育以上	46 〜 60 分
サプライチェーンマネジメント（物流プロセス管理）	7840	看護助手	16 〜 30 分
サーベイランス	6650	RN 基礎教育	1 時間超
サーベイランス：遠隔監視	6658	RN 基礎教育	31 〜 45 分
サーベイランス：コミュニティ	6652	RN 基礎教育	1 時間超
サーベイランス：妊娠後期	6656	RN 基礎教育以上	1 時間超
サーベイランス：ビデオ監視	6660	看護助手	1 時間超
サポートグループ	5430	RN 基礎教育以上	46 〜 60 分
サポートシステム強化	5440	RN 基礎教育	31 〜 45 分
酸塩基平衡管理	1910	RN 基礎教育	1 時間超
酸塩基平衡管理：呼吸性アシドーシス	1913	RN 基礎教育	31 〜 45 分
酸塩基平衡管理：呼吸性アルカローシス	1914	RN 基礎教育	31 〜 45 分
酸塩基平衡管理：代謝性アシドーシス	1911	RN 基礎教育	31 〜 45 分
酸塩基平衡管理：代謝性アルカローシス	1912	RN 基礎教育	31 〜 45 分
酸塩基モニタリング	1920	RN 基礎教育	15 分以下
産褥期ケア	6930	RN 基礎教育	1 時間超
酸素療法	3320	RN 基礎教育	15 分以下
指圧療法	1320	RN 基礎教育以上	16 〜 30 分
死後ケア	1770	看護助手	16 〜 30 分
自己血輸血	2860	RN 基礎教育	46 〜 60 分
自己効力感強化	5395	RN 基礎教育	31 〜 45 分
自己催眠促進	5922	RN 基礎教育以上	46 〜 60 分
自己主張訓練（アサーション・トレーニング）	4340	RN 基礎教育	46 〜 60 分
自己責任促進	4480	RN 基礎教育	46 〜 60 分
自己尊重強化	5400	RN 基礎教育	16 〜 30 分
自己調節鎮痛法（PCA）の援助	2400	RN 基礎教育	16 〜 30 分
自己変容補助	4470	RN 基礎教育	46 〜 60 分
自殺予防	6340	RN 基礎教育	1 時間超
脂質異常症管理	2125	RN 基礎教育以上	31 〜 45 分
質モニタリング	7800	RN 基礎教育	1 時間超
死別ケア	5215	RN 基礎教育	1 時間超
社会化強化	5100	RN 基礎教育	31 〜 45 分
社会正義促進	8740	RN 基礎教育	1 時間超
宗教依存の治療	5422	RN 基礎教育	46 〜 60 分
宗教儀式強化	5424	RN 基礎教育	31 〜 45 分
手術器材管理	2910	RN 基礎教育	1 時間超
手術準備	2930	RN 基礎教育	46 〜 60 分
手術対策	2920	RN 基礎教育	1 時間超

（つづき）

804　Part 5　NIC 介入を達成するために必要と推定される時間と教育水準

| 表 5.1 | 50 音順の 614 介入リスト：必要な時間と教育水準（つづき） |

介　入	コード	教育水準	必要時間
手術補助	2900	RN 基礎教育	1 時間超
出血軽減	4020	RN 基礎教育	46 ～ 60 分
出血軽減：消化管	4022	RN 基礎教育	46 ～ 60 分
出血軽減：創傷	4028	RN 基礎教育	46 ～ 60 分
出血軽減：妊娠中の子宮	4021	RN 基礎教育	46 ～ 60 分
出血軽減：鼻	4024	RN 基礎教育	16 ～ 30 分
出血軽減：分娩後の子宮	4026	RN 基礎教育	46 ～ 60 分
出血予防	4010	RN 基礎教育	31 ～ 45 分
出産	6720	RN 基礎教育以上	1 時間超
出産準備	6760	RN 基礎教育	1 時間超
出生前ケア	6960	RN 基礎教育	1 時間超
術前調整	2880	RN 基礎教育	31 ～ 45 分
循環ケア：機械的援助器具	4064	RN 基礎教育	31 ～ 45 分
循環ケア：静脈機能不全	4066	RN 基礎教育	15 分以下
循環ケア：動脈機能不全	4062	RN 基礎教育	15 分以下
循環対策	4070	RN 基礎教育	16 ～ 30 分
準備的感覚情報提供	5580	RN 基礎教育	31 ～ 45 分
紹介	8100	RN 基礎教育	16 ～ 30 分
称賛	4364	看護助手	15 分以下
床上安静ケア	0740	看護助手	16 ～ 30 分
衝動コントロールの訓練	4370	RN 基礎教育以上	1 時間超
情動支援	5270	RN 基礎教育	16 ～ 30 分
静脈（IV）穿刺	4190	RN 基礎教育	15 分以下
食事療法の段階	1020	RN 基礎教育	15 分以下
食事療法の段階：体重減少手術	1024	RN 基礎教育以上	31 ～ 45 分
褥瘡ケア	3520	看護助手	16 ～ 30 分
褥瘡予防	3540	RN 基礎教育	16 ～ 30 分
除細動器管理：体外	4095	RN 基礎教育	31 ～ 45 分
除細動器管理：体内	4096	RN 基礎教育	31 ～ 45 分
処置支援：乳幼児	6965	RN 基礎教育	16 ～ 30 分
ショック管理	4250	RN 基礎教育	16 ～ 30 分
ショック管理：血管性	4256	RN 基礎教育	31 ～ 45 分
ショック管理：循環血液量減少性	4258	RN 基礎教育	31 ～ 45 分
ショック管理：心臓性	4254	RN 基礎教育	16 ～ 30 分
ショック管理：敗血症	4255	RN 基礎教育	31 ～ 45 分
ショック予防	4260	RN 基礎教育	16 ～ 30 分
処方：検査	8080	RN 基礎教育以上	16 ～ 30 分
処方：非薬物治療	8086	RN 基礎教育以上	16 ～ 30 分
自律訓練	5840	RN 基礎教育以上	46 ～ 60 分
自律神経反射異常亢進管理	2560	RN 基礎教育	16 ～ 30 分
視力検査	6675	RN 基礎教育	31 ～ 45 分

Part 5　NIC 介入を達成するために必要と推定される時間と教育水準　**805**

表 5.1	50 音順の 614 介入リスト：必要な時間と教育水準（つづき）		

介　入	コード	教育水準	必要時間
神経学的モニタリング	2620	RN 基礎教育	16 ～ 30 分
人工呼吸器管理：侵襲的	3300	RN 基礎教育	1 時間超
人工呼吸器管理：肺炎予防	3304	RN 基礎教育	1 時間超
人工呼吸器管理：非侵襲的	3302	RN 基礎教育	1 時間超
人工的気道管理	3180	RN 基礎教育	15 分以下
真実告知	5470	RN 基礎教育	16 ～ 30 分
人身売買の検知	6525	看護助手	16 ～ 30 分
心臓ケア	4040	RN 基礎教育	31 ～ 45 分
心臓ケア：急性期	4044	RN 基礎教育	31 ～ 45 分
心臓ケア：リハビリテーション期	4046	RN 基礎教育	1 時間超
心臓のリスク管理	4050	RN 基礎教育	31 ～ 45 分
心臓ペースメーカー管理：一時的	4092	RN 基礎教育	31 ～ 45 分
心臓ペースメーカー管理：永久	4091	RN 基礎教育	31 ～ 45 分
迅速導入気管内挿管	3340	RN 基礎教育以上	16 ～ 30 分
身体検査	6425	看護助手	15 分以下
身体的機能強化	1665	RN 基礎教育	31 ～ 45 分
身体抑制	6580	RN 基礎教育	15 分以下
陣痛管理	6855	RN 基礎教育	46 ～ 60 分
陣痛誘発	6850	RN 基礎教育以上	1 時間超
陣痛抑制	6860	RN 基礎教育以上	1 時間超
睡眠強化	1850	RN 基礎教育	16 ～ 30 分
頭蓋内圧（ICP）モニタリング	2590	RN 基礎教育	1 時間超
スタッフの監督	7830	RN 基礎教育	1 時間超
スピリチュアルサポート	5420	RN 基礎教育	16 ～ 30 分
スピリチュアル的な成長促進	5426	RN 基礎教育	31 ～ 45 分
性カウンセリング	5248	RN 基礎教育以上	46 ～ 60 分
生活維持支援	7500	RN 基礎教育	31 ～ 45 分
制限設定	4380	RN 基礎教育	16 ～ 30 分
生殖技術の管理	7886	RN 基礎教育以上	1 時間超
生殖能力維持	7160	RN 基礎教育以上	31 ～ 45 分
性的暴行トラウマケア	6300	RN 基礎教育	1 時間超
青年期ケア	8272	RN 基礎教育	46 ～ 60 分
切開部ケア	3440	RN 基礎教育	31 ～ 45 分
積極的傾聴	4920	RN 基礎教育	16 ～ 30 分
摂食	1050	看護助手	16 ～ 30 分
摂食障害の管理	1030	RN 基礎教育以上	31 ～ 45 分
切断ケア	3420	RN 基礎教育	31 ～ 45 分
セデーション管理	2260	RN 基礎教育以上	1 時間超
セルフ・アウェアネス強化	5390	RN 基礎教育	16 ～ 30 分
セルフケア援助	1800	看護助手	16 ～ 30 分

（つづく）

806　　Part 5　NIC 介入を達成するために必要と推定される時間と教育水準

表 5.1	50 音順の 614 介入リスト：必要な時間と教育水準（つづき）			
介 入		**コード**	**教育水準**	**必要時間**
セルフケア援助：移乗		1806	看護助手	15 分以下
セルフケア援助：排泄		1804	看護助手	15 分以下
漸進的筋肉リラクセーション法		1460	RN 基礎教育以上	16 〜 30 分
宣誓供述		7930	RN 基礎教育	1 時間超
喘息の管理		3210	RN 基礎教育	16 〜 30 分
せん妄の管理		6440	RN 基礎教育	1 時間超
専門職開発促進		7770	RN 基礎教育	1 時間超
臓器獲得		6260	RN 基礎教育	46 〜 60 分
創傷ケア		3660	RN 基礎教育	31 〜 45 分
創傷ケア：熱傷		3661	RN 基礎教育	1 時間超
創傷ケア：非治癒性		3664	RN 基礎教育	31 〜 45 分
創傷ケア：閉鎖式ドレナージ		3662	RN 基礎教育	31 〜 45 分
創傷ケア：保護		3670	看護助手	16 〜 30 分
創傷洗浄		3680	RN 基礎教育	31 〜 45 分
瘙痒管理		3550	RN 基礎教育	16 〜 30 分
塞栓ケア：肺動脈		4106	RN 基礎教育	16 〜 30 分
塞栓ケア：末梢血管		4104	RN 基礎教育	16 〜 30 分
塞栓予防		4110	RN 基礎教育	16 〜 30 分
ソーシャルマーケティング		8750	RN 基礎教育以上	1 時間超
蘇生		6320	RN 基礎教育	16 〜 30 分
蘇生：新生児		6974	RN 基礎教育以上	46 〜 60 分
蘇生：胎児		6972	RN 基礎教育以上	1 時間超
ダイイングケア		5260	RN 基礎教育	16 〜 30 分
退院調整計画		7370	RN 基礎教育	46 〜 60 分
退院調整計画：家庭準備		6485	RN 基礎教育	1 時間超
退院フォローアップ		8190	RN 基礎教育	15 分以下
体液／電解質管理		2080	RN 基礎教育	15 分以下
体液量管理		4120	RN 基礎教育	31 〜 45 分
体液量減少管理		4180	RN 基礎教育	16 〜 30 分
体液量増多管理		4170	RN 基礎教育	16 〜 30 分
体液量補正		4140	RN 基礎教育	15 分以下
体液量モニタリング		4130	RN 基礎教育	16 〜 30 分
体温調節		3900	RN 基礎教育	31 〜 45 分
体温調節管理		3920	RN 基礎教育	31 〜 45 分
体温調節：周術期		3902	RN 基礎教育	1 時間超
体温調節：新生児		3910	RN 基礎教育	31 〜 45 分
体外式膜型人工肺（ECMO）療法		4115	RN 基礎教育以上	1 時間超
体重管理		1260	RN 基礎教育	31 〜 45 分
体重減少への支援		1280	RN 基礎教育	16 〜 30 分
体重増加への支援		1240	RN 基礎教育	16 〜 30 分
対立の仲介		5020	RN 基礎教育以上	46 〜 60 分

Part 5 NIC 介入を達成するために必要と推定される時間と教育水準　807

| 表 5.1 | 50 音順の 614 介入リスト：必要な時間と教育水準（つづき） |

介　入	コード	教育水準	必要時間
多専門職ケアカンファレンス	8020	RN 基礎教育	1 時間超
タッチング	5460	看護助手	15 分以下
ダンス療法	4367	RN 基礎教育	46 〜 60 分
中心静脈アクセス管理：中心挿入	4054	RN 基礎教育以上	31 〜 45 分
中心静脈アクセス管理：末梢挿入	4220	RN 基礎教育以上	31 〜 45 分
チューブケア	1870	看護助手	15 分以下
チューブケア：胸腔	1872	RN 基礎教育	15 分以下
チューブケア：臍静脈ライン	1875	RN 基礎教育以上	46 〜 60 分
チューブケア：消化管	1874	RN 基礎教育	15 分以下
チューブケア：尿路	1876	看護助手	15 分以下
チューブケア：脳室瘻／脊髄液ドレナージ	1878	RN 基礎教育	15 分以下
超音波検査：婦人科と産科	6982	RN 基礎教育以上	31 〜 45 分
超音波検査：膀胱	0565	看護助手	16 〜 30 分
直腸脱管理	0490	RN 基礎教育以上	16 〜 30 分
治療的タッチング	5465	RN 基礎教育以上	46 〜 60 分
治療的遊戯	4430	RN 基礎教育	46 〜 60 分
鎮静法	5880	看護助手	31 〜 45 分
鎮痛剤投与	2210	RN 基礎教育	16 〜 30 分
鎮痛剤投与：髄腔内	2214	RN 基礎教育以上	16 〜 30 分
付き添い	6576	看護助手	16 〜 30 分
爪のケア（ネイルケア）	1680	看護助手	16 〜 30 分
帝王切開出産ケア	6750	RN 基礎教育	31 〜 45 分
低血圧管理	4175	RN 基礎教育	31 〜 45 分
低血糖管理	2130	RN 基礎教育	1 時間超
低体温処置	3800	RN 基礎教育	1 時間超
低体温療法	3790	RN 基礎教育	1 時間超
電解質管理	2000	RN 基礎教育	31 〜 45 分
電解質管理：高カリウム血症	2002	RN 基礎教育	16 〜 30 分
電解質管理：高カルシウム血症	2001	RN 基礎教育	16 〜 30 分
電解質管理：高ナトリウム血症	2004	RN 基礎教育	16 〜 30 分
電解質管理：高マグネシウム血症	2003	RN 基礎教育	16 〜 30 分
電解質管理：高リン血症	2005	RN 基礎教育	16 〜 30 分
電解質管理：低カリウム血症	2007	RN 基礎教育	16 〜 30 分
電解質管理：低カルシウム血症	2006	RN 基礎教育	16 〜 30 分
電解質管理：低ナトリウム血症	2009	RN 基礎教育	16 〜 30 分
電解質管理：低マグネシウム血症	2008	RN 基礎教育	16 〜 30 分
電解質管理：低リン血症	2010	RN 基礎教育	16 〜 30 分
電解質モニタリング	2020	RN 基礎教育	15 分以下
電気けいれん療法（ECT）管理	2570	RN 基礎教育	1 時間超
電気的胎児モニタリング：妊娠期	6771	RN 基礎教育以上	1 時間超

（つづく）

Part 5　NIC 介入を達成するために必要と推定される時間と教育水準

| 表 5.1 | 50 音順の 614 介入リスト：必要な時間と教育水準（つづき） | | |

介　入	コード	教育水準	必要時間
電気的胎児モニタリング：分娩期	6772	RN 基礎教育以上	1 時間超
電子健康記録入手援助	8070	看護助手	16 〜 30 分
伝染性疾患管理	8820	RN 基礎教育	46 〜 60 分
転倒・転落予防	6490	RN 基礎教育	1 時間超
動機づけ面接法	4395	RN 基礎教育	46 〜 60 分
透析アクセスの維持	4240	RN 基礎教育	15 分以下
疼痛管理：急性	1410	RN 基礎教育	31 〜 45 分
疼痛管理：慢性	1415	RN 基礎教育	1 時間超
導尿	0580	看護助手	15 分以下
導尿：外的	0581	看護助手	16 〜 30 分
導尿：間欠的	0582	看護助手	15 分以下
逃亡予防	6470	看護助手	1 時間超
読書療法	4680	RN 基礎教育以上	46 〜 60 分
ドライアイの予防	1350	RN 基礎教育	16 〜 30 分
トラウマセラピー（身体的心的外傷療法）：子ども	5410	RN 基礎教育以上	46 〜 60 分
トランスジェンダーのホルモン療法	2430	RN 基礎教育	31 〜 45 分
トリアージ：遠隔通信	6366	RN 基礎教育	15 分以下
トリアージ：救急センター	6364	RN 基礎教育	15 分以下
トリアージ：コミュニティにおける災害	6362	RN 基礎教育	15 分以下
内省指導	4730	RN 基礎教育	46 〜 60 分
日記記述法	4740	RN 基礎教育	46 〜 60 分
入院時ケア	7310	RN 基礎教育	16 〜 30 分
乳児ケア	6820	RN 基礎教育	1 時間超
乳児ケア：視力検査支援	6810	RN 基礎教育	16 〜 30 分
乳児ケア：新生児	6824	RN 基礎教育	1 時間超
乳児ケア：早産児	6826	RN 基礎教育以上	1 時間超
乳房検査	6522	RN 基礎教育	15 分以下
尿失禁ケア	0610	RN 基礎教育	31 〜 45 分
尿失禁ケア：遺尿症	0612	RN 基礎教育	16 〜 30 分
尿閉ケア	0620	RN 基礎教育	15 分以下
妊娠中絶時ケア	6950	RN 基礎教育以上	1 時間超
妊娠前カウンセリング	5247	RN 基礎教育以上	1 時間超
認知再構築	4700	RN 基礎教育以上	16 〜 30 分
認知刺激	4720	RN 基礎教育以上	16 〜 30 分
認知症の管理	6460	RN 基礎教育	1 時間超
認知症の管理：入浴	6462	看護助手	31 〜 45 分
認知症の管理：徘徊	6466	看護助手	1 時間超
脳循環促進	2550	RN 基礎教育	31 〜 45 分
脳浮腫管理	2540	RN 基礎教育	1 時間超
ノーマライゼーション促進	7200	RN 基礎教育	1 時間超
乗物の安全性向上	9050	RN 基礎教育	1 時間超

Part 5　NIC介入を達成するために必要と推定される時間と教育水準　809

表5.1	50音順の614介入リスト：必要な時間と教育水準（つづき）		
介　入	**コード**	**教育水準**	**必要時間**
バイオテロリズムへの対応準備	8810	RN基礎教育以上	1時間超
バイオフィードバック	5860	RN基礎教育以上	46〜60分
バイタルサイン・モニタリング	6680	RN基礎教育	15分以下
排尿管理	0590	RN基礎教育以上	31〜45分
排尿習慣訓練	0600	RN基礎教育以上	31〜45分
排尿誘導	0640	看護助手	15分以下
排便管理	0430	RN基礎教育	31〜45分
ハイリスク妊娠ケア	6800	RN基礎教育以上	1時間超
発達促進：乳児	8278	RN基礎教育	46〜60分
バリデーション療法	6670	RN基礎教育以上	46〜60分
犯罪捜査データ収集	7940	RN基礎教育以上	1時間超
パンデミック対策	6592	RN基礎教育	16〜30分
ハンドオフ（申し送り）	8140	RN基礎教育	31〜45分
ピアレビュー（同僚評価）	7700	RN基礎教育	1時間超
非栄養的吸啜	6900	看護助手	16〜30分
鼻腔洗浄	3316	RN基礎教育	15分以下
人との関係距離促進	6594	RN基礎教育	15分以下
皮膚ケア：移植部位	3583	RN基礎教育	16〜30分
皮膚ケア：吸収性製品	3570	看護助手	15分以下
皮膚ケア：局所処置	3584	RN基礎教育	16〜30分
皮膚ケア：採皮部位	3582	RN基礎教育	16〜30分
皮膚サーベイランス	3590	RN基礎教育	16〜30分
皮膚刺激	1340	RN基礎教育	16〜30分
費用の抑制	7630	RN基礎教育	31〜45分
ヒーリングタッチ	1390	RN基礎教育以上	46〜60分
ヒル療法	3460	RN基礎教育	46〜60分
瓶哺乳	1052	看護助手	31〜45分
不安軽減	5820	看護助手	31〜45分
フィトセラピー（植物療法）	2420	RN基礎教育	31〜45分
副子法	0910	RN基礎教育	15分以下
腹部マッサージ	1310	RN基礎教育	16〜30分
腹膜透析療法	2150	RN基礎教育	1時間超
不整脈の管理	4090	RN基礎教育	16〜30分
フットケア	1660	RN基礎教育	16〜30分
プリセプター：学生	7726	RN基礎教育	1時間超
プリセプター：職員	7722	RN基礎教育	1時間超
プログラム開発	8700	RN基礎教育以上	1時間超
文化ケアの交渉	7330	RN基礎教育	16〜30分
分娩期ケア	6830	RN基礎教育	1時間超
分娩期ケア：ハイリスク出産	6834	RN基礎教育以上	1時間超

（つづく）

810　Part 5　NIC 介入を達成するために必要と推定される時間と教育水準

表 5.1	50 音順の 614 介入リスト：必要な時間と教育水準（つづき）			

介　入	コード	教育水準	必要時間
ペアレンティング促進	8300	RN 基礎教育	31 ～ 45 分
ペッサリー管理	0630	RN 基礎教育	16 ～ 30 分
ベッドサイド検査（POCT：Point of Care Testing）	7610	看護助手	15 分以下
ヘルスケア情報のやりとり	7960	RN 基礎教育	15 分以下
ヘルスケア提供者協働	7685	RN 基礎教育	16 ～ 30 分
ヘルスシステム案内	7400	RN 基礎教育	16 ～ 30 分
便失禁ケア	0410	RN 基礎教育	16 ～ 30 分
便失禁ケア：遺糞症	0412	RN 基礎教育	16 ～ 30 分
片側無視管理	2760	RN 基礎教育	31 ～ 45 分
便秘の管理	0450	RN 基礎教育	16 ～ 30 分
放火対策	6500	看護助手	1 時間超
縫合	3620	RN 基礎教育	16 ～ 30 分
膀胱訓練	0570	RN 基礎教育以上	16 ～ 30 分
膀胱洗浄	0550	RN 基礎教育	16 ～ 30 分
放射線療法管理	6600	RN 基礎教育	46 ～ 60 分
保険の認定支援	7410	RN 基礎教育	16 ～ 30 分
ポジショニング	0840	看護助手	16 ～ 30 分
ポジショニング：車椅子	0846	RN 基礎教育	15 分以下
ポジショニング：術中	0842	RN 基礎教育	16 ～ 30 分
ポジショニング：神経学的	0844	看護助手	16 ～ 30 分
ポジショニング：腹臥位	3330	RN 基礎教育	16 ～ 30 分
保清	1610	看護助手	16 ～ 30 分
ボディイメージ強化	5220	RN 基礎教育	31 ～ 45 分
ボディメカニクスの促進	0140	RN 基礎教育	16 ～ 30 分
母乳栄養カウンセリング	5244	RN 基礎教育	31 ～ 45 分
母乳分泌抑制	6870	RN 基礎教育	16 ～ 30 分
ホルモン補充療法	2280	RN 基礎教育以上	16 ～ 30 分
麻酔後ケア	2870	RN 基礎教育	46 ～ 60 分
麻酔剤投与	2840	RN 基礎教育以上	1 時間超
マッサージ法	1480	RN 基礎教育	15 分以下
末梢感覚管理	2660	RN 基礎教育	15 分以下
耳のケア	1640	RN 基礎教育	16 ～ 30 分
耳の洗浄	1645	看護助手	15 分以下
瞑想促進	5960	RN 基礎教育	16 ～ 30 分
眼のケア	1650	RN 基礎教育	15 分以下
眼の洗浄	1655	看護助手	15 分以下
面会・見舞いの促進	7560	看護助手	15 分以下
毛細管採血	4035	RN 基礎教育	15 分以下
妄想の管理	6450	RN 基礎教育	1 時間超
毛髪頭皮ケア	1670	看護助手	16 ～ 30 分
薬剤管理	2380	RN 基礎教育	16 ～ 30 分

Part 5 NIC 介入を達成するために必要と推定される時間と教育水準 **811**

| 表5.1 | 50音順の614介入リスト：必要な時間と教育水準（つづき） |

介　入	コード	教育水準	必要時間
薬剤管理：医療用大麻	2385	RN 基礎教育以上	16 〜 30 分
薬剤管理：ウエアラブル（身に着けられる）注入装置	2398	RN 基礎教育	15 分以下
薬剤処方	2390	RN 基礎教育以上	15 分以下
薬剤処方中止	2370	RN 基礎教育以上	16 〜 30 分
薬剤突合	2395	RN 基礎教育	16 〜 30 分
薬物等の乱用・依存に対する治療	4510	RN 基礎教育	46 〜 60 分
薬物等の乱用・依存に対する治療：過剰服薬	4516	RN 基礎教育以上	1 時間超
薬物等の乱用・依存に対する治療：禁酒	4512	RN 基礎教育以上	1 時間超
薬物等の乱用・依存に対する治療：薬物からの離脱	4514	RN 基礎教育以上	1 時間超
薬物等の乱用・依存予防	4500	RN 基礎教育	46 〜 60 分
役割強化	5370	RN 基礎教育	16 〜 30 分
誘導イメージ法	6000	RN 基礎教育	31 〜 45 分
ユーモア	5320	看護助手	15 分以下
許し促進	5280	RN 基礎教育	16 〜 30 分
羊水補充灌流	6700	RN 基礎教育以上	31 〜 45 分
ヨガ	6050	RN 基礎教育	46 〜 60 分
予期ガイダンス	5210	RN 基礎教育	31 〜 45 分
与薬	2300	RN 基礎教育	15 分以下
与薬：眼内ディスク	2322	看護助手	15 分以下
与薬：吸入	2311	看護助手	15 分以下
与薬：胸膜間	2302	RN 基礎教育以上	15 分以下
与薬：筋肉内	2313	RN 基礎教育	15 分以下
与薬：経口	2304	看護助手	15 分以下
与薬：経腟	2318	看護助手	15 分以下
与薬：経腸	2301	看護助手	15 分以下
与薬：経直腸	2315	看護助手	15 分以下
与薬：経皮	2316	看護助手	15 分以下
与薬：骨髄内	2303	RN 基礎教育以上	15 分以下
与薬：持続皮下注入	2321	RN 基礎教育	16 〜 30 分
与薬：静脈内	2314	RN 基礎教育	15 分以下
与薬：脊髄内	2319	RN 基礎教育	15 分以下
与薬：点眼	2310	看護助手	15 分以下
与薬：点耳	2308	看護助手	15 分以下
与薬：点鼻	2320	看護助手	15 分以下
与薬：脳室リザーバー	2307	RN 基礎教育以上	15 分以下
与薬：皮下	2317	RN 基礎教育	15 分以下
与薬：皮内	2312	RN 基礎教育	15 分以下
ライフスキル強化	5326	RN 基礎教育以上	46 〜 60 分
ラテックスの安全対策	6570	RN 基礎教育	31 〜 45 分
リアリティオリエンテーション（現実性オリエンテーション，現実性見当識づけ）	4820	看護助手	15 分以下

（つづく）

812 Part 5 NIC介入を達成するために必要と推定される時間と教育水準

| 表5.1 | 50音順の614介入リスト：必要な時間と教育水準（つづき） | | |

介　入	コード	教育水準	必要時間
リスク確認	6610	RN基礎教育	46～60分
リスク確認：遺伝	6614	RN基礎教育以上	1時間超
リスク確認：感染症	6620	RN基礎教育	16～30分
リスク確認：乳児の家族	6612	RN基礎教育	1時間超
リラクセーション法	6040	RN基礎教育	31～45分
レイキ（霊気，靈氣）	1520	RN基礎教育以上	46～60分
レクリエーション療法	5360	看護助手	16～30分
レーザー対策	6560	RN基礎教育以上	31～45分
レジリエンス（回復力）促進	8340	RN基礎教育	1時間超
レジリエンス（回復力）促進：コミュニティ	8720	RN基礎教育	1時間超
レスパイトケア（息抜きケア）	7260	RN基礎教育	1時間超
連携強化	7615	RN基礎教育	1時間超
ワクチン接種の管理	6530	RN基礎教育	16～30分
笑いヨガ	5930	RN基礎教育	46～60分

参考文献

1. Alternative Link, Inc. (2001). *CAM and nursing coding manual.*
2. Center for Nursing Classification. (2001). *Estimated time and educational requirements to perform 486 nursing interventions.* Iowa City, IA
3. Iowa Intervention Project, Determining cost of —nursing interventions: A beginning. *Nursing Economic$.* 19 (4) (2001) 146–160
4. J.C. McCloskey, G.M. Bulechek, In: J.C. McCloskey, G.M. Bulechek, *Nursing interventions classification (NIC).* Mosby, 1996.
5. J.C. McCloskey, G.M. Bulechek, In: J.C. McCloskey, G.M. Bulechek, *Nursing interventions classification (NIC).* Mosby, 2000.

PART 6

臨床状況につながる看護介入と看護成果

Nursing Interventions and Nursing Outcomes Linked to Clinical Conditions

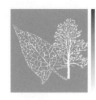

臨床状況につながる看護介入と看護成果

　本項は，6つの臨床状況，看護成果分類（NOC）の成果，および看護介入分類（NIC）の介入の間のリンケージを提供する（表6.1〜6.6を参照）。本項は，NOCの成果とNICの介入は，臨床状況とどのようにつなげられるのか，そして，このような状況の1つと個人に対するケア計画を組み立てるためにどのように使われるのかを例証する。Bulechekらによって以下のように述べられている：

　　"リンケージは，個人の問題に対する望ましい成果，または解決策を得るために，それらを同時に発生させる臨床状況，看護成果，看護介入のあいだの関係，または関連性と定義される。リンケージは，臨床状況の解決のための治療の選択である看護介入や成果を識別することによって，診断的推論や看護師の臨床意思決定を促進する。リンケージは，データベースを構築するための臨床看護情報システムを設計するような人々も支援することができる[4]。"

　本項で示されている臨床状況は，冠動脈疾患，新型コロナウイルス感染症，高脂血症，肺がん，薬物使用障害，潰瘍性大腸炎／クローン病である。各状況は，有病率と死亡率を含む状況の説明と治療のためのエビデンスに基づく推奨事項の記載を含んでいる。本項における状況のすべては，米国の人々に影響している上位10の健康状況に列挙されており[29]，ほとんどは，国立慢性疾患予防健康促進センター（NCCDPHP）に向けられた疾病制御予防センター（CDC）のウェブサイトで，高額な健康懸念事項の上位に記載されている[6]。

　状況は，前項で示されている名前を使って50音順で提示されている。提供される成果と介入の深さと数が異なる一般的なケア計画が示されている。一般に計画は，年齢，性別，社会経済的状態，文化を考察していない。なぜならば，これらは組織ごとに異なっているからである。これらは，NOCの成果とNICの介入を，これらの6つの臨床状況のいずれかをもつ人々の一般的および個別なケア計画の展開に使われる多様な方法を示している。

　NOCの成果は，重要性の順番，もしくはそれらが使用されている特定の順序ではなく，50音順で示されている。NICは包括的であり，多様な介入を含んでおり，50音順であるが優先順位を示している。以下の介入の2つの水準は，各臨床状況に対して別の列で示されている：

① 主要な介入："これらは，列挙されている成果に影響する可能性が最も高い，または最も明らかな介入である"[4]。

② 提案される介入："これらは，その状況の多くの人々に対する成果を取り扱うが，優先順位の高い可能性ではない介入である。これらは，その状況にある数名の人々にだけ適用される介入でもあり，その個人に対するケア計画を看護師がさらに調整できるようになる"[4]。

　以下の段階は，リンケージリストを使う際に提案される：

① 成果を選択する際に考慮する要因は，以下を含む：健康問題の種類，看護診断，医学診断，患者の特徴，入手可能な資源，患者の嗜好性，治療の可能性[28]。Moorheadらは，

成果の選択が医学診断に基づいているとき，"看護師は原因となる他の関連要因に加えて，医学診断の徴候と症状を考えるべきである"[28]とも述べている。

② 状況の解決に対する治療選択として最初に考慮するために，その成果に対する主要な看護介入を検討する[4]。

③ 状況の解決のためにさらに使われるかもしれないような提案される介入を検討する[4]。

■ 冠動脈疾患

冠動脈疾患（CAD）は，心臓に血液を供給する動脈が損傷し，動脈の中にアテローム性動脈硬化プラークが形成されると発症する。これによって，硬化して狭くなった動脈を通る血管が遮断される。冠動脈疾患は，心臓疾患の最も一般的な種類であり，男女ともに米国の主な死亡原因である[25]。世界的に冠動脈疾患は主な死因であり，機能技能やセルフケア能力を低下させ，生活の質を混乱させるために，個人に否定的な影響を及ぼす[46]。治療は，影響を受けた人々が生活様式の調整に適応して[46]，継続的な看護ケアを通して，自己効力感を発達させて，セルフケア能力を高めるために援助することを含む[7,36]。

表6.1	冠動脈疾患に対する NIC と NOC のリンケージ		
成果	主要な介入		提案される介入
活動耐性	エネルギー管理 活動療法	運動促進 教育：処方された運動 酸素療法 身体的機能強化	体重管理 ボディメカニクスの促進 薬剤管理
禁煙行動	禁煙支援	教育：疾患経過 健康教育 健康コーチング	コーピング強化 自己責任促進 自己変容補助
健康増進行動	健康教育	教育：疾患経過 教育：処置または治療 教育：処方された運動 教育：処方された食事 教育：処方された薬剤	健康コーチング サポートシステム強化 自己変容補助 文化ケアの交渉 リスク確認
高血圧の重症度	高血圧管理	運動促進 教育：処方された運動 教育：処方された食事 教育：処方された薬剤 禁煙支援	脂質異常症管理 睡眠強化 体液量モニタリング 体重減少への支援 薬剤管理
呼吸機能	呼吸モニタリング	エネルギー管理 咳嗽強化 換気援助 気道確保	呼吸理学療法 酸素療法 バイタルサイン・モニタリング
自己管理：冠動脈疾患	教育：疾患経過	運動促進 栄養カウンセリング エネルギー管理 家族関与促進 教育：処置または治療 教育：処方された運動 教育：処方された食事 教育：処方された薬剤	高血圧管理 自己効力感強化 自己変容補助 脂質異常症管理 心臓のリスク管理 睡眠強化 体重減少への支援 文化ケアの交渉

（つづく）

816　Part 6　臨床状況につながる看護介入と看護成果

表 6.1	冠動脈疾患に対する NIC と NOC のリンケージ（つづき）

成果	主要な介入	提案される介入	
		禁煙支援 健康コーチング	薬剤管理 リラクセーション法
症状の自己コ ントロール	教育：疾患経過	栄養カウンセリング エネルギー管理 教育：処置または治療 教育：処方された運動 教育：処方された食事 教育：処方された薬剤 禁煙支援 健康コーチング	高血圧管理 サポートグループ 脂質異常症管理 心臓のリスク管理 体重管理 文化ケアの交渉 リラクセーション法
ストレスレベ ル	リラクセーション法	ガーデニング療法 自己催眠促進 内省指導 不安軽減 マッサージ法	瞑想促進 ヨガ レイキ（霊気，靈氣） 笑いヨガ
体重管理に関 する行動	体重管理	運動促進 栄養カウンセリング 教育：処方された運動 教育：処方された食事	健康コーチング 行動変容 体重減少への支援 薬剤管理
ヘルスケアの 意思決定へ の参加	意思決定支援 コーピング強化 自己責任促進	健康コーチング 健康リテラシー強化 自己効力感強化	自己主張訓練（アサーション・ トレーニング） ヘルスシステム案内

▉｜ 新型コロナウイルス感染症

　新型コロナウイルス感染症（COVID-19）は，SARS-CoV-2 ウイルスによって発生する感染性呼吸器疾患であり，症状は軽度から中程度までの呼吸器疾患から重症疾患，死亡までに及ぶ。高齢者や心臓血管疾患，糖尿病，慢性呼吸器疾患，がんのような健康状況下にあるような人々は，重症疾患へと発展する可能性がきわめて高い。2021 年の時点で，全世界における感染者数は 1 億 7,900 万人であり[11]，死亡者数は 6,900 万人であった[45]。最初のデータは，非白人であって，低所得層の母集団の感染率が高いことを示している[33]。治療は，生理学的ニードに加えて[13,20]，心理的ニードに焦点をあてること，呼吸器ニードや予期しない後遺症への対応[3,38,41]，脆弱な母集団における特に年齢に関係した懸念事項の取り扱い，およびワクチンや感染制御実践の症例を含んでいる[42]。

Part 6 臨床状況につながる看護介入と看護成果 **817**

表 6.2	新型コロナウイルス感染症（COVID-19）に対する NIC と NOC のリンケージ		
成果	**主要な介入**	**提案される介入**	
安楽の状況	安楽管理	漸進的筋肉リラクセーション法 鎮静法 疼痛管理：急性	不安軽減 薬剤管理 リラクセーション法
栄養状態	栄養カウンセリング 栄養モニタリング	栄養管理 栄養療法	教育：処方された食事
エネルギーの 管理	エネルギー管理	教育：処方された運動 自己変容補助 身体的機能強化	睡眠強化 疼痛管理：急性 ボディメカニクスの促進
感染の重症度	リスク確認：感染症	感染防御 教育：疾患経過 健康スクリーニング	ソーシャルマーケティング リスク確認 ワクチン接種の管理
急性呼吸性ア シドーシス の重症度	酸塩基平衡管理： 呼吸性アシドーシス	換気援助 呼吸モニタリング 酸塩基平衡管理：呼吸性アルカ ローシス 酸塩基モニタリング	酸素療法 人工呼吸器管理：肺炎予防 人工呼吸器管理：非侵襲的 ポジショニング：腹臥位
恐怖のレベル	コーピング強化	希望鼓舞 共在 情動支援 スピリチュアルサポート	ヒーリングタッチ 不安軽減 瞑想促進 リラクセーション法
呼吸機能* 呼吸機能：ガ ス交換* 呼吸機能：換 気* 呼吸機能：気 道開通性*	気道確保 呼吸モニタリング 酸素療法	安楽管理 エネルギー管理 咳嗽強化 換気援助 気道確保 気道吸引 教育：処置または治療 禁煙支援 誤嚥の予防 呼吸理学療法 サーベイランス 酸塩基平衡管理：呼吸性アシ ドーシス	酸塩基モニタリング 神経学的モニタリング 人工呼吸器管理：肺炎予防 人工呼吸器管理：非侵襲的 人工的気道管理 体液量モニタリング 体外式膜型人工肺（ECMO）療法 電解質管理 バイタルサイン・モニタリング ポジショニング ポジショニング：腹臥位 薬剤管理
孤独感の重症 度	コーピング強化	遠隔通信相談 家族支援 活動療法 気分管理 共在 グリーフワーク促進（悲嘆緩和 作業促進）	サポートシステム強化 社会化強化 情動支援 ヒーリングタッチ レクリエーション療法
症状の自己コ ントロール	咳嗽強化 高体温管理	安楽管理 栄養モニタリング エネルギー管理 呼吸モニタリング 呼吸理学療法	サーベイランス 睡眠強化 体液量管理 ポジショニング：腹臥位 与薬
消耗性疲労の レベル	睡眠強化	エネルギー管理 ポジショニング	マッサージ法 薬剤管理
神経学的機 能：意識	神経学的モニタリング	呼吸モニタリング サーベイランス 脳循環促進	バイタルサイン・モニタリング 薬剤管理

（つづく）

818 Part 6 臨床状況につながる看護介入と看護成果

表 6.2	新型コロナウイルス感染症（COVID-19）に対する NIC と NOC のリンケージ（つづき）		
成果	主要な介入	提案される介入	
人工換気反応：成人	人工呼吸器管理：侵襲的 人工呼吸器管理：非侵襲的	ウィーニング（人工呼吸器離脱） 換気援助 気道確保 呼吸モニタリング	酸塩基モニタリング 酸素療法 人工的気道管理 バイタルサイン・モニタリング
心理社会的適応：生活の変化	コーピング強化	意思決定支援 価値明確化 希望鼓舞 健康コーチング サポートグループ 情動支援	スピリチュアルサポート 文化ケアの交渉 役割強化 ライフスキル強化 レジリエンス（回復力）促進
スピリチュアルヘルス	スピリチュアルサポート	回想療法 価値明確化 希望鼓舞 ギルトワーク（罪悪感緩和作業）の促進 グリーフワーク促進（悲嘆緩和作業促進）	宗教儀式強化 情動支援 スピリチュアル的な成長促進 ダイイングケア 許し促進
セルフケア行動：日常生活活動（ADL）	セルフケア援助	更衣 摂食 セルフケア援助：移乗	セルフケア援助：排泄 保清
体液バランス	体液量管理	体液／電解質管理 体液量モニタリング	体重管理 バイタルサイン・モニタリング
体温調節	高体温管理	感染防御 体液量管理 体液量モニタリング	体温調節 与薬
知識：疾病管理	教育：疾患経過	教育：個人 教育：処置または治療 教育：処方された運動 教育：処方された食事 教育：処方された薬剤	健康コーチング ヘルスシステム案内 薬剤管理 リスク確認 ワクチン接種の管理
薬剤反応	教育：個人 教育：処方された薬剤	学習促進 健康教育	サーベイランス 薬剤管理
予防接種行動	ワクチン接種の管理	教育：疾患経過 教育：処置または治療	リスク確認
リスクコントロール：感染過程	リスク確認：感染症	感染防御 自己責任促進	リスク確認

＊：臨床状況には複数の成果が適用される場合がある。

▌高脂血症

　高脂血症は，コレステロール，もしくはトリグリセリドのような体内の脂質値の上昇と定義される。高い脂質値は，冠動脈疾患（CAD）のような死へと導く重症疾患へと人を罹患しやすくする[19]。現在，高脂血症を患っている米国全土とヨーロッパの成人が，300万人を超えており，その数は上昇し続けている[18]。高脂血症の程度は，55〜60歳未満の男性および65歳未満の女性に発生する冠動脈疾患と定義されている早発の冠動脈疾患の人で最も高い[18]。罹患率は，黒人よりも白人で，女性よりも男性で有意に高い[18]。全体的な肥満率および飽和脂質の消費量が低い国々では，ヨーロッパおよび米国全土と比較した場合，高脂血症

およびこれに続く冠動脈疾患の罹患率は低い[21]。看護ケアが生活様式の変更に焦点化する非薬理学的および薬理学的処置である場合，治療は最も有効である[17, 26, 35]。

表6.3	高脂血症に対する NIC と NOC のリンケージ		
成果	**主要な介入**		**提案される介入**
栄養状態	栄養カウンセリング 栄養モニタリング	栄養管理 栄養療法	教育：処方された食事 体重管理
健康増進行動	教育：疾患経過 健康教育 自己変容補助	栄養管理 教育：処方された運動 教育：処方された食事 教育：処方された薬剤 健康コーチング 健康スクリーニング 行動変容	自己責任促進 称賛 文化ケアの交渉 ヘルスシステム案内 薬剤管理 リスク確認
自己管理：脂質異常	自己効力感強化 自己責任促進	運動促進 栄養管理 教育：処方された運動 教育：処方された食事 教育：処方された薬剤	健康コーチング 脂質異常症管理 睡眠強化 体重管理 薬剤管理
症状の自己コントロール	教育：疾患経過	運動促進 栄養カウンセリング 教育：処置または治療 教育：処方された運動 教育：処方された食事 教育：処方された薬剤	禁煙支援 サポートグループ 体重管理 文化ケアの交渉 リスク確認 リラクセーション法
ストレスレベル	不安軽減 瞑想促進 リラクセーション法	安楽管理 運動促進 ガーデニング療法 サポートグループ 自己催眠促進	睡眠強化 内省指導 ヨガ レイキ（霊気，靈氣）
体重管理に関する行動	栄養カウンセリング 体重管理	運動促進 教育：処方された運動 教育：処方された食事	行動変容 体重減少への支援 薬剤管理
知識：脂質障害の管理	教育：疾患経過	運動促進 栄養カウンセリング 学習促進 教育：処方された運動 教育：処方された食事 教育：処方された薬剤	禁煙支援 健康教育 健康コーチング 睡眠強化 体重管理 文化ケアの交渉
ヘルスケアの意思決定への参加	意思決定支援 自己責任促進	健康リテラシー強化 共同目標設定	自己効力感強化
薬剤反応	教育：個人 教育：処方された薬剤	サーベイランス 脂質異常症管理	薬剤管理
リスクコントロール：脂質異常	脂質異常症管理	教育：処方された運動 教育：処方された食事	教育：処方された薬剤 検査データ解釈

■ 肺がん

　肺がんは，肺組織に発生するがんと定義される。肺がんは，がんによる死亡の主な原因であり，米国の男女に 2 番目に多く診断されているがんであり，2020 年には 180 万人が死亡し，221 万人が罹患している[2]。アフリカ系アメリカ人男性は最も高い発生率である。ヒスパニック系女性は最も低い発生率である[2]。発展途上国では喫煙者の増加とともに肺がん発生率が上昇し，世界中で 1980 ～ 2012 年にかけて喫煙者数が増加した[2]。治療の選択肢は進歩しているが，生存率は低い。したがって，看護ケアは治療の破壊的な影響，慢性病への適応，予防的方法に焦点をあてる[8, 12, 22, 24, 44]。

表6.4	肺がんに対する NIC と NOC のリンケージ		
成果	主要な介入	提案される介入	
安楽の状況	安楽管理	呼吸モニタリング コーピング強化 漸進的筋肉リラクセーション法 鎮静法	疼痛管理：急性 瞑想促進 薬剤管理 リラクセーション法
栄養状態	栄養カウンセリング 栄養モニタリング	栄養管理 栄養療法	教育：処方された食事 体重管理
悪心と嘔吐の 重症度	嘔吐管理 悪心管理	安楽管理 栄養管理	サーベイランス 体重管理
化学療法：破 壊的な身体 への影響	安楽管理	嘔吐管理 悪心管理 化学療法管理 教育：感染制御 下痢管理	好中球減少症対策 漸進的筋肉リラクセーション法 疼痛管理：急性 疼痛管理：慢性 薬剤管理
活動耐性	エネルギー管理 活動療法 呼吸モニタリング	安楽管理 運動促進 栄養管理 環境管理 教育：処方された運動 酸素療法 身体的機能強化	睡眠強化 セルフケア援助 漸進的筋肉リラクセーション法 体重管理 ボディメカニクスの促進 瞑想促進 薬剤管理
希望	希望鼓舞 スピリチュアルサポート	意思決定支援 共在 グリーフワーク促進（悲嘆緩和 作業促進） コーピング強化	情動支援 ダイイングケア タッチング 不安軽減
クオリティ・ オブ・ライ フ	価値明確化 希望鼓舞	家族支援 気分管理 コーピング強化 サポートシステム強化 社会化強化	情動支援 スピリチュアルサポート 生活維持支援 役割強化 レジリエンス（回復力）促進
健康信念：コ ントロール の認知	意思決定支援 自己効力感強化	アドバンスト・ケア・プランニ ング カウンセリング 健康コーチング	コーピング強化 自己責任促進 日記記述法
健康増進行動	健康教育 自己変容補助	教育：感染制御 健康コーチング 健康スクリーニング サポートグループ	サポートシステム強化 セルフ・アウェアネス強化 リスク確認

Part 6　臨床状況につながる看護介入と看護成果　　821

表 6.4	肺がんに対する NIC と NOC のリンケージ（つづき）		
成果	**主要な介入**		**提案される介入**
呼吸機能	換気援助 呼吸モニタリング	エネルギー管理 咳嗽強化 気道確保 誤嚥の予防 呼吸理学療法	酸素療法 人工呼吸器管理：非侵襲的 バイタルサイン・モニタリング 不安軽減
個人のレジリエンス（回復力）	レジリエンス（回復力）促進	意思決定支援 気分管理 共同目標設定 健康コーチング 健康リテラシー強化 コーピング強化 サポートグループ 自己効力感強化	自己主張訓練（アサーション・トレーニング） 自己責任促進 自己尊重強化 情動支援 身体的機能強化 ヘルスシステム案内 役割強化 リスク確認
コーピング	コーピング強化	意思決定支援 グループセラピー サポートシステム強化	称賛 情動支援 レジリエンス（回復力）促進
自己管理：がん	教育：疾患経過 教育：処置または治療	エネルギー管理 咳嗽強化 教育：感染制御 教育：個人 教育：処方された運動 教育：処方された食事 教育：処方された薬剤 禁煙支援 コーピング強化 サポートグループ 酸素療法	睡眠強化 体液量管理 不安軽減 文化ケアの交渉 ヘルスシステム案内 ポジショニング 瞑想促進 薬剤管理 リスク確認 リラクセーション法 ワクチン接種の管理
症状の自己コントロール	教育：疾患経過	栄養カウンセリング エネルギー管理 家族関与促進 教育：感染制御 教育：処置または治療 教育：処方された運動 教育：処方された食事 教育：処方された薬剤 禁煙支援	サポートグループ 性カウンセリング 体重管理 文化ケアの交渉 ヘルスシステム案内 ヨガ リスク確認 リラクセーション法 レジリエンス（回復力）促進
消耗性疲労のレベル	エネルギー管理 転倒・転落予防	環境管理 気分管理 サーベイランス	睡眠強化 セルフケア援助 薬剤管理
処置後の回復	エネルギー管理 疼痛管理：急性	栄養モニタリング 悪心管理 咳嗽強化 感染防御 口腔衛生維持 呼吸モニタリング 自己効力感強化 床上安静ケア 睡眠強化 切開部ケア	セルフケア援助 創傷ケア：閉鎖式ドレナージ 体液量管理 体温調節 鎮痛剤投与 バイタルサイン・モニタリング 排尿管理 排便管理 ポジショニング

（つづき）

822 Part 6 臨床状況につながる看護介入と看護成果

表 6.4	肺がんに対する NIC と NOC のリンケージ（つづき）		

成果	主要な介入	提案される介入	
身体障害への適応	教育：疾患経過 共同目標設定 自己変容補助	意思決定支援 カウンセリング 教育：感染制御 教育：疾患経過 教育：処置または治療 教育：処方された運動 教育：処方された食事	教育：処方された薬剤 教育：精神運動技能 健康コーチング コーピング強化 内省指導 文化ケアの交渉
スピリチュアルヘルス	スピリチュアルサポート	音楽療法 回想療法 価値明確化 希望鼓舞 ギルトワーク（罪悪感緩和作業）の促進 グリーフワーク促進（悲嘆緩和作業促進） コーピング強化 サポートシステム強化	自己尊重強化 宗教儀式強化 情動支援 スピリチュアル的な成長促進 積極的傾聴 ダイイングケア 鎮静法 許し促進
体液バランス	体液量管理	体液／電解質管理 体液量モニタリング	体重管理 バイタルサイン・モニタリング
体重管理に関する行動	栄養カウンセリング 体重管理	運動促進 教育：処方された運動 教育：処方された食事	健康コーチング 行動変容 体重増加への支援
知識：がん管理	教育：疾患経過 教育：処置または治療	エネルギー管理 咳嗽強化 教育：感染制御 教育：個人 教育：処方された運動 教育：処方された食事 教育：処方された薬剤 禁煙支援 呼吸理学療法 コーピング強化 サポートグループ 酸素療法	睡眠強化 体液量管理 文化ケアの交渉 ヘルスシステム案内 ポジショニング ポジショニング：腹臥位 薬剤管理 予期ガイダンス リスク確認 リラクセーション法 ワクチン接種の管理
電解質のバランス	電解質管理	酸塩基平衡管理 体液／電解質管理	電解質モニタリング
薬剤反応	教育：個人 教育：処方された薬剤	栄養療法 嘔吐管理 悪心管理 化学療法管理 学習促進	教育：疾患経過 下痢管理 サーベイランス 薬剤管理
抑うつ状態のレベル	気分管理 コーピング強化 自己尊重強化	カウンセリング ギルトワーク（罪悪感緩和作業）の促進 グループセラピー	情動支援 積極的傾聴 許し促進 与薬
リスクコントロール：がん	リスク確認	教育：処方された運動 教育：処方された食事 教育：処方された薬剤	禁煙支援 健康教育 健康スクリーニング

Part 6　臨床状況につながる看護介入と看護成果　　**823**

■ 薬物使用障害

　薬物使用障害は，アルコール，鎮痛剤もしくは違法薬物のような向精神作用を有する薬剤等の過剰な使用と定義される。認識されている依存性障害に対する物質，もしくは物質の種類は，アルコール，カフェイン，大麻，幻覚剤，吸入剤，オピオイド（例：鎮静剤，催眠薬，抗不安剤），覚せい剤，タバコを含んでいる[14]。統計はこの障害に対して危険を知らせている。例えば，2018年，12歳以上の1億3,900万人以上のアメリカ人は，アルコールの使用を報告し，3,100万人は違法薬物使用を報告した[40]。オピオイドは，薬物過剰摂取によるすべての死亡の68％近くを含んでおり，薬物使用による米国の損失は年間6,000億ドルを超えている[32]。男性は女性よりも薬物使用障害の罹患の可能性が高く，白人およびヒスパニック系の人種は可能性が高い[40]。米国先住民は薬物使用に関係する障害の罹患率が最も高く，次いで複数人種／民族の青年，白人／民族の成人，ヒスパニック系，アフリカ系アメリカ人，アジア人，太平洋諸島系人である[40]。治療は，再発を防ぐための改善されたセルフケア習慣の促進[16,43]，個人の回復力の構築[1,27,37]，予防策[9,30,34]に焦点をあてた解毒処置[39]を含んでいる。

表6.5　薬物等使用障害に対するNICとNOCのリンケージ

成果	主要な介入		提案される介入
過度の飲酒の中止行動	薬物等の乱用・依存に対する治療	教育：疾患経過 自己責任促進 自己変容補助	衝動コントロールの訓練 動機づけ面接法 薬物等の乱用・依存に対する治療：禁酒
個人のレジリエンス（回復力）	レジリエンス（回復力）促進	意思決定支援 気分管理 コーピング強化 サポートグループ 自己責任促進	自己尊重強化 社会正義促進 情動支援 役割強化
社会的支援	家族関与促進 サポートシステム強化	介護者支援 家族支援 再発予防 サポートグループ 社会化強化	社会正義促進 紹介 スピリチュアルサポート レスパイトケア（息抜きケア）
衝動的行動の自己コントロール	価値明確化 衝動コントロールの訓練	教育：疾患経過 教育：処置または治療 共同目標設定 緊張緩和管理 健康コーチング 行動管理	サポートグループ 自己責任促進 自己変容補助 真実告知 動機づけ面接法
積極的なアドヒアランス行動	共同目標設定 行動契約	カウンセリング 価値明確化 教育：疾患経過 教育：処置または治療 教育：精神運動技能 行動変容	再発予防 サポートグループ 自己責任促進 自己変容補助 称賛
セルフケア行動	セルフケア援助	更衣	保清

（つづく）

824　Part 6　臨床状況につながる看護介入と看護成果

表 6.5	薬物等使用障害に対する NIC と NOC のリンケージ（つづき）

成果	主要な介入	提案される介入	
知識：健康的なライフスタイル	健康教育 自己変容補助	運動促進 栄養カウンセリング 禁煙支援 健康スクリーニング コーピング強化 サポートグループ	サポートシステム強化 セルフ・アウェアネス強化 体重管理 薬物等の乱用・依存予防 リスク確認
知識：ストレス管理	教育：疾患経過 不安軽減	安楽管理 運動促進 禁煙支援	サポートグループ 睡眠強化 ヨガ
物質依存症の影響	薬物等の乱用・依存に対する治療	意思決定支援 運動促進 カウンセリング 家族関与促進 感染防御 教育：疾患経過 緊張緩和管理 グループセラピー ケアリング相互作用促進 行動契約 コーピング強化 サポートグループ	自己責任促進 自己尊重強化 自己変容補助 社会化強化 衝動コントロールの訓練 真実告知 身体検査 スピリチュアルサポート セルフ・アウェアネス強化 薬物等の乱用・依存予防 役割強化
薬剤反応	教育：個人 教育：処方された薬剤	学習促進 健康教育	サーベイランス 薬剤管理
薬物乱用の中止行動	薬物等の乱用・依存に対する治療	サポートグループ 自己効力感強化 自己責任促進 自己変容補助 衝動コントロールの訓練	セルフ・アウェアネス強化 薬剤管理 薬物等の乱用・依存に対する治療：過剰服薬 薬物等の乱用・依存に対する治療：薬物からの離脱
抑うつ状態のレベル	気分管理 コーピング強化 自己尊重強化	カウンセリング 希望鼓舞 ギルトワーク（罪悪感緩和作業）の促進 グループセラピー	情動支援 積極的傾聴 許し促進 与薬
リスクコントロール：飲酒	コーピング強化 薬物等の乱用・依存予防	行動管理：自傷行為 サポートグループ 自己責任促進 自己尊重強化	自己変容補助 衝動コントロールの訓練 スピリチュアルサポート リスク確認
リスクコントロール：喫煙	コーピング強化 薬物等の乱用・依存予防	禁煙支援 行動管理：自傷行為 自己責任促進 自己尊重強化	自己変容補助 衝動コントロールの訓練 スピリチュアルサポート リスク確認
リスクコントロール：薬物使用	コーピング強化 薬物等の乱用・依存予防	行動管理：自傷行為 サポートグループ 自己責任促進 自己尊重強化	自己変容補助 衝動コントロールの訓練 スピリチュアルサポート リスク確認

■ 潰瘍性大腸炎／クローン病

　クローン病（CD）と潰瘍性大腸炎（UC）は，2大炎症性腸疾患である（IBDs）。クローン病は，消化管のすべての部分に影響を及ぼし，一方，潰瘍性大腸炎は，大腸，もしくは直腸で発生する[31]。潰瘍性大腸炎は，結腸の内層に影響する一方，クローン病は，口から肛門までの消化管の結腸壁の層に影響を及ぼし，セグメントを飛ばすこともある[31]。場合によっては，潰瘍性大腸炎とクローン病を区別することが難しい。約300万人の米国の成人は，潰瘍性大腸炎，もしくはクローン病に罹患しており，約80,000人は子どもである[10]。クローン病は，世界中のあらゆる人種群にみられているが，最も高い発生率は白人母集団，とりわけ北米とヨーロッパの人々で報告されており，黒人やアジア人の母集団では発生率がきわめて低いことが報告されている[10]。潰瘍性大腸炎は，東ヨーロッパのユダヤ人の子孫により一般的にみられるが，アフリカ系アメリカ人，アジア人，ヒスパニック系，米国先住民ではあまり一般的ではない。潰瘍性大腸炎と同様に，クローン病でなしとげるのは容易ではないが，治療の目標は完全緩解に焦点をあてることであり，主な看護ケアは，症状の管理[5]，慢性病への適応[23]，予防策に焦点[10]をあてる。

表6.6　潰瘍性大腸炎／クローン病に対する NIC と NOC のリンケージ

成果	主要な介入	提案される介入	
安楽の状況	安楽管理	情動支援 漸進的筋肉リラクセーション法 鎮静法 疼痛管理：急性	バイタルサイン・モニタリング 瞑想促進 薬剤管理 リラクセーション法
栄養状態	栄養カウンセリング 栄養モニタリング	栄養管理 栄養療法 教育：処方された食事	体重管理 体重減少への支援 体重増加への支援
活動耐性	エネルギー管理	活動療法 環境管理：安全 教育：処方された運動	身体的機能強化 セルフケア援助 バイタルサイン・モニタリング
健康信念：コントロールの認知	意思決定支援 自己効力感強化	カウンセリング 健康コーチング コーピング強化	自己主張訓練（アサーション・トレーニング） 自己責任促進 日記記述法
自己管理：炎症性腸疾患	教育：疾患経過 教育：処方された運動 教育：処方された薬剤	安楽管理 運動促進 栄養管理 エネルギー管理 禁煙支援 自己変容補助	睡眠強化 性カウンセリング 体重管理 バイタルサイン・モニタリング 瞑想促進 薬剤管理
社会的関与	行動変容：社交的な能力 社会化強化	家族関与促進 家族支援 サポートグループ サポートシステム強化 紹介	スピリチュアルサポート 動機づけ面接法 面会・見舞いの促進 役割強化 レクリエーション療法
症状の自己コントロール	教育：疾患経過	栄養カウンセリング エネルギー管理 教育：処方された運動 教育：処方された食事	サポートグループ 性カウンセリング 体重管理 文化ケアの交渉

（つづく）

成果	主要な介入		提案される介入	
		教育：処方された薬剤 禁煙支援 健康コーチング	リスク確認 リラクセーション法 レジリエンス（回復力）促進	
身体障害への適応	教育：疾患経過 共同目標設定 自己変容補助	カウンセリング 教育：個人 教育：疾患経過 教育：処方された運動 教育：処方された食事	教育：処方された薬剤 健康コーチング コーピング強化 文化ケアの交渉	
心理社会的適応：生活の変化	コーピング強化	意思決定支援 気分管理 希望鼓舞 行動管理 サポートグループ 自己尊重強化 情動支援	スピリチュアルサポート 文化ケアの交渉 役割強化 予期ガイダンス ライフスキル強化 リラクセーション法 レジリエンス（回復力）促進	
体液バランス	体液量管理	体液／電解質管理 体液量モニタリング	体重管理 バイタルサイン・モニタリング	
体重管理に関する行動	栄養カウンセリング 体重管理	運動促進 教育：処方された運動 教育：処方された食事	行動変容 体重減少への支援 体重増加への支援	
知識：炎症性腸疾患の管理	教育：疾患経過 教育：処方された運動 教育：処方された薬剤	安楽管理 運動促進 栄養管理 エネルギー管理 禁煙支援 サポートグループ	自己変容補助 睡眠強化 性カウンセリング 体重管理 文化ケアの交渉 薬剤管理	
排便	排便管理	栄養管理 嘔吐管理 悪心管理 浣腸投与 下痢管理	疼痛管理：急性 腹部マッサージ 便秘の管理 薬剤管理	
薬剤反応	教育：個人 教育：処方された薬剤 薬剤管理	栄養カウンセリング 嘔吐管理 悪心管理	下痢管理 サーベイランス 便秘の管理	
抑うつ状態のレベル	気分管理 コーピング強化 自己尊重強化	カウンセリング ギルトワーク（罪悪感緩和作業）の促進 グループセラピー	情動支援 薬剤管理 許し促進	

参考文献

1. Ariss, T., & Fairbairn, C. E. (2020). The effect of significant other involvement in treatment for substance use disorders: A meta-analysis. *Journal of Consulting and Clinical Psychology*, 88(6), 526–540. https://doi.org/10.1037/ccp0000495

2. Bade, B. C., & Cruz, C. S. D. (2020). Lung cancer 2020: Epidemiology, etiology, and prevention. *Clinics in Chest Medicine*, 41(1), 1–24.

3. Behesht Aeen, F., Pakzad, R., Goudarzi Rad, M., Abdi, F., Zaheri, F., & Mirzadeh, N. (2021). Effect of prone position on respiratory parameters, intubation and death rate in COVID-19 patients: Systematic review and meta-analysis. *Scientific Reports*, 11(1), 14407. https://doi.org/10.1038/s41598-021-93739-y

4. Bulechek, G., Butcher, H., Dochterman, J., & Wagner, C. (2013). *Nursing Interventions Classification* (6th ed.). Elsevier.

5. Casey, G. (2017). Inflammatory bowel disease. *Kai Tiaki Nursing New Zealand*, 23(2), 20–26.

6. Centers for Disease Control and Prevention. (2022). *Health and economic costs for chronic diseases. National Center for Chronic Disease Prevention and Health Promotion (NCCDPHP)*. https://www.cdc.gov/chronicdisease/about/costs/index.htm

7. Chiang, C.-Y., Choi, K.-C., Ho, K.-M., & Yu, S.-F. (2018). Effectiveness of nurse-led patient-centered care behavioral

Part 6 臨床状況につながる看護介入と看護成果　827

risk modification on secondary prevention of coronary heart disease: A systematic review. *International Journal of Nursing Studies, 84,* 28–39. https://doi.org/10.1016/j.ijnurstu.2018.04.012

8. Chorattas, A., Papastavrou, E., Charalambous, A., & Kouta, C. (2020). Home-based educational programs for management of dyspnea: A systematic literature review. *Home Health Care Management & Practice, 32*(4), 211–217. https://doi.org/10.1177/1084822320907908

9. Compton, W. M., Jones, C. M., Baldwin, G. T., Harding, F. M., Blanco, C., & Wargo, E. M. (2019). Targeting youth to prevent later substance use disorder: an underutilized response to the US opioid crisis. *American Journal of Public Health, 109*(S3), S185–S189.

10. Davis, S. C., Robinson, B. L., Vess, J., & Lebel, J. S. (2018). Primary care management of ulcerative colitis. *Nurse Practitioner, 43*(1), 11–20. https://doi.org/10.1097/01.NPR.0000527565.05934.14

11. Dessie, Z. G., & Zewotir, T. (2021). Mortality-related risk factors of COVID-19: A systematic review and meta-analysis of 42 studies and 423,117 patients. *BMC Infectious Diseases, 21*(1), 1–28. https://doi.org/10.1186/s12879-021-06536-3

12. dos Santos Cordeiro, V., Migueis Berardinelli, L. M., & da Silva Santos, R. (2018). Chemotherapy in patients with lung cancer: A look on nursing care. *Journal of Nursing UFPE / Revista de Enfermagem UFPE, 12*(10), 2854–2863. https://doi.org/10.5205/1981-8963-v12i10a234745p2854-2863-2018

13. Fan, W.-J., & Liu, X.-L. (2020). Effect of advanced nursing care on psychological disorder in patients with COVID-19: A protocol of systematic review. *Medicine, 99*(27), 1–3. https://doi.org/10.1097/MD.0000000000021026

14. Finnell, D. S., Tierney, M., & Mitchell, A. M. (2019). Nursing: Addressing substance use in the 21st century. *Substance Abuse, 40*(4), 412–420. https://doi.org/10.1080/08897077.2019.1674240

15. Frazer, K., Mitchell, L., Stokes, D., Lacey, E., Crowley, E., & Kelleher, C. C. (2021). A rapid systematic review of measures to protect older people in long-term care facilities from COVID-19. *BMJ Open, 11*(10), e047012. https://doi.org/10.1136/bmjopen-2020-047012

16. Gonzalez, Y., Kozachik, S., & Finnell, D. (2020). Educating ambulatory care nurses to address substance use. *Journal of Nursing Care Quality, 35*(4), 353–358. https://doi.org/10.1097/NCQ.0000000000000466

17. Gorina, M., Limonero, J. T., & Álvarez, M. (2018). Effectiveness of primary healthcare educational interventions undertaken by nurses to improve chronic disease management in patients with diabetes mellitus, hypertension and hypercholesterolemia: A systematic review. *International Journal of Nursing Studies, 86,* 139–150. https://doi.org/10.1016/j.ijnurstu.2018.06.016

18. Grundy, S. M., Stone, N. J., Bailey, A. L., Beam, C., Birtcher, K. K., Blumenthal, R. S., Braun, L. T., De Ferranti, S., Faiella-Tommasino, J., Forman, D. E., Goldberg, R., & Yeboah, J. (2019). 2018 AHA/ACC/AACVPR/AAPA/ABC/ACPM/ADA/AGS/APhA/ASPC/NLA/PCNA Guideline on the management of blood cholesterol: Executive summary: A report of the American College of Cardiology/American Heart Association Task Force on Clinical Practice Guidelines. *Journal of the American College of Cardiology, 73*(24), 3168–3209.

19. Jellinger, P. S., Smith, D. A., Mehta, A. E., Ganda, O., Handelsman, Y., Rodbard, H. W., Shepherd, M. D., Seibel, J. A., & AACE Task Force for Management of Dyslipidemia and Prevention of Atherosclerosis, (2012). American Association of Clinical Endocrinologists' Guidelines for management of dyslipidemia and prevention of atherosclerosis. *Endocrine Practice: Official Journal of the American College of Endocrinology and the American Association of Clinical Endocrinologists, 18*(Suppl 1), 1–78. https://doi.org/10.4158/ep.18.s1.1

20. Johnstone, J., & Duncan, D. (2021). Coronavirus: the 7th C affecting the 6Cs. A focus on compassion, care and touch. *British Journal of Nursing, 30*(15), 928–933. https://doi.org/10.12968/bjon.2021.30.15.928

21. Karr, S. (2017). Epidemiology and management of hyperlipidemia. *The American Journal of Managed Care, 23*(9 Suppl), S139–S148.

22. Liu, X., Wang, Y.-Q., & Xie, J. (2019). Effects of breathing exercises on patients with lung cancer. *Oncology Nursing Forum, 46*(3), 303–317. https://doi.org/10.1188/19.ONF.303-317

23. Lo, C.-H., Khalili, H., Song, M., Lochhead, P., Burke, K. E., Richter, J. M., Giovannucci, E. L., Chan, A. T., & Ananthakrishnan, A. N. (2021). Healthy lifestyle is associated with reduced mortality in patients with inflammatory bowel diseases. *Clinical Gastroenterology and Hepatology: The Official Clinical Practice Journal of the American Gastroenterological Association, 19*(1), 87. https://doi.org/10.1016/j.cgh.2020.02.047

24. Luckett, T., Phillips, J., Currow, D. C., Agar, M., & Molassiotis, A. (2018). Cough in lung cancer: A survey of current practice among Australian health professionals. *Collegian, 26*(6), 629–633. https://doi.org/10.1016/j.colegn.2019.09.002

25. Malakar, A. K., Choudhury, D., Halder, B., Paul, P., Uddin, A., & Chakraborty, S. (2019). A review on coronary artery disease, its risk factors, and therapeutics. *Journal of Cellular Physiology, 234*(10), 16812–16823. https://doi.org/10.1002/jcp.28350

26. Mbue, N. D., Mbue, J. E., & Anderson, J. A. (2017). Management of lipids in patients with diabetes. *Nursing Clinics of North America, 52*(4), 605–619. https://doi.org/10.1016/j.cnur.2017.07.009

27. McPherson, S. M., Burduli, E., Smith, C. L., Herron, J., Oluwoye, O., Hirchak, K., Orr, M. F., McDonell, M. G., & Roll, J. M. (2018). A review of contingency management for the treatment of substance-use disorders: adaptation for underserved populations, use of experimental technologies, and personalized optimization strategies. *Substance Abuse and Rehabilitation, 9,* 43–57. https://doi.org/10.2147/SAR.S138439

28. Moorhead, S., Swanson, E., Johnson, M., & Maas, M. (2018). *Nursing outcomes classification (NOC): Measurement of health outcomes* (6th ed.). Elsevier.

29. Morgan, K. (2018, October 24). *These are the top 10 health conditions affecting Americans.* USA Today. https://www.usatoday.com/story/sponsor-story/blue-cross-blue-shield-association/2018/10/24/these-top-10-health-conditions-affecting-americans/1674894002/

30. Moulahoum, H., Zihnioglu, F., Timur, S., & Coskunol, H. (2019). Novel technologies in detection, treatment and prevention of substance use disorders. *Journal of Food and Drug Analysis, 27*(1), 22–31.

31. Naeck-Boolauky, P., Adio, J., & Burch, J. (2020). Review of normal gastrointestinal tract, ulcerative colitis, proctitis and rectal medication adherence. *British Journal of Nursing, 29*(14), 805–811. https://doi.org/10.12968/

828 Part 6 臨床状況につながる看護介入と看護成果

bjon.2020.29.14.805

32. National Institute on Drug Abuse, (2018). *Principles of drug addiction treatment: A research-based guide* (3rd ed). CreateSpace Independent Publishing Platform.
33. Obinna, D. N. (2021). Confronting disparities: Race, ethnicity, and immigrant status as intersectional determinants in the COVID-19 Era. *Health Education & Behavior, 48*(4), 397–403. https://doi.org/10.1177/10901981211011581
34. Phelps, C. L., Paniagua, S. M., Willcockson, I. U., & Potter, J. S. (2018). The relationship between self-compassion and the risk for substance use disorder. *Drug and Alcohol Dependence, 183,* 78–81.
35. Podvorica, E., Bytyci, I., & Oruqi, M. (2020). Ambulatory nurse education improves metabolic profile and physical activity in patients with cardiovascular disease. *International Journal of Nursing Education, 12*(4), 55–61.
36. Posadas-Collado, G., Membrive-Jiménez, M. J., Romero-Béjar, J. L., Gómez-Urquiza, J. L., Albendín-García, L., Suleiman-Martos, N., & Cañadas-De La Fuente, G. A. (2022). Continuity of nursing care in patients with coronary artery disease: A systematic review. *International Journal of Environmental Research and Public Health, 19*(5). https://doi.org/10.3390/ijerph19053000
37. Priddy, S. E., Howard, M. O., Hanley, A. W., Riquino, M. R., Friberg-Felsted, K., & Garland, E. L. (2018). Mindfulness meditation in the treatment of substance use disorders and preventing future relapse: neurocognitive mechanisms and clinical implications. *Substance Abuse and Rehabilitation, 9,* 103–114. https://doi.org/10.2147/SAR.S145201
38. Puslecki, M., Dabrowski, M., Baumgart, K., Ligowski, M., Dabrowska, A., Ziemak, P., Stefaniak, S., Szarpak, L., Friedrich, T., Szlanga, L., Skorupa, P., Steliga, A., Hebel, K., Andrejanczyk, B., Ladzinska, M., Wieczorek, M., Puslecki, L., Smereka, J., Tukacs, M., & Swol, J. (2021). Managing patients on extracorporeal membrane oxygenation support during the COVID-19 pandemic – a proposal for a nursing standard operating procedure. *BMC Nursing, 20*(1), 1–12. https://doi.org/10.1186/s12912-021-00736-7
39. Salmond, S., Allread, V., & Marsh, R. (2019). Management of opioid use disorder treatment: An overview. *Orthopaedic Nursing, 38*(2), 118–128. https://doi.org/10.1097/NOR.0000000000000522
40. Substance Abuse and Mental Health Services Administration, (2019). *Key substance use and mental health indicators in the United States: Results from the 2018 National Survey on drug use and health.* Rockville, MD: Center for Behavioral Health Statistics and Quality, Substance Abuse and Mental Health Services Administration.
41. Swanson, E., Mantovani, V. M., Wagner, C., Moorhead, S., Lopez, K. D., Macieira, T. G. R., & Abe, N. (2021). NANDA-I, NOC, and NIC linkages to SARS-CoV-2 (COVID-19): Part 2. *Individual response. International Journal of Nursing Knowledge, 32*(1), 68–83. https://doi.org/10.1111/2047-3095.12307
42. Thomas, R. E. (2021). Reducing morbidity and mortality rates from COVID-19, Influenza and Pneumococcal Illness in nursing homes and long-term care facilities by vaccination and comprehensive infection control interventions. *Geriatrics (Basel, Switzerland), 6*(2). https://doi.org/10.3390/geriatrics6020048
43. Volkow, N. D. (2020). Personalizing the treatment of substance use disorders. *American Journal of Psychiatry, 177*(2), 113–116.
44. Wang, Y.-Q., Liu, X., Yin, Y.-Y., Ma, R.-C., Yang, Z., Cao, H.-P., & Xie, J.(2019). Effects of home-based exercise training for patients with lung cancer. *Oncology Nursing Forum, 46*(4), E119–E134. https://doi.org/10.1188/19.ONF. E119-E134
45. World Health Organization. (Febrary 23, 2023). WHO Coronavirus (COVID-19) Dashboard. https://covid19.who.int/
46. Yildiz, F. T., & Kaşikçi, M. (2020). Impact of training based on Orem's Theory on Self-Care Agency and quality of life in patients with coronary artery disease. *Journal of Nursing Research (Lippincott Williams & Wilkins), 28*(6), 1–10. https://doi.org/10.1097/jnr.0000000000000406

PART 7

付録

Appendices

付録 A
新たに追加された介入，改訂された介入，削除された介入

▊▋▋ 第 8 版で新たに追加された介入（介入数：60）

7300	アドバンスト・ケア・プランニング	3670	創傷ケア：保護
7810	安全な集会	3920	体温調節管理
6596	隔離促進	3910	体温調節：新生児
4368	ガーデニング療法	4115	体外式膜型人工肺（ECMO）療法
1360	気管内抜管：緩和的	0565	超音波検査：膀胱
5654	教育：学童期の安全（6～12歳）	6576	付き添い
5652	教育：学童期の栄養（6～12歳）	8070	電子健康記録入手援助
5650	教育：学童期の発達（6～12歳）	4395	動機づけ面接法
5649	教育：感染制御	0581	導尿：外的
5674	教育：青年期の安全（12～21歳）	2430	トランスジェンダーのホルモン療法
5672	教育：青年期の栄養（12～21歳）	4730	内省指導
5670	教育：青年期の発達（12～21歳）	6810	乳児ケア：視力検査支援
5658	教育：乳児の発達（4～6か月）	6592	パンデミック対策
5684	教育：幼児期の安全（1～5歳）	6594	人との関係距離促進
5682	教育：幼児期の栄養（1～5歳）	3570	皮膚ケア：吸収性製品
5680	教育：幼児期の発達（1～5歳）	1310	腹部マッサージ
6170	緊張緩和管理	7685	ヘルスケア提供者協働
8130	研究プロトコル管理	3330	ポジショニング：腹臥位
3510	光線療法：皮膚	1645	耳の洗浄
6581	好中球減少症対策	1655	眼の洗浄
7470	再入院予防	2385	薬剤管理：医療用大麻＊
5325	再発予防	2398	薬剤管理：ウエアラブル（身に着けられる）注入装置
6660	サーベイランス：ビデオ監視	2370	薬剤処方中止
5215	死別ケア	6050	ヨガ
8740	社会正義促進	2322	与薬：眼内ディスク
4255	ショック管理：敗血症	2321	与薬：持続皮下注入
6525	人身売買の検知	6620	リスク確認：感染症
3340	迅速導入気管内挿管	8720	レジリエンス（回復力）促進：コミュニティ
6425	身体検査		
6855	陣痛管理	5930	笑いヨガ
7770	専門職開発促進		

▊▋▋ 第 8 版で改訂された介入

▊▋ ラベルの名称変更（介入数：32）

	第 7 版の名称		第 8 版の名称
6482	環境管理：安楽		安楽管理
8180	電話相談		遠隔通信相談

	第 7 版の名称	第 8 版の名称
5618	教育：手順／処置	教育：処置もしくは治療
6648	スポーツ外傷予防：若者	教育：スポーツ傷害予防
5655	教育：乳児刺激 0 ～ 4 か月	教育：乳児の発達（0 ～ 3 か月）
5656	教育：乳児刺激 5 ～ 8 か月	教育：乳児の発達（7 ～ 9 か月）
5657	教育：乳児刺激 9 ～ 12 か月	教育：乳児の発達（10 ～ 12 か月）
5000	複雑な関係構築	ケアリング相互作用促進
6926	光線療法：気分調節／睡眠調節	光線療法：気分調節
3786	高体温処置	高体温管理
4352	行動管理：多動／不注意	行動管理：不注意と多動
4420	患者との契約	行動契約
8274	発達促進：子ども	子どもケア
7850	スタッフ開発	コンピテンシー管理
4234	採血：献血	採血：献血
6658	サーベイランス：遠隔電子操作	サーベイランス：遠隔監視
5422	宗教アディクション予防	宗教依存の治療
3520	圧迫潰瘍ケア（褥瘡ケア）	褥瘡ケア
3540	圧迫潰瘍予防（褥瘡予防）	褥瘡予防
6300	レイプー心的外傷処置	性的暴行トラウマケア
8272	発達促進：青年期	青年期ケア
7930	宣誓供述／宣誓証言	宣誓供述
6485	環境管理：家庭準備	退院調整計画：家庭準備
8190	電話フォローアップ	退院フォローアップ
4054	中心静脈アクセス器具管理	中心静脈アクセス管理：中心挿入
4220	末梢刺入中心静脈カテーテル（PICC）ケア	中心静脈アクセス管理：末梢挿入
6366	トリアージ：電話	トリアージ：遠隔通信
6362	トリアージ：災害	トリアージ：コミュニティにおける災害
7330	文化の仲介	文化ケアの交渉
0450	便秘／宿便の管理	便秘の管理
8340	回復力促進（レジリエンス促進）	レジリエンス（回復力）促進
6530	予防接種／ワクチン接種の管理	ワクチン接種の管理

■ 大幅に改訂された介入（介入数：159）

　介入の看護行動をより明確にするために，定義の変更，複数の行動の追加および改訂が行われたものを示す。介入ラベルの名称に変更があったものを含む。

6412	アナフィラキシー管理	1570	嘔吐管理
4320	アニマルセラピー（動物介在療法）	1450	悪心管理
6410	アレルギー管理	0480	オストミーケア
6482	安楽管理	7040	介護者支援
5242	遺伝カウンセリング	3250	咳嗽強化
5350	移転ストレス軽減	5240	カウンセリング
0202	運動促進：ストレッチング	6430	化学的身体抑制
0226	運動療法：筋肉コントロール	6430	化学的身体抑制
1120	栄養療法	5520	学習促進
8180	遠隔通信相談	7180	家事家政援助

Part 7 付録

3480	下肢モニタリング	4232	採血：動脈血
3000	割礼ケア（包皮切除術ケア）	8550	財源管理
6480	環境管理	7380	財源補助
6486	環境管理：安全	6650	サーベイランス
6484	環境管理：コミュニティ	6658	サーベイランス：遠隔監視
4210	観血的血行動態モニタリング	6652	サーベイランス：コミュニティ
7460	患者権利擁護	3320	酸素療法
6540	感染コントロール	5422	宗教依存の治療
6550	感染防御	5424	宗教儀式強化
6160	危機介入	4064	循環ケア：機械的援助器具
7880	技術管理	4066	循環ケア：静脈機能不全
5330	気分管理	4062	循環ケア：動脈機能不全
5602	教育：疾患経過	3520	褥瘡ケア
5604	教育：集団	3540	褥瘡予防
5618	教育：処置もしくは治療	7830	スタッフの監督
5616	教育：処方された薬剤	5420	スピリチュアルサポート
6648	教育：スポーツ傷害予防	5426	スピリチュアル的な成長促進
5655	教育：乳児の発達（0 〜 3 か月）	6300	性的暴行トラウマケア
5656	教育：乳児の発達（7 〜 9 か月）	8272	青年期ケア
5657	教育：乳児の発達（10 〜 12 か月）	4920	積極的傾聴
5340	共在	1050	摂食
7920	記録	2260	セデーション管理
4490	禁煙支援	1800	セルフケア援助
5000	ケアリング相互作用促進	7930	宣誓供述
4200	経静脈（Ⅳ）療法	3660	創傷ケア
1056	経腸栄養	3550	瘙痒管理
7320	ケースマネジメント	7370	退院調整計画
4030	血液製剤投与	6485	退院調整計画：家庭準備
0460	下痢管理	8190	退院フォローアップ
5510	健康教育	4120	体液量管理
1630	更衣	3900	体温調節
1710	口腔衛生維持	1240	体重増加への支援
1730	口腔衛生修復	5020	対立の仲介
1720	口腔衛生促進	4054	中心静脈アクセス管理：中心挿入
2120	高血糖管理	4220	中心静脈アクセス管理：末梢挿入
6926	光線療法：気分調節	1874	チューブケア：消化管
6924	光線療法：新生児	1680	爪のケア（ネイルケア）
3786	高体温管理	2570	電気けいれん療法（ECT）管理
4350	行動管理	8820	伝染性疾患管理
4354	行動管理：自傷行為	6490	転倒・転落予防
4352	行動管理：不注意と多動	0582	導尿：間欠的
4420	行動契約	6366	トリアージ：遠隔通信
4362	行動変容：社交的な能力	6364	トリアージ：救急センター
8274	子どもケア	6362	トリアージ：コミュニティにおける災害
8500	コミュニティの健康開発	7310	入院時ケア
7910	コンサルテーション	6824	乳児ケア：新生児
4234	採血：献血	5247	妊娠前カウンセリング

4700	認知再構築	2380	薬剤管理
6460	認知症の管理	2390	薬剤処方
6462	認知症の管理：入浴	2395	薬剤突合
6466	認知症の管理：徘徊	4512	薬物等の乱用・依存に対する治療：禁酒
9050	乗物の安全性向上	4500	薬物等の乱用・依存予防
6680	バイタルサイン・モニタリング	2300	与薬
0590	排尿管理	2313	与薬：筋肉内
0640	排尿誘導	2304	与薬：経口
0430	排便管理	2318	与薬：経腟
3584	皮膚ケア：局所処置	2301	与薬：経腸
1660	フットケア	2315	与薬：経直腸
8700	プログラム開発	2316	与薬：経皮
7330	文化ケアの交渉	2303	与薬：骨髄内
6830	分娩期ケア	2314	与薬：静脈内
7400	ヘルスシステム案内	2319	与薬：脊髄内
0410	便失禁ケア	2310	与薬：点眼
0450	便秘の管理	2308	与薬：点耳
0570	膀胱訓練	2320	与薬：点鼻
0840	ポジショニング	2307	与薬：脳室リザーバー
1610	保清	2317	与薬：皮下
5220	ボディイメージ強化	8340	レジリエンス（回復力）促進
1650	眼のケア	6530	ワクチン接種の管理
4035	毛細管採血		

▋▍ 若干の改訂があった介入（介入数：61）

介入の臨床応用を強化するために行動が追加または改訂されたものを示す。

1330	アロマセラピー	5648	教育：乳児の安全（10 ～ 12 か月）
0200	運動促進	5640	教育：乳児の栄養（0 ～ 3 か月）
0201	運動促進：筋力トレーニング	5641	教育：乳児の栄養（4 ～ 6 か月）
0224	運動療法：関節可動性	5642	教育：乳児の栄養（7 ～ 9 か月）
0222	運動療法：バランス	5643	教育：乳児の栄養（10 ～ 12 か月）
0221	運動療法：歩行	7280	きょうだい支援
1860	嚥下療法	5290	グリーフワーク促進（悲嘆緩和作業促進）
5568	親教育：乳児	1440	月経前症候群（PMS）管理
4400	音楽療法	4356	行動管理：性的
7170	家族共在促進	4360	行動変容
3390	換気援助	0560	骨盤底筋運動
8880	環境リスク保護	8840	コミュニティの災害準備
6545	感染コントロール：術中	4238	採血：静脈血
4760	記憶訓練	6340	自殺予防
3140	気道確保	5580	準備的感覚情報提供
6400	虐待からの保護支援	5270	情動支援
6408	虐待からの保護支援：信仰	4190	静脈（IV）穿刺
5645	教育：乳児の安全（0 ～ 3 か月）	1850	睡眠強化
5646	教育：乳児の安全（4 ～ 6 か月）	3440	切開部ケア
5647	教育：乳児の安全（7 ～ 9 か月）	1030	摂食障害の管理

834 Part 7 付録

3210	喘息の管理	5820	不安軽減
1260	体重管理	8300	ペアレンティング促進
2130	低血糖管理	0630	ペッサリー管理
0580	導尿	2280	ホルモン補充療法
6522	乳房検査	6700	羊水補充灌流
8810	バイオテロリズムへの対応準備	2311	与薬：吸入
6900	非栄養的吸啜	2302	与薬：胸膜間
3583	皮膚ケア：移植部位	2312	与薬：皮内
3582	皮膚ケア：採皮部位	6570	ラテックスの安全対策
7630	費用の抑制	6614	リスク確認：遺伝
1052	瓶哺乳		

▌▍ 第 8 版で削除された介入（介入数：11）

7710	医師支援（現状に即した実践の文脈で，ヘルスケア提供者協働 7685 を新設した）	1802	セルフケア援助：更衣／整容（更衣 1630 と重複）
5540	学習レディネス強化（学習促進 5520 と重複）	1805	セルフケア援助：手段的日常生活活動（IADL）（セルフケア援助 1800 と重複）
5603	教育：フットケア（フットケア 1660 に内容を追加）	1803	セルフケア援助：摂食（摂食 1050 と重複）
8120	研究データの収集（削除して，研究プロトコル管理 8130 を創った）	1801	セルフケア援助：入浴／清潔（保清 1610 と重複）
4235	採血：カニューレ挿入血管（適切ではなくなった看護ケア。中心静脈アクセス管理 4054，4220 および静脈穿刺 4190 に想定される内容）	0440	排便訓練（排便管理 0430 と重複）
		3740	発熱処置（高体温管理 3786 と重複）

付録 B
新しい介入または
改訂された介入の提出指針

　この付録は，既存介入に対して検討を掲出するため，もしくは変更を提出するための介入の準備を援助する資料を含めている。介入の開発，もしくは改訂の前に，提出者は NIC および下記に説明されているように介入の開発や洗練に関する指針に馴染むことが重要である。

　新しい介入または変更した介入は，classification-center@uiowa.edu 宛に電子メールで送信してください。提出された内容は審査され，その最終決定は編集者らによってなされる。提出者は審査の過程の結果が記載された手紙を受け取る。決定が NIC に含まれる場合は，次版の謝辞で提出者が紹介される。

▍新しい介入

　新しい介入の各提出書類には，ラベル，定義，論理的な順序で列記された行動，介入を支持している背景となるエビデンスに対する 4～6 個の文献，そしてその介入を含めることに対する合理的根拠を含めなければならない。すべての提出書類は英語（米国）であり，現在の NIC に示されている通りの同じ形式で記載されるべきである。読みづらい，もしくは不完全な提出書類は提出者に返却される。

　ステップ 1：関連文献を検索し，背景となるエビデンスを選択する。コアカリキュラム，出版されている実践基準，そして権威ある集団からのエビデンスに基づく指針の文章は，新しい介入を開発する際の活用に好ましい資源である。認定されている教科書（最新版），雑誌の論文，出版されている研究，出版されているナラティブ・レビュー，システマティック・レビュー，もしくは統合的レビューに加え，メタ統合，もしくはメタ分析（できるかぎり新しい）は，介入や行動を支持するエビデンスとして提出できる。関連する古典的業績を含めることもできる。背景となるエビデンス文献はアメリカ心理学会（APA）形式で列記する。ウェブサイトが使われる場合は，APA による最新の参照形式に従うこと。

　ステップ 2：介入ラベルに対する一般原則に従って**介入のラベル**を作成する。介入ラベルは概念である。

　概念に対してラベルを選択する際は，以下の原理を用いる。

- ラベルは，動詞ではなく，名詞でなければならない。
- 3 語，もしくはそれ以下であることが望ましい。5 語以上にしてはならない。
- ラベルに 2 つの要素が必要な場合は，言葉を区切るためにコロン（：）を用いる（例：出血軽減：経鼻）。コロンの使用は，臨床実践からの指示および要望がなければ避ける。新しい介入を必要とするさまざまな行動がある場合にのみ，より専門的な実践の領域であることを示すためにコロンを用いる。

836 Part 7 付録

- 各言葉は大文字にする。
- ラベルは，看護師の行動を表す修飾語を含む。看護師の行動を表す修飾語を選ぶ（例：投与，援助，管理，促進）。修飾語は，その行動の意味，ラベル中の他の単語との関係でどのようにその行動が深まるのか，および，一般的な実践におけるその行動の受容可能性に基づいて選択されるべきである。可能な修飾語のいくつかをここに列記する。

  維持（Maintenance）：継続する，もしくは続ける，支持する

  援助，支援，補助（Assistance）：助ける

  管理（Management）：移動，もしくは行動を指す，担当する。投与も参照

  強化（Enhancement）：より強くする，増強する，増加させる。促進も参照

  ケア（Care）：細心の注意を払う，保護を与える，気にかける

  軽減，削減（Reduction）：減少する，消失する

  修復（Restoration）：もとに戻すこと，正常，もしくは障害されていない状態に戻す

  促進（Promotion）：前進する。強化も参照

  与薬（Administration）：移動，もしくは行動を指す，担当する。管理も参照

  保護（Protection）：傷害から保護する。予防措置も参照

  モニタリング（Monitoring）：観察および確認

  予防措置（Precaution）：可能性のある危険に対して事前に注意を払う。保護も参照

  療法，セラピー（Therapy）：治療的な性質をもつ，治癒する

  ［注意］これらの言葉のいくつかは同じ意味である。使うためにどの用語を選択するかは，状況の中で伝わりやすいかどうか，より馴染みやすいかどうか，実践でより受け入れられているかどうかによって決まる。

ステップ３：定義を作成する。介入ラベルの定義は概念を定義する句である。介入ラベルの定義は，最も顕著な特徴の要約である。定義は明確な行動とともに，ラベルによって示される看護師の行動範囲の境界を説明する。以下の**介入の定義に対する一般原理**は，介入の定義を開発するにあたって役立つ：

①看護師の行動を説明し，例証なしにそれだけで成立する短い句（完全な文章ではない）を用いる。

②患者および看護師に対する言葉の使用は避けるが，言葉が使われる必要がある場合は，**クライエント**や**患者**ではなく**人**が優先される。

③動詞の形で始まる句の場合は，状況を考慮して，-ion 形式（例：limitation（限界））または -ing 形式（例：limiting（限界がある））のどちらかを選択する。

④定義の中の介入ラベルに含まれている言葉の使用を避ける。

ステップ４：**行動**を作成し，論理的な順序で行動をリストにする。行動は看護師がその介入を実践するために実施する行為である。行動に対する以下の**一般原理**を用いる。

- 各行動は動詞形で始める。可能な動詞には，"援助する（assist）"，"投与する（administer）"，"説明する（explain）"，"避ける（avoid）"，"調べる（inspect）"，"促進する（facilitate）"，"観察する（monitor）"，"使用する（use）"が含まれる。その状況にふさわしい最適の動作動詞を用いる。"アセスメントする（assess）"よりも"モニタリン

グする（monitor）"を用いる。"モニタリングする"は，アセスメントの1つの種類であるが，診断をするための準備としてではなく介入の部分として診断後に実施される。"観察する（observe）"および"評価する（evaluate）"は避ける。

- "教育する（teach）"の代わりに"指導する（instruct）"という言葉を使う。
- できるかぎり一般的な行動とする（例："KinAir ベッドに寝てもらう"の代わりに，"治療用ベッドに寝てもらう"とする）。商品名を使用しない。
- それらの行動が同じ時点で例示される場合を除いて，1つの行動に複数の異なる考えを組み合わせることを避ける。
- 考えを繰り返すことを避ける。異なった言葉であっても，2つの行動が同じことを意味する場合は，一方を削除する。
- 重要な行動に焦点をあてる。すべての支援行動を含めることを心配する必要はない。行動の数は介入によるが，平均して1ページ分のリストを使う。
- 同様の行動は，介入全体で同じ言葉で表す。
- 人，もしくは看護師を言及しないで，これらが明確であるように行動を言葉で表す。その人を言及する必要がある場合は，"クライエント（client）"，"患者（patient）"，もしくは他の用語ではなく，"人（person）"という言葉を使用する。"配偶者（spouse）"よりも，"家族成員（family members）"もしくは"重要他者（significant others）"を用いる。医師よりも"医療従事者（health care provider）"という言葉を使用する。
- 重要であるが特定のときにだけ使うような行動の末尾に，"**［適切な場合］**（as appropriate）"，"**［必要な場合］**（as necessary, as needed）"等の表現を加える。
- 行動とラベルの定義の一貫性を確認する。
- 適切な場合は，行動を通常実施される順番に並べる。
- 指示的な行動は最後に列挙する。

ステップ5：新しい介入を含めることの**合理的根拠**を説明し，提出物に含める。提出者は提案される新しい介入が既存の介入とどのように異なるのかを述べなくてはならない。新しい介入が既存の介入の変更を必要とするような場合は，このような変更についても提案する必要がある。

■Ⅲ 改訂される介入

　改訂される介入の各提案書は，ラベル，定義，行動，背景となるエビデンス，改訂の理論的根拠を含む。すべての提案書は英語（米国）で，NIC に示されている通りの同じ形式で記載される必要がある。改訂される介入の各提案書は，提案される変更が既存の介入とどのように関係するのかを示すべきである。そのために，ワープロソフトの**変更履歴機能**を用いる。大幅な改訂が行われる場合，変更が明確に識別できるように入力し，提案書の内容の理解がしやすいようにしておく。読みづらい，もしくは不完全な資料は，提出者に返却される。

　ステップ1：背景となる4〜6件の**エビデンス**を更新する。コアカリキュラム，出版された実践基準，権威ある集団のエビデンスに基づいた指針が望ましい。認定されている教科書

（最新版），雑誌の論文，出版されている研究，そして出版されているナラティブ・レビュー，システマティック・レビューもしくは統合的レビューに加え，メタ統合もしくはメタ分析（できるかぎり新しい）は，介入や行動を支持するエビデンスとして提出できる。関連する古典的業績を含めることもできる。背景となるエビデンス文献はアメリカ心理学会（APA）形式で列記する。ウェブサイトソースを含む場合は，APAによる最新の参照形式に従うこと。

ステップ2：定義およびラベルの変更はできるかぎり少なくなるようにする。ただし，一般に受け入れられてきた実践，もしくは公式声明の標準が変更される場合は，その変更は分類法に反映される必要がある。ラベルかつ／または定義を変更する場合は，前述の**介入ラベルに対する一般原理**および**介入の定義に対する一般原理**を使う。

ステップ3：**行動**を更新する。ほとんどの実践における変更はこの部分に反映される。行動を更新することは，必要なくなった行動の削除，行動を最新のものにすること，行動の明確化，新しい行動の追加を含む。行動の更新には以下の行動に関する**一般原理**を用いる。

- 各行動は動詞形で始める。可能な動詞には，"援助する（assist）"，"投与する（administer）"，"説明する（explain）"，"避ける（avoid）"，"調べる（inspect）"，"促進する（facilitate）"，"観察する（monitor）"，"使用する（use）"が含まれる。その状況にふさわしい最適の動作動詞を用いる。"アセスメントする（assess）"よりも"モニタリングする（monitor）"を用いる。"モニタリングする"は，アセスメントの1つの種類であるが，診断をするための準備としてではなく介入の部分として診断後に実施される。"観察する（observe）"および"評価する（evaluate）"は避ける。
- できるかぎり一般的な行動とする（例："KinAirベッドに寝てもらう"の代わりに，"治療用ベッドに寝てもらう"とする）。商品名を使用しない。
- それらの行動が同じ時点で例示される場合を除いて，1つの行動に複数の異なる考えを組み合わせることを避ける。
- 考えを繰り返すことを避ける。異なった言葉であっても，2つの行動が同じことを意味する場合は，一方を削除する。
- 重要な行動に焦点をあてる。すべての支持する行動を含めることを心配する必要はない。行動の数は介入によるが，平均して1ページ分のリストを使う。
- 同様の行動は，介入全体で同じ言葉で表す。
- "教育する（teach）"の代わりに"指導する（instruct）"という言葉を使う。
- 人，もしくは看護師を言及しないで，これらが明確であるように行動を言葉で表す。その人を言及する必要がある場合は，"クライエント（client）"，"患者（patient）"，もしくは他の用語ではなく，"人（person）"という言葉を使用する。"配偶者（spouse）"よりも，"家族成員（family members）"もしくは"重要他者（significant others）"を用いる。医師よりも"医療従事者（health care provider）"という言葉を使用する。
- 重要であるが特定のときにだけ使うような行動の末尾に，"**［適切な場合］**（as appropriate）"，"**［必要な場合］**（as necessary，as needed）"等の表現を加える。
- 行動とラベルの定義の一貫性を確認する。
- 適切な場合は，行動を通常実施される順番に並べる。

- 一般に，指示的な行動は最後に列記する。

ステップ4：提出する改訂の**合理的根拠**を示す。改訂される介入の各提案書案は，提案された変更が既存の介入にどのように関係するかを示すべきである。定義，もしくはラベルの変更が提案される場合は，説得力のある合理的根拠を示す。

著書に含めたい場合は以下の情報を入力してください。

氏名（活字体）Your name (print)：＿＿＿＿＿＿＿＿＿＿＿＿＿＿＿＿＿＿＿＿＿

職名・肩書 Employment title：＿＿＿＿＿＿＿＿＿＿＿＿＿＿＿＿＿＿＿＿＿＿＿

所属先 Place of employment：＿＿＿＿＿＿＿＿＿＿＿＿＿＿＿＿＿＿＿＿＿＿

住所 Address：＿＿＿＿＿＿＿＿＿＿＿＿＿＿＿＿＿＿＿＿＿＿＿＿＿＿＿＿

都市，都道府県，郵便番号，国 City, State, ZIP Code, Country：

＿＿＿＿＿＿＿＿＿＿＿＿＿＿＿＿＿＿＿＿＿＿＿＿＿＿＿＿＿＿＿＿＿＿

E メールアドレス Email address：＿＿＿＿＿＿＿＿＿＿＿＿＿＿＿＿＿＿＿＿

このフォームを，提案される新しい介入，もしくは改訂される介入とともに以下の宛先（CNC：Center for Nursing Classification & Clinical Effectiveness）までお送りください。

NIC Review

The University of Iowa

College of Nursing 407 CNB

Iowa City, IA 52242-1121

Phone: (319) 335-7051

Fax: (319) 335-9990

Email: classification-center@uiowa.edu

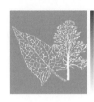

付録 C
NIC の年表と主要な出来事

▌||| 1985 年
- Gloria Bulechek と Joanne McCloskey の編集のもと,『Nursing Interventions: Treatments for Nursing Diagnoses（看護介入：看護診断のための治療）』は，W. B. Saunders 社から出版され，看護介入を独自に定義した最初の 2 冊の書籍のうちの 1 冊である。

▌||| 1987 年
- Joanne McCloskey と Gloria Bulechek がアイオワ大学に介入研究チームを組織した。

▌||| 1990 年
- Joanne McCloskey と Gloria Bulechek, そして Mary F. Clarke が率いるアイオワ研究チームが国立看護研究所からの資金提供を受ける（1990 ～ 1993 年）。
- 『看護介入分類（NIC）』についての最初の出版物が,『Journal of Professional Nursing』にはじめて掲載される。

▌||| 1991 年
- 米国看護協会（ANA）が NIC を公式に承認する。

▌||| 1992 年
- 『看護介入分類（NIC）』の初版が Mosby 社から出版される。
- 北米看護クリニックが NIC の初版の介入に関する最初の調査研究で全巻を発表する（Nursing Interventions, 27[2]. Philadelphia: W.B. Saunders）。
- Bulechek と McCloskey の編集によって,『Nursing Interventions: Essential Nursing Treatments（看護介入：看護治療の本質）』が W. B. Saunders 社から出版される。

▌||| 1993 年
- 国立医学図書館における統合医学用語システムのメタシソーラスに NIC が組み込まれる。
- Joanne McCloskey と Gloria Bulechek を共同研究者として，NIC 介入に対する 2 回目の助成金が国立看護研究所（NINR）から資金提供される（1993 年 3 月～ 1997 年；1998 年まで延長された）。
- 国際看護師協会（ICN）の『International Classification for Nursing Practice（看護実践の

ための国際分類，アルファ版）』に NIC が組み込まれる。
- アイオワ大学で，『*The NIC Letter*』の出版が開始される。

1994 年

- 看護および健康関連文献累積索引（CINAHL）と Silver Platter が NIC を索引に追加する。
- ヘルスケア機関認証共同審議会（JCAHO）が統一データ収集の基準を満たす手段として NIC を含める。
- 全米看護連盟（NLN）が NIC の開発と検証を説明するビデオ動画を製作する。
- アイオワ大学で，Joanne McCloskey と Meridean Maas を理事とした博士課程修了予定者と博士課程修了後の院生を訓練するための制度的有効性助成金の資金提供がされる。
- 看護分類基金がアイオワ大学で設立され，NIC と NOC（看護成果分類）の継続的な開発と使用のために財政的な支援を提供する。

1995 年

- アイオワ大学の看護分類センターが，NIC と NOC の継続的な研究と実施を促進するため，アイオワ大学評議会員会によって（資金提供なし）認可される（12 月 13 日）。センターの資金調達の諮問委員会が設立され，委員が任命される。

1996 年

- 『看護介入分類（NIC）』の第 2 版が Mosby 社から出版される。
- センターの資金調達諮問委員会の第 1 回目の会合が開催される。
- 米国看護協会（ANA）の社会政策声明に，介入についての NIC の定義が含まれる。
- ベンダーとの最初の NIC と NOC のライセンス契約に署名する。
- NIC がオマハ分類と連携し，センターによって出版される資料に配布される。

1997 年

- 『*The NIC Letter*』が，『*The NIC/NOC Letter*』になる。
- 北米看護診断協会（NANDA）インターナショナル，NIC，NOC の第 1 回合同国際会議がイリノイ州のセントチャールズで開催される。

1998 年

- NIC が臨床情報標準一覧のために米国国家規格協会の保健医療情報標準委員会（ANSI HISB）に情報を提出する。
- 『*The NIC/NOC Letter*』が Mosby-Year Book の後援を受ける。
- NIC が複数の言語で翻訳される（オランダ語，韓国語，中国語，フランス語，日本語，ドイツ語，スペイン語）。

842 Part 7 付録

- 看護分類センターがアイオワ大学看護学部から 3 年間にわたる支援を受け（1998-2001），看護学部 4 階に場所を提供され，Joanne McCloskey がセンター長に任命される。
- センターから出版された資料に，NIC の介入と NOC の成果が連携される。

▇||| 1999 年

- 第 1 回看護情報科学と分類学会がアイオワ大学で開催される。
- Bulechek と McCloskey の編集する『*Nursing Interventions: Effective Nursing Treatments*（看護介入：効果的な看護治療）』が W.B. Saunders 社から出版される。

▇||| 2000 年

- 『看護介入分類（NIC）』の第 3 版が Mosby 社から出版される。
- NNN アライアンスが編成され，Dorothy Jones と Joanne Dochterman[*]が共同議長になる。
- NIC と NOC がレジデントアセスメントプロトコル（RAP）および成果とアセスメント情報セット（OASIS）と連携する。
- 第 2 回看護情報科学と分類学会が開催される。

[*]：Joanne McCloskey は 1999 年に Joanne Dochterman へと名前を変更した。

▇||| 2001 年

- 3 つの看護用語がリンケージされた書籍『*Nursing Diagnoses, Outcomes, Interventions: NANDA, NOC, and NIC Linkages*（看護診断・成果・介入：NANDA，NOC，NIC のリンケージ）』が NIC と NOC の研究責任者によって執筆され，Mosby 社から出版される。
- 米国国立医学図書館の資金提供を受け（研究責任者，Joanne Dochterman と Dorothy Jones），8 月にイリノイ州のウチカで NNN 招待共通構造会議が開催される。
- NIC（Marita Titler と Joanne Dochterman）の使用による大規模なデータベース研究のための有効性助成金の資金提供がされる（国立看護研究所（NINR）とヘルスケア研究と質のための機関（AHRQ））。これは，看護の標準化された用語の使用における臨床データベース研究に対する初めての資金提供である。Mary F. Clarke が，研究チームに任命される。
- NIC がヘルスケアのための米国の標準化機構（HL7）に登録される。
- 第 3 回看護情報科学および分類学会が開催される。

▇||| 2002 年

- NNN アライアンスが，看護用語，分類，情報科学の国際会議をイリノイ州のシカゴで開催する。これは NANDA の隔年会議の代わりとなる。NANDA，NIC，NOC の共通構造の開発に関する白書が会議の参加者に提示される。
- SNOMED（臨床情報システム活用のための参照用語集である，系統医学命名集のスノメド臨床用語集）がデータベースに NIC を含めることを承認する。

- 看護分類センターが，看護分類・臨床的有効性センター（CNC）に名称を拡大する。基金は 60 万ドルに達する。
- 第 4 回看護情報科学と分類学会が開催される。
- アイオワ大学の CNC によって NANDA，NIC，NOC の標準化された用語についての 4 時間のウェブコースが提供される。
- 国立看護研究所（NINR）によって，アイオワ大学で Joanne Dochterman と Martha Craft-Rosenberg を理事とし，第 2 回の博士課程修了予定者と博士課程修了後の学生を訓練するための有効性研究に関する助成金が拠出される。
- （NIC と NOC の継続的な開発のための援助として）センター特別研究員の地位が創設され，Mary F. Clarke を含めて，約 30 名が 3 年の任期で任命される。
- NIC は創立 10 週年を迎える。

▐▌‖ 2003 年

- 米国看護協会（ANA）は，看護実践の共通分類法を『*Unifying Nursing Languages: The Harmonization of NANDA, NIC and NOC*（統一看護用語：NANDA，NIC，NOC の調和）』（Joanne Dochterman と Dorothy Jones の編集による）の資料の中で発表する。
- CNC 特別研究員の第 1 回会合が 4 月 11 日にアイオワ大学看護学部で開催される。
- 『*Nursing Diagnoses, Outcomes, and Interventions: NANDA, NOC and NIC Linkages*（看護診断，成果，介入：NANDA，NOC，NIC のリンケージ）』に基づいた NANDA，NIC，NOC のソフトウェアプログラムの CD-ROM が Mosby 社で製作される。
- CNC がシグマ・テータ・タウ・インターナショナルのクリニカルスカラーシップを受ける。
- 第 5 回看護情報科学と分類学会が開催される。
- Elizabeth Swanson と Howard Butcher が CNC の理事会に加わる。
- Howard Butcher は，NIC の編集者として任命される。
- 『*NIC and NOC 101: The Basics*』のスペイン語版が Patricia Levi によってに翻訳され，CNC から提供される。

▐▌‖ 2004 年

- 『看護介入分類』第 4 版と『看護成果分類』第 3 版が Mosby 社から出版される。
- NNN アライアンスが看護用語，分類，情報科学の第 2 回国際会議をイリノイ州のシカゴで開催する。
- Joanne Dochterman がセンター長を退き，センター長として Sue Moorhead が 7 月 1 日付で任命される。
- Cheryl Wagner が博士課程の学生として NIC チームに加わる。
- Marita Titler, Joanne Dochterman, David Reed の執筆による論文『*Guideline for Conducting Effectiveness Research in Nursing and Other Health Care Services*（看護と他ヘルスケアサービスにおける有効性研究の指針）』が CNC から出版される。

844　　Part 7　付録

- CNC の基金が 70 万ドルに達する。

▮▮▮▮ 2005 年

- NIC と NOC がアイオワ大学の老年看護介入研究センター（GNIRC）のエビデンスに基づいた実践指針に組み込まれる。
- 第 6 回看護情報科学と分類学会が開催される。
- センターの特別研究員が 7 月 1 日付で 3 年の任期で再任される。追加の特別研究員が指名され，Cheryl Wagner を含めて任命される。
- CNC が 12 月に 10 周年を迎えた。
- 第 2 回の Annette Scheffel 資金調達イベントが 12 月 2 日に開催され，レセプション，競売，入札競売が実施された。

▮▮▮▮ 2006 年

- 『*NANDA, NOC, and NIC Linkages: Nursing Diagnoses, Outcomes, and Interventions*（看護診断・成果・介入：NANDA，NOC，NIC のリンケージ）』の第 2 版が Mosby 社から出版される。
- NNN アライアンスが，看護用語，分類，情報科学の第 3 回国際会議をペンシルバニア州のフィラデルフィアで開催する。
- 4 月の定期会合で 5 名の新しいセンターの特別研究員が任命された。
- 米国看護協会（ANA）の NIC と NOC の承認が更新される。

▮▮▮▮ 2007 年

- 第 7 回看護情報科学と分類学会が 6 月 11 ～ 13 日に開催される。
- センターが最初の研究助成金として 1 万ドルを提供する。

▮▮▮▮ 2008 年

- 『看護介入分類（NIC）』の第 5 版と『看護成果分類（NOC）』の第 4 版が Mosby Elsevier 社から出版される。
- Joanne Dochterman が CNC の理事会から退任する。
- 第 8 回看護情報科学と分類学会が 6 月 9 ～ 11 日に開催される。
- センターが看護情報科学のためのアライアンス（ANI）の関連メンバーになる。

▮▮▮▮ 2009 年

- CNC が米国看護協会（ANA）に隔年承認プロセスの資料を提出する。
- CNC が最初の博士課程修了後奨学金のために 1 万ドルを提供する。

付録 C　845

▮|||| 2010 年

- CNC は，最初の遠隔地会議を 3 月 14 〜 19 日にナイジェリアのイレ・イフェで開催する。
- 第 9 回看護情報科学と分類学会が 6 月 9 〜 11 日に開催される。
- 分類の維持を促進するために電子機器を更新し，センターの大規模改修が完了する。

▮|||| 2011 年

- Cheryl Wagner が NIC の編集者としての任命を受け入れる。
- Elsevier 社が NIC/NOC の Facebook サイトを立ち上げ，四半期ごとのニュースレターを開始する。

▮|||| 2012 年

- 『*NANDA, NOC, and NIC Linkages: Nursing Diagnoses, Outcomes, and Interventions*（看護診断・成果・介入：NANDA，NOC，NIC のリンケージ）』の第 3 版が Mosby Elsevier 社から出版される。
- テキサス州のヒューストンで開催された NANDA-I 会議で，『看護介入分類（NIC）』の 20 周年，『看護成果分類（NOC）』の 15 周年が，NANDA インターナショナルの 40 周年記念とともに祝われる。

▮|||| 2013 年

- 『看護介入分類（NIC）』の第 6 版，『看護成果分類（NOC）』の第 5 版が Mosby Elsevier 社から出版される。
- 第 10 回看護情報科学と分類学会が 6 月 13 〜 14 日に開催される。
- 管理コーディネーターの Sharon Sweeney が CNC における 10 年間の勤務を終了する。

▮|||| 2014 年

- オンラインセミナー『*Transforming Nursing Education, Research, and Practice using the Nursing Interventions Classification*（看護介入分類（NIC）を用いた看護教育，研究，実践の変革）』が Elsevier 社主催で開催された。

▮|||| 2015 年

- CNC は，NIC と NOC の継続的な研究と実践を促進するアイオワ州立評議員会として 20 周年を迎えた。

846 Part 7 付録

▮▮▮ 2016 年

- NIC の複数言語による翻訳が入手可能になる（中国語，オランダ語，ドイツ語，イタリア語，フランス語，日本語，韓国語，ノルウェー語，ポルトガル語，スペイン語）。エルゼビア・ジャパン社で日本語版のライセンス手続きが開始される。
- Howard Butcher が，アイオワ大学の Csomay センターの老年看護学的エビデンスに基づく実践指針（以前は老年看護介入研究センター）のシリーズ編集者に就任し，改訂されたエビデンスに基づく指針に，NIC の介入と NOC の成果を掲載する。

▮▮▮ 2017 年

- Elsevier 社がライセンスプロセスを海外のオフィスに拡大する。

▮▮▮ 2018 年

- 『看護介入分類（NIC）』の第 7 版と『看護成果分類（NOC）』の第 6 版が Elsevier 社から発行される。
- Noriko Abe は，CNC コーディネーターとして雇用される（100%）。
- アイオワ州で看護 120 周年記念式典が開催される。

▮▮▮ 2019 年

- Joanne Dochterman は，NIC の編集者を退くが，コンサルタントとしては継続する。
- Howard Butcher は，フロリダ州ボカラトンの Christine E. Lynn College of Nursing at Florida Atlantic University の教授となる。
- Karen Dunn Lopez は，8 月 1 日付の終身准教授として任命され，センターの研究ディレクターとして採用される。
- NIC と NOC の用語は，SNOMED の臨床用語に更新される。
- Cheryl Wagner は，看護学部の非常勤助教として任命される。

▮▮▮ 2020 年

- Gloria Bulechek は，NIC の編集者を退くが，コンサルタントとしては継続する。
- Howard K. Butcher は，フロリダ州ボカラトンの Christine E. Lynn College of Nursing at Florida Atlantic University の PhD 課程のディレクターとなる。
- 戦略的計画会議を看護大学で 2 月に開催し，外部のコンサルテーション支援によって，今後 5 年間の戦略計画を確立する。
- 7 月 1 日付で，Sue Moorhead がセンター長を辞任し，Karen Dunn Lopez がセンター長となる。
- センターは，理事会の承認を受けた看護大学のセンターとして 25 周年を迎える。

付録C　　847

▋▋|||| 2021 年

- Sue Moorhead が 1 月 1 日付で看護大学を引退する。
- 新型コロナウイルス感染症（COVID-19）の患者，家族，コミュニティのケアに NANDA-I，NOC，NIC をリンケージする 3 つの論文が，*International Journal of Nursing Knowledge* 誌に掲載される。
- Elspeth Adriana McMullan は，9 月にセンターの管理者／研究スペシャリストとして CNC に採用される。
- Karen Dunn Lopez は，米国看護アカデミーの特別研究員として採用される。
- Karen Dunn Lopez は，看護情報科学同盟のセンター代表に就任する。
- Mary F. Clarke は，NIC の編集者としての任命を受け入れる。

▋▋|||| 2022 年

- 『看護介入分類（NIC）』の 30 周年記念および『看護成果分類（NOC）』の 25 周年記念が祝われる。
- Howard K. Butcher は，米国看護アカデミーの特別研究員として採用される。

▋▋|||| 2024 年

- 『看護介入分類（NIC）』の第 8 版と『看護成果分類（NOC）』の第 7 版が Elsevier 社から出版される。

　前述の出来事に加え，NIC と NOC は長年にわたって国内および以下の国々における国外の多数の会議で提示されてきている。
　アンドラ，オーストラリア，オーストリア，ブラジル，カナダ，コロンビア，チェコ共和国，デンマーク，イングランド，エストニア，フランス，ドイツ，アイスランド，アイルランド，イタリア，日本，メキシコ，オランダ，ナイジェリア，ペルー，ポルトガル，スロバキア，スロベニア，スペイン，スイス，台湾，トルコ，ウェールズ。

付録 D
略語

A-aDO2	Alveolar arterial Oxygen Pressure Difference	肺胞気動脈血酸素分圧較差
ABG	Arterial Blood Gas	動脈血ガス分析
ABO	Blood types A, B, O	ABO 式血液型
ACLS	Advanced Cardiac Life Support	2次救命処置
ACT	Activated Clotting Time	活性化凝固時間
ADH	AntiDiuretic Hormone	抗利尿ホルモン
ADL	Activities of Daily Living	日常生活活動
AED	Automated External Defibrillator	自動体外式除細動器
AICD	Automatic Implantable Cardioverter Defibrillator	植込み式自動除細動器
AIDS	Acquired Immune Deficiency Syndrome	後天性免疫不全症候群
app	Application	応用
ARDS	Adult Respiratory Distress Syndrome	急性呼吸窮迫症候群
AST	ASpartate aminoTransferase	アスパラギン酸アミノトランスフェラーゼ
AV	AtrioVentricular	房室
avDO2	arteriovenous Oxygen Difference	動静脈酸素較差
BE	Base Excess	塩基過剰
BMI	Body Mass Index	基礎代謝指数
BP	Blood Pressure	血圧
BUN	Blood Urea Nitrogen	血中尿素窒素
C	Celsius	摂氏
Ca	Calcium	カルシウム
CAUTI	Catheter Associated Urinary Tract Infection	カテーテル関連の尿路感染症
CBC	Complete Blood Count	全血球計算（全血算）
cc	cubic centimeter	立方センチメートル（cm^3）
CDC	Centers for Disease Control and Prevention	疾患制御・予防センター
CI	Cardiac Index	心係数
CK	Creatinine Kinase	クレアチニンキナーゼ
CLABSI	Central Line Associated Blood Stream Infection	中心静脈カテーテル関連血流感染症
cm	centimeter	センチメートル
CNS	Central Nervous System	中枢神経系
CO	Cardiac Output	心拍出量
CO2	Carbon dioxide	二酸化炭素
COPD	Chronic Obstructive Pulmonary Disease	慢性閉塞性肺疾患
CPAP	Continuous Positive Airway Pressure	持続気道陽圧法
CPP	Cerebral Perfusion Pressure	脳灌流圧
CPR	CardioPulmonary Resuscitation	心肺蘇生法
Cr	Creatinine	クレアチニン
CSF	CerebroSpinal Fluid	脳脊髄液
CT	Computed Tomography	コンピュータ断層撮影
CVAD	Central Venous Access Device	中心静脈アクセス器具
CVP	Central Venous Pressure	中心静脈圧
D5W	Dextrose 5% in Water	5%ブドウ糖水溶液
DNA	DeoxyriboNucleic Acid	デオキシリボ核酸
DVT	Deep Vein Thrombosis	深部静脈血栓症
ECG	ElectroCardioGram	心電図
ECMO	ExtraCorporeal Membrane Oxygenation	体外膜酸素化

ECT	ElectroConvulsive Therapy	電気けいれん療法
EEG	ElectroEncephaloGram	脳波図
EKG	ElektroKardioGramm	心電図
EMG	ElectroMyoGram	筋電図
EOA	Esophageal Obturator Airway	食道閉鎖式エアウェイ
EOM	ExtraOcular Movement	外眼球運動
EPA	Environmental Protection Agency	環境保護機関
ET	Endotracheal Tube	気管内挿管チューブ
FDA	Food and Drug Administration	食事投与と薬物投与
FEV_1	Forced Expiratory Volume in one second	1秒量
FiO_2	Fraction of inspired Oxygen	吸入酸素濃度
FTE	Full Time Equivalent	フルタイム同等
FVC	Forced Vital Capacity	努力肺活量
GI	GastroIntestinal	消化管
g, gm	gram	グラム
GFR	Glomerular Filtration Rate	糸球体濾過量
HAI	Healthcare Associated Infection	医療関連感染症
HAPI	Hospital Associated Pressure Injury	病院関連の褥瘡
HCl	Hydrochloric Acid	塩酸
HCO_3	Bicarbonate	重炭酸ナトリウム
Hct	Hematocrit	ヘマトクリット
HDL	High-Density Lipoprotein	高密度リポタンパク質
HEPA	High Efficiency Particulate Air	高効率の微粒子空気
Hg	Mercury	水銀
Hgb	Hemoglobin	ヘモグロビン
HIV	Human Immunodeficiency Virus	ヒト免疫不全ウイルス
HOB	Head of Bed	ベッド上部
HPV	Human Papilloma Virus	ヒトパピローマウイルス
HR	Heart Rate	心拍数
IADL	Instrumental Activities of Daily Living	手段的日常生活活動
ICP	IntraCranial Pressure	頭蓋内圧
ICU	Intensive Care Unit	集中治療室
IM	IntraMuscular	筋肉内
I&O	Intake and Output	摂取量と排出量
IRB	Institutional Review Board	治療審査委員会
IV	IntraVenous	静脈内, 経静脈
JVD	Jugular Venous Distention	頸静脈怒張
K	Potassium	カリウム
L	Liter	リットル
LDH	Lactate DeHydrogenase	乳酸脱水素酵素
LDL	Low-Density Lipoprotein	低密度リポタンパク質
LOC	Level Of Consciousness	意識水準
mA	milliAmpere	ミリアンペア
MAP	Mean Arterial Pressure	平均動脈圧
MAR	Medication Administration Record	薬物投与記録
MAST	Military AntiShock Trousers	医療用抗ショックズボン
mEq	milliEquivalant	ミリグラム当量
mEq/hr	milliEquivalant per hour	1時間当たりのミリグラム当量
mEq/L	milliEquivalant per liter	1リットル当たりのミリグラム当量
mg	milligram	ミリグラム
mg/dL	milligram per deciliter	1デシリットル当たりのミリグラム
min	minute	分
mL	milliliter	ミリリットル

850 Part 7 付録

mL/kg/hr	milliliter per kilogram per hour	1 キログラム当たり，1 時間当たりのミリリットル
mm	millimeters	ミリメートル
mm Hg	millimeters of mercury	水銀柱ミリメートル
mmol/L	millimoles per Liter	1 リットル当たりのミリモル
MMR	Measles Mumps Rubella	麻疹・おたふく風邪・風疹
mOsm/L	milliosmoles per Liter	1 リットル当たりのミリオスモル
MVV	Maximal Voluntary Volume	最大換気量
Na	Sodium	ナトリウム
NG	NasoGastric	経鼻胃管
NPO	Non Per Os (nothing by mouth)	絶食
NSAID	NonSteroidal AntiInflammatory Drug	非ステロイド性抗炎症薬
OSHA	Occupational Safety and Health Administration	労働安全衛生管理局
OTC	Over the Counter (non-prescription medication)	店頭販売医薬品（一般用医薬品）
oz	ounce	オンス
PAP	Pulmonary Artery Pressure	肺動脈圧
PAWP	Pulmonary Artery Wedge Pressure	肺動脈楔入圧
$PaCO_2$	Partial arterial Carbon dioxide pressure	動脈血二酸化炭素分圧
PaO_2	Partial arterial Oxygen pressure	動脈血酸素分圧
PCA	Patient-Controlled Analgesia	自己調節鎮痛法
PCO_2	Partial Carbon dioxide pressure	二酸化炭素分圧
PCWP	Pulmonary Capillary Wedge Pressure	肺動脈楔入圧
PE	Pulmonary Embolus	肺塞栓
PEEP	Positive End Expiratory Pressure	呼気終末陽圧
PEFR	Peak Expiratory Flow Rate	ピークフロー値
PEG	Percutaneous Endoscopic Gastrostomy	胃瘻
PERRLA	Pupils Equal Round and Reactive to Light and Accommodation	瞳孔は均等に丸く，光と調節に反応する
PFT	Pulmonary Function Tests	肺機能検査
pH	Hydrogen ion concentration	水素イオン濃度
PHI	Personal Health Information	個人健康情報
PICC	Peripherally Inserted Central Catheter	末梢刺入中心静脈カテーテル
PMS	Pre-Menstrual Syndrome	月経前症候群
PO	Per Os (orally)	経口
PO_4	Phosphate	リン酸
PPE	Personal Protective Equipment	個人用保護具
PRN	Pro Re Nata (as often as necessary)	必要に応じて
PT	Prothrombin Time	プロトロンビン時間
PTT	Partial Thromboplastin Time	部分トロンボプラスチン時間
PVC	Premature Ventricular Contraction	心室性期外収縮
Q_{sp}/Q_t	physiologic blood flow per minute/cardiac output per minute	生理的シャント（1 分当たり：生理的血流量／心拍出量）
REM	Rapid Eye Movement	急速眼球運動，レム
Rh	Rhesus antigen	Rh 抗原
RN	Registered Nurse	登録看護師
ROM	Range Of Motion	関節可動域
S_3	3rd heart sound	III 音
S_4	4th heart sound	IV 音
SaO_2	Saturation (arterial) Oxygen	動脈血酸素飽和度
SARS-COV-2	Severe Acute Respiratory Syndrome Coronavirus 2	重症急性呼吸器症候群コロナウイルス 2
SIADH	Syndrome of Inappropriate AntiDiuretic Hormone	抗利尿ホルモン不適合分泌症候群
SPF	Sun Protection Factor	日焼け防止係数
SpO_2	Saturation (peripheral) Oxygen	酸素飽和度
SQ	Subcutaneous	皮下

STD	Sexually Transmitted Disease	性感染症
STI	Sexually Transmitted Infection	性感染症
SvO_2	Saturation (venous) Oxygen	静脈血酸素飽和度
SVR	Systemic Vascular Resistance	全身血管抵抗
TDaP	Tetanus Diphtheria and Pertussis	ジフテリア破傷風と百日咳
TENS	Transcutaneous Electrical Nerve Stimulation	経皮電気神経刺激
THC	Tetrahydrocannabinol	テトラヒドロカンナビノール
TPN	Total Parenteral Nutrition	完全静脈栄養
V_d/V_t	Physiological dead space/Tidal volume	死腔率
V/Q scan	Ventilation-Perfusion scan	換気／血流スキャン
WBC	White Blood Cell/White Blood Count	白血球数
WOCN	Wound Ostomy Continence Nurse	皮膚・排泄ケア認定看護師

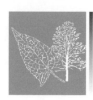

付録 E
これまでの版と翻訳版

McCloskey, J. C., & Bulechek, G. M. (Eds.). (1992). *Nursing Interventions Classification (NIC)*. Mosby. [336 Interventions]
- フランス語版，1996：Décarie Éditeur

McCloskey, J. C., & Bulechek, G. M. (Eds.). (1996). *Nursing Interventions Classification (NIC)* (2nd ed.). Mosby. [433 Interventions]
- 中国語（繁体字）版，1999：Farseeing
- オランダ語版，1997：Tijdstroom
- フランス語版，2000：Masson
- 日本語版，2001：南江堂
- 韓国語版，1998：Hyun Moon Sa
- スペイン語版，2000：Editorial Síntesis

McCloskey, J. C., & Bulechek, G. M. (Eds.). (2000). *Nursing Interventions Classification (NIC)* (3rd ed.). Mosby. [486 Interventions]
- オランダ語版，2002：Elsevier
- 日本語版，2002：南江堂
- ポルトガル語版，2004：Artmed Editora S.A.
- スペイン語版，2001：Harcourt

Dochterman, J. M., & Bulechek, G. M. (Eds.). (2004). *Nursing Interventions Classification (NIC)* (4th ed.). Mosby [514 Interventions]
- イタリア語版，2007：Casa Editrice Ambrosiana
- 日本語版，2006：南江堂
- ノルウェー語版，2006：Akribe
- ポルトガル語版，2008：Artmed Editora S.A.

Bulechek, G., Butcher, H., & Dochterman, J. M. (Eds.). (2008). *Nursing Interventions Classification (NIC)* (5th ed.). Mosby/Elsevier. [542 interventions]
- 中国語（簡体字）版，2009：Peking University Medical Press
- 中国語（繁体字）版，2011：Elsevier Taiwan
- オランダ語版，2010：Elsevier Gezondheidszorg

- 日本語版，2009：南江堂
- ポルトガル語版，2010：Elsevier Editora
- スペイン語版，2009：Elsevier España

Bulechek, G., Butcher, H., Dochterman, J., & Wagner, C. (Eds.). (2013). *Nursing Interventions Classification (NIC)* (6th ed.). Elsevier Mosby. [554 interventions]
- オランダ語版，2016：Bohn Stafleu van Loghum
- ドイツ語版，2016：Hogrefe Verlag
- インドネシア語版，2016：CV. Mocomedia/Elsevier
- イタリア語版，2020：CV. Casa Editrice Ambrosiana
- 日本語版，2015：エルゼビア・ジャパンと南江堂との共同出版
- ポルトガル語版，2016：Elsevier Editora
- スペイン語版，2014：Elsevier España
- トルコ語版，2017：Nobel Tip Kitabevler/Elsevier

Butcher, H., Bulechek, G., Dochterman, J., & Wagner, C. (Eds.). (2018). *Nursing Interventions Classification (NIC)* (7th ed.). Elsevier. [565 interventions]
- オランダ語版，2020：Bohn Stafleu van Loghum
- インドネシア語版，2019：CV. Mocomedia/Elsevier
- イタリア語版，2020：CV. Casa Editrice Ambrosiana
- 日本語版，2018：エルゼビア・ジャパン
- ポルトガル語版，2020：GEN Guanabara Koogan
- スペイン語版，2018：Elsevier España

看護介入分類（NIC）　原著第8版

2018 年 3 月 30 日　原著第 7 版第 1 刷発行
2025 年 1 月 10 日　原著第 8 版第 1 刷発行

原　著　者：Cheryl M. Wagner, Howard K. Butcher, Mary F. Clarke
監　訳　者：黒田　裕子・福田　和明・古川　秀敏・榊　由里
発　行　人：コッケン・リム
発　行　所：エルゼビア・ジャパン株式会社
　　　　　　〒 106-0044　東京都港区東麻布 1-9-15　東麻布一丁目ビル
　　　　　　電話 03-3589-5024（編集）　03-3589-5290（営業）
　　　　　　URL: https://www.elsevier.com/promotions/japanese-local-books

組版・印刷・製本：株式会社アイワード

© 2025 Elsevier Japan K.K.

本書の複製権・翻訳権・上映権・譲渡権・公衆送信権（送信可能化権を含む）はエルゼ
ビア・ジャパン株式会社が保有します。

本書のコピー，スキャン，デジタル化等の無断複製は著作権法上の例外を除き禁じられ
ています。違法ダウンロードはもとより，代行業者等の第三者によるスキャンやデジタ
ル化はたとえ個人や家庭内での利用でも一切認められていません。著作権者の許諾を得
ないで無断で複製した場合や違法ダウンロードした場合は，著作権侵害として刑事告
発，損害賠償請求などの法的措置をとることがあります。

JCOPY〈（一社）出版者著作権管理機構委託出版物〉

本書の無断複写は著作権法上での例外を除き禁じられています。複写される場合は，そ
のつど事前に，（一社）出版者著作権管理機構（電話 03-5244-5088，FAX 03-5244-5089，
e-mail：info@jcopy.or.jp）の許諾を得てください。

落丁・乱丁はお取り替えいたします。　　　　ISBN978-4-86655-007-7

看護介入分類（NIC）原書第8版

ISBN978-4-86655-007-7